Hurrelmann/Baumann (Hrsg.)
Handbuch Gesundheitskommunikation

Verlag Hans Huber
Programmbereich Gesundheit

HUBER

Klaus Hurrelmann
Eva Baumann

Herausgeber

Handbuch Gesundheitskommunikation

Verlag Hans Huber

Lektorat: Dr. Klaus Reinhardt
Herstellung: Daniel Berger
Bearbeitung: Ulrike Weidner, Berlin
Umschlaggestaltung: Claude Borer, Basel
Druckvorstufe: punktgenau gmbh, Bühl
Druck und buchbinderische Verarbeitung: Hubert & Co., Göttingen
Printed in Germany

Bibliografische Information der Deutschen Nationalbibliothek
Die Deutsche Nationalbibliothek verzeichnet diese Publikation in der Deutschen Nationalbibliografie; detaillierte bibliografische Daten sind im Internet über http://dnb.d-nb.de abrufbar.

Anregungen und Zuschriften bitte an:
Verlag Hans Huber
Lektorat Medizin/Gesundheit
Länggass-Strasse 76
CH-3000 Bern 9
Tel: 0041 (0)31 300 4500
verlag@hanshuber.com
www.verlag-hanshuber.com

1. Auflage 2014

(E-Book-ISBN [PDF] 978-3-456-95432-5)
ISBN 978-3-456-85432-8

Inhalt

Gesundheitskommunikation: Eine Einführung

Eva Baumann und Klaus Hurrelmann

Das Wissen über Gesundheit und der Austausch von Informationen zu gesundheitlichen Themen werden immer wichtiger. Die Kommunikation über Gesundheit findet nicht nur ununterbrochen in medizinischen und therapeutischen Versorgungseinrichtungen statt, wo sich die Beziehungen zwischen Professionellen und Patienten/Klienten gerade neu strukturieren, sondern sie hat fast ebenso kontinuierlich auch ihren Platz im Alltag der Menschen. Die rasante Entwicklung in der Medienbranche macht völlig neue Formen der Wissensbeschaffung und des Austauschs über Gesundheits- und Krankheitsthemen möglich. Moderne Interaktions- und Kommunikationstechniken beeinflussen inzwischen den gesamten Gesundheitsmarkt und alle Sektoren der Versorgung, von der Gesundheitsförderung und Prävention über die medizinische und psychotherapeutische Behandlung bis hin zu Rehabilitation und Pflege.

Die Genese des Forschungsfeldes Gesundheitskommunikation

Fast unbemerkt hat sich in den letzten vierzig Jahren das interdisziplinäre Wissenschaftsgebiet *Gesundheitskommunikation* etabliert, das sich mit all diesen Fragen beschäftigt. Im englischen Sprachraum kam es schon in den 1970er-Jahren zur Gründung von *Health Communication* als einem eigenständigen akademischen Teilgebiet. In Deutschland dauerte es etwas länger, bis sich der Begriff durchsetzte und eine Verankerung in Forschung und Lehre fand. Als eines der ersten deutschsprachigen Fachbücher hierzu erschien im Jahr 2001 beim Verlag Hans Huber der programmatische Sammelband «Moderne Gesundheitskommunikation», herausgegeben von Klaus Hurrelmann und Anja Leppin, die beide an der Fakultät für Gesundheitswissenschaften der Universität Bielefeld tätig waren. Dieser Sammelband ging auf Modelle und Strategien der Gesundheitskommunikation ein und schlug eine Definition des Gebietes vor, behandelte neben der direkten personalen Kommunikation auch die über Massenmedien und interaktive Medien und beschäftigte sich abschließend mit der Qualitätssicherung der Gesundheitskommunikation.

Fast 15 Jahre später liegt nun das erste deutschsprachige *Handbuch der Gesundheitskommunikation* vor, das in gewisser Weise eine Wiederaufnahme und konzeptionelle Fortführung des Sammelbandes aus dem Jahr 2001 darstellt. Vergleicht man die beiden Werke, dann wird schnell deutlich, dass sich das Forschungsfeld im deutschsprachigen Raum im Verlauf der letzten 15 Jahre rasant weiterentwickelt und in vielfältiger Weise ausdifferenziert hat. Im Jahr 2001 steckten Theorie und Forschung zu Fragen gesundheitsrelevanter Kommunikation hierzulande noch in den Kinderschuhen, und eine disziplinübergreifende Verbindung der verschiedenen Forschungsaktivitäten und Sichtweisen auf den Gegenstand wäre kaum denkbar gewesen. So wurden Gesundheit und Krankheit in kommunikationswissenschaftlichen Zusammenhängen seinerzeit eher exemplarisch als ein Anwendungsfeld unter vielen mitbearbeitet; und in der medizinischen und gesundheitswissenschaftlichen Forschung wurde die Bedeutung von Kommunikationsprozessen allenfalls als randständiger Aspekt beiläufig oder implizit mitbehandelt. Entsprechend wäre es zu diesem Zeitpunkt gar nicht möglich gewesen, eine systematisch angelegte Kollektion von Beiträgen zusammenzustellen, die ein kohärentes Bild des Themenfeldes zeichnen, zugleich die Vielfalt der relevanten Aspekte ausleuchten und durch ausgewiesene Fachleute aus verschiedenen wissenschaftlichen Disziplinen geschrieben werden. 15 Jahre später ist das durchaus möglich.

Als akademisches Fach ist Gesundheitskommunikation allerdings immer noch nicht fest etabliert. Macht man dies nach Schulz und Hartung (2010, S. 548) an der Existenz von (1) einschlägigen Fachzeitschriften, (2) wissenschaftlichen Verbänden und (3) Fachbereichen, Instituten sowie akademischen Positionen an Hochschulen, (4) an Studiengängen und (5) Veröffentlichungen von Lehrbüchern fest, kann nur für die USA gesagt werden, dass das Gebiet zufriedenstellend eingerichtet ist. In Europa ist es allenfalls auf dem Weg dahin.

Auch im deutschsprachigen Raum ist eine wissenschaftliche Institutionalisierung des Forschungsbereichs nur ansatzweise zu erkennen. Zwar zeichnen sich an einigen Standorten entsprechende Forschungsschwerpunkte ab, die sich aus gesundheits- oder kommunikationswissenschaftlicher Perspektive dem Themenfeld widmen, eigene Lehrstühle und Forschungsinstitute gibt es an den Universitäten und Hochschulen in Deutschland jedoch nicht. Die allmähliche Etablierung lässt sich aber bereits an einschlägigen Publikationsaktivitäten verfolgen. Sowohl aus kommunikationswissenschaftlicher als auch aus gesundheitswissenschaftlicher Perspektive liegen inzwischen deutschsprachige Monografien zum Thema vor. Die erste wurde von Bettina Fromm, Eva Baumann und Claudia Lampert 2011 vorgelegt und ist von einer primär kommunikationswissenschaftlichen Forschungsperspektive geprägt. 2012 folgte die Publikation von Peter-Ernst Schnabel und Malte Bödeker, die aus einer gesundheitswissenschaftlichen Perspektive geschrieben ist. Die beiden Werke geben einen Überblick über wichtige Theorien und Forschungsbereiche des sich entwickelnden Gebietes.

Sonderhefte wie beispielsweise der inzwischen englischsprachig erscheinenden *Zeitschrift für Medienpsychologie/Journal of Media Psychology* (Friedrich, 2014), der Zeitschrift *merzWissenschaft* (Heft 6/2011 zum Thema «Medien und Gesundheitsförderung»), des *Public Health Forums* (Heft 68/2010 mit dem Schwerpunktthema «Gesundheit in den Medien») und bereits 2003 das Themenheft von *Medien und Kommunikationswissenschaft* (Bleicher & Lampert, 2003) zeugen von einer Intensivierung der Forschungsaktivitäten und ihrer Beachtung in der wissenschaftlichen Fachöffentlichkeit im deutschsprachigen Raum. Hinzu kommen Sammelbände, in denen die Forschungsaktivitäten im Themenfeld gebündelt werden, beispielsweise von Constanze Rossmann und Matthias Hastall (2013) zum Thema Medien und Gesundheitskommunikation, von Reinhold Roski (2009) zur zielgruppengerechten Gesundheitskommunikation sowie von Stefan Hoffmann und Kollegen zum Gesundheitsmarketing (Hoffmann & Müller, 2010; Hoffmann, Schwarz & Mai, 2012), in denen auch vielfältige Kommunikationsaspekte thematisiert werden.

Die schrittweise Institutionalisierung ist auch an der Gründung akademischer Vereine (z. B. *Gesundheitskommunikation e. V.*) und Netzwerke zum Wissenschafts-Praxis-Transfer (z. B. *Netzwerk Medien und Gesundheitskommunikation*) oder der Gründung einer Arbeitsgruppe zur Gesundheitskommunikation in der kommunikationswissenschaftlichen Fachgesellschaft (*Ad-hoc-Gruppe Gesundheitskommunikation* in der Deutschen Gesellschaft für Publizistik- und Kommunikationswissenschaft, DGPuK) abzulesen. Schließlich sind inzwischen auch auf transdisziplinärer Ebene Professionalisierungstendenzen in der Gestaltung und Evaluation von Präventions- und Gesundheitsförderungsprogrammen durch Anwendung sozialwissenschaftlicher Qualitätskriterien zunehmend spürbar.

Der Gegenstand von Gesundheitskommunikation

Klaus Hurrelmann und Anja Leppin haben in ihrer Einleitung zum Sammelband «Moderne Gesundheitskommunikation» darauf hingewiesen, dass sich ein Verständnis von Gesundheitskommunikation am besten gewinnen lässt, wenn auf die beiden Wortbestandteile Gesundheit und Kommunikation und ihre jeweilige interdisziplinäre theoretische Einbettung eingegangen wird.

Unter *Gesundheit* wird der Stand des objektiven und subjektiven Befindens einer Person verstanden, der einen Ausgleich zwischen inneren und äußeren Anforderungen zum Ausdruck bringt. Gesundheit bezeichnet

> *den Zustand des Wohlbefindens einer Person, der gegeben ist, wenn diese Person sich psychisch und sozial im Einklang mit den Möglichkeiten und Zielvorstellungen und den jeweils gegebenen äußeren Lebensbedingungen befindet. Gesundheit ist nach diesem Verständnis ein angenehmes und durchaus nicht selbstverständliches Gleichgewichtsstadium von Risiko und Schutzfaktoren, das zu jedem lebensgeschichtlichen Zeitpunkt immer erneut infrage gestellt ist. Gelingt das Gleichgewicht, dann kann dem Leben Freude und Sinn abgewonnen werden, es ist eine produktive Entfaltung der eigenen Kompetenzen und Leistungspotenziale möglich und es steigt die Bereitschaft, sich gesellschaftlich zu integrieren und zu engagieren (Hurrelmann & Richter, 2013, S. 147).*

Analog wird *Krankheit* als das Stadium des Ungleichgewichts von Risiko- und Schutzfaktoren definiert, das eintritt, wenn einem Menschen eine Bewältigung von körperlichen und psychischen und von sozialen und materiellen Anforderungen nicht gelingt.

Unter *Kommunikation* wird, meist im Anschluss an die handlungstheoretische Tradition des Symbolischen Interaktionismus,

> *ein soziales, intentionales und zielgerichtet auf andere Menschen bezogenes Handeln verstanden, das mit einem subjektivem Sinn verbunden ist. Dieses Handeln bezieht sich auf das Denken, Fühlen und Handeln anderer Menschen, es ist auf Verständigung ausgerichtet, und in dessen Rahmen werden Bedeutungen vermittelt. Es geht dabei um den wechselseitigen Austausch von Wissen, Erfahrungen, Gedanken, Meinungen und Gefühlen zwischen Menschen und die Übertragung von Nachrichten und Informationen durch Symbole in Form von Sprache, Bildern und anderen Zeichen (Blumer, 1981).*

In einem produktiv realitätsverarbeitenden Prozess personen- und situationsabhängiger Realitätsdeutungen (Hurrelmann, 1983) setzen sich Individuen durch Kommunikation mit ihrer inneren und äußeren Realität auseinander und bewältigen dabei auch jene Sozialisations- und Entwicklungsaufgaben, auf die in der obigen Definition von Gesundheit und Krankheit verwiesen wird – auch wenn dies nicht immer mit gesundheitsförderlichen Folgen verbunden ist (siehe hierzu ausführlich Baumann, 2009).

Der Begriff Kommunikation unterscheidet zwischen direkt-persönlichen (interpersonalen) und medienvermittelten Formen des Handelns. Bei der interpersonalen Kommunikation werden Informationen unmittelbar zwischen den Kommunikationspartnerinnen und -partnern ausgetauscht, indem sie über Sprache und andere Zeichen wie Gestik und Mimik übermittelt, vom jeweiligen Gegenüber interpretiert und mit Bedeutung versehen werden. Bei der indirekten Kommunikation dienen Medien als Träger der sprachlichen Zeichen, sodass die Kommunikation zwischen den Partnern über technische Hilfsmittel erfolgt. So können über Massenmedien wie Zeitungen, Zeitschriften, Fernsehen und Hörfunk, inzwischen zunehmend über das Internet und verschiedene Onlineanwendungen, aber auch über das (Mobil-) Telefon räumliche und zeitliche Distanzen überbrückt werden (Maletzke, 1998).

Sowohl der Begriff *Gesundheit* als auch der Begriff *Kommunikation* sind ihrerseits in konzeptionell ausdifferenzierte theoretische Wissenschaftsgebiete einbezogen. Der Begriff *Gesundheitskommunikation* führt damit zwei komplexe und wissenschaftsgeschichtlich junge Interdisziplinen zusammen: die *Gesundheitswissenschaften* und die *Kommunikationswissenschaft.*

Hurrelmann und Razum definieren *Gesundheitswissenschaften* in der Einführung zu dem von ihnen herausgegebenen «Handbuch Gesundheitswissenschaften» als

> *ein Ensemble von wissenschaftlichen Einzeldisziplinen, die auf einen gemeinsamen Gegenstandsbereich gerichtet sind, nämlich die Analyse von Determinanten und Verläufen von Gesundheit und Krankheitsprozessen und die Ableitung von bedarfsgerechten Versorgungsstrukturen und deren systematische Evaluation unter Effizienzgesichtspunkten (Hurrelmann & Razum, 2012, S. 16).*

Obwohl das Gebiet wie in anderen westeuropäischen und nordamerikanischen Ländern zu Beginn des 20. Jahrhunderts auch in Deutschland sehr gut entwickelt war, kam es durch die nationalsozialistische Herrschaft in Deutschland zu einer politischen und ideologischen Instrumentalisierung seiner zentralen Begriffe. Das machte es nach dem Zweiten Weltkrieg zunächst unmöglich, wieder an eine Konzeption von «Volksgesundheit» anzuknüpfen. Erst in den 1980er-Jahren wurde zögerlich der englische Begriff *Public Health*, später auch die deutsche Bezeichnung *Gesundheitswissenschaften* verwendet, um den früheren Begriff «Volksgesundheit» zu ersetzen.

Die *Kommunikationswissenschaft* beschäftigt sich laut dem Selbstverständnis ihrer Fachgesellschaft mit den

> *sozialen Bedingungen, Folgen und Bedeutungen von medialer, öffentlicher und interpersonaler Kommunikation. Der herausragende Stellenwert, den Kommunikation und Medien in der Gesellschaft haben, begründet die Relevanz des Fachs (Deutsche Gesellschaft für Publizistik und Kommunikationswissenschaft, 2008, S. 1).*

Mit den dynamischen Entwicklungen der modernen Informationsgesellschaft, in der Medien alle Ebenen des beruflichen und privaten Lebens durchdringen und nahezu jede Form des sozialen Handelns im Alltag prägen, verschwimmen die Grenzen zwischen medial vermittelter öffentlicher Kommunikation auf der einen Seite und mediengestützter und/oder direkt-persönlicher Kommunikation zwischen Individuen und in Gruppen auf der anderen Seite zusehends. Permanent online sein – und somit Medien nutzen – und mit anderen in kommunikativem Austausch stehen – so lässt sich der Trend beschreiben, der sich zumindest unter jüngeren Leuten abzeichnet und mit wissenschaftlichen Herausforderungen für verschiedene Disziplinen verbunden ist (Vorderer & Kohring, 2013).

Eine zentrale Gemeinsamkeit der Gesundheitswissenschaften und der Kommunikationswissenschaft liegt in ihrem Verständnis als empirisch-sozialwissenschaftlich arbeitende Disziplin. Zudem sind beide Disziplinen in der Soziologie und Psychologie verankert, zusätzlich werden in beiden Wissenschaftsbereichen viele Fragestellung im Rückgriff auf Ökonomie, Politikwissenschaft, Pädagogik oder Rechtswissenschaft bearbeitet. Inzwischen ist auch in Deutschland eine zunehmende Verzahnung zwischen den Gesundheitswissenschaften und der Kommunikationswissenschaft zu verzeichnen. Sie manifestiert sich zum Beispiel in gemeinsamen Publikationen sowie interdisziplinären und transdisziplinären Forschungsprojekten, die schon in der Antragsstellung kommunikationswissenschaftliche Perspektiven auf gesundheitswissenschaftliche, gesundheitspsychologische oder medizinische Forschungsgegenstände integrieren.

Die Definition von Gesundheitskommunikation

Junge Disziplinen sind durch eine große Offenheit, aber auch Unstrukturiertheit gekennzeichnet; es gibt nur wenige allgemein anerkannte theoretische und methodische Orientierungen und Vorgehensweisen, und auch die zentralen Begriffsverständnisse einschließlich der konstituierenden Schlüsselbegriffe *Gesundheit* und *Kommunikation* sind noch im Fluss. Eine dem Forschungsgegenstand angemessene Definition von Gesundheitskommunikation muss Gesundheit und Krankheit in dem oben beschriebenen weiteren Sinn verstehen und objektive ebenso wie subjektive Perspektiven auf physischer, psychischer und sozialer Ebene integrieren sowie die Rolle von Kommunikation als eine Form des sozialen Handelns auf allen Stufen des Kommunikationsprozesses reflektieren.

Vielen Definitionen von Gesundheitskommunikation ist jedoch eine kommunikatorzentrierte Perspektive sowie ein Fokus auf intendierte Kommunikationsprozesse beuiehungsweise eine Persuasionsabsicht inhärent (im Überblick z.B. Baumann, Lampert & Fromm, 2012). Dies ist beispielsweise in der Definition von Peter-Ernst Schnabel verankert, der Gesundheitskommunikation definiert als:

die Gesamtheit aller mehr oder weniger organisierten Bemühungen, die Botschaft der Gesundheit auf allen vermittlungsrelevanten Ebenen (Individuen, Organisationen, ganze Gesellschaften), durch den Einsatz möglichst vieler zielführender Strategien (Beratung, Organisationsentwicklung, Aufklärungs- und Informationskampagnen) und unter Verwendung einer Mischung geeigneter Medien (Buch, Presse, Funk, Fernsehen, Internet) zu verbreiten, um dadurch die Einstellungen und Verhaltensweisen der Menschen in einer Weise zu beeinflussen, die diese zu einer möglichst selbst bestimmten, auf die Vermeidung von Krankheitsrisiken und die Stärkung von Gesundheitsressourcen ausgerichtete Lebensführung befähigt, was bei Bedarf auch die Fähigkeiten mit einschließen muss, die eigenen Gesundheitsinteressen gegen Widerstand durchzusetzen (Schnabel 2009, S. 39).

Dieser definitorische Ansatz steht mit dem Vorschlag von Peter Schulz und Uwe Hartung in Einklang, die der Gesundheitskommunikation in ihrem Beitrag in diesem Handbuch (S. 31) den Zweck zuschreiben, «durch Optimieren der Kommunikation erfreuliche Ergebnisse für die Gesundheit zu erzielen, gleichviel ob es sich um die Behandlung von akuten, das Zurechtkommen mit chronischen Erkrankungen oder Fragen der Vorbeugung handelt». Die Autoren stützen sich dabei auf Autoren wie Finnegan und Viswanath (1990), die davon ausgehen, dass Gesundheitskommunikation das Studium des Nutzens von Kommunikation bei der Einflussnahme auf individuelle und kollektive Entscheidungen aufnimmt, die Auswirkungen auf die menschliche Gesundheit ausüben. Durch Optimierung der Kommunikation, so der Anspruch des Faches, sollen sich Vorbeugung, Diagnose und Therapie so weit verbessern, dass sich der Gesundheitszustand positiv entwickelt; auf gesellschaftlicher Ebene erwartet man von optimierter Gesundheitskommunikation die Absenkung der Gesundheitskosten.

Diesem Begriffsverständnis folgend, geht Gesundheitskommunikation an der Schnittstelle von Gesundheits- und Kommunikationswissenschaft der Rolle von Kommunikation im Kontext gesundheitswissenschaftlicher Fragestellungen auf den Grund – im engeren Sinn bestimmt hier ein normativ geprägtes gesundheitswissenschaftliches Verständnis den kommunikationswissenschaftlichen Forschungsgegenstand. Verbunden mit einer krankheitsverhindernden oder gesundheitsfördernden Zielsetzung ist diese definitorische Eingrenzung absolut sinnvoll und treffend, jedoch deckt dieser Fokus nur einen – wenn auch zentralen – Teil dessen ab, was für eine *umfassende* und *interdisziplinäre Forschungsperspektive auf die Bedeutung von Kommunikation für Gesundheit und Krankheit* relevant ist, die im vorliegenden Handbuch gebündelt werden soll. So werden beispielsweise solche Aspekte des Themenfeldes vernachlässigt, die eine subjekt- beziehungsweise rezipientenzentrierte Perspektive abbilden, also von den Informations- und Kommunikationsbedürfnissen der Menschen ausgehen und den Interaktionscharakter kommunikativen Handelns betonen.

Bereits im Sammelband von 2001 haben Hurrelmann und Leppin eine Definition von Gesundheitskommunikation vorgelegt, die ein erweitertes Kommunikationsverständnis zugrundelegt, das der Wechselseitigkeit des sozialen Handelns und der komplexen Realität kommunikativer Beziehungen gerecht wird und dabei auch auf die verschiedenen am Kommunikationsprozess beteiligten Akteure und Akteursrollen sowie auf unterschiedliche Kommunikationsebenen und -wege verweist:

Gesundheitskommunikation bezeichnet die Vermittlung und den Austausch von Wissen, Meinungen und Gefühlen zwischen Menschen, die als professionelle Dienstleister oder Patienten/Klienten in den gesundheitlichen Versorgungsprozess einbezogen sind und/oder als Bürgerinnen und Bürger an Fragen von Gesundheit und Krankheit und öffentlicher Gesundheitspolitik interessiert sind. Dieser Austausch kann direkt-personal, wie in der Arzt-Patient-Interaktion, oder in einer Interaktion unter Experten erfolgen, oder er kann durch technische Medien vermittelt sein (Hurrelmann & Leppin, 2001, S. 11).

Diese Definition geht bereits weit über eine unidirektionale und intendierte Informationsvermittlung mit dem Ziel der Verbesserung von Gesundheit hinaus, impliziert jedoch – wie die meisten anderen Definitionen – zugleich einen recht unmittelbaren Bezug zum Versorgungssystem.

Mit dem Voranschreiten der wissenschaftlichen Arbeiten in den unterschiedlichen Disziplinen und Anwendungsfeldern ist auch die Diskussion um den Begriff Gesundheitskommunikation weitergekommen. Dies resultiert teilweise auch erst aus dem Aufkommen neuartiger, aber gesellschaftlich zunehmend relevanter Phänomene, die – wie beispielsweise Cyberbullying oder Internetsucht – einen Bezug zu Gesundheit und Kommunikation haben, aber nicht zu einem engen Begriffsverständnis von Gesundheitskommunikation passen.

Vor diesem Hintergrund plädieren Fromm, Baumann und Lampert für eine Erweiterung der Perspektive auf das Forschungsfeld, wonach Gesundheitskommunikation *alle* kommunikativen Prozesse berücksichtigen sollte, die sich mit der Produktion von gesundheits*bezogenen* Kommunikationsinhalten oder gesundheits*relevanten* Aspekten des Kommunikationshandelns (hier insbesondere der Mediennutzung) unterschiedlicher Akteure befassen und die Gesundheit des Einzelnen ebenso berücksichtigen wie gesellschaftliche Dimensionen (Fromm, Baumann & Lampert, 2011, S. 33). So werden auch jene – empirisch bisweilen durchaus bedeutsame – Kommunikationsprozesse einbezogen, die unerwünschte Formen annehmen (z. B. Pro-Anorexie-Online-Communitys) und Folgen haben (z. B. Nachahmungseffekte bei Suizidberichterstattung), oder durch gesundheitsrelevantes Verhalten initiiert werden (z. B. Fitness-Tracks, die auf Facebook gepostet und kommentiert werden). Und selbst wenn die Kommunikationsinhalte keinen unmittelbaren oder expliziten Gesundheitsbezug aufweisen, aber im Zusammenhang mit Gesundheitsindikatoren zu sehen sind (z. B. Übergewicht und TV-Konsum), gehört dies unbestritten zum Forschungsfeld der Gesundheitskommunikation dazu. Auch Rossmann und Ziegler (2013) verweisen darauf, dass Gesundheitskommunikation prinzipiell «jegliche Kommunikation über Gesundheit und Krankheit [erfasst], die entweder bewusst zur Aufklärung, Gesundheitsförderung oder Prävention initiiert wird, oder nebenbei, z. B. in medialen Unterhaltungsangeboten, stattfindet» (Rossmann & Ziegler, 2013, S. 385).

Um diesen Anforderungen gerecht zu werden, schlagen wir die folgende erweiterte Definition vor:

> Gesundheitskommunikation bezeichnet die Vermittlung und den Austausch von Wissen, Erfahrungen, Meinungen und Gefühlen, die sich auf Gesundheit oder Krankheit, Prävention oder den gesundheitlichen Versorgungsprozess, die Gesundheitswirtschaft oder Gesundheitspolitik richten. Die Kommunikation kann auf interpersonaler, organisationaler oder gesellschaftlicher Ebene stattfinden und direkt-persönlich oder medienvermittelt erfolgen. Gesundheits*bezogene* Kommunikation schließt dabei alle Kommunikationsinhalte ein, die sich auf Gesundheit, Krankheit oder deren Determinanten beziehen; gesundheits*relevante* Kommunikation umfasst alle Formen symbolvermittelter sozialer Interaktion, die – auch unabhängig von der Intention der Kommunikationspartner – das Gesundheitsverhalten direkt oder indirekt beeinflussen, oder durch dieses initiiert werden.

Diese Definition wird unserer Auffassung nach nicht nur dem umfassenden Verständnis von Gesundheit, sondern auch einem modernen Kommunikationsverständnis sowie den interdisziplinären Forschungszusammenhängen gerecht, in denen die beiden Bestandteile Gesundheit und Kommunikation stehen. Erst ein solch breites Verständnis vermag es, den Gegenstand in seiner empirisch gegebenen Bandbreite zu analysieren, zu erklären und auf dieser Grundlage auch die vielfältigen Herausforderungen und Ansätze der Prävention und Gesundheitsförderung durch Kommunikation abzuleiten.

Zu diesem Handbuch

In diesem Handbuch geben renommierte Autorinnen und Autoren aus verschiedenen wissenschaftlichen Disziplinen – vor allem der

Kommunikationswissenschaft, den Gesundheitswissenschaften, der Medizin, Psychologie und Soziologie – einen systematischen Überblick über das breite Themenspektrum und die vielfältigen theoretischen und empirischen Zugänge auf diesem sich schnell entwickelnden Gebiet. Neben Modellen, Konzepten, Strategien und Programmen der Gesundheitskommunikation werden die unterschiedlichen Kommunikationswege, die Perspektiven der verschiedenen Kommunikationspartner sowie die gesundheitspolitischen und praxisbezogenen Implikationen der Kommunikation im Kontext von Gesundheit und Krankheit analysiert. Alle Beiträge sind so aufgebaut, dass sie theoretische Fundierung und Anwendungsorientierung vor dem Hintergrund des aktuellen Forschungsstandes miteinander kombinieren. Dem Aufbau individueller und institutioneller Gesundheits- und Kommunikationskompetenz wird besondere Aufmerksamkeit gewidmet. Auch nicht intendierte Gesundheitseffekte, die mit Kommunikation und Mediennutzung verbunden sein können, spielen in vielen Beiträgen eine große Rolle.

Der erste Teil des Handbuches liefert das grundlegende Verständnis des *interdisziplinären Forschungsfeldes Gesundheitskommunikation.* Zunächst geben die Beiträge von Peter Schulz und Uwe Hartung sowie von Astrid Spatzier und Benno Signitzer einen umfassenden Überblick über den Forschungsbereich, seine Trends und Entwicklungslinien, die Begriffsverständnisse und Differenzierungsebenen. Anschließend wird das Gebiet aus den verschiedenen fachwissenschaftlichen Perspektiven beleuchtet. Hierzu beschreibt Peter-Ernst Schnabel zunächst, was eine soziologische Sichtweise zum Verständnis beitragen kann, wenn Menschen über Gesundheit und Krankheit kommunizieren. Britta Renner und Martina Gamp stellen Ziele und Wirkungen gesundheitsbezogener Kommunikation aus einer psychologischen Perspektive dar. Constanze Rossmann, Matthias Hastall und Eva Baumann skizzieren die für den Gegenstand relevanten Grundlagen entlang der zentralen Forschungsfelder der Kommunikationswissenschaft. Claudia Kiessling beschreibt die Bedeutung von persönlicher Kommunikation mit Patientinnen und Patienten sowie unter professionellen Gesundheitsakteuren in der Medizin.

Der zweite Teil des Handbuches ist dem wichtigen Bereich der *interpersonalen Kommunikation* i den Lebens- und Versorgungskontexten von Patienten gewidmet. Annegret Hannawa und Fabia Rothenfluh legen die theoretischen Grundlagen zur Beschreibung und Erklärung der Arzt-Patient-Beziehung und gehen auf die für beide Seiten hiermit verbundenen kommunikativen Herausforderungen ein. Markus Anders und Eckhard Breitbart systematisieren die verschiedenen Kommunikationsformen im medizinischen Behandlungskontext nach einem anderen Prinzip, indem sie diese prozessorientiert entlang des Krankheitsverlaufes differenzieren. Die für eine informierte Entscheidung erforderlichen Grundlagen und die damit verbundenen Anforderungen an die Aufbereitung der Informationen sowie die strukturellen Rahmenbedingungen evidenzbasierter Gesundheitsinformation beschreiben Martina Albrecht, Ingrid Mühlhauser und Anke Steckelberg. Die dafür auf Rezipientenseite erforderlichen Bedingungen und Strategien zur Förderung einer kritischen Gesundheitsbildung und Patientenkompetenz formulieren Anke Steckelberg und Martina Albrecht im anschließenden Kapitel. Doreen Reifegerste liefert schließlich Ansatzpunkte dafür, wie die als schwer erreichbar geltenden Zielgruppen mit Gesundheitsinformationen vor allem über Multiplikatoren adressiert werden können.

Der *massenmedialen Gesundheitskommunikation* ist der dritte Teil des Handbuches gewidmet. Darin beschreiben Georg Ruhrmann und Lars Guenther zunächst, wie und mit welchen inhaltlichen Rahmungen die Medien über Gesundheitsrisiken berichten. Das für die Gesundheitskommunikation klassische Themenfeld des Medizin- und Gesundheitsjournalismus strukturiert Holger Wormer, der dabei auch auf Qualitätsaspekte der Berichterstattung eingeht. Eine vom konkreten Medieninhalt weitgehend unabhängige, aber dennoch zentrale Facette der medialen Gesundheitskommunikation bearbeiten Emily Finne und Jens Bucksch, die aus einer gesundheitswissenschaftlichen Perspektive die vielfältigen Zusammenhänge zwischen der Nutzung von Bildschirmmedien und verschiedenen Gesundheitsaspekten systematisieren. Claudia Lampert nimmt im nächsten Beitrag mediale Unterhaltungsangebote näher in den Blick und gibt einen Überblick sowohl über gesundheitsförderliche als auch gesundheitswidrige Potenziale dieser Formate. Der Abschnitt schließt mit einem Überblick von Sebastian Scherr über gesundheitsbezogene Themen in den Massenmedien und ihre Bedeutung für die Gesundheit.

Angesichts der hohen und weiter wachsenden Bedeutung interaktiver und internetbasierter Kommunikationsformen in Gesundheitskontexten ist der *Online-Gesundheitskommunikation* ein eigener und umfangreicher Abschnitt dieses Handbuches gewidmet. Dazu stellen Nikolaus Schumacher, Axel Mühlbacher und Axel Wiest zunächst die kommunikationstechnischen Entwicklungen im Gesundheitswesen dar, die aus unterschiedlichen Akteursperspektiven beleuchtet werden. Constanze Rossmann und Veronika Karnowski beschreiben anschließend Angebot, Nachfrage und Wirkung von Gesundheitsangeboten, die online und mobil verfügbar sind, um hieraus schließlich Potenziale und Grenzen der Online-Gesundheitskommunikation abzuleiten. Social Media-Angebote, die neue Wege der Peer-to-Peer-Gesundheitskommunikation ermöglichen, werden von Nicola Döring am Beispiel von Online-Diskussionsforen, Online-Videokanälen und Mobile Apps vorgestellt. Neben den zahlreichen Potenzialen, die Online-Gesundheitskommunikation bietet, birgt die Nutzung des Internets auch jenseits gesundheitsbezogener Inhalte Risiken, die im Forschungsfeld Gesundheitskommunikation behandelt werden. Hierzu gehören exzessive und pathologische Formen der Nutzung von Social Media und Online Games, die aus einer primär kommunikations- beziehungsweise sozialwissenschaftlichen Sicht von Thorsten Quandt, Ruth Festl und Michael Scharkow beschrieben werden. Mit pathologischen Formen der Internetnutzung umzugehen, stellt zugleich Gesundheitsexperten vor neue Herausforderungen der Diagnostik und Therapie, denen Toni Steinbüchel, Jan Dieris-Hirche, Stephan Herpertz und Bert Theodor te Wildt aus medizinischer Sicht auf den Grund gehen. Auch die pädagogische Forschung steht vor großen Aufgaben, wenn es um missbräuchliche Formen der Internetnutzung geht. Julia Fluck und Claudia Stelter widmet sich deshalb dem Thema Cybermobbing und Cyberbullying – einem Phänomen, das insbesondere unter Heranwachsenden ein Risiko im Web 2.0 darstellt.

Neben dieser Differenzierung nach Kommunikationswegen in Teil zwei bis vier des Handbuches werden die unterschiedlichen Sichtweisen der am Kommunikationsprozess in durchaus wechselnden Rollen beteiligten Akteure in den Blick genommen. Hierzu werden im fünften Abschnitt zunächst die *Perspektiven von Anbietern und Angeboten* beschrieben. Für diese eher kommununikatorzentrierte Sichtweise stellt Reinhold Roski zunächst die verschiedenen Akteure und ihre Zielgruppen vor. Klassische Persuasionsstrategien der Gesundheitskommunikation sind Gegenstand des Beitrags von Heinz Bonfadelli, der Gesundheitskampagnen aus kommunikationswissenschaftlicher Sicht von anderen gesundheitsbezogenen Kommunikationsformen abgrenzt und ein Systemmodell der Kampagnenkommunikation mit theoretischen Anknüpfungspunkten für die Kampagnenpraxis vorstellt. Aus einer marketingtheoretischen Sicht, die auf Erkenntnissen der Gesundheitspsychologie basiert, befassen sich Uta Schwarz, Robert Mai und Stefan Hoffmann mit der Frage, wie Konsumenten zu einem gesundheitsförderlichen (Kauf-)Verhalten zu bewegen sind und wie Akteure des Gesundheitssektors den Gesundheitsbedürfnissen mit entsprechenden Produkten und Dienstleistungen gerecht werden können. Am Beispiel der Krankenkassen widmet sich Viviane Scherenberg den kommunikationsstrategischen Herausforderungen eines ausgewählten Akteurs. Unabhängig von einer spezifischen Akteursperspektive geht zum Abschluss dieses Abschnitts Matthias Hastall der Frage nach Persuasionsstrategien und Formen der Botschaftsgestaltung in der Gesundheitskommunikation auf den Grund. Er skizziert hierzu eine große Bandbreite vorhandener Ansätze und ordnet diese in ihre unterschiedlichen theoretischen Kontexte ein.

Um die Ausgewogenheit der Akteursperspektiven herzustellen, wird im sechsten Abschnitt die *Sicht der Patienten und Nutzer von Gesundheitsin-*

formationen dargestellt. Dazu liefert Hannah Früh zunächst einen Überblick über die Wahrnehmung, Verarbeitung und Handlungsrelevanz von Gesundheitsrisiken aufseiten der Rezipientinnen und Rezipienten und stellt die entsprechenden und in der Gesundheitskommunikation häufig verwendeten Modelle zur Erklärung und Prognose gesundheitsbezogener Verhaltensweisen dar. Dass für ein adäquates Gesundheitshandeln und für informierte Entscheidungen eine Kompetenz im Umgang mit Risikoinformationen und Risikowahrscheinlichkeiten nicht nur seitens der Patientinnen und Patienten, sondern auch auf ärztlicher Seite elementar ist, zeigen Astrid Kause, Roman Prinz, Wolfgang Gaissmaier und Odette Wegwarth und veranschaulichen dies an zahlreichen Beispielen des Umgangs mit Gesundheitsstatistiken. Rezipienten benötigen für die Suche und Auswahl, das Verständnis, die Einordnung und Anwendung von Gesundheitsinformationen aber nicht nur Risiko-, sondern weitergehende Gesundheitskompetenzen. Dieses für die Gesundheitskommunikation zentrale Konzept definieren, systematisieren und operationalisieren Nicola Diviani und Anne-Linda Camerini. Eva Baumann und Matthias Hastall gehen zum Abschluss dieses Teils in ihrem Beitrag über die Nutzung von Gesundheitsinformationen auf Dimensionen und Determinanten der Suche ebenso ein wie auf die der Vermeidung von Gesundheitsinformationen.

Im abschließenden siebten Teil werden verschiedene im Handbuch thematisierte Aspekte, Forschungsergebnisse und theoretische Erklärungsansätze der Gesundheitskommunikation auf ihre *politische und praktische Relevanz* hin geprüft beziehungsweise in zentralen gesellschaftlichen Zusammenhängen und Anwendungskontexten reflektiert. Zunächst stellen hierzu Doris Schaeffer, Michael Ewers und Sebastian Schmidt-Kaehler das Praxisfeld der institutionalisierten Patienten- und Nutzerberatung in Deutschland vor und beschreiben die Aufgaben, Erscheinungsformen und künftigen Herausforderungen. Gerd Glaeske diskutiert anschließend die politische Relevanz der Gesundheitskommunikation am Beispiel der Versorgungsforschung. Er stellt hierzu die Besonderheiten der politischen Kommunikation im Gesundheitssystem vor und begründet, warum politische Gesundheitskommunikation lohnenswert ist. Jan Schildmann, Irene Hirschberg und Jochen Vollmann geben einen Überblick über ethische Aspekte, die es in der Theorie und Praxis der Gesundheitskommunikation zu bedenken gilt, und benennen Ansatzpunkte zur Verbesserung ethischer und kommunikativer Kompetenzen im Gesundheitswesen. Das Handbuch schließt mit einem ausbildungs- und berufspraktischen Blick auf Gesundheitskommunikation, indem Marina Bödeker, Christoph Dockweiler und Peter-Ernst Schnabel auf Kompetenzprofile und Berufsperspektiven akademisch ausgebildeter Gesundheitskommunikationsexperten schauen.

So vielfältig die Perspektiven und wissenschaftlichen Zugänge der Beiträge dieses Handbuches sind – als verbindendes Element lassen sich zwei Entwicklungslinien herausarbeiten, die mit nennenswerten Herausforderungen für die künftige Forschung und Praxis der Gesundheitskommunikation verbunden sind: Bezogen auf die *Patientenrolle* ist eine Verschiebung von einer paternalistischen Beziehung zwischen Gesundheitsexperten und Patienten hin zu einer partizipativen oder sogar autarken Patientenrolle zu erleben. Dieser Trend ist weder in allen Patientengruppen gleichermaßen zu finden noch in allen gesundheitlichen Kontexten vergleichbar und im Sinne einer Verbesserung der gesundheitlichen Lage funktional. Auf der zweiten Achse – der *Kommunikationsdimension* – geht mit einem Trend zur gesellschaftlichen Fragmentierung oder sogar Individualisierung eine Entwicklung des Kommunikationsverhaltens einher, die durch eine Verschiebung von der Massen- hin zur Individualkommunikation begleitet ist. Beide Tendenzen bleiben für die Gesundheitskommunikation nicht ohne Konsequenzen und stellen Kommunikatoren vor die Herausforderung, zunehmend *interaktive, auf personen- und situationsspezifische Anforderungen zugeschnittene Informations- und Beratungsangebote* zu entwickeln. Daraus lässt sich auch die *Förderung von Gesundheits-, Patienten- und Kommunikations-/Medienkompetenz* als zentrale Herausforderung ableiten, mit der entsprechende Schulungsbedarfe verbunden sind.

Für die interdisziplinäre Gesundheitskommunikation ist damit eine stärkere *Patientenzentrierung als Präventions- und Versorgungsherausforderung* auf der einen Seite sowie eine stärkere *Rezipientenzentrierung als Kommunikationsherausforderung* auf der anderen Seite auszumachen. Für beide Seiten liefern die Beiträge dieses Handbuches bereits einen umfassenden Kanon an Systematisierungs- und Erklärungsansätzen, empirischen Befunden und Lösungsstrategien, der gewiss noch nicht ausgereift ist, aber als Grundlage für künftige inter- und transdisziplinäre Forschungsperspektiven gelten mag.

Literatur

Baumann, E. (2009). *Die Symptomatik des Medienhandelns. Zur Rolle der Medien im Kontext der Entstehung, des Verlaufs und der Bewältigung eines gestörten Essverhaltens.* Köln: von Halem.

Baumann E., Lampert C. & Fromm B. (2012). Gesundheitskommunikation. In K. Hurrelmann & O. Razum (Hrsg.), *Handbuch Gesundheitswissenschaften* (S. 461–489). Weinheim: Beltz.

Bleicher, J. K. & Lampert, C. (Hrsg.). (2003). Gesundheit und Krankheit als Themen der Medien- und Kommunikationswissenschaft – eine Einleitung. *Medien und Kommunikationswissenschaft,* 51, 347–352.

Blumer, H. (1981). Der methodologische Standort des symbolischen Interaktionismus. In Arbeitsgruppe Bielefelder Soziologen (Hrsg.), *Alltagswissen, Interaktion und gesellschaftliche Wirklichkeit* (S. 80–146). Opladen: Westdeutscher Verlag.

Deutsche Gesellschaft für Publizistik und Kommunikationswissenschaft (2008). *Kommunikation und Medien in der Gesellschaft: Leistungen und Perspektiven der Kommunikations- und Medienwissenschaft.* Abgerufen von: http://www.dgpuk.de/wp-content/uploads/2012/01/DGPuK_Selbstverstaendnispapier-1.pdf (11.02.2014).

Finnegan Jr., J. R. & Viswanath, K. (1990). Health and Communication: Medical and Public Health Influences on the Research Agenda. In E. B. Ray & L. Donohew (Hrsg.), *Communication and Health: Systems and Applications* (S. 9–24). Hillsdale: Erlbaum.

Fromm B., Baumann E. & Lampert C. (2011). *Gesundheitskommunikation und Medien. Ein Lehrbuch.* Stuttgart: Kohlhammer.

Friedrich, B. (2014). Trends in Health Communication. *Journal of Media Psychology,* 26, 1–3.

Hoffmann, S. & Müller, S. (2010). *Gesundheitsmarketing: Gesundheitspsychologie & Prävention.* Bern: Huber.

Hoffmann, S., Schwarz, U. & Mai, R. (2012). *Angewandtes Gesundheitsmarketing.* Wiesbaden: Gabler.

Hurrelmann, K. (1983). Das Modell des produktiv realitätsverarbeitenden Subjekts in der Sozialisationsforschung. *Zeitschrift für Sozialisationsforschung und Erziehungssoziologie,* 3, 91–103.

Hurrelmann K. & Leppin A. (Hrsg.). (2001). *Moderne Gesundheitskommunikation. Vom Aufklärungsgespräch zur E-Health.* Bern: Huber.

Hurrelmann K. & Razum, O. (Hrsg.). (2012). *Handbuch Gesundheitswissenschaften.* Weinheim: Beltz.

Hurrelmann, K. & Richter, M. (2013). *Gesundheits- und Medizinsoziologie* (8. Aufl.). Weinheim: Beltz Juventa.

Maletzke, G. (1998). Kommunikationswissenschaft im Überblick. Grundlagen, Probleme, Perspektiven. Opladen, Wiesbaden: Westdeutscher Verlag.

Roski, R. (Hrsg.). (2009). *Zielgruppengerechte Gesundheitskommunikation. Akteure – Audience – Segmentation – Anwendungsfelder.* Wiesbaden: VS Verlag für Sozialwissenschaften.

Rossmann, C. & Hastall, M. R. (Hrsg.). (2013). *Medien und Gesundheitskommunikation. Befunde, Entwicklungen, Herausforderungen.* Baden-Baden: Nomos.

Schnabel, P. E. (2009). Kommunikation im Gesundheitswesen – Problemfelder und Chancen. In R. Roski (Hrsg.), *Zielgruppengerechte Gesundheitskommunikation. Akteure – Audience – Segmentation – Anwendungsfelder* (S. 33–55). Wiesbaden: VS Verlag für Sozialwissenschaften.

Schnabel, P. E. & Bödeker, M. (2012). *Gesundheitskommunikation. Mehr als das Reden über Krankheit.* Weinheim: Beltz.

Schulz, P. J. & Hartung, U. (2010). Health Communication Research in Europe: An Emerging Field. *Health Communication,* 25, 548–551.

Vorderer, P. & Kohring, M. (2013). Permanently Online: A Challenge for Media and Communication Research. *International Journal of Communication,* 7, 188–196.

Teil 1:

Gesundheitskommunikation als interdisziplinäres Forschungsfeld

1. Trends und Perspektiven der Gesundheitskommunikation

Peter J. Schulz und Uwe Hartung

Dieser Beitrag zeigt einige Sichtweisen und Entwicklungslinien im Bereich der Gesundheitskommunikation auf. Er geht dabei in fünf Schritten vor, beginnend mit Grunddaten zur Gesundheit und zu Grundbedingungen des Gesundheitswesens. Es schließen sich Kapitel zu gesundheitlichen Aspekten der Massenkommunikation, zur Individualkommunikation zwischen Arzt und Patient (mit Schwerpunkt auf Patientenautonomie) sowie zu Veränderungen und Neuerungen durch elektronische Kommunikation, also Internet und mobile Telefonie, an. Eine Betrachtung der Fachentwicklung, insbesondere der Etablierung des Faches in Europa, beschließt den Beitrag.

Einleitung

Das Feld der Gesundheitskommunikation umfasst vor allem das Studium des Nutzens von Kommunikation bei der Einflussnahme auf individuelle und kollektive Entscheidungen, die sich auf die menschliche Gesundheit auswirken. Durch Optimierung der Kommunikation, so der Anspruch des Faches, sollen sich Vorbeugung, Diagnose und Therapie soweit verbessern, dass sich der Gesundheitszustand (im Rahmen des biologisch möglichen) erfreulich entwickelt (Finnegan & Viswanath, 1990; Freimuth, Edgar & Fitzpatrick, 1993; Makoul, 1991). Auf gesellschaftlicher Ebene erwartet man von optimierter Gesundheitskommunikation die Absenkung der Gesundheitskosten (Hurrelmann & Leppin, 2001).

Als akademisches Fach ist Gesundheitskommunikation vergleichsweise jung. Seit seiner Entstehung vor einigen Jahrzehnten ist das Fach in den letzten 35 Jahren exponentiell gewachsen, zunächst in den USA (Kreps, Bonaguro & Query, 1998), seit einigen Jahren auch deutlich spürbar in Europa (Schulz & Hartung, 2010). Eine Professionalisierung in der Gestaltung von Präventions- und Gesundheitsförderungsprogrammen durch Anwendung kommunikationswissenschaftlich begründeter Grundsätze ist ebenfalls spürbar und zumindest teilweise wohl auch auf die Existenz des Faches Gesundheitskommunikation zurückzuführen. Ein zunehmender Aufwand für sozialwissenschaftlich solide Erfolgskontrolle solcher Programme ist ein weiterer Aspekt dieser Professionalisierung.

Dieser Beitrag zeigt einige Sichtweisen und Entwicklungslinien im Bereich der Gesundheitskommunikation auf, beginnend mit dem gesellschaftlichen Hintergrund und mit der Betrachtung der Fachentwicklung endend.

Der systemische Hintergrund der Gesundheitskommunikation

Gesundheitsversorgung und Gesundheitszustand

Stärker als in anderen Weltregionen hängt die Gesundheit in den westlichen Industriegesellschaften mit Wohlstand zusammen. Zwar gilt auch hier: Wer arm ist, ist auch eher krank – aber eine gute Qualität der Gesundheitsversorgung ist nur bei hohem Wohlstand vorstellbar. Allerdings erzeugt der Wohlstand seine eigenen Gesundheitsprobleme; so rücken andere gesundheitliche Probleme – chronische Beschwerden wie Fettleibigkeit, Bluthochdruck oder Diabetes mellitus – in den Vordergrund.

Die Anzahl praktizierender Ärztinnen und Ärzte und die Zahl der Krankenhausbetten können als

Indikatoren guter medizinischer Versorgung angesehen werden. Unter den europäischen Ländern führt Österreich mit 478 Ärzten pro 100 000 Einwohner die Länder an, gefolgt von Norwegen (407), der Schweiz (381) und Schweden (380). Griechenland, Italien und Portugal berichten ebenfalls hohe Zahlen. In den meisten EU-Ländern ist die Zahl der Ärztinnen und Ärzte pro 100 000 Einwohner in den letzten Jahren gewachsen.

Im Jahr 2010 entfielen im EU-Durchschnitt 538 Krankenhausbetten auf 100 000 Einwohner. Die Anzahl reicht von 273 Betten in Schweden bis zu 825 in Deutschland. Die Zahl der Krankenhausbetten pro 100 000 Einwohner ist in mehr oder weniger der gesamten EU zwischen 2000 und 2010 deutlich zurückgegangen. Dies ist jedoch kein Indikator für eine Verschlechterung der Gesundheitsversorgung. Es wird vielmehr angenommen, dass neue Technologien, bessere Ausstattung und Effizienzerwägungen dazu führen, dass Patientinnen und Patienten seltener ins Spital aufgenommen und Aufgenommene früher entlassen werden. Bezogen auf Westeuropa sank der durchschnittliche Krankenhausaufenthalt tatsächlich von 17 Tagen im Jahr 1980 auf circa 9,5 Tage 25 Jahre später (WHO Regional Office for Europe, 2008).

Der demografische Wandel setzt dem Gesundheitswesen Grenzen. Die Geburtenraten in Europa gehen seit langem zurück. Die Verfügbarkeit von Kontrazeptiven seit den frühen 1960er-Jahren hat hierzu den letzten entscheidenden Schritt beigetragen. Die Lebenserwartung (bei der Geburt) nimmt hingegen zu und befindet sich auf einem sehr hohen Niveau. Die Zunahme seit den 1960er-Jahren betrug in etwa zwei Jahre pro Dekade und scheint sich nicht zu verlangsamen. Die Abnahme der Geburtenrate und die Zunahme der Lebenserwartung führen zu einem Bevölkerungswandel in der Gesellschaft mit einem enormen Zuwachs der Anzahl älterer Bürgerinnen und Bürger. Dies wirkt sich vor allem stark auf die soziale Sicherheit sowie das Krankenversicherungssystem aus. Laut Daten der World Health Organization (WHO) war 2006 der Anteil an Personen über 65 Jahre in Italien, Deutschland und Griechenland am höchsten (WHO Regional Office for Europe, 2008, 2009).

Zahlen von Eurostat für das Jahr 2010 zufolge sind Herz-Kreislauf-Erkrankungen und Krebs die Haupttodesursachen. Kreislauferkrankungen waren für 209,9 Todesfälle pro 100 000 Einwohner der EU verantwortlich und Krebs für 166,9. Der Anteil an Todesfällen, die durch diese zwei Krankheitstypen verursacht werden, ist jedoch seit 2000 rückläufig. Zudem sind die Unterschiede zwischen den Ländern groß. Herz-Kreislauf-Erkrankungen sind beispielsweise in den baltischen Staaten eine viermal wahrscheinlichere Todesursache als in den Mittelmeerländern (Eurostat, 2009).

Gesundheitssysteme

Europäische Länder geben zwischen circa 5,5 und 12 % ihres BIP für das Gesundheitswesen aus, mit Rumänien, Zypern und Lettland am unteren Ende des Spektrums, während die Niederlande, Dänemark, Belgien, Deutschland, die Schweiz und Frankreich zum oberen Ende gehören. Die Ausgaben der Schweiz und Frankreichs erreichen nahezu 12 %. Diese Anteile, die die höchsten Europas sind, liegen immer noch weit unter den Ausgaben der USA mit derzeit annähernd 17 %. Die Gesundheitsausgaben pro Kopf sind in Rumänien am niedrigsten, ebenso wie bei seinem Nachbarn Bulgarien. In Norwegen, der Schweiz und Luxemburg sind die Pro-Kopf-Ausgaben am höchsten, sie liegen jedoch immer noch um rund 2000 Euro unter denen der USA, die erneut alle europäischen Nationen überragen. Im Laufe der Zeit stiegen die Gesundheitsausgaben in Westeuropa von knapp unter 7 % im Jahr 1980 auf annähernd 9,5 % 25 Jahre später (WHO Regional Office for Europe, 2008, 2009; Eurostat, 2009).

Die meisten europäischen Länder unterhalten ein Sozialversicherungssystem im öffentlichen Sektor, durch das 60 % oder mehr der Kosten des Gesundheitswesens abgedeckt werden. Dies gilt für Frankreich, Deutschland und die Niederlande, ebenso wie für die meisten osteuropäischen Staaten. Manche Länder haben kein oder ein nur sehr eingeschränktes separates Krankenversicherungssystem, sondern sie finanzieren Gesundheitsleistungen über die Staatskasse durch Steuergelder.

Diese Art der Finanzierung existiert in den skandinavischen Ländern – passend zum dort lange vorherrschenden Ideal des Wohlfahrtsstaates – und natürlich im Vereinigten Königreich mit seinem staatlichen National Health Service (NHS) sowie in Spanien, Portugal und Lettland. In Frankreich (13,6 %), Slowenien (13,3 %), Deutschland (9,6 %) und der Schweiz (8,8 %) werden relativ hohe Anteile der Gesundheitskosten von privaten Krankenversicherungsunternehmen getragen. Große Unterschiede treten bei der Betrachtung auf, wie viel zum Gesundheitssystem durch eine private «out-of-pocket»-Finanzierung beigetragen wird, also durch Zahlungen, die nicht von Versicherungen erstattet werden. Im Jahr 2009 wurde in Zypern jeder zweite Euro für die Finanzierung des Gesundheitswesens direkt «aus den Taschen» der Bürger genommen. Ebenfalls hoch war der Anteil in Bulgarien (42,6 %), Lettland (37,3 %) und der Schweiz (30,3 %), im letzten Fall ein Anzeichen für das liberale Wohlfahrtssystem. Nur in Frankreich (7,5 %) und den Niederlanden (6,8 %) lag der Anteil unter 10 %. Alle Prozentangaben beziehen sich auf das Jahr 2009 (WHO Regional Office for Europe, 2008, 2009; Eurostat, 2009).

Supra- und subnationale Kompetenzen

Ein verbesserter Gesundheitsschutz gehört in Übereinstimmung mit dem Vertrag von Rom zu den politischen Zielen der EU. Dies bezieht sich auf die Verbesserung der öffentlichen Gesundheit, die Prävention von Krankheiten, die Minimierung von Gesundheitsgefährdungen und die Bekämpfung von Krankheiten durch die Förderung von Forschung. Die EU ergänzt die nationale Politik, die weiterhin die nationale Gesundheitspolitik definiert – insbesondere die Organisation von Gesundheitssystemen. Zu den gesundheitsbezogenen Aktivitäten der EU gehören Programme und Initiativen für eine europäische Gesundheitsstrategie, die Bekämpfung übertragbarer Krankheiten und anderer Bedrohungen der Gesundheit, Veränderungen von Verhaltensweisen bezogen auf Gesundheitsdeterminanten wie Rauchen, Alkoholkonsum, Ernährung und Bewegung, psychische Gesundheit sowie umweltbezogene und sozialökonomische Einflussfaktoren und Gefährdungen. Neben Public Health gibt es auch andere gesundheitsbezogene Kompetenzbereiche der EU: hierzu gehören Nahrungsmittelsicherheit, Landwirtschaft, Fischerei, Verbraucherschutz und Umweltschutz.

Neben der Verschiebung gesundheitspolitischer Kompetenzen auf die supranationale Ebene lässt sich als eine Art Gegenbewegung eine wachsende Regionalisierung beobachten, die ebenfalls das Gesundheitswesen prägt. Beispiele für die auch in gesundheitspolitischer Hinsicht zunehmende Bedeutsamkeit kleinerer Einheiten sind das Auseinanderbrechen von Jugoslawien und der Tschechoslowakei, ganz zu schweigen von der Sowjetunion selbst, die Stärkung der Autonomie von Regionen mit einer historisch gewachsenen Identität wie bei Schottland und Wales im Vereinigten Königreich, Katalonien in Spanien oder den beiden Sprachregionen in Belgien und schließlich das Gewähren von mehr Kompetenz an Regionen in traditionell zentralisierten Staaten wie Frankreich oder auch Italien. Gesundheitspolitik, und somit auch die Gesundheit selbst, wird also nicht nur von den unzähligen nationalen Staaten beeinflusst, sondern zunehmend von supra- und subnationalen Institutionen.

Gesundheit und öffentliche Kommunikation

Vor diesem Hintergrund kommt der Gesundheitskommunikation eine wichtige Aufgabe zu. Zur öffentlichen Gesundheitskommunikation zählen Gesundheitskampagnen (betrieben durch staatliche, öffentlich-rechtliche oder gemeinnützige private Institutionen), die Gesundheitsberichterstattung der Massenmedien sowie die Werbung für gesundheitsdienliche Produkte und Dienstleistungen, hier vor allem die Arzneimittelwerbung der pharmazeutischen Industrie.

Massenkommunikationsforschung betrachtet hauptsächlich die mediale Verbreitung von Nachrichten zu Gesundheits- und Krankheitsthemen, zur Gesundheitsförderung und Prävention von Krankheiten einschließlich Gesundheitsmarketing und Gesundheitspolitik sowie ihre Wirkung auf die Rezipienten (Signorelli, 1993; Backer, Rogers & Sopory, 1992; Freimuth et al., 1993). In diesem Sinne legt die folgende Definition von Gesundheitskommunikation den Schwerpunkt auf Massenkommunikation:

Gesundheitskommunikation ist das entscheidende Element von Kampagnen der Krankheitsprävention und Gesundheitsförderung, da die Bereitstellung relevanter und persuasiver Gesundheitsinformation der primäre soziale Prozess ist, der Individuen dazu befähigen kann, die Verantwortung für ihre eigene Gesundheit zu übernehmen (Maibach, Kreps & Bonauro, 1993, S. 15).

Gesundheitskampagnen

Gesundheitskampagnen gehen bis zum Ersten Weltkrieg zurück und waren zunächst vor allem an Soldaten und Veteranen gerichtet, um sie vor Tuberkulose, sexuell übertragbaren Krankheiten und Alkohol zu warnen. Thematische Schwerpunkte waren in Europa nicht völlig verschieden von anderen Teilen der Welt: Impfung (ein intensives Bewerben begann mit der Verfügbarkeit des Polio-Impfstoffes in den 1950er-Jahren), Schutz, Hygiene und Sicherheit (vor allem am Arbeitsplatz und im Verkehr), die Vermeidung von Risiken durch Tabak, Alkohol und Drogen sowie eine gesunde Ernährungsweise und Bewegung.

Europa wurde Zeuge eines jahrzehntelangen Kampfes gegen die Tabaknutzung, begleitet von der Einführung von Werbebeschränkungen, Besteuerung, gesetzlich verordneter Warnetiketten und Rauchverboten, die in zahlreichen Ländern seit dem Jahr 2000 erlassen, beschlossen und umgesetzt wurden – so im Vereinigten Königreich, in Frankreich, Spanien, Italien, der Schweiz (auf kantonaler und nationaler Ebene) und allen deutschen Bundesländern. Sowohl die Aufmerksamkeit für das Thema als auch die verwendeten Maßnahmen folgen dem US-amerikanischen Modell, wo ähnliche Entwicklungen bereits früher stattfanden. Rauchverhalten ist nur eines unter vielen anderen Themen – man denke nur an AIDS-Kampagnen oder etwa Themen wie Übergewicht und Fettleibigkeit sowie deren kausale Faktoren, Ernährung und Bewegung.

Sind Gesundheitskampagnen aber tatsächlich in der Lage, die öffentliche Gesundheit zu verbessern? Eine erste Metaanalyse von Snyder und Hamilton (2002), die 48 Gesundheitskampagnen auf ihre Wirkungen hin untersuchte und deren Ergebnisse zusammenfasste, ergab, dass im Durchschnitt etwa 8 % des Verhaltens durch entsprechende Kampagnen zum Besseren verändert werden konnte. Der Erfolg dieser Änderungen ist freilich abhängig von den jeweiligen Themenbereichen: Alkoholkampagnen, Mundhygiene und Sitzgurte gehörten zu den Bereichen, in denen besonders hohe Wirkungen erzielt wurden. Eine weitere Metaanalyse zu massenmedialen Kampagnen in den USA (Derzon & Lipsey, 2002) kam zu ähnlichen Ergebnissen. Verschiedene Untersuchungen zur Wirkung von Gesundheitskampagnen weisen darauf hin, dass es vor allem vier Elemente sind, die zum Erfolg beitragen: (1) Eine Kampagne sollte theoriebasiert sein, (2) sich an ein klar definiertes Zielpublikum wenden, (3) die Botschaft auf das Zielpublikum zuschneiden (Tailoring) sowie (4) jeweils evaluiert werden. Forschungen zu diesen vier Aspekten im Bereich der Gesundheitskommunikation haben in den vergangenen Jahren erhebliche Fortschritte zu verzeichnen.

Gesundheitsberichterstattung der Massenmedien

In der wissenschaftlichen Beschäftigung mit den massenkommunikativen Aspekten der Gesundheitskommunikation jenseits von Medienkampagnen kann man drei Hauptperspektiven hervorheben. Zum einen handelt es sich um einen Ansatz, der poststrukturalistischem Denken und Vorstellungen von einer hegemonialen Rolle der etablierten Massenmedien verpflichtet ist. Hier geht es darum nachzuspüren, auf welche Weisen die Routinen der aktuellen Berichterstattung und der

Produktion von Massenunterhaltung allgemeine Botschaften, latente Sichtweisen oder unausgesprochene Annahmen mittransportieren. Diese Botschaften stehen unter Ideologieverdacht und sind den manifesten Inhalten auf so subtile Weise verbunden, dass sie der Dekonstruktion durch das Denken bedürfen. Auf diese Weise werden, so dieser Ansatz, die Wichtigkeit biomedizinischer Krankheitsvorstellungen, der individuellen statt der sozialen Verantwortlichkeit und des wissenschaftlich begründeten Wissens sowie Geschlechterstereotype, Krankheitsdefinitionen und manches andere vermittelt, das die bestehenden Verhältnisse und die gegenwärtigen Eliten schützt (Kline, 2011).

Beim zweiten Ansatz geht es um die konkretere Beurteilung von Medieninhalten. Das geschieht aus ganz unterschiedlichen Blickwinkeln, zu denen die Beurteilung der wissenschaftlichen Richtigkeit in der Medizinberichterstattung, die Einhaltung ethischer Maßstäbe, die Angemessenheit von Falldarstellungen oder der Vergleich von Ereignishäufigkeiten (Krankheitsfälle etwa oder Todesursachen) in Medien und Wirklichkeit gehören. Diese Blickwinkel werden sowohl an fiktionale Darstellungen, also vornehmlich an Fernsehunterhaltung und Spielfilme, als auch an die Nachrichtenmedien angelegt.

Im dritten Ansatz geht es um die Wirkungen solcher Darstellungen (Rossmann & Ziegler, 2013). Die wichtigste Unterscheidung hier ist die zwischen beabsichtigten und unbeabsichtigten Wirkungen. Bei beabsichtigten Wirkungen handelt es sich vornehmlich um Effekte von Kampagnen, die nicht oder nur zum Teil auf die direkte Ansprache des Publikums setzen, sondern ihre Ziele über die Einflussnahme auf die Massenmedien zu erreichen suchen. Sind das Ziel die Nachrichtenmedien, spricht man von *Media Advocacy*; die Einflussnahme auf beziehungsweise via Unterhaltungsmedien bezeichnet man als *Entertainment Education*. Die Forschungslage zu Wirkungen ist uneinheitlich; beabsichtigte Wirkungen werden manchmal erreicht und manchmal verfehlt, und unbeabsichtigte sind manchmal nützlich und manchmal schädlich.

Werbung

Zur Gesundheitskommunikation zählt auch Werbung für gesundheitsbezogene Produkte und Dienstleistungen, vor allem die Pharmawerbung. Es gibt eine fortlaufende Debatte über die potenziellen Vorteile und Risiken der Zulassung direkt an Konsumenten gerichteter Werbung verschreibungspflichtiger Medikamente (*Direct-to-Consumer Advertising*, DTCA). Der Kern dieser Debatte betrifft die Identifizierung von DTCA als eine entweder nützliche Maßnahme, die gefördert werden muss, oder als eine schädliche Maßnahme, die verboten gehört. Die bisherige Forschung zu diesem Thema hat sich entweder auf ökonomische Daten zu DTCA konzentriert und legt nahe, dass diese Form von Werbung einen Einfluss auf den Absatz hat, oder sie hat sich mit der psychologischen Analyse des Persuasionseffekts dieser Art von Werbung befasst (Rubinelli, Nakamoto & Schulz, 2008).

Öffentliche Meinung zu Gesundheitsthemen

Die öffentliche Meinung und Einstellungen zu Gesundheitsfragen, gesundheitspolitischen Themen und Konflikten sowie ihr Zustandekommen liegen ebenfalls im Blick der Gesundheitskommunikationsforschung. Ein Beispiel ist die zunehmende Skepsis gegenüber Impfungen in den wohlhabenden Nationen, vor allem gegenüber der Impfung von Kindern. Die Impfraten für Kinder sind nach wie vor hoch, müssen jedoch bei mindestens 95 % liegen, um Herdenimmunität zu erreichen. Darunter versteht man den Schutz auch der Ungeimpften gegen eine Ansteckung. Die meisten Länder weisen Kinderimpfraten für Masern von über 95 % auf, aber bei Quoten unter diesem Level kann die Herdenimmunität verloren gehen. Das trifft auf das Vereinigte Königreich und Deutschland, einige der skandinavischen und die meisten der Balkan-Länder zu. Für Diphtherie liegt der Grenzwert niedriger (85 %), aber auch hier gibt es Länder, die bereits darunter oder nahe dran liegen: Frankreich, das Vereinigte Königreich und die Schweiz. Die Befolgung von Impfempfehlungen für Masern und Diphtherie ist in Österreich am niedrigsten und verweist auf den hohen Widerstand gegen Impfungen in diesem Land.

Individualkommunikation im Gesundheitswesen

Patient und Gesundheitsdienstleister

Im Englischen setzt sich der Begriff *patient-provider communcation* durch. Er umfasst Kommunikation der Patientin oder des Patienten mit Ärztinnen und Ärzten, aber auch mit dem Pflegepersonal und anderen Gesundheitsdienstleistern. Ein gleichwertiger Begriff im Deutschen steht nicht zur Verfügung.

Allgemein konzentriert sich die Erforschung interpersonaler Kommunikation auf die Face-to-Face-Kommunikation zwischen zwei oder mehr Personen. Ein großer Teil der Literatur im Bereich der Gesundheitskommunikation spricht diese Ebene bei der Untersuchung der Beziehung zwischen Patienten und Gesundheitsexperten an (Beisecker & Beisecker, 1993; Evans, Stanley & Burrows, 1992; Wyatt, 1991). Costello (1977) definierte das Feld aus einer interpersonalen Perspektive und erklärte, dass diese Beziehungen die zentrale Komponente einer Definition von Gesundheitskommunikation sein sollten:

> *Kommunikationsforschung sollte nützlicherweise damit beginnen, sich auf die Dynamiken zu konzentrieren, die zur Gründung, Erhaltung, zum Ausbau oder der Veränderung der Beziehungen zwischen Gesundheitsexperte und Patient führen (Costello, 1977, S. 565).*

So betrachtet, hängt der Erfolg einer Begegnung zwischen Arzt und Patient teilweise davon ab, wie die Beziehung zwischen beiden kommunikativ reguliert wird und letztlich auch, wie dies das Verhalten der Patientinnen und Patienten formt.

Systematisiert werden kann die Rolle der Kommunikation, indem man sich auf die Kommunikation zwischen den Schlüssel-Stakeholdern im Gesundheitsbereich konzentriert: Konsument/Klient/Patient, Gesundheitsdienstleister (z. B. Arzt, Apotheker, Krankenschwester) und Vermittler einschließlich Regierungsbehörden, gemeinnütziger Gesundheitsgruppen und kommerzieller Institutionen einschließlich Versicherungs- und Pharmaunternehmen (siehe **Abbildung 1-1**). Man betrachtet beides: (1) direkte interpersonale Kommunikation und (2) Kommunikation zwischen diesen Stakeholdern, die medienvermittelt ist, also über Massenmedien erfolgt einschließlich Print, Fernsehen, Radio und Internet, das vollkommen neue Kommunikationsmöglichkeiten und -strategien ermöglicht.

Patientenautonomie

Ein anderes Thema der Gesundheitskommunikation sind die Bemühungen, die Autonomie des Patienten zu vergrößern. Es gibt eine Vielzahl von Konzepten zur Erfassung und Erhöhung der Patientenautonomie: *Health Literacy* (Gesundheitskompetenz), *Patient Empowerment,* den *Expert Patient* und *Shared Decision-Making* (SDM, dt. Parzipative Entscheidungsfindung, PEF).

Health Literacy, die Fähigkeit der Patienten, Gesundheitsinformation zu einem Grad zu verstehen, dass sie das Gesundheitssystem angemessen nutzen und Urteile zur Verbesserung ihrer Gesundheit fällen können, ist an sich noch keine Autonomie, aber eine Bedingung dafür, dass Autonomie nicht schädlich wird. *Patient Empowerment* ist der Managementforschung entlehnt, die sich auf die Eigenständigkeit der Angestellten bezieht, und hat die Beziehung der Patienten zu ihren Gesundheitsdienstleistern, aber auch gegenüber ihrer Krankheit zum Gegenstand. Die Idee des individuellen Empowerments spiegelt eine bedeutende Entwicklung in der Gesundheitskommunikationsforschung wider. Jüngste Arbeiten auf diesem Gebiet haben auf einer grundlegenden Ebene damit begonnen, den Empfänger der Kommunikation (als Kunde, Klient oder Patient) als aktiveren Teilnehmer im Kommunikationsprozess zu betrachten. Anstatt sich weiterhin auf Eigenschaften des Senders oder der Nachricht oder auf die Angemes-

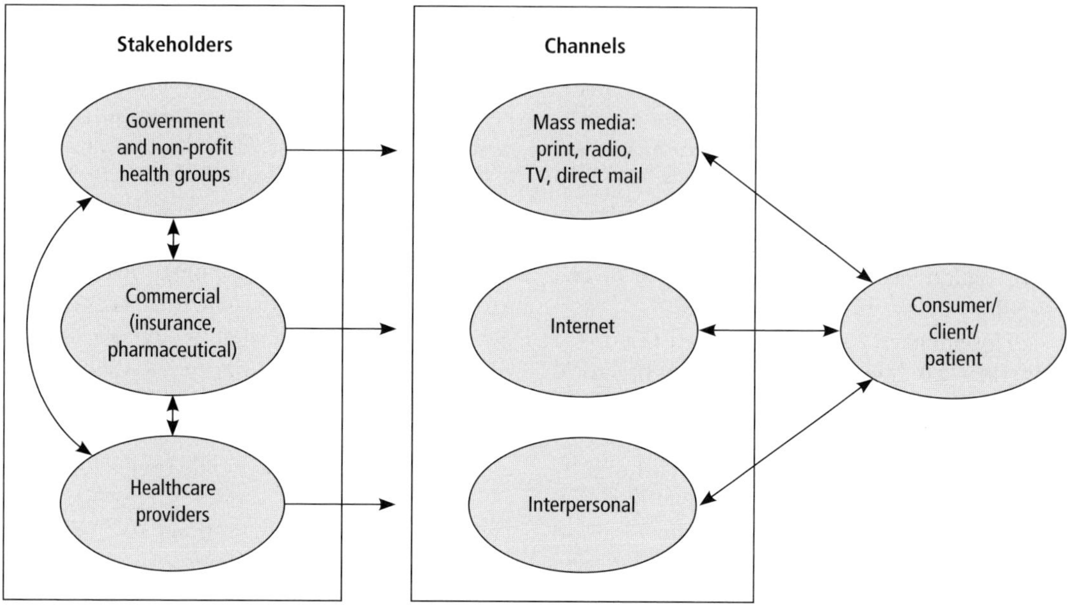

Abbildung 1-1: Kommunikation zwischen den Schlüssel-Stakeholdern im Gesundheitsbereich

senheit des Übermittlungssystems zu konzentrieren, treten nun die Werte, Wahrnehmungen, Vorlieben und der Entscheidungsprozess des Rezipienten in den Vordergrund (Schulz & Nakamoto, 2013a).

Shared Decision-Making bezieht sich ebenfalls auf die Arzt-Patient-Kommunikation und beschreibt das Ideal im Gegensatz zu den früher «paternalistischen» Elementen dieser Beziehung. *Expert-Patient*-Programme, die vor allem im Vereinigten Königreich entwickelt wurden, lehren Personen mit chronischen Krankheiten *Self-Management*-Fähigkeiten.

Maßgeblich für eine aktuelle Perspektive von Gesundheitskommunikation ist die Tatsache, dass der Konsument/Klient/Patient wesentlich mehr ist als ein passiver Empfänger von Information. Im Gegenteil ist der Konsument ein aktiver Teilnehmer im Kommunikationsprozess, der sowohl Fähigkeiten besitzt als auch Einschränkungen hat – beides bedingt durch Wissen, Werte, Ziele und Erfahrungen, die alle Einfluss auf Verständnis, Akzeptanz und Anwendung der kommunizierten Information haben. Ähnliches lässt sich vom Gesundheitsdienstleister sagen. Diese Perspektive bereichert die Analyse von Kommunikationsprozessen und -ergebnissen sehr, indem sie die Aufmerksamkeit auf die Handlungen des Konsumenten als Entscheider konzentriert. Zu dieser Betrachtungsweise tragen Medizin und Sozialwissenschaften, aber auch die Humanwissenschaften bei, die ethische Dilemmata sowie linguistische, semiotische und sogar ästhetische Themen betonen, die Konsumentinnen und Konsumenten von Gesundheitsleistungen ebenso wie deren Anbieter betreffen.

Elektronische Gesundheitskommunikation

Internet

Nichts hat die Gesundheitskommunikation so sehr verändert wie das Internet. In den letzten beiden Jahrzehnten hat sich das Internet beziehungsweise das World Wide Web als einer seiner Dienste zu einer gigantischen Kommunikationsplattform entwickelt, die in zuvor kaum vorstellbarer Weise Entfernung und Grenzen überwindet. Es verändert sich unablässig, beeinflusst traditionelle Kommunikationsmedien und -kanäle nachhaltig, es hat die Möglichkeiten der Informationssuche vervielfacht und gleichzeitig die Kosten dafür so gut wie beseitigt. Seine Möglichkeiten stehen mehr oder weniger jedermann offen, jederzeit und überall.

Weltweit haben 2012 mehr als zwei Milliarden Menschen das Internet genutzt (Internet World Stats, 2012). Unter der deutschen Bevölkerung im Alter von 14 bis 64 Jahren befanden sich im Jahr 2013 76 % Computernutzer und 75 % Internetnutzer (ACTA, 2013). Zum Vergleich: 81 % der erwachsenen US-Amerikaner nutzten 2012 das Internet (Fox & Duggan, 2013) und 73 % aller britischen Haushalte verfügte im selben Jahr über einen Internetzugang (Dutton & Blank, 2011).

Gesundheitsinformationen gehören zu den meistgesuchten Themen im Netz (Higgins et al., 2011; Andreassen et al., 2007). Die Erwartungen sind teilweise sehr hoch. So bekundeten 21 % der Deutschen zwischen 14 und 64 Jahren persönliches Interesse an der Möglichkeit, «sich über das Internet medizinisch beraten [zu] lassen», damit man «weniger zum Arzt gehen» muss. Knapp die Hälfte (45 %) der 14- bis 64-Jährigen nutzte das Internet für Gesundheitstipps und Informationen über Medikamente, davon 5 % häufiger oder regelmäßig, 17 % ab und zu, der Rest nur ganz selten (ACTA, 2013). Nach übereinstimmenden internationalen Forschungsergebnissen wird das World Wide Web als ernsthafte Quelle von Gesundheitsinformationen angesehen (Fox & Duggan, 2013; Andreassen et al., 2007; Hesse et al., 2005).

Trotz der Reichhaltigkeit des Angebots an medizinischen Portalen und der Fülle gesundheitsbezogener Websites suchen die meisten Internetnutzerinnen und -nutzer Gesundheitsinformationen über allgemein-thematische Suchmaschinen (Graham, Tse & Keselman, 2006). Nach internationalen Befunden gilt dies für 8 von 10 Personen, die online nach Gesundheitsinformationen suchen (Fox & Duggan, 2013); in Deutschland sind es etwa drei Viertel (ACTA, 2013). Den marktführenden Suchmaschinen kommt damit eine Schlüsselrolle bei der Selektion von Gesundheitsinformationen über das Internet zu. Auch medizinisches Fachpersonal informiert sich via Internet, und es nutzt dabei ebenfalls häufig allgemein-thematische Suchmaschinen wie Google (O'Keeffe, Willinsky & Maggio, 2011).

Während die rasante Entwicklung des Internets Gesundheitsinformationen immer leichter und immer schneller verfügbar machte, vollzog sich der Wandel hin zum Modell des autonomen Patienten. Die Wirklichkeit der Arzt-Patient-Begegnung dürfte von dem neuen Ideal nicht unbeeinflusst sein (Wald, Dube & Anthony, 2007). So wie die Verfügbarkeit von Gesundheitsinformationen wuchs, so erhöhte sich damit auch ihre Notwendigkeit – ein erweitertes Angebot trifft also auf eine intensivierte Nachfrage.

Das Internet bietet nicht nur eine Fülle an Information, sondern auch Ratschläge und Tipps, Produktwerbung, Dienstleistungen und sogar medizinische Entscheidungshilfen. Allerdings schwankt die Qualität der vielfältigen Angebote beträchtlich (Roberts & Copeland, 2001; Eysenbach et al., 2002). Aus Sicht der Nutzerinnen und Nutzer ist es daher nach wie vor eine große Herausforderung, relevante und glaubwürdige Gesundheitsinformationen zu finden (Allam, Schulz & Nakamoto, 2014). Um der Gefahr entgegenzuwirken, dass Menschen sich durch Fehlinformationen aus dem Netz selbst Schaden zufügen, hat die Wissenschaft Qualitätskriterien für Gesundheitsangebote im Internet entwickelt (Wilson, 2002; Eysenbach et al., 2002; Boyer et al., 1998). Methoden dafür sind Befragungen von Nutzerinnen und Nutzern (Patienten und/oder Ärzte), die Umgestaltung existierender Instrumente zur Beurteilung von gedruckten Materialien für die Anwendung auf Internetangebote, wie beispielsweise DISCERN (Charnock et al., 1999), und die Messung der Lesbarkeit. Zur Feststellung der Befähigung zur sinnvollen Nutzung des Internets für gesundheitliche Belange wurden Messverfahren für eHealth Literacy entwickelt (Hanik & Stellefson, 2011).

Mindestens drei Gründe können angeführt werden, die das Internet zu einer (auch) gefährlichen Ressource im Gesundheitswesen machen: Die Unfähigkeit mancher Nutzerinnen und Nutzer, gute und schlechte Informationen zu unterscheiden, die irrtümliche Annahme, es handele sich beim World Wide Web um eine autoritative oder amtlich-offizielle Informationsquelle und die Fehlwahrnehmung der Reihung gefundener Websites durch Suchmaschinen als Qualitätssortierung (Schulz & Nakamoto, 2013b). Grundsätzlich betreffen diese Gefahrenquellen auch andere Informationsmedien, das Internet verleiht ihnen aber eine besondere Brisanz. Qualitätsdefizite können resultieren aus mangelnder Qualifizierung des Kommunikators, seinen materiellen Interessen sowie aus seinem Engagement in gesundheitspolitischen oder fachwissenschaftlichen Streitfragen.

Die Forschung zur Gesundheitskommunikation im Internet befasst sich bislang vor allem mit der Nutzungsweise und -intensität, der Qualität der Angebote und Inhalte, den Herausforderungen des Mediums für seine Nutzer, den Suchstrategien der Nutzer (erfasst durch Logfiles oder Beobachtung), möglichen Qualitätsindikatoren und ihrer Zertifizierung, der Evaluierung der Gestaltung von Websites und den Einflussfaktoren auf ihre wahrgenommene Glaubwürdigkeit (Zulman et al., 2011). Andere Studien zielten auf die Selektionsleistung und die Sortierung der Fundstücke durch Suchmaschinen.

Mobile Telefonie

Gesundheitsdienstleistungen und -anwendungen über das Telefon haben, als ein Teil der elektronischen Gesundheitskommunikation, in den letzten zehn Jahren stetig zugenommen. Man spricht auch, in Anlehnung an den Begriff eHealth, von *mHealth*, wobei «m» für mobil steht, denn es ist die Mobiltelefonie, die für Gesundheitsanwendungen interessant ist. Der Grund dafür ist die Allgegenwart und Allverfügbarkeit der Endgeräte sowie die Verbindungsmöglichkeit mit der digitalen Computertechnik. Die Mobiltelefonie hat sich seit ihrer Marktreife Anfang der 1990er-Jahre rasch verbreitet und sich technisch rasant weiterentwickelt. Die bedeutsamste Neuerung dürfte die Einführung von Smartphones sein, also von Mobiltelefonen mit Computereigenschaften und der Verbindungsmöglichkeit zum World Wide Web. Nach den Befunden der Allensbacher Computer- und Technik-Analyse waren 2013 88 % der 14- bis 64-Jährigen in Deutschland Mobiltelefon-Nutzer, darunter 37 % Nutzer eines Smartphones (ACTA, 2013).

Gesundheitsangebote über mobile Telefonie können sich an Ärzte, Pflegepersonal, Patienten oder auch gesunde Menschen richten. Ihre Zwecke sind vielfältig und schließen Rauchentwöhnung, Abnehmen, gesunde Ernährung, Körperbewegung, das Einhalten von Therapieempfehlungen, das Zurechtkommen mit chronischer Erkrankung, die Kontrolle von Bluthochdruck, die psychische Gesundheit und die Nachsorge nach Operationen ein (Riley et al., 2012; Evans et al., 2012).

Die Forschung zum Thema hat sich bisher vorwiegend mit den Möglichkeiten klassischer Mobiltelefonie befasst, während der Einfluss von Smartphones und der dafür verfügbaren Anwendungen (Apps) bislang eher selten erforscht wurde. Man kann aber sicher sein, dass dies nicht so bleiben wird. In dem Maße, wie sich Smartphones weiter verbreiten und entsprechende Apps verfügbar werden beziehungsweise sich weiter verbessern und erweitern, wird sich die Aufmerksamkeit der Forschung zunehmend auf diese Gegenstände richten.

Die Forschung hat sich bisher den Anwendungen bei chronischen Krankheiten stärker zugewandt als Angeboten bei akuten Erkrankungen oder Vorsorgethemen. Ein systematischer Forschungsüberblick aus dem Jahr 2013 ergab, dass sich von 117 wissenschaftlichen Untersuchungen knapp die Hälfte Textmitteilungen widmete (49 %); 32 % befassten sich mit Spezialgeräten, die eigens für bestimmte Erkrankungen entwickelt wurden, und weitere 12 % mit ebensolchen in Verbindung mit Zusatzapparaturen, beispielsweise zur Messung des Blutzuckerspiegels. Audio- (10 %), Video- (6 %) und Multimediabotschaften (3 %) waren Anwendungen, die seltener untersucht wurden, ebenso wie Apps (6 %); manche Untersuchung widmete sich mehr als einem Gegenstand (Fiordelli, Diviani & Schulz, 2013).

Die Zielsetzungen der untersuchten Anwendungen waren Gesundheitsförderung (38%), Selbstmanagement (33%), Kommunikation (22%), Überwachung physiologischer Kennwerte (21%), Datenerhebung (21%), Kontrolle der Therapieeinhaltung (20%) sowie Training und Ausbildung (13%), Mehrfachangaben waren möglich. Dabei gerieten die Wirkungen der Anwendungen zunehmend ins Blickfeld der Forschung. Drei von fünf Untersuchungen attestierten den betrachteten Anwendungen positive Folgen; der Rest fand widersprüchliche Evidenz bezüglich der Folgen (Fiordelli, Diviani & Schulz, 2013).

Gesundheitskommunikation als wissenschaftliche Disziplin

Disziplinäre Vielfalt

Von Anfang an waren mehrere Disziplinen an der Erforschung von Kommunikation und Gesundheit beteiligt, darunter maßgeblich die Kommunikationswissenschaft, Psychologie (DiMatteo, 1979; Heszen-Klemens, 1987), Soziologie (Carlisle-Frank, 1991), Social Marketing und Medizin (Ben-Sira, 1976; Emanuel & Emanuel, 1992; Francis, Korsch & Morris, 1969; Harper, 1971). Kommunikation und Gesundheit war zum Beispiel ein wachsendes Thema auf dem Gebiet der Psychologie und Soziologie in den vergangenen Jahren. In ihrem Buch «Health Psychology» von 1989 nahmen Friedman und DiMatteo ein Kapitel mit dem Titel «Kommunikation mit Patienten» auf. Der *American Behavioral Scientist* widmete 1991 eine Ausgabe der Kommunikation zur Gesundheitsförderung (Kreps & Atkin, 1991). Im Jahr 1994 hatte ein Themenheft des *American Behavioral Scientist* den Titel «Gesundheitskommunikation: Herausforderungen für das 21. Jahrhundert» (Ratzan, 1994). Zusätzlich befasst sich die psychologische Forschung in sogenannten Health-Care-Teams mit Kommunikation (Poole & Real, 2003). In der Medizin ist das Risiko für Unfälle allzeit präsent und Kommunikation zwischen Gesundheitsexperten mit verschiedenen fachlichen Hintergründen und Hierarchieebenen scheint eine kritische Rolle zu spielen: Allein eine offene Kommunikation über Unfälle, Fehler und Versäumnisse ermöglicht es den Gesundheitsexperten, wiederkehrende Fehlerquellen aufzudecken.

Unter medizinischer Soziologie versteht man die Anwendung soziologischer Theorien und Methoden zur Beschreibung und Erklärung von Gesundheit und Krankheit (Cockerham, 1992; Siegrist, 2005). Gesundheitssoziologie als aufsteigende Disziplin (Hurrelmann, 2003) befasst sich hauptsächlich mit der Gesundheit, ihren sozialen Ressourcen und soziokulturellen Determinanten. Ein aktuelles Forschungsfeld der medizinischen und Gesundheitssoziologie ist die Entwicklung empirisch anwendbarer Theorien, die zum Verständnis beitragen, wie der soziale Wandel die soziale Produktion und ungleiche Verteilung von Gesundheit in der Bevölkerung beeinflusst. In der medizinischen Soziologie wird Kommunikation als zentrales Element für die Entwicklung und Erhaltung guter Gesundheit bei Individuen und Gemeinschaften angesehen. Gleichzeitig wird Gesundheitskommunikation als ein soziokulturelles Medium verstanden, durch das strukturelle Ungleichheiten in alltäglichen Interaktionen zwischen Individuen, Gruppen und Institutionen reproduziert werden.

Social Marketing ist die Anwendung grundlegender Marketingprinzipien zur Erzeugung einer Verhaltensänderung, um einen gesundheitlichen oder sozialen Nutzen für die Zielgruppe zu erreichen. Zu diesen grundlegenden Prinzipien zählen der Abbau von Barrieren zur Ausführung des Verhaltens (z.B. die Kosten oder der Preis des Verhaltens), die Identifikation eines Kanals zur Verbreitung der fraglichen Information, die Entwicklung und Ausführung von Kommunikations(förderungs)strategien, die dem Zielpublikum eine Botschaft liefern, die verständlich, glaubwürdig und überzeugend ist, sowie die Erzeugung eines Produkts oder einer Dienstleistung, die vom Zielpublikum als wertvoll wahrgenommen wird (Backer et al., 1992; Finnegan & Viswanath, 1990; Freimuth et al., 1993; Maibach et al., 1993; Wallack, 1990).

Entwicklung

Gesundheitskommunikation ist in den USA seit Jahren eine etablierte Disziplin. Wenn (1) die Existenz dem Feld gewidmeter Fachzeitschriften, (2) das Vorhandensein wissenschaftlicher Verbände, (3) die Schaffung von Departements, Instituten und akademischen Positionen von Universitäten, (4) die Gründung von Studiengängen und (5) die Veröffentlichung von Lehrbüchern als Kriterien herangezogen werden, ist die Gesundheitskommunikation heutzutage auch in Europa auf dem Weg dazu, eine etablierte Disziplin zu werden. «Auf dem Weg» bedeutet dabei, dass sie es noch nicht ganz ist.

Bei den wissenschaftlichen Fachzeitschriften muss an erster Stelle die Zeitschrift *Health Communication* genannt werden, die gemeinsam mit dem *Journal of Health Communication* zu den beiden wichtigsten Zeitschriften der Gesundheitskommunikation medialer Art zu rechnen ist. Im Bereich der interpersonalen Gesundheitskommunikation, also das Thema der Arzt-Patient-Kommunikation, ist in den letzten Jahren vor allem die Zeitschrift *Patient Education & Counseling* zu dem wichtigsten wissenschaftlichen Organ geworden. Darüber hinaus gibt es noch die Zeitschrift *Communication & Medicine*, die sich mit der linguistischen Analyse von Gesundheitskommunikation befasst, also Traditionen der Diskurs- und Kommunikationsforschung in ihrem Engagement zum Verständnis psychologischer, kultureller und ethischer Aspekte des Gesundheitswesens pflegt.

Was wissenschaftliche Verbände angeht, so hat die kürzlich (2005) gegründete European Communication Research and Education Association (ECREA) noch keine Division zur Gesundheitskommunikation eingerichtet, das Forschungsfeld ist jedoch in der Sektion Interpersonal Communication and Social Interaction vertreten. Die ältere International Association for Media and Communication Research (IAMCR) hat im Sommer 2008 eine Arbeitsgruppe Health Communication and Change ins Leben gerufen. Diese konzentriert sich darauf, Gesundheitskommunikation theoretisch und konzeptionell zu überdenken, um sie von der Disziplin der Kommunikation zur Verhaltensänderung hinaus in ein breiteres multidisziplinäres Fachgebiet der Kommunikation mit einer Betonung auf dem sozialen Wandel zu heben (http://www.iamcr.org/s-wg/wg/hco). Die COMET-Gesellschaft (Communication, Medicine & Ethics; http://www.cometsociety.com/) entstand aus jährlichen Konferenzen, die seit 2003 gehalten werden. Die COMET-Gesellschaft wurde offiziell bei der fünften COMET-Konferenz in Lugano (Schweiz) im Jahr 2007 ins Leben gerufen. In einigen europäischen Ländern gibt es nationale wissenschaftliche Verbände für Kommunikationswissenschaft, zum jetzigen Zeitpunkt verfügt jedoch keiner über eine Abteilung für Gesundheitskommunikation. Im deutschen Verband (Deutsche Gesellschaft für Publizistik- und Kommunikationswissenschaft, DGPuK) wurde vor zwei Jahren die Ad-hoc-Gruppe Gesundheitskommunikation gegründet. Die Erforschung der Gesundheitskommunikation ist auch in der European Association for Communication in Healthcare (EACH) vertreten, die 2001 offiziell gegründet wurde als die erste multidisziplinäre Organisation für Wissenschaftler, Lehrer und Gesundheitsexperten, die die Notwendigkeit und den therapeutischen Wert von qualitativ hochwertiger Kommunikation im Gesundheitswesen anerkennen. EACH entwickelte sich schnell von einer kleinen Gruppe mit dreizehn Mitgliedern aus acht Ländern zu einer florierenden Organisation mit etwa 500 Mitgliedern. Massenkommunikation spielt nur eine untergeordnete Rolle bei den Aktivitäten von EACH. Die meisten Mitglieder beschäftigen sich mit klassischer Forschung zu interpersonaler Kommunikation aus dem Gebiet der rhetorischen Kommunikation.

In den vergangenen Jahren ist die Gesundheitskommunikation zunehmend in das Blickfeld der Universitäten gerückt. Departements, Forschungscenter und Fakultäten wurden im Vereinigten Königreich, Schweden, Norwegen, Dänemark, den Niederlanden, Deutschland, Österreich und der Schweiz gegründet. Diese Liste erhebt keinen Anspruch auf Vollständigkeit. Studiengänge sind mittlerweile in Cardiff, Lugano, Bielefeld, Berlin, der London School of Economics, Milano-Bocconi, an der Universidad Complutense de Madrid, in Nottingham, Paris und Wien zu finden. Zudem gibt es bereits erste deutschsprachige Lehrbücher. Diese Anfänge deuten darauf hin, dass Gesundheitskommunikation als akademische Disziplin in Europa weiter wachsen wird.

Ausblick

Das Generalprogramm des Faches Gesundheitskommunikation besteht in dem Versuch, durch Optimieren der Kommunikation erfreuliche Ergebnisse für die Gesundheit zu erzielen, gleichviel ob es sich um die Behandlung von akuten, das Zurechtkommen mit chronischen Erkrankungen oder Fragen der Vorbeugung handelt. Ihre maßgebliche Entwicklung in den Vereinigten Staaten verdankt die Disziplin vor allem dem Umstand, dass an die Stelle der vorwiegenden Beschäftigung mit Themen der Gesundheit vor allem die Überprüfung kommunikationswissenschaftlicher Ergebnisse, Konzepte und Theorien getreten ist. Dementsprechend ist auch davon auszugehen, dass die Prioritäten in der Gesundheitskommunikation in den kommenden Jahren darin liegen werden, dass das Fach seine Theorien weiter entwickelt, die das Gesundheitsverhalten zu erklären vermögen, sowohl im Bereich der Individualkommunikation als auch in jenem der öffentlichen Kommunikation. Außerdem kann erwartet werden, dass das Fach zur stärkeren Verankerung von Kommunikationskompetenzen in der Medizinerausbildung beitragen wird (Kiessling et al., 2010).

Literatur

Allam, A., Schulz, P.J. & Nakamoto, K. (2014). The impact of search engine selection and sorting criteria on vaccination beliefs and attitudes: Two experiments manipulating Google output. *Journal of Medical Internet Research* 6: e100.

ACTA (Allensbacher Computer- und Technik-Analyse) (2013). Abgerufen von: www.acta-online.de (24.04.2014).

Andreassen, H.K., Bujnowska-Fedak, M.M., Chronaki, C.E., Dumitru, R.C., Pudule, I., Santana, S. … Wynn, R. (2007). European citizens use of e-health services: A study of seven countries. *BMC Public Health*, 7, doi:10.1186/1471-2458-7-53

Backer, T.E., Rogers, E.M. & Sopory, P. (1992). *Designing health communication campaigns: What works?* Newbury Park, CA: Sage.

Beisecker, A.E. & Beisecker, T.D. (1993). Using metaphors to characterize doctor-patient relationships: Paternalism versus consumerism. *Health Communication*, 5, 41–58.

Ben-Sira, Z. (1976). The function of the professional's affective behavior in client satisfaction: A revised approach to social interaction theory. *Journal of Health and Social Behavior*, 17, 3–11.

Bernd, R., Mladovsky, P., Devillé, W., Rijks, B., Roumyana, P.B. & McKee, M. (Hrsg.). (2001). *Migration and health in the European Union.* Maidenhead: Open University Press.

Boyer, C., Selby, M., Scherrer, J.R. & Appel, R.D. (1998). The Health On the Net Code of Conduct for medical and health websites. *Computers in Biology and Medicine*, 28, 603–610.

Carlisle-Frank, P. (1991). Examining personal control beliefs as a mediating variable in the health damaging behavior of substance use: An alternative approach. *Journal of Psychology*, 125, 381–397.

Charnock, D., Shepperd, S., Needham, G. & Gann, R. (1999). DISCERN: An instrument for judging the quality of written consumer health information on treatment choices. *Journal of Epidemiology and Community Health*, 53, 105–11.

Cockerham, W.C. (1992). *Medical sociology.* Englewood Cliffs, NJ: Prentice Hall.

Costello, D.E. (1977). Health communication theory and research: An overview. In D. Nimmo (Hrsg.), *Communication Yearbook 1* (S. 557–567). New Brunswick, NJ: Transactional.

Derzon, J.H. & Lipsey, M.W. (2002). A meta-analysis of the effectiveness of mass-communication for changing substance-use knowledge, attitudes, and behavior. In W.D. Crano & M. Burgoon (Hrsg.), *Mass media and drug prevention. Classic and contemporary theories and research* (S. 231–258). Mahwah, NJ: Erlbaum.

DiMatteo, M.R. (1979). A social-psychological analysis of physician-patient rapport: Toward a science of the art of medicine. *Journal of Social Issues*, 35, 12–33.

Dutton, W.H. & Blank, G. (2011). *Next generation users: The Internet in Britain.* Oxford Internet Survey Report. Abgerufen von: http://www.webcitation.org/6IKGy0tu1 (24.04.2014).

Emanuel, E.J. & Emanuel, L.L. (1992). Four models of the physician-patient relationship. *Journal of the American Medical Association*, 267, 2221–2226.

Eurostat (Hrsg.). (2009). *Health satistics – Atlas on mortality in the European Union.* Abgerufen von: http://epp.eurostat.ec.europa.eu/cache/ITY_OFFPUB/KS-30-08-357/EN/KS-30-08-357-EN.PDF (24.04.2014).

Evans, B. G.; Stanley, R. O. & Burrows, G. D. (1992). Communication skills training and patients satisfaction. *Health Communication,* 4, 155–170.

Evans, W. D., Abroms, L. C., Poropatich, R., Nielsen, E. & Wallace, J. L. (2012). Mobile health evaluation methods: The text4baby case study. *Journal of Health Communication,* 17, 22–29.

Eysenbach, G., Powell, J., Kuss, O. & Sa, E. R. (2002). Empirical studies assessing the quality of health information for consumers on the World Wide Web. *Journal of the American Medical Association,* 287, 2691–2700.

Finnegan, J. L. & Viswanath, K. (1990). Health and communication: Medical and public health influences on the research agenda. In E. B. Ray & L. Donohew (Hrsg.), *Communication and health: Systems and applications* (S. 9–24). Hillsdale, NJ: Erlbaum.

Fiordelli, M., Diviani, N. & Schulz, P. J. (2013). Mapping mHealth research: A decade of evolution. *Journal of Medical Internet Research,* 15, e95.

Fox, S. & Duggan, M. (2013). *Health Online 2013. Pew Internet & American Life Project.* Washington, DC: Pew Research Center. Abgerufen von: http://www.webcitation.org/6IKHMUFmS (24.04.2014).

Francis, V., Korsch, B. & Morris, M. (1969). Gaps in doctor-patient communication: Patients' response to medical advice. *New England Journal of Medicine,* 280, 535–540.

Friedman, H. H. & DiMatteo, M. R. (1989). *Health Psychology.* Englewood Cliffs, NJ: Prentice Hall.

Freimuth, V. S., Edgar, T. & Fitzpatrick, M. A. (1993). The role of communication in health promotion. *Communication Research,* 20, 509–516.

Graham, L., Tse, T. & Keselman, A. (2006). Exploring user navigation during online health information seeking. *AMIA Annual Symposium Proceedings,* 299–303.

Hanik, B. & Stellefson, M. (2011). E-Health literacy competencies among undergraduate health education students. *International Electronic Journal of Health Education,* 14, 46–58. Abgerufen von: http://www.aahperd.org/aahe/publications/iejhe/upload/11_B-Hanik.pdf. Archived at: http://www.webcitation.org/60NJfktbm (24.04.2014).

Harper, D. (1971). Patient follow-up of medical advice: A literature review. *Journal of Kansas Medical Society,* 72, 265–271.

Hesse, B., Nelson, D., Kreps, G., Croyle, R., Arora, N., Rimer, B. & Viswanath, K. (2005). Trust and sources of health information. *Archives of Internal Medicine,* 165, 2618–2624.

Heszen-Klemens, I. (1987). Patients' noncompliance and how doctors manage this. *Social Science and Medicine,* 24, 409–416.

Higgins, O., Sixsmith, J., Barry, M. M. & Domegan, C. (2001). *A literature review on health information-seeking behaviour on the web: A health consumer and health professional perspective.* Stockholm: ECDC. Abgerufen von: http://www.webcitation.org/6IKHshPyy (24.04.2014).

Hurrelmann, K. (2003). *Gesundheitssoziologie.* Weinheim: Juventa.

Hurrelmann, K. & Leppin, A. (Hrsg.) (2001). *Moderne Gesundheitskommunikation.* Vom Aufklärungsgespräch zur E-Health. Bern: Huber.

Internet World Stats (2012). *Internet users in the world.* Abgerufen von: http://www.webcitation.org/6F0YkwNot (24.04.2014).

Kiessling, C., Dieterich, A., Fabry, G., Hölzer, H., Langewitz, W., Mühlinghaus, I. ... Schubert, S. (2010). Communication and social competencies in medical education in German-speaking countries: The Basel Consensus Statement. *Patient Education & Counseling,* 81, 259–266.

Kline, K. N. (2011). Popular media and health: Images and effects. In T. L. Thompson, R. Parrott & J. F. Nussbaum (Hrsg.), *The Routledge handbook of health communication* (S. 252–267). New York: Routledge.

Kreps, G. L. & Atkin, C. (Hrsg.). (1991). Communicating to promote health. *American Behavioral Scientist,* 34, 648–767.

Kreps, G. L., Bonaguro, E. W. & Query, J. L. (1998). The history and development of the field of health communication. In L. D. Jackson & B. K. Duffy (Hrsg.), *Health communication research: Guide to developments and directions* (S. 1–15). Westport, CT: Greenwood Press.

Maibach, E. W., Kreps, G. L. & Bonauro, E. W. (1993). Developing strategic communication campaigns for HIV/AIDS prevention. In S. C. Ratzan (Hrsg.). *AIDS: Effective health communication for the '90s* (S. 14–35). Washington, DC: Taylor & Francis.

Makoul, G. (1991). Communication in the health care context: A review essay. *Communication Education,* 40, 407–414.

Makoul, G. & all participants in the Bayer-Fetzer Conference on Physician-Patient Communication in Medical Education. (2001). Essential elements of communication in medical encounters: The Kalamazoo consensus statement. *Academic Medicine,* 76, 390–393.

O'Keeffe, J., Willinsky, J. & Maggio, L. (2011). Public access and use of health research: An exploratory study of the National Institutes of Health (NIH) public access policy using interviews and surveys of health personnel. *Journal of Medical Internet Research,* 13, e97.

Poole, M. S. & Real, K. (2003). Groups and teams in health care: Communication and effectiveness. In T. L. Thompson, A. M. Dorsey, L. I. Miller & R. Parrott (Hrsg.), *Handbook of health communication* (S. 369–402). Mahwah, NJ: Erlbaum.

Ratzan, S. C. (1994). Communication – The key to a healthier tomorrow. *American Behavioral Scientist,* 38, 202–207.

Riley, W. T., Rivera, D. E., Atienza, A. A., Nilsen, W., Allison, S. M. & Mermelstein, R. (2012). Health behavior models in the age of mobile interventions: Are our theories up to the task? *Translational Behavioral Medicine*, 1, 53–71.

Roberts, J. M. & Copeland, K. L. (2001). Clinical websites are currently dangerous to health. *International Journal of Medical Informatics*, 62, 181–187.

Rossmann, C. & Ziegler, C. (2013). Gesundheitskommunikation: Medienwirkungen im Gesundheitsbereich. In W. Schweiger & A. Fahr (Hrsg.), *Handbuch Medienwirkungsforschung* (S. 385–400).Wiesbaden: Springer.

Rubinelli, S., Nakamoto, K. & Schulz, P. J. (2008). The rabbit in the hat: Dubious argumentation and the persuasive effects of direct-to-consumer advertising of prescription medicines. *Communication & Medicine*, 5, 49–58.

Schulz, P. J. & Hartung, U. (2010). Health communication research in Europe: An emerging field. *Health Communication*, 25, 548–551.

Schulz, P. J. & Nakamoto, K. (2013a). Health literacy AND patient empowerment in health communication: The importance of separating conjoined twins. *Patient Education & Counseling*, 90, 4–11.

Schulz, P. J. & Nakamoto, K. (2013b). Patient behavior and the benefits of artificial intelligence: The perils of «dangerous» literacy and illusory patient empowerment. *Patient Education and Counseling*, 92, 223–228.

Siegrist, J. (2005). *Medizinische Soziologie*. München: Urban und Fischer.

Signorelli, N. (1993). *Mass media images and impact on health: A sourcebook*. Westport, CT: Greenwood Press.

Snyder, L. B. & Hamilton, M. A. (2002). A meta-analysis of U.S. health campaign effects on behavior: Emphasize enforcement, exposure, and new information, and beware the secular trend. In R. C. Hornik (Hrsg.), *Public Health Communication: Evidence for behavior change* (S. 357–384), Mahwah, NJ: Erlbaum.

Wald, H. S., Dube, C. E. & Anthony, D. C. (2007). Untangling the Web – The impact of Internet use on health care and the physician-patient relationship. *Patient Education and Counseling*, 68, 218–224.

Wallack, L. (1990). Improving health promotion: Media advocacy and social marketing approaches. In C. Atkin & L. Wallack (Hrsg.), *Mass communication and public health. Complexities and conflicts* (S. 147–163). Thousand Oaks: Sage.

WHO Regional Office for Europe. (2008). *Atlas of health in Europe*. Abgerufen von: http://www.euro.who.int/__data/assets/pdf_file/0011/97598/E91713.pdf (24.04.2014).

WHO Regional Office for Europe (2009). *The European health report 2009: Health and health systems*. Abgerufen von: http://www.euro.who.int/__data/assets/pdf_file/0009/82386/E93103.pdf (24.04.2014).

Wilson, P. (2002). How to find the good and avoid the bad or ugly: A short guide to tools for rating quality of health information on the Internet. *British Medical Journal*, 324, 598–602.

Wyatt, N. (1991). Physician-patient relationships: What do doctors say? *Health Communication*, 3, 157–174.

Zulman, D. M., Kirch, M., Zheng, K. & An, L. C. (2011). Trust in the Internet as a health resource among older adults: Analysis of data from a nationally representative survey. *Journal of Medical Internet Research, 13*, e19.

2. Ansätze und Forschungsfelder der Gesundheitskommunikation

Astrid Spatzier und Benno Signitzer

Der nachfolgende Überblicksaufsatz[1] widmet sich nach einer Vorbemerkung den äußeren Entwicklungslinien sowohl der nordamerikanischen *Health Communication* als auch der deutschsprachigen Gesundheitskommunikation. Unterschiedliche Verständnisweisen werden skizziert; dies führt zu einer Darstellung von Forschungsfeldern und -interessen. Allgemeine und kritische Einschätzungen runden den Beitrag ab.

Vorbemerkung

Das Forschungsfeld der *Health Communication* hat sich in der nordamerikanischen Kommunikationswissenschaft seit etwa 40 Jahren entwickelt und fand in den vergangenen zehn Jahren deutlich sichtbareren Eingang in die deutschsprachige Kommunikationswissenschaft. Wenngleich Fischer (1990a) Vorläufer und Frühphasen[2] in der deutschsprachigen Community bereits Mitte des 20. Jahrhunderts unter der Bezeichnung Medizinkommunikation verortet, zeigen sich erst ab der Jahrtausendwende verstärkte Bestrebungen für eine systematische Beforschung von *Gesundheitskommunikation.* Im Hinblick auf eine tragfähige Terminologie wird hier vorläufig sowohl die Beibehaltung der englischen Bezeichnung Health Communication als auch die nicht ganz unproblematische Übersetzung mit Gesundheitskommunikation vorgeschlagen. Rigorose – auch breit empirisch verankerte – Begriffsanalysen[3] werden in Zukunft zweifellos zu leisten sein; den Rahmen dieses Überblicksaufsatzes würde dies jedoch sprengen.

Als Ausgangspunkt mag eine relativ weit verbreitete, in der Fachdiskussion allerdings nicht allgemein akzeptierte Lehrbuchdefinition dienen: «Health communication is an area of study concerned with human interaction in the health care process» (Kreps & Thornton, 1992, S. 2).

Damit ist ein sehr breites Feld angesprochen[4]. Eine deutschsprachige Definition von Schnabel fokussiert neben dem Forschungsgegenstand auch Ebenen und Mittel:

> *Gesundheitskommunikation umfasst die Gesamtheit aller mehr oder weniger organisierten Bemühungen, die Botschaft der Gesundheit:*
>
> - *auf allen vermittlungsrelevanten Ebenen (Individuen, Organisationen, ganze Gesellschaften),*

---

1 Bei diesem Beitrag handelt es sich um eine neu bearbeitete Fassung von Signitzer (2001) und er baut auf Signitzer (1989 und 1994) auf.

2 Dovifat (Berlin) und Kieslich (Salzburg) gelten u. a. nach Fischer (1990) als Fachvertreter der Publizistik, die sich in den Anfängen um einen medizinpublizistischen Diskurs bemühten. Fischer (1990b, S. 15–18) nennt u. a. auch frühe Dissertationen wie von Bäder (1954) «Medizin und Presse im Wandel der Zeit» oder von Roloff (1972) «Die Berichterstattung über Herztransplantationen in der westdeutschen Presse». Die Dissertation von Roloff erschien 2013 mit neuen Ergänzungen.

3 Interdisziplinarität und das positive Aufgreifen unterschiedlicher Ansätze würden sich für eine solche Begriffsanalyse als Arbeitsprinzipien anbieten. So bleibt das Feld, in einem guten Sinn, offen, wenn wir nicht sofort behaupten, wir *wüssten* schon, was Gesundheitskommunikation sei und wie ihre Parameter im Detail auszusehen hätten.

4 Eine weitere, gleichfalls breite Definition von *Health Communication* ist jene von Rogers (1996, S. 15): «Health communication refers to any type of human communication whose content is concerned with health»; andere, wie Northouse und Northouse (1998, S. 3), betonen die interpersonelle Dimension: «Health communication is a subset of human communication that is concerned with how individuals deal with health-related issues».

- *durch den Einsatz möglichst vieler zielführender Strategien (Beratung, Organisationsentwicklung, Aufklärungs- und Informationskampagnen) und*
- *unter Verwendung einer Mischung geeigneter Medien (Buch, Presse, Funk, Fernsehen, Internet) zu verbreiten, um dadurch*
- *die Einstellungen und Verhaltensweisen der Menschen in einer Weise zu beeinflussen, die diese zu einer möglichst selbst bestimmten, auf die Vermeidung von Krankheitsrisiken und die Stärkung von Gesundheitsressourcen ausgerichtete Lebensführung befähigt,*
- *was bei Bedarf auch die Fähigkeiten mit einschließen muss, die eigenen Gesundheitsinteressen gegen Widerstand durchzusetzen (Schnabel, 2009, S. 39).*

Aus beiden Explikationen lassen sich Forschungsinteressen illustrieren – auch diese, in einem ersten Zugang, bewusst auf Breite angelegt:

- das Kommunikationsverhalten von Ärzten, Apothekern, Pflegepersonal, Therapeuten, Krankenhausadministratoren, unterschiedlichen Gesundheitsorganisationen etc.
- die Kommunikationspartner: Patienten, Angehörige der Patienten, Mitarbeiter, Gesundheitspolitiker, Segmente der Bevölkerung
- die verschiedenen Ebenen[5] der Kommunikation (Chaffee & Berger, 1987): (1) intrapersonale Ebene (z. B. das Aushandeln und Verarbeiten von gesundheitsbezogenen Botschaften von Individuen mit sich selbst; das Individuum spricht sozusagen mit sich selbst); (2) interpersonale Ebene (z. B. Gespräche Arzt-Patient, Arzt-Arzt, aber auch in einer neueren Denkrichtung Führungskraft-Mitarbeiter im Rahmen betrieblicher Gesundheitsvorsorge); (3) Organisationsebene (z. B. Kommunikation im, vom und über das Krankenhaus oder im Bereich der Gesundheitsvorsorge Organisation-Mitarbeiter, Organisation-Bevölkerung); (4) gesellschaftliche Ebene (z. B. Gesundheit und Krankheit als Themen in den Medien, und zwar in den Sektoren Nachrichten (Berichterstattung über gesundheitspolitische Fragen etc.), Unterhaltung (TV-Ärzteserien, Ärzte-Groschenromane etc.) und Ratgeberjournalismus; Gesundheitskampagnen; Rolle der Medizinpublizistik)
- ökonomische, soziale, (multi-)kulturelle und ethische Fragen als Rahmenbedingungen für Gesundheitskommunikation (z. B. Gesundheitsbegriff, Konzepte wie *Social Support* oder *Managed Care*, Informationstechnologien).

Die tatsächliche beziehungsweise von Fachvertretern und Fachvertreterinnen propagierte Bedeutung von Health Communication wird aus der These abgeleitet, dass sich Kommunikation in einem Zusammenhang mit Gesundheit und Krankheit nicht nur auf eine von mehreren Rahmenbedingungen für erfolgreiches Handeln (Substanz; hier z. B. medizinische Behandlung) bezieht, sondern selbst zum Teil dieser Substanz wird. In Einleitungen zu einschlägigen Lehrbüchern beziehungsweise Fallstudiensammlungen wird beispielsweise die Auffassung vertreten, dass Patientinnen und Patienten von der empfundenen kommunikativen Kompetenz des Arztes auf seine fachliche schließen. Darüber hinaus hebt Ray (1990, S. XVI) hervor: «When dealing with health communication issues, of particular salience is the exigency of outcome» (Ray 1990, S. XVI).

5 Wenngleich sich die Ebenen differenzieren, so gibt es auch Überschneidungen, vor allem mit Blick auf aktuelle Forschungstendenzen im Rahmen der deutschsprachigen Medienwissenschaft; beispielsweise im Zuge von Nutzungs-, Wirkungs- und Rezeptionsforschung: hier ist die Organisationsebene sowohl mit der gesellschaftlichen als auch mit der inter- und intrapersonalen Ebene verflochten (siehe dazu ausführlich Baumann, Lampert & Fromm 2012, S. 470). Die Dualität von interpersoneller und gesellschaftlicher Ebene ist bereits für Jackson und Duffy (1998, ix–x, H. d. V.) ein Anliegen: «The study of health communication focuses on the interaction of people involved in the health care process *and* the elucidation and dissemination of health-related information.»

Äußere Entwicklungslinien

Als die International Communication Association (ICA), eine führende kommunikationswissenschaftliche Fachgesellschaft mit einer ganzen Reihe breit angelegter Interessenschwerpunkte – von der interpersonellen über die Organisations- zur Massenkommunikation, von der interkulturellen über die politische bis eben zur Gesundheitskommunikation etc. –, ihre Jahreskonferenz 1991 unter das Generalthema «Communication and Health» stellte, war damit sicherlich ein erster Höhepunkt der erstaunlichen Karriere der Teildisziplin Health Communication innerhalb der nordamerikanischen Kommunikationswissenschaft markiert. Schritte auf dem Weg zur Akzeptanz, aber auch Ausdruck der Macht- und Marktverhältnisse im Fach, waren u. a. die Einrichtung eigener Sektionen für Health Communication innerhalb der ICA im Jahre 1975 und innerhalb der Speech Communication Association (SCA, später umbenannt in National Communication Association, NCA) im Jahre 1986, die Gründung der wissenschaftlichen Zeitschriften *Health Communication*[6] (seit 1989, eher interpersonell bzw. empirisch-verhaltenswissenschaftlich orientiert) und *Journal of Health Communication*[7] (seit 1996, eher medial-gesellschaftlich bzw. policyorientiert), die vergleichsweise frühe Vertretung des Themas in kommunikationswissenschaftlichen Standardwerken wie dem «Handbook of Communication Science» (Berger & Chaffee, 1987) und den «Communication Yearbook(s)», die Publikation einführender College-Lehrbücher, Fallstudiensammlungen, Editionen wissenschaftlicher Texte für höhersemestrige Studentinnen und Studenten sowie Sammelbände zu spezifischen Themen wie AIDS, Gesundheitskampagnen, Arzt-Patient-Kommunikation, Gesundheitsförderung etc. Im Jahr 2003[8] erschien erstmalig ein «Handbook of Health Communication», herausgegeben von Thompson, Dorsey, Miller und Parrott, um den erreichten Forschungsstand für die Weiterentwicklung des Forschungsfeldes zusammenzufassen. Ein Schritt, der auf der breiteren Synthese der Sammlung von State-of-the-Art-Beiträgen von Jackson und Duffy (1998) aufbaut. Aktuellere Neuerscheinungen und Sammelbände wie beispielsweise Kreps (2010) «Health Communication» oder Corcoran (2011) «Working on Health Communication» sind weitere Indikatoren für eine Ausdifferenzierung und Positionierung der Forschungsdisziplin innerhalb der Kommunikationswissenschaft. Eine fortschreitende Institutionalisierung geht mit der Gründung der Coalition for Health Communication (CHC)[9] 2005 einher, die in Kooperation mit nationalen und internationalen kommunikationswissenschaftlichen Fachvereinigungen wie NCA, ICA, Association for Education in Journalism and Mass Communication (AEJMC) sowie der Health Communication Working Group[10] intendiert, Identität und Fortschritt in der Gesundheitskommunikation voranzutreiben – sowohl Forschung als auch Praxis im Blickfeld. Seit nunmehr 13 Jahren findet jährlich die «Kentucky Conference on Health Communication» statt, die in den Jahren 2006, 2008 und 2010 Trends, Zukunft sowie Theorie und Praxis beleuchtete und damit die Bedeutung für Gesundheitskommunikation signalisiert.

---

6 Erschien zunächst vierteljährlich, ab 2007 gab es sechs Hefte pro Jahr und ab 2009 erhöhte sich die Frequenz auf neun Ausgaben plus etwaige Sonderausgaben.

7 Zunächst ebenfalls als Vierteljahreszeitschrift konzipiert, gibt es nunmehr neun Hefte pro Jahr plus Sonderausgaben.

8 Die zweite Auflage erschien 2011 unter dem Titel «The Routledge Handbook of Health Communication», herausgegeben von Thompson, Parrott und Nussbaum.

9 «The organization seeks to promote the integrity of and advance the field of health communication while assuring a focus on *communication* in those efforts, and while recognizing that health communication research and practice are conducted across numerous disciplines.» (CHC, 2013, o. S., H. i. O.)

10 Die Health Communication Working Group (HCWG) ist als Forum des Informationsaustausches «part of the Public Health Education and Health Promotion (PHEHP) section of the American Public Health Association (APHA)» (APHA, 2014, o. S.) mit der Mission, forschungsbasierte und konsumentenorientierte Health-Communication-Programme anzuregen und zu fördern (siehe APHA, 2014, o. S.)

Im deutschsprachigen Raum sind, wie eingangs erwähnt, Publikationen der Vorläufer und Frühphasen unter dem Dach *Medizinkommunikation* erste Anzeichen für Forschungsinteresse an Kommunikation in Verflechtung mit Gesundheit. Mit der Gründung der Österreichischen Gesellschaft für Public Health (ÖGPH) 1995 und der Deutschen Gesellschaft für Public Health (DGPH) 1997 nehmen sowohl gesundheitsbezogene Forschungen außerhalb des medizinischen Kontextes als auch öffentliche Diskussionen zur Gesundheitsförderung einen breiteren Raum ein. Wenngleich hier die Gesundheit in der Gesellschaft im Vordergrund der Betrachtung steht, spielt die Gesundheitskommunikation eine nicht zu vernachlässigende Rolle[11]. Einen besonderen Meilenstein in den äußeren Entwicklungslinien setzte das Netzwerk Medien und Gesundheitskommunikation, das 2003 auf Initiative von Baumann, Lampert und Rossmann gegründet wurde und «zur interdisziplinären Vernetzung der Akteure, die sich insbesondere mit medienbezogener Gesundheitskommunikation beschäftigen, beitragen möchte» (Lampert, 2007, S. 35). Seit nunmehr elf Jahren finden Tagungen dieses Netzwerkes statt, das 2004 mit dem Thema «Gesundheit kommunizieren – Wie erreicht man wen?» eine richtungsweisende Programmatik vorlegte. In diesem Zusammenhang ist auch auf die Gründung des Forschungs- und Transferzentrums Medien und Gesundheitskommunikation am renommierten Hans-Bredow-Institut in Hamburg zu verweisen. Auch die Deutsche Gesellschaft für Publizistik und Kommunikationswissenschaft (DGPuK) verlieh der Relevanz im kommunikationswissenschaftlichen Terrain im November 2012 mit der Gründung der Ad-hoc-Gruppe Gesundheitskommunikation besonderen Ausdruck. Im November 2013 fand die erste Tagung zum Thema «Gesundheitskommunikation als Forschungsfeld der Kommunikations- und Medienwissenschaft» in Hannover statt. Wenngleich Fromm, Baumann und Lampert (2011, S. 23) von einer noch nicht stattgefundenen Institutionalisierung des Forschungsfeldes in Deutschland sprechen, so deuten die zuletzt angeführten Entwicklungsstränge auf eine Tendenz in Richtung Positionierung innerhalb der Kommunikationswissenschaft. Weitere Indikatoren für eine richtungsweisende Zuschreibung der Bedeutung der Disziplin in der deutschsprachigen Forschungslandschaft sind beispielsweise der 2001 in Erstauflage erschienene Sammelband von Hurrelmann und Leppin «Moderne Gesundheitskommunikation», der noch vor dem ersten Handbook im nordamerikanischen Raum erschien, das in nunmehr fünfter Auflage publizierte «Handbuch Gesundheitswissenschaft» (Hurrelmann & Razum, 2012), das dem Thema Gesundheitskommunikation Raum bietet, das 2011 aufgelegte Lehrbuch «Gesundheitskommunikation und Medien» von Fromm, Baumann und Lampert, das Themenheft der Zeitschrift *Medien und Kommunikationswissenschaft* (siehe Fromm, Baumann & Lampert, 2011, S. 23), die Publikation «Gesundheitskommunikation. Mehr als das Reden über Krankheit» von Schnabel und Bödecker (2012) und der Sammelband «Medien und Gesundheitskommunikation. Befunde, Entwicklungen, Herausforderungen» von Rossmann und Hastall (2013).

Apropos interdisziplinäre Anschlussfähigkeit: Die oben beschriebenen *äußeren* Erfolge der kommunikationswissenschaftlichen Gesundheitskommunikation sind nach wie vor weitgehend in der kommunikationswissenschaftlichen Community selbst angesiedelt und somit doch deutlich zu relativieren. Dies wird auch von Fachvertretern selbstkritisch gesehen; Sharf (1999) kommt zur ernüchternden Erkenntnis:

> *To put it bluntly, scholars in health communication are not yet recognized as major players in debates about national health care policy. Our work is not typically cited as sources [...]. (Sharf, 1999, S. 195).*

---

11 Beispielsweise gibt es spezifisch fokussierte gesundheits*kommunikationswissenschaftliche* Vorträge im Rahmen der jährlich stattfindenden ÖGPH-Konferenzen wie beispielsweise von Spatzier (2010) «Die Methode Forumtheater als Projekt ‹Glückstheater›: Ein neues Kommunikationsmittel zur (Gesundheits-)Bildung in der Bevölkerung? – Strategien, Chancen, Herausforderungen und Wirkungen»; publiziert im Tagungsband 2011 «Lernen für Gesundheit» gemeinsam mit Jachs.

Dennoch sind zunehmend Beispiele erkennbar, an denen deutlich wird, dass die Health Communication in andere Felder aktiv hineinzuwirken beginnt. Konkret geht es um Aus-, Vor- und Weiterbildung im Rahmen medizinischer und gesundheitswissenschaftlicher Studienprogramme. Vorreiter in dieser Hinsicht waren die Northwestern University Medical School (siehe Makoul, 1998) und die Tufts University School of Medicine[12] (Ratzan et al., 1994). Public-Health-Fakultäten, die, wie beispielsweise an der University of Washington in Seattle, schon seit längerer Zeit Lehrveranstaltungen mit Titeln wie «Strategies of Health Promotion» oder «Mass Media, Health and Society» anbieten, entwickeln laufend zusätzliche Programme über Health Communication mit erkennbar kommunikationswissenschaftlichen Zugängen (Buenafe, 2000). Mittlerweile gibt es auch ein deutlich erkennbares Angebot an Bachelor- und Masterstudiengängen im deutschsprachigen Raum, die einer Verflechtung von Gesundheitskommunikation zu anderen Feldern wie Gesundheitswissenschaft, Pflegepädagogik, Pflegewissenschaft, Gesundheitsförderung, Gesundheitssystemmanagement etc. Raum geben, wie beispielsweise der Bachelor- und Masterstudiengang Gesundheitsförderung an der Pädagogischen Hochschule Schwäbisch Gmünd, der Bachelorstudiengang Gesundheitswissenschaften und der Masterstudiengang Health Professions Education am Institut für Gesundheits- und Pflegewissenschaft der Charité-Universitätsmedizin Berlin, der Masterstudiengang Public Health an der Universität Bielefeld, der Bachelor of Science Health Studies (Gesundheits- und Krankenpflege) an der Fachhochschule Salzburg oder der Master of Public Health an der Universität Basel, um nur einige der Angebote anzuführen. Zudem reüssiert das Thema Gesundheitskommunikation als eigener Studiengang, beispielsweise an der Universität Wien mit dem Master of Arts Health Communication, mit dem Master of Science Gesundheitskommunikation (seit April 2013) an der Donau-Universität Krems und mit dem seit über zehn Jahren bestehenden Bachelor Health Communication an der Universität Bielefeld. Im nordamerikanischen Raum gibt es aktuell mehr als 100 Studienprogramme im Bereich Health Science, Health Education und Public Health, in denen Health Communication Berücksichtigung findet. Als einen Durchbruch bezeichnet die wissenschaftliche Community gelegentlich die Übertragung der Leitung der Health Communication and Informatics Research Branch (HCIRB) an Gary L. Kreps im Jahr 2001 im Zuge der Priorisierung von Gesundheitskommunikation vom National Cancer Institute (siehe National Cancer Institute, 1999; Kreps, 2000; Kreps & Massimilla, 2000). Schließlich mag die Tatsache, dass die Fachzeitschrift *American Behavioral Scientist* der Health Communication 1994 ein Sonderheft widmete, eine gewisse Akzeptanz des Themas im allgemeinen Feld der Sozial- und Verhaltenswissenschaften signalisieren (Ratzan, 1994). Die verschiedenen Ausbildungsprogramme und Studiengänge im deutschsprachigen Raum sowie die im Ansatz erkennbaren Institutionalisierungsschritte wie Vernetzungsaktivitäten, Publikationen, Tagungsbeiträge deuten nach Baumann, Lampert und Fromm (2012, S. 461) auf eine nicht unbeachtliche Expansion und Karriere des Themenfeldes Gesundheitskommunikation hin, die vor allem «durch notwendige Professionalisierungserfordernisse medizinischer Experten und Kommunikatoren, den zunehmenden Wettbewerb im Gesundheitswesen und den steigenden Bedarf an Gesundheitsinformationen auf Patientenseite vorangetrieben» (Baumann, Lampert & Fromm, 2012, S. 461) wird.

Auf europäischer Ebene schließlich ist die European Association of Communication in Health Care (EACH)[13] aktiv, die seit 1996 im Zweijahresrhythmus Konferenzen veranstaltet, deren Fokus in erster Linie auf der wissenschaftlichen Fortbil-

12 Ein Magisterstudiengang Gesundheitskommunikation, gemeinsam organisiert mit dem Emerson College of Communication (Boston)

13 EACH ist eine interdisziplinäre Non-Profit-Organisation mit dem Ziel, sowohl Ärzte als auch Pflegepersonal, Physiotherapeuten, Pharmareferenten und Dentisten auf Basis aktueller Forschungserkenntnisse hinsichtlich Gesundheitskommunikation weiterzubilden. Die nächste Konferenz findet im September 2014 in Amsterdam (NL) statt (siehe EACH, 2014, o. S.).

dung jenes Lehrpersonals liegt, das an medizinischen Fakultäten Kurse für Gesundheitskommunikation anbietet, zuletzt 2012 im schottischen St. Andrews mit immerhin über 600 Teilnehmerinnen und Teilnehmern.

Verständnisweisen von Gesundheitskommunikation/ Health Communication

Die oben beschriebene äußere beziehungsweise institutionelle *Erfolgsgeschichte* der Gesundheitskommunikation/Health Communication sollte jedoch (noch) mit einer gewissen Zurückhaltung betrachtet werden und bietet kaum Anlass für propagandistische Statements. Vor 26 Jahren kamen Pettegrew und Logan (1987, S. 657) zu der nüchternen Schlussfolgerung: «Health communication has no overarching theory from which to proceed.» Sie sprechen von einem Mangel an Kohärenz, der u. a. auf die spezifische Natur des Gesundheitswesens und die große Vielfalt der diesbezüglichen Kommunikationsphänomene zurückzuführen sei. Nach wie vor hat diese Aussage Berechtigung – bis heute kann diesbezüglich nur in Ansätzen von einer Weiterentwicklung mit Blick auf den theoretischen Bestand die Rede sein.

Gerade zwei durch unterschiedliche Forschungsperspektiven begründete Bias gelten als logische Bezüge für Verständnisweisen und Zugänge. Das eine hat zu tun mit der Tatsache, dass das Feld der Gesundheitskommunikation – unbeschadet aller Bekenntnisse zur Interdisziplinarität – personell von Kommunikationswissenschaftlerinnen und Kommunikationswissenschaftlern bestimmt wird, die Wissen über Kommunikation auf gesundheitsbezogene Themen beziehen – und nicht von Gesundheits- oder Medizinwissenschaftlern, die Wissen über Gesundheit und Krankheit auf Kommunikationssituationen beziehen (Finnegan & Viswanath, 1990). Dies mag in einer kritischen Selbstreflexion der Kommunikationswissenschaft unter Umständen einer mangelnden Anerkennung der Kommunikationswissenschaft als wissenschaftlicher Gegenstandsbereich vonseiten anderer Wissenschaften außerhalb der eigenen Community geschuldet sein. Dennoch – und paradoxerweise – hat dies jedoch nur teilweise dazu geführt, dass die Fragestellungen genuin kommunikationswissenschaftlich geworden sind. Nach Pettegrew und Logan (1987, S. 675) dominierten lange Zeit Wertvorstellungen und Interessenslagen der Medizin: «Pragmatic problems such as medical malpractice, unhealthy life styles, and ineffective but costly health care delivery cry out for attention by the communication scholar.» Wenngleich Baumann, Lampert und Fromm (2012, S. 461) ebenfalls auf die von außen determinierten Forschungsinteressen hinweisen, gibt es doch Signale in der deutschsprachigen Forschung, medienwissenschaftliche Fragestellungen als zentral anzusehen, wie Publikationen beispielsweise[14] von Baumann, Harden und Scherer (2003) «Zwischen Promi-Tick und Gen-Defekt. Zur Darstellung von Essstörungen in der Presse» und Lampert (2011) «Den Bock zum Gärtner machen?! Möglichkeiten und Grenzen der Gesundheitskommunikation durch Medien» zeigen. Ob und inwieweit medienwissenschaftliche Fragestellungen mit einem kommunikationswissenschaftlichen Gesamtkontext gleichzusetzen sind, ist nur teilweise innerhalb der Community und durch individuelle Zuschreibungen unterschiedlich beantwortet. Dennoch deuten die Interessen der deutschsprachigen Linie darauf hin, zumindest Ausschnitte der Kommunikationswissenschaft (die Rolle der Medien und Medienrezeption, strategisches Kommunikationsmanagement) und nicht den medizinischen Kontext in den Vordergrund zu rücken.

Der andere Bias liegt in der von der Mehrzahl der Fachexperten vertretenen a priori Auffassung, Gesundheit und Kommunikation hätten etwas

14 Weitere Beispiele: Rossmann (2003) «Götter in Weiß oder Menschen wie Du und ich? Zum Einfluss des Fernsehens auf das Arztbild der Öffentlichkeit»; Scherer, Baumann & Schlütz (2005) «Wenn zwei das Gleiche fernsehen, tun sie noch lange nicht dasselbe. Eine Analyse von Rezeptionsmodalitäten am Beispiel der Nutzung von Krankenhausserien durch Krankenhauspersonal»; Baumann (2007) «Über den Zusammenhang von Essstörungen und Medien».

miteinander zu tun. Das mag zwar so sein, es verwundert aber, dass sich viele Autoren dieser für die Legitimation des Forschungsfeldes Health Communication so zentralen Frage typischerweise mit Behauptungen annähern und weniger mit Begründungen. Überdies werden diese Statements mit einer, gemessen am üblichen wissenschaftlichen Sprachgebrauch, überraschenden Schärfe und angereichert mit Superlativismen vorgetragen. So heißt es zum Abschluss einer Einleitung zu einem Sammelband: «We advocate communication as *the* critical variable, essential for effective health care, and around which the other variables must revolve» (Donohew & Rey, 1990, S. 8, H. i. O.) oder in einem Überlick zu «Communication and Health» von Wright, Sparks und O'Hair (2007, S. 14): «Health communication researchers are in a unique position to find ways to confront these issues and ultimately make improvements to the healthcare system and health outcomes.» Oder: «[...] the pervasive, ubiquitous, and equivocal roles of communication and information processes in human health and health care [...]» (Kreps 1988, S. 239). Zwei Kritiker dieser Tendenz zum *«Kommunikationismus»* konnten sich folgende polemische Formulierung nicht verkneifen: «Communication is also pervasively taken for granted» (Pettegrew & Logan, 1987, S. 676). Auch wenn in einem Kontext von *Gesundheitskommunikation* die Frage nach den konkreten *Verknüpfungspunkten* zwischen *Gesundheit* und *Kommunikation* als pedantisch erscheinen mag, ist sie ganz offensichtlich eine zentrale; man sollte ihr nicht ausweichen: Sind Gesundheitsprobleme wirklich in erster Linie Kommunikationsprobleme? Welcher *Anteil* eines Gesundheitsproblems ist ein Kommunikationsproblem? Welche *anderen* Anteile sind identifizierbar? Oder zugespitzt: Sind, wie bisweilen behauptet wird, Zufriedenheit und Information Indikatoren für einen positiven Genesungsverlauf?

Aus den oben angeführten äußeren Entwicklungslinien lassen sich nordamerikanische und deutschsprachige Verständnisweisen festmachen, die durchaus Gemeinsamkeiten, aber auch Unterschiede vorweisen. Gemeinsam ist, dass der Gegenstandsbereich der Gesundheitskommunikation sich aufgrund der Relevanz von Gesundheit/Krankheit für alle Menschen dazu eignet, das Dach der Kommunikationswissenschaft auszuweiten und in einer gewissen Art sich dahingehend nutzbar zu machen, die Bedeutung von Kommunikationswissenschaft einer breiteren Öffentlichkeit zugänglich zu machen, um damit die (öffentliche) Anerkennung voranzutreiben. Im Vergleich dazu präsentieren sich die nordamerikanische Linie und die deutschsprachigen Zugänge zum Teil gegensätzlich. Barbrow und Mattson (2003, S. 40–45) postulieren *vier Charakteristika der nordamerikanischen Health Communication*: Erstens ist das Forschungsinteresse durch das *Zusammenspiel von Kommunikation und Körperzustand* gekennzeichnet. «Health communication is significant for the pronounced and profund tensions and interplay between the realms of communication and the body» (Barbrow & Mattson, 2003, S. 40). Zweitens charakterisiert sich das Verständnis aus der Ambition, *praktische Gesundheitsprobleme* zu identifizieren, um einen Beitrag für eine gesunde Gesellschaft zu leisten. Eine dritte Charakteristik zeigt Health Communication nach Barbrow und Mattson (2003, S. 43) «in the tension between idiosyncracy and commonality» – ein Indikator, der genuin kommunikationswissenschaftlicher Natur ist, sich auf Gesundheitskommunikation bezogen vor allem in *ontologischer versus holistischer* Betrachtungsweisen äußert (siehe Barbrow & Mattson, 2003, S. 43). Schlussendlich sind «(un)certainties and values, expectations and desires» mit Barbrow & Mattson (2003, S. 44) ein viertes Charakteristikum der Health Communication, das die in Verbindung mit Krankheit und Gesundheit stehenden *Unsicherheiten, Werte und Wünsche* meint.

Im Gegensatz dazu präsentiert sich die deutschsprachige Linie der Gesundheitskommunikation in letzter Zeit vor allem durch die Einbettung in den Mainstream der massenkommunikationswissenschaftlichen Forschung wie Wirkungs-, Nutzungs- und Rezeptionsforschung oder durch die Betrachtung der Gesundheitskommunikation aus Public-Relations- und Marketing-Perspektiven. Ersteres lässt sich den Arbeiten des Forschungs- und Transferzentrums für Gesundheitskommunikation in Hamburg zuschreiben, zweites ist beispielsweise in dem Sammelband von Roski (2009) «Zielgruppengerechte Gesundheitskommunikation. Akteure – Audience Segmentation – Anwendungsfelder» erkennbar. Das Thema Gesundheit ist in diesen Verständnisweisen durch andere kommunikationswissenschaftliche Untersuchungsgegenstände substituierbar. Während die Ausrichtung der nordamerikanischen Tradition bemüht ist, ein eigenständiges Forschungsfeld zu etablieren, und die Suche nach einer Theorie für Gesundheitskommunikation thematisiert wird, steht auf der Plusseite der deutschsprachigen Linie die Anknüpfung an das bestehende Theorienbouquet tradierter Hintergrundfolien aus der Kommunikationswissenschaft.

Beiden Linien – der nordamerikanischen und der deutschsprachigen – gleich ist der Blick auf die Zielrichtungen der Kommunikation in Bezug auf Gesundheit: (1) Informationsmodell, (2) Persuasionsmodell, (3) narratives Modell. Dem *Informationsmodell* entspricht in etwa die folgende Definition von Donohew und Ray (1990, S. 4): «Health communication is the dissemination and interpretation of health-related messages.» Als Verbreiter gesundheitsbezogener Botschaften sind ein Individum, eine Organisation oder auch ein Massenmedium denkbar, als Interpret gleichfalls eine Einzelperson, eine Gruppe beziehungsweise Organisation oder ein Massenpublikum. In einem politischen Sinn tendiert das Informationsmodell dazu, die Verantwortung für das Gelingen von Health Communication beim Gesundheitspraktiker (z. B. Arzt) beziehungsweise beim Sender festzumachen und weniger beim Empfänger. Das sozialpsychologisch orientierte *Persuasionsmodell* liefert keine Definition von Health Communication im engeren Sinn; vielmehr wird der Kern von Gesundheitsproblemen (und möglichen Lösungen) im präventiven Bereich gesehen, wobei sich die Verantwortung für das Gelingen von Gesundheitskommunikation sowohl auf das Individuum als auch auf die Gesellschaft (Gesundheitspolitik) verlagert (geteilte Verantwortung). Als Analyseeinheit für Persuasionsforschung (und -praxis) werden zunehmend die kulturellen Wertsysteme (Kontext) gesehen, in denen sich das Individuum gesundheitsschädigend verhält, und weniger das Individuum in seinem Verhalten selbst (Reardon, 1988). Das *narrative Modell* wird von seinem Protagonisten, Pettegrew (1988), vorsichtig und zurückhaltend als eine mögliche Ergänzung beziehungsweise Alternative zu den beiden vorab genannten Modellen ins Spiel gebracht. Ausgehend von der narrativen Theorie wird durch Storytelling nicht nur das Individuum sozialisiert, sondern auch der gesellschaftliche Prozess insgesamt vorangetrieben. Beispiel: In Anti-Raucherkampagnen sind weniger Informationen über die Schädlichkeit des Rauchens und über Telefonnummern von Selbsthilfeorganisationen notwendig, sondern es bedarf zunächst des Erkennens der Geschichten, mit denen Raucher ihrer Gewohnheit Sinn geben und dann in weiterer Folge des Eingehens auf diese Geschichten im Rahmen einer Kampagne (z. B. durch *Weitererzählen* der ursprünglichen Geschichte des Rauchers). Wie beim Persuasionsmodell wird auch hier der Kontext, in dem Gesundheitsverhalten und Health Communication stattfindet, in den Vordergrund gerückt.

Unterschiedliche Sichtweisen der Gesundheitskommunikation und der Forschungsagenda scheinen sich auch aus unterschiedlichen Konzeptionen des Gesundheitsbegriffes zu ergeben, je nachdem, ob – traditionell – Gesundheit als die Abwesenheit von Krankheit definiert wird, ob von einem positiven Verständnis von Gesundheit ausgegangen wird oder ob das Modell eines Gesundheits-Krankheits-Kontinuums im Vordergrund steht (z. B. Stüblreiter, 2009). In Nordamerika wird diese Diskussion unter den Stichworten *medical versus health* geführt (Pettegrew, 1988, im deutschen Sprachraum – etwa von Schipperges (1988) – in Form einer Kritik an der Medizin, die sich auf Heilung konzentriere und die körperliche Gesundheit überbewerte[15].

Somit wäre *wissenschaftspolitisch* zusätzlich – und quer – zu den oben angeführten Zielrichtungen Information/Persuasion/Narration noch zwischen einer Orientierung an medizinischen

15 Dazu auch Geue (1990, Vorwort): «Unser ‹Gesundheitssystem› besteht mittlerweile aus einem enorm ausgebauten, hochspezialisierten Reparatur- und Servicenetz.»

Kontexten (*medical*) und einer an Gesundheits-Kontexten (*public health*) zu unterscheiden. Festzuhalten ist hier, dass in gewissen Teilen einer durchaus zum Mainstream der Health Communication gehörigen Literatur eine deutliche Präferenz in Richtung einer Public-Health-Orientierung zu beobachten ist. Diese Orientierung ist jedoch nicht auf die Forschung zu Gesundheitskampagnen beschränkt; ihre Analyseeinheit ist der soziale Rahmen (*Community*), in dem sich Menschen unter anderem im Hinblick auf die Dimensionen Gesundheit/Krankheit bewegen, wobei der präventive Aspekt in den Vordergrund gerückt und Gesundheit als eine Ressource der Community definiert wird. Vertreter dieses Ansatzes lassen sich hierbei nicht nur von gesellschafts-, sondern auch von wissenschaftspolitischen Überlegungen leiten: Das für die Legitimation der kommunikationswissenschaftlichen Teildisziplin Gesundheitskommunikation erforderliche Gelingen einer konzeptuellen Verknüpfung von Gesundheit und Kommunikation könne möglicherweise auf dieser Ebene noch am ehesten sicherzustellen sein (Bracht, 1990; Finnegan & Viswanath, 1990).

Forschungsfelder und Forschungsinteressen

Angesichts der Breite und unterschiedlichster Facetten von Gesundheitskommunikation gibt es mehrere, einander durchaus ergänzende Herangehensweisen, will man das Ziel einer Systematisierung des Forschungsfeldes und der Forschungsinteressen erreichen. Einerseits bietet das traditionelle Vier-Ebenen-Modell einen ersten pragmatischen Zugang. Andererseits liefern das Inhaltsverzeichnis einer aktuellen deutschsprachigen Publikation (Schnabel & Bödeker, 2012) sowie Inhaltsanalysen der Fachzeitschriften *Health Communication* und *Journal of Health Communication* aussagekräftige Hinweise auf Forschungsfelder und -interessen.

Als erste Orientierungshilfe mag hier das *Vier-Ebenen-Modell* der Kommunikation, das eine breite, aber durchaus nicht kritiklose Akzeptanz gefunden hat, gute Dienste leisten; es werden die – einander ergänzenden – Ebenen (1) intrapersonal (intrapersonale Kommunikation), (2) interpersonell (interpersonelle Kommunikation), (3) Organisation (Organisations- und Gruppenkommunikation) und (4) makrosozial (Massenkommunikation) unterschieden, wobei es sich idealtypisch sowohl um Analyse- als auch um Diskursebenen handelt (Chaffee & Berger, 1987). Der funktionale Anspruch des Modells ist nicht unbeträchtlich: Einerseits soll Einseitigkeiten der Betrachtungsweise (etwa *nur* auf der interpersonellen oder *nur* auf der Massenkommunikationsebene) entgegengetreten, andererseits eine bessere Integration des Faches ermöglicht werden – etwa dadurch, dass man als Gütekriterium das Postulat aufstellt, dass jeder Bereich der Kommunikation – von der politischen bis zur interkulturellen Kommunikation – auf mindestens zwei der vier Ebenen (wenn nicht gar auf allen vier Ebenen) zu untersuchen sei. **Tabelle 2-1** illustriert Analyserahmen und Forschungsfragen in der nordamerikanischen Tradition (Stand Anfang der 1990er-Jahre). Darstellungen wie diese sollen die Möglichkeit bieten, Forschungsfragen wiederzufinden, Forschungslücken zu identifizieren, aber auch die jeweils verwendete Systematik insgesamt zurückzuweisen oder zu modifizieren.

Die deutschsprachige Linie steht diesem Vier-Ebenen-Modell kritisch gegenüber. Nach Baumann, Lampert & Fromm (2012, S. 467) scheint es «nicht mehr angemessen». Der dem gesellschaftlichen Wandel geschuldete höhere Stellenwert der Medien im Alltag sowie die Zunahme der Bedeutung von Gesundheit und Krankheit als Themen der Medien sind für Baumann, Lampert & Fromm (2012, S. 465) unter dem Postulat «Mediatisierung der Gesundheitsversorgung» Indikatoren für eine Neuausrichtung im Vier-Ebenen-Modell. Auf *allen* vier Ebenen nimmt demzufolge die Konzentration auf massenmedial vermittelte Botschaften den zentralen Fokus ein. Auf der intrapersonalen Ebene geht es beispielsweise nach Baumann, Lampert und Fromm (2012, S. 468) um folgende Frage: «Welche individuellen Voraussetzungen (Persönlichkeitseigenschaften, Einstellungen, Vorwissen, Erfahrungen z.B. aufgrund eigener Er-

Tabelle 2-1: Vier-Ebenen-Modell

Ebene	Analyserahmen	Forschungsfragen/Forschungsthemen
Ebene der intrapersonalen Kommunikation	Hier geht es um kommunikative und psychische Prozesse innerhalb einer Person, die mit Gesundheit und Krankheit zusammenhängen. Die Forschung in diesem Bereich ist vorwiegend psychologischer Provenienz; im Mittelpunkt steht die Frage, ob bestimmte Persönlichkeitsmerkmale eines Menschen ihn beispielsweise für bestimmte ungesunde Lebensweisen, Stresszustände oder inadäquate Strategien des Umgangs mit Krankheit prädisponieren.	Nach Pettegrew und Logan (1987); Kreps (1988): Wie unterscheidet sich das Kommunikationsverhalten der beiden Patienten-Persönlichkeitstypen (Typ A: ungeduldig, ehrgeizig, «coronary-prone»; Typ B: zurückhaltend, depressiv, «pain-prone») voneinander bzw. welche Ähnlichkeiten gibt es? Wie beeinflussen unterschiedliche Rollenbilder, die Ärztinnen und Ärzte von sich selbst haben (z.B. auch geschlechtsspezifische Unterschiede), unterschiedliche Orientierungen vis-à-vis ihren Patienten, aber auch unterschiedliche Ausprägungen von «déformation professionelle» ihr Kommunikationsverhalten? Welche individuellen Prädispositionen beeinflussen die Aufnahmebereitschaft für Botschaften von Gesundheitskampagnen?
Ebene der interpersonellen Kommunikation	Im Vordergrund steht hier der Austausch von Informationen, die den Gesundheitsstatus evaluieren und die Behandlung bestimmen. Die Arzt-Patient-Kommunikation steht traditionell im Zentrum des Forschungsinteresses, bei einer gewissen Vernachlässigung von kommunikativen Beziehungen zwischen Arzt-Arzt, Arzt-Pflegepersonal, Patient-Patient etc.	Forschungsthemen nach Kreps (1988; 1990); Pettegrew und Logan (1987); Thompson (1990); Thompson (1998); Cline und McKenzie (1998): Therapeutische Kommunikation: Untersuchung von Kommunikationsmustern im Kontext der Psychotherapie oder Identifikation von Strategien in Kontexten von interpersoneller Gesundheitskommunikation. Arztgespräch: Die Forschung reicht hier von praktischen Aspekten über die Frage der kommunikativen Machtverteilung bis hin zur Patientenzufriedenheit. Compliance: Ein kritisches Thema angesichts der hohen Nicht-Compliance-Rate in Nordamerika (50 %). Identifikation von Kommunikationsstilen und -strategien von Ärzten.
Ebene der Organisationskommunikation	Kommunikation von und in Krankenhäusern, Praxisgemeinschaften, Altersheimen, Kuranstalten, Versicherungsorganisationen etc. In aktuelleren Kontexten aber auch beispielsweise betriebliche Gesundheitsförderung und Gesundheitskommunikation	Gesichtspunkte nach Ray und Miller (1990); Kreps (1988); O'Connor, Hallberg und Myles (1998): Die Unterscheidung zwischen dem Krankenhaus als Bereitsteller von Behandlung und dem Krankenhaus als Ursache für Gesundheitsprobleme der dort Tätigen. Das Verhältnis zwischen interner und externer Kommunikation von Gesundheitsorganisationen sowie die Interorganisationskommunikation; die Auseinandersetzung mit den verschiedenen Ausprägungen von Public Relations (Spendenaktionen, Community Relations, Medienarbeit, Krisen-PR etc.). Kommunikationssituation von und mit Gesundheits-Selbsthilfegruppen und Konsumentengruppierungen.

Tabelle 2-1: Vier-Ebenen-Modell *(Fortsetzung)*

Ebene	Analyserahmen	Forschungsfragen/Forschungsthemen
Ebene der Massenkommunikation	Medien sind eine wichtige Informationsquelle der Bevölkerung über medizinische Fragen	Themenfelder nach Neuendorf (1990); Kreps (1988); Pettegrew und Logan (1987); Brown und Einsiedel (1990); Atkin und Wallack (1990); Signorielli (1998): Darstellung von Gesundheitsfragen in den Medien (News, Unterhaltung, Ratgeberjournalismus). Die Diffusion von computergestützten medizinischen Informationssystemen. Informationskampagnen im Gesundheitssektor beispielsweise Anti-Raucherkampagnen, AIDS-Aufklärung, Kampagnen zur Reduktion von Herz-Kreislauf-Erkrankungen etc. In thematischen Zusammenhang mit den Informationskampagnen wird auch die Rolle der Kommunikation in den Bereichen der Gesundheitsförderung und Gesundheitserziehung untersucht.

krankungen etc.) beeinflussen in welcher Weise die Wahrnehmung von und die Suche nach und den Umgang mit medialen Gesundheitsbotschaften?» Auf der interpersonellen Ebene wird die Anschlusskommunikation erforscht. Im Bereich der Organisationsebene gehen Forscher unter anderem der Frage nach der Rolle der Medien im organisationalen, gesundheitsbezogenen Kontext nach. Die Medien als Mittel zur Optimierung der gesundheitsbezogenen Organisationskommunikation rücken in den Vordergrund der Betrachtung. Auf der gesellschaftlichen Ebene geht es beispielsweise um die Identifikation von Faktoren, die ein Gesundheitsthema rahmen, und welche Faktoren den Erfolg von Gesundheitskampagnen bestimmen (siehe Baumann, Lampert & Fromm 2012, S. 468). Mit diesen Überlegungen wird nochmals die massenmediale Orientierung der deutschsprachigen Linie im Gegensatz zu der nordamerikanischen Tradition deutlich.

Ausgehend von der Struktur des Inhaltsverzeichnisses der Publikation «Gesundheitskommunikation. Mehr als das Reden über Krankheit» von Schnabel und Bödeker (2012) ließe sich eine weitere Systematik der Forschungsfelder skizzieren. Als Ausgangspunkt zur Benennung von Forschungsfeldern dient die von Schnabel und Bödecker gewählte Denomination der Hauptkapitel. Die von den Autoren bezeichneten Unterkapitel geben Hinweise auf Untersuchungsgegenstände, die für **Tabelle 2-2** übernommen wurden.

Beachtenswert ist hier der breitere Zugang, der einer einseitigen Betrachtung massenmedial vermittelter Kommunikation entgegengewirkt. Interessant sind auch die Überschneidungen mit Blick auf die klassischen vier Ebenen. In einer kritischen Betrachtung erweist sich die Einteilung nicht in einer erhofften Trennschärfe. So deutet sich die Möglichkeit der Integration des Forschungsfeldes *Reden über Krankheit* in die drei anderen Felder *Health Counseling, Health Consulting* und *Health Campaigning* an, wobei eine völlige Trennschärfe möglicherweise auch gar nicht angestrebt war.

Aus dem nordamerikanischen Raum sind auf Basis der Inhaltsanalysen[16] zu den Fachzeitschriften *Journal of Health Communication* und *Health Communication* die in **Tabelle 2-3** angeführten Forschungsthemen auffallend: Einerseits zeigt sich das Forschungsinteresse fokussiert auf die Arzt-Patient-Kommunikation[17] und andererseits auf Kommunikation[18] zu und über Krankheiten wie AIDS und Krebs sowie gesundheitsgefährdendes Verhalten wie Rauchen, Alkohol und Drogen.

Tabelle 2-2: Forschungsfelder (Darstellung in Anlehnung an das Inhaltsverzeichnis von Schnabel & Bödeker, 2012)

Forschungsfeld	Untersuchungsgegenstand
Reden über Krankheit	• Risikokommunikation und Krankheitsberichterstattung • Kommunikation zum Zweck der Kuration und Pflege • Kommunikation zum Zweck der Rehabilitation • Kommunikation zum Zweck der Krankheitsverhinderung (Prävention)
Health Counseling (interpersonelle Gesundheitskommunikation)	• Gesundheitsberatung • Praxisformen der interpersonaler Kommunikation
Health Consulting (systemische Gesundheitskommunikation)	• Organisationskommunikation
Health Campaigning (mediengestützte Gesundheitskommunikation)	• Gesundheitskampagnen • Erfolgsfaktoren von Kampagnen • Verständnis, Akzeptanz, Resonanz, Performance

Tabelle 2-3: Forschungsthemen

Themen	Journal of Health Communication	Health Communication
	Freimuth, Massett & Meltzer (2006, S. 16)	Kim, Park, Yoo & Shen (2010, S. 490)
Rauchen	15,0 %	7,0 %
HIV/AIDS	14,0 %	8,6 %
Krebs	13,0 %	11,8 %
Gesundheit/allgemein	12,0 %	6,6 %
Alkohol/Drogen	8,0 %	8,4 %
Medical communication	–	21,4 %

---

16 Freimuth, Massett und Meltzer (2006) führten anlässlich des zehnjährigen Jubiläums der Fachzeitschrift eine deskriptive Inhaltsanalyse der Beiträge im *Journal of Health Communication* durch. Insgesamt codierten die Forscher dabei 321 Beiträge (255 peer-reviewed und 66 aus Sonderheften) nach deskriptiven Kategorien wie Autor und Themen, Beitragstyp (research, program description, commentaries), Theorie, Art der Forschung und Methodologie. Kim, Park, Yoo und Shen skizzieren 2010 eine Inhaltsanalyse zu 642 Beiträgen in der Fachzeitschrift *Health Communication* im Zeitraum 1989 bis 2010. Die Forscher codierten die Beiträge nach den Kategorien Autor, Interdisziplinarität, Forschungstyp, Themen und Forschungsmethoden. Nazione, Pace, Russell und Silk (2012) fokussieren eine vergleichende Inhaltsanalyse des Zeitraums 2000–2009 der beiden Fachzeitschriften und codierten 629 Beiträge aus dem *Journal of Health Communication* und 414 Beiträge aus *Health Communication* nach Themen, Theoriepräsenz, Population Sample und Methoden.

17 Das im Original als *Medical Communication* (Kim, Park, Yoo & Shen 2010, S 490) bezeichnete Themenfeld betrachtet vorrangig Arzt-Patient-Kommunikation beziehungsweise Kommunikation zwischen Therapeuten und Patienten.

18 Damit sind sowohl interpersonelle Kommunikation, Organisationskommunikation, Kampagnenkommunikation als auch massenmedial vermittelte Botschaften gemeint. Die Inhaltsanalysen rücken die Themenfelder und nicht die Kommunikationskanäle in den Vordergrund.

Die vergleichende Inhaltsanalyse der beiden angeführten führenden Fachzeitschriften von Nazione, Pace, Russell und Silk (2012) zeigt sowohl *Gemeinsamkeiten* als auch *Unterschiede*: Beiden Zeitschriften gleich ist die Konzentration auf spezifische Krankheiten beziehungsweise Gesundheitsthemen (52,9 % *Health Communication* – 59,1 % *Journal of Health Communicaton;* siehe Nazione, Pace, Russell & Silk, 2012, S. 233). Unterschiede zeigen sich bei der Arzt-Patient-Kommunikation, die in *Health Communication* mit 23,1 % deutlich mehr Raum einnimmt als mit lediglich 6 % im *Journal of Health Communication*. Interpersonelle Kommunikationsaspekte werden ebenfalls häufiger in *Health Communication* (11,4 %) als im *Journal of Health Communication* (7,8 %) aufgegriffen. Im Gegensatz dazu zeigen 29,6 % der Beiträge im *Journal of Health Communication* eine Nähe zu Medien und nur 14,9 % in *Health Communication*. Das *Journal of Health Communication* verweist zudem auf eine Hinwendung zu rein medizinischem Datenmaterial (57,6 %), das bei *Health Communication* mit 31,9 % weniger Raum einnimmt. Eine Auseinandersetzung mit Gesundheitseinrichtungen findet mit 36,5 % eher in *Health Communication* als im *Journal of Health Communication* (18,8 %) statt (siehe Nazione, Pace, Russell & Silk, 2012, S. 233 ff.).

Im Vergleich zum deutschsprachigen Raum, der kommunikationswissenschaftliche, massenmediale Analysen in den Vordergrund rückt, ist die nordamerikanische Tradition breit angelegt, handlungsorientiert und mit der Ambition versehen, als eigenständige Forschungsdisziplin zu agieren. Diese Überbetonung führt mitunter zu dem Zwang, gesundheitliche Probleme lösen zu wollen. Sowohl die deutschsprachige Linie als auch die nordamerikanische Tradition zeigen Schwachstellen. In einer Verbindung beider Sichtweisen und einer damit einhergehenden Verquickung bislang einseitiger Betrachtungen würden sich neue Herausforderungen für die Zukunft ergeben.

Einige allgemeine Einschätzungen

Betrachtet man die große Masse der Forschungsproduktion im hier skizzenhaft vorgestellten Feld der Gesundheitskommunikation, so ist davon auszugehen, dass wir es mit einem Bereich der *angewandten Kommunikationswissenschaft* zu tun haben. Während einige Fachvertreter (z. B. Pettegrew) die Einschätzung in dieser Form relativieren würden und auf die Realität (oder zumindest die Notwendigkeit) von Grundlagenforschung hinweisen, verstehen andere (z. B. Kreps) Health Communication explizit und positiv als ein Feld angewandter Kommunikationsforschung. In einem von Kreps mitherausgegebenen Sammelband mit dem Titel «Applied Communication Theory and Research» (O'Hair & Kreps, 1990) wird Health Communication als einer von fünf Kontexten von angewandter Kommunikationswissenschaft definiert (neben Organisation allgemein, Erziehung, Marketing und Politik/Recht). Angewandte Kommunikationsforschung wird folgendermaßen definiert:

> *Applied communication research is the use of theory and method to solve practical communication problems. Applied communication research focuses on the identification and solution of communication problems that are salient to interested parties (O'Hair, Kreps & Frey, 1990, S. 3).*

Mit diesem Verständnis versucht man dem Vorwurf entgegenzutreten, angewandte Kommunikationswissenschaft sei theorielos; zugleich wird deutlich, dass viele der zentralen Forschungsfragen außerhalb der wissenschaftlichen Community formuliert werden. Dies wiederum wird insofern relativiert, als sowohl empirische Forschung als auch wissenschaftliche Theoriebildung ihren Ursprung in der Beobachtung der Praxis finden. Ausgangspunkt für empirische Sozialforschung ist beispielsweise nach Atteslander (2010, S. 4) die Beobachtung der sozialen Wirklichkeit. Im Allgemeinen wäre ein Lösungsansatz dahingehend möglich, Gesundheitskommunikation als praktische Wissenschaft beziehungsweise Handlungswissenschaft zu verstehen. Auch Grundlagenforschung würde sich in einem solchen Kontext auf die Praxis beziehen und den explizit angewandten Fokus weiterentwickeln.[19]

Die Vernachlässigung beziehungsweise der Facettenreichtum der theoretischen Einbettung[20] führen auch dazu, den «missing link» zwischen Gesundheit und Kommunikation noch nicht deutlich gefunden zu haben. Dies erscheint als eine der Konsequenzen des in der Health Communication nahezu gänzlichen Fehlens einer metatheoretischen Diskussion beziehungsweise einer nur teilweisen Anbindung an theoretische Grundlagen. Gleichermaßen harrt der Gesundheitsbegriff einer *kommunikationswissenschaftlichen* Bearbeitung für Zwecke der Gesundheitskommunikation. Zwar werden die jeweils neueren Verständnisweisen von Gesundheit – etwa aus der Gesundheitssoziologie – geflissentlich aufgegriffen, aber der Eindruck, anderen Disziplinen hinterherzulaufen, bleibt.

Über diese Kritik hinausgehend, kann sich ein außenstehender Beobachter eines gewissen positiven Erstaunens darüber nicht entziehen, mit welcher *Organisationswut* hier an einer kommunikationswissenschaftlichen Teildisziplin (und Verbindungslinien zu anderen Wissenschaften) gebastelt wird, wie Märkte für Universitäten, Wissenschaftlerinnen und Wissenschaftler, Absolventinnen und Absolventen und Beratung erschlossen werden und damit offensichtlich flexibel auf gesellschaftliche Prozesse reagiert wird.

Eine abschließende Bewertung der Frage, inwieweit die *äußeren* Entwicklungslinien der Gesundheitskommunikation zur weiteren Institutionalisierung beitragen und für eine richtungsweisende Identität der Forschungsdisziplin Bestand haben, kann hier (noch) nicht geleistet werden. Aus einer übergeordneten Sicht der Kommunikationswissenschaft könnte die hier unternommene Verknüpfung der Kommunikationswissenschaft mit einem inhaltlichen Thema (nämlich Gesundheit) durchaus kritisch betrachtet, ja gar als *Sündenfall* eingestuft werden – als ein weiteres Beispiel für Fragmentierung und einer damit einhergehenden Instabilität des Faches (ein anderes Beispiel wäre die politische Kommunikation). Dass diese Kritik bislang nur verhalten geäußert wurde, ist sicherlich der Attraktivität des Themas Gesundheit und seiner unbestrittenen gesellschaftlichen Relevanz geschuldet.

Auf der Plusseite dieses zu beobachtenden Trends zu – auch inhaltlich-thematischen – Spezialisierungen der Kommunikationswissenschaft steht freilich die unter anderem sich auf diese Weise entwickelnde Anschlussfähigkeit zu anderen Disziplinen. Im Alltag des Wissenschaftsbetriebes wird nämlich der Impuls zur interdisziplinären Kooperation beispielsweise zwischen einem Gesundheitswissenschaftler mit Interesse für Gesundheitsförderung und einem Kommunikationswissenschaftler mit einem Interesse für Gesundheitskommunikation von mehr Nachhaltigkeit getragen sein, als Deklamationen der Interdisziplinarität von Generalistinnen und Generalisten. Wenngleich, realistischerweise erst in einem Folgeschritt, aus Überlegungen der Grundlagenforschung natürlich auch die wechselseitige Befruchtung zwischen der Kommunikationswissenschaft *an sich* und den Gesundheitswissenschaften *an sich* denkbar und wünschenswert wäre. Die Plusseite der thematischen Ausdifferenzierung (der Kommunikationswissenschaft) hat insofern auch eine fachinterne Komponente, als ein *themenorientierter* Zugang die Integration der Ebenen der Kommunikation und ihrer Wissenschaft – intrapersonale Kommunikation, interpersonelle Kommunikation, Organisationskommunikation, Massenkommunikation – nachhaltig befördern kann. Das Thema Gesundheit erscheint hier besonders

---

19 Manche Kommunikationswissenschafter gehen so weit, die Unterscheidung zwischen Grundlagenforschung und angewandter Forschung überhaupt als künstlich beziehungsweise irrelevant zu bezeichnen (siehe Miller & Sunnafrank, 1984, zitiert nach O'Hair, Kreps & Frey, 1990).

20 Beispielsweise sind nach Kim, Park, Yoo und Shen (2010, S. 493) 52,5% der inhaltsanalytisch untersuchten Beiträge der Fachzeitschrift *Health Communication* ohne expliziten Theoriebezug. Lediglich 38,5% der Beiträge nutzen Theorien zur Rahmung der empirischen Untersuchung. Insgesamt wurden 104 unterschiedliche theoretische Bezüge codiert. Die am häufigsten verwendeten Theorien sind die Theorie des geplanten Verhaltens (Theory of Planned Behavior) sowie die narrative Theorie.

geeignet: einerseits wegen seiner oben angeführten Attraktivität und Relevanz, andererseits wegen der Prima-facie-Evidenz der Notwendigkeit und Sinnhaftigkeit der Betrachtung der Gesundheitskommunikation auf unterschiedlichen Ebenen. Somit könnte die Gesundheitskommunikation – was immer sonst ihre Vorzüge und Schwächen sein mögen – auf eine subtile (wenn nicht gar hinterlistige) Weise auch einen Beitrag zur Entfesselung der Kommunikationswissenschaft aus ihrer Medienzentriertheit leisten.

Literatur

APHA (2014). *Health Communication Working Group.* Abgerufen von: http://www.apha.org/membergroups/sections/aphasections/phehp/HCWG (18.01.2014).

Atkin, C. & Wallack, L. (Hrsg.). (1990). *Mass communication and public health. Complexities and conflicts.* Newbury Park: Sage Publications.

Atteslander, P. (2010). *Methoden der empirischen Sozialforschung.* Berlin: Schmidt.

Bäder, B. (1954). *Medizin und Presse im Wandel der Zeit.* Dissertation an der Universität München.

Barbrow, A. & Mattson, P. (2003). Theorizing about health communication. In T. Thompson, A. Dorsey, K. Miller & R. Parrot (Hrsg.), *Handbook of health communication* (S. 35–61). London: Erlbaum.

Baumann, E. (2007). Über den Zusammenhang von Essstörungen und Medien. In M. Große-Loheide & N. Neuss (Hrsg.), *Körper, Kult, Medien. Inszenierungen im Alltag und in der Medienbildung* (S. 62–67). Bielefeld: Gesellschaft für Medienpädagogik und Kommunikationskultur in der Bundesrepublik.

Baumann, E., Harden, L. & Scherer, H. (2003). Zwischen Promi-Tick und Gen-Defekt. Zur Darstellung von Essstörungen in der Presse. *Medien und Kommunikationswissenschaft,* 51, 431–454.

Baumann E., Lampert C. & Fromm B. (2012). Gesundheitskommunikation. In K. Hurrelmann & O. Razum (Hrsg.), *Handbuch Gesundheitswissenschaften* (S. 461–489). Weinheim: Beltz.

Berger, C.R. & Chaffee, S.H. (Hrsg.). (1987). *Handbook of communication science.* Newbury Park: Sage.

Bracht, N. (Hrsg.). (1990). *Health promotion at the community level.* Newbury Park: Sage.

Brown, J.D. & Einsiedel, E.F. (1990). Public health campaigns: Mass media strategies. In E.B. Ray & L. Donohew (Hrsg.), *Communication and health: systems and applications* (S. 153–170). Hillsdale: Erlbaum.

Buenafe, M. (2000). *Social and behavioral sciences program. Faculty handbook.* Seattle, WA: University of Washington, School of Public Health and Community Medicine, Department of Health Services.

Chaffee, S.H. & Berger, C.R. (1987). Levels of analysis: An introduction. In C.R. Berger & S.H. Chaffee (Hrsg.), *Handbook of communication science* (S. 143–145). Newbury Park: Sage.

CHC (2013). *Welcome to coalition of health communication.* Abgerufen von: http://www.healthcommunication.net/ (6.12.2013).

Cline, R.J. & McKenzie, N.J. (1998). The many cultures of health care: Difference, dominance, and distance in physician-patient communication. In L.D. Jackson & B.K. Duffy (Hrsg.), *Health communication research: A guide to developments and directions* (S. 57–74). Westport, CT: Greenwood Press.

Corcoran, N. (2011). *Working on health communication.* Newbury Park: Sage.

Donohew, L. & Ray, E.B. (1990). Introduction: systems perspectives on health communication. In E.B. Ray & L. Donohew (Hrsg.), *Communication and health: Systems and applications* (S. 3–8). Hillsdale: Erlbaum.

EACH (2014). *International conference on communication in healthcare 2014.* Abgerufen von: http://www.each-conference.com/ (18.01.2014).

Finnegan Jr., J.R. & Viswanath, K. (1990). Health and communication: Medical and public health influences on the research agenda. In E.B. Ray & L. Donohew (Hrsg.), *Communication and health: Systems and applications* (S. 9–24). Hillsdale: Erlbaum.

Fischer, H.-D. (Hrsg.). (1990a). *Publizistikwissenschaftler und Medizinkommunikation im deutschsprachigen Raum.* Funde und Befunde aus sieben Jahrzehnten. Bochum: Brockmeyer.

Fischer, H.-D. (1990b). Kommunikationswissenschaft und Medizin – Skizzen einiger Tendenzen und Interdependenzen. In H.-D. Fischer (Hrsg.), *Publizistikwissenschaftler und Medizinkommunikation im deutschsprachigen Raum. Funde und Befunde aus sieben Jahrzehnten* (S. 11–24). Bochum: Brockmeyer.

Freimuth, V., Massett, H.A. & Meltzer, W. (2006). A descriptive analysis of 10 years of research published in the Journal of Health Communication, *Journal of Health Communication,* 11, 11–20.

Fromm, B., Baumann, E. & Lampert, C. (2011). *Gesundheitskommunikation und Medien.* Ein Lehrbuch. Stuttgart: Kohlhammer.

Geue, B. (1990). *Therapieziel: Gesundheit.* Berlin, Heidelberg, New York: Springer.

Hurrelmann, K. & Leppin, A. (Hrsg.). (2001). *Moderne Gesundheitskommunikation.* Vom Aufklärungsgespräch zur E-Health. Bern: Huber.

Hurrelmann, K. & Razum, O. (Hrsg.). (2012). *Handbuch Gesundheitswissenschaften.* Weinheim: Beltz.

Jackson, L.D. & Duffy, B.K. (1998). Preface. In L.D. Jackson & B.K. Duffy (Hrsg.), *Health communication research. A guide to developments and directions* (S. ix–xiv). Westport, CT: Greenwood Press.

Kim, J., Park, S., Yoo, S. & Shen, H. (2010). Mapping health communication scholarship: Breadth, depth, and agenda of published research in health communication. *Health Communication,* 25, 487–503.

Kreps, G. L. (1988). The pervasive role of information in health and health care: Implications for health communication policy. In J. A. Anderson (Hrsg.), *Communication yearbook 11* (S. 238–276). Newbury Park: Sage.

Kreps, G. L. (2000, November). Opportunities for health communication scholarship to shape public health policy and practice: Examples from the National Cancer Institute. Arbeitspapier präsentiert bei der Jahreskonferenz der National Communication Association, Seattle, WA.

Kreps, G. L. (2010). *Health communication.* Newbury Park: Sage.

Kreps, G. L. & Massimilla, D. C. (2000, November). Communication and health outcomes: rationale for the extraordinary opportunity in cancer communication research at the National Cancer Institute. Arbeitspapier präsentiert bei der Jahreskonferenz der National Communication Association, Seattle, WA.

Kreps, G. L. & Thornton, B. C. (1992). *Health communication: Theory and practice* (2. Aufl.). Prospect Heights, IL: Waveland Press.

Lampert C. (2007). Netzwerk Medien- und Gesundheitskommunikation. In Hans-Bredow-Institut für Medienforschung an der Universität Hamburg (Hrsg.), *Forschungsbericht 2007/2008* (S. 33). Abgerufen von: http:www.hans-bredow-institut.de/webfm_send/157 (18.01.2014).

Lampert, C. (2011). Den Bock zum Gärtner machen?! Möglichkeiten und Grenzen der Gesundheitskommunikation durch Medien. Merz, Themenheft *Medien und Gesundheitsförderung,* 55, 58–69.

Makoul, G. (1998). Medical student and resident perspectives on delivering bad news. *Academic Medicine,* 10, 7–35.

Miller, G. R. & Sunnafrank, M. J. (1984). Theoretical dimensions of applied communication research. *The Quarterly Journal of Speech,* 70, 255–263.

National Cancer Institute (1999). The nation's investment in cancer research: A budget proposal for fiscal year 2001. Washington, DC: National Cancer Institute.

Nazione, S., Pace, K., Russell & Silk, K. (2012). A 10-year content analysis of original research articles published in Health Communication and Journal of Health Communication (2000–2009). *Journal of Health Communication,* 18, 223–240.

Neuendorf, K. A. (1990). Health images in the mass media. In E. B. Ray & L. Donohew (Hrsg.), *Communication and health: Systems and applications* (S.111–135). Hillsdale: Erlbaum.

Northouse, L. L. & Northouse, P. G. (1998). *Health communication: Strategies for health professionals* (3. Aufl.). Stamford, CT: Appleton & Lange.

O'Connor, R. D., Hallberg, S. & Myles, R. (1998). Organizational communication and health care administration. In L. D. Jackson & B. K. Duffy (Hrsg.), *Health communication research: A guide to developments and directions* (S. 103–124). Westport, CT: Greenwood Press.

O'Hair, D. & Kreps, G. L. (Hrsg.). (1990). *Applied communication theory and research.* Hillsdale: Erlbaum.

O'Hair, D., Kreps, G. L. & Frey, L. R. (1990). Conceptual issues. In D. O'Hair & G. L. Kreps (Hrsg.), *Applied communication theory and research* (S. 3–22). Hillsdale: Erlbaum.

Pettegrew, L. & Logan, R. (1987). The health care context. In C. R. Berger & S. H. Chaffee (Hrsg.), *Handbook of communication science* (S. 67–710). Newbury Park: Sage.

Pettegrew, L. D. (1988). Theoretical plurality in health communication. In J. A. Anderson (Hrsg.), *Communication yearbook 11* (S. 298–308). Newbury Park: Sage.

Ratzan, S. C. (Hrsg.). (1994). Health communication: Challenges for the 21st century. Themenheft. *American Behavioral Scientist,* 38, 197–380.

Ratzan, S. C., Stearns, N. S., Payne, J. G., Amato, P. P., Liebergott, J. W. & Madoff, M. A. (1994). Education for the health communication professional: A collaborative curricular partnership. *American Behavioral Scientist,* 38, 361–380.

Ray, E. B. & Miller, K. I.: (1990): Communication in health care organizations. In E. B. Ray & L. Donohew (Hrsg.), *Communication and health: Systems and applications* (S. 92–107). Hillsdale: Erlbaum.

Ray, E. B. (1990). Introduction. In E. B. Ray & L. Donohew (Hrsg.), *Communication and health: Systems and applications* (S. XV–XX). Hillsdale: Erlbaum.

Reardon, K. K. (1988). The role of persuasion in health promotion and disease prevention review and commentary. In J. A. Anderson (Hrsg.), *Communication yearbook 11* (S. 277–297). Newbury Park: Sage.

Rogers, E. M. (1996). The field of health communication today: An up-to-date report. *Journal of Health Communication,* 1, 15–23.

Roloff, E. (1972). *Die Berichterstattung über Herztransplantationen in der westdeutschen Presse.* Eine aussagenanalytische Fallstudie zu Phänomenen des Medizinjournalismus. Dissertation an der Universität Salzburg.

Roloff, E. (2013). *Die publizistische Entdeckung des Patienten.* Eine Presseanalyse zum Medizinjournalismus und zu den ersten Herztransplantationen. Baden-Baden: Nomos.

Roski, R. (Hrsg.). (2009). *Zielgruppengerechte Gesundheitskommunikation.* Akteure – Audience – Segmentation – Anwendungsfelder. Wiesbaden: VS Verlag für Sozialwissenschaften.

Rossmann, C. (2003). Götter in Weiß oder Menschen wie Du und ich? Zum Einfluss des Fernsehens auf das Arztbild in der Öffentlichkeit. In A. Melzer (Hrsg.), *Gesundheit fördern – Krankheit heilen. Neue Wege zum Zusammenwirken von Naturwissenschaft – Medizin – Technik* (S. 111–128). Köln: Hanns Martin Schleyer Stiftung.

Rossmann, C. & Hastall, M.R. (Hrsg.). (2013). *Medien und Gesundheitskommunikation.* Befunde, Entwicklungen, Herausforderungen. Baden-Baden: Nomos.

Scherer, H., Baumann, E. & Schlütz, D. (2005). Wenn zwei das Gleiche fernsehen, tun sie noch lange nicht dasselbe. Eine Analyse von Rezeptionsmodalitäten am Beispiel der Nutzung von Krankenhausserien durch Krankenhauspersonal. In V. Gehrau, H. Bildandzic & J. Woelke (Hrsg.), *Rezeptionsstrategien und Rezeptionsmodalitäten* (S. 219–234). München: Fischer.

Schipperges, H. (1988). *Die Regelkreise der Lebensführung*: Gesundheitsbildung in Theorie und Praxis. Köln: Deutscher Ärzte-Verlag.

Schnabel, P.E. (2009). Kommunikation im Gesundheitswesen – Problemfelder und Chancen. In R. Roski (Hrsg.), *Zielgruppengerechte Gesundheitskommunikation. Akteure – Audience – Segmentation – Anwendungsfelder* (S. 33–55). Wiesbaden: VS Verlag für Sozialwissenschaften.

Schnabel, P-E. & Bödeker, M. (2012). *Gesundheitskommunikation.* Mehr als das Reden über Krankheit. Weinheim: Beltz.

Sharf, B.F. (1999). The present and future of health communication scholarship: Overlooked opportunities. *Health Communication,* 11, 195–199.

Signitzer, B. (1989). Gesundheitskommunikation. Ein neues Lehr- und Forschungsfeld. *Medienjournal,* 13, 114–123.

Signitzer, B. (1994). «Health Communication» – Ansätze einer neueren kommunikationswissenschaftlichen Teildisziplin. In G. Bentele & K. Hesse (Hrsg.), *Publizistik und Gesellschaft. Festschrift für Manfred Rühl* (S.287–302). Konstanz: UVK.

Signitzer, B. (2001). Ansätze und Forschungsfelder der Health Communication. In K. Hurrelmann & A. Leppin (Hrsg.), *Moderne Gesundheitskommunikation. Vom Aufklärungsgespräch zur E-Health* (S. 22–35). Bern: Huber.

Signorielli, N. (1998). Health images on television. In L. D. Jackson & B. K. Duffy (Hrsg.), *Health communication research. A guide to developments and directions* (S. 163–180). Westport, CT: Greenwood Press.

Spatzier, A. (2010, Oktober). Die Methode Forumtheater als Projekt «Glückstheater»: Ein neues Kommunikationsmittel zur (Gesundheits)bildung in der Bevölkerung? – Strategien, Chancen, Herausforderungen und Wirkungen. Vortrag im Rahmen der 13. wissenschaftlichen Tagung der Österreichischen Gesellschaft für Public Health. Linz.

Spatzier, A. & Jachs, U. (2011). Die Methode Forumtheater als Projekt «Glückstheater»: Ein neues Kommunikationsmittel zur (Gesundheits)bildung in der Bevölkerung? – Wirkungen, Herausforderungen, Chancen/Risikan, Strategien. In K. Krajic (Hrsg.), *Lernen für Gesundheit.* Tagungsband zur Jahrestagung 2010 der Österreichischen Gesellschaft für Public Health (S. 169–178). Linz: OÖGKK/Universität Linz.

Stüblreiter, M. (2009). Die Implementierung der Salutogenese in die Ebenen der Gesundheitskommunikation: mit einem illustrativen Beispiel. Magisterarbeit. Universität Salzburg. Salzburg.

Thompson, T. L. (1990). Patient health care: Issues in interpersonal communication. In E. B. Ray & L. Donohew (Hrsg.), *Communication and health: Systems and applications* (S. 27–50). Hillsdale: Erlbaum.

Thompson, T. L. (1998). The patient/health professional relationship. In L.D. Jackson & B.K. Duffy (Hrsg.), *Health communication research. A guide to developments and directions* (S. 37–55). Westport, CT: Greenwood Press.

Thompson, T. L, Dorsey, A.M., Miller, K.I. & Parrott, R. (Hrsg.). (2003). *Handbook of health communication.* Mahwah: Erlbaum.

Thompson, T. L, Parrott, R. & Nussbaum, J.F. (Hrsg.). (2011). *The Routledge handbook of health communication* (2. Aufl.). London: Routledge.

Wright, K., Sparks, L. & O'Hair (2007): *Health communication in the 21st century.* Hoboken: Blackwell.

3. Soziologische Grundlagen der Gesundheitskommunikation

Peter-Ernst Schnabel

Im Rahmen dieses Beitrags wird zunächst geklärt, was Soziologen tun, wenn sie Phänomene wie Gesundheit und Krankheit aus ihrem speziellen Blickwinkel betrachten. Danach wird es um die Frage gehen, wie das, wofür sich Kommunikationsfachleute interessieren, mit dem zusammenhängt, was Gesundheitswissenschaftlerinnen und -wissenschaftler tun. Abschließend wird von zwei Seiten die Frage bearbeitet, was die Soziologie zur Gesundheitskommunikationsforschung beizutragen vermag. Hierzu wird erstens untersucht, was die soziologische Sichtweise leistet, um zu verstehen, was Menschen tun und was mit ihnen geschieht, wenn sie über Gesundheit und Krankheit kommunizieren. Zweitens wird dargestellt, wie eine sozialwissenschaftlich, insbesondere soziologisch und pädagogisch reflektierte Praxis die Gesundheits- als Anwendungswissenschaften darin unterstützen kann, das analytische und praktische Vorgehen von Versorgungs-, Präventions- und Gesundheitsförderungsfachleuten auf sachlich solidere und interventionsstrategisch effektivere Grundlagen zu stellen, als dies gegenwärtig der Fall ist.

Einleitung

Soziologen beschäftigen sich mit der Gesellschaft, einem Gegenstand, den man weder sehen noch anfassen, allenfalls indirekt über das Denken und Verhalten der Menschen beobachten und erst in ihrem Einfluss auf eben diese untersuchen kann. Gesundheitskommunikation ist ein sich gerade erst in Lehre und Forschung etablierendes Forschungsfeld, in dem mit der Gesundheitsforschung ein noch sehr junges und mit der Kommunikationsforschung ein traditionsreiches Fachgebiet aufeinandertreffen. Während Gesundheitswissenschaften/Public Health erst zu Beginn dieses Jahrhunderts als autonome Fachbereiche an deutschen Universitäten und Hochschulen oder als Departments medizinischer Fakultäten Fuß gefasst haben, hat die Kommunikationsforschung bereits Mitte des zwanzigsten Jahrhunderts vor allem über die Soziologie Eingang in die Sozialwissenschaften gefunden (Schnabel & Bödeker, 2012). Die Vertreterinnen und Vertreter der soziologisch orientierten Gesundheitskommunikation sind gegenwärtig damit beschäftigt, sich innerhalb von Forschung und Lehre mit der Absicht zu positionieren, die Rationalisierungspotenziale der Gesundheitswissenschaften generell zu steigern. Das gilt vor allem für jene Forschungsfelder, in denen man sich um die Versorgung von Kranken, um Prävention von Krankheiten und um die Förderung der Gesundheit kümmert (Jazbinsek, 2000; Hurrelmann & Leppin, 2001; Roski, 2009; Fromm, Baumann & Lampert, 2011; Schnabel & Bödeker, 2012).

Gesundheit und Krankheit als Themen der Soziologie

Der Soziologie geht es nicht nur wie in ihren Gründerjahren um *Formen* und *Strukturen* des gesellschaftlichen Zusammenlebens der Menschen. Sie interessiert sich zunehmend auch dafür, wie dieses Zusammenleben *zustande* kommt, welchen *Einfluss* es auf das Verhalten der Menschen hat und welche Möglichkeiten es gibt, diese Einflüsse so *individual-* und *sozialverträglich* wie möglich zu gestalten. Neben Sozialphilosophie, Anthropologie, Ethnologie, Psychologie, Individual- und Sozialpädagogik ist sie eine von mehreren Sozialwissenschaften, die sich seit der letzten Jahrhundertwende an deutschen Universitäten um die kritische Auseinandersetzung mit den von Menschen für Menschen organisierten Lebens- und Arbeitsverhältnissen und deren Gestaltung bemüht.

Für diese Zwecke hat sie spezielle analytische Instrumente und *Kategorien* entwickelt, von denen sich die meisten inzwischen auch bei der Analyse von krankheits- und gesundheitswissenschaftlichen Problemstellungen bewährt haben (Badura & Knesebeck, 2012). Dies gilt nicht nur für die Erforschung dessen, was *Gesundheit* im Unterschied zu Krankheit ausmacht und welche Rolle *gesellschaftliche* Einflüsse bei der Herstellung und Aufrechterhaltung der Gesundheit und bei der Verhinderung von Krankheit spielen; es betrifft auch die Frage, was getan werden kann, um die Lebensbedingungen und Fähigkeiten derjenigen Bevölkerungsteile, die unverschuldet oder durch eigenes Zutun in sozial *prekäre* und gesundheitlich *riskante* Lagen geraten sind, zu verbessern, insbesondere durch organisierte Strategien der Krankheitsprävention und Gesundheitsförderung.

Die soziologische Forschung erlaubt uns zu erkunden, was sich der unmittelbaren Wahrnehmung oft entzieht, uns jedoch als einzelne Individuen und in unserem gesellschaftlichen Miteinander in einer Weise formt und bestimmt, die den Einfluss der Bio-Physis und der materialen Umwelt auf das menschliche Leben um Einiges übertrifft (Abels, 2009; Korte & Schäfers, 2010). Nach einer Übereinkunft der wissenschaftlichen Community gehört die Soziologie neben der Medizin (und den ihr zuarbeitenden Naturwissenschaften), der Epidemiologie, der Psychologie und der Ökonomie zu den *Kerndisziplinen* von Public Health (Deutsche Gesellschaft für Public Health, 1999), ohne die weder das gesellschaftliche Leben noch das, was Gesundheit und Krankheit heute für Mensch und Gesellschaft bedeuten, angemessen erklärt werden können (Hurrelmann, 2006).

Mit der Kategorie der sozialen *Rolle* bringt die Soziologie zum Ausdruck, dass Menschen nur höchst selten als völlig autonom entscheidende Individuen handeln, sondern sich an vorgefundenen Verhaltensmustern orientieren, die ihnen zu verstehen geben, was das soziale Umfeld von ihnen *erwartet*. Rollen sind in der Regel an bestimmte gesellschaftlich definierte Aufgaben (Funktionen) geknüpft, die zum Beispiel von Eltern, Kindern, Erzieherinnen und Erziehern, Lehrerinnen und Lehrern, von Vorgesetzten und Untergebenen, aber auch von Freundinnen und Freunden, Verwandten sowie von Kolleginnen und Kollegen erwartet werden. Außerdem geben sie die Bandbreite vor, im Rahmen derer wir gegen diese Erwartungen *verstoßen* dürfen. Für das Verstehen von Gesundheit oder die Art und Weise, wie in unserer Gesellschaft mit Kranken umgegangen wird, sind die Rollen der *Ärztin* und des *Arztes* sowie der *Patientin* und des *Patienten* wichtig. Sie legen die Spielregeln fest, an die sich beide halten müssen, um größtmöglichen Gewinn aus einer Behandlungssituation zu ziehen (Klammt, 2009). Daneben gibt es die Rolle der *Gesundheitsexpertinnen und Gesundheitsexperten*, zum Beispiel die von *Gesundheitsberatern* und *-kommunikatoren*, durch die definiert wird, was diese Personen tun dürfen und was nicht, wenn sie von Berufs wegen und im Interesse der Gesundheit in das Leben von Menschen eingreifen (Schnabel, 2007, S. 201–232). Rollen legen aber auch fest, ob und inwieweit wir uns in der Erfüllung unserer gesellschaftlich lizenzierten Aufgaben *selbst verwirklichen*, eigene Bedürfnisse erfüllen und uns damit ein sinnvolles, von möglichst vielen Eigenanteilen bestimmtes und damit befriedigendes und gesundheitsdienliches Überleben sichern können (Krappmann, 2000).

Mit der Kategorie der *Herrschaft* lassen sich die Formen beschreiben, das Ausmaß taxieren und die Gründe verstehen, weshalb Menschen über Menschen bestimmen können. Max Weber, ein Klassiker der Soziologie, definiert sie als «Chance für einen bestimmten Befehl bestimmten Inhalts bei angebbaren Personen Gehorsam zu finden» (Weber, 1922/2005, S. 28). Herrschaft kann durch Tradition, durch Charisma und/oder qua Amt und Aktenmacht legitimiert sein und sich von Machtausübung durch pure *Gewalt* unterscheiden. Sie darüber hinaus auch als *Über-* und *Unterordnungsverhältnis* zu begreifen, wie dies Georg Simmel (1908/2012) tat, deutet darauf hin, dass Herrschaft auch auf mehr oder weniger erzwungenen Zustimmungen der sich Unterordnenden beruht und von diesen, wenngleich unter Inkaufnahme von Opfern, aufgekündigt werden kann.

Das, was sich zwischen *Therapeutin oder Therapeut* und *Klientinnen oder Klienten* abspielt, ließ und lässt sich zumindest teilweise in den verschiedenen Kategorien von Herrschaft oder professioneller *Dominanz* (Freidson, 1979) beschreiben und hilft uns zu erklären, warum Menschen sich den verordneten Regimen von Ärzten oder dem Diktat mancher Gesundheitsexperten blindlinks unterordnen und sich auch dann kaum wehren, wenn das Resultat erfahrener Dienstleistungen nicht dem entspricht, was sie erwarten (Schäfer, 2010).

In ähnlicher Weise unterstützt uns die Soziologie, wenn sie von der Existenz sozialer *Schichten* (Ober-, Mittel- und Unterschicht) oder – wie früher – von *Klassen* (Kapitalisten, Proletarier) spricht, die sich im Hinblick auf ihre Bildung, ihren Beruf, ihren materiellen Wohlstand, ihre Verfügung oder Nicht-Verfügung über Produktionsmittel unterscheiden. Damit hilft sie uns zu begreifen, warum sich das Risiko zu erkranken und die Chance, gesund zu bleiben nach den*selben* Ungleichheitsmustern in der Gesellschaft verteilt (Mielck, 2005; Hurrelmann & Richter, 2006; Bauer, Bittlingmayer & Richter, 2008). Auch legt sie uns nahe, im Zusammenhang mit der Prävention von Krankheiten und zur Förderung von Gesundheit (Hurrelmann, Klotz & Haisch, 2010) daran zu denken, wie wichtig es ist, sich – wie von der WHO (World Health Organization, 1986) gefordert – immer auch um die Verbesserung der gesellschaftlichen *Lage* sozial, materiell und bildungsmäßig zu kurz gekommener Menschen zu kümmern.

Sprache, die uns in der elaborierteren Art, in der wir sie verwenden, von den Tieren unterscheidet und – allgemeiner noch – die *Kommunikation* zwischen Menschen erlauben uns zu verstehen, wie Menschen miteinander umgehen und warum sie sich dabei so verhalten, wie sie es tun. *Verbale* und *non-* oder *averbale* Signale (z. B. Gestik, Mimik, Körperhaltung), die zur gegenseitigen Verständigung ausgetauscht werden, sind aber auch der Motor für das, was in den Sozialwissenschaften als *Sozialisation* bezeichnet wird (Hurrelmann, 2002). Deren Analyse befähigt uns nicht nur, zu erklären, wie soziales *Lernen*, unter anderem auch dasjenige, mittels dessen uns der Umgang mit Krankheit und Gesundheit beigebracht wird, im wirklichen Leben funktioniert (Schnabel & Bödeker, 2012). Durch sie erfahren wir auch, worauf wir achten und was wir tun sollten, wenn wir im Interesse der Herstellung, Aufrechterhaltung oder Verbesserung der Gesundheit auf sozial organisierte, multimodale und systematische Weise *intervenieren* wollen (Altgeld, 2006).

Durch die Analyse von *Organisationen*, ohne die gesellschaftliches Zusammenleben nicht möglich wäre (Preisendörfer, 2008; Pohlmann & Markova, 2011), sind wir in der Lage zu verstehen, weshalb vieles in der Gesellschaft, das der Verhaltenslogik von *Individuen* oder einzelwissenschaftlichen Erkenntnissen zufolge vernünftig, richtig und wichtig wäre, weder so durchgeführt werden kann noch so wirkt, wie es das sollte. *Systeme*, zu denen neben Organisationen auch Instanzen wie die Familie, Institutionen wie die Schule oder der Betrieb, staatliche Einrichtungen und Administrationen in öffentlicher und privater Hand gehören und die nur bestehen, wenn und solange sie gesellschaftliche *Aufgaben* erfüllen, sind zwar von Menschen gemacht, sie verhalten sich aber *anders* als einzelne Menschen. Unter anderem neigen sie dazu, alle von Individuen, Gruppen oder anderen Systemen in Form von Erwartungen, Kritiken oder Veränderungszumutungen herangetragenen Anforderungen als Bedrohung aufzufassen und im Interesse der eigenen Aufrechterhaltung abzuwehren. Zu wirklichen Veränderungen oder Neuorientierungen, wie sie die WHO in ihrer Ottawa Charta (World Health Organization, 1986) im Interesse einer funktionierenden Gesundheitsförderung für das Gesundheitswesen vorschlägt, sind Organisationen nur bereit, wenn diese Veränderungen der Bestandssicherung *besser* dienen als das Verharren im Status-quo. Deshalb wirken alle Versuche, denjenigen, die in diesen Organisationen arbeiten und/oder ihre Mitglieder sind, krankheitsverhindernde oder gesundheitsfördernde Verhaltensänderungen zuzumuten, ohne dabei die Selbsterhaltungsimperative von Familien, Schulen, Betrieben oder Kommunen interventionsstrategisch zu berücksichtigen, nur *kurzzeitig* oder sind zum *Scheitern* verurteilt (Grossmann & Scala, 2011).

Kommunikation als Thema der Soziologie

Kommunikation wurde zum Beispiel in den Bio-, Sprach-, Informations- und Medienwissenschaften zum Teil sehr viel früher als in der Soziologie als Gegenstand untersucht und als Instrument genutzt. In Deutschland ist die Bedeutung von Kommunikation über die Debatte zwischen Sozialisations- und Handlungstheoretikern auf der einen und Systemtheoretikern auf der anderen Seite (Habermas & Luhmann, 1971) inzwischen aber zu einem *zentralen* Thema der Soziologie geworden. Gegenwärtig haben fast alle Fragestellungen, um die sich die moderne Soziologie und Psychologie von analytischer Seite und die Pädagogik von anwendungswissenschaftlicher Seite her kümmern, mit Kommunikation als *Medium* der Selbst-Präsentation der Menschen im Berufs- und Alltagsleben (Goffman, 1959/2002) sowie als *treibendes* Moment des wechselseitigen Verstehens, also des auf andere bezogenen und sinnorientierten Handelns und des sozialen Lernens (Habermas, 1981), zu tun.

Als *Modewort* wird Kommunikation heute verwendet, um vieles – von der Botschaftsübertragung zwischen zwei Orten über den Austausch von Informationen oder den Wettstreit von Argumenten bis hin zu Onlinekontakten zwischen Internetnutzern – zu beschreiben. Sie kann als Face-to-Face-Interaktion, als Netz, als Teil eines sich selbst regulierenden Systems, als soziale Organisation oder Routinebeziehung zwischen Menschen in *Erscheinung* treten (Nothdurft, 2007). Kommuniziert wird zwischen Ehepartnern, Eltern und Kindern, Lehrern und Schülern, Freundinnen und Freunden, Vorgesetzten und Untergebenen in so *alltäglicher* und *unvermeidlicher* Weise, dass dies der Wissenschaft wohl keiner besonderen Beachtung wert wäre, wenn Kommunikation nicht auch *misslingen* könnte. Deshalb wird sie inzwischen für eine Vielzahl von *problematischen* Entwicklungen in Familien, Schulen und Betrieben verantwortlich gemacht (Watzlawick, Beavin & Jackson, 1996). Und sie dient jenen, die es zu ihrem Beruf gemacht haben, derartige Störungen zu beheben, als *Therapeutikum*, um dem kommunikationsbedingten Entstehen von chronischen Psycho- und Psycho-Somato-Pathien entgegenzuwirken (Wirsching & Seibt, 2002).

Wenn Menschen kommunizieren, tun sie das stets unter Einsatz bestimmter *Medien*. Dazu gehören nicht nur Worte und Schriftzeichen, sondern auch Mimik, Gesten und Musik. Mit Theatern, Konzertsälen, Kinos, Internetcafés oder Diskotheken werden öffentliche *Räume* geschaffen, in denen Menschen nicht nur mit Menschen, sondern auch über Maschinen vermittelt mit anderen Menschen kommunizieren. Radio, Fernsehen und Internet ermöglichen es, mit *aller Welt* in Verbindung zu treten, ohne sich selbst vom Fleck zu rühren. Menschen kommunizieren, um Botschaften auszutauschen, eigenen Erfahrungen einen subjektiven und intersubjektiven Sinn zu geben, von anderen zu lernen, sie zu beherrschen oder sich gegen Bevormundung durch andere zur wehren (Seannell, 2011). In der Kommunikation mit anderen konstruieren Menschen die soziale *Wirklichkeit* (Berger & Luckmann, 1980), angesichts und vermittels derer sie leben, und sie bemühen sich, diese im eigenen und im Interesse des Überlebens anderer möglichst optimal zu gestalten. Was dabei an positiven und negativen *Effekten* erzielt wird, hängt nicht nur von der Qualität der ausgetauschten *Botschaften* und der Absicht ab, mit der sie gesendet werden. Ebenso entscheidend wie *Motive* sind die *Lebenserfahrungen* und die *Kompetenzen* der Kommunizierenden sowie die Lebens- und Arbeitsverhältnisse, im Rahmen derer sich die Menschen tagtäglich und ununterbrochen kommunizierend um *Existenzsicherung*, Selbstfindung (Identität) und *Persönlichkeitsentwicklung* bemühen (Plate, 2013).

Der bereits erwähnte Max Weber (1921/1973) interessierte sich für das zwischenmenschliche Mit- und Gegeneinander, weil Menschen nur durch den Austausch von Wissen und Kompetenzen etwas über den *Sinn* des eigenen Handelns im Rahmen des Gemeinschaftshandelns erfahren. Der amerikanische Sozialpsychologe Herbert Blumer (1973) glaubte beobachtet zu haben, dass das zentrale Moment der Interaktion zwischen Menschen im Austausch von und in der Einigung über

Symbole unterschiedlicher Wertigkeit besteht und dass damit der gesellschaftliche Zusammenhalt erklärt werden kann. Der amerikanische Sozialphilosoph Georg Herbert Mead (1934/1968, S. 152 ff.) ging sogar davon aus, dass Interaktion sich nicht nur auf die Wechselwirkung zwischen zwei Personen beschränkt. Seiner Meinung nach tauschen Mensch sich ständig mit sich selbst und mit einer Instanz aus, die er als «generalized other» bezeichnet. Sie verkörpert die Gesamtheit gesellschaftlicher *Normen* und *Erwartungen*, die Menschen sich im Laufe ihres Lebens als für sie verbindlich aneignen.

Die Vertreter der strukturell-funktionalen Theorie (Parsons, Bales & Shils, 1953) betrachteten das möglichst *rollenkonforme* Interagieren als wichtige Voraussetzung eines störungsfreien gesellschaftlichen Zusammenlebens. Die traditionelle Individualpädagogik hat sich lange bloß um die Lehrer-Schüler-Beziehung als ein wie auch immer geartetes Abhängigkeitsverhältnis gekümmert. Heute haben ihre wissenschaftlichen Vertreter und Praktiker unter Bezugnahme auf soziologische und psychologische Befunde erkannt, wie wichtig neben der sozialen Herkunft der Schüler und Lehrer die Kommunikation im Kollegium, die Interaktion der Schülerinnen und Schüler sowie die Schulklasse als soziales System und die Schule als Organisation für den Erfolg des Lehrens und Lernens sind (Brunner & Huber, 1989).

Neuere soziologische Untersuchungen über Erscheinungsformen, Entstehungsgründe und Funktionsbedingungen gesellschaftlichen Zusammenlebens sprechen nicht mehr nur von Interaktion und Verhalten, sondern von sozialem Handeln (Habermas, 1981). Um *Handlungsfähigkeit* zu erwerben, die mehr ist als bloßes, an den Ziel-Mittel-Vorgaben anderer ausgerichtetes Reagieren, und um diese Fähigkeit zum eigenen Nutzen *einsetzen* zu können, ohne anderen dabei zu schaden, absolviert der *vergesellschaftete Mensch* einen lebenslangen, in der Auseinandersetzung mit den Anforderungen der sozialen und materiellen Umwelt bestimmten Erfahrungsbearbeitungs- und Lernprozess (Hurrelmann, 2002). Sein *Verlauf* und seine *Wirkungen* hängen vor allem von der Qualität der *Prinzipien* ab, nach denen das Lernumfeld organisiert ist und wie viel *kognitive*, *empathische* und *kreative* Kompetenzen die Lernenden unter dem Einfluss der dort aktiven Lehr- und *Bezugspersonen* zu entfalten vermögen. Es geht darum, den Heranwachsenden ein subjektiv möglichst befriedigendes und zum gesellschaftlichen Überleben benötigtes Maß an Anpassungs- und Selbstbestimmungsfähigkeit und bei Bedarf auch die Fähigkeit zu vermitteln, eigene sowie mit anderen geteilte und auf ihre Richtigkeit (Berechtigung) überprüfte Bedürfnisse gegen Widerstand durchzusetzen (Geulen, 1988). Der Prozess kann wegen der ungünstigen Beschaffenheit des *Umfeldes*, des Versagens der *Bezugspersonen* und/oder des fehlenden Engagements der lernenden *Subjekte* misslingen. Der Grad und die Häufigkeit, in der dies geschieht, sagt nicht nur etwas über die lernenden und handelnden Menschen, ihre Motive und Fähigkeiten, sondern auch etwas über den Zustand der Gesellschaft aus, in der sie leben und sich entwickeln.

Von Soziologen untersuchte soziale *Systeme* legen eine spezielle Verhaltenslogik an den Tag, ohne deren Berücksichtigung das Denken und Handeln der sie konstituierenden Individuen nicht zu verstehen ist (Luhmann, 1984). Wo immer vergesellschaftete und in Gesellschaft lebende Menschen aufeinandertreffen und kommunizieren, tun sie dies nicht nur als autonom Agierende, sondern immer auch als Rollen- und *Funktionsträger* innerhalb von Systemen (Familien, Schulen, Freundesgruppen, Betrieben, Organisationen). Sobald kommuniziert wird, entstehen Systeme als sich selbst regulierende soziale Einheiten unterschiedlicher Dichte und Dauer, die sich von anderen Systemen und ihrer Umwelt dadurch abgrenzen, dass ihre Mitglieder sich auf bestimmte, nur ihnen geläufige Weise untereinander verständigen. Kommt diese spezielle Kommunikation zum Erliegen, lernen Systeme unter Einbeziehung aller Subsysteme, die sie konstituieren, oder sie sterben an ihren unaufgelösten Widersprüchen. Wer sie dazu bringen will, im Interesse der Mitarbeiterschaft und eines reibungsloseren Funktionierens, Gesundheit zur Leitidee organisatorischen Handelns zu machen, muss die Sprache der Systeme verstehen und sprechen können (Willke, 1992).

Das ist der Fall, wenn diese Person die Fähigkeit besitzt, den Systemen oder ihren Repräsentanten die Erreichung der Ziele der Intervention auch und vor allem als Aufrechterhaltungs- oder als Entwicklungsgewinn schmackhaft zu machen.

Schließlich hat auch die Sozialisationsforschung, in der sich neben der Soziologie auch Psychologie, Anthropologie, Pädagogik und neuerdings die Gesundheitswissenschaften engagieren, dem Kommunikationsparadigma einiges zu verdanken. Unter Sozialisation wird die Gesamtheit aller Erfahrungs- und Erfahrungsverarbeitungsprozesse verstanden, mittels derer sich Menschen im Verlaufe ihres Lebens zu mehr oder weniger selbstbestimmungs- oder anpassungsfähigen Persönlichkeiten entwickeln (Hurrelmann, Grundmann & Walper, 2008). Dialogische, averbale und/oder technisch (analog, digital) vermittelte Kommunikation stellt nicht nur das Werkzeug dar, welches sie dazu befähigt, sich über einfachste (z.B. Mutter-Säugling-Interaktion) oder komplexeste Informationen (z.B. Kommunikation unter Wissenschaftlern) auszutauschen. Kommunikation hält auch das Interaktions- und Lerngeschehen im Gang, dem wir uns nicht entziehen können, selbst wenn wir es wollten, und das uns letztlich, bis auf einen genetisch-biophysiologischen Rest, zu dem macht, was wir sind (Watzlawick et al., 1996). Wir eignen uns mittels kommunikationsgestützter Sozialisation nicht nur die Mittel und Fähigkeiten an, mehr oder weniger gut zu überleben. *Wie* wir dies und mit welchem *Ergebnis* wir es tun, entscheidet in einem zwar sehr allgemeinen, hintergrundanalytisch aber wichtigen Sinne darüber mit, wie bekömmlich und gesund das Leben ist, welches wir selbst für uns planen und was andere uns zu leben erlauben (Schnabel, 2009).

Soziologie in der Gesundheitskommunikation

Die Soziologie *der* und *in der* Medizin hat das Wissen um die Beteiligung von seelischen und sozialen *Determinanten* an Entstehung und Verlauf verhaltensbedingter und nicht übertragbarer Massenkrankheiten erheblich verbessert (Schnabel, 1988). Sie konnte zu der (sich in der Versorgungspraxis allerdings erst langsam durchsetzenden) Erkenntnis beitragen, dass den Massenkrankheiten von heute durch möglichst frühe, in Kooperation mit den maßgeblichen Sozialisationsagenturen (Familien, Kindergärten, Schulen, Betriebe) realisierte und lebenslange erzieherische und gesundheitspädagogische Interventionen nachhaltiger und auf längere Sicht vermutlich auch kostengünstiger begegnet werden kann (Ahrens & Güntert, 2003) als durch den noch so ambitionierten Ausbau der technischen Hochleistungsmedizin.

Außerdem haben Gesundheitssoziologen in den vergangenen Jahren viele inzwischen nicht mehr angezweifelte Befunde über die Existenz und die Auswirkungen der gesellschaftlichen *Ungleichverteilung* gesundheitlicher Risiken und Versorgungschancen zusammengetragen (Mielck, 2005; Hurrelmann & Richter, 2006; Bauer, Bittlingmayer & Richter, 2008). Sie haben sich auch auf die Suche nach den Ursachen der von der sozialen Lebenslage abhängigen ungleichen Nutzung von Vorbeugungsangeboten, dem sogenannten Präventionsdilemma (Bauer, 2005), gemacht. In Verbindung damit konnten zahlreiche Faktoren (Bildung, materielle Sicherheit, soziale Lage, Vermittlerqualitäten, systemische Widerstände) identifiziert werden, die dem *Veränderungswillen* und der *Gestaltungsfähigkeit* derjenigen Bevölkerungsteile entgegenstehen, die die meisten Gesundheitsrisiken auf sich vereinen.

Unter Bezugnahme auf das Kommunikations- und Sozialisationsparadigma ist damit begonnen worden, die bislang nur wenig durchschauten und deshalb unterschätzten *Mikropolitiken* der Informationsverarbeitung und Akzeptanzverweigerung von Präventions- und Gesundheitsförderungsangeboten derjenigen Menschen zu ergründen, die der Gesundheitsförderung am meisten bedürfen (Hurrelmann & Leppin, 2001; Fromm, Baumann & Lampert, 2011; Schnabel & Bödeker, 2012). Das wiederum hat zur Entwicklung von neuen *Interventionsstrategien* geführt, die sich von den pädagogischen Interventionsroutinen marktüblicher Präventionsangebote unterscheiden. Gesundheit kann man nur lehren – so lautet eine bedenkenswerte These (Blättner, 2005) – wenn diejenigen, die es tun, sich der *systemischen* Bedingungen bewusst sind, unter denen Lehren und Lernen geschieht. Die Konsequenz daraus ist, dass Gesundheitspädagogen und -kommunikatoren qualifiziert werden, die diese Erkenntnisse umsetzen.

Gesundheitskommunikation beinhaltet aber auch *mehr* als das Reden über und den Umgang mit Krankheit und Gebrechen (Schnabel & Bödeker, 2012). Um Gesundheitsfähigkeit im Lebenslauf zu erwerben und zum eigenen sowie zum Vorteil anderer einsetzen zu können, brauchen die Menschen – wie sich in zahlreichen soziologischen Untersuchungen herausgestellt hat (zusammenfassend dazu Trojan & Legewie, 2000) – nicht nur gute *genetische* und *körperliche* Voraussetzungen. Ebenso wichtig ist es für sie, im kommunikativen Austausch mit den geeigneten Bezugspersonen vor allem am Anfang ihres Lebens *Liebe*, mindestens *Zuwendung* zu erfahren sowie die Fähigkeit, *Urvertrauen* und *Bindungsfähigkeit* zu entwickeln. Damit zusammen hängen *emotionale* Sicherheit, *affektive* Selbstkontrolle und *Geborgenheitsempfinden*, die nur möglich sind, wenn die erforderliche materielle und soziale Sicherheit fern von Abstiegs- und Verarmungsängsten sowie ein höchstmögliches Maß an *Glücks-* und *Wohlbefinden* auf körperlicher und seelischer Ebene gegeben sind. Als wichtig für die Gesundheit hat sich in Untersuchungen ferner der Grad sozialer *Integration* herausgestellt, der auch über das Maß bestimmt, in dem sich Menschen soziale *Unterstützung* zu sichern vermögen. Ähnliches gilt für die Chancen, *Selbstbestimmung* und Bürgerbeteiligung zu praktizieren, für die Möglichkeiten, über *kulturelle* Teilhabe (Sozialkapital) zu verfügen, für die Fähigkeiten, sich durch *Bildung* in den Besitz gesundheitsrelevanter Informationen zu bringen (Health Literacy) und – nicht zuletzt – natürlich auch für die Möglichkeit, risikoarme *Lebensstile* praktizieren und an *Versorgungsdienstleistungen* partizipieren zu können, die der Verhinderung von Krankheiten und der Gesundheit förderlich sind (Health Capability).

Gesundheitspsychologen, -soziologen und -pädagogen weisen – ohne damit bisher allerdings durchgreifende versorgungspolitische Wirkungen erzielt zu haben – schon länger darauf hin, dass Gesundheitswissenschaften und mit ihnen eine Gesundheitskommunikation, die dieses Namens würdig ist, aus sachlichen und überzeugungstaktischen Gründen etwas mit *Gesundheit* zu tun haben sollten. Darunter wird – den inzwischen dazu angestellten Untersuchungen eingedenk – die bekannte Definition der WHO (World Health Organization, 1946) der neueren gesundheitswissenschaftlichen Erkenntnislage angepasst und nicht mehr nur ein *Zustand* verstanden. Vielmehr gilt Gesundheit heute als *variables* Produkt eines *lebenslangen*, am Ideal körperlichen, seelischen und sozialen Wohlbefindens orientierten, mehr oder weniger gelingenden *Auseinandersetzungsprozesses* des Menschen mit den Anforderungen, die körperliche und psychische ebenso wie gesellschaftliche und materiale Bedingungen an ihn stellen (Franke, 2006; Hurrelmann, 2006). Gesundheit fällt umso *besser* aus, je mehr es dem Menschen gelingt, sich unter Einsatz seiner biophysischen Voraussetzungen durch reflektierende, lernende und schöpferische Kommunikation mit sich und anderen ein möglichst hohes Potenzial an gesundheitsdienlichen (*salutogenen*) Fähigkeiten anzueignen, diese im Austausch mit anderen auf ihre Wertigkeit hin zu *überprüfen* und allein oder in Zusammenarbeit mit anderen unter der Bedingung *durchzusetzen*, dass dabei andere Menschen in ihrem Streben nach Gesundheit nicht beeinträchtigt werden. Eine sozialwissenschaftlich-soziologisch reflektierte Gesundheitskommunikation, die sich an diesen Prinzipen orientiert, bietet bislang ungeahnte Möglichkeiten.

Gesundheit als Produkt der Gesundheitskommunikation

Gesund zu sein, ist – wie schon der amerikanische Medizinsoziologe und Klassiker der Gesundheitsforschung Aaron Antonovsky (1987) betonte – weder eine Selbstverständlichkeit noch ist es normal. Vielmehr stellt es eine besondere *Leistung* dar, die gegenüber einer alles andere als gesundheitsförderlich organisierten Lebens- und Arbeitswelt auf kommunikativem Wege durchgesetzt werden muss. Dies zu können oder aus unterschiedlichen Gründen zu scheitern, erlernen wir in einem lebenslangen Prozess, den Antonovsky (1987) als *Salutogenese* bezeichnet. Gesundheitspädagogik und -förderung sind angetreten, diesen Prozess wo immer nötig und im Interesse der Gesundheit möglichst vieler durch Interventionen auf individueller und sozialer Ebene zu optimieren.

Gesundheitskommunikation und Salutogenese

Aus soziologisch-sozialisationsanalytischer Sicht haben wir es bei der *Gesundheitskommunikation* zum einen mit einem rekonstruierbaren und in seinen Wirkungen bestimmbaren *Alltagsphänomen* zu tun, das in dreifacher Weise in Erscheinung tritt:

- als *lebenslanges* Aneignungsgeschehen von Gesundheitsfähigkeit (Salutogenese)
- als überwiegend von *Laien* organisiertes Lerngeschehen zum alltäglichen Umgang mit Krankheit und Gesundheit
- als zwischen Laien und *Versorgungs-Dienstleistern* ablaufende Kommunikation zur Bewältigung von Krankheit und zur Förderung von Gesundheit (Schnabel, 2009).

Im Hinblick auf die *Salutogenese* oder gesundheitsbezogene Kompetenzbildung im *Lebenslauf* kann man von Gesundheit(-sfähigkeit) auch als einem mehr oder weniger gelingenden Produkt der Gesundheitskommunikation sprechen.

Die Berichterstatter der bekannten «White Hall Studie» (z.B. Marmot, 2000) haben anhand der Langzeit-Untersuchungsergebnisse von britischen Angestellten im öffentlichen Dienst festgestellt, dass die Überlebenschancen von Menschen zu 5 % auf den Genen, zu 15 bis 20 % auf den Leistungen medizinischer Dienste, zu 20 bis 30 % auf dem persönlichen Lebensstil und zu 50 bis 60 % auf dem sozialen Status, der Schichtzugehörigkeit, beruhen. Eine Studie, in der die Ergebnisse von vierzig weiteren Projekten zur gleichen Thematik miteinander verglichen wurden (Broesskamp-Stone, 2003), kam zu dem Ergebnis, dass die Wirkung sogenannter Risikofaktoren in ihrem Einfluss auf die Gesundheit überschätzt wird und mindestens 50 bis 60 % aller Krankheitsereignisse unaufgeklärt bleiben, wenn der Einfluss der Lebens- und Arbeitswelt nicht berücksichtigt wird. Bei der Mehrzahl der Faktoren handelt es sich folglich um Bestimmungsgründe, die von den Menschen entweder vorgefunden oder als kommunikativ bearbeitete Folgen der Auseinandersetzung mit den Anforderungen aus der sozialen und materialen Umwelt betrachtet werden müssen. Oft beruhen sie aber auch auf Erfahrungen, die nur *indirekt* oder auf den ersten Blick so gut wie gar nichts mit Gesundheit und Krankheit zu tun haben. Dennoch sind sie für die Lebensgewohnheiten der Menschen und die Art und Weise wichtig, wie diese mit ihrer von Krankheitsepisoden unterbrochenen oder mit chronischen Phasen ihrer (relativen) Gesundheit umgehen.

Sich auf gesundheitskommunikativem Wege um die von den jeweils Betroffenen weitgehend mitgetragene und/oder mitgestaltete Entlastung und soziale Besserstellung der gesellschaftlich zu kurz Gekommenen zu bemühen, dürfte daher der vermutlich effizienteste Weg zur Verbesserung der Volksgesundheit sein, hat aber – wie die Erfahrung zeigt – mit großen Widerständen zu rechnen. Nach Expertenschätzung werden zwischen 60 und 70 % aller Ereignisse, die mit der Bewältigung von Krankheiten, wahrscheinlicher noch, die mit der Förderung von Gesundheit zu tun haben, im *Laiensystem* bewältigt (Trojan, 2003). Rund 60 % aller Menschen mit Behinderung werden zuhause unter mehr oder weniger starker Inanspruchnahme medizinischer und anderer Dienste betreut (Cloerkes, 2001). Aber auch im alltäglichen Miteinander, etwa beim Umgang mit der allwinterlichen Grippe oder bei der Aufstellung des Essensplans für die nächste Woche, muss auf kommunikativem Wege ausgehandelt werden, wo die Grenzen zwischen Krankheit und Gesundheit sind, was getan werden kann, um gesund zu bleiben oder was und von wem unternommen werden muss, um ein Krankheitsereignis unter Einsatz der effizientesten Mittel möglichst schnell zu überstehen (Schnabel, 2009).

Durch die Wirkung dieser früher abschätzig als Laienmedizin bezeichneten, inzwischen aber als «hidden health care system» (Levin & Idler, 1981) oder als Laienpotenzial der Gesundheitsversorgung (Knesebeck & Trojan, 2007) hoch geschätzten Faktoren wird nicht nur das ökonomisch belastete Versorgungssystem erheblich entlastet. In der gesundheitsbezogene Kommunikation unter Gesundheitslaien (zum Beispiel zwischen Eltern und Kindern, Lehrern und Schülern und ihren Peers, zwischen Chefs und Mitarbeitern, unter Kollegen und mit Freunden) wird viel von dem gelernt, realisiert und ausgetestet, was vor allem den Umgang der Menschen mit Gesundheit prägt (Schnabel & Bödeker, 2012, S. 68 ff.). Hier eingreifen zu können, um darauf in gezielter Weise Einfluss zu nehmen, setzt voraus, dass man darüber Bescheid weiß, wie die Zielgruppen der Intervention im Alltag kommunizieren. Außerdem muss man mit Zielgruppen auf eine Weise kommunizieren können, die ihren Bedürfnissen entspricht, an ihrer Erfahrungswelt orientiert ist und sie nicht überfordert (Roski, 2009).

Die Kommunikation zwischen Experten und Laien/Patienten zum Zwecke der Verhinderung von Krankheiten (Prävention) und zur Beseitigung von Krankheitsfolgen (Kuration) gilt in der Wissenschaft, aber auch in der Praxis der Gesundheitserziehung und -beratung als Inbegriff der Gesundheitskommunikation. Dabei handelt es sich in der Regel um ein asymmetrisches Geschehen, auf das sich Patientinnen und Patienten einlassen und/oder das sie in Kauf nehmen, um von Unwohlsein, Schmerzen und Arbeitsunfähigkeit befreit zu werden. Hierzu sind Ärzte und Therapeuten von Berufs wegen verpflichtet, um Patienten im Interesse des Behandlungserfolges zu bestmöglicher Zusammenarbeit (Compliance) zu bewegen.

Dass diese Beziehung von der einen Seite unter Leidensdruck und von der anderen Seite nicht nur – aber auch – im Interesse wirtschaftlichen Gewinns eingegangen wird und von daher einen Extremfall von Kommunikation darstellt, der bei der Behandlung von Krankheiten noch sinnvoll sein mag, zur Herstellung und Förderung von Gesundheit aber ungeeignet erscheint, wird von sozialwissenschaftlich-soziologischer Seite schon seit einiger Zeit vermutet. Im Zusammenhang damit sind Konzepte wie das vom *Patient als Koproduzent von Gesundheit* oder als *mündigem Konsument* (Reibnitz, Schnabel & Hurrelmann, 2001; Ewert, 2013) von Versorgungsangeboten entwickelt worden, denen allen aus unterschiedlichen Beweggründen gemeinsam ist, dass sie den Selbstbestimmungsanteil aufseiten der Patienten erhöhen wollen. Begründet wird dies mit der kommunikationstheoretisch plausiblen, aber empirisch noch überprüfungsbedürftigen Annahme, dass der Weg zu nachhaltiger Gesundheit, die mehr ist als das bloße Fehlen von Krankheit, nur über die Stärkung von Eigenverantwortung (World Health Organization, 1946, 1986) zu gehen sei.

Vieles spricht außerdem für die Vermutung, dass eine *sprechende Medizin* (Hurwitz & Greenhalgh, 2005) und der Versuch, den Therapeuten den empowerten Patienten als Gleichberechtigten zum *Informed* oder *Shared Decision-Making* an die Seite zu stellen, eine kommunikativ ergiebigere und damit für beide Seiten gewinnbringendere, weil den heute anstehenden Versorgungsproblemen angemessenere Variante darstellt. Wirklich funktionieren wird dies aber nur, wenn es gelingt, den Patientinnen und Patienten ein neues Rollenselbstverständnis zu vermitteln und Therapierende, Erziehende und Beratende dazu zu bringen, ein entsprechendes Kommunikationsverhalten an den Tag zu legen, über dessen Sinn und Machbarkeit in Deutschland bis heute gestritten wird.

Gesundheitskommunikation in der Prävention und Gesundheitsförderung

Von mehr oder weniger gut dafür ausgebildeten Experten *beruflich* betrieben, tritt uns Gesundheitskommunikation auch als strategisch-instrumentelles *Aktivum*, als mehr oder weniger gut organisiertes Bemühen entgegen, die Botschaft der Gesundheit auf allen vermittlungsrelevanten *Ebenen* (Individuen, Organisationen, ganze Gesellschaften) durch den Einsatz möglichst vieler zielführender *Strategien* und *Kanäle* (Beratung, Organisationsentwicklung, Informations- und Aufklärungskampagnen) und unter Verwendung einer zweckmäßigen Mischung geeigneter *Medien* (z.B. Buch, Presse, Radio, Fernsehen, Internet) zu verbreiten (Schnabel, 2009). Ihre Absicht ist es, die Einstellungen und Verhaltensweisen der Menschen durch pädagogisch-informative Interventionen und durch Gesundheitsförderung in bzw. mit Familien, Schulen, Betrieben und anderen Settings so zu beeinflussen, dass diese zu einer möglichst eigenverantwortlichen, auf die Vermeidung von Krankheitsrisiken und die systematische Stärkung von Gesundheitsressourcen ausgerichteten Lebensführung befähigt werden. Das schließt die Fähigkeit ein, die eigenen Gesundheitsinteressen zu erkennen und sie bei Bedarf allein oder zusammen mit anderen gegen den Widerstand derer durchzusetzen, die von den Folgen des gegenwärtig verbreiteten, durch Experten dominierten Umgangs mit Krankheit und Gesundheit profitieren.

Die Interventionskonzepte (Präventivmedizin, Verhaltensprävention, Gesundheitserziehung, Gesundheitsförderung), die gegenwärtig eingesetzt werden, um Menschen zu einem verantwortungsvolleren Umgang mit ihrer Gesundheit zu bewegen (Altgeld, 2006; Schnabel, 2007), nutzen mit Ausnahme der Gesundheitsförderung noch viel zu wenig die Möglichkeiten, die Gesundheitskommunikation ihnen bietet (Schnabel & Bödeker, 2012). Die von den Krankenkassen und Versicherungsträgern finanzierten und häufig in Kooperation zum Beispiel mit den Volkshochschulen durchgeführten Maßnahmen der Präventivmedizin und Verhaltensprävention sind hauptsächlich krankheitsorientiert. Sie konzentrieren sich auf die Vermittlungsarbeit mit Individuen, selbst wenn diese zu Unterrichtszwecken in größeren Gruppen zusammengefasst werden, und sie setzen bevorzugt abschreckungspädagogische Mittel ein. Sie zielen auf die Folgsamkeit gegenüber Fremden/Experten, konzentrieren sich vor allem auf sekundär- (Früherkennung) und tertiär-präventive (Rehabilitation) Maßnahmen und begnügen sich damit, Erkrankungsrisiken zu minimieren. Ihre Beliebtheit hat vor allem damit zu tun, dass sie in dem von schlichtem, seit dem achtzehnten Jahrhundert nicht wesentlich verändertem interventionsphilosophischem Denken beherrschten Versorgungssystem besonders leicht zu implementieren, relativ einfach und kostengünstig zu realisieren und zu evaluieren sind (Kühn & Rosenbrock, 1994/2009). Wie nachhaltig die mit ihrer Hilfe transportierten erzieherischen Inputs wirklich wirken, ist jedoch fraglich.

Im Unterschied zu Präventivmedizin und Verhaltensprävention, die sich für den selbstbestimmten und eigenverantwortlich handelnden Patienten/Konsumenten oft nur dann zu interessieren scheinen, wenn es darum geht, die Dienstleister zu entlasten und/oder Versorgungskosten zu senken (Schmidt, 2008), ist deren Heranbildung für die Gesundheitsförderung (Hurrelmann, 2006; Schnabel, 2007) und eine moderne, systemisch und kommunikationsanalytisch *sensible* Gesundheitspädagogik (Wulfhorst, 2002; Blättner, 2005; Dippelhofer-Stiem, 2008) ein konstitutives Anliegen. Die Gesundheitsförderung ist vordringlich *gesundheitsorientiert*, interessiert sich für die möglichst *früh* im Lebenslauf beginnende Arbeit mit Menschen in ihrer *Lebensumwelt* (Settings) und orientiert sich, wo immer dies möglich ist, an den Erfahrungen und *Bedürfnissen* ihrer Adressaten. Sie setzt auf deren *Selbstbestimmungsfähigkeit* und *Partizipationsbereitschaft*, bedient sich *erfahrungs-* und *belohnungspädagogischer* Mittel und betrachtet es als ihre Aufgabe, individuelle und kollektive *Gesundheitsressourcen* zu stärken. Das Implementationsprozedere ist anspruchsvoll und bedarf zu seiner erfolgreichen Durchführung organisatorischer und struktureller Vorkehrungen, die an den Orten, an denen Gesundheitsförderung eingesetzt wird, oft erst in Form von Qualitäts- und/oder Gesundheitszirkeln, Projektgruppen, Gesundheitsabteilungen oder -konferenzen geschaffen werden müssen. Dies und die Tatsache, dass es einiger methodischer Fantasie bedarf, um ihre meist mittel- und längerfristigen Wirkungen nachzuweisen, führen dazu, dass Gesundheitsförderung insgesamt noch zu selten Verwendung findet.

Innerhalb der Gesundheitswissenschaften gehören neben der Versorgungs- und Pflegeforschung und der Gesundheitssystemgestaltung vor allem Prävention und Gesundheitsförderung zu denjenigen Praxisbereichen, die von den analytischen und interventionsstrategischen Vorteilen des Konzepts der Gesundheitskommunikation am meisten profitieren könnten. Leider müssen wir feststellen, dass die in diesen Bereichen aktiven Wissenschaften – bis auf die Pflege, in der die Gesundheitskommunikation schon länger angekommen ist – erst langsam beginnen, sich mit dem Thema anzufreunden. Augenblicklich wird das Forschungsfeld an nur wenigen Universitäten, vermehrt an Hochschulen (und wenn, dann mit der speziellen Ausrichtungen auf Medien und Health Marketing) vertreten, was insgesamt dazu führt, dass die dringend erforderliche Forschung auf diesem Gebiet in den letzten Jahren nur wenig vorangekommen ist.

Literatur

Abels, H. (2009). *Wirklichkeit.* Über Wissen und andere Definitionen der Wirklichkeit, über uns und Andere, Fremde und Vorurteile. Wiesbaden: VS Verlag für Sozialwissenschaften.

Ahrens, D. & Güntert, B. (Hrsg.). (2003). *Gesundheitsökonomie und Gesundheitsförderung.* Baden-Baden: Nomos.

Altgeld, T. (2006). Gesundheitsförderung: Eine Strategie für mehr gesundheitliche Chancengleichheit jenseits von kassenfinanzierten Wellnessangeboten und wirkungslosen Kampagnen. In M. Richter & K. Hurrelmann (Hrsg.), *Gesundheitliche Ungleichheit* (S. 389–404). Wiesbaden: VS Verlag für Sozialwissenschaften.

Antonovsky, A. (1987). *Unravelling the mistery of health.* San Francisco, Ca.: Jossey-Bass.

Badura, B. & von dem Knesebeck, O. (2012). Soziologische Grundlagen der Gesundheitswissenschaften. In K. Hurrelmann & O. Razum (Hrsg.), *Handbuch Gesundheitswissenschaften* (S. 187–220). Weinheim, Basel: Beltz.

Bauer, U. (2005). *Das Präventionsdilemma.* Potenziale schulischer Kompetenzförderung im Spiegel sozialer Polarisierung. Wiesbaden: Verlag für Sozialwissenschaften.

Bauer, U., Bittlingmayer, U.H. & Richter, M. (2008). Determinanten und Mechanismen gesundheitlicher Ungleichheit. Die Herausforderungen einer erklärenden Perspektive. In U. Bauer, U.H. Bittlingmayer & M. Richter (Hrsg.), *Health Inequalities* (S. 13–58). Wiesbaden: VS Verlag für Sozialwissenschaften.

Berger, P. & Luckmann, T. (1980). *Die gesellschaftliche Konstruktion der Wirklichkeit.* Eine Theorie der Wissenssoziologie. Frankfurt a.M.: Fischer.

Blättner, B. (2005). *Gesundheit lässt sich nicht lehren.* Bad Heilbrunn: Klinkhard.

Blumer, H. (1973). Der methodologische Standpunkt des symbolischen Interaktionismus. In Arbeitsgruppe Bielefelder Soziologen (Hrsg.), *Alltagswissen, Interaktion und gesellschaftliche Wirklichkeit* (Bd. 1, S. 80–146). Reinbeck, Hamburg: Rowohlt.

Broesskamp-Stone, U. (2003). *Assessing interorganizational networks for health promotion.* Framework and examples. Bielefeld. Diss. PH.

Brunner, E.J. & Huber, G.L. (1989). *Interaktion und Erziehung.* Weinheim: Beltz.

Cloerkes, G. (2001). *Soziologie der Behinderten.* Heidelberg: Universitätsverlag Winter.

Deutsche Gesellschaft für Public Health (Hrsg.). (1999). *Public Health Forschung in Deutschland.* Bern: Huber.

Dippelhofer-Stiem, B. (2008). *Gesundheitssozialisation.* Theoretische und empirische Analysen zur Genese des subjektiven Gesundheitsbildes. Weinheim, München: Juventa.

Ewert, B. (2013). Patient und Konsument in einer Person – Multiple Nutzeridentitäten im Gesundheitswesen. *IGZ. Die Alternative,* 19, 22–25.

Franke, A. (2006). Modelle von Krankheit und Gesundheit. Bern: Huber.

Freidson, E. (1979). *Der Ärztestand.* Berufs- und wissenschaftssoziologische Durchleuchtung einer Profession. Stuttgart: Enke.

Fromm, B., Baumann, E. & Lampert, C. (2011). *Gesundheitskommunikation und Medien.* Ein Lehrbuch. Stuttgart: Kohlhammer.

Geulen, D. (1988). *Das vergesellschaftete Subjekt.* Zur Grundlegung der Sozialisationstheorie. Frankfurt a.M.: Suhrkamp.

Goffman, E. (1959/2002). *Wir alle spielen Theater.* Die Selbstdarstellung im Alltag. München: Piper

Grossmann, R. & Scala, K. (2011). *Gesundheit durch Projekte fördern.* Ein Konzept zur Gesundheitsförderung durch Organisationsentwicklung und Projektmanagement. Weinheim: Juventa.

Habermas, J. (1981). *Theorie des kommunikativen Handelns* (2 Bände). Frankfurt a.M.: Suhrkamp.

Habermas, J. & Luhmann, N. (Hrsg.). (1971). *Theorie der Gesellschaft oder Sozialtechnologie.* Frankfurt a.M.: Suhrkamp.

Hurrelmann, K. (2002). *Einführung in die Sozialisationstheorie.* Weinheim: Beltz.

Hurrelmann K (2006). *Gesundheitssoziologie.* Eine Einführung in sozialwissenschaftliche Theorien von Krankheitsprävention und Gesundheitsförderung. Weinheim, München: Juventa.

Hurrelmann, K. & Leppin, A. (2001). *Moderne Gesundheitskommunikation.* Vom Aufklärungsgespräch zur E-Health. Bern: Huber.

Hurrelmann, K., Richter, M. (Hrsg.). (2006). *Gesundheitliche Ungleichheit.* Wiesbaden: VS Verlag für Sozialwissenschaften.

Hurrelmann, K., Grundmann, M. & Walper, S. (Hrsg.). (2008). *Handbuch der Sozialisationsforschung.* Weinheim: Beltz.

Hurrelmann, K., Klotz, T. & Haisch, J. (Hrsg.). (2008). *Lehrbuch Prävention und Gesundheitsförderung.* Bern: Huber

Hurwitz, B. & Greenhalgh, T. (2005). *Narrative-based Medicine – Sprechende Medizin.* Bern: Huber.

Jazbinsek, D. (Hrsg.). (2000). *Gesundheitskommunikation.* Wiesbaden: VS Verlag für Sozialwissenschaften.

Klammt, J. P. (2009). *Ärzte und Patienten.* Informationen, Standpunkte, Fragen. Norderstedt: Verlag Books of Demand.

Korte, H. & Schäfers, B. (2010). *Einführung in die Hauptbegriffe der Soziologie.* Wiesbaden: VS Verlag für Sozialwissenschaften.

Krappmann, L. (2000). *Soziologische Dimensionen der Identität.* Stuttgart: Klett-Cotta.

Kühn, H. & Rosenbrock, R. (1994/2009). Präventionspolitik und Gesundheitswissenschaften. Eine Problemskizze. In U. H. Bittlingmayer, D. Sahrai & P.-E. Schnabel (Hrsg.), *Normativität und Public Health* (S. 47–74). Wiesbaden: VS Verlag für Sozialwissenschaften.

Levin, L. S. & Idler, E. L. (1981). *The hidden health care system: mediating structures and medicine.* Cambridge, Mass.: Ballinger.

Luhmann, N. (1984). *Soziale Systeme.* Grundriss einer allgemeinen Theorie. Frankfurt a. M.: Suhrkamp.

Marmot, M. G. (2000). *Social determinants of health.* Oxford: Oxford University Press.

Mead, G. (1934/1968). *Geist, Identität und Gesellschaft.* Frankfurt a. M.: Suhrkamp.

Mielck, A. (2005). Soziale Ungleichheit und Gesundheit. Bern: Huber.

Müller-Mundt, G. (2001). Patientenedukation zur Unterstützung des Selbstmanagements (S. 94–106). In: K. Hurrelmann & A. Leppin (Hrsg.), *Moderne Gesundheitskommunikation.* Bern: Huber

Nothdurft, W. (2007). Kommunikation. In J. Straub, A. Weidemann & D. Weidemann (Hrsg.), *Handbuch interkultureller Kommunikation und Kompetenz* (S. 24–34). Stuttgart, Weimar: J. B. Metzler.

Parsons, T., Bales, R. F. & Shils, E. A. (1953). *Papers in the theory of action.* University of California: Free Press.

Plate, M. (2013). Grundlagen der Kommunikation: Gespräche effektiv gestalten. Stuttgart: Vandenhoek & Ruprecht.

Pohlmann, M. & Markova, H. (2011). *Soziologie der Organisation.* Eine Einführung. Konstanz, München: UVK/UTB.

Preisendörfer, P. (2008). *Organisationssoziologie.* Grundlagen, Theorien und Problemstellungen. Wiesbaden: VS Verlag für Sozialwissenschaften.

Reibnitz, v. C., Schnabel, P.-E. & Hurrelmann K. (Hrsg.). (2001). *Der mündige Patient.* Konzepte zur Patientenberatung und Konsumentensouverenität. Weinheim: Juventa.

Roski, R. (Hrsg.). (2009). *Zielgruppengerechte Gesundheitskommunikation.* Akteure – Audience Segmentation – Anwendungsfelder. Wiesbaden: VS Verlag für Sozialwissenschaften.

Schäfer, C. (2010). *Patientencompliance – Messung, Typologie, Erfolgsfaktoren.* Durch verbesserte Therapie neue Effizienzreserven ausschöpfen. Wiesbaden: Gabler

Schmidt, B. (2008). *Eigenverantwortung haben immer die Anderen.* Der Verantwortungsdiskurs im Gesundheitswesen. Bern: Huber.

Schnabel, P.-E. (1988). *Krankheit und Sozialisation.* Vergesellschaftung als pathogener Prozess. Opladen: Westdeutscher Verlag

Schnabel, P.-E. (2007). *Gesundheit fördern, Krankheit prävenieren.* Besonderheiten, Leistungen und Potentiale aktueller Konzepte vorbeugenden Versorgungshandelns. Weinheim: Juventa.

Schnabel, P.-E. (2009). Kommunikation im Gesundheitswesen – Problemfelder und Chancen. In R. Roski (Hrsg.), *Zielgruppengerechte Gesundheitskommunikation* (S. 33–58).Wiesbaden: VS Verlag für Sozialwissenschaften.

Schnabel, P.-E. & Bödeker, M. (2012). *Gesundheitskommunikation – Mehr als das Reden über Krankheit.* Weinheim: Juventa.

Seannell, P. (2011). *Medien und Kommunikation.* Wiesbaden: Springer/VS Verlag für Sozialwissenschaften.

Simmel, G. (1908/2012). *Soziologie der Über- und Unterordnung.* Kindle edition: Jazzybee.

Trojan, A. (2003). Der Patient im Versorgungsgeschehen: Laienpotenzial und Gesundheitsselbsthilfe. In F. W. Schwartz et al. (Hrsg.) *Das Public Health Buch* (S. 321–333). München, Jena: Urban & Fischer.

Trojan, A. & Legewie, H. (2000). Stärkung gesundheitsförderlicher Lebensbedingungen. Handlungsvorschläge für eine «Gesundheits»-Politik, die diesen Namen verdient. *Rundbrief Gemeindepsychologie,* 6, 39–52.

von dem Knesebeck, O. & Trojan, A. (2007). Laienpotenzial und -kompetenz in der Gesundheitsversorgung. *Public Health Forum,* 55, 4.c1–4.c3.

Watzlawick, P., Beavin, J. H. & Jackson, D. D. (1996). *Menschliche Kommunikation.* Bern: Huber.

Weber, M. (1921/1973). Über einige Kategorien der verstehenden Soziologie. In M. Weber (Hrsg.), *Gesammelte Aufsätze zur Wissenschaftslehre* (S. 403–450). Tübingen: Mohr.

Weber, M. (1922/2005). *Wirtschaft und Gesellschaft.* Grundriss der verstehenden Soziologie. Tübingen: Mohr.

Willke, H. (1992). Beobachtung, Beratung und Steuerung von Organisationen in systemtheoretischer Sicht. In R. Wimmer (Hrsg.), *Organisationsberatung* (S. 17–41).Wiesbaden: Gabler.

Wirsching, W., & Seibt, P. (Hrsg.). (2002). *Paar- und Familientherapie.* Berlin: Springer.

World Health Organization (Hrsg.). (1946). *Constitution of the World Health Organization.* Abgerufen von: http://www.searo.who.int./Link/Files/About_SEARO_const.pdf (09. 05. 2010).

World Health Organization (Hrsg.). (1986). *Ottawa Charta for Health Promotion.* Ottawa.: WHO.

Wulfhorst, B. (2002). *Theorie der Gesundheitspädagogik.* Legitimation, Aufgabe und Funktion von Gesundheitserziehung. Weinheim: Juventa.

4. Psychologische Grundlagen der Gesundheitskommunikation

Britta Renner und Martina Gamp

Dieses Kapitel stellt Ziele und Wirkung gesundheitsbezogener Kommunikation aus psychologischer Perspektive dar. Die in der Praxis zu findende Vielfalt gesundheitsbezogener Kommunikation kann hinsichtlich dreier Ziele unterschieden werden: (1) Informationsdarbietung, (2) Veränderung von gesundheitsbezogenen Einstellungen und Überzeugungen (z.B. der Risikowahrnehmung) und (3) Veränderung des Verhaltens. Diese Ziele erfordern verschiedene Formen gesundheitsbezogener Kommunikation, die anhand von Beispielen (Informations-, Furchtappelle) und vor dem Hintergrund psychologischer Modelle wie der Theorie der Schutzmotivation, des erweiterten parallelen Prozessmodells und des sozialkognitiven Prozessmodells gesundheitlichen Handelns skizziert werden.

Gesundheits- und Risikokommunikation aus der Perspektive der Psychologie

Über alle Bevölkerungsgruppen hinweg ist das Interesse an Informationen über Themen aus dem Bereich von Gesundheit und Krankheit sehr hoch. So ist in den Medien und im Internet eine nahezu unüberschaubare Anzahl und Vielfalt an populärwissenschaftlichen Beiträgen und Boulevardangeboten zu gesundheitsbezogenen Themen zu finden (Baumann, Lampert & Fromm, 2012; Pletneva & Vargas, 2011). In den USA hat sich beispielsweise allein zwischen 1998 und 2010 der Bevölkerungsanteil, der im Internet nach gesundheitsrelevanten beziehungsweise medizinischen Informationen sucht, von 27% auf 76% erhöht (Harris Interactive, 2010). Vergleichbare Zuwachsraten zeigen sich auch in den verschiedenen europäischen Ländern (Pletneva & Vargas, 2011). Daneben ist auch die Anzahl wissenschaftlicher Veröffentlichungen zu der Frage, wie gesundheitsbezogene Themen kommuniziert und rezipiert werden, enorm angestiegen. Allein die Datenbank PubMed der National Institutes of Health in den USA verzeichnet über 84000 Einträge zum Thema Gesundheitskommunikation (Health Communication).

Die Kommunikation gesundheitsbezogener Themen umfasst ein sehr breites und heterogenes Forschungsfeld, das von verschiedenen Fachdisziplinen unterschiedlich definiert wird (Baumann, Lampert & Fromm, 2012; Hurrelmann & Leppin, 2001; Würz, Nurm & Ekdahl, 2013). Im Rahmen der *Psychologie* – und hier insbesondere in der Gesundheitspsychologie, der medizinischen Psychologie und Sozialpsychologie – wird die Kommunikation gesundheitsbezogener Themen jedoch nicht unter einem einzelnen Begriff geführt. Vielmehr wird in diesen Fachdisziplinen aus einer auf das Individuum bezogenen Perspektive der Gesundheitsförderung und Krankheitsprävention die Frage gestellt, wie gesundheitsbezogene Kognitionen sowie Risiko- beziehungsweise Gesundheitsverhaltensweisen durch die direkte (persönliche) oder indirekte (über Medien vermittelte) Kommunikation gesundheitsbezogener Informationen beeinflusst werden (Renner, Panzer & Oeberst, 2007). Der Kommunikation von gesundheitsbezogenen Informationen kommt dabei nicht nur im Bereich der primären, sondern auch im Bereich der sekundären und tertiären Gesundheitsprävention, das heißt im Rahmen der Behandlung von Krankheiten und der Rehabilitation, ein immer größerer Stellenwert zu. Beispielsweise werden medizinisch-therapeutische Interventionen immer häufiger auf der Grundlage einer gemeinsamen Entscheidungsfindung von Arzt und Patient (Shared Decision-Making, SDM) oder einer informierten Entscheidung (Informed Decision) der Patientinnen und Patienten ausgewählt (Gigerenzer et al., 2007). Ob es also um die Entscheidung von Gesunden geht, ein bestimmtes Risikoverhalten (wie z. B. Rauchen) zu verändern, eine Schutzimpfung vorzunehmen, einen genetischen Test durchzuführen, oder um die Entscheidung von Kranken und Ärztinnen sowie Ärzten, ein bestimmtes Medikament einzunehmen beziehungsweise zu verschreiben, einen operativen Eingriff oder eine medizinische Behandlung vorzunehmen – in allen Fällen bilden gesundheitsbezogene Informationen eine zentrale Entscheidungsgrundlage.

Ziele von Gesundheits- und Risikokommunikation

Aus psychologischer Perspektive kann die in der Praxis zu findende Fülle und Vielfalt gesundheitsbezogener Kommunikation hinsichtlich drei verfolgter Ziele unterschieden werden: (1) Informationsdarbietung, (2) Veränderung von gesundheitsbezogenen Einstellungen und Überzeugungen (z. B. der Risikowahrnehmung) und (3) Veränderung des Verhaltens (siehe **Abbildung 4-1**, nach Renner & Gamp, in Druck; Brewer, 2011).

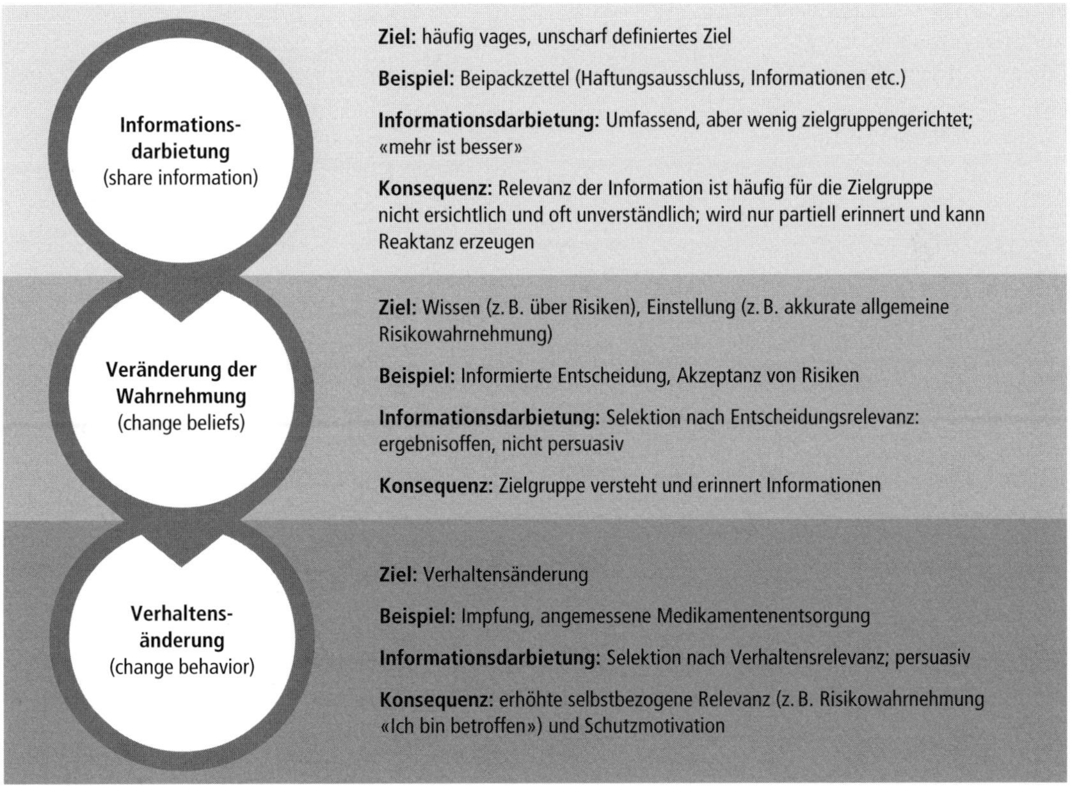

Abbildung 4-1: Die drei Ziele der Gesundheits- und Risikokommunikation (nach Renner & Gamp, in Druck, sowie Brewer, 2011)

Das nächstliegende Ziel ist die *Darbietung von Informationen*. Diese erfolgt häufig unspezifisch, das heißt die Zielgruppe und die angestrebte Wirkung sind nicht klar definiert (Just-say-it-Methode; Brewer, 2011). Der Kommunikation unterliegt damit die implizite Annahme, je mehr Informationen dargeboten werden, desto besser oder genauer sei die Gesundheits- und Risikokommunikation (z. B. im Rahmen eines Haftungsausschlusses bei Einverständniserklärungen und Beipackzetteln). Wenn die Informationen jedoch nicht nach ihrer Relevanz, Verständlichkeit und Nützlichkeit für die Rezipientinnen und Rezipienten (z. B. Verbraucher, Patienten) ausgewählt werden, ist nicht zu erwarten, dass diese beachtet oder erinnert werden und einen Effekt haben. Unspezifische und schwer verständliche Informationen werden in den meisten Fällen ignoriert und können unter Umständen zu Reaktanz führen (Downs, 2011). Empfehlenswert ist deshalb, dass Risikokommunikation immer an den Rezipienten orientiert ist und mit einer spezifischen Zielsetzung erfolgt (siehe hierzu Dreyer, Kuhn & Renn, 2013; Götz et al., 2011 für eine Übersicht und praktische Beispiele im Bereich Arzneimittelverbrauch).

Eine weitere Zielsetzung von Gesundheits- und Risikokommunikation ist es, die *Wahrnehmung* der Rezipienten zu *ändern*. Durch die Vermittlung von Sachverhalten (Sach- und Informationsappelle) wird es den Rezipienten ermöglicht, eine akkurate Einschätzung der Fakten und Sachlage vorzunehmen, wie zum Beispiel Gesundheitsrisiken einzuschätzen (Risikowahrnehmung beziehungsweise Risk Perception; Renner et al., in Druck; Renner & Schupp, 2011) oder eine informierte Entscheidung (Informed Decision) zu treffen. Solche Formen der Entscheidungsfindung sind insbesondere im Rahmen von Lebensstilveränderungen und medizinischen Interventionen notwendig, deren Nutzen und Risiken nicht nur unter medizinischen Gesichtspunkten bewertet werden können, sondern deren Implikationen auch in Abhängigkeit von den Werten und Einstellungen der Rezipientinnen und Rezipienten unterschiedlich zu bewerten sind. So mag sich eine Person für eine Verhaltensänderung oder Therapieform entscheiden, weil sie den Nutzen höher als die Risiken bewertet, während sich eine andere Person mit vergleichbarem Merkmalsprofil oder vergleichbarer Symptomatik gegen die Veränderung oder Therapie entscheidet, da sie nicht gewillt ist, die Nachteile oder Risiken in Kauf zu nehmen. Zentraler Bestandteil dieser Form der Gesundheitskommunikation sind deshalb Sachinformationen oder Informationsappelle, die zum Beispiel den Zusammenhang zwischen übermäßiger Antibiotikaeinnahme und Antibiotikaresistenzen verständlich darstellen und erklären. Wichtig ist hierbei der nichtpersuasive Charakter der Informationsselektion und -darbietung. Ziel ist es, relevante Information für die Rezipienten verständlich darzustellen, um akkurate Einschätzungen und informierte Entscheidungen zu ermöglichen. Welche Entscheidungen oder Verhaltensweisen die Rezipienten letztlich wählen, liegt damit in ihrem persönlichen Ermessen.

Dies hat klare Implikationen für die Evaluierung von Sach- und Informationskommunikation. Während die gewählten Handlungs- oder Therapieoptionen wenig über die Effektivität der Kommunikation aussagen, stellen eine hohe und korrekte Erinnerungsrate der dargebotenen Informationen sowie ein umfassendes Verständnis der Sachlage geeignete Indikatoren zur Evaluierung einer gelungenen Kommunikation dar.

Ein weiteres Ziel der Gesundheits- und Risikokommunikation kann die *Verhaltensänderung* sein, basierend auf der Annahme, dass es ein bestimmtes, wünschenswertes Verhalten gibt (z. B. mit dem Rauchen aufzuhören). Die Informationen werden hier typischerweise mit dem Ziel selektiert und dargestellt, die Auftrittswahrscheinlichkeit eines erwünschten Verhaltensmusters zu maximieren. Die Informationsselektion und -darstellung erfolgt in diesem Fall persuasiv. Häufig werden hier deshalb nicht nur Sachinformationen dargeboten, sondern auch emotional wirksame Informationen wie zum Beispiel Furchtappelle, die Wissen über und Furcht vor Gesundheitsrisiken induzieren sollen. Ferner wird in diesen Fällen häufig versucht, durch die Information einen hohen Selbstbezug herzustellen, da selbstbezogene Informationen motivational wirksamer sind. Der Selbstbezug gesundheits- und risikobezogener Informationen ist zentral, da aus psychologischer Perspektive ein entscheidender Unterschied darin besteht, welche Vorstellungen Menschen von gesundheitlichen Risiken haben (allgemeine Risikowahrnehmung) und wie sie ihre eigene Gefährdung einschätzen (selbstbezogene Risikowahrnehmung). So geht, im Gegensatz zu der *allgemeinen* Risikowahrnehmung, eine hohe *selbstbezogene* Risikowahrnehmung beziehungsweise das Erleben persönlicher Verwundbarkeit in der Regel mit einer hohen Motivation für Schutzmaßnahmen einher (Renner & Schupp, 2011). Neben der Kommunikation von Gesundheitsrisiken (*Risikokommunikation*), die eine lange Tradition in der Forschung und Gesundheitsaufklärung hat, erfolgt in diesem Zusammenhang zunehmend auch eine *Ressourcenkommunikation*, die zum Beispiel auf die Erhöhung von Kompetenzen wie der Selbstregulation abzielt, um Verhaltensänderung zu motivieren und aufrechtzuerhalten.

Die Gesundheits- und Risikokommunikation zur Verhaltensänderung profitiert aktuell insbesondere von den neuen technologischen Entwicklungen des Internets sowie von den Anwendungssoftwares für Mobilgeräte (Apps). Der Einsatz dieser Medien ermöglicht nicht nur eine breite Kommunikation, die viele Rezipientinnen und Rezipienten erreicht, sondern lässt gleichzeitig eine stärker individualisierte und interaktive Art der Kommunikation zu (Fiordelli, Diviani & Schulz, 2013; Kumar et al., 2013). Durch den verstärkten Einbezug der Rezipienten in den dialogischen Kommunikationsprozess, die Herstellung eines Selbstbezuges der vermittelten Informationen basierend auf den verfügbaren Userinformationen, die Identifikation und Kommunikation persönlicher Ressourcen sowie die positive Verstärkung erwünschter Verhaltensweisen (z. B. Darstellung des Trainingsvolumens in einer Lauf-App) ist es möglich, Verhaltensänderungen zu motivieren und bei der langfristigen Aufrechterhaltung zu unterstützen.

Sachinformationen und Informationsappelle

Informationskampagnen sollen dazu beitragen, den Wissensstand in der Bevölkerung zu verbessern und eine akkurate Einschätzung der kommunizierten Thematik fördern. Beispielsweise werden Broschüren angeboten, die detaillierte Informationen über den Nutzen verschiedener Impfungen enthalten, oder es wird in den Massenmedien mittels Werbespots und Anzeigen der Zusammenhang zwischen Alkoholkonsum und Unfallstatistiken dargestellt. Derartige Informationsappelle und Sachinformationen zielen darauf ab, Fakten zu vermitteln und Personen über ihr gesundheitliches Risiko sowie Nutzen und Schaden möglicher protektiver Maßnahmen oder Therapieformen aufzuklären (z. B. einer Impfung). Es erscheint einsichtig, dass Personen nur dann bewusst entscheiden und ihr Handeln an den möglichen Konsequenzen ausrichten können, wenn ihnen diese bekannt sind. Das Verstehen und Erinnern gesundheitsrelevanter Information ist damit das zentrale Ziel bei der Vermittlung von Sachinformationen. Gesundheits- und Risikokommunikation kann jedoch nur in sehr seltenen Fällen alle Aspekte eines gesundheitlichen Risikos und protektiver Verhaltensweisen beschreiben und berücksichtigen. Deshalb variieren Informationskampagnen zum gleichen Sachverhalt teilweise erheblich in Bezug auf die dargestellten Inhalte und Aspekte sowie hinsichtlich des gewählten Darstellungsformats.

Um die Informationsselektion und -darstellung zu vereinheitlichen und qualitativ zu verbessern, wurden Standards formuliert, die sich in erster Linie auf formale Aspekte beziehen (z. B. Urheberschaft, Datenschutz, Verantwortlichkeit; siehe z. B. Kommission der Europäischen Gemeinschaft, 2002) und die für ein besseres Verständnis der Sachlage förderlich sind. In diesen Standards ist eine verzerrungsfreie Informationsdarstellung von zentraler Bedeutung. Dies erfordert, dass alle relevanten Informationen dargestellt werden (z. B. Handlungsalternativen), die Darstellung transparent erfolgt (z. B. in einem verständlichen numerischen Format) und die Informationen wissenschaftlich fundiert sind (evidenzbasierte Information). Diese generellen Kriterien müssen auf die jeweiligen Inhalte entsprechend angewandt werden. Wegwarth, Kurzenhäuser-Carstens und Gigerenzer (2014) haben diese Kriterien auf Informationsmaterial zur HPV-Impfung (Broschüren) übertragen und empirisch geprüft, wie diese das Verständnis beeinflussen. Sie konnten zeigen, dass Informationsmaterial, welches die Informationen gemäß den drei Kriterien vollständiger, transparenter und fundierter darstellte, korrektere Einschätzungen des HPV-Risikos und des Nutzens der Impfung zur Folge hatte. Informationsmaterial, das diese Kriterien nicht erfüllte, führte hingegen zu mehr inkorrekten Einschätzungen: Sowohl das HPV-Risiko als auch der Nutzen der Impfung wurden überschätzt. Hier wird deutlich, dass unausgewogene oder verzerrende Information durchaus wirksam sein kann, jedoch eher im Sinne einer Persuasion und weniger im Sinne einer Unterstützung akkurater Einschätzungen und informierter Entscheidungen.

Neben der verzerrungsfreien Informationsdarstellung ist die Relevanz der Information für die Zielgruppe von zentraler Bedeutung. Eine für die Rezipientinnen und Rezipienten hilfreiche Selektion der verfügbaren Information zu realisieren, ist jedoch eine Herausforderung. Eine Möglichkeit, die Informationsselektion rezipientenorientiert zu gestalten, bietet der Ansatz der mentalen Modelle (Fischhoff, Bostrom & Quadrel, 1997; Fischhoff, 1999; siehe auch Riley, 2014). Dieser zielt in erster Linie darauf ab, Informationslücken beziehungsweise falsche Überzeugungen zu identifizieren, um dann gezielt wesentliche Informationen darbieten zu können. Das Vorgehen umfasst deshalb zum einen eine normative Analyse der relevanten Fakten (z. B. welche Faktoren eine Brustkrebsdiagnose und -behandlung beeinflussen) und zum anderen eine Analyse des Wissens, der Überzeugungen und Verhaltensweisen der Rezipienten. Die normative Analyse besteht darin, den aktuellen Forschungsstand zu einem bestimmten Gesundheitsrisiko in einem Expertenmodell oder einem Entscheidungsbaum zu systematisieren. In einem nachfolgenden Schritt werden dann das Wissen und die gesundheitsbezogenen Überzeugungen der Rezipienten in Bezug auf die einzelnen Komponenten des normativen Modells erfasst. Auf dieser Grundlage wird daraufhin ermittelt, welche Informationen den Rezipienten fehlen, die den größten Effekt in Bezug auf die gesundheitsbezogenen Einschätzungen, die Risikowahrnehmung oder Einstellungen ausüben. Auf diese Aspekte wird die Kommunikation schließlich konzentriert. Eine solche Kommunikation kann folglich darauf abzielen, falsche Überzeugungen zu verändern, beispielsweise durch die Beschreibung der Stärke eines bestimmten Zusammenhangs (etwa: «Die Ernährung hat nur einen geringen Einfluss auf das Brustkrebsrisiko.»). Ferner können vernachlässigte Aspekte in den Blickpunkt gerückt oder Hintergrundinformationen gezielt dargeboten werden. Dieser Ansatz ist vergleichsweise aufwendig und wird vor allen Dingen in der interpersonalen Kommunikation wie etwa der Arzt-Patient-Interaktion angewandt. Allerdings eignet sich dieser Ansatz auch dazu, breitere Informationskampagnen gezielt zu gestalten (z. B. Cox et al., 2003; Riley, 2014).

Vielversprechende Möglichkeiten, eine rezipientenorientierte Informationsselektion zu realisieren, bieten ferner die neuen technologischen Entwicklungen und Medien (z. B. Internet, SMS, soziale Netzwerke wie Facebook, Twitter). Damit ist es zunehmend möglich, Informationen dann bereitzustellen, wenn sie von den Rezipientinnen und Rezipienten erwünscht sind (on demand) und diese stärker an die Bedürfnisse der Rezipienten anzupassen (Message Tailoring). Beispielsweise wurde im Rahmen der «Adolescent Pregnancy Prevention Campaign of North Carolina» (APP-CNC; www.appcnc.org) für Jugendliche die «BrdsNBz North Carolina Text Line» etabliert. Hier können Jugendliche jederzeit und vertraulich über SMS Fragen zur sexuellen Gesundheit stellen, die innerhalb von 24 Stunden durch Expertinnen und Experten des Gesundheitsdienstes beantwortet werden (Ito & Brown, 2010). In diesem Fall wählen die Rezipienten individuell und interaktiv die für sie relevante gesundheitsbezogene Information aus. Ferner können damit Themenschwerpunkte und Fragestellungen generiert werden, die wiederum in anonymisierter Form in die Gestaltung der Informationsinhalte anderer Medien

(Internetseiten, Blogs, Twitter etc.) einfließen können, sodass eine zielgruppenspezifische Kommunikation realisiert wird (Tailoring; Moorhead et al., 2013). Entwicklungen wie mHealth (mobile Health; Kumar et al., 2013) kombinieren die Möglichkeiten der mobilen Gesundheitskommunikation mit Sensortechniken zur Erfassung individueller Gesundheits- und Verhaltensparameter in Echtzeit (z.B. Bewegungsmessung und Rückmeldung mittels Smartphone). Hier bieten sich neue Möglichkeiten, gesundheitsbezogene Informationen individuell auf die Rezipienten zuzuschneidern. Allerdings gibt es bisher nur wenige empirische Arbeiten, sodass die Wirksamkeit dieser neuen Technologien in erster Linie theoretisch, aber nicht empirisch abgeschätzt werden kann (Kumar et al., 2013).

Damit gesundheitsbezogene Informationen verständlich sind, ist nicht nur entscheidend, welche Information auf verzerrungsfreie Weise dargeboten wird, sondern auch, in welchem Darstellungsformat diese kommuniziert wird. Stellen Sie sich vor, Sie erhalten die Information, dass das Verhalten A die Sterblichkeitsrate um 30% erhöht. Gleichzeitig erhalten Sie die Information, dass das Verhalten B die Sterblichkeitsrate von 1 pro 10000 auf 1,3 pro 10000 erhöht. Welches Verhalten schätzen Sie als riskanter ein? Statistisch betrachtet beeinflussen beide Verhaltensweisen die Sterblichkeitsrate in gleichem Maße. Der Unterschied besteht jedoch im jeweiligen Darstellungsformat des numerischen Sachverhaltes. Statistisch äquivalente Information kann folglich auf verschiedene Weise kommuniziert werden: in absoluter oder relativer Form, als Wahrscheinlichkeiten oder Häufigkeiten, als Prozentwerte oder als Erfolgschancen. Ferner können die Werte für einen kurzen Zeitraum (Ein-Jahres-Risiko) oder aber kumuliert über einen längeren Zeitraum angegeben werden (Zehn-Jahres-Risiko); das Risiko, dass beispielsweise eine vierzigjährige Kanadierin innerhalb des nächsten Jahres an Brustkrebs erkrankt, beträgt ca. 0,08%, während ihr Risiko, innerhalb der nächsten zehn Jahre zu erkranken, bei 1,25% liegt (Bryant & Brasher, 1994).

In zahlreichen Untersuchungen konnte ferner gezeigt werden, dass numerische Sachverhalte leichter verständlich sind, wenn diese in Häufigkeiten statt in Wahrscheinlichkeiten dargestellt werden (Gigerenzer et al., 2007; Hoffrage, 2003; Lipkus, 2007). So konnten sowohl Experten als auch Nichtexperten quantitative Informationen adäquater interpretieren, wenn diese als natürliche Häufigkeiten (z.B. 10 von 1000 Frauen erkranken an Brustkrebs) und nicht als Wahrscheinlichkeiten (z.B. die Erkrankungswahrscheinlichkeit für Brustkrebs beträgt 0,01%) dargestellt wurden (Gigerenzer et al., 2007). Entscheidend für das Verständnis und die Bewertung quantitativer Informationen ist ferner die Bezugsgröße bei der Darstellung von Risiken (Hoffrage, 2003). Würden Sie beispielsweise den Nutzen eines Tests höher bewerten, wenn Sie erfahren, dass 25% der Personen, die bei Nichtteilnahme sterben würden, durch ihre Teilnahme gerettet werden, oder wenn Sie erfahren, dass 0,1% der teilnehmenden Personen gerettet werden? Tatsächlich beschreiben in diesem Fall beide Informationen den Nutzen des gleichen Tests, allerdings anhand dramatisch unterschiedlicher Bezugsgrößen. Beide Aussagen basieren auf den gleichen Ausgangsdaten: Ohne den Test sterben in den nächsten zehn Jahren vier von 1000 Personen, mit dem Test sind es drei von 1000. So kann also durch den Test eine von vier Personen, die durch Nichtteilnahme sterben würde, gerettet werden (relative Risikoreduktion: 25%). In gleicher Weise ist zutreffend, dass eine von 1000 teilnehmenden Personen durch den Test gerettet wird (absolute Risikoreduktion: 0,1%). Verschiedene Arbeiten konnten wiederholt zeigen, dass beide Arten der Darstellung zu sehr unterschiedlichen Bewertungen von Risiken führen: Relative Risikoinformationen erwiesen sich als deutlich persuasiver als absolute (Edwards et al., 2001; Hoffrage, 2003).

Neben dem Darstellungsformat numerischer Information ist auch die Perspektive (Framing) der Risikoinformation entscheidend (Devos-Comby & Salovey, 2002). Die Effektivität einer Behandlungsmethode kann beispielsweise aus zwei verschiedenen Blickwinkeln dargestellt werden: In Form der Anzahl geretteter Personen (z.B. 60 von 100) oder aber in Form der Anzahl verstorbener Personen (40 von 100). Ersteres Format wird in der Regel positiver bewertet, obwohl beide Informationen sachlich äquivalent sind.

Neben der numerischen Informationsdarstellung finden sich auch verbale, qualitative Beschreibungen wie «sehr unwahrscheinlich» oder «sehr selten» und visuelle Darstellungen von numerischen Sachverhalten und Risiken in Form von beispielsweise Grafiken, Icons oder Piktogrammen (z. B. Gaissmaier et al., 2012). Verschiedene Studien zeigen, dass verbale, qualitative Beschreibungen von numerischen Informationen weniger gut verständlich sind als visuelle Darstellungen (Lipkus, 2007; Neuner-Jehle et al., 2011). Deshalb empfehlen medizinische Fachgesellschaften inzwischen, visuelle Darstellungen zur Kommunikation von gesundheitsbezogenen Risiken und Nutzen zu verwenden. Allerdings finden diese Empfehlungen erst langsam Eingang in die Praxis der Gesundheitskommunikation (*science-practice gap*). Neuner-Jehle und Kollegen (2011) werteten beispielsweise Tonmitschnitte von Arzt-Patient-Interaktionen in schweizerischen Allgemeinarztpraxen aus und stellten fest, dass in nahezu allen Fällen verbale, aber nur bis auf wenige Ausnahmen auch visuelle Risikoinformationen dargeboten wurden. Erhielten die Patientinnen und Patienten jedoch auch visuelle Informationen, zeigte sich ein besseres Verständnis der Informationen.

Diese Beispiele zeigen, dass eine relevante, verständliche und verzerrungsfreie Kommunikation von Sachinformationen ein umfangreiches Wissen der Sachlage seitens der kommunizierenden Personen beziehungsweise Institution voraussetzt. Mit detaillierter Kenntnis und Einbezug des Wissens, der Einstellungen und Handlungsmöglichkeiten der jeweiligen Rezipientinnen und Rezipienten ist eine sorgfältige Evaluierung der Kommunikationsstrategien erforderlich, bevor diese auf breiter Basis angewendet werden.

Furchtappelle

Während die Kommunikation von Sachinformationen in erster Linie akkurate Einschätzungen und informierte Entscheidungen unterstützen soll, zielen andere Kommunikationsformen wie Furchtappelle durch die Kommunikation bedrohlicher Gesundheitsinformationen auf die Veränderung des Verhaltens ab. Furchtappelle sind Informationen über negative Konsequenzen eines Verhaltens oder Ereignisses. Sie sollen in erster Linie Gefühle der Angst und Bedrohung erzeugen, um hierdurch Einstellungs- und Verhaltensänderungen zu bewirken (Maloney, Lapinski & Witte, 2011; Peters, Ruiter & Kok, 2013; Ruiter, Abraham & Kok, 2001). Witte (1992, S. 113) umschreibt diese emotionalisierende, persuasive Strategie mit «scaring people into changing their behaviors». So versuchen zum Beispiel Anti-Raucherkampagnen die Risikoinformation «Rauchen schadet Ihrer Gesundheit» wirkungsvoll zu unterstreichen; dies geschieht, indem man zum Beispiel Bilder von schwarzen Lungen oder Krebserkrankungen zeigt.

Furchtappelle sind eine der in der Praxis am häufigsten verwendeten Formen der Gesundheitskommunikation, auch wenn sie insbesondere aus ethischen Gründen immer wieder Kritik hervorrufen (Ruiter & Kok, 2005). Ein aktuelles Beispiel aus den USA zeigt dies auf eindrucksvolle Weise. Dort wurde 2012 vom Center of Disease Control (CDC) für 54 Millionen Dollar die nationale, multimediale Kampagne «Tipps von Ex-Rauchern» («Tips from Former Smokers») gestartet, welche in drastischer Weise die Auswirkungen des Rauchens auf die Gesundheit darstellt. Die Kampagne zeigt Ex-Raucherinnen und Ex-Raucher, die aufgrund des Rauchens teilweise sehr entstellt sind und ihre persönliche Leidensgeschichte darstellen (siehe **Abbildung 4-2**). Adweek kommentierte die Kampagne mit «It simply provides an honest look at the private hells some folks face – and overcome – every day.» (Gianatasio, 2012). Thomas Frieden, der Direktor des CDC, schätzte, dass aufgrund der Kampagne mehr als 50 000 Raucherinnen und Raucher das Rauchen aufgeben werden. In einer empirischen Begleitstudie von McAfee und Kollegen (2013), die in der Fachzeitschrift *The Lancet* veröffentlicht wurde, wurde die Einschätzung von Thomas Frieden sogar noch um ein vielfaches übertroffen (siehe **Abbildung 4-2**).

In der psychologischen Forschungsliteratur werden Furchtappelle bereits seit den 1950er-Jahren beschrieben, wobei die Wirkung bis heute teils

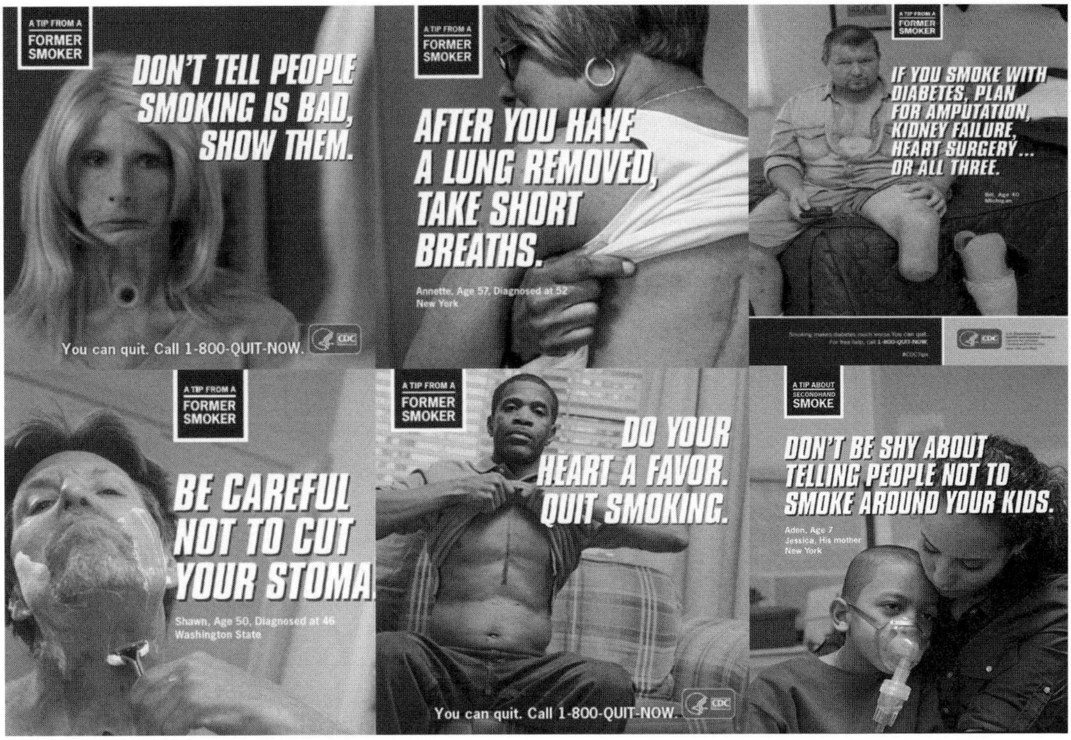

Abbildung 4-2: Plakate der multimedialen Kampagne «Tipps von Ex-Rauchern» des Center of Disease Control and Prevention (CDC, www.cdc.gov/tobacco/campaign/tips/)

Anti-Rauchkampagne «Tipps von Ex-Rauchern» des CDC

Im März 2012 startete das Center of Disease Control and Prevention (CDC) die erste nationale, multimediale Anti-Rauchkampagne «Tips From Former Smokers», mit dem Ziel, das öffentliche Bewusstsein für die unmittelbaren und langfristigen gesundheitlichen Konsequenzen des Rauchens zu steigern. Die Kampagne nutzt Erlebnisberichte (Testimonials) von realen Personen, die ihre durch Tabakkonsum verursachte, persönliche Krankheits- und Leidensgeschichte darstellen (siehe auch **Abbildung 4-2**). Durch die Konfrontation mit den durch das Rauchen verursachten Erkrankungen sowie die Bereitstellung kostenloser Unterstützung bei der Rauchentwöhnung sollen Raucherinnen und Raucher ermutigt werden, mit dem Rauchen aufzuhören. Über multiple Kanäle wie Fernsehen, Radio, Printmedien, Plakate und das Internet (z. B. Facebook, Twitter, YouTube) konnten laut einer empirischen Studie, die die erste Welle der Kampagne im Frühjahr 2012 evaluierte, circa 80 % der Raucher in den USA erreicht werden (McAfee et al., 2013).

In diesen ersten Testimonials berichteten Männer und Frauen, wie sich ihr Alltag durch ihre schwerwiegenden Erkrankungen wie zum Beispiel Lungen-, Kehlkopf- oder Mundhöhlenkrebs verändert hat. Sie gaben ferner dem Zuschauer Tipps für das Anlegen von Kiefer- oder Beinprothesen, das Aufsetzen von Perücken oder das Verbergen von Sprechapparaten und künstlichen Atemausgängen am Hals. In der zweiten Welle der Kampagne im Frühjahr 2013 wurde das Leben mit weiteren tabakassoziierten Krankheitsbildern wie der Chronisch Obstruktiven Lungenerkrankung (COPD) aufgezeigt, es wurden gezielt Gruppen mit besonders hohen Raucherraten angesprochen (z. B. die Ureinwohner Amerikas und Alaskas, homo-, bi- und transsexuelle Personen) sowie die Auswirkungen des Passivrauchens dargestellt (z. B. Asthma). Die dritte Welle der Kampagne begann Anfang Februar 2014 und soll weitere durch Rauchen verursachte Erkrankungen wie schwere Zahnfleischerkrankungen oder Schwangerschaftskomplikationen illustrieren. Die mittlerweile an ihrer Krankheit verstorbene Ex-Raucherin Terrie Hall (siehe **Abbildung 4-2**, links oben) wirkte in allen drei Wellen mit. Allein auf der Internetplattform YouTube wurden ihre sieben vom CDC veröffentlichten Videos insgesamt mehr als 4,5 Millionen Mal abgespielt (Stand 30.03.2014).

Laut CDC stieg die wöchentliche, durchschnittliche Anruferzahl der Telefonhotline 1-800-QUIT-NOW während der ersten Kampagnenwelle um 75 %, und die Website www.smokefree.gov verzeichnete sogar einen Anstieg der Besucherzahlen um das 38-Fache. Diese Entwicklung bestätigt auch die Studie von McAfee und Kollegen (2013), die 3051 Raucherinnen und Raucher sowie 2220 Nichtraucherinnen und Nichtraucher in einer repräsentativen Stichprobe vor Beginn und nach Abschluss der ersten Kampagnenwelle befragte. Anhand dieser repräsentativen Stichprobe wurde berechnet, dass landesweit ca. 1,6 Millionen Raucherinnen und Raucher aufgrund der ersten Welle der Kampagne einen Versuch unternommen hatten, das Rauchen einzustellen. Davon waren 220 000 auch nach Abschluss der Kampagne noch abstinent. Bezugnehmend auf die Erkenntnis, dass die meisten Entwöhnungen innerhalb der ersten Woche scheitern, schätzen die Autoren, dass mindestens 100 000 Raucherinnen und Raucher nach der Kampagne im Frühjahr 2012 dauerhaft abstinent bleiben. Seitens der Nichtraucherinnen und Nichtraucher reagierten gut zehn Millionen Personen landesweit mit der Weiterempfehlung unterstützender Angebote (Telefonhotline 1-800-QUIT-NOW, Website www.smokefree.gov) oder der Thematisierung der Gefahren des Rauchens im persönlichen Gespräch mit Familie und Freunden. Die Kampagne «Tipps von Ex-Rauchern» stellt somit ein erfolgreiches Beispiel eines vergleichsweise kosteneffizienten und wirkungsvollen Einsatzes von Furchtappellen in der Gesundheitskommunikation dar.

kontrovers diskutiert wird (Maloney et al., 2011; Peters et al., 2013). Die unterschiedlichen theoretischen Erklärungsansätze zur Wirkung von Furchtappellen können dabei grob vier verschiedenen Kategorien zugeordnet werden (im Überblick: Maloney et al., 2011; Renner & Schwarzer, 2000; Ruiter et al., 2001; Witte & Allen, 2000). In den 1950er- und 60er-Jahren dominierten die sogenannten Fear-Drive-Modelle (Hovland, Irving & Kelley, 1953). Diese Modellvorstellungen wurden in den 1970er-Jahren abgelöst vom *Parallel Response Model* (Leventhal, 1970) und schließlich wurden in den 1970er- und 80er-Jahren verschiedene Erwartungs-mal-Wert-Modelle entwickelt oder adaptiert, wie beispielsweise das Modell gesundheitlicher Überzeugungen (*Health Belief Model*; Becker & Rosenstock, 1987; Becker, 1974) und die Theorie der Schutzmotivation (*Protection Motivation Theory*) von Rogers (1975/1983). Aufbauend auf diesen Entwicklungen wurden in den 1990er-Jahren integrative Modelle, wie das Erweiterte Parallele Prozessmodell (*Extended Parallel Process Model*; EPPM) von Witte (1992) entwickelt.

Fear-Drive-Modelle gehen von der Annahme aus, dass Verhaltensweisen, die die empfundene Angst angesichts von Risikoinformationen reduzieren, später bevorzugt gezeigt werden (Ruiter et al., 2001). Das Betrachten von Unfallopfern beispielsweise erzeugt bei den meisten Menschen ein Gefühl der Bedrohung und Angst (fear), welches dann eine generelle, aber unspezifische Bereitschaft zum Handeln motiviert. Wenn nun den Rezipientinnen und Rezipienten mitgeteilt wird, dass durch das Anlegen eines Gurtes in vielen Fällen das Risiko einer tödlichen Verletzung reduziert wird, werden sie sich vorstellen, dass sie selbst diese schützende Maßnahme ergreifen. Wenn diese Vorstellung mit einer Reduktion der Angst einhergeht, wird die Vorstellung verstärkt und dadurch die Wahrscheinlichkeit erhöht, dass der Gurt in Zukunft tatsächlich angelegt wird. Wird die Angst jedoch nicht in ausreichendem Maße reduziert (residual fear), dann ist es wahrscheinlich, dass eine defensive Reaktion (defensive avoidance) auftritt, wie beispielsweise das Verdrängen oder Minimieren der Gefahr. Dies hat zur Folge, dass die protektive Verhaltensweise entsprechend weniger wahrscheinlich ausgeführt wird. Fear-Drive-Modelle gehen damit im Allgemeinen von der Annahme aus, dass ein umgekehrt U-förmiger Zusammenhang zwischen dem Ausmaß der erzeugten Angst und der Wahrscheinlichkeit einer adaptiven Verhaltensänderung besteht.

Als Alternative zu den Fear-Drive-Modellen formulierte Leventhal (1970) das *Parallel Response Model*; siehe auch Leventhal et al., 1997), welches annimmt, dass die Beziehung zwischen induzierter Angst und Einstellungs- beziehungsweise Verhaltensänderungen durch weitere Variablen mediiert wird. Das Modell geht davon aus, dass Furcht- und Angstappelle zwei verschiedene Prozesse stimulieren. Die *Gefahrenkontrolle* (danger control) umfasst die kognitive Repräsentation der Bedrohung und zielt darauf ab, Möglichkeiten zur Reduktion der Bedrohung zu finden und auszuführen. So kann eine Person beispielsweise angesichts der Mitteilung, dass ihr Blutdruck zu hoch ist, blutdrucksenkende Medikamente einnehmen. Neben diesem funktionalen Problemlöseprozess wird durch den Furchtappell ein zweiter Prozess stimuliert, die *Furchtkontrolle* (fear control), die die emotionale Repräsentation der Bedrohung (Angst) umfasst. So kann die Person beispielsweise den Schweregrad einer Hypertonie subjektiv minimieren, indem sie annimmt, dass ein erhöhter Blutdruck meist ohne ernsthafte Folgen bleibt. Gemäß des *Parallel Response Models* können diese beiden Prozesse, die Gefahren- und Furchtkontrolle, teilweise parallel ablaufen, ohne dass sie miteinander in Konflikt geraten. Dies ist insbesondere der Fall, wenn beide gemeinsam durch bestimmte Handlungen erfolgreich umgesetzt werden können. Konflikte treten dann auf, wenn mit der Gefahrenkontrolle nicht auch gleichzeitig eine Reduktion der Angst einhergeht. Dieses Problem stellt sich beispielsweise bei Früherkennungs-Screenings wie der Lungen-Computertomografie, einer Methode zur Diagnose von Lungenkrebs. Wenn die Computertomografie einen positiven Befund erbringt, dann schließt sich meist ein chirurgischer Eingriff und/oder eine Chemotherapie an, was von den meisten Raucherinnen und Rauchern allerdings sehr gefürchtet wird. Aus diesem Grund lehnen viele Raucherinnen und Raucher ein Screening ab. Die Empfehlung, das Rauchen einzuschränken oder zu unterlassen, wird im Vergleich dazu häufiger akzeptiert und befolgt, wie bereits Leventhal und Niles (1964) in einer Pionierstudie gezeigt haben. Auf der Grundlage des *Parallel Response Models* wird diese auf den ersten Blick paradoxe Reaktion verständlich. Das Durchführen einer Computertomografie ist zwar ein wichtiger diagnostischer Schritt, die Bedrohung verringert sich jedoch nicht. Im Gegenteil, es ist möglich, dass eine Krebserkrankung diagnostiziert wird und die Bedrohung somit noch wächst. In diesem Fall divergieren Furcht- und Gefahrenkontrolle. Durch einen Verzicht auf Zigaretten hingegen wird die Gefährdung reduziert, und gleichzeitig können die Betroffenen ihre gesundheitliche Zukunft optimistischer sehen.

Der Gefahrenkontrollprozess, der protektive Verhaltensweisen motiviert, wurde von Rogers (1983) in der *Theorie der Schutzmotivation* (Protection Motivation Theory) weiter konkretisiert. Die Theorie der Schutzmotivation, nach wie vor eines der am häufigsten angewandten Modelle in der psychologischen Gesundheitskommunikation, spezifiziert vier verschiedene Komponenten von Angstappellen, die protektives Verhalten motivieren: (1) den Schweregrad der Bedrohung (z. B. Lungenkrebs aufgrund von Tabakkonsum), (2) die Eintrittswahrscheinlichkeit des negativen Ereignisses (z. B. wahrgenommene eigene Vulnerabilität, an Lungenkrebs zu erkranken), (3) die Wirksamkeit der Schutzmaßnahme (z. B. Annahme, dass die Einstellung des Rauchens das persönliche Lungenkrebsrisiko reduziert) und (4) die wahrgenommene Kompetenz, die Schutzmaßnahme selbst erfolgreich auszuführen (z. B. Zuversicht, mit dem Rauchen aufhören zu können beziehungsweise Selbstwirksamkeit; Bandura, 1977, 1982). Die Theorie der Schutzmotivation nimmt an, dass es zwei Prozesse gibt, die die Schutzmotivation (protection motivation) determinieren: die

Gefahreneinschätzung (threat appraisal) und die Bewältigungseinschätzung (coping appraisal). Die *Gefahreneinschätzung* basiert auf dem wahrgenommenen Schweregrad der Bedrohung und der wahrgenommenen eigenen Vulnerabilität, die aber durch positive, belohnende Aspekte des Risikoverhaltens (z. B. Raucherpausen mit Arbeitskolleginnen und -kollegen) abgeschwächt werden können. Die *Bewältigungseinschätzung* umfasst Einschätzungen der Wirksamkeit der Schutzmaßnahme und der Selbstwirksamkeit, die gegenüber den Kosten der Schutzmaßnahme (z. B. Nikotinentzug) abgewogen werden. Je höher die Gefahren- und Bewältigungseinschätzung ausfallen, desto größer ist die Motivation, das protektive Verhalten zu zeigen.

Die Theorie der Schutzmotivation bildet zusammen mit dem Parallel Response Model und den Fear-Drive-Modellen die Grundlage für das *Erweiterte Parallele Prozessmodell* (Extended Parallel Process Model, EPPM) von Witte (1992; siehe auch Maloney et al., 2011). Wie **Abbildung 4-3** verdeutlicht, enthält es die von Rogers (1983) beschriebenen vier Komponenten von Furchtappellen. Furchtappelle können damit Informationen hinsichtlich des Schweregrads, der eigenen Vulnerabilität sowie der Wirksamkeit der Maßnahme und der eigenen Person kommunizieren, welche sowohl eine Wirksamkeits- als auch eine Bedrohungseinschätzung initiieren. Das EPPM spezifiziert dabei, dass Personen in einer ersten Einschätzung die Bedrohung bewerten, die durch Furchtappelle kommuniziert wird. Wird diese als irrelevant oder als sehr gering für die eigene Person bewertet, dann ist die Information motivational unwirksam und es erfolgt keine weitere Reaktion. Wird die kommunizierte Bedrohung jedoch als schwerwiegend und relevant für die eigene Person bewertet, dann entsteht Furcht und diese motiviert die Rezipientinnen und Rezipienten dazu, die Wirksamkeit von Schutzmaßnahmen zu bewerten. Die Bewertung der Wirksamkeit der Schutzmaßnahmen determiniert, ob Rezipienten, die sich für vulnerabel gegenüber einer schwerwiegenden Bedrohung einschätzen, eine Gefahren- oder aber eine Furchtkontrolle zeigen, wie sie im *Parallel Response Model* von Leventhal spezifiziert werden. Das EPPM postuliert, dass eine Gefahrenkontrolle gezeigt wird, wenn die Wirksamkeit der empfohlenen Schutzmaßnahme als effektiv zur Reduzierung der Bedrohung und als durch die eigene Person realisierbar eingeschätzt wird. Wird diese hingegen als ineffektiv oder als nicht realisierbar durch die eigene Person bewertet, dann dominiert die Furchtkontrolle, die defensive Reaktionen wie die Abwertung der Bedrohung oder Reaktanz gegenüber der Information umfasst. Die wahrgenommene Bedrohung bestimmt damit die Höhe der Motivation und Stärke der Reaktion, die wahrgenommene Wirksamkeit bestimmt dagegen die Art und Weise der Reaktion (adaptiv versus defensiv). Furchtappelle sind demnach nur dann effektiv, wenn diese sowohl eine hohe Bedrohung als auch eine hohe wahrgenommene Wirksamkeit der Schutzmaßnahme induzieren. Furchtappelle, die hingegen nur Furcht induzieren, ohne dass den Rezipienten eine wirksame Schutzmaßnahme vermittelt wird, die von diesen auch umgesetzt werden kann, sind kontraproduktiv, da sie defensive Prozesse auslösen. In Erweiterung der beiden Modelle von Rogers (1983) und Leventhal (1970), spezifiziert das EPPM damit eine Interaktion zwischen Bedrohungs- und Wirksamkeitseinschätzung, sodass eine Vorhersage möglich ist, wann die Gefahrenkontrolle die Furchtkontrolle dominiert.

In einer Metaanalyse zeigten Peters et al. (2013) in Übereinstimmung mit dem EPPM eine Interaktion zwischen Furcht- und Wirksamkeitskommunikation. In dieser Metaanalyse wurden im Gegensatz zu früheren Metaanalysen (de Hoog, Stroebe & de Wit, 2007; Sutton, 1982; Witte & Allen, 2000) nur Studien mit angemessenem Design berücksichtigt, das heißt, die sowohl das Ausmaß der induzierten Furcht als auch die wahrgenommene Wirksamkeit experimentell manipulierten und das ausgelöste Schutzverhalten erfassten. Die Ergebnisse dieser methodisch anspruchsvollen Metaanalyse zeigen, dass Furchtappelle nur dann wirksam waren, wenn diese mit wirksamen Schutzmaßnahmen kommuniziert wurden ($d = 0{,}31$). In umgekehrter Weise gilt auch, dass eine hohe Wirksamkeit der Schutzmaßnahmen nur dann motivational wirksam wurde, wenn die-

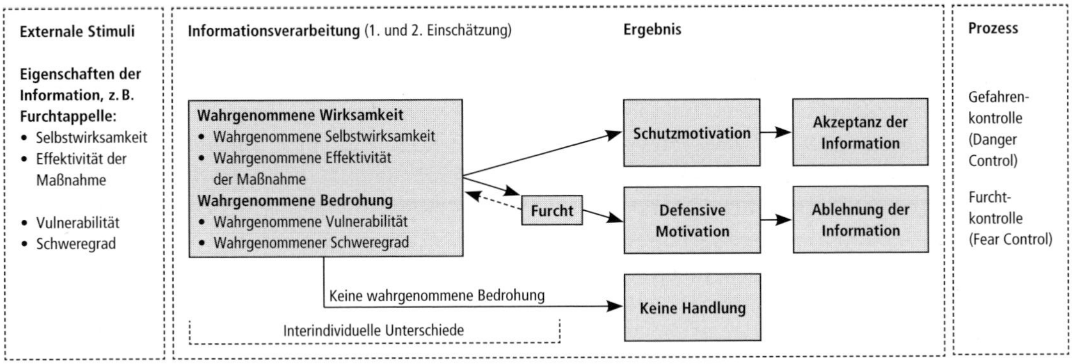

Abbildung 4-3: Erweitertes paralleles Prozessmodell (Extended Parallel Process Model, EPPM) nach Kim Witte (1992; siehe auch Maloney et al., 2011)

se mit einer hohen Furcht einherging (d = 0,71). Dies zeigt, dass Furcht alleine nicht ausreichend ist, um protektives Verhalten zu motivieren, sondern gleichzeitig eine hohe wahrgenommene Wirksamkeit der empfohlenen Schutzmaßnahme notwendig ist. Je wirksamer diese Maßnahmen wahrgenommen werden und je konkreter die spezifischen Handlungsanweisungen sind, desto häufiger finden sich Verhaltensänderungen aufseiten der Rezipientinnen und Rezipienten (siehe auch Sutton, 1982; Witte & Allen, 2000). Fehlen wirksame Schutzmaßnahmen oder werden diese von den Rezipienten nicht als wirksam eingeschätzt, kann es hingegen zu einem sogenannten Bumerang-Effekt kommen: Die ursprünglich beabsichtigten Wirkungen der Risikokommunikation bleiben in diesem Fall nicht nur aus, sondern verkehren sich – beispielsweise in Bezug auf die Vorsatzbildung – ins Gegenteil (Devos-Comby & Salovey, 2002).

Die Kommunikation von Gesundheitsrisiken und bedrohlichen Informationen hat eine lange Tradition in der Praxis der Gesundheitsförderung und wie anhand des EPPM und der Befunde der Metaanalyse von Peters und Kollegen (2013) deutlich wurde, kann durch diese eine hohe Schutzmotivation erreicht werden. Welche Handlung aber schließlich tatsächlich wie erfolgreich umgesetzt wird, hängt von weiteren motivationalen und volitionalen Faktoren ab. Aktuell gibt es verschiedene Gesundheitsverhaltensmodelle, die den Erwartungs-mal-Wert-Modellen zugeordnet werden können und die konkrete Aussagen über das Zusammenwirken verschiedener motivationaler und volitionaler Faktoren zur Vorhersage gesundheitsbezogenen Handelns formulieren (einen Überblick bieten Renner & Schwarzer, 2003; Schwarzer, 2004). Der zentrale Unterschied zwischen diesen verschiedenen Theorien wie zum Beispiel der Theorie der Schutzmotivation, der Theorie des geplanten Verhaltens, dem Transtheoretischen Modell oder dem sozialkognitiven Prozessmodell gesundheitlichen Handelns liegt weniger in der Annahme inhaltlich unterschiedlicher Einflussgrößen, als vielmehr in der jeweiligen Schwerpunktsetzung sowie in der kausalen und zeitlichen Ordnung der Variablen. Aus diesem Grund soll hier nur exemplarisch das *sozialkognitive Prozessmodell gesundheitlichen Handelns* (*Health Action Process Approach,* HAPA; Schwarzer, 2004, 2008) vorgestellt werden.

In der sozialkognitiven Prozesstheorie des Gesundheitsverhaltens (Schwarzer, 1992, 2004, 2008; siehe auch Scholz, Keller & Perren, 2009; Schwarzer, Lippke & Luszczynska, 2011) wird der Prozess der Gesundheitsverhaltensänderung in eine motivationale und eine volitionale Phase unterteilt. Die *motivationale Phase* ist die des Wählens und Wollens, in der man sich zwischen alternativen Handlungszielen entscheidet und die Ziele für eine Verhaltensänderung bildet. Die Bildung einer Intention zur Verhaltensänderung (Ziel) schließt aus psychologischer Perspektive die motivationale

Phase ab. Theoretisch wird nur dann eine Intention gebildet, wenn drei Voraussetzungen gegeben sind: (1) eine hohe Risikowahrnehmung (wahrgenommener Schweregrad des Gesundheitsrisikos und Vulnerabilität), (2) eine hohe positive Ergebniserwartung aufgrund der Verhaltensumstellung (oder der präventiven Maßnahme) und (3) eine hohe Selbstwirksamkeitserwartung, insbesondere Handlungsselbstwirksamkeit (Überzeugung, trotz Barrieren und mittels verschiedener Strategien eine Verhaltensänderung initiieren zu können). Die Person muss sich demnach nicht nur für gefährdet halten und wirksame protektive Maßnahmen kennen, sondern auch der Überzeugung sein, dass sie selbst diese Maßnahmen umsetzen kann (z. B. «Ich bin mir sicher, dass ich eine Zigarette ablehnen kann, auch wenn mich die anderen drängen mitzurauchen»). Diese spezifizierten gesundheitsbezogenen Kognitionen und Überzeugungen finden sich in nahezu allen Modellen wie zum Beispiel dem EPPM oder der Theorie der Schutzmotivation, wenn auch teils unter anderen Bezeichnungen, wieder.

Damit es im Anschluss an die Intentionsbildung tatsächlich zu einer dauerhaften Verhaltensänderung kommt, muss daran anschließend noch eine *volitionale Phase* durchlaufen werden (Gollwitzer, 1999; Heckhausen, 1989). In dieser Phase geht es um drei Prozesse: (1) Die Planung und Initiierung einer Handlung, (2) ihre Aufrechterhaltung trotz Widerstände und (3) ihre Wiederherstellung, falls sie unterbrochen war. Die Handlungsplanung (action planning) erfolgt als erster Schritt nach der Intentionsbildung und spezifiziert, das Wann, Wo und Wie der Verhaltensumstellung (Gollwitzer, 1999). Damit konkretisiert sie die guten Vorsätze in Form spezifischer Handlungen in konkreten Situationen. Empirische Studien zeigen, dass Personen, die zusätzlich zu ihren guten Vorsätzen eine konkrete Handlungsplanung vornahmen, mit einer höheren Wahrscheinlichkeit ihr Verhalten veränderten, als Personen, die zwar in gleicher Weise hoch motiviert waren, aber nur eine Intention, jedoch keine Handlungsplanung aufwiesen (Gollwitzer & Sheeran, 2006). Neben der konkreten Handlungsplanung ist es für eine erfolgreiche Handlungsumstellung ebenfalls von Bedeutung, dass Schwierigkeiten bei der Verhaltensänderung antizipiert und Strategien entwickelt werden, wie Barrieren und Rückschläge bewältigt werden können. Diese Bewältigungsplanung (coping planning) ist insbesondere bei der Veränderung von komplexen Verhaltensweisen wichtig und wirksam (Scholz et al., 2008; Sniehotta et al., 2005). Ferner ist die Selbstwirksamkeit für eine erfolgreiche und dauerhafte Verhaltensumstellung von entscheidender Bedeutung. In Abhängigkeit der Phase werden dabei die Handlungs-Selbstwirksamkeit (action self-efficacy; motivationale Phase) sowie die Coping-Selbstwirksamkeit (coping self-efficacy; volitionale Phase) unterschieden. Im Gegensatz zur Handlungs-Selbstwirksamkeit, die sich auf die Fähigkeit zur Verhaltensinitiierung bezieht, geht es bei der Coping-Selbstwirksamkeit um die Aufrechterhaltung der Verhaltensumstellung angesichts auftretender Schwierigkeiten, wodurch sie sich in verschiedenen Studien als wichtiger Prädiktor für das Gesundheitsverhalten erwiesen hat (Luszczynska & Sutton, 2006; Renner, Spivak, Kwon & Schwarzer, 2007; Schwarzer & Renner, 2000).

Bei einer Gesundheitskommunikation, die auf eine Veränderung dieser Kognitionen und Überzeugungen abzielt, ist es entscheidend, dass diese auf das jeweilige Gesundheitsverhalten und die jeweiligen Rezipientinnen und Rezipienten zugeschnitten ist. Dies erfordert ausführliche Vorstudien, damit theoriekonforme und empirisch fundierte Gesundheitsinformationen entwickelt werden können (Michie et al., 2013). Epton et al. (2014) schlagen dafür in Übereinstimmung mit Ajzen (2013, siehe auch Sutton, 2002) einen dreistufigen Prozess vor. In einem ersten Schritt werden die salienten Kognitionen und Überzeugungen in der Zielgruppe erfasst (Phase 1: *Belief Elicitation*). Epton et al. (2014) zum Beispiel definieren saliente Kognitionen als solche, die von mindestens 20 % der Befragten genannt worden sind. In einem zweiten Schritt wird empirisch getestet, welche salienten Kognitionen einen positiven Zusammenhang mit der Vorsatzbildung und nachfolgend mit dem tatsächlichen Verhalten aufweisen (Phase 2: *Belief Correlation*). Epton et al. (2014) konnten auf diese Weise zum Beispiel sechs Überzeugungen identifizieren, die die Intention und das tatsächliche Binge-Drinking (exzessiver, episodischer Alkoholkonsum) vorhersagten (z. B. die Ergebniserwartung, dass Binge-Drinking es erleichtert, Freunde zu finden). Im dritten Schritt werden dann die salienten und verhaltensrelevanten Überzeugungen stärker kausal elaboriert (siehe auch *Mental Mapping*), indem die subjektiven Gründe für diese angegeben werden (Phase 3: *Reason Elicitation*). Basierend auf diesen Erkenntnissen kann folglich eine empirisch fundierte, zielgruppenorientierte Gesundheitskommunikation erfolgen.

Fazit

Gesundheitskommunikation kann aus psychologischer Sicht drei verschiedene Ziele verfolgen: (1) Informationsdarbietung, (2) Wissensvermittlung und Einstellungs- sowie (3) Verhaltensänderungen. Während die nicht-gezielte Informationsdarbietung, die häufig in der Praxis zu finden ist, in der Regel wenig wirksam ist, ist die gezielte Vermittlung von Wissen eine wichtige Grundlage für eine informierte Entscheidungsfindung und eine zielgerichtete Änderung des Gesundheitsverhaltens. Für eine effektive und nützliche Wissensvermittlung von gesundheitsbezogenen Sachverhalten ist es jedoch notwendig, nicht nur akkurate Informationen in möglichst breiter Fülle bereitzustellen, sondern diese gezielt an die Bedürfnisse der Rezipientinnen und Rezipienten anzupassen. Durch die Neuen Medien kann eine solche stärker rezipientenorientierte und interaktive Gesundheitskommunikation vergleichsweise kostengünstig realisiert werden. Eine effektive Gesundheitskommunikation setzt darüber hinaus eine sorgfältige, transparente und evidenzbasierte Auswahl der Information voraus, zum Beispiel anhand des Mental Mapping, sowie Darstellungsformate, die ein leichteres und besseres Verständnis ermöglichen. Dies erfordert eine theoretisch und empirisch fundierte Gesundheitskommunikation sowie eine Evaluierung der erfolgten Maßnahmen. Im Rahmen der Wissensvermittlung können Sachinformationen sehr erfolgreich sein, jedoch müssen diese nicht notwendigerweise zu Verhaltensänderungen führen. Für eine Änderung des Risiko- und Gesundheitsverhaltens ist es darüber hinaus notwendig, verschiedene motivationale und volitionale Prozesse durch die Gesundheitskommunikation anzusprechen. Furchtappelle sind in einem ersten Schritt geeignet, Aufmerksamkeit und eine persönliche Risikowahrnehmung zu erzeugen. Allerdings können diese auch kontraproduktiv sein, wenn sie nicht mit einer hohen Wirksamkeit der protektiven Maßnahme vermittelt werden. Insbesondere bei komplexeren Verhaltensänderungen ist neben der Motivation und Intention zur Verhaltensänderung außerdem die volitionale Phase entscheidend, in der die Verhaltensänderung umgesetzt und aufrechterhalten wird. Hier kann eine effektive Gesundheitskommunikation insbesondere die Planung der Verhaltensänderung unterstützen und durch gezieltes Feedback Selbstwirksamkeitserwartungen fördern.

Literatur

Ajzen, I. (2013). *Behavioural interventions based on the theory of planned behaviour.* Abgerufen von: http://people.umass.edu/aizen/pdf/tpb.intervention.pdf (23.04.2014).

Bandura, A. (1977). Self-efficacy: Toward a unifying theory of behavioral change. *Psychological Review,* 84, 191–215.

Bandura, A. (1982). Self-efficacy mechanism in human agency. *American Psychologist,* 37, 122–147.

Baumann, E., Lampert, C., & Fromm, B. (2012). Gesundheitskommunikation. In K. Hurrelmann & O. Razum (Hrsg.), *Handbuch Gesundheitswissenschaften* (5. Aufl., S. 461–489). Weinheim: Juventa.

Becker, M. H. (1974). *The health belief model and personal health behavior.* (2. Aufl., S. 324–508). Health Education Monographs.

Becker, M. H. & Rosenstock, I. M. (1987). Comparing social learning theory and the health belief model. In W. B. Ward (Hrsg.), *Advances in health education and promotion* (S. 245–249). Greenwich, CT: JAI Press.

Brewer, N. (2011). Goals. In B. Fischhoff, N. Brewer, & J. Downs (Hrsg.), *Communicating risks and benefits: An evidence-based user's guide* (S. 3–10). Washington, DC: Food and Drug Administration.

Bryant, H. & Brasher, P. (1994). Risks and probabilities of breast cancer: Short-term versus lifetime probabilities. *Canadian Medical Association Journal,* 150, 211–216.

Cox, P., Niewohner, J., Pidgeon, N., Gerrard, S., Fischhoff, B. & Riley, D. (2003). The use of mental models in chemical risk protection: Developing a generic workplace methodology. *Risk Analysis,* 23, 311–324.

De Hoog, N., Stroebe, W. & de Wit, J. B. F. (2007). The impact of vulnerability to and severity of a health risk on processing and acceptance of fear-arousing communications: A meta-analysis. *Review of General Psychology,* 11, 258–285.

Devos-Comby, L., & Salovey, P. (2002). Applying persuasion strategies to alter HIV-relevant thoughts and behavior. *Review of General Psychology,* 6, 287–304.

Downs, J. (2011). Evaluation. In B. Fischhoff, N. Brewer & J. Downs (Hrsg.), *Communicating risks and benefits: An evidence-based user's guide* (S. 11–18). Washington, DC: Food and Drug Administration.

Dreyer, M., Kuhn, R. & Renn, O. (2013). *Risikokommunikation zu Arzneimittelrückständen im Gewässerkreislauf. Eine Anforderungsanalyse.* Teilbericht des Projekts SAUBER+, gefördert vom Bundesministerium für Bildung und Forschung (BMBF) (Förderkennzeichen: 02WRS1271). DIALOGIK, Stuttgart.

Edwards, A., Elwyn, G., Covey, J., Matthews, E. & Pill, R. (2001). Presenting risk information. A review of the effects of «framing» and other manipulations on patient outcomes. *Journal of Health Communication,* 6, 61–82.

Epton, T., Norman, P., Harris, P., Webb, T., Snowsill, F. A. & Sheeran, P. (2014). Development of theory-based health messages: Three-phase programme of formative research. *Health Promotion International.*

Fiordelli, M., Diviani, N. & Schulz, P. J. (2013). Mapping mHealth research: A decade of evolution. *Journal of Medical Internet Research, 15,* e95.

Fischhoff, B. (1999). Why (cancer) risk information can be hard. *Journal of the National Cancer Institute Monographs,* 25, 7–13.

Fischhoff, B., Bostrom, A. & Quadrel, M. J. (1997). Risk perception and communication. In R. Detels, J. McEwen & G. Omenn (Hrsg.), *Oxford textbook of public health* (S. 987–1002). London: Oxford University Press.

Gaissmaier, W., Wegwarth, O., Skopec, D., Müller, A.-S., Broschinski, S. & Politi, M. C. (2012). Numbers can be worth a thousand pictures: Individual differences in understanding graphical and numerical representations of health-related information. *Health Psychology,* 31, 286–296.

Gianatasio (2012, März). *Ex-smokers fight for dignity in CDC's brutal new anti-smoking ads.* Adweek. Abgerufen von http://www.adweek.com/adfreak/ex-smokers-fight-dignity-cdcs-brutal-new-anti-smoking-ads-139063 (06.05.2014)

Gigerenzer, G., Gaissmaier, W., Kurz-Milcke, E., Schwartz, L. M. & Woloshin, S. (2007). Helping doctors and patients make sense of health statistics. *Psychological Science in the Public Interest,* 8, 53–96.

Gollwitzer, P. M. (1999). Implementation intentions: Strong effects of simple plans. *American Psychologist,* 54, 493–503.

Gollwitzer, P. M. & Sheeran, P. (2006). Implementation intentions and goal achievement: A meta-analysis of effects and processes. In M. P. Zanna (Hrsg.), *Advances in experimental social psychology* (S. 69–119). San Diego, CA: Elsevier Academic Press.

Götz, K., Benzing, C., Deffner, J. & Keil, F. (2011). *Handbuch Kommunikationsstrategien zur Schärfung des Umweltbewusstseins im Umgang mit Arzneimitteln.* Frankfurt am Main: Institut für sozial-ökologische Forschung (ISOE) GmbH.

Harris Interactive (2010, August). *«Cyberchondriacs» on the Rise? Those who go online for healthcare information continues to increase.* Pressemitteilung vom 4.8.2010. Abgerufen von: http://www.harrisinteractive.com/vault/HI-Harris-Poll-Cyberchondriacs-2010-08-04.pdf (05.05.2014).

Heckhausen, H. (1989). *Motivation und Handeln.* Berlin: Springer.

Hoffrage, U. (2003). Risikokommunikation bei Brustkrebsfrüherkennung und Hormonersatztherapie. *Zeitschrift für Gesundheitspsychologie,* 11, 76–86.

Hovland, C. I., Irving, L. J. & Kelley, H. H. (1953). *Communication and persuation: Psychological studies of opinion change.* New Haven: Yale UP.

Hurrelmann, K. & Leppin, A. (2001). Moderne Gesundheitskommunikation – eine Einführung. In K. Hurrelmann & A. Leppin (Hrsg.), *Moderne Gesundheitskommunikation: Vom Aufklärungsgespräch zur E-Health* (S. 9–21). Bern: Huber.

Ito, K. & Brown, J. (2010). To friend or not to friend: Using new media for adolescent health promotion. *North Carolina Medical Journal,* 71, 367–372.

Kommission der Europäischen Gemeinschaften (2002). *eEurope 2002: Mitteilung der Kommission. Qualitätskriterien für Websites zum Gesundheitswesen.* Brüssel. Abgerufen von: http://eur-lex.europa.eu/LexUriServ/LexUriServ.do?uri=COM:2002:0667:FIN:DE:PDF (07.05.2014).

Kumar, S., Nilsen, W. J., Abernethy, A., Atienza, A., Patrick, K., Pavel, M. … Swendeman, D. (2013). Mobile health technology evaluation: The mHealth evidence workshop. *American Journal of Preventive Medicine,* 45, 228–236.

Leventhal, H. (1970). Findings and theory in the study of fear communications. *Advances in Experimental Social Psychology,* 5, 119–186.

Leventhal, H., Benjamin, Y., Brownlee, S., Diefenbach, M., Leventhal, E. A., Patrick-Miller, L. & Robitaille, C. (1997). Illness representations: Theoretical foundations. In K. J. Petrie & J. Weinman (Hrsg.), *Perceptions of health and illness* (S. 19–45). London: Harwood Academic Publishers.

Leventhal, H. & Niles, P. (1964). A field experiment on fear arousal with data on the validity of questionnaire measures. *Journal of Personality* 32, 459–479.

Lipkus, I. M. (2007). Numeric, verbal, and visual formats of conveying health risks: Suggested best practices and future recommendations. *Medical Decision Making,* 27, 696–713.

Luszczynska, A. & Sutton, S. (2006). Physical activity after cardiac rehabilitation: Evidence that different types of self-efficacy are important in maintainers and relapsers. *Rehabilitation Psychology* 51, 314–321.

Maloney, E. K., Lapinski, M. K. & Witte, K. (2011). Fear appeals and persuasion: A review and update of the extended parallel process model. *Social and Personality Psychology Compass,* 5, 206–219.

McAfee, T., Davis, K. C., Alexander, R. L., Pechacek, T. F. & Bunnell, R. (2013). Effect of the first federally funded US antismoking national media campaign. *The Lancet,* 382, 2003–2011.

Michie, S., Richardson, M., Johnston, M., Abraham, C., Francis, J., Hardeman, W. … Wood, C. E. (2013). The behavior change technique taxonomy (v1) of 93 hierarchically clustered techniques: Building an international consensus for the reporting of behavior change interventions. *Annals of Behavioral Medicine,* 46, 81–95.

Moorhead, S. A., Hazlett, D. E., Harrison, L., Carroll, J. K., Irwin, A. & Hoving, C. (2013). A new dimension of health care: Systematic review of the uses, benefits, and limitations of social media for health communication. *Journal of Medical Internet Research,* 15, e85.

Neuner-Jehle, S., Senn, O., Wegwarth, O., Rosemann, T. & Steurer, J. (2011). How do family physicians communicate about cardiovascular risk? Frequencies and determinants of different communication formats. *BMC Family Practice,* 12, 15.

Peters, G.-J. Y., Ruiter, R. A. C. & Kok, G. (2013). Threatening communication: A critical re-analysis and a revised meta-analytic test of fear appeal theory. *Health Psychology Review,* 7, S8–S31.

Pletneva, N. & Vargas, A. (2011). *D8.1.1. Requirements for the general public health search. KHRESMOI Medical Information Analysis & Retrieval.* Gefördert von der Europäischen Kommission, 7. EU-Rahmenprogramm für Forschung und Technologische Entwicklung. Abgerufen von: http://khresmoi.eu/assets/Deliverables/WP8/KhresmoiD811.pdf (01.05.2014).

Renner, B., Gamp, M. (in Druck). Krisen- und Risikokommunikation. *Prävention und Gesundheitsförderung.*

Renner, B., Gamp, M., Schmälzle, R. Schupp, H. T. (in Druck). Health risk percpetion. In J. D. Wright (Hrsg.), *The international encyclopedia of social and behavioral sciences* (2. Aufl.). Oxford: Elsevier.

Renner, B., Panzer, M. & Oeberst, A. (2007). Gesundheitsbezogene Risikokommunikation. In U. Six, U. Gleich & R. Gimmler (Hrsg.), *Kommunikationspsychologie und Medienspychologie* (S. 251–270). Weinheim: Beltz.

Renner, B. & Schupp, H. (2011). The perception of health risks. In H. S. Friedman (Hrsg.), *Oxford handbook of health psychology* (S. 637–665). New York: Oxford University Press.

Renner, B. & Schwarzer, R. (2000). Gesundheit: Schädigendes Verhalten trotz Wissen. In H. Mandl & J. Gerstenmaier (Hrsg.), *Die Kluft zwischen Wissen und Handeln: Empirische und theoretische Lösungsansätze* (S. 25–50). Göttingen: Hogrefe.

Renner, B. & Schwarzer, R. (2003). Social-cognitive factors in health behavior change. In J. Suls & K. Wallston (Hrsg.), *Social psychological foundations of health and illness* (S. 169–196). Oxford: Blackwell.

Renner, B., Spivak, Y., Kwon, S. & Schwarzer, R. (2007). Does age make a difference? Predicting physical activity of South Koreans. *Psychology and Aging,* 22, 482–493.

Riley, D. (2014). Mental models in warnings message design: A review and two case studies. *Safety Science,* 61, 11–20.

Rogers, R. (1975). A protection motivation theory of fear appeals and attitude change. *The Journal of Psychology,* 91, 93–114.

Rogers, R. (1983). Cognitive and physiological processes in fear appeals and attitude change: A revised theory of protection motivation. In J. Cacioppo & R. Petty (Hrsg.), *Social psychophysiology* (S. 153–177). New York: Guilford Press.

Ruiter, R. A. C., Abraham, C. & Kok, G. (2001). Scary warnings and rational precautions: A review of the psychology of fear appeals. *Psychology & Health,* 16, 613–630.

Ruiter, R. A. C. & Kok, G. (2005). Saying is not (always) doing: Cigarette warning labels are useless. *European Journal of Public Health,* 15, 329.

Scholz, U., Keller, R. & Perren, S. (2009). Predicting behavioral intentions and physical exercise: A test of the Health Action Process Approach at the intrapersonal level. *Health Psychology,* 28, 702–708.

Scholz, U., Schüz, B., Ziegelmann, J. P., Lippke, S. & Schwarzer, R. (2008). Beyond behavioural intentions: Planning mediates between intentions and physical activity. *British Journal of Health Psychology,* 13, 479–494.

Schwarzer, R. (1992). Self-efficacy in the adoption and maintenance of health behaviors: Theoretical approaches and a new model. In R. Schwarzer (Hrsg.), *Self-efficacy: Thought control of action* (S. 217–243). Washington, DC: Hemisphere.

Schwarzer, R. (2004). *Psychologie des Gesundheitsverhaltens. Eine Einführung in die Gesundheitspsychologie.* Göttingen: Hogrefe.

Schwarzer, R. (2008). Modeling health behavior change: How to predict and modify the adoption and maintenance of health behaviors. *Applied Psychology*, 57, 1–29.

Schwarzer, R., Lippke, S. & Luszczynska, A. (2011). Mechanisms of health behavior change in persons with chronic illness or disability: The Health Action Process Approach (HAPA). *Rehabilitation Psychology*, 56, 161–170.

Schwarzer, R. & Renner, B. (2000). Social-cognitive predictors of health behavior: Action self-efficacy and coping self-efficacy. *Health Psychology*, 19, 487–495.

Sniehotta, F.F., Schwarzer, R., Scholz, U. & Schüz, B. (2005). Action planning and coping planning for long-term lifestyle change: Theory and assessment. *European Journal of Social Psychology*, 35, 565–576.

Sutton, S. (2002). Using social cognition models to develop health behaviour interventions. In D. Rutter & L. Quine (Hrsg.), *Changing health behaviour* (S. 193–208). Buckingham: Open University Press.

Sutton, S.R. (1982). Fear arousing communications: A critical examination of theory and research. In J.R. Eiser (Hrsg.), *Social psychology and behavioral medicine* (S. 303–338). New York: Wiley.

Wegwarth, O., Kurzenhäuser-Carstens, S. & Gigerenzer, G. (2014). Overcoming the knowledge-behavior gap: The effect of evidence-based HPV vaccination leaflets on understanding, intention, and actual vaccination decision. *Vaccine*, 32, 1388–1393.

Witte, K. (1992). Putting the fear back into fear appeals: The extended parallel process model. *Communication Monographs*, 59, 329–349.

Witte, K. & Allen, M. (2000). A meta-analysis of fear appeals: Implications for effective public health campaigns. *Health Education & Behavior*, 27, 591–615.

Würz, A., Nurm, Ü.-K. & Ekdahl, K. (2013). Enhancing the role of health communication in the prevention of infectious diseases. *Journal of Health Communication*, 18, 1566–1571.

5. Kommunikationswissenschaftliche Grundlagen der Gesundheitskommunikation

Constanze Rossmann, Matthias R. Hastall und Eva Baumann

Der vorliegende Beitrag erläutert das Fachverständnis der Kommunikationswissenschaft als primär empirisch-sozialwissenschaftliche Disziplin, die sich im Schwerpunkt mit der medialen und öffentlichen Kommunikation und ihren sozialen Bedingungen und Folgen auseinandersetzt. In Anlehnung an die zentralen Forschungsfelder des Faches werden die für die Gesundheitskommunikation relevanten kommunikationswissenschaftlichen Grundlagen zur Kommunikator-, Medieninhalts-, Medien-, Rezeptions- und Wirkungsforschung dargestellt. Dort, wo kommunikationswissenschaftliche Erkenntnisse einen Mehrwert für die Gesundheitskommunikation liefern könnten, aber diese im Gesundheitskontext noch nicht angewendet wurden, werden Forschungslücken herausgearbeitet und Herausforderungen für die zukünftige Forschung identifiziert.

Einleitung

Gesundheitskommunikation umfasst jegliche Kommunikation über Gesundheit und Krankheit, die mit der Intention einer Gesundheitsversorgung oder -förderung initiiert wird oder nebenbei in der massenmedialen oder Alltagskommunikation stattfindet (Rossmann & Ziegler, 2013). Signitzer (2001) differenziert vier Ebenen, an denen sich typische Fragestellungen des Forschungsfeldes verdeutlichen lassen: (1) intrapersonale Kommunikation, also die kommunikativen und psychischen Prozesse innerhalb einer Person (z. B. Risikowahrnehmung als Auslöser, zur Vorsorge zu gehen), (2) interpersonale Kommunikation (z. B. Arzt-Patient-Kommunikation), (3) Organisationskommunikation, also Kommunikation von und in Gesundheitsinstitutionen (z. B. Pressearbeit von Krankenhäusern) sowie (4) massenmediale oder gesellschaftliche Kommunikation, welche die mediale Verbreitung von Gesundheitsinformationen beschreibt (z. B. Medizinjournalismus, Kommunikationskampagnen, Arztserien).

Die Kommunikationswissenschaft ist eine von mehreren Fachdisziplinen, die sich mit Fragen der Gesundheitskommunikation auseinandersetzt. Zunächst sind es vor allem Medizin und Gesundheitswissenschaften mit ihren Subdisziplinen, die hier einschlägig sind. Hinzu kommen Psychologie, Pädagogik, Wirtschaftswissenschaften, Soziologie, Politologie, Linguistik und andere Fachdisziplinen. Für viele Fragen der Gesundheitskommunikation ist eine interdisziplinäre Zusammenarbeit erforderlich (im Kontext von Kampagnen z. B. Rossmann, im Druck). In einer Inhaltsanalyse internationaler Zeitschriftenbeiträge zum Thema Gesundheitskommunikation zeigten Hannawa et al. (im Druck) jedoch, dass nur eine Minderheit der Beiträge von Autorinnen und Autoren unterschiedlicher Disziplinen verfasst wird. Im Hinblick auf die gebotene Interdisziplinarität resultiert für das Forschungsfeld somit offensichtlich Nachholbedarf. Darüber hinaus zeigte die Studie, dass das Gros der Forschung von Autoren medizinischer Fakultäten publiziert wird (57 %), nur 27 % der Autoren sind an kommunikationswissenschaftlichen Instituten tätig. Somit leistet die Kommunikationswissenschaft zwar einen wichtigen Beitrag zur Gesundheitskommunikationsforschung, sie ist jedoch nicht die konstituierende Disziplin. Dies ist insofern bemerkenswert, als sich die meisten Fragestellungen der Gesundheitskommunikation als Anwendungsfälle bestehender Kommunikationstheorien betrachten lassen.

Dies zu verdeutlichen, ist Gegenstand und Ziel des vorliegenden Beitrags. Nach einer kurzen Einführung in die Kommunikationswissenschaft werden die zentralen Forschungsfelder des Faches vorgestellt, jeweils relevante Theorien und Befunde skizziert und diese auf den Gesundheitsbereich angewendet.

Kommunikationswissenschaft

Die Kommunikationswissenschaft beschäftigt sich laut Selbstverständnis ihrer Fachgesellschaft mit den «sozialen Bedingungen, Folgen und Bedeutungen von medialer, öffentlicher und interpersonaler Kommunikation» (Deutsche Gesellschaft für Publizistik und Kommunikationswissenschaft, 2008, S. 1). Der Schwerpunkt liegt auf der *medialen und öffentlichen Kommunikation*, zunehmend rückt jedoch auch die *interpersonale Kommunikation* in den Fokus – nicht zuletzt, weil der Medienwandel die Grenzen zwischen medial vermittelter öffentlicher Kommunikation und zwischenmenschlicher Kommunikation aufgelöst hat. Entsprechend definiert Beck (2013, S. 163) das Fach als «interdisziplinäre Geistes- und Sozialwissenschaft, die sich als Humanwissenschaft mit dem Prozess menschlicher Verständigung, seinen Voraussetzungen, Rahmenbedingungen, Mitteln, Formen, Störungen und Folgen beschäftigt.» Diese Definition macht deutlich, dass die Kommunikationswissenschaft auf zwei *Forschungstraditionen* zurückgeht: zum einen auf die zeitungs- und publizistikwissenschaftliche Tradition des deutschen Sprachraums, die hauptsächlich geisteswissenschaftlich-hermeneutische Methoden verwendet, zum anderen auf die originär angloamerikanische kommunikationswissenschaftliche Tradition, in der sozialwissenschaftliche Methoden und die empirisch-analytische Untersuchung von Kommunikationsprozessen im Mittelpunkt stehen. Letztere stellt heute die dominante Herangehensweise dar (Pürer, 2003).

Weiteres Kennzeichen der Kommunikationswissenschaft ist seine *Trans- und Interdisziplinarität.* Die Fragestellungen des Faches liegen häufig in Grenzbereichen unterschiedlicher Disziplinen, was nicht nur angesichts seiner *Teildisziplinen* deutlich wird (zu den wichtigsten zählen Kommunikationsgeschichte und -politik, Mediensoziologie, -ökonomie, -psychologie, -pädagogik und -recht), sondern auch durch die unterschiedlichen thematischen *Anwendungsfelder* (etwa politische, Wissenschafts-, Umwelt-, Technik-, Risiko- und Gesundheitskommunikation).

In den 1940er-Jahren beschrieb der amerikanische Kommunikationsforscher Harold Lasswell (1948; wiederabgedruckt 1987, S. 17) den Kommunikationsakt mit der vielzitierten Frage «Who Says What In Which Channel To Whom With What Effect?» Diese sogenannte Lasswell-Formel wird häufig als Heuristik herangezogen, um die zentralen *Forschungsfelder* des Fachs zu systematisieren. Konkret wird zwischen Kommunikatorforschung (*who*), Medieninhaltsforschung (*what*), Medienforschung (*channel*), Rezipienten- und Rezeptionsforschung (*whom*) und Wirkungsforschung (*effect*) unterschieden.

Der vorliegende Beitrag greift das dargestellte Fachverständnis der Kommunikationswissenschaft auf und beschäftigt sich im Schwerpunkt mit der *Bedeutung medialer und öffentlicher Kommunikation für Gesundheit und Krankheit,* die entlang der genannten Forschungsfelder dargestellt werden.

Kommunikatorforschung

Im Kontext der medialen öffentlichen Kommunikation steht der Begriff *Kommunikator* für «eine Person, eine Gruppe von Personen oder eine Institution, die originärpublizistisch oder über ein Massenmedium Aussagen an eine unbegrenzte Zahl von Rezipienten mitteilt» (Pürer, 2003, S. 107f.). Diese Definition schließt Politiker und Funktionäre genauso ein wie Pressereferenten, Werbetreibende und Journalisten. Im Wesentlichen geht es darum, dass Kommunikatoren an der Vermittlung von Informationen beteiligt sind, entweder durch Organisation und Kontrolle (Chefredakteure, Verleger) oder durch Bereitstellung (Pressereferenten), Selektion (Presseagenturen, Journalisten), inhaltliche (Journalisten), grafische (Layouter) oder technische Aufbereitung (Drucker, Toningenieure) von Informationen.

Fromm, Baumann und Lampert (2011, S. 34 f.) unterscheiden drei Gruppen von *Kommunikationspartnern*, die in der medialen Gesundheitskommunikation eine Rolle spielen: Gesundheitsexpertinnen und -experten sowie Repräsentantinnen und Repräsentanten des Gesundheitssystems (z. B. Ärzte, Kliniksprecher), Medienakteure (z. B. Journalisten, Produzenten, Werbetreibende) und Gesundheitslaien (z. B. Patienten/Gesunde, Angehörige, Risiko-/Zielgruppen). Dem klassischen Verständnis öffentlicher, primär von einem linearen Kommunikationsfluss ausgehender (Massen-)Kommunikation folgend sind die ersten beiden Gruppen als Kommunikatoren zu verstehen, während Gesundheitslaien den Rezipienten zugeordnet werden.[1]

Die *Kommunikatorforschung* setzt sich mit ebendiesen Kommunikatoren auseinander und untersucht Hintergründe, Bedingungen und Intentionen der Entstehung öffentlicher Kommunikation. Zentrale Teilgebiete sind Journalismusforschung und Public Relations (PR).

Journalismusforschung

Aufgabe des Journalismus ist es, «aktuelle Informationen zur öffentlichen Kommunikation zu selektieren und zu vermitteln» (Blöbaum, 2013, S. 141). Dabei wird den Journalistinnen und Journalisten eine Informations-, Bildungs-, Erziehungs- sowie Kritik- und Kontrollfunktion zugeschrieben. Journalisten sehen sich selbst vor allem als neutrale Vermittler (Weischenberg, Malik & Scholl, 2006).

Im Kontext der Gesundheitskommunikation wird die Journalismusdebatte unter den Stichworten *Medizin- und Gesundheitsjournalismus* geführt. Der Medizinjournalismus beschäftigt sich mit der «journalistischen Berichterstattung über medizinische Themen» (Kohring, 2005, S. 27) und wird meist als Teilbereich des Wissenschaftsjournalismus verstanden. Gesundheitsjournalismus nimmt auch Gesundheitsthemen jenseits der Medizin in den Blick, etwa Lifestylethemen oder politische Debatten über die Gesundheitsreform (Fromm et al., 2011).

Gesundheits- und Medizinjournalisten sehen sich selbst als Übersetzer und Vermittler zwischen Gesundheitssystem und Bevölkerung und verbinden mit diesem Selbstverständnis einen Anspruch an Glaubwürdigkeit, Kompetenz und Verständlichkeit. Verschiedene Aspekte machen es jedoch schwer, diesen Ansprüchen zu genügen. So beschränkt sich die Aufgabe der Journalisten nicht darauf, Sprachrohr des Gesundheitswesens zu sein, sondern umfasst auch redaktionelle, ideelle und ökonomische Interessen (strukturelle Einflüsse). Hinzu kommen unterschiedliche Meinungen, Risikobewertungen und Empfehlungen auf Expertenseite, die von Journalisten nachvollzogen und abgewogen werden müssen. Beschreibungen von Gesundheits- und Medizinjournalisten als «Wächter über wahr und falsch» und «Aufdecker» scheinen daher adäquat, verdeutlichen jedoch auch den hohen Anspruch, dem Journalisten nicht immer gerecht werden können (Fromm, Baumann & Lampert, 2011).

Qualität, Normen und ethische Grundlagen. Auch wenn das Verständnis journalistischer Qualität seit jeher von einem kontroversen Diskurs begleitet wird, haben sich mehrere Dimensionen herauskristallisiert, die konsensfähig sind. So spielen für die journalistische Qualität vor allem Vielfalt, Vollständigkeit, Relevanz, Verständlichkeit und Sachlichkeit eine Rolle (Reineck & Hölig, 2013). Der Pressekodex legt weitere normative und ethische Grundlagen fest. Dazu gehören unter anderem Wahrhaftigkeit und Achtung der Menschenwürde, Sorgfaltspflicht, Wahrung vertraulicher Daten, journalistische Unabhängigkeit und Vermeidung von Diskriminierung. Ziffer 14 des Pressekodex stellt explizit Anforderungen an den Medizinjournalismus:

Bei Berichten über medizinische Themen ist eine unangemessen sensationelle Darstellung zu vermeiden, die unbegründete Befürchtungen oder Hoffnungen beim Leser erwecken könnte. Forschungsergebnisse,

---

1 Im Onlinekontext verschmelzen die Grenzen zwischen Kommunikatoren und Rezipienten zunehmend, da hier – etwa in Gesundheitsforen – auch Laien öffentlich kommunizieren.

die sich in einem frühen Stadium befinden, sollten nicht als abgeschlossen oder nahezu abgeschlossen dargestellt werden (Deutscher Presserat, 2013, S. 10).

Strukturelle Einflüsse. Zeitungen, Zeitschriften, Hörfunk und Fernsehen haben nur begrenzt Platz oder Zeit, um über die aktuellen Geschehnisse der Welt zu berichten. Dies verursacht einen *Selektionsdruck*, der dazu führt, dass nur ein Bruchteil der Ereignisse berichtet werden kann. Die Auswahl publikationswürdiger Ereignisse hängt von unterschiedlichen Faktoren ab. Einer davon ist, dass Medien in einem wirtschaftlichen Kontext stehen und mit der Konkurrenz um Nutzerzahlen ringen. Dieser *Konkurrenzdruck* führt dazu, dass sich die Nachrichtenauswahl auch an den Interessen, Vorlieben und Erwartungen des Publikums orientiert. Hinzu kommen redaktionelle Zwänge, gesellschaftliche Einflüsse (z.B. Zeitgeist, Pressefreiheit) und das Selbstverständnis der Journalisten (Donsbach, 1987).

Nachrichtenselektion. Diese Einflusssphären spiegeln sich auch in den unterschiedlichen Theorien zur Nachrichtenauswahl wieder. Drei Forschungsrichtungen lassen sich unterscheiden (Pürer, 2003): (1) Gatekeeper- und News-Bias-Forschung, die die individuellen Einstellungen der Journalisten in den Mittelpunkt stellen, (2) organisationstheoretische Erklärungen, die berufliche, redaktionelle und gesellschaftliche Zwänge einbeziehen und (3) die Nachrichtenwerttheorie, die die Nachrichtenauswahl mit Ereignismerkmalen erklärt.

Die *Nachrichtenwerttheorie* schlägt eine Vielzahl von Faktoren vor, die die Publikationswahrscheinlichkeit eines Ereignisses erhöhen (Schulz, 1990). Im Zusammenhang mit Gesundheit und Krankheit dürften vor allem Negativismus, Überraschung/Sensationalismus, Reichweite, geografische und soziale Nähe, Personalisierung, Emotionalisierung und Prominenz eine Rolle spielen. Erfüllen Ereignisse oder neue Erkenntnisse diese Kriterien, haben sie eine besonders große Chance, zur Nachricht zu werden. Dies trifft etwa zu, wenn viele Menschen einer unvorhersehbaren Gefahr ausgesetzt sind, wenn Prominente unter dramatischen Krankheiten leiden oder Menschen eine wundersame Heilung erleben. Dies erklärt auch, warum Journalisten eher Gesundheitsrisiken und Krankheiten aufgreifen als über Gesundheit und Wohlbefinden zu berichten.

Public Relations (PR)

Während Journalismus zumindest in einer Idealvorstellung als Fremddarstellung von kollektiv bzw. gesellschaftlich relevanten Informationen beschrieben werden kann, wird PR als Selbstdarstellung partikularer Interessen durch Information charakterisiert (Baerns, 1985, S. 16).

Ziel der PR ist es, die kommunikativen Beziehungen zwischen Organisationen und ihren Interessengruppen so zu gestalten, «dass die Ziele und Interessen der Organisation als legitim und bestenfalls als im gesellschaftlichen Interesse liegend angesehen werden.» (Röttger, 2005, S. 333) Im Gesundheitsbereich wird PR vor allem im Zusammenhang mit der Öffentlichkeitsarbeit von Unternehmen der Gesundheitswirtschaft (z.B. Pharmaindustrie), Versorgungseinrichtungen (z.B. Kliniken), Krankenkassen, Politikern/Parteien oder Behörden relevant. Auch Krisenkommunikation und Kommunikationskampagnen lassen sich hier einordnen, auch wenn diese quer zu den Forschungsfeldern der Kommunikationswissenschaft liegen, da Erkenntnisse zu Medieninhalten, -kanälen, -nutzung und -wirkung ebenso hineinspielen wie die Kommunikatorforschung.

PR im Gesundheitssektor. Für eine erfolgreiche Öffentlichkeitsarbeit im Gesundheitssektor gilt es zunächst, Journalisten von den eigenen Themen und Anliegen zu überzeugen, damit sie darüber berichten.[2] Daher ist es entscheidend, die zu vermittelnden Botschaften möglichst medienkom-

2 Im Kontext der Agenda-Setting-Forschung (siehe hierzu den Abschnitt zur Medienwirkungsforschung) spricht man hier auch von Agenda-Building, das sich mit der Frage beschäftigt, «wie gesellschaftliche Akteure mit Eigeninteressen (Politik, Wirtschaft, Institutionen, usw.) die Medienagenda mithilfe von PR-Aktivitäten beeinflussen können» (Bulkow & Schweiger, 2013, S. 174).

patibel zu gestalten, indem die journalistischen Arbeitsroutinen je nach Medientyp in der Ausgestaltung der Pressemeldungen berücksichtigt werden (z.B. Nachrichtenfaktoren). Darüber hinaus gilt es, solche Medien zu adressieren, die die Berichterstattung anderer Medien beeinflussen können, etwa Leitmedien und Fachpublikationen (z.B. Lücke & Baumann, 2007).

Krisenkommunikation. Die Regeln guter Pressearbeit gelten auch in gesundheitlichen Krisenzeiten, in denen Pandemien, Lebensmittelskandale oder Umweltkatastrophen Gesundheit und Leben der Bevölkerung bedrohen. Die Krisenkommunikation bringt jedoch noch mehr Herausforderungen mit sich: Seitens der Experten und Expertinnen und der Bevölkerung herrscht in der Regel eine große Unsicherheit über Ursachen, Folgen und Maßnahmen. Diese gilt es auszuräumen, um Panik zu vermeiden. Je nach Krisensituation sind zahlreiche Stakeholder an der Krisenbewältigung beteiligt, in Pandemiefällen etwa die Weltgesundheitsorganisation (WHO), das Robert-Koch-Institut, das Gesundheitsministerium und die Bundeszentrale für gesundheitliche Aufklärung (BZgA). Diese müssen sich abstimmen, um die Unsicherheit der Bevölkerung nicht durch unterschiedliche Aussagen noch mehr zu schüren. Sind sich die Experten selbst nicht einig, ist es wichtig, mit Unsicherheiten offen umzugehen, um als Stakeholder glaubwürdig zu bleiben (Seeger, Sellnow & Ulmer, 2008).

Kommunikationskampagnen im Gesundheitsbereich. Kommunikationskampagnen zur Prävention und Gesundheitsförderung richten sich meist direkt an die Bevölkerung oder einzelne Zielgruppen, um Aufmerksamkeit zu wecken, gesundheitsspezifisches Wissen, Einstellungen oder Verhalten zu ändern oder zu stabilisieren (Verhaltensprävention). Der sogenannten Policy-Strategie folgend können sie sich auch an Führungskräfte, Interessenvertreter oder Multiplikatoren aus Politik, Wirtschaft oder Medien richten, um darüber eine Änderung der für das Gesundheitsverhalten relevanten sozialen und rechtlichen Rahmenbedingungen zu erwirken (Verhältnisprävention).[3] Auf der Individualebene sind Kampagnen in der Regel gut dafür geeignet, Aufmerksamkeit, Wissen, Risikowahrnehmung und Einstellungen zu beeinflussen, und bedingt tauglich, Verhalten zu ändern. Die Wirksamkeit hängt von zahlreichen Faktoren und Rahmenbedingungen ab (etwa Gesundheitsverhalten, psychologische Determinanten, Reichweite, Verbreitungskanal, Botschaftsstrategie, konkurrierende Botschaften, Umweltfaktoren etc.). Entscheidende Voraussetzung dafür, dass Kampagnen verhaltenswirksam sein können, ist daher eine strategische und theoriegeleitete Planung, Durchführung und Evaluation, die neben medizinisch-epidemiologischen Befunden zur Wirksamkeit dieser Maßnahmen vor allem auch Erkenntnisse aus der Kommunikationswissenschaft zur Nutzung und Wirkung massenmedialer Kanäle, kognitionspsychologische Erkenntnisse zur Informationsverarbeitung und Aufbereitung persuasiver Botschaften sowie gesundheitspsychologische Erkenntnisse zur Erklärung von Verhalten einbezieht (Bonfadelli & Friemel, 2010).

Medieninhaltsforschung

Gesundheits- und Krankheitsthemen nehmen in der Publikumspresse einen zunehmend wichtigen Stellenwert ein (Kline, 2003). Auch die Zahl inhaltsanalytischer Studien, in denen vor allem die redaktionelle Berichterstattung von Zeitschriften, Fernsehen und Tageszeitungen untersucht werden, nahm in der Vergangenheit deutlich zu (Manganello & Blake, 2010). In Deutschland wird vor allem den Wissenschaftsressorts der überregionalen Qualitätspresse ein hoher Stellenwert für die Berichterstattung über Gesundheitsthemen attestiert. Diese rekurrieren zumeist auf einige wenige, besonders renommierte internationale

3 Im Marketingkontext werden Kommunikationskampagnen zur Gesundheitsförderung und Prävention als Teilbereich des Sozialmarketing aufgefasst, welches als «die Durchführung und Überwachung von Programmen, die darauf abzielen, die Akzeptanz sozialer Ideen zum Nutzen der Gesellschaft zu beeinflussen (z.B. Bekämpfung der Umweltverschmutzung, des Massenverkehrs und des Drogenmissbrauchs)» verstanden wird (Hansen & Bode, 1999, S. 138).

medizinische Fachzeitschriften, die eine Mittlerrolle zwischen Wissenschaft und Öffentlichkeit einnehmen, sofern sie peer reviewed sind, einen hohen Impact-Faktor haben und professionelle Pressearbeit betreiben (Pahl, 1998).

Durch die Auswahl, eine prominente Platzierung, die Betonung der Eigenschaften, die den Nachrichtenwert eines Ereignisses ausmachen, sowie eine bestimmte inhaltliche Rahmung beziehungsweise Kontextualisierung (sogenannte Medienframes, siehe Matthes, 2009) kann die soziale Relevanz eines Themas hervorgehoben werden. Da sich ebendiese Relevanzzuschreibung der Medien auch auf die Wahrnehmung der Bevölkerung niederschlagen kann, liefert eine systematische Analyse medialer Darstellungsmuster wichtige Hinweise auf Wissensstand und Vorstellungen der Bevölkerung, die auch bei der Entwicklung zielgruppenadäquater Kampagnen und Interventionsprogramme zu berücksichtigen sind (Manganello & Blake, 2010).

Inhaltsanalysen der Berichterstattung über Krankheiten und Gesundheitsrisiken deuten allerdings darauf hin, dass die Medien gerade nicht zu einer (aus Expertensicht) angemessenen Gesundheitsaufklärung beitragen und damit kein gesundheitsförderndes Potenzial entfalten können (Kline, 2006). Vor allem wird den Medien ein Mangel an epidemiologischer Genauigkeit, wissenschaftlicher Objektivität und politischer Korrektheit vorgeworfen (Seale, 2002; Wright, Sparks & O'Hair, 2008). Als problematische Darstellungsmuster kristallisieren sich eine verzerrte, unausgewogene und teils widersprüchliche Berichterstattung, die Über- oder Unterbetonung einzelner Krankheitsbilder bis hin zur Marginalisierung oder Tabuisierung, die Stereotypisierung von Risikopersonen und Betroffenen bis hin zum sogenannten Victim Blaming sowie ein Trend zur Medikalisierung heraus. Dies lässt sich vor allem durch die Ereignisorientierung der journalistischen Selektion, Produktionszwänge aufseiten der Medien, aber auch durch Einflüsse der werbetreibenden Industrie erklären (im Überblick Fromm et al., 2011).

Krankheiten und Gesundheitsrisiken beziehungsweise gesundheitsrelevante Verhaltensweisen sind aber auch in fiktionalen und nichtfiktionalen Unterhaltungsangeboten sowie in der Werbung überaus präsent. Hier konkurrieren eher wenige gesundheitsfördernde Botschaften mit der Darstellung zahlreicher – häufig positiv gerahmter – ungesunder oder risikobehafteter Verhaltensmuster. Studien aus dem deutschsprachigen Raum zeigten dies beispielweise für das Thema Ernährung (Lücke, 2007), Alkohol (Lampert & Hasebrink, 2002), Tabakkonsum (Rossmann & Scheufele, 2004) oder Schönheitsoperationen (Rossmann & Brosius, 2005).

Medienkanäle

Für die Vermittlung gesundheitsrelevanter Informationen steht ein breites Spektrum an Kommunikationskanälen beziehungsweise Vermittlungswegen zur Verfügung. Aus einer kommunikationsstrategischen Sicht lassen sich die unterschiedlichen Medien (z. B. TV, Radio, Zeitung, Broschüre, Website, Zeitschrift) und Formate (z. B. Redaktion versus Werbung, Informations- versus Unterhaltungsangebot) hinsichtlich ihrer Eignung zur Erreichung bestimmter Zielgruppen beispielsweise entlang der Aspekte Reichweite, Zielgruppenspezifität, Informationstiefe, Glaubwürdigkeit und Themensetzungspotenzial klassifizieren (Salmon & Atkin, 2003). Während das Wirkungspotenzial der Massenmedien insbesondere darin besteht, Aufmerksamkeit auf ein Thema zu lenken, Interesse und Problembewusstsein zu wecken, liegen die Stärken interaktiver Medien und interpersonaler Kommunikation vor allem darin, zur Herstellung eines Selbstbezugs anzuregen und zum Handeln zu motivieren (Baumann & Möhring, 2005).

Der Theorie der *Kanal-Komplementarität* zufolge entscheiden sich die Rezipientinnen und Rezipienten in Abhängigkeit ihrer Situation und gesundheitlichen Lage einerseits und aufgrund der Nutzungseigenschaften der Informationsquelle andererseits für eine bestimmte Quelle (Ruppel & Rains, 2012):

1. Der *Zugang zu medizinischer Expertise* wird vor allem professionellen Gesundheitsakteuren zugeschrieben, die meist persönlich aufgesucht werden.

2. Eine *Individualisierbarkeit* der Quelle, um auf persönliche Bedürfnisse zugeschnittene Informationen zu erhalten, ist vor allem in der interpersonalen Kommunikation mit Freunden, Familienangehörigen und Gesundheitsexperten gegeben; auch interaktive Nutzungsformen des Internets ermöglichen dies.
3. *Anonymität:* Vor allem Onlineangebote, aber auch Massenmedien ermöglichen eine weitgehend anonymisierte Informationssuche, die bei sozialer Präsenz in der telefonischen oder Face-to-Face-Kommunikation nur bedingt gegeben ist.
4. *Convenience:* Die raum-zeit-flexiblen, inzwischen wenig kostenintensiven und zunehmend mobilen Möglichkeiten der Onlinekommunikation ermöglichen eine recht komfortable Suche und einen leichten Zugang zu Informationen.

Ein weiterer Vorschlag zur Differenzierung von Kommunikationskanälen in der Gesundheitskommunikation ist bei Dutta-Bergman (2004) zu finden:

1. Unterhaltungs- versus Informationskanäle: Gesundheitsbewusste Personen suchen eher in informationsorientierten Kanälen, etwa Zeitung oder Zeitschriften, die als qualitativ hochwertig, glaubwürdig und verlässlich wahrgenommen werden; weniger Gesundheitsbewusste sind eher über die Einbindung der Themen in Unterhaltungsangebote wie zum Beispiel TV-Serien oder Computerspiele zu erreichen (Entertainment-Education, Lampert, 2003).
2. Aktive versus passive Kanäle: Zu den aktiven Informationskanälen zählen das Internet, die Tageszeitung oder Zeitschriften sowie interpersonale Kommunikation, die eine Eigeninitiative seitens der Nutzerinnen und Nutzer beziehungsweise in der Situation eine hohe kognitive Miteingezogenheit erfordern. Fernsehen und Radio werden dagegen den passiven Kanälen zugeordnet, da das Publikum auch nebenbei und in einer weniger aktiven Rezeptionshaltung erreicht wird.
3. Gesundheitsfördernde versus -schädigende Kanäle: Dem Fernsehen werden insgesamt eher gesundheitsschädigende Potenziale attestiert – zumindest wenn ein hohes Maß an Inhalten konsumiert wird, in denen (wie z. B. in der Werbung) eher gesundheitsabträgliche Verhaltensweisen propagiert werden.

Während das Fernsehen allgemein als gesellschaftliches Leitmedium gilt, wächst das Internet zunehmend zu einem Leitmedium der Gesundheitskommunikation heran. Entsprechend wird den unterschiedlichen Varianten der Online-Gesundheitskommunikation ein herausragender und wachsender Stellenwert für die Präventionskommunikation, als Informationsquelle und in der Gesundheitsversorgung beigemessen (Kreps & Neuhauser, 2010). Dennoch bergen auch Onlineangebote bei unangemessener oder übermäßiger Nutzung Gesundheitsrisiken (siehe hierzu Teil IV dieses Bandes).

Rezeptionsforschung

Angesichts eines täglichen Brutto-Medienkonsums von durchschnittlich fast zehn Stunden (van Eimeren & Ridder, 2011), überrascht es kaum, dass Menschen heute einen Großteil ihrer Gesundheitsinformationen aus Massenmedien beziehen (z. B. Mindline, 2013). Als Teilbereiche der Rezeptionsforschung gehen die Medienselektions- und Nutzungsforschung den Fragen nach, welche Medieninhalte aus welchen Gründen ausgewählt – oder vermieden – werden und wie die Nutzung genau erfolgt. Die in diesem Kontext entstandenen Ansätze zur Erklärung der Medienselektion lassen sich in kognitionsbasierte und emotionsbasierte Ansätze gliedern.

Kognitionsbasierte Ansätze

Der *Nutzen- und Belohnungsansatz* (Uses-and-Gratifications-Ansatz) stellt den Rezipienten als bewusst, zielorientiert und funktional entsprechend seiner Bedürfnisse (z. B. Information, Entspannung, Zeitvertreib) handelndes Individuum in den Mittelpunkt (Blumler & Katz, 1974). Dabei steht Mediennutzung in Konkurrenz zu anderen Aktivitäten. Zwar wurde der Ansatz vielfach kritisiert und mehrfach weiterentwickelt (siehe Schweiger, 2007), der Fokus auf individuelle Bedürfnisse der Rezipienten erscheint jedoch nach wie vor aktuell. Im Gesundheitskontext wurden Nutzungsmotive bislang vor allem für Onlineangebote untersucht, wobei sich Informationssuche, Austausch und Orientierungshilfe als die dominierenden Motive herausstellten (Tang & Lee, 2006; Anderson, 2011).

Der *Informational-Utility-Ansatz* sieht die Nützlichkeit von Botschaften, Herausforderungen zu bewältigen, als entscheidendes Kriterium für deren Rezeption oder Vermeidung an (Hastall, 2009; Knobloch-Westerwick, 2008). Vier Subdimensionen von Nützlichkeit werden postuliert: Das Ausmaß positiver oder negativer Konsequenzen, die Wahrscheinlichkeit einer eigenen Betroffenheit, die zeitliche Nähe des Ereignisses und die Überzeugung der Rezipienten, die Konsequenzen beeinflussen zu können. Anwendungen im Kontext der Gesundheitskommunikation erbrachten bislang eher inkonsistente Ergebnisse (Hastall, 2011; Schulz & Rossmann, 2013).

Die aus der Sozialpsychologie stammende *Theorie der kognitiven Dissonanz* (Festinger, 1957) postuliert, dass Menschen danach streben, eine Übereinstimmung zwischen Gedanken und Verhaltensweisen aufrechtzuerhalten oder herzustellen. Es wird angenommen, dass Dissonanzen als unangenehm erlebt werden und die Motivation hervorrufen, diesen Zustand zu beenden. Hierzu eignen sich auch Mediennutzungsstrategien wie etwa die Suche nach bestärkenden Informationen oder die Vermeidung dissonanter Botschaften (Donsbach, 2009). *Dissonanztheoretische Ansätze* können zum Beispiel erklären, warum bestimmte Gesundheitsinformationen gerade von den Personen vermieden werden, für die sie besonders relevant wären.

Emotionsbasierte Ansätze

Bei den nachfolgend besprochenen Ansätzen stehen vor allem emotionale Prozesse sowie Prozesse der Emotionsregulation zur Erklärung der Selektion und Nutzung von Medieninhalten im Fokus.

Der *Mood-Management-Ansatz* postuliert, dass Menschen insbesondere unterhaltsame Medienangebote zur Emotions- und Stimmungsregulierung nutzen (Zillmann, 2000). Menschen wenden sich demnach – oft auch unbewusst – solchen Medieninhalten zu, die eine angenehme Stimmung versprechen beziehungsweise intensivieren, und vermeiden Inhalte, die unangenehme Gefühlszustände antizipieren lassen. Gleichzeitig streben sie einen optimalen Erregungszustand zwischen Über- und Unterstimulation an.

Unter welchen Bedingungen die Rezeption unterhaltender Medienangebote tatsächlich als positiv erlebt wird und welche Prozesse dabei im Detail ablaufen, erklärt die *Affective-Disposition-Theorie* (Zillmann, 1996). Auf der Basis moralischer Werturteile differenzieren Zuschauer zwischen «guten» und «bösen» Charakteren. Mit den Protagonisten wird Empathie empfunden und in kritischen Situationen, die für den Spannungsaufbau elementar sind, mitgelitten. Die dabei entstehende körperliche Erregung ist entscheidend für das Unterhaltungserleben bei einem positiven Ausgang der Geschichte und kann teilweise noch in nachfolgenden Situationen präsent sein.

Medienselektion im Gesundheitskontext

Die dargestellten Ausführungen zur Medienselektion machen deutlich, dass Rezipienten ihre Medienmenüs individuell aufgrund kognitiver und emotionaler Entscheidungen oder Bedürfnisse zusammenstellen.[4] Nicht jede Kommunikation über Gesundheit und Krankheit erreicht daher alle Nutzer, weshalb sich der Versuch, mit Bevölkerungskampagnen möglichst viele Menschen zu erreichen, in der Praxis nicht selten als schwierig

4 Das bedeutet jedoch nicht, dass Medienselektion immer zielorientiert, bewusst und instrumentell stattfindet. Häufig haben wir es auch mit einer habitualisierten Mediennutzung zu tun, die auf Gewohnheiten und Routinen basiert (im Überblick siehe Schweiger, 2007).

erweist (Snyder, 2007). Eine Übertragung des einschlägigen kommunikationswissenschaftlichen Wissensstandes zur Selektion von Medieninhalten auf Fragestellungen der Gesundheitskommunikation kann helfen, solche Kommunikationsprobleme zu erklären.

Medienwirkungsforschung

Die Medienwirkungsforschung «fragt nach den Konsequenzen, die die Konfrontation mit Medien und Medieninhalten hat» (Leffels, Mauch & Hannover, 2004, S. 52). Es lassen sich eine Vielzahl kurz- und langfristiger Medieneffekte unterscheiden, beispielsweise auf Einstellungen, Wissen, Emotionen, Verhaltensabsichten oder tatsächliches Verhalten der Rezipienten. Dabei werden Medienwirkungen auf der Mikro- (Individuum), Meso- (Organisationen) und Makro-Ebene (Gesellschaft) differenziert, wobei sich die zentralen Ansätze primär auf der Mikro- oder Makro-Ebene ansiedeln, aber in der Konsequenz häufig in die Meso-Ebene hineinspielen (Rossmann & Ziegler, 2013).

Makro-Ebene

Zu den für den Gesundheitskontext wichtigsten Ansätzen, die sich primär auf der Makro-Ebene ansiedeln und Wirkungen auf der kollektiven Ebene zum Untersuchungsgegenstand haben, gehören Agenda Setting, Kultivierungsthese, Wissenskluft-hypothese und Diffusionstheorie. Beim *Agenda-Setting-Ansatz* steht die Thematisierungsfunktion der Medien im Vordergrund. Grundannahme ist, dass Medien weniger beeinflussen, *was* Menschen denken, sondern eher, *worüber* sie nachdenken (McCombs & Shaw, 1972). Wird beispielsweise ein bestimmtes Gesundheitsrisiko besonders stark in den Medien thematisiert, wird es – unabhängig von seiner tatsächlichen Relevanz – mit hoher Wahrscheinlichkeit auch bald von vielen Menschen als wichtiges Problem eingeschätzt (Fromm et al., 2011).

Die *Kultivierungsthese* beschäftigt sich mit langfristigen, kumulierten Effekten einer intensiven Fernsehnutzung (Gerbner, 1998). Grundannahme ist, dass fiktionale und nonfiktionale Fernsehinhalte die Realität wenig adäquat abbilden und daher insbesondere bei Vielnutzern verzerrte Realitätsvorstellungen bewirken, die zum Beispiel auch bei Einstellungen zu Gesundheitsfragen nachweisbar sind (z. B. Rossmann & Brosius, 2005; Diefenbach & West, 2007).

Die *Wissensklufthypothese* (Tichenor, Donohue & Olien, 1970) ist ein theoretischer Rahmen zur Erklärung des Phänomens, dass Wissenszuwächse in der Gesellschaft nicht gleich verteilt erfolgen. Soziale Schichten mit einem hohen sozioökonomischen Status profitieren oft stärker von neuen Informationen, was dazu führen kann, dass Informationskampagnen entgegen ihrer Intention bestehende gesellschaftliche Unterschiede weiter verstärken (Bekalu & Eggermont, 2013).

Die *Diffusionstheorie* «beschäftigt sich mit dem Prozess der Verbreitung von Innovationen in einer Gesellschaft» (Karnowski, 2013, S. 513). Als Innovation zählt dabei alles, was für den Botschaftsempfänger neuartig ist, beispielsweise Produkte, Dienstleistungen und Informationen (Rogers, 2003). Dieser Ansatz kann beispielsweise erklären, wie und unter welchen Bedingungen medizinische Innovationen sich verbreiten oder Informationen über neue Vorsorge- oder Therapieangebote bestimmte Bevölkerungskreise erreichen (Mirheydar & Parsons, 2013). Hervorzuheben sind der hohe Stellenwert, der den interpersonalen Kommunikationskanälen zugesprochen wird, sowie die Grundannahme, dass Kommunikationsprozesse oft mehrstufig ablaufen (im Gesundheitskontext z. B. Hwang, 2012).

Mikro-Ebene

Relevante Forschungsbereiche auf der Mikro-Ebene, das heißt Ansätze zur Erklärung von Medienwirkungen auf das Individuum, sind Persuasionsforschung, Lerntheorie, Fallbeispielforschung und Third-Person-Effekt. Die *Persuasionsforschung* «beschäftigt sich vorrangig mit der Frage, wie

Medieninhalte Einstellungen der Rezipienten beeinflussen» (Wirth & Kühne, 2013, S. 313). Hierbei handelt es sich um eine klassische Forschungstradition, in der unter anderem untersucht wird, wie Botschaften formal und inhaltlich gestaltet sein müssen, damit sie maximal überzeugend sind. Auch Einflüsse wie die Glaubwürdigkeit der Kommunikatoren oder Kontextfaktoren sind im Fokus der Forschung. Der umfangreiche Wissensstand ist für die effektive Planung und Umsetzung von Gesundheitskampagnen hochrelevant. So bieten unterschiedliche, auf (audio-)visueller und sprachlicher Ebene umgesetzte Botschaftsstrategien (z. B. Gewinn- oder Verlustframing, Humor oder Furchtappelle, Fallbeispiele oder Testimonials) Potenziale, ein Thema themen- und zielgruppengerecht darzustellen und somit effektiv zu kommunizieren (z. B. Hastall, 2011).

Die *Exemplification-Theorie* (Zillmann & Brosius, 2000) bietet einen theoretischen Rahmen zur Erklärung spezifischer Effekte beim Einsatz von illustrierenden Fallbeispielen (z. B. Zitate betroffener Personen, Testimonials) in informativen Texten. Im Unterschied zu abstrakten, zum Beispiel statistischen, Evidenzarten, lösen Fallbeispiele aufgrund ihrer Konkretheit spezifische Wahrnehmungs- und Bewertungsprozesse aus, die zu unerwünschten Wahrnehmungsverzerrungen führen können, aber aufgrund ihres vergleichsweise hohen Wirkungspotenzials auch sinnvoll in der strategischen Gesundheitskommunikation eingesetzt werden können (Zillmann, 2006).

Auch die originär psychologische *sozialkognitive Lerntheorie* (Bandura, 1994) spielt im Kontext von Medienwirkungen (ursprünglich vor allem im Zusammenhang mit Mediengewalt) eine zentrale Rolle. Sie gibt Hinweise darauf, dass Rezipientinnen und Rezipienten Verhaltensmuster von Medienfiguren durch Beobachtung lernen (Lernen am Modell) und diese unter bestimmten Umständen umsetzen. Die Anwendung gelernter Verhaltensmuster wird beispielsweise dann wahrscheinlicher, wenn das Verhalten als lohnenswert dargestellt wird, die Medienfigur attraktiv ist, Rezipientinnen sich mit ihr identifizieren können und die Selbstwirksamkeit der Rezipienten hoch ist. Das Wissen um diesen Mechanismus kann einerseits helfen, Gesundheitsbotschaften effektiv zu gestalten und zu platzieren, wie es beispielsweise im Rahmen des Entertainment-Education-Ansatzes geschieht (Lampert, 2003; Singhal et al., 2004). Andererseits kann der Ansatz auch erklären, weshalb die Darstellung ungesunder Verhaltensweisen in den Medien die Nutzer negativ beeinflussen kann (z. B. wenn der attraktive, erfolgreiche Held einer Fernsehserie regelmäßig Zigaretten konsumiert).

Der *Third-Person-Effekt* beschreibt das Phänomen, dass Menschen andere Personen wesentlich stärker durch Massenmedien beeinflusst sehen als sich selbst (Davison, 1983). Diese gut bestätigte Wahrnehmungsverzerrung kann beispielsweise eine subjektive Überschätzung der Effektivität von Gesundheitskampagnen auf andere bewirken, aber auch das eigene Gesundheitsverhalten negativ beeinflussen (Wei, Lo & Lu, 2008). Die Beobachtung, dass Menschen ihr Verhalten lediglich aufgrund der Annahme starker Medieneffekte auf andere Personen ändern, wird in der Literatur auch unter dem Stichwort *Influence of Presumed Media Influence* diskutiert (Gunther & Storey, 2003; Park, 2005).

Medienwirkungen im Gesundheitskontext

Die Auswahl der dargestellten Ansätze muss angesichts der Kürze des Beitrags selektiv bleiben, weshalb hier nur die meistzitierten und für die Gesundheitskommunikation relevantesten Ansätze ausgewählt und dargestellt wurden (siehe für einen umfassenden Überblick Schweiger & Fahr, 2013).

Da viele Aktivitäten im Bereich der Gesundheitskommunikation darauf abzielen, Änderungen bei den Botschaftsempfängerinnen und -empfängern zu bewirken, erscheint ein Rückgriff auf den äußerst umfangreichen kommunikationswissenschaftlichen Forschungsstand zu Medienwirkungen vielversprechend. Allerdings zeigen die Befunde der Medienwirkungsforschung auch, dass der alltägliche Medienkonsum auch unerwünschte Wirkungen mit sich bringen kann, wie Wahrnehmungsverzerrungen oder unerwünschte Einflüsse auf Einstellungen oder Verhalten.

Fazit und Ausblick

Die dargestellten Ausführungen machen deutlich, dass sich viele Fragestellungen der Gesundheitskommunikation auf Basis des klassischen kommunikationswissenschaftlichen Theoriefundus bearbeiten und beantworten lassen. Das bedeutet nicht, dass die Kommunikationswissenschaft allein alle Fragen der Gesundheitskommunikation beantworten kann, zumal kommunikationswissenschaftliche Ansätze ihrerseits häufig auf psychologischen, soziologischen, linguistischen oder ökonomischen Annahmen und Konzepten basieren.

In diesem Kontext stellt sich die Frage, wie kommunikationswissenschaftliche Theorien und Ansätze etwa mit Ansätzen der Gesundheitspsychologie verknüpft werden können, um einen Mehrwert für die Erklärung des Zusammenhangs von Mediennutzung und Gesundheitsverhalten zu leisten. Ein fruchtbares Beispiel stellt etwa die Integration der *Theory of Planned Behavior* und des Kultivierungsansatzes dar (Beullens, Roe & Van den Bulck, 2011). Denkbar ist aber auch eine Verknüpfung von Selektionstheorien und Verhaltensmodellen. Zum Teil lassen sich in Kommunikationswissenschaft und Gesundheitspsychologie auch Überschneidungen von Konstrukten wiederfinden, die eine Integration von Theorien der Mediennutzung und -wirkung mit Theorien zur Erklärung des Gesundheitsverhaltens nahelegen (siehe z. B. Baumann, Lampert & Fromm, 2012). So kommen beispielsweise die Dimensionen des *Informational-Utility-Ansatzes* auch in gesundheitspsychologischen Modellen als Verhaltensdeterminanten vor (Schulz & Rossmann, 2013).

Neben theoretischen Integrationsherausforderungen stellen sich weiterhin kommunikationspraktische Herausforderungen. Auch wenn die Kommunikationswissenschaft zusammen mit anderen Fachdisziplinen einen hohen Mehrwert für die Praxis der Gesundheitskommunikation liefert, gelingt es nicht immer, diesen auch in die Kommunikationspraxis zu transferieren. Bisweilen sind Befunde zu komplex oder Anforderungen wie theoretische Fundierung und Begleitevaluationen angesichts niedriger Budgets und kurzfristiger Planungen nicht umsetzbar.

Nicht zuletzt wird das Potenzial kommunikationswissenschaftlicher Theorien und Befunde bislang nicht vollständig ausgeschöpft. Die Persuasionsforschung liefert beispielsweise zahlreiche Erkenntnisse zur Wirkung von Botschaftsgestaltung, die aber bislang kaum Berücksichtigung in Kampagnenkonzeptionen finden. Dasselbe gilt für das verfügbare Wissen zur Nachrichtenauswahl und zur medialen Darstellung von Gesundheit sowie über PR und Medizinjournalismus. Große Forschungslücken finden sich im Bereich der Selektion und Rezeption gesundheitsbezogener Medieninhalte, vor allem unter Einbeziehung emotionaler Rezeptionstheorien. Auch das Potenzial von Medienwirkungstheorien auf gesellschaftlicher Ebene, das vor allem für verhältnispräventive Ansätze relevant ist, ist noch längst nicht ausgeschöpft. Insofern bleibt zu wünschen, dass eine gesunde und kritische Auseinandersetzung mit kommunikationswissenschaftlichen Theorien und Befunden das Feld der Gesundheitskommunikation zukünftig weiter befruchtet.

Literatur

Anderson, I. K. (2011). The uses and gratifications of online care pages: A study of CaringBridge. *Health Communication, 26*, 546–559.

Baerns, B. (1985). *Öffentlichkeitsarbeit oder Journalismus?* Zum Einfluss im Mediensystem. Köln: Verlag Wissenschaft und Politik.

Bandura, A. (1994). *Lernen am Modell.* Ansätze zu einer sozial-kognitiven Lerntheorie. Stuttgart: Klett.

Baumann, E. & Möhring, W. (2005). Strategien massenmedialer Gesundheitskommunikation in der Primärprävention. *prävention. Zeitschrift für Gesundheitsförderung,* 28, 101–104.

Baumann, E., Lampert, C. & Fromm, B. (2012). Gesundheitskommunikation. In K. Hurrelmann & O. Razum (Hrsg.), *Handbuch Gesundheitswissenschaften* (5., vollst. überarb. Aufl., S. 461–489). Weinheim: Juventa.

Beck, K. (2013). Kommunikationswissenschaft. In G. Bentele, H.-B. Brosius & O. Jarren (Hrsg.), *Lexikon Kommunikations- und Medienwissenschaft.* (2., überarb. und erw. Aufl., S. 163–164). Wiesbaden: VS Verlag für Sozialwissenschaften.

Bekalu, M. A. & Eggermont, S. (2013). Media use and HIV/AIDS knowledge: A knowledge gap perspective.

Health Promotion International. Advance online publication, doi: 10.1093/heapro/dat030

Beullens, K., Roe, K. & Van den Bulck, J. (2011). Excellent gamer, excellent driver? The impact of adolescents' video game playing on driving behavior: A two-wave panel study. *Accident Analysis and Prevention,* 43, 58–65.

Blöbaum, B. (2013). Journalismus. In G. Bentele, H.-B. Brosius & O. Jarren (Hrsg.), *Lexikon Kommunikations- und Medienwissenschaft* (2., überarb. und erw. Aufl., S. 141–142). Wiesbaden: VS Verlag für Sozialwissenschaften.

Blumler, J.G. & Katz, E. (Hrsg.). (1974). The uses of mass communications: Current perspectives on gratifications research. Beverly Hills, CA: Sage.

Bonfadelli, H. & Friemel, T.N. (2010). *Kommunikationskampagnen im Gesundheitsbereich.* Grundlagen und Anwendungen. Konstanz: UVK.

Beullens, K., Roe, K. & Van den Bulck, J. (2011). Excellent gamer, excellent driver? The impact of adolescents' video game playing on driving behavior: A two-wave panel study. *Accident Analysis and Prevention,* 43, 58–65.

Bulkow, K. & Schweiger, W. (2013). Agenda Setting – zwischen gesellschaftlichem Phänomen und individuellem Prozess. In W. Schweiger & A. Fahr (Hrsg.), *Handbuch Medienwirkungsforschung* (S. 171–190). Wiesbaden: VS Verlag für Sozialwissenschaften.

Davison, W.P. (1983). The third-person effect in communication. *Public Opinion Quarterly,* 47, S. 1–15.

Deutsche Gesellschaft für Publizistik und Kommunikationswissenschaft (2008). *Kommunikation und Medien in der Gesellschaft: Leistungen und Perspektiven der Kommunikations- und Medienwissenschaft.* Abgerufen von: http://www.dgpuk.de/wp-content/uploads/2012/01/DGPuK_Selbstverstaendnispapier-1.pdf (11.02.2014).

Deutscher Presserat (2013). *Publizistische Grundsätze* (Pressekodex). Richtlinien für die publizistische Arbeit nach den Empfehlungen des Deutschen Presserats. Abgerufen von: http://www.presserat.info/uploads/media/Pressekodex_aktuell_01.pdf (12.02.2014)

Diefenbach, D.L. & West, M.D. (2007). Television and attitudes toward mental health issues: Cultivation analysis and the third-person effect. *Journal of Community Psychology,* 35, 181–195.

Donsbach, W. (1987). Journalismusforschung in der Bundesrepublik: Offene Fragen trotz Forschungsboom. In J. Wilke (Hrsg.), *Zwischenbilanz der Journalistenausbildung* (S. 105–142). München: Ölschläger.

Donsbach, W. (2009). Cognitive dissonance theory – A roller coaster career. How communication research adapted the theory of cognitive dissonance. In T. Hartmann (Hrsg.), *Media choice: A theoretical and empirical overview* (S. 128–148). New York: Routledge.

Dutta-Bergman, M.J. (2004). Primary sources of health information: Comparisons in the domain of health attitudes, health cognitions, and health behaviors. *Health Communication,* 16, 273–288.

Festinger, L. (1957). A theory of cognitive dissonance. Stanford, CA: Stanford University Press.

Fromm, B., Baumann, E. & Lampert, C. (2011). *Gesundheitskommunikation und Medien. Ein Lehrbuch.* Stuttgart: Kohlhammer.

Gerbner, G. (1998). Cultivation analysis: An overview. *Mass Communication & Society,* 1, 175–194.

Gunther, A.C. & Storey, J.D. (2003). The influence of presumed media influence. *Journal of Communication,* 53, 199–215.

Hannawa, A.F., Garcia-Jimenez, L., Candrian, C., Rossmann, C. & Schulz, P.J. (im Druck). Identifying the field of health communication. *Journal of Health Communication.*

Hansen, U. & Bode, M. (1999). Marketing & Konsum. Theorie und Praxis von der Industrialisierung bis ins 21. Jahrhundert. München: Vahlen.

Hastall, M.R. (2009). Informational utility as determinant of media choices. In T. Hartmann (Hrsg.), *Media choice: A theoretical and empirical overview* (S. 149–166). New York: Routledge.

Hastall, M.R. (2011). Kommunikation von Gesundheitsrisiken in Massenmedien: Der Einfluss von Informations- und Rezipientenmerkmalen auf die Botschaftszuwendung und -vermeidung. Baden-Baden: Nomos.

Hwang, Y. (2012). Social diffusion of campaign effects: Campaign-generated interpersonal communication as a mediator of antitobacco campaign effects. *Communication Research,* 39, 120–141.

Karnowski, V. (2013). Diffusionstheorie. In W. Schweiger & A. Fahr (Hrsg.), *Handbuch Medienwirkungsforschung* (S. 513–528). Wiesbaden: Springer.

Knobloch-Westerwick, S. (2008). Informational utility. In W. Donsbach (Hrsg.), *International encyclopedia of communication* (S. 2273–2276). Oxford, UK: Wiley-Blackwell.

Kline, K.N. (2003). Popular media and health: Images, effects, and institutions. In T.L. Thompson, A.M. Dorsey, K.I. Miller & R. Parrott (Hrsg.), *Handbook of health communication* (S. 557–581). Mahwah, NJ: Erlbaum.

Kline, K.N. (2006). A decade of research on health content in the media: The focus on health challenges and sociocultural context and attendant informational and ideological problems. *Journal of Health Communication,* 11, 43–59.

Kohring, M. (2005). Wissenschaftsjournalismus. Forschungsüberblick und Theorieentwurf. Konstanz: UVK.

Kreps, G.L. & Neuhauser, L. (2010). New directions in eHealth communication: Opportunities and challenges. *Patient Education and Counseling,* 78, 329–336.

Lampert, C. (2003). Gesundheitsförderung durch Unterhaltung? Zum Potenzial des Entertainment-Education-Ansatzes für die Förderung des Gesundheitsbewusstseins. *Medien & Kommunikationswissenschaft,* 51, 461–477.

Lampert, C. & Hasebrink, U. (2002). Alkohol im Fernsehen – Ergebnisse einer Programmanalyse. In S. Aufenanger, M. Große-Loheide, U. Hasebrink & C. Lampert (Hrsg.), *Alkohol, Fernsehen, Jugendliche.* Programmanalyse und medienpädagogische Praxisprojekte (S. 33–188). Berlin: Vistas.

Lasswell, H.D. (1948). The structure and function of communication in society. In L. Bryson (Hrsg.), *The communication of ideas. A series of addresses* (S. 32–51). New York: Harper & Bros. Wiederabgedruckt in M. Gottschlich (1987) (Hrsg.), *Massenkommunikationsforschung. Theorieentwicklung und Problemperspektiven* (S. 17–26). Wien: Braumüller.

Leffelsand, S., Mauch, M. & Hannover, B. (2004). Mediennutzung und Medienwirkung. In R. Mangold, P. Vorderer & G. Bente (Hrsg.), *Lehrbuch der Medienpsychologie* (S. 51–71). Göttingen: Hogrefe.

Lücke, S. (2007). Ernährung im Fernsehen. Eine Kultivierungsstudie zur Darstellung und Wirkung. Wiesbaden: VS Verlag für Sozialwissenschaften.

Lücke, S. & Baumann, E. (2007). Die Praxis der GBE und Surveillance: Öffentlichkeitsarbeit. In R. Reintjes & S. Klein (Hrsg.), *Gesundheitsberichterstattung und Surveillance.* Messen, Entscheiden und Handeln (1. Aufl., S. 92–103). Bern: Huber.

Manganello, J. & Blake, N. (2010). A study of quantitative content analysis of health messages in U.S. media from 1985 to 2005. *Health Communication,* 25, 387–396.

Matthes, J. (2009). What's in a frame? A content analysis of media framing studies in the world's leading communication journals, 1990–2005. *Journalism & Mass Communication Quarterly,* 86, 349–367.

McCombs, M.E., & Shaw, D.L. (1972). The agenda-setting function of mass media. *Public Opinion Quarterly,* 36, 176–187.

Mindline (2013). *Informationsquellen zum Thema «Gesundheit und Medizin» im Trendvergleich.* Report. Abgerufen von: http://mindline-media.de/fileadmin/presse_downloads/Chartbericht_Infoquellen_Gesundheit_2013.pdf (25.2.2014).

Mirheydar, H. & Parsons, J. (2013). Diffusion of robotics into clinical practice in the United States: Process, patient safety, learning curves, and the public health. *World Journal Of Urology,* 31, 455–461.

Pahl, C. (1998). Die Bedeutung von Wissenschaftsjournalen für die Themenauswahl in den Wissenschaftsressorts deutscher Zeitungen am Beispiel medizinischer Themen. *Rundfunk und Fernsehen,* 46, 243–253.

Park, S.-Y. (2005). The influence of presumed media influence on women's desire to be thin. *Communication Research,* 32, 594–614.

Pürer, H. (2003). Publizistik- und Kommunikationswissenschaft. Ein Handbuch. Konstanz: UVK.

Reineck, D. & Hölig, S. (2013). Patient Gesundheitsjournalismus: Eine inhaltsanalytische Untersuchung. In C. Rossmann & M.R. Hastall (Hrsg.), *Medien und Gesundheitskommunikation.* Befunde, Entwicklungen, Herausforderungen (S. 19–31). Baden-Baden: Nomos.

Rogers, E.M. (2003). *Diffusion of innovations.* New York: Free Press.

Rossmann, C. (im Druck). Strategic health communication: Theory- and evidence-based campaign development. In D. Holtzhausen & A. Zerfass (Hrsg.), *The Routledge handbook of strategic communication.* New York: Routledge.

Rossmann, C. & Brosius, H.-B. (2005). Vom hässlichen Entlein zum schönen Schwan? Zur Darstellung und Wirkung von Schönheitsoperationen im Fernsehen. *Medien und Kommunikationswissenschaft,* 53, 507–532.

Rossmann, C. & Scheufele, B. (2004). *Smoking-Frames: How German dailies framed the smoking issue before and after the Terry-Report.* Paper präsentiert auf der Jahrestagung der International Communication Association, New Orleans, USA, 27.–31. Mai 2004.

Rossmann, C. & Ziegler, L. (2013). Gesundheitskommunikation. Medienwirkungen im Gesundheitsbereich. In W. Schweiger & A. Fahr (Hrsg.), *Handbuch Medienwirkungsforschung* (S. 207–226). Wiesbaden: VS Verlag für Sozialwissenschaften.

Röttger, U. (2005). Public Relations. In H. Bonfadelli, O. Jarren & G. Siegert (Hrsg.), *Einführung in die Publizistikwissenschaft* (S. 331–357). Bern: UTB.

Ruppel, E.K. & Rains, S.A. (2012). Information sources and the health information-seeking process: An application and extension of channel complementarity theory. *Communication Monographs,* 79, 385–405.

Salmon, C. & Atkin, C. (2003). Using media campaigns for health promotion. In T.L. Thompson, A.M. Dorsey, K.I. Miller & R. Parrott (Hrsg.), *Handbook of health communication* (S. 449–472). Mahwah, NJ: Erlbaum.

Schulz, I. & Rossmann, C. (2013). Gesundheitsbotschaften im Spannungsfeld zwischen Selektion und Wirkung. In C. Rossmann & M.R. Hastall (Hrsg.), *Medien und Gesundheitskommunikation:* Befunde, Entwicklungen, Herausforderungen (S. 219–234). Baden-Baden: Nomos.

Schulz, W. (1990). *Die Konstruktion von Realität in den Nachrichtenmedien.* Analyse der aktuellen Berichterstattung. Freiburg, München: Karl Alber.

Schweiger, W. (2007). *Theorien der Mediennutzung:* Eine Einführung. Wiesbaden: VS Verlag für Sozialwissenschaften.

Schweiger, W. & Fahr, A. (Hrsg.). (2013). *Handbuch Medienwirkungsforschung.* Wiesbaden: VS Verlag für Sozialwissenschaften.

Seale, C. (2002). *Media and health.* London, Thousand Oaks, New Delhi: Sage.

Seeger, M.W., Sellnow, T.L. & Ulmer, R.R. (Hrsg.). (2008). *Crisis communication and the public health.* New York: Hampton Press.

Signitzer, B. (2001). Ansätze und Forschungsfelder der Health Communication. In Hurrelmann, K. & Leppin, A. (Hrsg.), *Moderne Gesundheitskommunikation* (S. 22–35). Bern: Huber.

Singhal, A., Cody, M.J., Rogers, E.M. & Sabido, M. (Hrsg.). (2004). *Entertainment-education and social change:* History, research, and practice. Mahwah, NJ: Erlbaum.

Snyder, L.B. (2007). Meta-analyses of mediated health campaigns. In R.W. Preiss, B.M. Gayle, N. Burrell, M. Allen & J. Bryant (Hrsg.), *Mass media effects research: Advances through meta-analysis* (S. 327–344). Mahwah, NJ: Erlbaum.

Tang, E. & Lee, W. (2006). Singapore internet users' health information search: Motivation, perception of information sources, and self efficacy. In M. Murero & R.E. Rice (Hrsg.), *The internet and health care.* Theory, research, and practice (S. 107–126). Mahwah, NJ: Erlbaum.

Tichenor, P.J., Donohue, G.A. & Olien, C.N. (1970). Mass media flow and differential growth in knowledge. *Public Opinion Quarterly,* 34, 159–170.

van Eimeren, B. & Ridder, C.-M. (2011). Trends in der Nutzung und Bewertung der Medien 1970 bis 2010: Ergebnisse der ARD/ZDF-Langzeitstudie Massenkommunikation. *Media Perspektiven,* 1, 2–15.

Wei, R., Lo, V.-H. & Lu, H.-Y. (2008). Third-person effects of health news: Exploring the relationships among media exposure, presumed media influence, and behavioral intentions. *American Behavioral Scientist,* 52, 261–277.

Weischenberg, S., Malik, M. & Scholl, A. (2006). *Die Souffleure der Mediengesellschaft.* Report über die Journalisten in Deutschland. Konstanz: UVK.

Wirth, W. & Kühne, R. (2013). Grundlagen der Persuasionsforschung. Konzepte, Theorien und zentrale Einflussfaktoren. In W. Schweiger & A. Fahr (Hrsg.), *Handbuch Medienwirkungsforschung* (S. 313–332). Wiesbaden: VS Verlag für Sozialwissenschaften.

Wright, K.B., Sparks, L. & O'Hair, D. (2008). *Health communication in the 21st century.* Malden, MA, Oxford: Blackwell.

Zillmann, D. (1996). The psychology of suspense in dramatic exposition. In P. Vorderer, H.J. Wulff & M. Friedrichsen (Hrsg.), *Suspense: Conceptualizations, theoretical analyses, and empirical explorations* (S. 199–231). Mahwah, NJ: Lawrence Erlbaum.

Zillmann, D. (2000). Mood management in the context of selective exposure theory. In M.E. Roloff (Hrsg.), *Communication yearbook 23* (S. 103–123). Thousand Oaks, CA: Sage.

Zillmann, D. (2006). Exemplification effects in the promotion of safety and health. *Journal of Communication,* 56, S221–S237.

Zillmann, D. & Brosius, H.-B. (2000). Exemplification in communication: The influence of case reports on the perception of issues. Mahwah, NJ: Lawrence Erlbaum.

6. Das Verhältnis von Medizin und Gesundheitskommunikation

Claudia Kiessling

Die Bedeutung der Kommunikation für die Medizin und insbesondere für den ärztlichen Beruf wird in den letzten Jahren zunehmend anerkannt. Eine Vielzahl von Studien konnte die positiven Effekte guter kommunikativer ärztlicher Kompetenzen auf die Patientenversorgung nachweisen. Dabei steht in der Regel die direkt-persönliche Kommunikation zwischen der Ärztin oder dem Arzt auf der einen Seite und der Patientin oder dem Patienten auf der anderen Seite im Zentrum der Betrachtung. Die Möglichkeiten für Patientinnen und Patienten, sich über Gesundheit und Krankheit zu informieren, haben sich jedoch in den letzten Jahren mehr und mehr verändert, insbesondere durch den immens wachsenden Bereich der medialen Kommunikation. Trotz dieser neuen Möglichkeiten und Entwicklungen wird der direkte Kontakt, die direkte Interaktion zwischen Arzt und Patient zumindest in den kommenden Jahren weiterhin von zentraler Bedeutung für die Patientenversorgung bleiben. Im Folgenden soll die direkte Arzt-Patient-Kommunikation, aber auch die Kommunikation zwischen Gesundheitsexpertinnen und -experten untereinander näher beleuchtet werden.

Relevanz direkt-persönlicher Kommunikation in der Medizin

Jenseits der vielfältigen Behandlungsmöglichkeiten der modernen Biomedizin zeigen sich zentrale Problemfelder in der Patientenversorgung, die die Erfolge der modernen Medizin immer wieder infrage stellen und Auswirkungen sowohl auf die Lebenswirklichkeit von Patientinnen und Patienten als auch auf die Berufsausübung von Ärztinnen und Ärzten haben. Insbesondere die Patientensicherheit und der Umgang mit Fehlern gewinnen in den letzten Jahren mehr und mehr Beachtung.

Die Bundesärztekammer zählte in ihrer Behandlungsfehler-Statistik 2012 über 1200 beantragte und knapp 7500 bearbeitete Anträge zu mutmaßlichen Behandlungsfehlern. Davon lag bei circa 2300 Fällen ein Behandlungsfehler oder Risikoaufklärungsmangel vor (Bundesärztekammer, 2013). Patienten und ihre Angehörigen haben oft hohe Erwartungen an den Erfolg einer Behandlung. Ärztinnen und Ärzte sind sich dagegen der Komplexität der Krankenversorgung bewusst und daher weniger überrascht, wenn ein unerwartetes Ereignis im Rahmen einer Patientenbehandlung auftritt. Dieses Missverhältnis von Erwartungen kann eine wichtige Ursache für Beschwerden und Leidensdruck seitens der Patientinnen und Patienten sein (O'Connell, White & Platt, 2003). Häufig beginnt der Teufelskreis damit, dass sich ein Patient durch seinen Arzt nicht ausreichend informiert fühlt. Stockt hier die Kommunikation, wächst die Wahrscheinlichkeit, dass der Patient über den Rechtsweg versuchen wird, Antworten auf seine offen gebliebenen Fragen zu erzwingen (Vincent, Phillips & Young, 1994; Huntington & Kuhn, 2003; Duclos et al., 2005). Doch auch für die betroffenen Ärztinnen und Ärzte als «zweites Opfer» können Behandlungsfehler dramatische Auswirkungen haben, wie beispielsweise die Gefahr von emotionalem Stress und daraus resultierenden Schlafstörungen und Depressionen (Wu, 2000; von Laue et al., 2011).

Die Arbeitswelt von Ärztinnen und Ärzten hat sich in den letzten Jahren deutlich verändert. In einer Mitgliederbefragung des Marburger Bundes 2013 zu den Arbeitszeiten von Krankenhausärzten gaben fast drei Viertel der Klinikärzte an, dass die Gestaltung der Arbeitszeiten im Krankenhaus die eigene Gesundheit beeinträchtige, zum Beispiel in

Form von Schlafstörungen und häufiger Müdigkeit (Marburger Bund, 2013). Krankenhausärzte sind einer zunehmenden Arbeitsverdichtung ausgesetzt, insbesondere durch die Einführung der diagnosebezogenen Fallpauschalen und das zunehmende Patientenaufkommen in weniger Zeit. Arbeitsverdichtung, überlange Arbeitszeiten und Übermüdung führen jedoch zu Fehlern und Fehlverhalten. In einer Studie lag die Zahl von Behandlungsfehlern bei Assistenzärzten, die länger als 24 Stunden arbeiteten, um 36% höher als bei Ärzten mit kürzeren Diensten (Landrigan et al., 2004).

Neben der Patientensicherheit ist ein weiteres gravierendes und von vielen Ärztinnen und Ärzten bislang zu wenig beachtetes Problemfeld die Therapietreue von Patientinnen und Patienten. Eine Reihe von Studien zeigte, dass bei 30 bis 50% aller Patientinnen und Patienten von einer mangelnden Therapietreue ausgegangen werden muss (Vermeire et al., 2001). Besonders für die Behandlung chronischer Erkrankungen wie der arteriellen Hypertonie konnten Schätzungen der Adhärenz gut durch Studien belegt werden: Bei Patientinnen und Patienten mit Bluthochdruck scheinen bis zu 50% der Patienten die Therapie abzubrechen oder Medikamente nur unregelmäßig einzunehmen (Vermeire et al., 2001). Eine mangelnde Therapietreue führt jedoch nicht nur zu schlechteren Patienten-Outcomes, sondern auch zu zusätzlichen Kosten im Gesundheitssystem.

Ein Teil des Problems einer mangelnden Therapietreue liegt in der Aufklärung und Informationsweitergabe an die betroffenen Patientinnen und Patienten. Ärztinnen und Ärzte neigen dazu, die Zeit, in der sie Informationen an Patienten weitergeben, zu überschätzen und gleichzeitig deren Informationsbedürfnis zu unterschätzen. Dies führt dazu, dass Ärzte häufig relativ wenige Informationen an ihre Patienten weitergeben. Sie unterschätzen auch, welche Informationen Patientinnen und Patienten wünschen. Dies betrifft vor allem Informationen über die Ursache der Erkrankung, die Diagnose und auch die Prognose (Waitzkin, 1984; McIntosh & Shaw, 2003). Zusätzlich neigen Ärztinnen und Ärzte dazu, eine für den Patienten unverständliche, durch Jargon und Abkürzungen geprägte Sprache zu nutzen (Silverman, Kurtz & Draper, 2005). Patienten, die zum ersten Mal über eine Erkrankung oder einen Eingriff informiert werden, nehmen weitaus weniger Informationen auf, als der behandelnde Arzt vermutet (Ackermann et al., 2012; Engel et al., 2009). Gleichzeitig überprüfen Ärztinnen und Ärzte bei der Weitergabe von Informationen nur sehr selten, was eine Patientin oder ein Patient von der Erkrankung verstanden hat (Schillinger et al., 2003).

Neben der dyadischen Arzt-Patient-Kommunikation stellt häufig auch die Kommunikation zwischen Ärztinnen und Ärzten eine Herausforderung für eine gute Patientenversorgung dar. Unter dem Begriff Schnittstellenproblematik werden Verständigungs- und Kooperationsprobleme zwischen ambulanten allgemeinärztlich und fachärztlich tätigen Ärzten, dem ambulanten und dem stationären Sektor, dem kurativen und dem rehabilitativen Sektor und schließlich dem pflegerischen oder sozialen Bereich zusammengefasst (Braun, Marstedt & Sievers, 2011). An diesen Schnittstellen können unklare Zuständigkeiten zu Versorgungsdiskontinuitäten und Behandlungsfehlern mit vermeidbaren gesundheitlichen Folgen und vermeidbaren Kosten führen. Hierfür sind oftmals Kommunikationsdefizite und organisatorische Mängel in den komplexen Abläufen der Gesundheitsversorgung verantwortlich (Ommen et al., 2007).

Eine gelungene Kommunikation und Interaktion zwischen Arzt und Patient beziehungsweise zwischen Gesundheitsexpertinnen und -experten wird zwar nicht alle der oben beschriebenen Probleme und Herausforderungen beseitigen. Haynes und Kollegen (2008) ziehen beispielsweise in ihrem systematischen Review über Maßnahmen zur Verbesserung der Therapietreue von Patientinnen und Patienten das Fazit, dass bei chronischen Erkrankungen mit langfristigen Therapiezielen bisher selbst komplex angelegte Interventionen, die häufig verschiedenste Kommunikationsstrategien enthalten, nur geringfügig die Therapietreue verbessern konnten. Nichtsdestotrotz lohnt es sich darüber nachzudenken, welchen Einfluss eine gelungene Kommunikation auf die Verbesserung der Patienten-Outcomes hat, inwieweit sie ein effizientes Arbeiten von Ärztinnen und Ärzten unterstützt und zu einer verbesserten intersektoralen und interprofessionellen Zusammenarbeit und letztendlich zu einer menschlicheren Medizin beiträgt, in der trotz einer technisierten biomedizinischen Medizin Menschen mit Menschen interagieren und dadurch soziales Handeln und Miteinander ermöglicht wird.

Kommunikation mit Patientinnen und Patienten

Patientenzentrierte Kommunikation

Eine gelungene Arzt-Patient-Kommunikation wird in den letzten Jahrzehnten in der Regel in einem Atemzug mit dem Begriff der *patientenzentrierten Kommunikation* genannt. In den siebziger und achtziger Jahren des letzten Jahrhunderts wurde das Konzept einer patientenzentrierten Medizin beziehungsweise Kommunikation vor allem in der Allgemeinmedizin beziehungsweise «family medicine» in den USA, Großbritannien und Kanada konzeptionell weiterentwickelt. Dabei wurde das Konzept aus dem Bereich der Psychotherapie in den Kern der Patientenversorgung, nämlich in die Primärversorgung, übertragen. Die umfassendste Definition von Patientenzentrierung benutzen Mead und Bower (2000), die basierend auf der bestehenden Literatur fünf Schlüsseldimensionen aufzeigen:

- eine biopsychosoziale Perspektive auf Krankheit und Gesundheit
- die Wahrnehmung des Patienten als Person
- das Teilen von Verantwortung und Macht in der Arzt-Patient-Beziehung
- das Herstellen einer therapeutischen Allianz
- die Wahrnehmung des Arztes als Person.

Obwohl das Prinzip der patientenzentrierten Kommunikation weitgehend als eines der führenden Kommunikationskonzepte anerkannt ist, gibt es noch ungeklärte Fragen. Wie erwähnt, wurde es maßgeblich von Ärztinnen und Ärzten aus dem Bereich der Primärversorgung (weiter-)entwickelt. In der Hausarztpraxis spielt die langfristige Betreuung von Patientinnen und Patienten eine besondere Rolle, das heißt, ein gelungener Beziehungsaufbau und die therapeutische Allianz haben hier einen größeren Einfluss als zum Beispiel in einer Notaufnahme eines Krankenhauses, die geprägt ist von schnellen Entscheidungen und vielen kurzen Patientenkontakten. Zusätzlich ist die Arbeit eines Hausarztes stark geprägt von dem Kontakt mit nicht vorselektierten Patienten. Der Hausarzt ist die erste Anlaufstelle für Patientinnen und Patienten und weiß daher häufig nicht, mit welchen Beschwerden ein Patient kommt. Das heißt, ein offenes und exploratives Vorgehen wird für ihn einen höheren Stellenwert haben, um das Anliegen des Patienten zu explorieren, als für einen Facharzt für Kardiologie in der Spezialambulanz eines Universitätsklinikums, der im Wesentlichen mit hochselektierten Patienten in Berührung kommt. Genaue Empfehlungen über eine konkrete Ausprägung patientenzentrierter Kommunikation bei stark vorselektierten Patienten oder in einer Notaufnahme können bisher jedoch relativ schlecht aus der Literatur abgeleitet werden.

Patientenautonomie und das Arzt-Patient-Verhältnis

Im Zentrum ärztlichen Handelns steht das Wohlergehen der Patientin und des Patienten. Die Prinzipien der Fürsorgepflicht, des Nicht-Schaden-Wollens, der Beachtung der Patientenautonomie und der sozialen Gerechtigkeit gelten als allgemein anerkannte normative Handlungsrichtlinien für die ärztliche Profession (Beauchamp & Childress, 2009). Insbesondere die Beachtung der Patientenautonomie hat in den letzten Jahren einen zunehmenden Stellenwert erhalten. Immer mehr Patientinnen und Patienten möchten umfänglich informiert und bei Entscheidungsprozessen einbezogen werden (Chewning et al., 2012). Eine zentrale Aufgabe ärztlicher Tätigkeit ist es daher, Patientinnen und Patienten zu informieren, um sie so in die Lage zu versetzen, *autonom* zu handeln. Das traditionelle, eher paternalistische Rollenverständnis des Arztes, der für den Patienten Entscheidungen trifft, tritt mehr und mehr in den Hintergrund.

Es gibt jedoch auch Patientinnen und Patienten, für die Informationen und eine aktive Rolle im Entscheidungsprozess eine geringere Rolle spielen. Levinson und Kollegen (2005) untersuchten, inwieweit Patientinnen und Patienten zum einen in den Prozess des Informationsaustauschs und zum anderen in Entscheidungsfindungen involviert werden *wollten* oder eben auch nicht. Fast alle Studienteilnehmer gaben an, dass sie es bevorzugten, wenn ihnen verschiedene Optionen angeboten und sie nach ihrer Meinung befragt würden. Rund die Hälfte der Befragten wollte jedoch die letztendliche Entscheidung ihrem behandelnden Arzt überlassen und lieber dem Fachwissen des Arztes vertrauen als auf der eigenen Informationsgrundlage zu entscheiden. Insgesamt gesehen bevorzugten Frauen, jüngere Menschen sowie Patienten mit einem guten Bildungstand und einem besseren Gesundheitsstatus eine aktive Rolle im Entscheidungsprozess.

Im klinischen Alltag ist es schwierig vorherzusagen, welche Patientinnen und Patienten Informationen wünschen und mitbestimmen wollen und welche nicht. Daher sollten Ärztinnen und Ärzte bei jedem Patienten herausfinden, in welchem Umfang dieser informiert werden möchte und welche Art von Informationen er oder sie benötigt. Dafür ist es notwendig, sich an den Einstellungen und Bedürfnissen des Patienten zu orientieren. Ärztinnen und Ärzte sollten daher in der Lage sein, ihr Kommunikationsverhalten auf die Bedürfnisse des Patienten einzustellen und eine *Kongruenz* oder *Passung* im Sinne einer komplementären Beziehungsgestaltung herzustellen (Krupat et al., 2000; O'Callaghan, 2012).

Beeinflusst eine gelungene Kommunikation den Gesundheitszustand von Patientinnen und Patienten?

Bereits 1995 untersuchte Moira Stewart in einem systematischen Review die Effekte der Arzt-Patient-Kommunikation auf den Gesundheitszustand der Patienten. Dabei konnte sie Gesprächselemente identifizieren, die den Gesundheitszustand von Patientinnen und Patienten verbesserten und von ihr als patientenzentriert bezeichnet wurden, da sie die Meinungen, Befürchtungen und Erwartungen des Patienten berücksichtigen und den Patienten als aktiven Partner einbeziehen. Folgende Elemente der Arzt-Patient-Kommunikation wurden als effektiv identifiziert:

Der Arzt/die Ärztin
- fragt den Patienten nach seinem Krankheitsverständnis, seinen Befürchtungen, Erwartungen und Gefühlen,
- zeigt die Bereitschaft zur Unterstützung und Empathie,
- gibt klare Informationen weiter,
- ist bereit, Entscheidungen gemeinsam mit dem Patienten zu treffen.

Der Patient/die Patientin
- drückt seine/ihre Gefühle, Erwartungen und Meinungen aus,
- hat das Gefühl, dass eine umfängliche Diskussion seines/ihres (Gesundheits-)Problems stattgefunden hat,
- wird ermutigt Fragen zu stellen,
- kann ausreichend Informationen einholen und erhält Informationen beziehungsweise Informationsmaterial.

Arzt und Patient
- haben sich über die Ursache des Gesundheitsproblems und den Behandlungsplan geeinigt.

In den folgenden Jahren wurden weitere Gesprächstechniken und -strategien auf ihre Effektivität geprüft. Positive Effekte zeigten sich hinsichtlich einer höheren Zufriedenheit mit dem Arztkontakt, in der Reduktion von emotionalem Stress und in einer Verbesserung von klinischen Symptomen und Befunden wie zum Beispiel der Blutdruckkontrolle, einer Reduzierung von Angst und einer Minderung von Schmerzen sowie einer Reduzierung von diagnostischen Tests und Überweisungen (Stewart et al. 2000; Smith, Mitchell & Bowler, 2008). Techniken und Strategien, die untersucht wurden, waren beispielsweise empathisches Verhalten, Umgang mit Emotionen, patientenzentrierte Fragetechniken, die Länge des Gesprächs, Erklärungen und das Bereitstellen von Informationen, Humor und Freundlichkeit, Zusammenfassungen und Gesprächsstrukturierungen, Augenkontakt und bestimmte Körperhaltungen (Ong et al., 1995; Beck, Daughtridge & Sloane, 2002; Deveugele et al., 2002).

Insgesamt gesehen fällt auf, dass in den verschiedenen Studien die Effektivität der Arzt-Patient-Kommunikation an sehr unterschiedlichen Endpunkten festgemacht wurde. De Haes und Bensing (2009) schlagen daher vor, zur besseren Vergleichbarkeit von Studienergebnissen sowohl die Gesprächsfunktionen als auch die kurz-, mittel- und langfristigen Outcomes genauer zu definieren. Street und Kollegen (2009) wiesen darauf hin, dass eine große Anzahl von Studien keine Effekte auf den Gesundheitsstatus zeigen konnten, zusätzlich methodische Mängel hatten und unzureichende Schlussfolgerungen auf den Patienten-Outcome zogen. Sie schlugen daher vor, die möglichen Zusammenhänge beziehungsweise Pfade zwischen Kommunikationsverhalten und Patienten-Outcomes näher zu beschreiben und definierten sieben Pfade, durch die Kommunikation zu einer verbesserten Gesundheit führen kann: (1) ein besserer Zugang zum Gesundheitssystem, (2) ein größeres Wissen und Verständnis bei Patienten, (3) eine bessere Qualität medizinischer Entscheidungen, (4) eine verbesserte therapeutische Allianz, (5) eine verbesserte soziale Unterstützung, (6) eine Selbstbefähigung der Patienten und (7) ein besserer Umgang mit Emotionen.

Von ärztlicher Seite bestehen jedoch auch Bedenken gegenüber der wachsenden Bedeutung der Kommunikation im Umgang mit Patientinnen und Patienten. Eine wesentliche Sorge besteht darin, dass Kommunikation Zeit brauche. Ärztinnen und Ärzte hätten aber im klinischen Alltag keine Zeit, ausführlicher mit Patientinnen und Patienten zu kommunizieren. Von den Protagonisten der patientenzentrierten Kommunikation wird jedoch dagegengehalten, dass gute Kommunikation keinesfalls mehr Zeit brauche, sondern im Gegenteil in bestimmten Situationen dazu beitrage, die Zeit effizienter zu nutzen (Marvel et al., 1999). Mauksch und Kollegen (2008) untersuchten in einem Review, inwieweit kommunikative Techniken Ärztinnen und Ärzte darin unterstützen, Zeit effizienter zu nutzen. Neun Studien konnten in den Review eingeschlossen werden. Als Ergebnis identifizierten die Autoren drei Kommunikationstechniken, die potenziell in der Lage seien, Effizienz zu steigern: (1) ein frühzeitiger Beziehungsaufbau zum Patienten, (2) das Aufstellen einer Agenda bei Gesprächsbeginn und (3) eine für den Patienten transparente Strukturierung im Gesprächsverlauf und das Würdigen sozialer und emotionaler Patientenhinweise.

Eine gute Kommunikation nutzt also nicht nur Patientinnen und Patienten, sondern auch den behandelnden Ärztinnen und Ärzten. In zwei Befragungen von Ärztinnen und Ärzten verschiedener Fachdisziplinen wurden die Arbeitszufriedenheit sowie selbst wahrgenommener Stress und Burnout-Symptome erhoben. Dabei zeigte sich, dass Ärzte, die sich mangelhaft in Kommunikation und Management-Skills trainiert fühlten, ein höheres Stresserleben und eher Burnout-Symptome berichteten als gut trainierte Ärztinnen und Ärzte (Ramirez et al., 1995; Ramirez et al., 1996). Insgesamt gesehen weisen Ärztinnen und Ärzte einen besseren Gesundheitsstatus als die allgemeine Bevölkerung auf. Sie scheinen jedoch ein größeres Risiko für psychische und stressbedingte Erkrankungen sowie Suchterkrankungen und eine erhöhte Suizidrate zu haben (Elliott, Tan & Norris, 2010). Daher erscheint es durchaus lohnenswert darüber nachzudenken, inwieweit Kommunikationstrainings dazu beitragen können, nicht nur den Gesundheitsstatus von Patientinnen und Patienten, sondern auch jenen von Ärztinnen und Ärzten zu verbessern.

Kommunikation mit Angehörigen

Während die Literatur zur Arzt-Patient-Kommunikation fast unüberschaubar geworden ist, lassen sich nur relativ wenige Studien zur Kommunikation zwischen Ärzten und Angehörigen finden. Dabei vergeht kein Tag im Krankenhaus oder in der Praxis, bei dem die Ärztin oder der Arzt nicht auch mit Angehörigen spricht. Eine besondere Rolle spielt hier insbesondere die Kinder- und

Jugendmedizin, da bei den Gesprächen mit Eltern und Kindern zum einen die Verantwortung der Eltern für das Wohl des Kindes zu beachten ist und zum anderen Gespräche nicht nur dyadisch, sondern auch als Mehrpersonengespräche (triadisch) durchgeführt werden (Tates & Meeuwesen, 2001; Langer, 2009). Der Arzt oder die Ärztin muss also gleichzeitig und flexibel auf mehrere Personen eingehen, die unterschiedliche Wünsche, Erwartungen und auch Kommunikationskompetenzen haben. Der Arzt muss nicht nur eine Beziehung zu den Eltern, sondern auch zum Kind aufbauen. Dabei muss sich seine Sprache an das Alter und den Entwicklungsstand des Kindes anpassen (Langer, 2009).

Eine weitere Herausforderung in Bezug auf Mehrpersonengespräche stellen Gespräche dar, bei denen Angehörige eines erwachsenen Patienten informiert oder in Entscheidungen einbezogen werden, zum Beispiel bei schwer erkrankten, sterbenden oder unter Betreuung stehenden Patientinnen und Patienten. Auch hier müssen die unterschiedlichen Wünsche und Erwartungen der Beteiligten berücksichtigt und Kommunikationsstrategien eingesetzt werden, um sowohl den Patienten als auch den Angehörigen gerecht zu werden. Im Bereich der Onkologie konnten Studien zeigen, dass eine aktive Einbeziehung von Angehörigen die Patienten-Outcomes verbessern konnte, zum Beispiel Zufriedenheit mit dem Arzt, Therapietreue und Lebensqualität (Kahana & Kahana, 2003; Clayman et al., 2005). Insgesamt gesehen stellt das Mehrpersonengespräch einen wichtigen Bereich innerhalb der ärztlichen Kommunikation dar, dem zukünftig mehr Beachtung in der Forschung und in der Lehre geschenkt werden sollte.

Kommunikation zwischen Expertinnen und Experten

Die Versorgung eines Patienten oder einer Patientin wird sowohl im stationären als auch im ambulanten Bereich häufig von mehreren Ärztinnen und Ärzten verschiedener Fachdisziplinen sowie anderer Gesundheitsberufe durchgeführt. Dabei findet der Patientenkontakt sehr oft räumlich und zeitlich getrennt statt, was eine gute Kommunikation über Befunde und Behandlungen erfordert. Wie in der Einleitung bereits beschrieben, kann es an diesen Schnittstellen aufgrund mangelnder Kommunikation und unklarer Zuständigkeiten zu Versorgungsdiskontinuitäten und Behandlungsfehlern kommen. Selbst in Teams, die räumlich und örtlich nicht voneinander getrennt eine gemeinsame Versorgung des Patienten gewährleisten, kann eine mangelnde Kommunikation zu Fehlern führen. Untersucht wurde dies beispielsweise bei Operationsteams und in Notaufnahmen.

Lingard und Kollegen (2004) untersuchten die Kommunikation von Operationsteams während der Operationen. Von den 421 beobachteten Kommunikationsereignissen stuften sie 129 als gescheitert ein. Ursachen waren ein schlechtes Timing, fehlende oder inakkurate Informationen, fehlende oder unklare Entscheidungen oder das Missachten oder Ausschließen einzelner Teammitglieder. Die gescheiterten Kommunikationsereignisse führten unter anderem zu ineffizientem Arbeiten, Spannungen im Team, Verschwendung von Ressourcen, prozeduralen Fehlern und Unannehmlichkeiten für den Patienten. Im Rahmen einer Sichtung von Patientenklagen im Bereich der Chirurgie, durchgeführt von der Controlled Risk Insurance Company (CRICO) für die Jahre 1991 bis 2000, wurden Unerfahrenheit des Personals, unzuverlässige Übergaben und eine inadäquate Kollaboration als primäre Auslöser für Patientenbeschwerden identifiziert (Dwyer, 2003).

Weber und Kollegen (2007) beobachteten Visiten auf Stationen der Inneren Medizin als zentralen Zeitpunkt der teaminternen und der Arzt-Patient-Kommunikation und untersuchten dabei insbesondere die Interaktion zwischen Ärzten und Pflegepersonal. Sie kamen zu dem Ergebnis, dass das Wissen und die Informationen der Pflegekräfte in diesem Austausch unterrepräsentiert waren. Die Ursachen für eine mangelnde interprofessionelle Kommunikation können mannigfaltig sein. Sie beziehen sich auf Merkmale des Teams selbst, wie die Teamgröße und -zusammensetzung, Teamziele und die Art und Weise der Zusammenarbeit (Xyrichis & Lowton, 2008). Aber auch Haltungen, Stereotype und Vorurteile gegenüber anderen Gesundheitsberufen können ebenso eine Rolle spielen wie unterschiedliche Gesundheits- und Krankheitskonzepte und eine damit einhergehende unterschiedliche Sprache und Herangehensweise an die Versorgung von Patientinnen und Patienten (Manser, 2009).

Versuche, die interprofessionelle Kommunikation im Krankenhaus zu verbessern, beziehen sich sowohl auf die Entwicklung von Standards (Weber & Langewitz, 2011) als auch auf das Training interprofessioneller Kommunikation in der Ausbildung beziehungsweise im Studium. Reeves und Kollegen (2013) untersuchten in einem Cochrane-Review die Effekte von interprofessionellen Trainings auf die Outcomes für die Patienten. In 7 von 15 der eingeschlossenen Studien konnten positive Effekte auf unterschiedliche Endpunkte nachgewiesen werden: Versorgung von Patienten mit Diabetes mellitus, Atmosphäre in der Notaufnahme, Patientenzufriedenheit, Fehlerrate in der Notaufnahme, kollaboratives Teamverhalten im Operationssaal, Versorgungsmanagement bei Opfern häuslicher Gewalt. In vier Studien zeigten sich gemischte Effekte und in vier Studien konnten keine Effekte auf das professionelle Verhalten beziehungsweise die Patientenversorgung nachgewiesen werden. In Deutschland fördert die Robert-Bosch-Stiftung (www.bosch-stiftung.de) seit 2012 im Rahmen des Projekts «Operation Team» das interprofessionelle Lernen in Gesundheitsberufen. In acht Vorhaben werden zurzeit verschiedene Unterrichtskonzepte erprobt. Die Abschlussevaluationen werden zeigen, welche didaktischen Konzepte und Herangehensweisen zukünftig in Deutschland auch für andere Ausbildungsstätten empfohlen werden können.

Stand der Aus-, Weiter- und Fortbildung

Ist Kommunikation trainierbar?

Auch wenn noch viele Fragen im Bereich der Arzt-Patient-Kommunikation offen sind, lässt sich doch mit einiger Bestimmtheit sagen, dass kommunikative Kompetenzen grundsätzlich trainierbar sind. In einem Cochrane-Review (Dwamena et al., 2012) wurden die Ergebnisse von 43 randomisierten Studien zusammengefasst und führten zu der Schlussfolgerung, dass in der Mehrzahl der Trainings patientenzentrierte Fertigkeiten vermittelt werden konnten. Trainingsteilnehmer waren meist Ärztinnen und Ärzte sowie Pflegende, die in der Primärversorgung tätig waren. Techniken, die vermittelt wurden, umfassten das Klären der Anliegen und Wünsche von Patienten, den Austausch von Informationen über Behandlungsoptionen, empathisches Verhalten und die Achtsamkeit gegenüber dem Patienten und seinen Sorgen und Bedenken. Kurze Trainings (unter zehn Stunden) waren genauso erfolgreich wie längere. Berkhof und Kollegen fassten 2011 die Ergebnisse von zwölf systematischen Reviews über die Effektivität von Kommunikationstrainings zusammen und schlussfolgerten, dass Trainings dann erfolgreich sind, wenn sie mindestens einen Tag lang dauern, lernerzentriert ausgerichtet sind und auf praktische Fertigkeiten fokussieren. Erfolgreiche Trainings beinhalteten Rollenspiele, Feedback und Diskussionen in kleinen Gruppen.

Bereits 1999 kam Aspegren in seinem Review über Kommunikationstrainings im Medizinstudium zu dem Schluss, dass kommunikative Kompetenzen unterrichtet und gelernt werden können, aber eine anschließende praktische Übung für ein nachhaltiges Lernen notwendig ist. Als Unterrichtsmethode empfiehlt er das Lernen auf der Basis von Erfahrung, sogenanntes *Experiental Learning* (siehe auch Smith et al., 2007). Auch Smith und Kollegen (2007) stellten fest, dass sich die Fähigkeit von Studierenden, eine Beziehung zum Patienten aufzubauen und Informationen zu sammeln, nach einem Training verbesserte. Die Effekte waren groß, wenn in kleinen Gruppen gelernt und den Studierenden Feedback über ihr Kommunikationsverhalten im Gespräch mit (Simulations-)Patienten gegeben wurde. Simulationspatientinnen und -patienten (SP) sind Schauspieler oder Laien, die eine Patientenrolle trainiert haben und im Rahmen von Kursen oder Prüfungen diese Patientenrolle spielen. Vorteile dieser Methode sind die Standardisierung und gezielte

Variation der Komplexität des Falles sowie die Möglichkeit des strukturierten Feedbacks durch die SP. Ein Nebeneffekt ist, dass reale Patientinnen und Patienten weniger durch den Unterricht belastet werden, beziehungsweise der Kontakt mit realen Patienten gezielter genutzt werden kann (Cleland, Abe & Rethans, 2009).

Trotz der positiven Datenlage hinsichtlich der Trainierbarkeit von kommunikativen Kompetenzen irritiert der Befund, dass die Empathiefähigkeit und die Patientenzentrierung von Medizinstudierenden im Laufe des Studiums abnehmen (Neumann et al., 2011; Haidet et al., 2006). Als Gründe hierfür werden die zum Teil überfordernden Studienbedingungen des klinischen Studienabschnitts sowie das sogenannte informelle und versteckte Curriculum inklusive mangelnder Vorbilder für ein patientenzentriertes Verhalten (O'Callaghan, 2012; Haidet, et al., 2006; Hafferty & Franks, 1994) oder eine (zu) starke Identifizierung mit Leiden der Patienten angegeben (Maguire & Pitceathly, 2002). Daher stellt sich die Frage, wie der Kommunikationsunterricht gestaltet werden sollte, ohne dass es zu einer Abnahme der Empathie bei den Studierenden kommt.

Lernziele für kommunikative Kompetenzen in der Medizin

Für die Gestaltung von Kommunikationskursen und Curricula wurden im Bereich der Medizin in den letzten 20 Jahren zahlreiche Konsenspapiere basierend auf Expertenmeinungen publiziert, die sich mit Lernzielen, Inhalten und Prüfungen beschäftigen. Die meisten Papiere konzentrieren sich dabei auf die Arzt-Patient-Kommunikation (z. B. Simpson et al., 1991; Participants in the Bayer-Fetzer Conference, 2001; Duffy et al., 2004; Rider, 2007). Neuere Papiere haben jedoch auch die Kommunikation im Team aufgenommen (Kiessling et al., 2008; von Fragstein et al., 2008; Bachmann et al., 2013). Neben Lernzielkatalogen und Konsenspapieren wurden auch verschiedene Konsultationsmodelle entwickelt, von denen im europäischen Raum der *Calgary Cambridge Guide* (CCG) am bekanntesten ist und ein Ablaufmodell für das Gespräch zwischen Arzt und Patient und entsprechende Fertigkeiten beschreibt, die zu einer gelungenen Kommunikation mit dem Patienten führen (Kurtz, Silverman & Draper, 2005).

Die bestehenden Lernzielkataloge und Konsenspapiere haben in der Regel einen empfehlenden und keinen verpflichtenden Charakter. Daher liegt es in der Hand der einzelnen Fakultäten zu entscheiden, welche Lernziele die Studierenden im Laufe eines Studiums erreichen sollen. Die deutsche Approbationsordnung für Ärztinnen und Ärzte legt seit 2012 immerhin fest, dass im abschließenden Staatsexamen ärztliche Gesprächsführung geprüft werden muss. Ein verpflichtender Unterricht der Arzt-Patient-Kommunikation wird dort nicht geregelt.

Aus-, Weiter und Fortbildung im deutschsprachigen Raum

Ausbildung. Da die Arzt-Patient-Kommunikation eine Kernaufgabe ärztlichen Handelns darstellt, sollte der entsprechende Unterricht auch im Rahmen von Kernveranstaltungen im Medizinstudium verankert sein. Dabei sollte angestrebt werden, dass Veranstaltungen zur Kommunikation kontinuierlich über das gesamte Studium angeboten und mit klinischen Inhalten verzahnt werden (Silverman, 2009). In einer Studie konnten van Dalen und Kollegen (2002) zeigen, dass ein integriertes longitudinales Kommunikationscurriculum zu besseren Lernerfolgen führte als ein konzentriertes Curriculum, das in einer frühen Phase des Studiums platziert war. In der Literatur finden sich verschiedene Beispiele für longitudinale Kommunikationscurricula (Deveugele et al., 2005; van Weel-Baumgarten et al., 2013; Kiessling & Langewitz, 2013). Eine besondere Herausforderung stellt immer wieder der Transfer in den klinischen Unterricht dar (Hojat et al., 2009; Rosenbaum & Axelson, 2013).

Im deutschsprachigen Raum wurde vom Ausschuss *Kommunikative und soziale Kompetenzen* (KusK) der Gesellschaft für Medizinische Ausbildung (GMA) sowohl ein Lernzielkatalog als auch ein longitudinales Mustercurriculum publiziert, das den medizinischen Fakultäten helfen soll, ihre Curricula zu planen und durchzuführen (Kiessling et al., 2008; Bachmann et al., 2009). Neben Lernzielen und Inhalten werden auch Empfehlungen für die didaktische Umsetzung und für Prüfungen gegeben. In einer noch unveröffentlichten Erhebung des Ausschusses KusK konnte 2013 festgestellt werden, dass mittlerweile alle medizinischen Fakultäten im deutschsprachigen Raum kommunikative Kompetenzen im Medizinstudium unterrichten. Mindestens ein Drittel der Fakultäten konnte bereits ein longitudinales Curriculum implementieren oder ist im Moment dabei, eines zu entwickeln. Von den Studiengängen, die an der Erhebung teilnahmen, werden in fast allen Curricula Simulationspatienten eingesetzt. Außerdem kommen neben einer Vielzahl von didaktischen Herangehensweisen auch im größeren Umfang Rollenspiele und Gespräche mit realen Patienten zum Einsatz. Trotz der erfreulichen Entwicklung in den letzten Jahren und der enormen Anstrengungen an den Fakultäten, Kommunikationscurricula zu implementieren, müssen in den kommenden Jahren insbesondere im Bereich der Qualität von Prüfungen und des Dozententrainings noch weitere Anstrengungen geleistet werden.

Weiterbildung. Mit dem Ende des Medizinstudiums ist für die meisten Ärztinnen und Ärzte das Training in Kommunikationskompetenzen abgeschlossen, zumindest was die Pflichtveranstaltungen der Weiterbildungsphase angeht. Lediglich in der Weiterbildungsordnung zum Facharzt beziehungsweise zur Fachärztin für Innere und Allgemeinmedizin (Hausärztin/Hausarzt) sowie für Frauenheilkunde und Geburtshilfe ist die ärztliche Gesprächsführung noch einmal Pflichtthema, nämlich im Kurs «Psychosomatische Grundversorgung». Dieser Kurs umfasst insgesamt 80 Stunden, verteilt auf 20 Stunden Theorieseminare, 30 Stunden Balintgruppenarbeit und 30 Stunden verbale Interventionstechniken. Die ärztliche Gesprächsführung und der Umgang mit Patientinnen und Patienten findet sich dabei in den Lerngebieten, -inhalten und -zielen der psychosomatischen Grundversorgung explizit wieder (Bundesärztekammer, 2001). Die (Muster-)Weiterbildungsordnung der Bundesärztekammer ist zurzeit in Überarbeitung. Es ist zu wünschen, dass zukünftig die Gesundheitskommunikation auch in anderen Facharztweiterbildungen einen höheren Stellenwert erlangt.

Fortbildung. Die berufsbegleitende Aktualisierung des Wissens und kontinuierliche Erweiterung der fachlichen Kompetenz gehören laut Bundesärztekammer zum ärztlichen Selbstverständnis und dienen der Sicherstellung und Verbesserung der Behandlungsqualität und Versorgungssicherheit für Patientinnen und Patienten (Bundesärztekammer, 2007). Um den qualitätssichernden Charakter zu gewährleisten, wurde 2004 eine Nachweispflicht der ärztlichen Fortbildung für Vertragsärzte und Fachärzte im Krankenhaus gesetzlich verankert (GKV-Modernisierungsgesetz [GMG]). Fortbildungsinhalte und Fortbildungsarten können jedoch ausgesprochen variabel gestaltet und genutzt werden. Rotthoff und Kollegen (2011) untersuchten den Anteil an ärztlichen Fortbildungen zu kommunikativen Kompetenzen im Gebiet der Ärztekammer Nordrhein. Lediglich 2 % der zertifizierten Kurse im Jahr 2007 beinhalteten Themen zur Kommunikation. Nur 0,5 % der Kurse widmete sich in mehr als 50 % der Zeit dem Training von kommunikativen Kompetenzen. Inwieweit diese Situation aufgrund des mangelnden Angebots oder aufgrund mangelnder Nachfrage zu erklären ist, bleibt unklar. Man kann davon ausgehen, dass in anderen Gebieten Deutschlands ein ähnliches Bild entstehen würde.

Vergleicht man nun die Situation in Deutschland mit anderen europäischen Ländern, insbesondere Großbritannien und den skandinavischen Ländern, lässt sich feststellen, dass im Bereich der medizinischen Ausbildung die Fakultäten in Deutschland durchaus an die internationale Entwicklung anschließen konnten. Im Bereich der Weiter- und Fortbildung besteht jedoch Nachholbedarf. In Großbritannien beispielsweise ist der Weg zum Facharzt deutlich stärker strukturiert, und ärztliche Kompetenzen werden regelmäßiger überprüft, inklusive kommunikativer Kompetenzen. Ähnliches gilt für die USA und Australien. Die Relevanz der Arzt-Patient-Kommunikation in den klinischen Alltag zu tragen und ein Verständnis dafür zu schaffen, dass gute kommunikative

Kompetenzen die Patienten-Outcomes positiv beeinflussen können, bleibt daher ein zentrales Ziel für die Zukunft.

Literatur

Ackermann, S., Bingisser, M. B., Heierle, A., Langewitz, W., Hertwig, R. & Bingisser, R. (2012). Discharge communication in the emergency department: physicians underestimate the time needed. *Swiss Medical Weekly, 142,* w13588.

Aspegren, K. (1999). BEME Guide No. 2: Teaching and learning communication skills in medicine. A review with quality grading of articles. *Medical Teacher,* 21, 563–570.

Beauchamp, T. L. & Childress, J. F. (2009). *Principles of biomedical ethics* (6. Aufl.). New York, Oxford.

Bachmann, C., Hölzer, H., Dieterich, A., Fabry, G., Langewitz, W., Lauber, H. ... Kiessling, C. (2009). Longitudinales, bologna-kompatibles Modell-Curriculum «Kommunikative und soziale Kompetenzen»: Ergebnisse eines interdisziplinären Workshops deutschsprachiger medizinischer Fakultäten. *GMS Zeitschrift für Medizinische Ausbildung,* 26, Doc38.

Bachmann, C., Abramovitch, H., Barbu, C. G., Cavaco A. M., Elorza, R. D., Haak, R. ... Rosenbaum, M. (2013). A European consensus on learning objectives for a core communication curriculum in health care professions. *Patient Education Counseling,* 93, 18–26.

Beck, R. S., Daughtridge, R. & Sloane, P. D. (2002). Physician-patient communication in the primary care office: a systematic review. *Journal of the American Board of Family Medicine,* 15, 25–38.

Berkhof, M., van Rijssen, H. J., Schellart, A. J., Anema, J. R. & van der Beek, A. J. (2011). Effective training strategies for teaching communication skills to physicians: an overview of systematic reviews. *Patient Education and Counseling, 84,* 152–162.

Braun, B., Marstedt, G. & Sievers, C. (2011). Zur Bedeutung von Schnittstellen und Übergängen im deutschen Gesundheitssystem. *Gesundheitsmonitor,* 3, 1–11. Abgerufen von: http://www.bertelsmann-stiftung.de/cps/rde/xbcr/SID-1BA50FD1-D259390C/bst/xcms_bst_dms_35253_35254_2.pdf (12.02.2014).

Bundesärztekammer (Hrsg.) (2001). Curriculum Psychosomatische Grundversorgung – Basisdiagnostik und Basisversorgung bei Patienten mit psychischen und psychosomatischen Störungen einschließlich Aspekte der Qualitätssicherung (2. Aufl.). Abgerufen von: http://www.bundesaerztekammer.de/downloads/Currpsych.pdf (26.02.2014).

Bundesärztekammer (2007). *Empfehlungen zur ärztlichen Fortbildung* (3. überarbeitete Aufl.). Abgerufen von: http://www.bundesaerztekammer.de/downloads/EmpfFortbildung3Aufl0807.pdf (26.02.204).

Bundesärztekammer (2013). *Statistische Erhebung der Gutachterkommissionen und Schlichtungsstellen für das Statistikjahr 2012.* Abgerufen von: http://www.bundesaerztekammer.de/downloads/Erhebung_StaeKo_mit_Zahlen_2012_komplett.pdf (23.02.2014).

Chewning, B., Bylund, C. L., Shah, B., Arora, N. J., Gueguen, J. A. & Makoul, G. (2012). Patient preferences for shared decisions: A systematic review. *Patient Education and Counseling,* 86, 9–18.

Clayman, M. L., Roter, D., Wissow, L. S. & Bandeen-Roche, K. (2005). Autonomy-related behaviors of patient companions and their effect on decision-making activity in geriatric primary care visits. *Social Science & Medicine,* 60, 1583–1591.

Cleland, J., Abe, K. & Rethans, J.-J. (2009). The use of simulated patients in medical education: AMEE Guide No 42. *Medical Teacher,* 31, 477–486.

de Haes, H. & Bensing, J. (2009). Endpoints in medical communication research, proposing a framework of functions and outcomes. *Patient Education and Counseling,* 74, 287–294.

Deveugele, M., Derese, A., van den Brink-Muinen, A., Bensing, J. & de Maeseneer, J. (2002). Consultation length in general practice: cross sectional study in six European countries. *British Medical Journal,* 325, 472.

Deveugele, M., Derese, A., de Maesschalck, S., Willems, S., van Driel, M. & de Maeseneer, J. (2005). Teaching communication skills to medical students, a challenge in the curriculum? *Patient Education & Counseling,* 58, 265–270.

Duffy, F. D., Gordon, G. H., Whelan, G., Cole-Kelly, K., Frankel, R., Buffone, N. ... Langdon, L. (2004). Assessing competence in communication and interpersonal skills: The Kalamazoo II report, *Academic Medicine,* 79, 495–507.

Duclos, C. W., Eichler, M., Taylor, L., Quintela, J., Main, D. s,, Pace, W. & Staton, W. (2005). Patient perspectives of patient-provider communication after adverse events. *International Journal for Quality in Health Care,* 17, 479–486.

Dwamena, F., Holmes-Rovner, M., Gaulden, C. M., Jorgenson, S., Sadigh, G., Sikorskii, A. ... Beasley, M. (2012). Interventions for providers to promote a patient-centred approach in clinical consultations. *Cochrane Database of Systematic Reviews,* 12, CD003267.

Dwyer K. (2003). Surgery-related claims and the systems involved. *Journal of Medical Practice Management,* 18, 332–336.

Elliott, L., Tan, J. & Norris, S. (2010). *The mental health of doctors – A systematic literature review executive summary.* Melbourne: beyondblue: the national depression initiative. Abgerufen von: http://www.

beyondblue.org.au/index.aspx?link_ id=4.1262&mp=FileDownload&fid=1947 (13.02.2014).

Engel, K. G., Heisler, M., Smith, D. M., Robinson, C. H., Forman, J. H. & Ubel, P. A. (2009). Patient comprehension of emergency department care and instructions: Are patients aware of when they do not understand? *Annals of Emergency Medicine*, 53, 454–461.

Hafferty, F. W. & Franks, R. (1994). The hidden curriculum, ethics teaching, and the structure of medical education. *Academic Medicine*, 69, 861–871.

Haidet, P., Kelly, A., Bentley, S., Blatt, B., Chou, C. L., Fortin V. I. ... Inui, T. S. for the Communication, Curriculum, and Culture Study Group (2006). Not the same everywhere. Patient-centered learning environments at nine medical schools. *Journal of General Internal Medicine*, 21, 405–409.

Haynes, R. B., Ackloo, E., Sahota, N., McDonald, H. P. & Yao, X. (2008). Interventions for enhancing medication adherence. *Cochrane Database of Systematic Reviews*, 2, CD000011.

Hojat, M., Vergare, M. J., Maxwell, K., Brainard, G., Herrine, S. K., Isenberg, G. A. ... Gonnella, J. S. (2009). The devil is in the third year: a longitudinal study of erosion of empathy in medical school. *Academic Medicine*, 84, 1182–91.

Huntington, B. & Kuhn, N. (2003). Communication gaffes: a root cause of malpractice claims. *Baylor University Medical Center Proceedings*, 16, 157–161.

Kahana, E. & Kahana, B. (2003). Patient proactivity enhancing doctor-patient-family communication in cancer prevention and care among the aged. *Patient Education and Counseling*, 50, 67–73.

Kiessling, C., Dieterich, A., Fabry, G., Hölzer, H., Langewitzm W., Mühlinghaus, I. ... Schubert, S. (2008). Basler Consensus Statement «Kommunikative und soziale Kompetenzen im Medizinstudium»: Ein Positionspapier des GMA-Ausschusses Kommunikative und soziale Kompetenzen. *GMS Zeitschrift für Medizinische Ausbildung*, 25, Doc83.

Kiessling C & Langewitz W. (2013). Das Longitudinale Curriculum «Soziale und kommunikative Kompetenzen» im Bologna-reformierten Medizinstudium in Basel. *GMS Zeitschrift für Medizinische Ausbildung*, 30, Doc31.

Krupat, E, Rosenkranz, S. L., Yeager, C. M., Barnard, K., Putnam, S. M., & Inui, T. S. (2000). The practice orientations of physicians and patients: the effect of doctor-patient congruence on satisfaction. *Patient Education and Counseling*, 39, 49–59.

Kurtz, S., Silverman, J & Draper, J. (2005). *Teaching and learning communication skills in medicine* (2. Aufl.). Oxford: Radcliffe Publishing.

Langer, T. (2009). Das Gespräch zwischen Patient, Eltern und Arzt in der Pädiatrie. In T. Langer & M.W. Schnell (Hrsg.), *Das Arzt-Patient/Patient-Arzt-Gespräch* (S. 43–52). München: Marseille.

Landrigan, C. P., Rothschild, J. M., Cronin, J. W., Kaushal, R., Burdick, E., Katz, J. T. ... Czeisler, C. A. for the Harvard Work Hours, Health and Safety Group (2004). Effect of reducing interns' work hours on serious medical errors in intensive care units. *New England Journal of Medicine*, 351, 1838–1848.

Levinson, W., Kao, A., Kuby, A & Thisted, R. A. (2005). Not all patients want to participate in decision making. A national study of public preferences. *Journal of General Internal Medicine*; 20, 531–535.

Lingard, L., Espin, S.,Whyte S. Regehr, G., Baker, G. R., Reznick, R. ... Grober, E. (2004). Communication failures in the operating room: an observational classification of recurrent types and effects. *Quality and Safety in Health Care*, 13, 330–334.

Maguire, P. & Pitceathly, C. (2002). Key communication skills and how to acquire them. *British Medical Journal*, 325, 697–700.

Manser, T. (2009). Teamwork and patient safety in dynamic domains of healthcare: a review of the literature. *Acta Anaesthesiologica Scandinavica*, 53, 143–151.

Marburger Bund (2013). *MB Monitor 2013. Zusammenfassung der Ergebnisse.* Abgerufen von: https://www.marburger-bund.de/sites/default/files/dateien/seiten/mb-monitor-2013/1.mb-monitor-2013-arbeitszeiten-hintergrundinformation-0.pdf (13.02.2014).

Marvel, M. K., Epstein, R. M., Flowers, K. & Beckman, H. B. (1999). Soliciting the patient's agenda. Have we improved? *Journal of the American Medical Association*, 281, 283–287.

Mauksch, L. B., Dugdale, D. C., Dodson, S. & Epstein, R. (2008). Relationship, communication, and efficiency in the medical encounter: creating a clinical model from a literature review. *Archives of Internal Medicine*, 168, 1387–1395.

McIntosh, A. & Shaw, C. F. M. (2003). Barriers to patient information provision in primary care: patients' and general practitioners' experiences and expectations of information for low back pain. *Health Expectations*, 6, 19–20.

Mead, N. & Bower, P. (2000). Patient-centredness: a conceptual framework and review of the empirical literature. *Social Science & Medicine*, 51, 1087–1110.

Neumann, M., Edelhäuser, F., Tauschel, D., Fischer, M. R., Wirtz, M., Woopen, C. ... Scheffer, C. (2011). Empathy decline and its reasons: A systematic review of studies with medical students and residents. *Academic Medicine*, 86, 996–1009.

O'Callaghan, A. (2012). Emotional congruence in learning and health encounters in medicine: addressing an aspect of the hidden curriculum. *Advances in Health Science Education: Theory and Practice*, 18, 305–17.

O'Connell, D., White, M. K. & Platt, F. W. (2003). Disclosing unanticipated outcomes and medical errors. *Journal of Science Communication*, 10, 25–29.

Ommen, O., Ullrich, B., Janssen, C. & Pfaff, H. (2007). Die ambulant-stationäre Schnittstelle in der medizinischen Versorgung: Probleme, Erklärungsmodell und Lösungsansätze. *Medizinische Klinik,* 102, 913–917.

Ong, L.M., de Haes, J.C., Hoos, A.M. & Lammes, F.B. (1995). Doctor-patient communication: a review of the literature. *Social Science & Medicine,* 40, 903–18.

Participants in the Bayer-Fetzer conference on physician-patient communication in medical education (2001). Essential elements of communication in medical encounters: the Kalamazoo consensus statement. *Academic Medicine,* 76, 390–393.

Ramirez, A.J., Graham, J., Richards, M.A., Cull, A., Gregory, W.M., Snashall, D.C. & Timothy, A.R. (1995). Burnout and psychiatric disorder among cancer clinicians. *British Journal of Cancer,* 71, 1263–1269.

Ramirez, A.J., Graham, J., Richards, M.A., Cull, A. & Gregory, W.M. (1996). Mental health of hospital consultants: the effects of stress and satisfaction at work. *The Lancet,* 347, 724–728.

Reeves, S., Perrier, L., Goldman, J., Freeth, D. & Zwarenstein, M. (2013). Interprofessional education: effects on professional practice and healthcare outcomes (update). *Cochrane Database of Systematic Reviews,* 3, CD002213.

Rider, E.A. (2007). Interpersonal and Communication Skills. In E.A. Rider, R.H. Nawotniak & G. Smith (Hrsg.). *A practical guide. Teaching and Assessing the ACGME Core Competencies* (S. 1–84). Marblehead: HCPro, Inc.

Rosenbaum M.E., Axelson R. (2013). Curricular disconnects in learning communication skills: what and how students learn about communication during clinical clerkships. *Patient Education & Counseling,* 91, 85–90.

Rotthoff, T., Baehring, T., David, D.M., Bartnick, C., Linde, F., Willersch, R. ... Scherbaum, W.A. (2011). The value of training in communication skills for continuing medical education. *Patient Education and Counseling,* 84, 170–175.

Schillinger, D., Piette, J., Grumbach, K., Wang, F., Wilson, C., Daher, C. & Bindman, A.B. (2003). Closing the loop: physician communication with diabetic patients who have low health literacy. *Archives of Internal Medicine,* 163, 83–90.

Silverman, J.D., Kurtz, S.M., & Draper, J. (2005). *Skills for communicating with patients* (2. Aufl.). Oxford: Radcliffe Publications.

Silverman, J. (2009). Teaching clinical communication: A mainstream activity or just a minority sport? *Patient Education & Counseling,* 76, 361–367.

Simpson, M., Buchman, R., Stewart, M., Maguire, P., Lipkin, M., Novack, D. & Till, J. (1991). Doctor-patient communication: the Toronto consensus statement. *British Medical Journal,* 303, 1385–1387.

Smith, S., Mitchell, C. & Bowler, S. (2008). Standard versus patient-centred asthma education in the emergency department: a randomised study. *European Respiratory Journal,* 31, 990–997.

Smith, S., Hanson, J.L., Tewksbury, L.R., Christy, C., Talib, N.J., Harris, M.A. ... Wolf, F.M. (2007). Teaching patient communication skills to medical students: A review of randomized controlled trials. *Evaluation & the Health Professions,* 30, 3–21.

Stewart, M.A. (1995). Effective physician-patient communication and health outcomes: a review. *Canadian Medical Association Journal,* 152, 1423–1433.

Stewart, M.A., Brown, J.B., Donner, A., McWhinney, I.A., Oates, J., Weston, W.W. & Jordan J. (2000). The impact of patient-centered care on outcomes. *The Journal of Family Practice,* 49, 796–804.

Street, R.L., Makoul, G., Arora, N.K. & Epstein, R.M. (2009). How does communication heal? Pathways linking clinician-patient communication to health outcomes. *Patient Education & Counseling,* 74, 295–301.

Tates, K., & Meeuwesen, L. (2001). Doctor-parent-child communication. A (re)view of the literature. *Social Science & Medicine,* 52, 839–851.

Vermeire, E., Hearnshaw H., Van Royen P. & Denekens J. (2001). Patient adherence to treatment: three decades of research. A comprehensive review. *Journal of Clinical Pharmacy and Therapeutics,* 26, 331–342.

Vincent, C., Phillips, A. & Young, M. (1994). Why do people sue doctors? A study of patients and relatives taking legal action. *The Lancet,* 343, 1609–1613.

van Dalen, J., Kerkhof, E., van Knippenberg, B.W., van den Houts, H.A., Scherpbier, A.J.A. & van Vleuten, C.P.M. (2002). Longitudinal and concentrated communication skills programmes: Two Dutch medical schools compared. *Advances in Health Science Education: Theory and Practice,* 7, 29–40.

van Weel-Baumgarten, E., Bolhuis, S., Rosenbaum, M. & Silverman, J. (2013). Bridging the gap: How is integrating communication skills with medical content throughout the curriculum valued by students? *Patient Education & Counseling,* 90, 177–183.

von Fragstein, M., Silverman, S., Cushing, A., Quilligan, S., Salisbury, H. & Wiskin, C. on behalf of the UK Council for Clinical Communication Skills Teaching in Undergraduate Medical Education (2008). UK consensus statement on the content of communication curricula in undergraduate medical education. *Medical Education,* 42, 1100–1107.

von Laue, N., Schwappach, D., Hochreutener, M.A. & Frank, O. (2011). Täter als Opfer – «second victims» – Konstruktiver Umgang mit Behandlungsfehlern in Gesundheitsorganisationen. *Schweizerische Ärztezeitung,* 92, 990–992.

Waitzkin H. (1984). Doctor-patient communication. Clinical implications of social scientific research.

Journal of the American Medical Association, 252, 2441–2446.

Weber, H. & Langewitz, W. (2011). Basler Visitenstandard – Chance für eine gelingende Interaktionstriade Patient-Arzt-Pflegefachperson. *Psychotherapie – Psychosomatik – Medizinische Psychologie*, 61, 193–195.

Weber, H., Stockli, M., Nuebling, M. & Langewitz, W. A. (2007). Communication during ward rounds in Internal Medicine. An analysis of patient-nurse-physician interactions using RIAS. *Patient Education & Counseling*, 67, 343–348.

Wu, A. W. (2000). Medical error: the second victim. The doctor who makes the mistake needs help too. *British Medical Journal, 320*, 726–727.

Xyrichis A. & Lowton K. (2008). What fosters or prevents interprofessional teamworking in primary and community care? A literature review. *International Journal of Nursing Studies*, 45, 140–53.

Teil 2:

Interpersonale Gesundheitskommunikation

7. Arzt-Patient-Interaktion

Annegret F. Hannawa und Fabia B. Rothenfluh

Die Arzt-Patient-Interaktion beinhaltet den kommunikativen Austausch von privaten und oft sensiblen verbalen und nonverbalen Mitteilungen zwischen zwei hierarchisch ungleichen Parteien im medizinischen Behandlungskontext. Dieses Kapitel erfasst die theoretischen Grundlagen der interpersonellen Kommunikation, diskutiert die Relevanz dieser Ansätze für die Arzt-Patient-Beziehung, zeigt, welche Art der Kommunikation sich Patientinnen und Patienten mit ihrer Ärztin oder ihrem Arzt wünschen, veranschaulicht kommunikative Herausforderungen für Ärztinnen und Ärzte und erläutert kontextuelle Schwerpunkte, in denen eine kompetente Kommunikation zwischen Arzt und Patient besonders erforderlich ist.

Was verstehen wir unter interpersoneller Kommunikation?

Interpersonelle Kommunikation beinhaltet den Austausch von Informationen zwischen mindestens zwei Personen, die einander zugewandt sind und deren Handlungen die eigenen wie auch die Perspektiven des Gegenübers zum Ausdruck bringen (Bochner, 1989). Diese grundlegende Definition erscheint komplex, wenn man bedenkt, dass Kommunikation von beinahe jedem Menschen tagtäglich praktiziert und oftmals fast als Selbstverständlichkeit verstanden wird. De facto verbringen wir etwa 80 bis 90 % unserer wachen Stunden damit, mit anderen zu kommunizieren (Klemmer & Snyder, 1972). Gegenseitiges Verständnis ist dadurch jedoch noch lange nicht gewährleistet.

Ein komplett übereinstimmendes zwischenmenschliches Verständnis zu finden ist eine Herausforderung. Zum einen haben alle Menschen einen unterschiedlichen Erfahrungsschatz, auf den sie für die Deutung von Mitteilungen zurückgreifen (Luhmann, 1981). Zum anderen ist es ungewiss, zu welchem Grad das Gegenüber die Kommunikation in der gewünschten Form interpretiert, und ob die beabsichtigte Nachricht schlussendlich auch angenommen wird (Luhmann, 1981). Nicht zuletzt ist die Deutung zwischenmenschlicher Mitteilungen kontextabhängig. Diese komplexen Faktoren gestalten eine übereinstimmende Verständnisfindung als schwierig, insbesondere in Arzt-Patient-Beziehungen, welche zusätzliche interpersonelle Barrieren mit sich bringen. Diese Herausforderungen werden in den folgenden Abschnitten erläutert.

Grundlegende Modelle und Ansätze in der interpersonellen Kommunikation

Das Transaktionsmodell

Die interpersonelle Kommunikation hat über die letzten Jahrzehnte einen evolutionären Prozess durchlaufen. Anfänglich mathematisch betrachtet, kreierten Shannon und Weaver (1949) ein lineares Kommunikationsmodell, in welchem interpersonelle Kommunikation als einachsige *Transmission* von Mitteilungsinhalten von einem Sender zu einem Empfänger konzeptualisiert wurde: Der Sender codiert die Mitteilungsinhalte in ein Signal (z. B. eine gesprochene Botschaft), welches durch einen Kanal (z. B. ein Telefon) an den Empfänger gelangt und von diesem decodiert wird. Dieses abstrakte Modell definiert interpersonelle Kommunikation somit als einen recht simplen linearen Informationsaustausch.

Dieses Transmissionsmodell weist einige Limitationen auf. Insbesondere vernachlässigt das Modell (1) technische Probleme bei der korrekten Übermittlung einer Botschaft durch allfällige Störfaktoren, wie beispielsweise Lärm, (2) semantische Probleme bei der gegenseitigen Verständnisfindung aufgrund allfälliger Codierungs- und Decodierungsmissverständnisse, (3) gescheiterte Kommunikation trotz korrekter Codierung und Decodierung, (4) strategische zwischenmenschliche Motivationen, wie zum Beispiel Täuschung und (5) Prädispositionen des Empfängers.

Berlo (1960) erweiterte diesen theoretischen Ansatz daher in seinem bekannten *Sender-Message-Channel-Receiver* (SMCR)-Modell. Das SMCR-Modell ist kontextbezogen und beinhaltet detailliertere Elemente, wie zum Beispiel die Haltung und Kommunikationsfähigkeiten des Senders und des Empfängers, deren Wissen bezüglich der Inhalte einer Nachricht sowie das soziale System und die Kulturen, die sowohl den Sender als auch den Empfänger prägen und beeinflussen. Zudem erfasst das Modell die Mitteilungsinhalte und die Reichhaltigkeit des Kanals (d. h., zu welchem Grad der jeweilige Kanal die menschlichen Sinne anspricht). Trotz elaborierter Konzeptualisierung der zwischenmenschlichen Kommunikation ist das SMCR-Modell auch limitiert. Es definiert interpersonelle Kommunikation zum Beispiel nach wie vor als einen einseitigen linearen Prozess, der die Rolle des Empfängers und den interaktiven Aspekt der Kommunikation nicht genügend erfasst und keinen Raum für Störfaktoren lässt.

Barnlund (1970) überwand diese Limitierungen in seinem *Transaktionsmodell,* welches zwischenmenschliche Kommunikation als gegenseitigen Mitteilungs- und Deutungsprozess konzeptualisiert, der beide Parteien simultan in Codierungs- und Decodierungsaktivitäten involviert und zugleich kontextabhängig ist. Das Transaktionsmodell erfasst auch interne (z. B. Unkonzentriertheit) und externe (z. B. Lärm) Störfaktoren, die einer Verständnisfindung im Wege stehen können. Nicht zuletzt berücksichtigt das Transaktionsmodell persönliche Eigenschaften (z. B. Geschlecht, Kultur, Religionszugehörigkeit) des Senders und des Empfängers, welche die Deutung der Mitteilungsinhalte ausschlaggebend beeinflussen können. Nach Barnlunds theoretischer Auffassung ist interpersonelle Kommunikation also nicht mathematisch-linear, sondern dynamisch, kreativ und kontextuell.

Semiotische Modelle

Zwischenmenschliche Verständnisfindung hängt von persönlichen, kulturellen und kontextuellen Faktoren ab, welche stark von Mensch zu Mensch variieren können. Semiotische Theorien nach Ferdinand de Saussure definieren Worte beispielsweise als arbiträre Symbole, die ein im sozialen Kontext eingebettetes Konzept repräsentieren (Natali, 1986). Dabei wird zwischen Zeichen oder gesprochenem Wort (Signifikat, Bezeichnetes, Zeicheninhalt) und dessen kontextuellen Bedeutungen (Signifikant, Bezeichnendes, Bezeichnung, äußere Zeichenform) unterschieden. Die Bedeutung eines jeweiligen Wortes variiert somit kontextspezifisch durch die entsprechende Denotation und die dazugehörende Konnotation.

So ist beispielsweise das Wort Herz einerseits ein menschliches Organ, trägt jedoch gleichzeitig auch die Konnotation von Gefühlen der Liebe. Das Wort Arzt weckt ebenso verschiedene Bilder, Erinnerungen und Emotionen, die auf persönlichen Erfahrungen beruhen. So sieht der eine Leser vor seinem geistigen Auge vielleicht seinen 50-jährigen Hausarzt vor sich, während sich eine andere Leserin eine 35-jährige Chirurgin vorstellt. Beide wissen schlussendlich jedoch, dass das Wort Arzt einen Beruf bezeichnet, der physische oder auch seelische menschliche Beschwerden diagnostiziert, behandelt und zu heilen versucht. Somit besteht ein Wort nicht nur aus dessen Referenz zu einem physischen Objekt oder einem Konzept, sondern auch aus den Konnotationen, die je nach Sender und Empfänger unterschiedliche Bedeutungen hervorrufen.

In einem Dialog müssen sich die Definitionen, Codierungen, Bilder und Erinnerungen zwischen den Konversationsparteien möglichst stark überschneiden, um ein gegenseitiges Verständnis zu optimieren. Somit besteht jede Nachricht auch aus implizierten, indirekten Botschaften oder sozialen

Repräsentationen[1], die von Gesprächspartnern unterschiedlich interpretiert werden, was zu Missverständnissen führen kann. Aus Theorien der Transaktion und Semiotik entstand das theoretische Gebiet der *Pragmatik*, das sich mit der Wirkung der Kommunikation befasst. Teil dieses Bereichs sind beispielsweise die *Relevanztheorie* (Relevance Theory) nach Wilson und Sperber (2012), die *Sprechakttheorie* (Speech Act Theory) nach Searle, Kiefer und Bierwisch (1980) und die *Theorie der Implikatur* (Implicature Theory) nach Grice (1989).

Nonverbale Kommunikationsmodelle

Die nonverbale Kommunikation beinhaltet alle Verständigungsmechanismen, die über den verbalen Austausch hinausreichen (Burgoon, Guerro & Floyd, 2010). Sie spielt insbesondere bei der Codierung und Decodierung von Information sowie bei der Kommunikation von emotionalen Inhalten eine entscheidende Rolle. Bis zu 93 % des Verständnisses einer Nachricht wird beispielsweise aus nonverbalen Aspekten wie der Stimmlage, deren Frequenz und der Körpersprache abgeleitet (Mehrabian, 1968).

Nonverbale Kommunikation befasst sich sowohl mit physischen Aspekten (z. B. Gesichtsausdruck, Augen, vokale Intonation) als auch mit interpersonellen Faktoren (z. B. die Distanz/Nähe zum Gesprächspartner, Berührungen, Anziehung, etc.; Burgoon et al., 2010). Forscherinnen und Forscher sind sich uneinig, ob nonverbale Kommunikation konzeptuell auch eine Intention mit sich bringen muss, um als Kommunikation zu gelten. So argumentieren Ekman und Friesen (1969) zum Beispiel, dass nonverbale Kommunikation ausschließlich aus absichtlich gesandten nonverbalen Signalen besteht. Watzlawick, Bevelas und Jackson (1967) argumentieren andererseits, dass nonverbale Kommunikation unabhängig von absichtlicher Codierung stattfindet. Dies bedeutet gleichermaßen, dass man niemals *nicht* kommunizieren kann, denn auch eine unabsichtliche nonverbale Zeichensetzung oder Handlung ist ein Symbol, das etwas mitteilt und somit decodiert werden kann (Watzlawick et al., 1967).

Relevante Theorien für die Arzt-Patient-Interaktion

Theorien der zwischenmenschlichen Kommunikation, die sich eigenständig auf den medizinischen Bereich der Gesundheitsversorgung konzentrieren, sind bis heute spärlich (Cegala, McLee & McNellis 1996; Street, 1991; Thompson, 1994). Die folgenden Absätze konzentrieren sich auf acht prävalente Theorien, die entweder in bereits bestehender Forschung auf den Kontext der Arzt-Patient-Interaktion angewandt wurden oder für eine sinnvolle Anwendung in zukünftiger Forschung interessant und vielversprechend wären. Diese sind (1) *Communication Accommodation Theory*, (2) *Theory of Motivated Information Management*, (3) *Face Negotiation Theory*, (4) *Social Penetration Theory*, (5) *Relational Dialectics Theory*, (6) *Communication Privacy Management Theory*, (7) *Communication Competence Model* und (8) *Attribution Theory*.

Communication Accommodation Theory (CAT)

Jeder Mensch sieht sich in seinem Alltag mit Situationen konfrontiert, die eine gewisse Angleichung des persönlichen Kommunikationsstils an die Gesprächssituation und den Gesprächspartner bedingen. Menschen mit niedrigem Status, Frauen oder auch Verkäufer gleichen beispielsweise ihre Kommunikation durch ihren Tonfall, Dialekt, Sprechpausen, Unterbrechungen und Körperhaltung ihrem Gegenüber an (Giles, 2008b). Die CAT (Giles, Coupland & Coupland, 1991) befasst sich mit diesem Anpassungsprozess, basierend auf dem

1 Soziale Repräsentationen sind ein sozialpsychologisches Konzept, welches beschreibt, wie ein Individuum in seiner Interaktion mit Mitmenschen und Objekten Orientierung findet. Erfahrungen mit der Umwelt verknüpfen Neues mit Vertrautem (*anchoring*) oder machen Abstraktes greifbar (*objectivication*), was die Basis für zwischenmenschliche Interaktion darstellt. Weitere Details siehe Farr und Moscovici (1984).

sozialpsychologischen Konstrukt der *sozialen Identität* nach Tajfel und Turner (1986).

Die CAT erklärt, warum und wie Menschen ihre Kommunikation an eine Person oder Gruppe entweder anpassen oder sich vom Kommunikationsstil ihres Gegenübers differenzieren (Gallois & Giles, 1998; Giles, 2008a). Verschiedene Kontexte und Interaktionen mit unterschiedlichen Menschen bringen somit diverse Verhaltensweisen und Kommunikationsmuster mit sich, die in einer für beide Seiten auf geeignete Weise angepasst, unzulänglich oder auch übermäßig angepasst sein können (Giles, 2008a). Dabei entsteht laut Gallois und Giles (1998) entweder eine wechselseitige, reziproke, symmetrische oder eine asymmetrische interpersonelle Kommunikation.

Wenige Studien haben die CAT bisher auf die Arzt-Patient-Interaktion angewandt. Der Fokus dieser Untersuchungen richtete sich hauptsächlich auf das Thema der *Patientenzentriertheit.* Die kommunikative Anpassung der Ärztin oder des Arztes an den Kommunikationsstil der Patientin oder des Patienten beeinflusst beispielsweise die Einhaltung medizinischer Anweisungen (z.B. Hajek, Villagran & Wittenberg-Lyles, 2007; Watson & Gallois, 1998). Diese Untersuchungen schlagen konkrete evidenzbasierte Schlussfolgerungen vor: Ein Arzt sollte sich bewusst sein, dass Patienten Rat suchen, jedoch gleichzeitig Individuen mit eigenständigen Wünschen und Bedürfnissen sind. Laut Watson und Gallois (1998) sollte ein Arzt somit die Einzigartigkeit jedes Patienten anerkennen, sich gleichzeitig aber auch immerzu seiner überlegenen Position bewusst sein, welche auf seinem medizinischen Wissensvorsprung basiert. In Anbetracht dieser kontextuellen Herausforderung empfehlen die Autoren den Ärzten einen emotionsreichen, unterstützenden und fördernden Kommunikationsstil (Watson & Gallois, 1998).

Theory of Motivated Information Management (TMIM)

Die TMIM (Afifi & Weiner, 2004) beruht auf der Annahme, dass Menschen Ereignisse und auch Verhaltensweisen anderer antizipieren möchten. Sind sie dazu nicht in der Lage, löst dies Unsicherheiten aus, die Menschen nicht ertragen wollen. Daher suchen sie nach Informationen, welche diese Unsicherheiten mildern könnten. Basierend auf dieser Prämisse theoretisiert die TMIM den Ablauf des zwischenmenschlichen Informationsaustauschs im Zusammenhang mit einer gegebenen Unsicherheit.

Dieser Ablauf beinhaltet drei hierarchische Phasen: (1) Interpretation, (2) Evaluation und (3) Entscheidung (Afifi & Weiner, 2004). In der *Interpretationsphase* besteht eine Diskrepanz zwischen dem aktuellen und dem gewünschten Wissensstand. Diese Diskrepanz löst eine beunruhigende Unsicherheit aus. Als Resultat werden in der *Evaluationsphase* die antizipierten Ergebnisse einer hypothetisch erfolgreichen Informationssuche gegeneinander abgewogen. In der *Entscheidungsphase* fällt dann die Wahl der passenden Strategie, mit der die Informationen gesucht und bewältigt werden sollen.

Gerade in der Arzt-Patient-Interaktion scheint dieser theoretische Ansatz hochrelevant. Die Gesundheitsversorgung ist von zahlreichen Unsicherheiten durchdrungen: Medizinische Diagnosen sind spekulativ, und Aussagen über den Erfolg von Behandlungen basieren auf Wahrscheinlichkeitsrechnungen. Dass Patientinnen und Patienten im hochsensiblen Kontext einer möglichen Erkrankung Unsicherheiten empfinden, ist unvermeidlich. Die Arzt-Patient-Kommunikation hat hier also einen einschlägigen Einfluss auf den Informationshaushalt des Patienten, auf die korrekte Interpretation der Inhalte, auf das Folgeverhalten des Patienten, und somit auf eine erfolgreiche Diagnose und Behandlung. Trotz dieser evidenten thematischen Relevanz haben bisher nur wenige Studien TMIM auf die Arzt-Patient-Interaktion angewandt, und dies lediglich in Bezug auf Impfstoffkonsum im engeren Sinne (Wong, 2014) und Unsicherheiten bezüglich einer Krankheit im weiteren Sinne (Checton et al., 2012).

Face Negotiation Theory (FNT)

Die FNT (Ting-Toomey, 1985) basiert auf der Annahme, dass alle Menschen in allen zwischenmenschlichen Situationen ihr Gesicht (oder das Gesicht eines Mitmenschen) wahren möchten. Dieses Prinzip trifft besonders auf Situationen zu, die von Unsicherheiten geprägt sind (z. B. Konflikte, Peinlichkeiten) und somit die Identitäten der Gesprächspartner infrage stellen. Das «Gesicht»[2] bezieht sich hierbei auf ein beanspruchtes positives Image, das in diesen Situationen aufrechterhalten werden soll und das auf verschiedene Art und Weise die Konfliktkommunikation und Strategien der Beteiligten beeinflusst.

Der medizinische Kontext ist reich an Konfliktsituationen, die das Gesicht der Beteiligten bedrohen. Besonders evident ist dies in der interkollegialen Kommunikation, wo unterschiedliche Kompetenzen und Hierarchieebenen unter großem Berufsdruck, überhöhtem professionellen Perfektionismus, übermenschlichen Erwartungen und sensiblen Umständen aufeinanderstoßen. Doch auch in der Arzt-Patient-Interaktion ist die FNT relevant. Patientinnen und Patienten erwarten ärztliche Unfehlbarkeit (Robblee & Nicklin, 2003). Sehr oft wird diese Erwartung enttäuscht und stellt somit das Gesicht des behandelnden Arztes infrage. Zwischen schätzungsweise 50 und 96 % aller medizinischen Behandlungsfehler werden beispielsweise nicht gemeldet (Barach & Small, 2000), was darauf hindeutet, dass das Eingestehen und Mitteilen eines schädlichen Behandlungsfehlers in der Medizin ein delikates Thema ist. Zukünftige Forschung sollte deshalb solch schwierige Situationen theoretisch in Betracht ziehen, um zu identifizieren, was genau die gesichtsbewahrenden Bedürfnisse des Arztes oder der Ärztin und des Patienten oder der Patientin sind, wie sie die Arzt-Patient-Kommunikation prägen, wie sie Konflikte in der Arzt-Patient-Kommunikation beeinflussen und wie Mediziner schlussendlich unerwünschte Mitteilungen offenbaren können, ohne dabei ihr Gesicht zu verlieren.

Social Penetration Theory (SPT)

Die SPT (Altman & Taylor, 1973, 1987) besagt, dass Beziehungen durch den Austausch zunehmend intimer Informationen geformt werden und dass dieser zunehmende Austausch gleichzeitig die Innigkeit der Beziehung fördert (Samter, 2003). Altman und Taylor (1973) stellen die Stufen der Intimität schematisch in einem zwiebelförmigen Modell dar, das auf der Oberfläche die Breite und im Radius die Tiefgründigkeit der Themen misst. Wenn sich somit Interaktionspartnerinnen und -partner *tiefgründiger* über *zunehmende* Themenbereiche austauschen, kennzeichnet dies eine Erhöhung der Beziehungsintimität (d. h. eine Penetrierung der ganzen Zwiebel in Richtung Kern). Selbstoffenbarungen bewirken hierbei reziprokes Verhalten des Gesprächspartners, und diese gegenseitige Kommunikation fördert die Kontinuität der Beziehung (Baack, Fogliasso & Harris, 2000).

Im medizinischen Kontext wurde die SPT bisher nur begrenzt angewandt. Beispielsweise erforschte Gilbert (1993) das Prinzip der Gegenseitigkeit in Pflegepersonal-Patient-Interaktionen. Gutes Zuhören seitens des Pflegepersonals vertieft die Beziehung zu den Patientinnen und Patienten, was sich laut Gilbert (1993) positiv auf die Informationsgewinnung über den Gesundheitszustand des Patienten auswirkt. Somit kann das medizinische Personal wertvolle Informationen gewinnen, die zur schnelleren Genesung des Patienten beitragen können. Konkretere Anwendungen dieser Theorie auf die Arzt-Patient-Interaktion sind bisher jedoch noch nicht durchgeführt worden.

Relational Dialectics Theory (RDT)

Die RDT (Baxter & Montgomery, 1996) setzt voraus, dass Beziehungspartner in ihrer zwischenmenschlichen Kommunikation konstant dialektische Spannungen erfahren. Diese Spannungen stellen ein dynamisches Wechselspiel zweier widersprüchlicher Bedürfnisse dar, die sich einander bedingen, aber nie gleichzeitig erfüllt werden kön-

2 Goffman (1959) vergleicht das öffentliche Gesicht mit dem dramaturgischen Kontext eines Theaters. Dabei beschreibt er den Hinter- und Vorderteil der Bühne metaphorisch als die öffentliche und private Seite eines Menschen, der sich in verschiedenen Kontexten unterschiedlich gibt und bewegt.

nen. Nach Baxter und Montgomery (1996) gibt es drei primäre Dimensionen, auf denen sich diese Spannungen manifestieren: (1) *Integration* (Autonomie versus Verbundenheit; z.B. das Bedürfnis, seine eigene Freiheit bewahren zu wollen, aber gleichzeitig mit der Partnerin beziehungsweise dem Partner intim zu sein), (2) *Sicherheit* (Kontinuität versus Abwechslung; z.B. das Bedürfnis, die Entwicklung der Beziehung vorauszusehen, aber gleichzeitig auch Neues zu wollen) und (3) *Ausdruck* (Offenheit versus Diskretion; z.B. das Bedürfnis, sich anderen mitzuteilen, aber gleichzeitig die eigene Privatsphäre bewahren zu wollen).

Im medizinischen Kontext wurde die RDT bisher nur limitiert angewandt. Zum Beispiel wurde der Umgang des Pflegepersonals mit verschiedenen ihnen auferlegten Rollen (d.h. im Team und mit Patienten) untersucht. So fanden Apker, Propp und Zabava Ford (2005), dass Spannungen zwischen Hierarchie, Status und der professionellen Identität im Spital eine kommunikative Herausforderung darstellen. McGuire, Dougherty und Atkinson (2006) erschlossen, dass Pflegefachfrauen es als schwierig empfinden, Nähe zu Patientinnen und Patienten aufzubauen und gleichzeitig eine professionelle Distanz zu wahren – vor allem auch, weil solche Nähe zu Patienten als sexuelle Belästigung ausgelegt oder missbraucht werden könnte. In einem anderen Kontext untersuchte Olufowote (2011) kommunikative Gegensätze, die im Kontext von Einverständniserklärungen zwischen medizinischem Personal und Patienten entstehen. Konversationen am Lebensende eines Patienten bewirken weitere komplexe kommunikative Spannungsfelder (Amati & Hannawa, 2013, in Druck). Somit konnte der theoretische Ansatz der RDT in der Gesundheitsversorgung bereits mehrfach validiert werden, und seine Anwendung verspricht reiches Potenzial für zukünftige Forschung.

Communication Privacy Management Theory (CPM)

Die CPM (früher bekannt als *Communication Boundary Management Theory*; Petronio, 1991) stützt sich auf die Offenheit-Diskretion-Dialektik der *Relational Dialectics Theory* und beschreibt, wie Gesprächspartner ihre Privatsphären regeln und die Offenbarung privater Informationen handhaben (d.h. wann, wo und wem sie private Informationen preisgeben). Die CPM konzentriert sich hierbei insbesondere darauf, wie Individuen ihre öffentlichen und privaten Sphären koordinieren und abgrenzen, und wie sich zwischenmenschliche Beziehungen in diesem Spannungsfeld entwickeln.

Während Gesprächspartner ihre privaten Informationen durch Abgrenzung schützen, verändert sich der Grad der Durchlässigkeit dieser Abgrenzung konstant. Diese Durchlässigkeit ist von Regeln definiert, die den Schutz und den Zugriff auf private Informationen regulieren. Die Regeln bestimmen insbesondere (1) Ausnahmefälle, in denen private Informationen gewissen anderen preisgegeben werden dürfen, (2) die Art des Eigentums, das andere in diesem Falle nun über die preisgegebenen Informationen besitzen, und (3) Erwartungen an neue Miteigentümer der preisgegebenen Informationen, die eine weitere Mitteilung der Informationen an zusätzliche Teilhaber einschränken. Das Teilen privater Informationen beinhaltet also eine gewaltige zwischenmenschliche Verantwortung und bedingt eine gute Kenntnis der Regeln, welche die Konditionen des geteilten Eigentums definieren. Die CPM folgert hieraus konkrete kommunikationswissenschaftliche Hinweise, die eine kompetente Regulierung von privaten Informationen begleiten und Kriseninterventionen nach Grenzüberschreitungen unterstützen.

Gerade im medizinischen Kontext ist die CPM von großer Wichtigkeit, denn das Preisgeben von privaten Informationen seitens der Patientin oder des Patienten ist essenziell für eine erfolgreiche ärztliche Diagnose und Behandlung. Auch das Pflegepersonal sieht sich häufig mit privaten Informationen konfrontiert, die Patienten ihnen preisgeben. Petronio und Sargent (2011) untersuchten beispielsweise, wie Pflegefachleute Regeln für den Umgang mit privaten Informationen etablieren, Spannungen zwischen verschiedenen involvierten Parteien (Patienten, Ärzte, Familie etc.) bewältigen und somit eine Balance zwischen den eigenen Bedürfnissen und den Bedürfnissen des Patienten erarbeiten.

Die CPM wurde auch auf Behandlungsfehler angewandt (z. B. Allman, 1998; Petronio et al., 2013). Ärztinnen und Ärzte befinden sich nach einem medizinischen Fehler im Kreuzfeuer zwischen den Interessen der Risikomanager, Anwälte, Patienten und ihrer selbst. Welche Informationen in solchen sensiblen Situationen an die Patientin oder den Patienten preisgegeben oder unter Verschluss gehalten werden ist eine schwierige Entscheidung, die von Ethikern, Rechtswissenschaftlern, Medizinern, Psychologen und Kommunikationswissenschaftlern unterschiedlich behandelt wird. In Anbetracht dieser Problematik provoziert die CPM eine interessante Fragestellung: Wem gehören die Informationen bezüglich eines Behandlungsfehlers, der dem Patienten Schaden zugefügt hat – dem behandelnden Arzt, der Klinik oder dem Patienten? Wie wird diese ungewöhnliche Form von Miteigentum definiert und reguliert, welche Auswirkungen hat dies auf die Arzt-Patient-Beziehung, und welche kommunikativen Kompetenzen können diese Herausforderung unterstützen?

Communication Competence Model (CCM)

Spitzberg und Cupach (2002) argumentieren, dass Kommunikationskompetenz in zwei Dimensionen gemessen wird. Die erste Dimension ist die *empfundene Angemessenheit* der Kommunikation (d. h. zu welchem Ausmaß die Kommunikation des Gesprächspartners den gesellschaftlichen, kulturellen und individuellen Erwartungen der beurteilenden Person entspricht). Die zweite Dimension ist die *empfundene Effektivität* der Kommunikation (d. h. zu welchem Ausmaß die Kommunikation die beabsichtigten Ziele erreicht hat). Kommunikation kann somit *minimierend* (unangebracht und ineffektiv), *genügend* (angebracht, aber ineffektiv), *maximierend* (unangebracht, aber effektiv) oder *optimierend* (angebracht und effektiv) sein. Laut Spitzberg und Cupach (2002) erhöhen (1) die *Motivation* kompetent zu kommunizieren, (2) das *Wissen*, wie man kompetent kommuniziert, und (3) die kommunikativen *Fähigkeiten* des Gesprächspartners die Wahrscheinlichkeit einer positiven Kompetenzbeurteilung. Zudem beeinflussen kontextuelle Rahmenbedingungen die Kompetenzevaluation seitens des Gesprächspartners.

Das Modell der Kommunikationskompetenz gewinnt in der Gesundheitskommunikation vermehrt an Bedeutung und zukünftige Forschung könnte vom Einbezug dieses Modells profitieren (Hannawa et al., 2013). Gerade in schwierigen Situationen – wie beispielsweise bei der Mitteilung von schlechten Nachrichten, Arzt-Patient-Interaktionen am Ende des Lebens oder der Offenlegung von Behandlungsfehlern – kann eine kompetente zwischenmenschliche Kommunikation ausschlaggebend sein (siehe z. B. Hannawa, 2012, 2014).

Attribution Theory (AT)

Attribuierungstheorien setzen sich mit den mentalen und kommunikativen Prozessen auseinander, die benutzt werden, um alltägliche Situationen zu erklären. Solche Attribuierungen konzentrieren sich üblicherweise auf spezifische Verhaltensweisen von Individuen und soziale Ereignisse, und sie unterscheiden sich in ihrer Funktion (z. B. Erklärungen, Zuordnung grundlegender sozialer Verhaltensmuster, Kategorisierungen kommunikativer Verhaltensweisen; siehe Manusov & Spitzberg, 2008). Gerade im Umgang mit lebenseinschneidenden Krankheiten und deren kulturellen Konnotationen kann der Attribuierungsansatz einen wertvollen Beitrag leisten. Kommunikation in Zusammenhang mit Krankheiten wie Anorexie (Stewart, Keel & Schiavo, 2006) oder Depression (Lawrence et al., 2006), die kulturell mit Vorurteilen behaftet sind, kann beispielsweise anhand dieses theoretischen Ansatzes erklärt und erleichtert werden.

Was wollen Patientinnen und Patienten?

Wenn Patientinnen und Patienten ihre Ärztin oder ihren Arzt oder das Krankenhaus aufsuchen, haben sie oft grundlegende Erwartungshaltungen bezüglich der zwischenmenschlichen Interaktion mit dem behandelnden Gesundheitspersonal. Patienten unterscheiden sich insbesondere im Ausmaß ihres bevorzugten Mitspracherechts bei ihrer medizinischen Behandlung. Diese Präferenzen unterteilen sich in zwei grundlegende Ansätze: (1) das patriarchalische Modell, und (2) das verbraucherorientierte (engl. consumer) Modell.

Da Ärztinnen und Ärzte gegenüber Patientinnen und Patienten einen erheblichen Wissensvorsprung besitzen, wurde ihnen in der Vergangenheit üblicherweise die Verantwortung auferlegt, wichtige Entscheidungen zur medizinischen Behandlungsweise eines Patienten zu übernehmen. Dieses *patriarchalische,* arztzentrierte Modell gehört jedoch immer mehr der Vergangenheit an (O'Neill, 2002). Inzwischen haben sich international vermehrt Gesundheitssysteme entwickelt, in denen der Patient als Kunde behandelt wird (Guadagnoli & Ward, 1998). Die Aufgabe des Arztes besteht hiermit vermehrt darin, die Souveränität des Patienten zu wahren und ihn mit genügend Informationen zu versorgen, um eine kompetente Entscheidungsfindung zu ermöglichen. Zudem sollen Ärzte in diesem patientenzentrierten (*verbraucherorientierten*) Modell den Entscheidungsprozess im Allgemeinen unterstützen, sodass sich der Patient gut aufgehoben fühlt (Elwyn et al., 2012) und vereinbarte Therapieformen wie zum Beispiel eine Medikamenteneinnahme auch tatsächlich einhält.

Diese gemeinsame Entscheidungsfindung hat in den letzten Jahren vermehrt in der Medizin Anklang gefunden, was darauf hindeutet, dass der Patient als Konsument wahrgenommen wird, der seine gesundheitsbezogenen Dienstleistungen gezielt wählt. Eine resultierende Arzt-Patient-Beziehung, welche die Bedürfnisse und Erwartungen der Patientin und des Patienten in den Mittelpunkt stellt, hat sich bereits positiv auf die Befolgung ärztlicher Empfehlungen und auf die Zufriedenheit der Patienten ausgewirkt, und Patienten beteiligen sich zudem weniger an kostspieligem «Arzt-Shopping». Deshalb werden Ärztinnen und Ärzte nun oft geschult, gezielt auf Patienten einzugehen (Mead & Bower, 2000).

Zahlen einer nationalen Studie aus den USA (Levinson et al., 2004) zeigen, dass fast alle Patientinnen und Patienten (96 %) verschiedene Optionen ihrer Behandlungen aufgezeigt bekommen möchten. Etwa die Hälfte (52 %) der Patienten möchten die endgültige Entscheidung ihrer Behandlung jedoch am liebsten den behandelnden Ärztinnen und Ärzten überlassen. Konkrete Forschungen zeigen jedoch auch, dass die Bedürfnisse und Präferenzen der Patienten bezüglich einer gemeinsamen Entscheidungsfindung situationsspezifisch sind (Müller-Engelmann et al., 2011). Patientinnen und Patienten bevorzugen beispielsweise eine integrative Entscheidungsfindung im Zusammenhang mit schwerer und chronischer Krankheit. Sie sollten auch in nicht eindeutigen Situationen vermehrt miteinbezogen werden (Frosch & Kaplan, 1999). Bei Entscheidungen am Ende des Lebens und bei präventiven Behandlungen sollte der Patient diesen Prozess sogar ganz eigenständig durchgehen dürfen. Bei Notfällen oder wenn ein Patient sich bewusst gegen eine Teilnahme an einer Entscheidung ausspricht, sollte der Arzt die Initiative übernehmen (Müller-Engelmann et al., 2011). Auch individuelle Eigenschaften unterschiedlicher Patienten sollten berücksichtigt werden, wenn dieser in den Entscheidungsprozess involviert wird – denn ob und in welcher Form er das überhaupt möchte, hängt auch vom jeweiligen Patienten ab und sollte daher vom behandelnden Arzt vorher abgeschätzt werden (Levinson et al., 2004).

Was sind die kommunikativen Herausforderungen für Ärztinnen und Ärzte?

Diverse Faktoren können die Kommunikation zwischen Arzt und Patientin oder Patient potenziell erschweren und beeinträchtigen. Unter Berufung auf den hippokratischen Eid, den Grundstein ärztlicher Ethik, werden Ärztinnen und Ärzte heute ähnlich wie in der Mitte des 20. Jahrhunderts wieder dazu aufgerufen, den Patienten als ganzen Menschen in seiner Einzigartigkeit und Individualität wahrzunehmen und zu schätzen (Branch, 2014). Kontextuelle, kulturelle und systemische Faktoren, wie beispielsweise begrenzte Zeiten für Arzt-Patient-Konsultationen, das hierarchisch ungleiche Beziehungsverhältnis, überhöhte Medikamentenverschreibungen und der häufig übereilte Einsatz von technischen Instrumenten, stehen diesem ethischen Ideal leider oft im Wege (Teutsch, 2003). Gerade deshalb ist und bleibt die Kommunikation zwischen Arzt und Patient von zentraler Bedeutung. Die folgenden Abschnitte zeigen auf, über welche kommunikativen Kompetenzen ein Arzt verfügen sollte, um an diesen Herausforderungen zu wachsen.

Interpersonelle Sensibilität

Ein zentraler Aspekt der ärztlichen Kommunikationskompetenz besteht aus *interpersoneller Sensibilität* oder der Fähigkeit, Emotionen korrekt zu erkennen und zu deuten. Hall und Bernieri (2001) zeigen diverse Modelle und Messinstrumente dieses Konzepts auf. Laut ihrer Definition setzt sich interpersonelle Sensibilität aus der Richtigkeit und/oder Angemessenheit persönlicher Wahrnehmungen, dem damit verbundenen Urteilsvermögen und den Antworten zusammen, mit welchen Menschen sich begegnen. Interpersonelle Sensibilität spielt bei der Diagnose und Behandlung von Patientinnen und Patienten eine wichtige Rolle, denn Diagnosen können nur dann akkurat gestellt werden, wenn der Arzt die verbale und nonverbale Kommunikation seines Patienten korrekt verstanden und interpretiert hat (z. B. das Ausmaß einer Schmerzempfindung). Insbesondere Symptome, die auf mehrere Krankheitsbilder zutreffen, können oftmals erst durch sensibles Beobachten und Zuhören seitens des Arztes korrekt eingestuft werden (Teutsch, 2003).

Nonverbale Kommunikationsfähigkeiten

Verbale und nonverbale Kommunikation sind eng miteinander verbunden, jedoch gewinnt gerade der nonverbale Aspekt in der Arzt-Patient-Interaktion vermehrt an Bedeutung. Bisherige Untersuchungen nonverbaler Kommunikation legten ihren Fokus auf Faktoren, die (1) zur kommunikativen Offenheit der Patientin oder des Patienten beitragen, (2) Patientenzufriedenheit mit der Ärztin oder dem Arzt erhöhen, (3) das Verständnis und die Erinnerungsfähigkeit an die Konsultation mit dem Arzt verbessern und (4) das Befolgen ärztlicher Anweisungen steigern (Robinson, 2006).

Laut Robinson (2006) kann nonverbale Kommunikation in zwei Kategorien eingeteilt werden: (1) medizinisch-technische Kommunikation und (2) emotional-beziehungstechnische Kommunikation. *Medizinisch-technische* nonverbale Elemente beinhalten hauptsächlich die medizinische Durchführung einer Behandlung. *Emotional-beziehungstechnische* Faktoren andererseits bilden ein Spektrum, das von Aufmerksamkeit und Besorgnis bis zu Unachtsamkeit und Distanz reicht. Hall, Roter und Katz (1987) definieren emotional-beziehungstechnische Arzt-Patient-Interaktion basierend auf drei Komponenten: (1) Manche Interaktionen sind intrinsisch affektiv wie beispielsweise Komplimente oder Scherze, (2) verbales sowie nonverbales Verhalten enthält Affekte in der Äußerung (z. B. in der Stimmlage) und (3) gewisse Verhaltensweisen werden von Patientinnen und Patienten automatisch als interessiert interpretiert (z. B. ein ausführliches Informieren über den Befund). Emotional-beziehungstechnische Faktoren sind für Patienten besonders zentral, denn wenn ein Patient seinen Arzt aufsucht, muss er oftmals private (und teils beschämende, illegale oder sozial delikate) Informationen preisgeben. Zudem ist der Patient abhängig vom Arzt, da dieser einen Fachwissensvorsprung besitzt (Mishel, 1988).

Die Auswirkungen kompetenter ärztlicher nonverbaler Kommunikation sind vielfältig. DiMatteo und Kollegen (1980) zeigen auf, dass die nonverbale Kommunikationsfähigkeit eines Arztes aus Sicht des Patienten zwar keinen Einfluss auf dessen technische Arbeitsleistung hat, dafür aber die Zufriedenheit des Patienten steigert und dessen Eindruck einer kompetenten medizinischen Behandlung verbessert. Ärztinnen und Ärzte, die als nonverbal kompetent bewertet werden, sind weniger Terminverschiebungen ausgesetzt und zeitlich ausgelasteter als Mediziner, die nonverbal weniger kompetent sind (DiMatteo, Hays & Prince, 1986). Patienten empfinden zudem die Offenlegung von Behandlungsfehlern als ehrlicher und sind eher bereit, die begonnene Behandlung nach einem Fehler beim gleichen Arzt fortzuführen, wenn der Arzt sich während der Fehlermitteilung nonverbal involviert zeigte (Hannawa, 2012, 2014).

Verbale Kommunikationsfähigkeiten

Verbale Kommunikation zwischen Arzt und Patient ist bisher oft kontext- und publikumsspezifisch erforscht worden. Studien erkennen an, dass eine Verbindung zwischen interpersoneller und klinischer Kompetenz besteht (Colliver et al., 1999), da der Austausch zwischen Arzt und Patient zentral ist für die Diagnose, das Erstellen des Behandlungsplans und die Zufriedenheit des Patienten, die wiederum die Befolgung ärztlicher Anweisungen erhöht (Street, 2009). Medizinische Kommunikationskompetenz verlangt eine dyadische Betrachtungsweise und wird somit von beiden Konversationspartnern bestimmt, sie setzt Wissen voraus (bzgl. der Elemente einer kompetenten Kommunikation) und indiziert, wie erfolgreich eine Nachricht überbracht wird (Parks, 1994).

Die Literatur in diesem Themenbereich basiert vornehmlich auf *Listen*, die evidenzbasierte verbale Fähigkeiten regelrecht aufzählen (Thompson & Parrott, 2002). Demnach halten Patientinnen und Patienten es beispielsweise für wichtig, dass Ärztinnen und Ärzte simple Fragen stellen, sich klar artikulieren und laut genug sprechen (Bailley & Wilkinson, 1998). Im weiteren Sinne operationalisieren Cegala, Coleman und Turner (1998) kompetente Arzt-Patient-Kommunikation auf vier kontextuellen Ebenen: (1) Informationsvermittlung, (2) Informationssuche, (3) Informationsverifizierung und (4) sozioemotionale Kommunikation. Andere Ansätze weisen vier Kommunikationsprozesse auf, die speziell für Patientinnen und Patienten wichtig sind: (1) Übersetzbarkeit (z. B. Klarheit der Informationsvermittlung), (2) zwischenmenschliches Kennenlernen (z. B. Humor, Freundlichkeit, persönliche Offenbarungen, Lächeln), (3) zwischenmenschliches Vertrauen (z. B. Bedürfnisse antizipieren, kontrolliertes und unverzügliches Handeln, angefangene Dinge zu Ende führen) und (4) überdurchschnittliches Engagement (z. B. über Erwartungen hinausstreben; Fosbinder, 1994). Adäquate Sprechstundenkommunikation zwischen Arzt und Patient beinhaltet den Austausch von sowohl medizinischen als auch persönlichen Informationen, den Aufbau einer beidseitig angenehmen Beziehung, eine gemeinsame Entscheidungsfindung und die Gewissheit, dass der Patient zufriedenstellende und verständliche Informationen betreffend seines Gesundheitszustandes erhält (Teutsch, 2003).

Je nach Kontext variieren die Definitionen verbaler ärztlicher Kommunikationskompetenz. Während die oben aufgelisteten Kompetenzen sich primär auf Konsultationen beziehen, werden beim Überbringen schlechter Nachrichten andere Kommunikationsfähigkeiten als wichtig erachtet (Street, 2009). Während bei Konsultationen zum Beispiel die Menge und Qualität an Informationen, die ein Arzt dem Patienten mitteilt, als positiv eingestuft werden, zeigt sich dies in der Kommunikation negativer Nachrichten als ein nachteiliger Ansatz (Parks, 1994); denn mit einer ausführlichen Diagnose oder Mitteilung sind Patientinnen und Patienten oft überfordert und erhalten *zu viele* Informationen. Auch sozioemotionale Verhaltensweisen wie zum Beispiel Humor oder Small Talk, die in Behandlungssituationen oft erwünscht sind, werden in anderen Kontexten wie zum Beispiel bei der Mitteilung schlechter Nachrichten als unangebracht empfunden. In sensiblen und schwierigen Konversationen sollten Ärztinnen und Ärzte deshalb offene Fragestellungen minimieren, Antworten auf Patientenfragen nicht auf später vertagen, unspezifische Aussagen vermeiden und ausschweifendes Beschreiben und Erklären unterlassen (Parks, 1994).

Aspekte der Medizin mit besonderer Bedeutung von Kommunikation

Ohne zwischenmenschliche Kommunikation könnten medizinische Behandlungen nicht durchgeführt werden. Kompetente Arzt-Patient-Interaktion ist also ein unverzichtbarer Aspekt der medizinischen Versorgung. Manche Bereiche sind intensiver auf diesen Aspekt angewiesen als andere. Während die Pathologie zum Beispiel wenig direkten Kontakt mit Patientinnen und Patienten aufweist, gibt es andere Bereiche, in denen die Arzt-Patient-Interaktion nicht nur unvermeidbar, sondern auch ausschlaggebend für eine erfolgreiche Behandlung ist. Die folgenden Absätze diskutieren diese Bereiche im Detail.

Einverständniserklärungen

Patientinnen und Patienten sind auf transparente Informationen seitens der Ärztinnen und Ärzte angewiesen, um einen sachkundigen Entscheid bezüglich ihrer Behandlung treffen zu können (Crockford, Holloway & Walker, 1993). Dieser Informationsaustausch ist ein wichtiger Bestandteil medizinischer Einverständniserklärungen. Insbesondere muss der Patient hierbei verstehen können, was seine medizinische Behandlung beinhaltet und welche erwünschten und unerwünschten Folgen die Behandlung haben kann. Eine Einverständniserklärung beinhaltet demnach also nicht nur ein vom Patienten unterschriebenes Dokument, sondern auch effektive Kommunikation, welche dem Patienten ein sachkundiges Verständnis als Entscheidungsgrundlage vermittelt (Baruch, 2004).

Dies stellt eine schwierige kommunikative Herausforderung dar. Abstrakte und generelle Formulierungen seitens der Ärzte stehen beispielsweise oftmals dem Interesse und Empfinden der Patienten entgegen, die ihre Beschwerden konkret und spezifisch spüren (Smith, 1993). Neben diesem zwischenmenschlichen Problem existieren in der Medizin noch immer eine Vielzahl unerforschter Fragen, die Ärzte mangels konkreter wissenschaftlicher Erkenntnis schlichtweg nicht genügend zu beantworten vermögen (Rizzo, 1993).

Vermehrt sind inzwischen *Checklisten* für Ärztinnen und Ärzte verfügbar, die klar aufzeigen, wie die Besprechung einer Einverständniserklärung mit Patientinnen und Patienten ablaufen sollte. Nach Panting (2010) sollte ein Arzt zehn Aspekte im Gespräch aufbringen, die dem Patienten eine sachkundige Entscheidung bezüglich seiner Behandlung ermöglichen: (1) Mitteilung von Informationen bezüglich der Diagnose und Prognose, (2) Unklarheiten betreffend der Diagnose und Prognose und die Möglichkeit weiterer medizinischer Tests, (3) Möglichkeiten der Behandlung oder auch Nichtbehandlung, (4) der Zweck einer weiteren Untersuchung oder einer Behandlung und was diese beinhalten würde, (5) mögliche Risiken oder Vorteile sowie die Erfolgschancen verschiedener Optionen, (6) Diskussion neuartiger Behandlungsweisen, die innovativ und evidenzbasiert auf den Patienten abgestimmt sind, (7) das medizinische Fachpersonal (inklusive Auszubildende), das in die Behandlung involviert sein wird, inklusive deren Aufgaben, (8) Aufklärung über die Patientenrechte, (9) das Recht auf eine Zweitmeinung und (10) Informationen über die durch die Behandlung entstehenden Kosten und deren Finanzierung. Panting (2010) unterstreicht dabei, dass genügend Zeit vorhanden sein sollte, um allfällige Fragen der Patienten ehrlich und zufriedenstellend zu beantworten. Wie dieses Beispiel jedoch aufzeigt, sind gerade interpersonelle Kommunikationselemente in Checklisten oft nur unzulänglich enthalten, was darauf hinweist, dass mehr Forschung und Schulung in diesem Bereich nötig ist (Mazur, 2006).

Kommunikation mit unterschiedlichen Altersgruppen

Verschiedene Altersgruppen haben unterschiedliche Kommunikationspräferenzen. So wachsen junge Menschen mit Technologien wie Smartphones und Computern auf und sind das Nachschlagen von Informationen im Internet gewöhnt. Im Gegensatz dazu weisen Menschen, die das 65. Lebensjahr erreicht haben, erhöhte Schwierigkeiten mit elektronischer Kommunikation im Gesundheitskontext auf (Saied et al., 2013). Deshalb konsultieren gerade *ältere Menschen* noch immer gerne ihren Arzt, denn dieser ist und bleibt ihre Hauptinformationsquelle für Themen, die ihre Gesundheit betreffen, sowie der Einnahme von Medikamenten (Smith, Cunningham & Hale, 1994). Ältere Patientinnen und Patienten sind somit mehr auf den Arzt angewiesen (Roter, 2000). Der erhöhte Zeit- und Kostendruck, der Ärzte zu kürzeren Konsultationen drängt, gestaltet sich also besonders für ältere Menschen als schwierig, da diese Knappheit den möglichen zwischenmenschlichen Austausch reduziert. Zudem treten Kommunikationsprobleme häufiger bei älteren Menschen auf, da diese öfter unter Gehörverlust oder Gedächtnisschwierigkeiten leiden (Portnoy, 1985). Ältere Patienten benötigen also häufiger Ärzte und zudem mehr Zeit mit ihren Ärzten im Vergleich zu jüngeren Patienten.

Die Kommunikation zwischen Ärzten und *jüngeren Patienten* hat eine ganz andere Dynamik, in welcher oft nicht mehr nur der Patient, sondern auch die Eltern miteinbezogen werden. So bevorzugten in einer Studie von Zwaanswijk und Kollegen (2011) rund 70% der Patienten, Eltern und Ärzte, dass die Kommunikation zum Gesundheitszustand eines Minderjährigen unter Anwesenheit aller drei Parteien stattfindet. Konsultationen unter Einbezug des jungen Patienten erhöhen auch die Zufriedenheit aller Beteiligten und führen zu einer besseren Einhaltung des verschriebenen Behandlungsplans (O'Neill, 2002).

Die Kommunikation mit jugendlichen Patientinnen und Patienten gestaltet sich für Ärztinnen und Ärzte teils schwierig, da oftmals ein größerer Altersunterschied zu ihren Patienten besteht. Daher suchen Ärzte immer noch eher das Gespräch mit den Eltern (Quinn & Vadaparampil, 2009). Dies betrifft insbesondere Diskussionen über Sexualthemen, Tabakkonsum und Abtreibungen. Der Übergang vom Kindes- ins Erwachsenenalter ist insbesondere von diesen Diskussionen geprägt, und es fällt Eltern sowie Ärzten schwer, diese Themen anzusprechen (Gruber & Anderson, 1990; Hum et al., 2011; Quinn & Vadaparampil, 2009).

Kommunikation mit Patientinnen und Patienten aus unterschiedlichen Kulturen

Die Kommunikation mit Patientinnen und Patienten unterschiedlicher Kulturen bringt diverse Herausforderungen mit sich. Diese beinhalten zum Beispiel Sprachbarrieren (Schyve, 2007), den Einsatz von Übersetzern (Butow et al., 2011) sowie unterschiedliche Traditionen und Religionen (Degni et al., 2012). Butow und Kollegen (2013) belegten in einer australischen Studie, dass Ärztinnen und Ärzte mit Immigranten anders kommunizieren als mit Einheimischen. Immigranten erhielten weniger klare Prognosen und eine weniger hoffnungsvolle Perspektive. Zudem verwendeten Ärzte mehr medizinischen Fachjargon. Meeuwesen und Kollegen (2006) zeigten in einer Studie, dass die Konsultationen niederländischer Ärzte mit nicht-westlichen Immigranten rund zwei Minuten kürzer dauerten und dass größere Hierarchieunterschiede zwischen Arzt und Patient auftraten als in Gesprächen mit westeuropäischen Patienten. Ärzte bemühten sich zwar mehr, die Immigranten zu verstehen, zeigten jedoch gegenüber westeuropäischen Patienten mehr Mitgefühl und Zuwendung. Schouten, Meeuwesen und Harmsen (2005) argumentieren, dass Schulungen in interkultureller Kommunikationskompetenz einen positiven Einfluss auf die ärztliche Kommunikation mit Patienten aus verschiedenen Kulturen haben können.

Geschlechterspezifische Kommunikation

Die Empfindung kompetenter Kommunikation ist geschlechtsspezifisch. Traditionell *weibliche* nonverbale Kommunikation (wie bspw. längerer Blickkontakt, stärkeres Vorwärtslehnen und eine weichere Stimme) verbunden mit professionellem Auftreten (z.B. das Tragen eines Arztkittels) bei Ärztinnen wird von Patientinnen und Patienten tendenziell als positiv bewertet (Mast et al., 2008). Gleichzeitig wird traditionell *männliches* nonverbales Verhalten (z.B. eine lautere Stimme, eine größere physische Distanz zum Patienten etc.) von Ärzten als positiv eingestuft (Mast et al., 2008).

Geschlechtsunterschiede prägen auch die verbale Interaktion. Männliche Ärzte erzielen zum Beispiel höhere Patientenzufriedenheit, wenn sie mit Patienten mittleren und höheren Alters einen *autoritären* Kommunikationsstil verwenden. Ärztinnen werden wiederum am besten bewertet, wenn sie mit Patienten jüngeren und mittleren Alters *beratend* kommunizieren (Bradley, Sparks & Nesdale, 2001). Verbale und nonverbale Kommunikationsaspekte beeinflussen somit die Arzt-Patient-Interaktion als Funktion des Geschlechts beider Gesprächspartner, und Patienten wünschen sich, dass Ärzte den bevorzugten geschlechtsspezifischen Kommunikationsmustern treu bleiben.

Telemedizin

Telemedizin ist ein Konzept, das zwar schon seit den 1950er-Jahren existiert, aber erst in den letzten Jahren an Popularität gewonnen hat und inzwischen verbreitet als untergeordneter Teilbereich des sogenannten *eHealth* praktiziert wird (Sood et al., 2007). Telemedizin nutzt Kommunikationsnetzwerke für Gesundheitsleistungen und medizinische Aus- und Fortbildung zwischen verschiedenen geografischen Orten, um Barrieren wie beispielsweise mangelnde Infrastruktur oder fehlendes Fachpersonal zu überwinden (Sood et al., 2007).

In telemedizinischen Konsultationen sitzen sich Arzt und Patient nicht physisch gegenüber, sondern benutzen ein Medium wie zum Beispiel ein Telefon oder einen Computer, um die zwischenmenschliche Kommunikation zu ermöglichen. Dies kann Vorteile und Nachteile haben. Telemedizin steht herkömmlichen Behandlungsgesprächen offensichtlich nicht nach, weder in Bezug auf Patientenzufriedenheit mit der ärztlichen, klinischen oder interpersonellen Kompetenz noch in Bezug auf patientenzentrierte Kommunikation (Ahga et al., 2009; Mair & Whitten, 2000). Patientinnen und Patienten bewerteten den Zugang zu telemedizinischen Konsultationen, die verfügbare Gesprächszeit mit der Ärztin oder dem Arzt und auch den damit verbundenen Komfort sogar als zufriedenstellender im Vergleich zu herkömmlichen Behandlungsgesprächen (Rabalais & Arriaga, 2009). Der Patient nimmt jedoch in telemedizinischen Konsultationen auch öfter eine passive Rolle ein, was durch technologische Barrieren, wie beispielweise die mangelnde Kompetenz in der Benutzung und Handhabung von Computern, verursacht werden könnte (Ahga, Roter & Schapira, 2009).

Die Möglichkeit, Patienten in abgelegenen Regionen mit eingeschränkter Mobilität und niedrigeren Kosten zu behandeln, macht Telemedizin zu einer attraktiven Alternative zu persönlichen Arztkonsultationen (Franc et al., 2011). Vor allem in Entwicklungsländern ist Telemedizin vermehrt beliebt. Jedoch sollten gegenwärtige Studien mit positiven Befunden mit Vorsicht genossen werden, da sie auf limitierten Evidenzen beruhen (Wootton & Bonnardot, 2010). Zudem ist im Vergleich zu direkten Arzt-Patient-Gesprächen in der Telemedizin der nonverbale Ausdruck eingeschränkt, was insbesondere bei komplexen und sensiblen Gesundheitsthemen zu problematischen Missverständnissen und Konflikten führen könnte.

Mitteilung schlechter Nachrichten

Die Mitteilung schlechter Nachrichten stellt eine kommunikative Herausforderung dar, der sich junge wie auch erfahrene Ärztinnen und Ärzte oft nicht gewachsen fühlen. Ärzte empfinden in Anbetracht dieser Herausforderung häufig Stresssymptome, da ihnen die kommunikative Ausbildung in diesem Bereich fehlt (Hall, Harrigan & Rosenthal, 1995; Hannawa et al., 2013). Richtlinien definieren, wie sich Ärzte in diesen Situationen am besten verhalten sollten. Ärzten wird zum Beispiel empfohlen, (1) den physischen Kontext (d. h. den Ort der Konversation, mit seinen räumlichen Gegebenheiten und Einschränkungen) korrekt zu erfassen, (2) in Erfahrung zu bringen, wie viel und was der Patient weiß, (3) einzuschätzen, wie viel der Patient wissen möchte, (4) medizinische Informationen mitzuteilen, (5) auf die Emotionen des Patienten zu reagieren, (6) die weitere Vorgehensweise zu planen und (7) die wichtigsten Punkte nochmals zusammenzufassen (Matzo et al., 2003).

Diese Empfehlungen beschreiben jedoch nicht, *wie* man angemessen auf die Emotionen eines

Patienten reagiert. Dies kann wiederum für Patientinnen und Patienten von zentraler Bedeutung sein. In emotionalen Gesprächen spielt die *nonverbale* Kommunikation eine entscheidende Rolle. Wenn ein Arzt seinem Patienten beispielsweise einen medizinischen Fehler mitteilt, entscheidet die ärztliche nonverbale Ausdrucksweise, ob ein Patient eine Entschuldigung des Arztes als ehrlich und reumütig empfindet und wie gravierend der medizinische Fehler von dem Patienten empfunden wird (Hannawa, 2014). Die nonverbale Kommunikation des Arztes beeinflusst auch das Empathie-Empfinden des Patienten, sein Vertrauen und seine Zufriedenheit; sie wirkt sich auf die Entscheidung des Patienten aus, dem Arzt zu vergeben und senkt zudem die Wahrscheinlichkeit, dass Patienten rechtliche Schritte gegen ihren Arzt einleiten werden (Hannawa et al., 2013; Harrigan, Oxman & Rosenthal, 1985).

Kommunikation am Ende des Lebens

Ärztinnen und Ärzte erfahren in ihrer Kommunikation mit Patientinnen und Patienten am Ende des Lebens vermehrt Spannungen, die grundlegende zwischenmenschliche Unsicherheiten zum Ausdruck bringen. Beispielsweise empfinden Ärzte es als schwierig, standardisierten Protokollen zu folgen, wobei sie lieber auf die Bedürfnisse des individuellen Menschen eingehen würden. Wiederum wissen sie recht genau, was sie dem Patienten sagen möchten, sind sich jedoch nicht im Klaren, *wie* sie diese Dinge am kompetentesten mitteilen können (Amati & Hannawa, 2013). Arzt-Patient-Interaktionen am Ende des Lebens sind daher oft von kommunikativen Missverständnissen, Konflikten und einem empfundenen Mangel an Empathie geprägt (Curtis et al., 2002; Levin et al., 2010).

Empathie wird derweil in ärztlichen Schulungen groß geschrieben. Empathische Kommunikation fördert ein gegenseitiges Verstehen und beinhaltet die Anerkennung von Emotionen, angemessene Berührungen, ausdrucksvolle Gestik, gutes Zureden, Wiederholen des Gesagten, Entschuldigungen, oder auch einfach das Verweilen in Stille (Levin et al., 2010). Eine systematische Analyse der Bedeutung der nonverbalen Kommunikation in diesem Zusammenhang hat jedoch in der gegenwärtigen Forschung nur wenig Platz gefunden und beschränkt sich lediglich auf simple Verhaltensweisen wie zum Beispiel das Anbieten eines Taschentuchs oder eines Glases Wassers (Levin et al., 2010).

Patientensicherheit

Statistiken protokollieren derzeit weltweit etwa 43 Millionen unerwünschte Ereignisse pro Jahr, welche Patientinnen und Patienten Schaden zufügen (Jha et al., 2013). Etwa zwei Drittel dieser Ereignisse sind das Resultat eines vermeidbaren Behandlungsfehlers. Somit zählen *medizinische Behandlungsfehler* zu den zehn häufigsten Ursachen von Behinderung in der Welt (Jha et al., 2013). Dieser Wert ist wahrscheinlich sogar eine Unterschätzung angesichts der Tatsache, dass die erwähnten Statistiken lediglich sieben Arten von unerwünschten Ereignissen umfassen, und auch nur diejenigen, die tatsächlich von Ärztinnen und Ärzten gemeldet wurden. Auch die ambulante Versorgung, Pädiatrie sowie Daten aus Indien und China wurden in dieser Zählung nicht erfasst.

Ein Großteil dieser vermeidbaren Schadensfälle basiert auf ineffizienter Kommunikation (Pagnamenta et al., 2012). Zudem wird die ärztliche Kommunikation nach einem Schadensfall von Patienten generell als unzureichend empfunden und sie ist oft der Hauptgrund dafür, dass Patienten rechtlich klagen (Vincent, Young & Phillips, 1994). Somit ist der Kontext der Patientensicherheit ein bisher unzureichend erforschtes Feld, in dem kommunikationswissenschaftliche Forschungsansätze lohnenden Anklang finden können.

Horizonte für zukünftige Forschung

Theorien der interpersonellen Kommunikation können nach Bylund, Peterson und Cameron (2012) in drei theoretische Kategorien eingeordnet werden. Die erste Kategorie umfasst Theorien, die sich auf das *Individuum* konzentrieren (z. B. *Goals-Plans-Actions Theory*, Dillard, 2008; *Uncertainty Reduction Theory*, Berger & Calabrese, 1975; *Uncertainty Management Theory*, Brashers, 2001; *Action Assembly Theory*, Greene, 1984). Die zweite Kategorie beinhaltet Theorien, welche die *Interaktion* zwischen Gesprächspartnern erfassen (z. B. *Communication Accommodation Theory*, Giles, 2008b; *Facework and Politeness Theory*, Goffman, 1967). Die dritte Kategorie enthält *beziehungsorientierte Theorien* (z. B. *Speech Code Theory*, Philipsen, 1997; *Social Penetration Theory*, Altman & Taylor, 1973). Noch immer besteht jedoch ein Mangel an Theorien, die sich speziell auf die Arzt-Patient-Interaktion fokussieren.

Ein Weg hierfür ist die neue oder erweiterte Anwendung existierender Theorien zwischenmenschlicher Kommunikation auf die Arzt-Patient-Beziehung. Ein anderer Weg, der herausfordernder ist, wäre die *Entwicklung neuer Theorien* oder gar die Integration existierender Theorien, die unser Verständnis der Arzt-Patient-Interaktion prägen und bereichern könnte. Die zukünftige kommunikationswissenschaftliche Forschung sollte in diesem Bereich einen Schwerpunkt setzen, da die medizinische Forschung generell theorienarm ist und somit die Dateninterpretation und deren Validität erschwert und schwächt. Zudem verfügt die Kommunikationswissenschaft über ein Grundverständnis der zwischenmenschlichen Interaktion, die auch den methodischen Ansatz bereichert. Während Kommunikation in der Medizin oft als eine dichotome Variable behandelt wird, helfen kommunikationswissenschaftliche Ansätze, zwischenmenschliche Interaktion fundiert zu operationalisieren und sowohl dyadisch, prozessual, als auch longitudinal zu erfassen.

Zusammenfassung

Dieses Kapitel diskutiert die theoretischen Grundlagen der interpersonellen Kommunikation, die Relevanz dieser theoretischen Ansätze für die Arzt-Patient-Beziehung, welche Art der Kommunikation sich Patienten mit ihrem Arzt wünschen, kommunikative Herausforderungen für Ärzte und kontextuelle Schwerpunkte, in denen eine kompetente Kommunikation zwischen Arzt und Patient besonders notwendig ist. Die Forschung zur Arzt-Patient-Interaktion könnte von existierenden Theorien der zwischenmenschlichen Kommunikation profitieren. Jedoch fehlt noch häufig die Anwendung solcher Theorien auf den medizinischen Kontext. Vor allem in den USA befasst sich die Kommunikationsforschung vermehrt mit dieser Herausforderung, was auch den hohen Anteil amerikanischer unter den zitierten Forschungsartikeln in diesem Kapitel erklärt. Mit wachsendem europäischem und asiatischem Interesse an evidenzbasierter interpersoneller Kommunikation zwischen Arzt und Patient wird sich dieser Bereich der Kommunikationswissenschaft voraussichtlich in den nächsten Jahren kultur- und kontextübergreifend erweitern und das Verständnis der Arzt-Patient-Interaktion mit neuem Wissen und Theorien bereichern. Wir hoffen, dass dieses Kapitel erste Schritte in diese Richtung motiviert.

Literatur

Afifi, W. A. & Weiner, J. L. (2004). Toward a theory of motivated information management. *Communication Theory*, 14, 167–190.

Ahga, Z., Roter, D. L. & Schapira, R. M. (2009). An evaluation of patient-physician communication style during telemedicine consultations. *Journal of Medical Internet Research*, 11, e36.

Ahga, Z., Schapira, R. M., Laud, P. W., McNutt, G. & Roter, D. L. (2009). Patient satisfaction with communications during telemedicine. *Telemedicine and E-Health*, 15, 830–839.

Allman, J. (1998). Bearing the burden or baring the soul: Physicians' self-disclosure and boundary management regarding medical mistakes. *Health Communication*, 10, 175–97.

Altman, I. & Taylor, D. (1973). *Social penetration: The development of interpersonal relationships*. New York: Holt, Rinehart and Winston.

Altman, I. & Taylor, D. (1987). Communication in interpersonal relationships: Social Penetration Theory. In M. E. Roloff & G. R. Miller (Hrsg.), *Interpersonal processes: New directions in communication research* (S. 257–277). Newbury Park, CA: Sage.

Amati, R. & Hannawa, A. F. (2013). Relational dialectics theory: Disentangling physician-perceived tensions of end-of-life communication. *Health Communication,* doi: 10.1080/10410236.2013.815533

Amati, R. & Hannawa, A.F. (in Druck). Physician-perceived contradictions in end-of-life communication: Toward a self-report measurement scale. *Health Communication.*

Apker, J., Propp, K.M. & Zabava Ford, W.S. (2005). Negotiating status and identity tensions in healthcare team interactions: An exploration of nurse role dialectics. *Journal of Applied Communication Research,* 33, 93–115.

Baack, D., Fogliasso, C. & Harris, J. (2000). The personal impact of ethical decisions: A social penetration theory. *Journal of Business Ethics,* 24, 39–49.

Bailley, K. & Wilkinson, S. (1998). Patients' views on nurses' communication skills. *International Journal of Palliative Nursing,* 4, 300–305.

Barach, P. & Small, S.D. (2000). Clinical review reporting and preventing medical mishaps: Lessons from non-medical near miss reporting systems. *British Medical Journal,* 320, 759–763.

Barnlund, D.C. (1970). A transactional model of communication. In K.K. Sereno & C. Mortensen (Hrsg.), *Foundations of communication theory* (S. 83–102). New York: Harper & Row.

Baruch, J. (2004). Informed consent and advance directives. *Journal of American Podiatric Medical Association,* 94, 198–205.

Baxter, L.A. & Montgomery, B.M. (1996). *Relating: Dialogues and dialectics.* New York, NY: Guilford.

Berger, C.R. & Calabrese, R.J. (1975). Some explorations in initial interaction and beyond: Toward a development theory of interpersonal communication. *Human Communication Research,* 1, 99–112.

Berlo, D.K. (1960). *The process of communication.* New York: Holt, Rinehart & Winston.

Bochner, A.P. (1989). Interpersonal communication. In E. Barnouw, G. Gerbner, W. Schramm, T.L. Worth & L. Gross (Hrsg.), *International encylopedia of communications* (S. 336–340). New York: Oxford University Press.

Bradley, G., Sparks, B. & Nesdale, D. (2001). Doctor communication style and patient outcomes: Gender and age as moderators. *Journal of Applied Social Psychology,* 31, 1749–1773.

Branch, W.T. (2014). Treating the whole patient: Passing time-honoured skills for building doctor-patient relationships on to generations of doctors. *Medical Education,* 48, 67–74.

Brashers, D.E. (2001). Communication and uncertainty management. *Journal of Communication,* 51, 477–497.

Burgoon, J.K., Guerro, L.K. & Floyd, K. (2010). *Nonverbal Communication.* Boston: Allyn & Bacon.

Butow, P., Bell, M., Goldstein, D., Sze, M., Aldridge, L., Abdo, S. & Eisenbruch, M. (2011). Grappling with cultural differences; communication between oncologists and immigrant cancer patients with and without interpreters. *Patient Education and Counseling,* 84, 398–405.

Bylund, C., Peterson, E. & Cameron, K. (2012). A practitioner's guide to interpersonal communication theory: An overview and exploration of selected theories. *Patient Education & Counseling,* 87, 261–267.

Cegala, D.J., Coleman, M. & Turner, J. (1998). The development and partial assessment of the medical communication competence scale. *Health Communication,* 10, 261–288.

Cegala, D.J., McLee, D.S. & McNellis, K.S. (1996). Components of patients' and doctors' perceptions of communication competence during a primary care medical interview. *Health Communication,* 8, 1–27.

Checton, M.G., Greene, K., Magsamen-Conrad, K. & Venetis, M.K. (2012) Patients' and partners' perspectives of chronic illness and its management. *Families, Systems, & Health,* 30, 114–129.

Colliver, J.A., Swartz, M.H., Robbs, R.S. & Cohen, D.S. (1999). Relationship between clinical competence and interpersonal and communication skills in standardized-patient assessment. *Academic Medicine,* 74, 271–274.

Crockford, E.A., Holloway, I.M. & Walker, J.M. (1993). Nurses' perceptions of patients' feelings about breast surgery. *Journal of Advanced Nursing,* 18, 1710–1718.

Curtis, J.R., Engelberg, R.A., Wenrich, M.D., Nielsen, E.L., Shannon, S.E., Treece, P.D. & Rubenfeld, G.D. (2002). Studying communication about end-of-life care during the ICU family conference: Development of a framework. *Journal of Critical Care,* 17, 147–160.

Degni, F., Suominen, S., Essén, B., El Ansari, W. & Vehviläinen-Julkunen, K. (2012). Communication and cultural issues in providing reproductive health care to immigrant women: Health care providers' experiences in meeting the needs of Somali women living in Finland. *Journal of Immigrant and Minority Health/ Center for Minority Public Health,* 14, 330–343.

Dillard, J.P. (2008). Goals–plans–action theory of message production: Making influence messages. In L. Baxter & D. Braithwaite (Hrsg.), *Engaging theories in interpersonal communication: Multiple perspectives* (S. 65–76). Thousand Oaks, CA: Sage.

DiMatteo, M.R., Hays, R.D. & Prince, L.M. (1986). Relationship of physicians' nonverbal communication skill to patient satisfaction, appointment noncompliance, and physician workload. *Health Psychology,* 5, 581–594.

DiMatteo, R.M., Taranta, A., Friedman, H S., Prince, L.M.(1980). Predicting patient satisfaction from physicians' nonverbal communication skills. *Medical Care, 18,* 376-387.

Ekman, P. & Friesen, W. (1969). The repertoire of nonverbal behavior: Categories, origins, usage, and coding. *Journal of the International Association for Semiotic Studies,* 1, 49–98.

Elwyn, G., Frosch, D., Thomson, R., Joseph-Williams, N., Lloyd, A., Kinnersley, P. & Barry, M. (2012). Shared decision making: A model for clinical practice. *Journal of General Internal Medicine,* 27, 1361–1367.

Ende, J., Kazis, L. & Moskowitz, M. (1989). Measuring patients desire for autonomy – decision-making and information-seeking preferences among medical patients. *Journal of General Internal Medicine,* 4, 23–30.

Farr, R.M. & Moscovici, S. (1984). *Social representations.* Cambridge, MA: Cambridge University Press.

Fosbinder, D. (1994). Patient perceptions of nursing care: An emerging theory of interpersonal competence. *Journal of Advanced Nursing,* 20, 1085–1092.

Franc, S., Daoudi, A., Mounier, S., Boucherie, B., Laroye, H., Peschard, C. & Charpentier, G. (2011). Telemedicine: What more is needed for its integration in everyday life? *Diabetes & Metabolism,* 37, 71–77.

Frosch, D.L. & Kaplan, R.M. (1999). Shared decision making in clinical medicine: Past research and future directions. *American Journal of Preventive Medicine,* 17, 285–294.

Gallois, C. & Giles, H. (1998). Accommodating mutual influence in intergroup encounters. In G.A. Barnett (Hrsg.), *Mutual influence in interpersonal communication: Theory and research in cognition, affect, and behavior* (S. 135–162). Stamford: Ablex Publishing Corporation.

Gilbert, D.A. (1993). Reciprocity of involvement activities in client-nurse interactions. *Western Journal of Nursing Research,* 15, 674–689.

Giles, H. (2008a). Accommodating translational research. *Journal of Applied Communication Research,* 36, 121–127.

Giles, H. (2008b). Communication Accommodation Theory. In L.A. Baxter & D.O. Braithwaite (Hrsg.), *Engaging theories in interpersonal communication: Multiple perspectives* (S. 171–173). Thousand Oaks, CA: Sage.

Giles, H., Coupland, J. & Coupland, N. (1991). Accommodation theory: Communication, context, and consequence. In H. Giles, J. Coupland & N. Coupland (Hrsg.), *Contexts of accommodation: Developments in applied sociolinguistics* (S. 1–68). Cambridge, UK: Cambridge University Press.

Goffman, E. (1959). *The presentation of self in everyday life.* Garden City, NY: Doubleday Anchor Books.

Goffman, E. (1967). On face-work: An analysis of ritual elements in social interaction. In E. Goffman (Hrgs.), *Interaction ritual: Essays on face-to-face behavior.* New York, NY: Random House.

Greene, J.O. (1984). A cognitive approach to human communication: An action assembly theory. *Commun Monographs,* 51, 289–306.

Grice, H.P. (1989). *Studies in the way of words.* Cambridge, Massachusetts: Harvard University Press.

Gruber, E. & Anderson, M.M. (1990). Legislating parental involvement in adolescent abortion: Reexamining the arguments of Worthington and his colleagues. *American Psychologist,* 45, 1174–1176.

Guadagnoli, E. & Ward, P. (1998). Patient participation in decision-making. *Social Science & Medicine,* 47, 329–339.

Hajek, C.H., Villagran, M. & Wittenberg-Lyles, E. (2007).The relationships among perceived physician accommodation, perceived outgroup typicality, and patient inclinations toward compliance. *Communication Research Reports,* 24, 293–302.

Hall, J.A. & Bernieri, F.J. (2001). *Interpersonal sensitivity: Theory and measurement.* Manwah, NJ: Erlbaum.

Hall, J.A., Harrigan, J.A. & Rosenthal, R. (1995). Nonverbal behavior in clinician-patient interaction. *Applied and Preventive Psychology,* 4, 21–37.

Hall, J.A., Roter, D.L. & Katz, N.R. (1987). Task versus socioemotional behaviors in physicians. *Medical Care,* 25, 399–412.

Hannawa, A.F. (2012). «Explicitly implicit»: Examining the importance of physician nonverbal involvement during error disclosures. *Swiss Medical Weekly,* 142, w13576.

Hannawa, A.F. (2014). Disclosing medical errors to patients: Effects of nonverbal involvement. *Patient Education and Counseling,* 94, 310–313.

Hannawa, A.F., Beckman, H., Mazor, K.M., Paul, N. & Ramsey, J.V. (2013). Building bridges: Future directions for medical error disclosure research. *Patient Education and Counseling,* 92, 319–327.

Harrigan, J., Oxman, T. & Rosenthal, R. (1985). Rapport expressed through nonverbal behavior. *Journal of Nonverbal Behavior,* 9, 95–110.

Hum, A.M., Robinson, L.A., Jackson, A.A. & Ali, K.S. (2011). Physician communication regarding smoking and adolescent tobacco use. *Pediatrics,* 127, 1368–1374.

Jha, A.K., Larizgoitia, I., Audera-Lopez, C., Prasopa-Plaizier, N., Waters, H. & Bates, D.W. (2013). The global burden of unsafe medical care: Analytic modelling of observational studies. *BMJ Quality and Safety,* 10, 809–815.

Klemmer, E.T. & Snyder, F.W. (1972). Measurement of time spent communicating. *Journal of Communication,* 20, 142–158.

Lawrence, V., Murray, J., Banerjee, S., Turner, S., Sangha, K., Byng, R. & Macdonald, A. (2006). Concepts and causation of depression: A cross-cultural study of the beliefs of older adults. *The Gerontologist,* 46, 23–32.

Levin, T.T., Moreno, B., Silvester, W. & Kissane, D.W. (2010). End-of-life communication in the intensive care unit. *General Hospital Psychiatry,* 32, 433–442.

Levinson, W., Kao, A., Kuby, A. & Thisted, R.A. (2004). Not all patients want to participate in decision making. *Journal of General Internal Medicine,* 20, 531–535.

Luhmann, N. (1981). The improbability of communication. International Social *Science Journal*, 33, 122–132.

Mair, F., Whitten, P. (2000). Systematic review of studies of patient satisfaction with telemedicine. *BMJ*, 320, 1517–1520.

Manusov, V. & Spitzberg, B. H. (2008). Attribution Theory: Finding good cause in the search for theory. In L. A. Baxter & D. O. Brathwaite (Hrsg.), *Engaging theories in interpersonal communication: Multiple perspectives* (S. 37–49). Thousand Oaks, CA: Sage.

Mast, M. S., Hall, J. a, Köckner, C. & Choi, E. (2008). Physician gender affects how physician nonverbal behavior is related to patient satisfaction. *Medical Care*, 46, 1212–1218.

Matzo, M. L., Sherman, D. W., Denice, C. & Ferrell, B. R. (2003). Communication skills for end-of-life nursing care. *Nursing Education Perspectives*, 24, 176–183.

Mazur, D. J. (2006). How successful are we at protecting preferences? Consent, informed consent, advance directives, and substituted judgment. *Medical Decision Making*, 26, 198–205.

McGuire, T., Dougherty, D. S. & Atkinson, J. (2006). «Paradoxing the dialectic»: The impact of patients' sexual harassment in the discursive construction of nurses' caregiving roles. *Management Communication Quarterly*, 19, 416–450.

Mead, N. & Bower, P. (2000). Determinants of participation in treatment decision-making in medical encounters. *Social Science & Medicine*, 51, 1087–1110.

Meeuwesen, L., Harmsen, J., Bernsen, R. & Bruijnzeels, M. (2006). Do Dutch doctors communicate differently with immigrant patients than with Dutch patients? *Social Science & Medicine*, 63, 2407–2417.

Mehrabian, A. (1968). Communication without words. *Psychology Today*, 2, 52–55.

Mishel, M. H. (1988). Uncertainty in illness. *Journal of Nursing Scholarship, 20*, 225–232.

Müller-Engelmann, M., Keller, H., Donner-Banzhoff, N. & Krones, T. (2011). Shared decision making in medicine: The influence of situational treatment factors. *Patient Education and Counseling*, 82, 240–246.

Natali, J. (1986). Communication: A semiotic of misunderstanding. *Journal of Communication Inquiry*, 10, 22–31.

O'Neill, K. A. (2002). Kids speak: Effective communication with the school-aged/adolescent patient. *Pediatric Emergency Care*, 18, 137–140.

Olufowote, J. O. (2011). A dialectical perspective on informed consent to treatment: An examination of radiologists' dilemmas and negotiations. *Qualitative Health Research*, 21, 839–852.

Pagnamenta, A., Rabito, G., Arosio, Q., Perren, A., Malacrida, R., Barazzoni, F. & Domenighetti, G. (2012). Adverse event reporting in adult intensive care units and the impact of a multifaceted intervention on drug-related adverse events. *Annals of Intensive Care*, 2, 47.

Panting, G. (2010). Informed consent. *Orthopaedics and Trauma*, 24, 441–446.

Parks, M. R. (1994). Communicative competence and interpersonal control. In M. Knapp & G. R. Miller (Hrsg.), *Handbook of interpersonal communication* (S. 589–619). Thousand Oaks, CA: Sage.

Petronio, S. (1991). Communication boundary management: A theoretical model of managing disclosure of private information between marital couples. *Communication Theory*, 1, 311–335.

Petronio, S. & Sargent, J. (2011). Disclosure predicaments arising during the course of patient care: Nurses' privacy management. *Health Communication*, 26, 255–266.

Petronio, S., Torke, A., Bosslet, G., Isenberg, S., Wocial, L. & Helft, P. R. (2013). Disclosing medical mistakes: A communication management plan for physicians. *The Permanente Journal*, 17, 73–79.

Philipsen, G. A. (1997). Theory of speech codes. In G. Philipsen & T. Albrecht (Hrsg.), *Developing communication theories* (S. 119–56). Albany, NY: Suny Press.

Portnoy, E. J. (1985). Communication and the elderly patient. *Activities, Adaption and Aging*, 7, 25–30.

Quinn, G. P. & Vadaparampil, S. T. (2009). Fertility preservation and adolescent/young adult cancer patients: Physician communication challenges. *Journal of Adolescent Health*, 44, 394–400.

Rabalais, A. G. & Arriaga, M. (2009). Patient satisfaction with telemedicine neurotology care. *Otolaryngology – Head and Neck Surgery*, 141, 88–89.

Rizzo, J. (1993). Physician uncertainty and the art of persuation. *Social Science & Medicine*, 37, 1451–1459.

Robblee, J. A. & Nicklin, W. L. (2003). Views of practicing physicians and the public on medical errors. *New England Journal of Medicine*, 348, 1184–1185.

Robinson, J. D. (2006). Nonverbal communication and physician-patient interaction. In V. Manusov & M. L. Patterson (Hrsg.), *The Sage Handbook of Nonverbal Communication* (S. 437–460). Thousand Oaks, CA: Sage.

Roter, D. L. (2000). The outpatient medical encounter and elderly patients. *Clinics in Geriatric Medicine*, 16, 95–107.

Saied, A., Sherry, S. J., Castricone, D. J., Perry, K. M., Katz, S. C. & Somasundar, P. (2013). Age-related trends in utilization of the internet and electronic communication devices for coordination of cancer care in elderly patients. *Journal of Geriatric Oncology*, 5, 185–189.

Samter, W. (2003). Friendship interaction skills across the life span. In J. O. Greene & B. R. Burleson (Hrsg.), *Handbook of communication and social interaction skills* (S. 637–684). New York: Routledge.

Schouten, B. C., Meeuwesen, L. & Harmsen, H. M. (2005). The impact of an intervention in intercultural communication on doctor-patient interaction in the

Netherlands. *Patient Education and Counseling,* 58, 288–295.

Schyve, P.M. (2007). Language differences as a barrier to quality and safety in health care: The Joint Commission perspective. *Journal of General Internal Medicine,* 22, 360–361.

Searle, J.R., Kiefer, F. & Bierwisch, M. (1980). *Speech act theory and pragmatics.* Springer.

Shannon, C.E. & Weaver, W. (1949). *The mathematical theory of communication.* Urbana, IL: University of Illinois Press.

Smith, D.H. (1993). Stories, values, and patient care decisions. In C. Conrad (Hrsg.), *The ethical nexus* (S. 123–148). Norwood, NJ: Ablex Publishing Corporation.

Smith, D.H., Cunningham, G. & Hale, W.E. (1994). Communication about medicines: Perceptions of the ambulatory elderly. *Health Communication,* 6, 281–295.

Sood, S., Mbarika, V., Jugoo, S., Dookhy, R., Doarn, C.R., Prakash, N. & Merrell, R.C. (2007). What is telemedicine? A collection of 104 peer-reviewed perspectives and theoretical underpinnings. *Telemedicine Journal and E-Health: The Official Journal of the American Telemedicine Association,* 13, 573–590.

Spitzberg, B.H. & Cupach, W.R. (2002). Interpersonal skills. In M.L. Knapp & J.R. Daly (Hrsg.), *Handbook of interpersonal communication* (3. Aufl, S. 564–611). Newbury Park, CA: Sage.

Stewart, M., Keel, P.K. & Schiavo, R.S. (2006). Stigmatization of anorexia nervosa. *International Journal of Eating Disorders,* 39, 320–325.

Street, R.L. Jr. (1991). Physicians' communication and parents' evaluations of pediatric consultations. *Medical Care,* 29, 1146–1153.

Street, R.L. (2009). Interpersonal communication skills in health care contexts. In J.O. Greene & B.R. Burleson (Hrsg.), *Handbook of communication and social interaction skills* (S. 909–933). New York: Routledge.

Tajfel, H. & Turner, J.C. (1986). The social identity theory of intergroup behaviour. In S. Worchel & W.G. Austin (Hrsg.), *Psychology of intergroup relations* (S. 7–24). Chicago, IL: Nelson-Hall.

Teutsch, C. (2003). Patient–doctor communication. *Medical Clinics of North America,* 87, 1115–1145.

Thompson, T. (1994). «Interpersonal Communication and Health Care». In M.L. Knapp & G.R. Miller (Hrsg.). *Handbook of interpersonal communication* (2. Aufl., S. 696–725). Beverly Hills: Sage.

Thompson, T.L. & Parrott, R. (2002). Interpersonal communication in health care. In M.L. Knapp & J.A. Daly (Hrsg.), *Handbook of interpersonal communication* (3. Aufl., S. 680–725). Thousand Oaks, CA: Sage.

Ting-Toomey, S. (1985). Toward a theory of conflict and culture. In W.B. Gudykunst, L.P. Stewart & S. Ting-Toomey (Hrsg.), *Communication, culture, and organizational processes* (S. 71–86). Beverly Hills, CA: Sage.

Vincent, C., Young, M. & Phillips, A. (1994). Why do people sue doctors? A study of patients and relatives taking legal action. *The Lancet,* 343, 1609–1613.

Watson, B. & Gallois, C. (1998). Nurturing communication by health profesionals towards patients – A communication accommodation theory approach. *Health Communication,* 10, 343–355.

Watzlawick, P., Bavelas, J.B. & Jackson, D.D. (1967). Pragmatics of human communication: A study of interactional patterns, pathologies and paradoxes (1. Aufl.). New York: Norton.

Wilson, D. & Sperber, D. (2012). *Meaning and relevance.* Cambridge, MA: Cambridge University Press.

Wong, N.C. (2014). Predictors of information seeking about the HPV vaccine from parents and doctors among young college women. *Communication Quarterly,* 62, 75–96.

Wootton, R. & Bonnardot, L. (2010). In what circumstances is telemedicine appropriate in the developing world? *Journal of the Royal Society of Medicine (Short Reports),* 1, 1–11.

Zwaanswijk, M., Tates, K., van Dulmen, S., Hoogerbrugge, P.M., Kamps, W. A, Beishuizen, A. & Bensing, J.M. (2011). Communicating with child patients in pediatric oncology consultations: A vignette study on child patients', parents', and survivors' communication preferences. *Psycho-Oncology,* 20, 269–277.

8. Die Bedeutung der Kommunikation in der medizinischen Versorgung

Markus P. Anders und Eckhard W. Breitbart

Kommunikation spielt wie in nahezu allen Lebensbereichen auch in der medizinischen Versorgung eine fundamentale Rolle. Sie diversifiziert sich dabei in ihrer Zielsetzung, Erscheinungsform und Folge. Dieser Beitrag möchte unterschiedliche Kommunikationstypen innerhalb des medizinischen Versorgungssystems anhand des (natürlichen) Krankheitsverlaufes identifizieren und näher beleuchten. Ziel ist dabei, einen Überblick über die Thematik zu geben und künftige Forschungsbestrebungen in diesem Bereich zu systematisieren.

Einleitung

Die medizinische Versorgung wird häufig lediglich mit der Behandlung von gesundheitlichen Störungen assoziiert (Hurrelmann, Theodor, & Haisch, 2004), dabei befasst sie sich neben der Therapie auch mit der Erkennung und Vorbeugung von Erkrankungen sowie deren Rehabilitation. Hauptakteure in medizinischen Versorgungssystemen sind zunächst die Bürgerinnen und Bürger, die häufig auch als Versicherte oder pauschalisiert als Patientinnen und Patienten bezeichnet werden. Sie können sowohl gesund, im Sinne der Abwesenheit von Erkrankung, augenscheinlich gesund (pathologische Veränderungen, die keine Symptomatik aufweisen) oder krank (Auftreten von Symptomen) mit dem Versorgungssystem in Berührung kommen. Für alle diese Gruppen wird im Weiteren der Begriff *Patientin* beziehungsweise *Patient* verwendet, da diese Bezeichnung im Kontext der medizinischen Versorgung am gebräuchlichsten ist, sehr wohl im Bewusstsein, dass es sich auch um gesunde beziehungsweise augenscheinlich gesunde Personen handeln kann. Zweiter wichtiger Akteur und zugleich Repräsentant des medizinischen Versorgungssystems sind die Angehörigen der Gesundheitsberufe, im Weiteren *Health Professionals* oder *medizinisches Fachpersonal* genannt. Als Health Professionals oder medizinisches Fachpersonal können alle Personen gelten, die als Leistungserbringer in beratender oder therapeutischer Funktion in Kontakt mit Patienten treten. Dabei kann es sich um medizinisches Personal, also Ärztinnen und Ärzte, pflegerisches Personal beispielsweise Gesundheits- und Krankenpflegerinnen und -pfleger oder andere berufliche Gruppen wie medizinische Fachangestellte handeln.

Die innerhalb der medizinischen Versorgung zwischen den beiden genannten Akteuren stattfindende Interaktion, die dem Ziel folgt die Gesundheit der Patientin oder des Patienten zu fördern, integriert vor allem *interpersonale Kommunikation*, die verbal über unterschiedliche Wege (Face-to-Face, telefonisch) (Tudor Car et al., 2013) stattfindet und mithilfe von Instrumenten zur Gesprächsstrukturierung (z. B. Fragebögen) unterstützt werden kann. Solche Instrumente sind jedoch nur als Ergänzung geeignet, nicht zum Ersatz des persönlichen Gesprächs (Pincus, Yazici & Bergman, 2009; Suziedelyte, 2012). Ebenfalls als Ergänzung dienen nonverbale Kommunikationsformen (z. B. Zeichnen), die auch in den Fällen genutzt werden, in denen der Ausdruck durch Sprache (noch) nicht vollständig ausgeprägt ist (Rollins, 2005). Die Kommunikation ist in den allermeisten Fällen seitens der Patienten eher laienhaft, während sie seitens des medizinischen Fachpersonals aufgrund der beruflichen Bildung einen professionellen Charakter besitzt (Martin Padilla, Sarmiento Medina & Ramirez Jaramillo, 2014). Dieser Beitrag möchte diese professionalisierten, das heißt zielgerichteten Formen der interpersonalen Kommunikation zwischen Health Professionals und Patienten identifizieren und ihre unterschiedlichen Funktionen für die medizinische Versorgung näher beleuchten. Dabei soll es um solche Kommunikationstypen gehen, die der Vorbeugung, Erkennung, Behandlung und Nachsorge von Erkrankungen innerhalb der medizinischen Versorgung dienen. In Abgrenzung zu Public Health wird der Fokus auf individuelle und nicht auf gesellschaftlich relevante Prozesse gelegt, die erstgenannten wirken sich aber letztlich in ihrer Gesamtheit auch auf Aspekte von Public Health aus.

Um die für die medizinische Versorgung relevanten Kommunikationstypen identifizieren zu können, ist es hilfreich, den natürlichen Krankheitsverlauf (siehe **Abbildung 8-1**) auf interpersonale, zielgerichtete Kommunikation zu überprüfen.

Kommunikation im Krankheitsverlauf

Im natürlichen Krankheitsverlauf (siehe **Abbildung 8-1**) hat interpersonale Kommunikation zwischen Patienten und dem medizinischen Fachpersonal unterschiedliche Funktionen, die sich anhand der versorgungsmedizinischen Teilgebiete *Prävention*, *Diagnostik* und *Therapie* identifizieren lassen.

Prävention lässt sich in die Bereiche primäre, sekundäre und tertiäre Prävention unterteilen, die sich in ihren Zielsetzungen zwar unterscheiden, sich dabei aber ähnlicher interpersonaler Kommunikationsmuster bedienen. Übergeordnetes Ziel der *primären Prävention* ist die Senkung der Inzidenz (Neuerkrankungsrate) durch Reduzierung oder Ausschluss des Erkrankungsrisikos für den Einzelnen. In einem weiteren Sinn kann aber auch der Aufschub von Erkrankungen als primäre Prävention gelten. Maßnahmen der *sekundären Prävention* sollen Frühformen von Erkrankungen detektieren (z. B. Krebserkrankungen), um frühzeitig eine Behandlung einleiten zu können und entsprechenden Folgen vorzubeugen und somit die Prognose für die Patientinnen und Patienten zu verbessern. Tertiäre Prävention schließlich ist darauf ausgerichtet, Krankheitsfolgen zu vermeiden (Becker, 1997). Um Prävention zu unterstützen, *erfassen* Health Professionals zunächst den Risikostatus der Patientinnen und Patienten und *klären* über Verhaltensweisen und Maßnahmen *auf*, die das Ziel verfolgen, Risikoverhalten erst gar nicht entstehen zu lassen, dieses aktiv zu vermeiden (Khalsa, 2006; Korde & Gadalla, 2009; Rigotti & Clair, 2013; Schechtel et al., 1997; Whelton et al., 2012) oder Frühformen von Erkrankungen zu detektieren (Breitbart et al., 2012; Brenner & Hoffmeister, 2014). Da der Nutzen von präventiven Maßnahmen häufig nicht hinreichend belegt ist (Mühlhauser, 2007), *informieren* Health Professionals Patientinnen und Patienten zudem über mögliche Vorteile, Risiken und Schäden (Anders et al., 2014). Nach Durchführung präventiver Maßnahmen wird die Patientin beziehungsweise der Patient vom medizinischen Fachpersonal über das Testergebnis und gegebenenfalls über weitere Vorgehensmöglichkeiten *aufgeklärt*.

Einer der Bereiche, in dem die Kommunikation als funktionales Element innerhalb der medizinischen Versorgung mit am stärksten in den Vordergrund rückt, ist die *Diagnostik*. Ziel der Diagnostik ist es, in einem Prozess Symptome zu identifizieren, um eine (gesicherte) Diagnose zu erhalten. Dabei spielen apparative Verfahren (Röntgen, Laboruntersuchungen, MRT etc.) eine wichtige Rolle. Von entscheidender Bedeutung ist aber die *Befragung* der Patientin oder des Patienten (Peterson et al., 1992). Eine weitere Funktion der Kommunikation in der Diagnostik ist die *Information* über unterschiedliche diagnostische Optionen und deren Nutzen und Risiken. Schließlich *klären* Health Professionals Patientinnen und Patienten über Untersuchungsergebnisse und gegebenenfalls deren Konsequenzen *auf*, die therapeutisches Handeln zur Folge haben können.

Durch (gesicherte) Diagnosen werden aus biomedizinischer Sicht gesunde zu erkrankten Menschen, also zu Patientinnen und Patienten, die verschiedene (therapeutische) Optionen abwägen und sich für eine Vorgehensweise entscheiden müssen, da ihre Gesundheit bereits eingeschränkt oder bedroht ist. *Information* zu verschiedenen Therapiemöglichkeiten (z. B. Substitution von Arzneimitteln, chirurgische Eingriffe) ist hier Be-

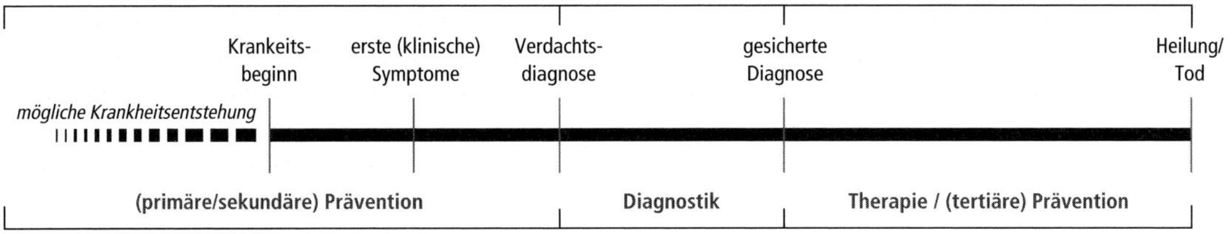

Abbildung 8-1: Natürlicher Krankheitsverlauf (angelehnt an Becker, 2002)

standteil der Kommunikation. Die Kommunikation beinhaltet in diesem Zusammenhang teilweise komplizierte medizinische Handlungsmethoden und -verfahren (z. B. Selbstbestimmung der Insulinmenge bei Diabetikern; Heisler et al., 2002), über die in einer verständlichen Weise *informiert* werden und deren Wirkung(en) auf die Gesundheit wiederum *ermittelt* werden müssen, um einen erfolgreichen Therapieverlauf zu gewährleisten und weitere unerwünschte Folgen zu verhindern. Einen besonderen Stellenwert hat die Kommunikation im psychotherapeutischen Bereich, indem sie nicht nur die Therapie unterstützt, sondern selbst das *therapeutische Mittel* darstellt.

Im Kommunikationsprozess während des Therapieverlaufs treten vor allem bei lang andauernden beziehungsweise chronischen Erkrankungen wiederholt die *Befragung* des Patienten nach seinem aktuellen Zustand, die *Information* zu Maßnahmen und die *Aufklärung* über die Situation des Patienten aus Sicht des Health Professionals auf. Auf die therapeutische Phase folgt die Nachsorge, in der Patientinnen und Patienten über bestimmte Verhaltensweisen *informiert* oder *psychotherapeutisch* begleitet werden, um den Gesundheitszustand weiter zu stabilisieren oder zu verbessern (Farin & Jackel, 2010; Zimmer, Moessner, & Kordy, 2010). Kommunikation ist zudem ein wichtiger Bestandteil der Palliativversorgung und Sterbebegleitung (Broom et al., 2014).

Die Ausführungen zeigen, dass interpersonale Kommunikation in der medizinischen Versorgung auf unterschiedliche Art und Weise eingesetzt wird. Dabei kristallisieren sich drei Hauptfunktionen heraus, die zielgerichtete Kommunikation übernimmt: (1) Kommunikation, die den Zustand eines Patienten erfassen soll (*anamnestische Kommunikation*), (2) Kommunikation, die den Patienten über seinen Zustand, seine Optionen und über potenzielle Maßnahmen informiert und aufklärt (*informierende/aufklärende Kommunikation*) und (3) Kommunikation als therapeutisches Mittel (*therapeutische Kommunikation*). Die drei identifizierten Typen verfolgen unterschiedliche Ziele und weisen unterschiedliche Formen und Funktionen auf, die im Folgenden näher erläutert werden.

Kommunikationstypen in der medizinischen Versorgung

Anamnestische Kommunikation

Ziel der anamnestischen Kommunikation ist es, den Zustand der Patientin oder des Patienten zu erfassen, um daraus das weitere Vorgehen abzuleiten. Dieser Kommunikationstyp steht in der medizinischen Versorgung meist am Anfang eines Kontaktes zwischen dem medizinischen Fachpersonal und der Patientin oder dem Patienten und wird bei längerfristigen Verläufen entsprechend häufiger wiederholt. Am Ende der (medizinischen) Anamnese, die eine professionalisierte Form der anamnestischen Kommunikation darstellt und die Situation der Patientin oder des Patienten umfassend erfassen soll (Pschyrembel, 2014), steht in der Regel eine (Verdachts-)Diagnose. Häufig deckt sich diese bereits mit der endgültigen Diagnose, das heißt, die Anamnese liefert einen erheblichen Beitrag zur gesicherten Diagnose, während weitere diagnostische Verfahren häufig lediglich der Verifizierung der bereits durch die systematische Befragung der Patientin oder des Patienten erhaltenen Verdachtsdiagnose dienen (Peterson et al., 1992). Anamnestische Gespräche werden aber nicht nur von Ärztinnen und Ärzten geführt, sondern auch von Vertretern anderer Gesundheitsprofessionen (Fawcett & Rhynas, 2012; Ferrer et al., 2009; Jolley, 2002). Die in der stationären Versorgung übliche morgendliche Befragung nach dem Wohlbefinden durch pflegerisches Personal kann zwar nicht mit der medizinischen Anamnese gleichgesetzt, jedoch auch als anamnestische Kommunikation verstanden werden – vorausgesetzt sie ist bewusst oder unbewusst auf die Erfassung des Gesundheitszustandes der Patientin oder des Patienten gerichtet. Das heißt, die dadurch gewonnene Information hat eine für die medizinische Versorgung handlungsrelevante Bedeutung.

Anamnestische Kommunikation kann unterschiedliche Formen aufweisen. Neben einer direkten Befragung ist auch eine Befragung der Angehörigen möglich. Ebenso sind neben medizinischen auch soziale Aspekte Bestandteil anamnestischer Kommunikation. Die Erhebung von Informationen geschieht meist in (Face-to-Face-) Dialogen von Health Professionals und Patienten, kann aber auch durch Formulare und Fragebögen schriftlich erhoben werden, wobei eine Verifizierung durch das Gespräch mit einem Health Professional in Kombination mit schriftlich erhobenen Daten als die vielversprechendste Vorgehensweise erachtet wird (Carey & Stassen, 2011; Saravanan, Muhammad, Geach, & Jenkinson, 2009). Soziale und kulturelle Gegebenheiten können die Verwendung solcher Instrumente einschränken (Pincus et al., 2009). Inhaltlich dreht sich anamnestische Kommunikation um die aktuelle Situation und um die Vorgeschichte der Patientin beziehungsweise des Patienten (Pschyrembel, 2014). Dabei sind die Erfassung von Beschwerden und Störungen der Gesundheit, die für die Findung von Behandlungsmethoden erforderlich sind, ebenso wichtig wie die Erkennung gesundheitlicher Risiken und sogar möglicher in Zukunft auftretender Risiken, die für den Bereich der Prävention von Bedeutung sein können. Auf diesem (systematischen) Zusammentragen von Informationen fußt schließlich das weitere Vorgehen, das sich in der Einführung neuer Maßnahmen, der Optimierung bereits durchgeführter Maßnahmen oder aber der Beendigung dieser ausdrücken kann. Als Maßnahmen können in diesem Zusammenhang sowohl medizinische Methoden und Verfahren (z. B. Operation, Röntgen, Früherkennungsuntersuchung) als auch gesundheitliche Verhaltensmuster (z. B. regelmäßige Bewegung, gesunde Ernährung, Schutz vor und Vermeidung von bestimmten Risikofaktoren) betrachtet werden.

Eine gute Kommunikation (aktives Zuhören, Empathie etc.) ist der Informationsgewinnung im anamnestischen Kommunikationsprozess zuträglich (Rahman & Tasnim, 2007; Schweickhardt & Fritzsche, 2009), wobei beispielsweise eine höhere aus Patientensicht wahrgenommene Empathie des Health Professionals nicht unbedingt zu einer Steigerung verwertbarer anamnestischer Erkenntnisse führen muss (Ohm et al., 2013). Effektive anamnestische Kommunikation wird zudem in Zusammenhang mit besseren gesundheitlichen Ergebnissen (z. B. Reduktion von Kopfschmerzen, niedrigerer Blutdruck, Angstreduktion) im Kontaktverlauf gebracht (Stewart, 1995). Um Risiken abzuschätzen, ist die familiäre Krankheitsgeschichte von hoher Bedeutung. Diese wird jedoch häufig nur unzureichend berücksichtigt (Maradiegue & Khan, 2013). In diesem Zusammenhang können bestimmte soziodemografische Merkmale (jüngeres Alter, männlich, Zugehörigkeit zu einer gesellschaftlichen Minderheit) einem umfangreichen familienanamnetischen Gespräch entgegenstehen (Smith et al., 2011). Die Erhebung von Risikofaktoren im Allgemeinen variiert ebenfalls im Hinblick auf sozidemografische Merkmale, das heißt, die Befragung kann durch etwaige mit personenbezogenen Merkmalen assoziierte Vorannahmen der Health Professionals oder aber durch damit verbundene Barrieren in der Kommunikation verzerrt beziehungsweise behindert sein (Farmer, Roter & Higginson, 2006; James, Feldman & Mehta, 2006). Auch deshalb wird eine Systematisierung anamnestischer Kommunikation vorgeschlagen (Kaphingst et al., 2012), wobei verschiedene Instrumente zur Strukturierung zum Einsatz kommen (Blackburn & Blackburn, 2008; Ozhayat, Gotfredsen, Elverdam & Owall, 2009). Dieser zunehmende Einsatz von heuristischen Erhebungsformen, der daher rührt, dass biomedizinische Themen in der Ausbildung von Ärztinnen und Ärzten im Vordergrund stehen, drängt eine erzählende Erhebung zurück. Die narrative Erhebung ist jedoch gleichermaßen in der Lage, alle wichtigen Informationen zu erfassen. Diese patientenzentrierte Form liefert sogar ein umfassenderes Bild der sozialen Situation und der Patientenperspektive (Haidet & Paterniti, 2003). Ein weiteres Problem in anamnestischen Gesprächen sind tabuisierte Gesprächsinhalte wie beispielsweise Sucht- oder Sexualprobleme, deren Ansprache häufig vermieden wird (Denvir, 2012). In diesem Zusammenhang kann eine eher psychosoziale Orientierung in der Erhebung der Krankheitsgeschichte den Behandlungsverlauf insgesamt und damit auch das Behandlungsergebnis verbessern (Platano et al., 2008). Außerdem können durch Schulungen und durch die Berücksichtigung soziodemografischer Faktoren (Alter, Geschlecht etc.) sowie des kulturellen Hintergrunds aufseiten des medizinischen Fachpersonals Unwohlsein sowohl aufseiten der Patientinnen und Patienten, aber auch bei Health Professionals gemindert werden (Burd, Nevadunsky & Bachmann, 2006; Ng & McCarthy, 2002). Solche und andere Themen sollten vor allem in der Aus-, Weiter- und Fortbildung des medizinischen Fachpersonals bedacht werden. Dabei können anamnestische Kommunikationsprozesse auch mithilfe von virtuellen Patientinnen und Patienten eingeübt werden (Deladisma et al., 2008; Stevens et al., 2006).

Informierende/aufklärende Kommunikation

Durch eine (Verdachts-)Diagnose und die damit verbundenen möglichen Konsequenzen sehen sich Patientinnen und Patienten mit dem Verlust körperlicher und geistiger Funktionalität, eventuell mit einer Bedrohung der eigenen Identität oder gar dem eigenen Tod konfrontiert. Ausgehend von ethischen Prinzipien wie Eigenständigkeit, Schadensvermeidung, Wohltätigkeit und Gerechtigkeit informieren deshalb Ärzte und andere Health Professionals Patientinnen und Patienten über ihre gesundheitliche Situation und klären sie über die Möglichkeiten der Prävention und Behandlung auf (Barnes et al., 1998). Innerhalb eines solchen Kommunikationsprozesses sind neben medizinischen Fakten auch andere Aspekte (psychosoziale, spirituelle, familiäre) vor allem für die Patientin oder den Patienten relevant. Ziel der informierenden/aufklärenden Kommunikation ist es, dass Patientinnen und Patienten ihre Situation verstehen und imstande sind, eine (rationale) Entscheidung über das weitere Vorgehen zu treffen sowie eine *informierte Einwilligung* (Informed Consent) zu bestimmten Methoden und Verfahren zu geben. Innerhalb des informierenden/aufklärenden Kommunikationsprozesses werden in einem zirkulären Gesprächsmuster medizinische Fakten vermittelt, nicht-medizinische Belange ermittelt und (gesundheitliche) Werte und Ressourcen der Patientinnen und Patienten sowie ihre Rollen innerhalb ihrer sozialen Systeme (z. B. Familie, Arbeitsplatz) erörtert, um sie in Beziehung zur medizinischen beziehungsweise gesundheitlichen Situation zu setzten. Health Professionals integrieren in diesem Prozess neben ihrer beruflichen Haltung auch persönliche und moralische Vorstellung sowie frühere Erfahrungen (Schenck, 2002). Die Kommunikation von Risiken (*Risikokommunikation*) ist ein bedeutender Bestandteil innerhalb informierender/aufklärender Kommunikation. Risikokommunikation folgt einer eigenen Dynamik und hat sich zu einem eigenständigen Wissenschaftsbereich entwickelt, der in diesem Beitrag nicht näher ausgeführt werden soll.

Die Eigenständigkeit des Patienten als ethisches und rechtliches Grundprinzip innerhalb der medizinischen Versorgung verlangt, dass Eingriffe jeglicher Art erst nach Einwilligung des Patienten erfolgen (Schenck, 2002). Ärztinnen und Ärzte sind hierbei in der Verantwortung, Patientinnen und Patienten ausreichend zu informieren (Parzeller et al., 2007). Eingriffe sind hierbei nicht nur therapeutische Maßnahmen (z. B. Operationen, Medikamente), sondern auch diagnostische

Verfahren (z.B. Blutabnahme, endoskopische Verfahren). Eine Einwilligung im juristischen Sinne ist üblicherweise nur möglich, wenn Patientinnen oder Patienten die maßgeblichen Umstände und Modalitäten verstehen und sie die möglichen Risiken kennen (Dauer et al., 2011). Rechtlich gesehen willigen Erziehungsberechtigte für Kinder und Jugendliche ein, wobei aus ethischer Sicht eine Einbeziehung dieser in den Einwilligungsprozess wünschenswert ist (Albrecht, Franks & Ruckdeschel, 2005). Prinzipiell ist bei Routineeingriffen auch ein Merkblatt als Information ausreichend, jedoch nur im Zusammenhang mit einer anschließenden Möglichkeit, persönlich nachzufragen und einem angemessenen Zeitraum bis zur Entscheidung (Parzeller et al., 2007). Allein eine Unterschrift ist ebenfalls kein hinreichendes Indiz für eine informierte Einwilligung (Baruch, 2004).

Die Inhalte interpersonaler Kommunikation im Rahmen der *informierten Einwilligung* wurden vorzugsweise im Bereich der Zustimmung zur Teilnahme an klinischen und experimentellen Studien untersucht. Albrecht und Kollegen (2005) haben hierzu eine Typologie erarbeitet. Diese zeigt (1) die Aspekte einer gemeinsamen Entscheidungsfindung im informierenden/aufklärenden Kommunikationsprozess, (2) den Ablauf bestimmter Teilschritte, (3) unterschiedliche Arten und Ausdrucksformen und (4) eine mögliche Offenlegung kontroverser Informationen sowie (5) entscheidungsdruckerzeugende Kommunikation (Albrecht et al., 2005). Brown und Kollegen (2011) konstatieren dazu, dass zu Beginn der informierten Einwilligung die Kommunikation zur *Orientierung* dient; das heißt, Health Professionals fassen die gegenwärtige Situation (Zustand der Patientin oder des Patienten, Befunde, Risikostatus, Krankengeschichte) zusammen. Kommunkation wird im Weiteren dazu verwendet, Informationen auszutauschen. Vor allem *unterrichten* Health Professionals detailliert über mögliche Optionen und berichten dabei auch über ihre bisherigen Erfahrungen. Gerade hier ist informierende/aufklärende Kommunikation oft komplex, vor allem dann, wenn es um vielschichtige medizinische Sachverhalte geht. Ein weiterer Gesprächsanteil ist die Darstellung bestehender *Unsicherheiten* hinsichtlich unterschiedlicher medizinischer Optionen und von Argumenten, deren Funktion es ist, Unsicherheiten zu mindern. Auch *prognostische* Aussagen sind Teil informierender/aufklärender Kommunikation. Diese werden häufig verallgemeinert formuliert, das heißt, weniger individualisiert und selten in numerischer Form ausgedrückt. Auch die berufliche und persönliche Haltung des medizinischen Fachpersonals nehmen Einfluss auf den informierenden/aufklärenden Kommunikationsprozess. Beispielsweise bewerten Health Professionals bestimmte medizinische beziehungsweise gesundheitsfördernde Vorgehensweisen, was die besondere Eignung oder Ablehnung nahelegen kann oder Patientinnen und Patienten von einer bestimmten Vorgehensweise *überzeugen* soll. Ähnliche Bestandteile werden auch in der Kommunikation identifiziert, die einer *Entscheidungsfindung* dient. Teilweise forcieren Health Professionals dabei eine bestimmte Entscheidung oder gehen mutmaßlich von einer Einwilligung der Patientin oder des Patienten aus. Anteile partizipativer Entscheidungsfindung (Shared Decision-Making), die ebenfalls Bestandteile einer informierten Einwilligung sind (Giampieri, 2012), werden bis dato noch in einem geringen Maße in der Kommunikation angewandt, genauso wie die Diskussion über mögliche Alternativen oder die Konsequenzen von Tatenlosigkeit. Kommunikation im Entscheidungsprozess zeigt sich häufig auch als interessengeleitet, was sich ebenfalls in klaren *Empfehlungen* seitens des medizinischen Fachpersonals ausdrückt (Brown et al., 2011).

Das Konzept der *partizipativen* bzw. *informierten Entscheidung* (Informed Decision-Making), das im Vergleich zur informierten Einwilligung die Möglichkeit der Nicht-Teilnahme stärker betont (Marckmann & In der Schmitten, 2014), konzeptualisiert handlungsrelevante medizinische beziehungsweise gesundheitliche Patientenentscheidungen unter anderem anhand der Dimensionen Wissen, Einstellung und Verhalten. Im Kommunikationsprozess werden vor allem das *Verständnis* und die *umfassende Information* der Patientin oder des Patienten einschließlich des

Nutzens, der Risiken, Alternativen und Unsicherheiten betont. Dazu liegt ein Schwerpunkt auf den Präferenzen (Einstellungen) des Patienten, in deren Einklang er eine Entscheidung fällen soll (Marteauet al., 2001; Sheridan et al., 2004). Das aus dem Screeningbereich stammende Konzept (Rimer et al., 2004), das in der Zwischenzeit auch in andere Bereiche der medizinischen Versorgung Einzug hält und in Deutschland im Krebsfrüherkennungs- und registergesetz Verankerung findet, bekräftigt und formt zusammen mit Gesetzesinitiativen (z. B. Patientenrechtegesetz) Inhalte und Struktur informierender/aufklärender Kommunikation.

Die Anforderungen an informierende/aufklärende Kommunikation sind jedoch nicht nur von Normen geprägt, wie bereits angesprochen spielen persönliche Präferenzen und Merkmale der beteiligten Akteure ebenfalls eine Rolle. Diese können vom jeweiligen kulturellen Kontext, sprachlichen Fähigkeiten oder soziodemografischen Merkmalen wie Alter oder Bildungsstand abhängig sein (Barnes et al., 1998; Giampieri, 2012; Hammami et al., 2014; Penn & Evans, 2010). Interpersonaler Kommunikation im Bereich der informierenden/aufklärenden Kommunikation kann durch unterschiedliche Formen (z. B. verbal oder schriftlich) (Marco, 2008) und unter Einsatz von Medien (Agre, McKee, Gargon & Kurtz, 1997) erfolgen. Verschiedene mediale Kommunikationsformen sind in ihrer Effektivität dabei als durchaus gleichwertig zu betrachten, im unmittelbaren medizinischen Versorgungskontext sind sie verbalen interpersonalen Kommunikationsformen jedoch unterlegen (Flory & Emanuel, 2004). Der Einsatz verschiedener Tools, wie beispielsweise Aufklärungsbögen oder Entscheidungshilfen (engl. decision aids) kann eine Standardisierung der Kommunikation bewirken, jedoch sollten Trends in Richtung einer generellen Automatisierung und Standardisierung der informierenden/aufklärenden Kommunikation (Derreberry, 2008) kritisch hinterfragt werden (Agre & Rapkin, 2003; Flory & Emanuel, 2004). Ein verbaler Anteil und die Möglichkeit zur Rückkopplung sind aus juristischer, aber auch aus ethischer Perspektive unverzichtbar.

Therapeutische Kommunikation

Therapeutische Kommunikation zielt im Wesentlichen darauf ab, eine Heilung der Patientin oder des Patienten zu erreichen beziehungsweise dessen gesundheitlichen (mentalen und physischen) Zustand zu verbessern – diese Form der Kommunikation ist somit maßgeblich am therapeutischen Prozess beteiligt. Fachdisziplin therapeutischer Kommunikation in der medizinischen Versorgung ist die Psychotherapie und die darin beheimateten Therapieformen wie beispielsweise die Verhaltenstherapie, die Psychoanalyse und die sich daraus entwickelte Tiefenpsychologie. Sichtet man die Titel einschlägiger Publikationen der letzten Jahrzehnte, stellt man fest, dass sich Forscherinnen und Forscher bereits in den 1950er-Jahren wissenschaftlich mit Kommunikation innerhalb der Psychotherapie auseinandersetzten (Barbara, 1958; Riess, 1957; Rothman & Sward, 1956). Eine systematische Betrachtung der Kommunikation und die Vermutung einer therapeutischen Wirkung derselben lässt sich seit den 1960er-Jahren beobachten (Greenwald, 1965; Scheflen, 1965). In den 80er-Jahren des letzten Jahrhunderts schließlich kam therapeutischer Kommunikation durch ihre Anerkennung als Bestandteil psychiatrischer Betreuung und die Entwicklung kommunikationsorientierter Therapieformen eine zunehmende Bedeutung zu (Gaubert, 1981; Lucas, 1982). Seit den 1990er-Jahren findet eine tiefgehende Analyse unterschiedlicher Formen wie beispielsweise emotionaler Kommunikation oder schriftlicher Kommunikation im psychotherapeutischen Bereich statt (Elder & Zultowsky, 1991). Außerdem wurde die Kommunikation im psychotherapeutischen Gespräch als dynamisches System erkannt (Goodheart, 1992).

Beim therapeutischen Handeln geht es um den Aufbau eines kommunikativen Verhältnisses zwischen Health Professional und der Patientin beziehungsweise dem Patienten. Kommunikation trägt in diesem Kontext zum gegenseitigen Verständnis mit dem Ziel bei, sowohl die mentale als auch physische Gesundheit des Patienten zu verbessern. Das kommunikative Verhältnis ist dabei von kulturellen, sozialen und persönlichen Faktoren der

Akteure geprägt, wobei der Health Professional ein in erster Linie professionelles Rollenverständnis hat (Boothe, 1989). Der Health Professional nutzt die aus dem Kommunikationsprozess gewonnen Erkenntnisse, um die Situation der Patientin oder des Patienten nachvollziehen, interpretieren und therapeutisches Handeln davon ableiten zu können. Kommunikation kann dabei unterschiedlich eingesetzt werden (provozierend, beruhigend, erklärend etc.) und unterschiedliche Ausprägung haben (z. B. indirekt oder explizit) (Gans, 1994; Perris & d'Elia, 1993), oder auch auf verbaler Ebene ausgesetzt werden (z. B. Schweigen, Ruhe) (Gans & Counselman, 2000; Lane, Koetting & Bishop, 2002). Unter anderem sind auch unterschiedliche Mittel bis hin zur Betonung von Silben und Versmaß für den Dialog zwischen Therapeut und Patient von Bedeutung (Weiste & Perakyla, 2014). Wie in den zuvor beschriebenen Bereichen kann auch therapeutische Kommunikation verbal und nonverbal sein, wobei nonverbale Kommunikation hier eine größere Rolle einnimmt als in der anamnestischen und informierenden/aufklärenden Kommunikation, da sie es ermöglicht, unaussprechliche beziehungsweise unausgesprochene Sachverhalte zu transportieren und dem Therapieprozess zugänglich zu machen (Alperovitz, 2013; Foley & Gentile, 2010; Rollins, 2005). Auch mediale Kanäle werden zur Übertragung interpersonaler therapeutischer Kommunikation zwischen medizinischen Fachpersonal und Patienten genutzt (Bee et al., 2008; Castelnuovo et al., 2003). Zudem können kommunikative Ausdrucksformen wie Bewegung, Musik oder künstlerische Aspekte in therapeutischen Kommunikationsprozessen eingesetzt werden (Adler, 1997; Ingeberg, Wikstrom & Berg, 2012).

Die Wirkungen psychotherapeutischer Maßnahmen sind eingehend untersucht, während die Forschung zur direkten therapeutischen Wirkung von Kommunikation noch Lücken aufweist. Untersucht sind kommunikative therapeutische Ansätze, die indirekt eine Auswirkung auf die Gesundheit haben, wie die Stärkung von Selbsteffizienz und Adhärenz (Domenech et al., 2013). Diese können auch unter therapeutische Kommunikation gefasst werden, da sie über eine Information hinausgehen und eher motivierenden Charakter haben. Ebenfalls therapeutisch kann Kommunikation wirken, um Krankheiten (z. B. Schlaganfall, Krebs) psychisch besser bewältigen zu können und damit Folgeschäden (z. B. Depressionen) zu vermeiden (Cornis-Pop et al., 2012; Mackenzie & Lowit, 2007; Manne et al., 2007). Auch in der Behandlung von Autismus (Kliemann, 2013; Sandiford, Mainess & Daher, 2013) und (Entwicklungs-)Störungen bei Kindern (O'Reilly et al., 2012; Salomonsson, 2007), in der Sucht- (Daeppen, Bertholet, Gmel & Gaume, 2007; Gaume, Gmel & Daeppen, 2008), Alzheimertherapie (Chapman et al., 2004) und Palliativmedizin (Broom et al., 2014) sind kommunikative Ansätze erforscht.

Fazit

Die Ausführungen zeigen, dass innerhalb der medizinischen Versorgung Kommunikation eine maßgebliche Rolle einnimmt und verschiedenste Funktionen übernimmt. Es kann konstatiert werden, dass Kommunikation, die therapeutisch eingesetzt wird, zwar einer großen Fachdisziplin (Psychotherapie, Psychologie) zugeordnet werden kann, die sich seit vielen Jahrzehnten mit Kommunikation auseinandersetzt, jedoch liegen noch wenige Studien vor, die die Kommunikation als integralen Bestandteil in der Psychotherapie und ihre direkten Auswirkungen auf gesundheitliche Endpunkte untersuchen. Im Gegensatz dazu ist die anamnestische und informierende/aufklärende Kommunikation noch nicht in diesem Maße Gegenstand in der wissenschaftlichen Auseinandersetzung, aber im Begriff, sich weiter zu spezialisieren.

Es wird ebenfalls deutlich, dass eine Abgrenzung der einzelnen Funktionen von professionalisierter und zielgerichteter interpersonaler Kommunikation in der medizinischen Versorgung – dieser Beitrag ist, soweit den Autoren bekannt, ein erster Versuch, eine solche vorzunehmen – zwar möglich ist; jedoch wird auch klar, dass es Kongruenzen und Überschneidungen der Bereiche untereinander gibt. Beispielsweise kann die gezielte Nachfrage nach dem Befinden einer Patientin oder eines Patienten sowohl anamnestische als auch therapeutische Funktionen haben. Die weiteren Forschungsaktivitäten, -ergebnisse und -entwicklungen werden zeigen, wie eine Klassifikation, wie sie hier vorgenommen wurde, weiterentwickelt werden kann.

Im vorliegenden Beitrag wird meist von Health Professionals oder medizinischem Fachpersonal gesprochen, jedoch sind die berichteten Ergebnisse häufig nur auf Ärztinnen und Ärzte beschränkt, da diese aus juristischen und historisch gewachsenen Gründen eine Schlüsselrolle in der Kommunikation in der medizinischen Versorgung einnehmen und im Vergleich zu anderen Health Professionals häufiger Gegenstand der wissenschaftlichen Auseinandersetzung sind. Dies bedeutet jedoch nicht, dass die Ergebnisse – wie auch teilweise gezeigt – nicht auch auf andere Berufsgruppen übertragbar sind, die innerhalb der medizinischen Versorgung relevant sind. Daran wird auch deutlich, dass es in diesem Zusammenhang Nachholbedarf in der wissenschaftlichen Auseinandersetzung gibt.

Ein abschließender Aspekt im Zusammenhang mit Kommunikation in der medizinischen Versorgung ist die Schulung des medizinischen Fachpersonals. Wie Untersuchungen zeigen, sind Health Professionals auf eine gleichgewichtigere Verteilung von Gesundheitsinformationen zwischen Professionals und Patienten, aber auch zwischen verschiedenen Gruppen von Health Professionals und die damit verbundenen Auswirkungen auf den interpersonalen Kommunikationsprozess nur unzureichend vorbereitet (Grain, 2008). Weiter haben beispielsweise Ärztinnen und Ärzte Schwierigkeiten damit wissenschaftliche Fakten zu interpretieren (Wegwarth & Gigerenzer, 2011; Wegwarth et al., 2012), was die Information, die an Patientinnen und Patienten weitervermittelt wird, deutlich verzerren kann. Deshalb kommt dem Erwerb kommunikativer, aber auch anderer Kompetenzen (z. B. Beurteilung von wissenschaftlichen Studien) eine hohe Bedeutung im Rahmen der Aus-, Weiter- und Fortbildung von Health Professionals zu (Anders, Baumann & Breitbart, 2014; Anders et al., 2014; Werner et al., 2013).

Literatur

Adler, H. M. (1997). Toward a multimodal communication theory of psychotherapy: The vicarious coprocessing of experience. *American Journal of Psychotherapy*, 51, 54–66.

Agre, P., McKee, K., Gargon, N., & Kurtz, R. C. (1997). Patient satisfaction with an informed consent process. *Cancer Practice*, 5, 162–167.

Agre, P. & Rapkin, B. (2003). Improving informed consent: A comparison of four consent tools. *IRB: Ethics & Human Research*, 25, 1–7.

Albrecht, T. L., Franks, M. M. & Ruckdeschel, J. C. (2005). Communication and informed consent. *Current Opinion in Oncology*, 17, 336–339.

Alperovitz, S. (2013). Nonverbal communication in analytic work. Panel report. *Journal of the American Psychoanalytic Association*, 61, 363–377.

Anders, M. P., Baumann, E. & Breitbart, E. W. (2014). Prävention von Hautkrebs: Kommunikationsstrategische Überlegungen. *Bundesgesundheitsblatt – Gesundheitsforschung – Gesundheitsschutz*, 57, 343–350.

Anders, M. P., Nolte, S., Waldmann, A., Capellaro, M., Volkmer, B., Greinert, R. & Breitbart, E. W. (2014). The German SCREEN project – design and evaluation of the communication strategy. *European Journal of Public Health*, doi: 10.1093/eurpub/cku047

Barbara, D. A. (1958). Communication in psychotherapy. *American Journal of Psychotherapy*, 12, 252–263.

Barnes, D. M., Davis, A. J., Moran, T., Portillo, C. J. & Koenig, B. A. (1998). Informed consent in a multicultural cancer patient population: Implications for nursing practice. *Nursing Ethics*, 5, 412–423.

Baruch, J. M. (2004). Informed consent and advance directives. *Journal of the American Podiatric Medicine Association*, 94, 198–205.

Becker, N. (2002). Screening aus epidemiologischer Sicht. *Der Radiologe*, 42, 592–600.

Becker, P. (1997). Prävention und Gesundheitsförderung. In R. Schwartzer (Hrsg.), *Gesundheitspsychologie. Ein Lehrbuch* (2. Aufl., S. 517–534). Göttingen: Hogrefe.

Bee, P. E., Bower, P., Lovell, K., Gilbody, S., Richards, D., Gask, L. & Roach, P. (2008). Psychotherapy mediated by remote communication technologies: A meta-analytic review. *BMC Psychiatry*, 8, 60.

Blackburn, V. F. & Blackburn, A. V. (2008). Taking a history in aesthetic surgery: SAGA – The surgeon's tool for patient selection. *Journal of Plastic, Reconstructiv & Aesthetic Surgery*, 61, 723–729.

Boothe, B. (1989). Aspects of communication and understanding in psychoanalytic treatment technics. *Psychotherapie, Psychosomatik, Medizinische Psychologie*, 39, 423–428.

Breitbart, E. W., Waldmann, A., Nolte, S., Capellaro, M., Greinert, R., Volkmer, B. & Katalinic, A. (2012). Systematic skin cancer screening in Northern Germany. *Journal of the American Academy of Dermatology,* 66, 201–211.

Brenner, H. & Hoffmeister, M. (2014). Colorectal cancer screening: Evidence and implementation. *Bundesgesundheitsblatt – Gesundheitsforschung – Gesundheitsschutz,* 57, 302–306.

Broom, A., Kirby, E., Good, P., Wootton, J. & Adams, J. (2014). The troubles of telling: managing communication about the end of life. *Qualitative Health Research,* 24, 151–162.

Brown, R., Bylund, C.L., Siminoff, L.A. & Slovin, S.F. (2011). Seeking informed consent to phase I cancer clinical trials: Identifying oncologists' communication strategies. *Psychooncology,* 20, 361–368.

Burd, I.D., Nevadunsky, N. & Bachmann, G. (2006). Impact of physician gender on sexual history taking in a multispecialty practice. *Journal of Sexual Medicine,* 3, 194–200.

Carey, B. & Stassen, L. (2011). An audit comparing the discrepancies between a verbal enquiry, a written history, and an electronic medical history questionnaire: A suggested medical history/social history form for clinical practice. *Journal of the Irish Dental Association,* 57, 54–59.

Castelnuovo, G., Gaggioli, A., Mantovani, F. & Riva, G. (2003). From psychotherapy to e-therapy: The integration of traditional techniques and new communication tools in clinical settings. *Cyberpsychology and Behavior,* 6, 375–382.

Chapman, S.B., Weiner, M.F., Rackley, A., Hynan, L.S. & Zientz, J. (2004). Effects of cognitive-communication stimulation for Alzheimer's disease patients treated with donepezil. *Journal of Speech, Language and Hearing Research,* 47, 1149–1163.

Cornis-Pop, M., Mashima, P.A., Roth, C.R., MacLennan, D.L., Picon, L.M., Hammond, C.S. ... Frank, E.M. (2012). Guest editorial: Cognitive-communication rehabilitation for combat-related mild traumatic brain injury. *Journal of Rehabilitation Research & Development,* 49, xi-xxxii.

Daeppen, J.B., Bertholet, N., Gmel, G. & Gaume, J. (2007). Communication during brief intervention, intention to change, and outcome. *Journal of Substance Abuse Treatment,* 28, 43–51.

Dauer, L.T., Thornton, R.H., Hay, J.L., Balter, R., Williamson, M.J. & St Germain, J. (2011). Fears, feelings, and facts: interactively communicating benefits and risks of medical radiation with patients. *American Journal of Roentgenology,* 196, 756–761.

Deladisma, A.M., Johnsen, K., Raij, A., Rossen, B., Kotranza, A., Kalapurakal, M. ... Lind, D.S. (2008). Medical student satisfaction using a virtual patient system to learn history-taking communication skills. *Studies in Health Technology and Informatics,* 132, 101–105.

Denvir, P.M. (2012). When patients portray their conduct as normal and healthy: An interactional challenge for thorough substance use history taking. *Social, Science and Medicine,* 75, 1650–1659.

Derreberry, M.J. (2008). Consent redux. An illinois medical center moves from paper to automated informed consent to meet regulatory compliance, reduce errors and facilitate communication. *Health Management Technology,* 29, 30, 34–35.

Domenech, J., Banos, R., Penalver, L., Garcia-Palacios, A., Herrero, R., Ezzedine, A. ... Botella, C. (2013). Design considerations of a randomized clinical trial on a cognitive behavioural intervention using communication and information technologies for managing chronic low back pain. *BMC Musculoskeletal Disorders,* 14, 142.

Elder, A.D. & Zultowsky, D. (1991). Using written communication with patient groups to promote behavioral change in chronic mentally ill patients. *Hospital and Community Psychiatry,* 42, 302–304.

Farin, E. & Jackel, W.H. (2010). Communication between patients and providers in medical rehabilitation. *Rehabilitation (Stuttgart),* 49, 275–276.

Farmer, S.A., Roter, D.L. & Higginson, I.J. (2006). Chest pain: Communication of symptoms and history in a London emergency department. *Patient Education and Counseling,* 63, 138–144.

Fawcett, T. & Rhynas, S. (2012). Taking a patient history: The role of the nurse. *Nursing Standard,* 26, 41–46.

Ferrer, R.L., Mody-Bailey, P., Jaen, C.R., Gott, S. & Araujo, S. (2009). A medical assistant-based program to promote healthy behaviors in primary care. *The Annals of Family Medicine,* 7, 504–512.

Flory, J. & Emanuel, E. (2004). Interventions to improve research participants' understanding in informed consent for research: a systematic review. *Journal of the American Medical Association,* 292, 1593–1601.

Foley, G.N. & Gentile, J.P. (2010). Nonverbal communication in psychotherapy. *Psychiatry (Edgmont),* 7, 38–44.

Gans, J.S. (1994). Indirect communication as a therapeutic technique: A novel use of countertransference. *American Journal of Psychotherapy,* 48, 120–140.

Gans, J.S. & Counselman, E.F. (2000). Silence in group psychotherapy: A powerful communication. *International Journal of Group Psychotherapy,* 50, 71–86.

Gaubert, S. (1981). Care in psychiatry is before everything else communication. *Etudes Sur Les Soins Et Le Service Infirmier,* 7, 49–76.

Gaume, J., Gmel, G. & Daeppen, J.B. (2008). Brief alcohol interventions: Do counsellors' and patients' communication characteristics predict change? *Alcohol and Alcoholism,* 43, 62–69.

Giampieri, M. (2012). Communication and informed consent in elderly people. *Minerva Anestesiologica,* 78, 236–242.

Goodheart, W.B. (1992). On deciphering the book of nature: Human communication in psychotherapy. *American Journal of Psychotherapy,* 46, 592–610.

Grain, H. (2008). Changes in doctor-patient relationships for realizing the personal health paradigm. *Studies in Health Technology and Informatics,* 137, 373–378.

Greenwald, A.G. (1965). Behavior change following a persuasive communication. *Journal of Persanality,* 33, 370–391.

Haidet, P. & Paterniti, D.A. (2003). «Building» a history rather than «taking» one: A perspective on information sharing during the medical interview. *Archives of Internal Medicine,* 163, 1134–1140.

Hammami, M.M., Al-Jawarneh, Y., Hammami, M.B. & Al Qadire, M. (2014). Information disclosure in clinical informed consent: «Reasonable» patient's perception of norm in high-context communication culture. *BMC Medical Ethics,* 15, 3.

Heisler, M., Bouknight, R.R., Hayward, R.A., Smith, D.M. & Kerr, E.A. (2002). The relative importance of physician communication, participatory decision making, and patient understanding in diabetes self-management. *Journal of General Internal Medicine,* 17, 243–252.

Hurrelmann, K., Theodor, K. & Haisch, J. (2004). Einführung: Krankheitsprävention und Gesundheitsförderung. In K. Hurrelmann, K. Theodor & J. Haisch (Hrsg.), *Lehrbuch Prävention und Gesundheitsförderung* (S. 13–23). Bern: Huber.

Ingeberg, M.H., Wikstrom, B.M. & Berg, A. (2012). The essential dialogue: A Norwegian study of art communication in mental health care. *Journal of Psychosocial Nursing and Mental Health Services,* 50, 22–30.

James, T.L., Feldman, J. & Mehta, S.D. (2006). Physician variability in history taking when evaluating patients presenting with chest pain in the emergency department. *Academic Emergancy Medicine,* 13, 147–152.

Jolley, S. (2002). Taking a sexual history: the role of the nurse. *Nursing Times,* 98, 39–41.

Kaphingst, K.A., Goodman, M., Pandya, C., Garg, P., Stafford, J. & Lachance, C. (2012). Factors affecting frequency of communication about family health history with family members and doctors in a medically underserved population. *Patient Education and Counseling,* 88, 291–297.

Khalsa, A.M. (2006). Preventive counseling, screening, and therapy for the patient with newly diagnosed HIV infection. *American Family Physician,* 73, 271–280.

Kliemann, K. (2013). Commentary on «Long-term cognitive and behavioral therapies, combined with augmentative communication are related to uncinate fasciculus integrity in autism» Pardini, M., Elia, M., Garaci, R., Guida, S., Coniglione, F., Krueger, F., Benassi, F. & Gialloreti, E. (2011). *Journal of Autism and Developmental Disorders,* 43, 491–492.

Korde, L.A. & Gadalla, S.M. (2009). Cancer risk assessment for the primary care physician. *Primary Care,* 36, 471–488.

Lane, R.C., Koetting, M.G. & Bishop, J. (2002). Silence as communication in psychodynamic psychotherapy. *Clinical Psychology Review,* 22, 1091–1104.

Lawrence, D.J. (2007). The Four Principles of Biomedical Ethics: A Foundation for Current Bioethical Debate. *Journal of Chiropractic Humanities,* 14, 34–40.

Lucas, T. (1982). Communication therapy. *Journal of Adolescence,* 5, 285–299.

Mackenzie, C. & Lowit, A. (2007). Behavioural intervention effects in dysarthria following stroke: Communication effectiveness, intelligibility and dysarthria impact. International *Journal of Language & Communication Disorders,* 42, 131–153.

Manne, S.L., Rubin, S., Edelson, M., Rosenblum, N., Bergman, C., Hernandez, E. ... Winkel, G. (2007). Coping and communication-enhancing intervention versus supportive counseling for women diagnosed with gynecological cancers. *Journal of Consulting and Clinical Psychology,* 75, 615–628.

Maradiegue, A.H. & Khan, F. (2013). Missed opportunities in primary care: The importance of identifying depression through screening, family history, and chronic disease management. *Journal of Psychosocial Nursing and Mental Health Services,* 51, 27–36.

Marckmann G., in der Schmitten J. (2014). Krebsfrüherkennung aus Sicht der Public Health-Ethik. *Bundesgesundheitsblatt – Gesundheitsforschung – Gesundheitsschutz,* 57, 327–333.

Marco, C.A. (2008). Impact of detailed informed consent on research subjects' participation: A prospective, randomized trial. *Journal of Emergency Medicine,* 34, 269–275.

Marteau, T.M., Dormandy, E. & Michie, S. (2001). A measure of informed choice. *Health Expectations,* 4, 99–108.

Martin Padilla, E., Sarmiento Medina, P. & Ramirez Jaramillo, A. (2014). Professional communication in long term health care quality. *Revista de Calidad Asistencial,* doi: 10.1016/j.cali.2013.11.007

Mühlhauser, I. (2007). Früherkennung und Prävention: Ist Vorbeugen besser als Heilen? *Deutsches Ärzteblatt,* 104, A1804–1807.

Ng, C.J. & McCarthy, S.A. (2002). Teaching medical students how to take a sexual history and discuss sexual health issues. *Medical Journal of Malaysia,* 57, 44–51.

O'Reilly, M., Fragale, C., Gainey, S., Kang, S., Koch, H., Shubert, J. ... Sigafoos, J. (2012). Examination of an antecedent communication intervention to reduce tangibly maintained challenging behavior: A controlled analog analysis. Research in Developmental *Disabilities,* 33, 1462–1468.

Ohm, F., Vogel, D., Sehner, S., Wijnen-Meijer, M. & Harendza, S. (2013). Details acquired from medical history and patients' experience of empathy – Two sides of the same coin. *BMC Medical Education,* 13, 67.

Ozhayat, E. B., Gotfredsen, K., Elverdam, B. & Owall, B. (2009). Patient-generated aspects in oral rehabilitation decision making I. Comparison of traditional history taking and an individual systematic interview method. *Journal of Oral Rehabilitation,* 36, 726–736.

Parzeller, M., Wenk, M., Zedler, B. & Rothschild, M. (2007). Aufklärung und Einwilligung bei ärztlichen Eingriffen. *Deutsches Ärzteblatt,* 104, A576–A586.

Penn, C. & Evans, M. (2010). Assessing the impact of a modified informed consent process in a South African HIV/AIDS research trial. *Patient Education and Counseling,* 80, 191–199.

Perris, C. & d'Elia, G. (1993). Explicit communication is desirable in psychoanalysis. *Lakartidningen,* 90, 2116.

Peterson, M. C., Holbrook, J. H., Von Hales, D., Smith, N. L. & Staker, L. V. (1992). Contributions of the history, physical examination, and laboratory investigation in making medical diagnoses. *The Western Journal of Medicine,* 156, 163–165.

Pincus, T., Yazici, Y. & Bergman, M. J. (2009). Patient questionnaires in rheumatoid arthritis: Advantages and limitations as a quantitative, standardized scientific medical history. *Rheumatic Disease Clinics of North America,* 35, 735–743, vii.

Platano, G., Margraf, J., Alder, J. & Bitzer, J. (2008). Psychosocial factors and therapeutic approaches in the context of sexual history taking in men: A study conducted among Swiss general practitioners and urologists. *Journal of Sexual Medicine,* 5, 2533–2556.

Pschyrembel (2014). *Klinisches Wörterbuch* (Aufl. 265). Berlin: de Gruyter.

Rahman, A. & Tasnim, S. (2007). Twelve tips for better communication with patients during history-taking. *Scientific World Journal,* 7, 519–524.

Riess, B. F. (1957). Communication in psychotherapy. *American Journal of Psychotherapy,* 11, 774–789.

Rigotti, N. A. & Clair, C. (2013). Managing tobacco use: The neglected cardiovascular disease risk factor. *European Heart Journal,* 34, 3259–3267.

Rimer, B. K., Briss, P. A., Zeller, P. K., Chan, E. C. & Woolf, S. H. (2004). Informed decision making: What is its role in cancer screening? *Cancer,* 101, 1214–1228.

Rollins, J. A. (2005). Tell me about it: Drawing as a communication tool for children with cancer. *Journal of Pediatric Oncology Nursing,* 22, 203–221.

Rothman, T. & Sward, K. (1956). Pharmacologic psychotherapy; verbal communication in psychoanalysis and psychotherapy. *Proceedings of the Annual Meeting of the American Psychopathological Association,* o. Jg., 177–209.

Salomonsson, B. (2007). «Talk to me baby, tell me what's the matter now». Semiotic and developmental perspectives on communication in psychoanalytic infant treatment. *The International Journal of Psychoanalysis,* 88, 127–146.

Sandiford, G. A., Mainess, K. J. & Daher, N. S. (2013). A pilot study on the efficacy of melodic based communication therapy for eliciting speech in nonverbal children with autism. *Journal of Autism and Developmental Disorders,* 43, 1298–1307.

Saravanan, B., Muhammad, R., Geach, R. & Jenkinson, L. R. (2009). Comparison of the history obtained by patient-completed questionnaires with doctors' standard notes for patients with acute abdominal pain. *Postgraduate Medical Journal,* 85, 634–636.

Schechtel, J., Coates, T., Mayer, K. & Makadon, H. (1997). HIV risk assessment: Physician and patient communication. *Journal of General Internal Medicine,* 12, 722–723.

Scheflen, A. E. (1965). Communication systems such as psychotherapy. *Current Psychiatrics Therapies,* 5, 33–41.

Schenck, D. P. (2002). Ethical considerations in the treatment of head and neck cancer. *Cancer Control,* 9, 410–419.

Schweickhardt, A. & Fritzsche, K. (2009). *Kursbuch ärztliche Kommunikation. Grundlagen und Fallbeispiele aus Klinik und Praxis* (2. Aufl.). Köln: Deutscher Ärzteverlag.

Sheridan, S. L., Harris, R. P. & Woolf, S. H. (2004). Shared Decision Making About Screening and Chemoprevention. A Suggested Approach from the U. S. Preventive Services Task Force. American *Journal of Preventive Medcine,* 26, 56–66.

Smith, M. L., Sosa, E. T., Hochhalter, A. K., Covin, J., Ory, M. G. & McKyer, E. L. (2011). Correlates of family health history discussions between college students and physicians: does family cancer history make a difference? *Journal of Primary Prevention,* 32, 311–322.

Stevens, A., Hernandez, J., Johnsen, K., Dickerson, R., Raij, A., Harrison, C. … Lind, D. S. (2006). The use of virtual patients to teach medical students history taking and communication skills. *The American Journal of Surgery,* 191, 806–811.

Stewart, M. A. (1995). Effective physician-patient communication and health outcomes: A review. *Canadian Medical Association Journal,* 152, 1423–1433.

Suziedelyte, A. (2012). How does searching for health information on the Internet affect individuals' demand for health care services? *Social, Science & Medicine,* 75, 1828–1835.

Tudor Car, L., Gentry, S., van-Velthoven, M. H. & Car, J. (2013). Telephone communication of HIV testing results for improving knowledge of HIV infection status. *Cochrane Database of Systematic Reviews,* 1, CD009192.

Wegwarth, O. & Gigerenzer, G. (2011). Statistical illiteracy in doctors. In G. Gigerenzer & J. A. M. Gray (Hrsg.), *Better doctors, better patients, better desicions.*

Envisioning health care 2020. 137-151. Frankfurt am Main: Ernst Strüngmann Forum Reports.

Wegwarth, O., Schwartz, L. M., Woloshin, S., Gaissmaier, W. & Gigerenzer, G. (2012). Do physicians understand cancer screening statistics? A national survey of primary care physicians in the United States. *Annals of Internal Medicine,* 156, 340–349.

Weiste, E. & Perakyla, A. (2014). Prosody and empathic communication in psychotherapy interaction. *Psychotherapy Research.* doi: 10.1080/10503307.2013.879619

Werner, A., Holderried, F., Schaffeler, N., Weyrich, P., Riessen, R., Zipfel, S. & Celebi, N. (2013). Communication training for advanced medical students improves information recall of medical laypersons in simulated informed consent talks – A randomized controlled trial. *BMC Medical Education,* 13, 15.

Whelton, S. P., Nasir, K., Blaha, M. J., Gransar, H., Metkus, T. S., Coresh, J., … Blumenthal, R. S. (2012). Coronary artery calcium and primary prevention risk assessment: What is the evidence? An updated meta-analysis on patient and physician behavior. *Circulation: Cardiovascular Quality and Outcomes,* 5, 601–607.

Zimmer, B., Moessner, M. & Kordy, H. (2010). The communication of chronically ill patients in an Internet chat for aftercare of inpatient psychosomatic treatment. *Rehabilitation (Stuttgart),* 49, 301–307.

9. Evidenzbasierte Gesundheitsinformation

Martina Albrecht, Ingrid Mühlhauser und Anke Steckelberg

Evidenzbasierte Gesundheitsinformationen sind die Voraussetzung für informierte Entscheidungen. Für die Erstellung evidenzbasierter Gesundheitsinformationen liegen umfangreiche Erkenntnisse aus der Wissenschaft vor. Die hier präsentierte Evidenz kann als Manual für den Erstellungsprozess eingesetzt werden.

Der irregeführte Bürger

Trugschlüsse statt informierte Entscheidungen

Denn früh erkannt, ist Darmkrebs meist zu 100 % verhinderbar oder heilbar! (Felix-Burda-Stiftung, 2014)

HPV-Impfung (Gebärmutterhalskrebs-Impfung) (Onmeda, 2014)

Impfung gegen Gebärmutterhalskrebs (AOK, 2014)

Darmkrebs ist ein heimlicher Killer! (Felix-Burda-Stiftung, 2014)

Diese und andere Schlagzeilen sind irreführend. Irreführung entsteht durch Unvollständigkeit der Information und missverständliche Präsentation von Daten. Diese Art der Information ist nicht geeignet, den Entscheidungsprozess der Bürgerinnen und Bürger zu unterstützen. Das Schüren von Angst und falschen Versprechungen produziert groteske Überschätzungen der Erkrankungsrisiken und Präventionsmöglichkeiten.

Informierte Entscheidungen setzen voraus, dass die Betroffenen evidenzbasierte Gesundheitsinformationen zur Verfügung haben, diese auch verstehen können und zudem die persönlichen Präferenzen für oder gegen eine Teilnahme mit dem Handeln im Einklang stehen (Marteau, Dormandy & Michi, 2001). Nicht nur den Bürgerinnen und Bürgern fehlt die notwendige kritische Gesundheitsbildung, um die Informationen gezielt zu hinterfragen, sondern auch Ärzte, Apotheker und Angehörige von Gesundheitsfachberufen unterliegen diesen Trugschlüssen (Covey, 2007; Gigerenzer & Wegwarth, 2013; Wegwarth et al., 2012).

Mit dem Gesetz zur Verbesserung der Rechte von Patientinnen und Patienten (Patientenrechtegesetz), das am 26. Februar 2013 in Kraft getreten ist, strebt der Gesetzgeber eine Stärkung der Patientenbeteiligung und eine Stärkung der Patienteninformation an. Das Deutsche Netzwerk Evidenzbasierte Medizin (DNEbM, 2012) hat vorab in einer Stellungnahme zur Gesetzesinitiative diese grundsätzlich begrüßt, jedoch darauf hingewiesen, dass die Ziele nur erreicht werden können, wenn die bestehende Informationsasymmetrie zwischen Behandelnden und Patientinnen oder Patienten soweit wie möglich verringert wird. Dazu sei es notwendig, die Anforderungen an verlässliche Informationen konkreter festzulegen. Zudem wurde auf international konsentierte Standards, die zum Beispiel in der «Guten Praxis Gesundheitsinformation» festgehalten sind, verwiesen (DNEbM, 2012).

Bürger wollen mitentscheiden

Bürgerinnen und Bürger wünschen ein hohes Maß an Partizipation an medizinischen Entscheidungen. Dieser Wunsch besteht weitgehend unabhängig von Gesundheitszustand, Bildung und Alter (Hamann et al., 2007; Mühlhauser & Lenz, 2008; European Medicines Agency, 2009).

Patientenvertreterinnen und -vertreter in Deutschland fordern seit Jahren eine andere Informationskultur. Im Oktober 2006 stellten von Brustkrebs betroffene Frauen eine Petition an den Bundestag (Tenter, 2006). Die Erkenntnis, dass die Informationen für die Betroffenen lückenhaft und irreführend sind, hatte die Netzwerkgruppe «Kompetenztraining für Brustkrebsaktivistinnen» (KOMBRA) zu diesem Schritt veranlasst. Die Petition wurde ein Jahr später jedoch negativ beschieden. In der Begründung hieß es, dass Patientinnen und Patienten, die für eine Therapie relevanten Informationen in erster Linie von ihren behandelnden Ärztinnen und Ärzten bekämen beziehungsweise die gewünschten Informationen durch Selbsthilfegruppen und Institutionen wie das Aktionsforum Gesundheitsinformationssystem (afgis), die Unabhängige Patientenberatung Deutschland (UPD) oder das Institut für Qualität und Wirtschaftlichkeit im Gesundheitswesen (IQWIG) bereitgestellt würden. Einzelne Anbieter werden allerdings dem Bedarf an Gesundheitsinformationen nicht nachkommen können, daher sind die Strukturen der Informationserstellung und -bereitstellung grundsätzlich zu überdenken.[1]

Auch Ärztinnen, die selbst zu Patientinnen wurden, schließen sich den Forderungen nach evidenzbasierten Gesundheitsinformationen an:

1. Beispiel: Die britische Ärztin und Brustkrebspatientin Jane Keidan hatte sich in England an die Spitze einer öffentlichen Kampagne gesetzt. Die Kosten für das teure Brustkrebsmedikament Herceptin® sollten übernommen werden (Keidan, 2007). In den Medienkampagnen wurde eine 50%ige Verminderung der Rezidivrate von Brustkrebs versprochen. Als die Ärztin später vor der Wahl stand, Herceptin® bei sich selbst anzuwenden, entschied sie sich dagegen. Erst durch die Aufklärung ihres behandelnden Arztes hätte sie verstanden, wie wenig sie mit der neuen Therapie in Wirklichkeit erreichen könnte. Nach der Studienlage hätten ohne Herceptin® etwa 10 von 100 Frauen ein Rezidiv, mit Herceptin® wären es etwa 5 von 100 Frauen, das sind zwar 50% weniger, aber nur 5 von je 100 behandelten Frauen hätten diesen Nutzen. Gleichzeitig erlitten ebenso viele Frauen, also ebenfalls etwa 5 von 100, schwere Schäden am Herzen. Jane Keidan verlangte in der Folge, Patientinnen und Patienten besser und vollständig über Nutzen und Schaden von Krebstherapien zu informieren (Keidan, 2007).

2. Beispiel: Die Professorin Cornelia Baines war die medizinische Leiterin der beiden großen kanadischen Mammografie-Screening-Studien. Als sie auf ihrem eigenen Mammografiebild auffallende Veränderungen fand, die ansonsten regelhaft abgeklärt werden, ignorierte sie den Befund einfach. Neun Jahre später machte sich der immer noch lokalisierte Tumor klinisch bemerkbar (Baines, 2005). Cornelia Baines berichtet, wie froh sie sei, noch so viele Jahre unbekümmert gelebt zu haben. Sie fordert eine radikale Änderung der Informationspolitik: «Frauen sollten vollständig informiert sein, bevor sie einer Screeninguntersuchung zustimmen, auch wenn sie die Botschaft der Information nicht gerne hören.» Ihre Schlussfolgerung: «Die augenblickliche Begeisterung für Screening beruht mehr auf Angst, falschen Hoffnungen und Gier als auf wissenschaftlichen Beweisen» (Baines, 2005, S. 1031).

Ethisch legitimiertes Recht auf evidenzbasierte Information

Evidenzbasierte Medizin und Patientenbeteiligung

Evidenzbasierte Medizin (EbM) ist der gewissenhafte, ausdrückliche und vernünftige Gebrauch der gegenwärtig besten externen, wissenschaftlichen Evidenz für Entscheidungen in der medizinischen Versorgung individueller Patientinnen und Patienten. Die Praxis der EbM bedeutet die Integration individueller klinischer Expertise mit der bestmöglichen externen Evidenz aus systematischer Forschung. Mit individueller klinischer Expertise meinen wir das Können und die Urteilskraft, die Ärztinnen und Ärzte durch ihre Erfahrung und klinische Praxis erwerben. Ein Zuwachs an Expertise spiegelt sich auf vielerlei Weise wider, besonders aber in der mitdenkenden und -fühlen-

1 Teile des vorliegenden Artikels wurden in ähnlicher Form in Original- und Übersichtsarbeiten in wissenschaftlichen oder anderen Fachzeitschriften publiziert.

den Identifikation und Berücksichtigung der besonderen Situation, der Rechte und Präferenzen von Patientinnen und Patienten bei der klinischen Entscheidungsfindung im Zuge ihrer Behandlung (Sackett et al., 1997).

General Medical Council

Die ethischen Leitlinien des General Medical Councils (GMC) in Großbritannien definieren Kriterien für die Inhalte evidenzbasierter Informationen. Sie werden auch als Bewertungskriterien für evidenzbasierte Informationen benutzt (General Medical Council, 1998, 2008). Die Leitlinien beschreiben, wie Patientinnen und Patienten bezüglich therapeutischer, diagnostischer oder Screeningmaßnahmen aufgeklärt werden sollen. Die Entwicklung der Leitlinien erfolgte anhand des aktuellen wissenschaftlichen Diskurses, legitimiert sich jedoch auch aus einem ethischen Anspruch. Es gibt für die Patientinnen und Patienten keine Verpflichtung der Inanspruchnahme, aber die Informationen müssen ihnen angeboten werden (Bunge, Mühlhauser & Steckelberg, 2010; General Medical Council, 1998; 2008).

Deutsches Netzwerk Evidenzbasierte Medizin

Im Deutschen Netzwerk Evidenzbasierte Medizin (DNEbM) wird im Fachbereich Patienteninformation und -beteiligung seit Jahren konsequent am Thema evidenzbasierte Gesundheitsinformation gearbeitet. Im Jahr 2008 wurden Kriterien zur Erstellung von Patienteninformationen zu Krebsfrüherkennungsuntersuchungen veröffentlicht, die Mindestanforderungen an Informationsmaterialien zur Früherkennung von Krebs definierten (Koch & Mühlhauser, 2008). Anschließend erfolgte unter der Koordination des Fachbereiches eine nationale Initiative, die das Grundsatzpapier «Gute Praxis Gesundheitsinformation» erarbeitete, in dem Qualitätskriterien für Gesundheitsinformationen festlegt sind (Klemperer et al., 2010). Parallel dazu wurde das Projekt «Erstellung einer evidenzbasierten Leitlinie für die Ersteller von evidenzbasierten Gesundheitsinformationen» im Fachbereich initiiert. Die Koordination erfolgt durch die Universität Hamburg (Leitlinie-Gesundheitsinformation, 2014). Die Fertigstellung der Leitlinie ist für 2014 vorgesehen. Alle Initiativen zielen auf die Verbesserung der Qualität von Gesundheitsinformationen.

Europäische Leitlinien

Auch in europäischen Leitlinien wird die Notwendigkeit evidenzbasierter Informationen ausdrücklich genannt. Die EU-Leitlinien zum Mammografie- und Darmkrebs-Screening sehen explizit eine evidenzbasierte, umfassende und täuschungsfreie Information der Bürgerinnen und Bürger als Grundlage für eine informierte Entscheidung vor (Perry et al., 2006; Segnan, Patnick & von Karsa, 2010).

Rechtsprechung

Am 3. September 2013 hat das Oberlandesgericht Hamm einen Facharzt für Chirurgie zu 220 000 Euro Schmerzensgeld verurteilt, weil nicht festgestellt werden konnte, dass der Patient die Informationen im Aufklärungsgespräch auch verstanden hatte. Die übliche Unterzeichnung der Einwilligungserklärung reicht nicht aus (Oberlandesgericht Hamm, 2013).

> *Dass der Beklagte den Kläger ordnungsgemäß aufgeklärt habe, könne der Senat nicht feststellen. Der Inhalt der vom Kläger unterzeichneten Einverständniserklärung lasse nicht auf eine ausreichende Risikoaufklärung schließen. Nach dem vorgedruckten Teil der Erklärung sei u. a. auf «die mit dem Eingriff verbundenen unvermeidbaren nachteiligen Folgen, mögliche Risiken und Komplikationsgefahren» hingewiesen worden. Diese allgemein gehaltene Erklärung sei weithin inhaltslos und wirke mit dem Hinweis auf «unvermeidbare nachteilige Folgen» verharmlosend. Ihr sei nicht zu entnehmen, dass die Erklärung vom Patienten gelesen, von ihm verstanden oder mit ihm erörtert worden sei. Ausgehändigte*

und vom Patienten unterzeichnete Formulare und Merkblätter ersetzten nicht das erforderliche Aufklärungsgespräch (Oberlandesgericht Hamm, 2013).

Dieses Urteil ist wegweisend. Damit wird auch seitens der Juristen gefordert, Patientinnen und Patienten entsprechend der Kriterien für evidenzbasierte Informationen aufzuklären und darüber hinaus sicherzustellen, dass die Patientin oder der Patient die Informationen verstanden hat. Die Definition des Qualitätskriteriums Verstehen stellt das bisher übliche Einwilligungsverfahren infrage.

Die informierte Entscheidung

Evaluationen von Gesundheitsinformationen werden häufig mit den Endpunkten *Inanspruchnahme von Gesundheitsleistungen*, *Entscheidungskonflikt* (engl. decision conflict) oder *Wissen* durchgeführt. Die Zielsetzung evidenzbasierter Gesundheitsinformationen – die informierte Entscheidung – ist in der Literatur kaum operationalisiert. Das Instrument *Measure of Informed Choice* von Marteau et al. (2001) operationalisiert das Konstrukt der informierten Entscheidung anhand der Dimensionen (1) Wissen, (2) Einstellung und (3) Inanspruchnahme. Entscheidungen werden als informiert klassifiziert, wenn adäquates Wissen vorhanden ist und die Einstellung kongruent mit der Teilnahme ist (Marteau et al., 2001). Die Dimension *Wissen* wird anhand von acht Wissensfragen erhoben, die jeweils auf das Thema der Gesundheitsinformation angepasst werden müssen. Marteau et al. (2001) entwickelten die Items auf Basis der ethischen Leitlinien des General Medical Councils. Die Dimension *Einstellung* wird nach dem Konzept von Marteau et al. (2001) als das generelle Gefühl einer Person über Bevorzugung oder Ablehnung einer Maßnahme definiert und anhand von vier Fragen erhoben. Für die Antworten steht eine Sechs-Punkte-Skala zur Verfügung. Der Cut-off ist der Mittelwert der Skala von 1–6; danach werden die Einstellungen als positiv oder negativ klassifiziert. Die Dimension *Teilnahme* wird klassifiziert als «erfolgt» oder «nicht erfolgt».

Methoden

Die dargestellten Methoden[2] zielen auf die Identifikation und Aufbereitung der besten verfügbaren Evidenz der einzelnen Kriterien (Leitlinie-Gesundheitsinformation, 2014). Für die Kriterien *Kommunikation der Inhalte, Metainformationen* und *Layout* wird aufgrund fehlender Evidenz auf ethische und rechtliche Quellen sowie auf Expertenkonsensus zurückgegriffen.

Für die systematischen Literaturrecherchen wurden zunächst suchtaugliche Fragestellungen zu den Kriterien entwickelt. Als Endpunkte wurden kognitive (wie z. B. Risikowahrnehmung, Wissen) und affektive Endpunkte (wie z. B. Attraktivität, Akzeptanz) einbezogen. Um zu starke Limitierungen zu vermeiden, wurden die Endpunkte nicht in die Suche aufgenommen, sondern erst bei der Selektion der Treffer berücksichtigt. Die systematischen Literaturrecherchen erfolgten in den Datenbanken PubMed, PsycINFO, PSYNDEX, Cinahl und der Cochrane Collaboration beziehungsweise Campbell Collaboration bis Dezember 2013. Die Suchstrategien wurden unter Verwendung von Freitextbegriffen und Schlagworten entwickelt und für die jeweiligen Datenbanken modifiziert. Die Suchen erfolgten ohne zeitliche Limitierungen nach randomisiert-kontrollierten Studien (RCTs) und systematischen Übersichtsarbeiten/Metaanalysen aus RCTs in englischer und deutscher Sprache.

Zusätzlich wurden die Referenzlisten eingeschlossener Publikationen, systematischer Übersichtsarbeiten/Metaanalysen und relevanter Publikationen im Hinblick auf weitere Studien überprüft. Die kritische Bewertung der methodischen Qualität der eingeschlossenen Volltext-Publikationen erfolgte anhand etablierter Checklisten.

Für systematische Übersichtsarbeiten beziehungsweise Metaanalysen wurde AMSTAR (AMSTAR, 2012) und für RCTs das *Risk-of-Bias-*

2 Die Evidenzsynthesen wurden im Projekt «Erstellung einer Evidenzbasierten Leitlinie für die Ersteller von Gesundheitsinformationen» erstellt (Leitlinie-Gesundheitsinformation, 2014).

Instrument verwendet (Higgins, Altman & Sterne, 2011). Für die Bewertung der Evidenz wurde das GRADE-System (Grading of Recommendations Assessment, Development and Evaluation) zugrundegelegt (GRADE, 2014). Die Bewertung der Evidenz nach GRADE bezieht sich nicht auf die einzelnen Studien, sondern auf die vorhandene Evidenz zu einer Fragestellung. GRADE bewertet die vorhandene Evidenz mit den Kategorien hoch, mittel, niedrig und sehr niedrig.

Alle methodischen Schritte wurden von zwei Autorinnen unabhängig voneinander durchgeführt, Diskrepanzen wurden diskursiv gelöst.

Aufgrund der hohen Anzahl an Referenzen zur Darstellung des aktuellen Forschungsstandes wird im folgenden Abschnitt auf ein Supplement verwiesen, welches die Referenzen der einbezogenen Originalarbeiten zu den einzelnen Kriterien beinhaltet (Albrecht, Mühlhauser & Steckelberg, 2014).

Kriterien für evidenzbasierte Gesundheitsinformationen

Evidenzbasierte Gesundheitsinformationen unterstützen die individuelle Entscheidungsfindung der Patientinnen und Patienten im Einklang mit ihren persönlichen Werten. Evidenzbasierte Gesundheitsinformationen sollen Wissen verbessern und realistische Erwartungen über Nutzen und Schaden von medizinischen Interventionen erzeugen.

Die Kriterien für evidenzbasierte Gesundheitsinformationen sind definiert (Bunge et al., 2010; Klemperer et al., 2010) und geben an, welche Inhalte und Darstellungen für die Vermittlung der Information berücksichtigt werden sollten, um informierte Entscheidungen zu ermöglichen. Die Wissenschaftsbasierung bezieht sich sowohl auf die Relevanz, Vollständigkeit und Qualität der Inhalte als auch auf die Art und Weise, wie diese präsentiert werden.

Inhalte evidenzbasierter Gesundheitsinformationen

Die relevanten Inhalte für evidenzbasierte Gesundheitsinformationen werden durch ethische Leitlinien und die Ansprüche und Wünsche der Patientinnen und Patienten definiert (General Medical Council, 1998, 2008) sowie durch weitere Metainformationen ergänzt. Es müssen dazu systematische Befragungen der Betroffenen vorliegen, entweder aus bereits publizierten Artikeln oder durch Evaluation in Form von Surveys, Interviews oder Fokusgruppen.

Es muss über den natürlichen Verlauf der Erkrankung beziehungsweise des Beschwerdebildes informiert werden. Zudem müssen alle Optionen genannt werden, einschließlich der Möglichkeit, auf eine Intervention (vorerst) zu verzichten. Das gilt sowohl für präventive und diagnostische als auch therapeutische Maßnahmen. Zu den anstehenden medizinischen Eingriffen müssen Wahrscheinlichkeiten zu Erfolg, Ausbleiben des Erfolgs und Schaden präsentiert werden. Die Angaben sollen sich auf Zielparameter beziehen, die für die Bürger und Patienten Relevanz haben. Das Fehlen von Evidenz muss ebenfalls offengelegt werden. Im Falle diagnostischer Maßnahmen und Screeninguntersuchungen müssen Daten zu möglichen falschen Ergebnissen beziehungsweise den Vorhersagewerten für positive beziehungsweise negative Testergebnisse kommuniziert werden.

Zusätzliche Metainformationen beinhalten den Verfasser, die Sponsoren beziehungsweise finanzielle Abhängigkeiten, Ziele der Publikation, Informationsquellen, Erstellungsdatum (Aktualität der Information), Hinweise auf Adressen für weitere Informationsquellen sowie Hinweise auf Unterstützungsangebote/Selbsthilfegruppen (Bunge et al., 2010).

Präsentation evidenzbasierter Gesundheitsinformationen

Darstellung von Zahlen. Die Forschung zur Risikokommunikation hat wiederholt belegt, dass sowohl Professionelle als auch Laien Schwierigkeiten mit dem Verständnis von Gesundheitsstatistiken und Zahlen haben. Der Erfolg evidenzbasierter Praxis hängt jedoch von der klaren und effektiven Kommunikation statistischer Informationen ab (Akl et al., 2011). Für die Darstellung von Zahlen steht eine Vielzahl von Formaten zur Verfügung: *Prozentangaben, Natürliche Häufigkeiten* (NF), *Absolute Risikoreduktion* (ARR), *Absolute Risikoerhöhung* (ARI), *Relative Risikoreduktion* (RRR), *Relative Risikoerhöhung* (RRI), *Number Needed to Treat* (NNT), *Number Needed to Screen* (NNS) und *Number Needed to Harm* (NNH).

Forschungsstand zur Darstellung von Zahlen*:*

- *Absolute versus Relative Risikomaße:* Die Darstellung in absoluten Risikomaßen (ARR, ARI) ist der Darstellung in relativen Risikomaßen (RRR, RRI) überlegen. Relative Risikomaße führen zu Überschätzungen der Effekte. Die Verständlichkeit und Lesbarkeit von absoluten und relativen Risikomaßen unterscheiden sich hingegen nicht. Hinsichtlich der affektiven Endpunkte Attraktivität und Akzeptanz wurde die Darstellung als ARR teilweise bevorzugt, oder aber es gab keine Unterschiede. Die Qualität der Evidenz ist mittel bis hoch.
- *Natürliche Häufigkeiten versus Prozent:* Die Darstellung in Prozent ist der Darstellung in Natürlichen Häufigkeiten hinsichtlich des Verstehens geringfügig überlegen. Bei der Kommunikation niedriger Wahrscheinlichkeiten (< 1 %) gab es keine Unterschiede. Für die affektiven Endpunkte Attraktivität und Akzeptanz konnte kein Unterschied gezeigt werden. Die Qualität der Evidenz ist mittel bis hoch.
- *Number Needed to Treat (NNS, NNH) versus Natürliche Häufigkeiten:* Die Darstellung als Number Needed to Treat (NNS, NNH) ist der Darstellung in Natürlichen Häufigkeiten hinsichtlich des Verstehens unterlegen. Die NNT führt zu Überschätzungen des Effekts. Hinsichtlich der affektiven Endpunkte gab es keinen Unterschied. Die Qualität der Evidenz ist mittel bis hoch.

Abschließend lässt sich festhalten, dass Risiken durch absolute Risikomaße kommuniziert werden sollen. Die Darstellung in Prozenten kann genutzt werden. Die Number Needed to Treat sollte nicht genutzt werden (Albrecht, Mühlhauser & Steckelberg, 2014).

Verbale Deskriptoren versus Zahlen. Sprachliche Beschreibungen (verbale Deskriptoren, wie z. B. häufig, gelegentlich, selten) werden genutzt, um Informationen zu Prävalenz, Testgüte diagnostischer Tests sowie Nutzen, Schaden und Nebenwirkungen medizinischer Maßnahmen darzustellen.

Es gibt keinen Konsens darüber, wie Häufigkeiten sprachlich darzustellen sind. Untersuchungen haben gezeigt, dass sich die Interpretationen sprachlicher Beschreibung bei Bürgerinnen und Bürgern stark unterscheiden, auch wenn diese Begriffe vielfach zur Darstellung von Risikowahrscheinlichkeiten verwendet werden. Überschätzungen der Wahrscheinlichkeit des Auftretens von Nebenwirkungen sind die Folge (Berry, Knapp & Raynor, 2002).

Standardisierungsbestrebungen der Risikosprache erfolgten 1998 durch die Europäische Kommission (European Commission, 1998). Fünf verbalen Deskriptoren wurde durch Angabe einer numerischen Information eine definierte Häufigkeit beziehungsweise Häufigkeitsspanne zugewiesen (siehe **Tabelle 9-1**), die auch durch das Bundesinstitut für Arzneimittel und Medizinprodukte (BfArM) für die Angabe von Häufigkeiten von Nebenwirkungen in Produktinformationen festgelegt sind (BfArM, 2013).

In einer aktuellen deutschen Umfrage unter Ärzten, Apothekern und Juristen konnten diese den verbalen Wahrscheinlichkeitsausdrücken für Nebenwirkungen nicht die entsprechenden Prozentwerte zuordnen (Ziegler et al., 2013).

Forschungsstand zur Darstellung verbaler Deskriptoren:

- *Verbale Darstellung versus numerische Darstellung von Risiken:* Numerische Darstellungen haben einen positiven Effekt auf das Verstehen von Informationen unmittelbar nach der Vermittlung, der aber nicht dauerhaft ist. Bei der Vermittlung von Risiken führen verbale Darstellungen gegenüber numerischen Darstellun-

Tabelle 9-1: Verbale Darstellung von Zahlen (BfArM, 2013)

Verbale Darstellungen von Zahlen	
Verbale Deskriptoren	**Numerische Darstellung**
Sehr häufig	(≥ 1/10)
Häufig	(≥ 1/100 bis < 1/10)
Gelegentlich	(≥ 1/1000 bis < 1/100)
Selten	(≥ 1/10 000 bis < 1/1000)
Sehr selten	(< 1/10 000)

gen (1 % oder 1 von 100) zu einer schlechteren Risikoeinschätzung und einem geringeren Wissen. Studien zur Zufriedenheit (Attraktivität) der beiden Formate kommen zu unterschiedlichen Ergebnissen. Numerische Darstellungen erzielen eine höhere Zufriedenheit oder die Zufriedenheitswerte für beide Formate sind gleich. In den Studien wurde das Auftreten von Nebenwirkungen (sehr häufig = 15 %) mit numerischen Angaben realistischer eingeschätzt und die Teilnehmer waren eher bereit, die verschriebene Medikation einzunehmen. Die Qualität der Evidenz ist niedrig bis mittel.

- *Verbale Darstellung versus numerische Darstellung des Nutzens:* Bei der Kommunikation des Nutzens einer Maßnahme führen verbale Darstellungen gegenüber numerischen Darstellungen zu einer schlechteren Risikowahrnehmung. Im Hinblick auf den Wissenszuwachs sind beide Formate vergleichbar. Die Qualität der Evidenz ist niedrig.

Abschließend lässt sich festhalten, dass verbale Deskriptoren zu starken Überschätzungen führen und somit nicht alleine eingesetzt werden sollten (Albrecht, Mühlhauser & Steckelberg, 2014).

Grafische Darstellungen. Die Kommunikation quantitativer Daten ist eine entscheidende Voraussetzung für informierte Entscheidungen und Shared Decision-Making. Dabei sollen die Daten in einer leicht verständlichen Form präsentiert werden (Ancker et al., 2006; Bunge, Mühlhauser & Steckelberg, 2010). Grafiken stellen eine Alternative zu den numerischen Darstellungen dar. Sie sollen die realistische Einschätzung von Risiken, Nutzen und Schaden präventiver, diagnostischer und therapeutischer Maßnahmen ermöglichen. Grafiken können den Aufwand an benötigter Denkleistung reduzieren, weil diese durch die visuelle Wahrnehmung ersetzt wird (Ancker et al., 2006). Im Bereich Gesundheitsinformation werden insbesondere Piktogramme, Balkendiagramme und Tortendiagramme genutzt. Piktogramme werden häufig als 100er oder 1000er Piktogramme eingesetzt und nutzen unterschiedliche Symbole wie zum Beispiel Smileys. Balkendiagramme können horizontal oder vertikal angeordnet werden (siehe **Abbildung 9-1**).

Forschungsstand zu grafischen Darstellungen:

- *Grafiken versus nur Text:* Die Nutzung von Grafiken ergänzend zum Text kann sich im Vergleich zur ausschließlichen Textdarstellung positiv auf das Verstehen und die Risikowahrnehmung auswirken. Es gibt Hinweise, dass Personen mit niedrigen Rechenfähigkeiten mehr vom Einsatz grafischer Darstellungen profitieren könnten. Zum Endpunkt Wissen gibt es kaum relevante Effekte. Hinsichtlich der Verständlichkeit und Lesbarkeit gibt es keinen Unterschied. Für den affektiven Endpunkt Akzeptanz gibt es einen kleinen positiven Effekt für den Einsatz von Grafiken. In Bezug auf die Glaubwürdigkeit sind die Ergebnisse widersprüchlich. Die Qualität der Evidenz ist niedrig bis mittel.

Piktogramm: Interferontherapie bei Multipler Sklerose

keine grippeähnlichen Nebenwirkungen
grippeähnliche Nebenwirkungen, Interferon-bedingt
grippeähnliche Nebenwirkungen, nicht Interferon-bedingt (Plazebogruppe)

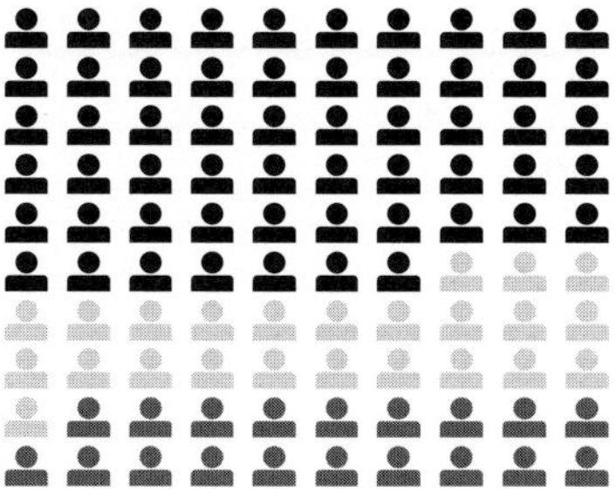

Dabei haben 24 von 100 Patienten therapiebedingt grippeähnliche Nebenwirkungen, 76 von 100 Patienten + haben keine therapiebedingten Nebenwirkungen.

(Heesen et al., 2009, S. 39)

Balkendiagramm: Okkultbluttest

Für die Altersgruppe 60–79 Jahre gilt:
Von 1000 Personen mit positivem Testergebnis haben etwa 300 Darmkrebs und 700 keinen Darmkrebs.

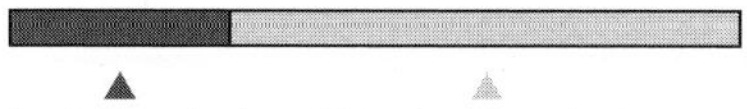

300 mit Darmkrebs (richtiges Testergebnis)

700 ohne Darmkrebs (falsches Testergebnis)

(Steckelberg & Mühlhauser, 2011, S. 12)

Abbildung 9-1: Grafische Darstellungen

- *Vergleich verschiedener Grafiken (Piktogramme, Balkendiagramm etc.):* Die Vergleiche verschiedener Grafiken miteinander zeigen einen relevanten Effekt für Piktogramme im Vergleich zu Tortendiagrammen hinsichtlich des Verstehens und der Risikowahrnehmung. Piktogramme und Balkendiagramme sind dagegen gleichwertig. Hinsichtlich des Endpunktes Wissen ist der Effekt für Piktogramme uneinheitlich. Hinsichtlich der Verständlichkeit und Lesbarkeit wurden Balkendiagramme und Piktogramme im Vergleich zu Tortendiagrammen bevorzugt. Für die Endpunkte Akzeptanz und Attraktivität wird eine Tendenz für Balkendiagramme und Piktogramme berichtet. Die Qualität der Evidenz ist niedrig bis mittel.

Abschließend lässt sich festhalten, dass Grafiken genutzt werden können, da möglicherweise Personen mit niedrigen Rechenfähigkeiten profitieren können. Dabei sollten Piktogramme und Balkendiagramme bevorzugt werden (Albrecht, Mühlhauser & Steckelberg, 2014).

Abbildungen und Piktogramme. Die Ergänzung von Gesundheitsinformationen mit Abbildungen und Piktogrammen zielt auf die Verbesserung der Verständlichkeit und Erhöhung der Attraktivität der Informationen. Insbesondere Menschen mit niedrigem Bildungsstand könnten davon profitieren (Bunge et al., 2010). Piktogramme werden häufig zur Sicherstellung der korrekten Dosierungen medikamentöser Behandlungen in Gesundheitsinformationen eingesetzt. In der Forschung wurde dieser Bereich bisher am intensivsten untersucht. Im Jahr 2007 wurde vom U.S. Institute of Medicine ein Standard für die Beschriftung von Medikamenten herausgegeben, der mittlerweile auch in Europa überprüft wurde (siehe **Abbildung 9-2**). Für andere Bereiche steht die Überprüfung noch aus (Roundtable on Health Literacy, 2008).

Forschungsstand zu Abbildungen und Piktogrammen:

- *Piktogramme versus nur Text:* Der Einsatz von Piktogrammen in Gesundheitsinformationen kann sich positiv auf das Verstehen, die Risiko-

Abbildungen und Piktogramme

Einnahme von Medikamenten

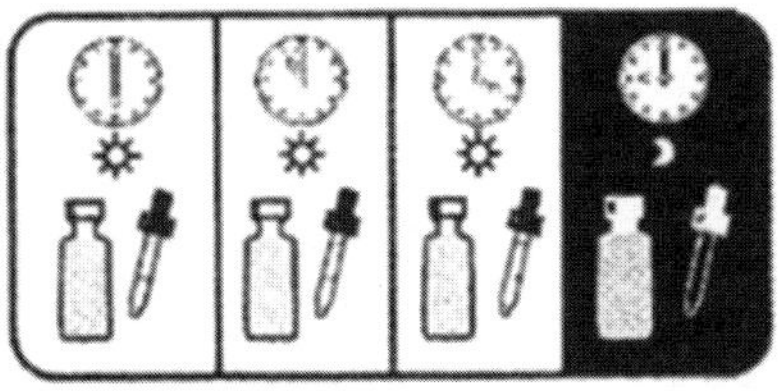

Applikation von Augentropfen

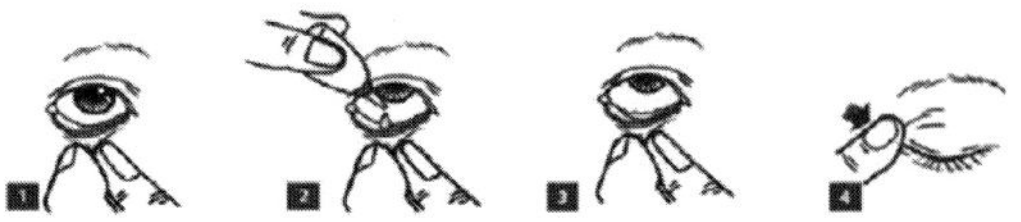

(Braich et al., 2001, S. 278; Mansoor & Dowse, 2003, S. 1005)

Abbildung 9-2: Abbildungen und Piktogramme

wahrnehmung und das Wissen auswirken, insbesondere bei komplexeren Gesundheitsinformationen. Die Lesbarkeit und Verständlichkeit werden jedoch nicht verbessert. Dagegen konnte für den Einsatz von Piktogrammen ein relevanter Effekt für die Endpunkte Akzeptanz und Attraktivität gezeigt werden. Die Qualität der Evidenz ist niedrig bis mittel.

Abschließend lässt sich festhalten, dass Piktogramme das Verstehen verbessern können und daher eingesetzt werden sollten (Albrecht, Mühlhauser & Steckelberg, 2014).

Persönliche Erfahrungsberichte (Narrative). Erfahrungsberichte von Patientinnen und Patienten werden zunehmend in Gesundheitsinformationen und Entscheidungshilfen (engl. decision aids) eingesetzt (Khangura et al., 2008; Shaffer & Zikmund-Fisher, 2012). Sie werden genutzt, um faktisches Wissen und Meinungen wiederzugeben, Interesse zu wecken sowie die Risikowahrnehmung und die Motivation zu beeinflussen.

In Anlehnung an Winterbottom und Kollegen (2008) lassen sich Narrative definieren als persönliche und individuelle Erfahrungsberichte über Ursachen und Folgen einer Erkrankung im biografischen und sozialen Kontext. Sie können Prävention, Diagnostik oder Therapien thematisieren. Sie werden als eine Komponente in Gesundheitsinformationen verstanden und müssen von Texten im Erzählstil und dem tatsächlichen Geschichtenerzählen (Storytelling) abgegrenzt werden.

Narrative gelten vielfach als leichter verständlich, besser erinnerbar und ansprechender als statistische Informationen (Dillard et al., 2010; Feldman-Stewart et al., 2007). Möglicherweise verhindern sie aber, dass die Informationen systematisch verarbeitet und die verschiedenen Optionen gleichermaßen erwogen werden. Damit können statistische Informationen verzerrt werden. Die International Patient Decision Aids Standards Collaboration (IPDAS) hat aufgrund der Bedenken im Konsens beschlossen, dass Narrative in Entscheidungshilfen hoher Qualität nicht enthalten sein sollten (Elwyn et al., 2006). In der Sozial- und Kognitionspsychologie ist die Annahme, dass persönlich geschilderte Erfahrungen von Ideen überzeugen und Verhalten beeinflussen, etabliert und gut erforscht (Betsch et al., 2011). Die überredende Wirkung wird in der Prävention und Gesundheitsförderung bewusst eingesetzt, insbesondere um spezielle Zielgruppen oder große Populationen im Sinne von Public Health zu erreichen (Elwyn et al., 2006; Khangura et al., 2008; Winterbottom et al., 2008).

Forschungsstand zu Narrativen:

- *Narrative versus keine Narrative:* Ergänzende Narrative können die Einschätzung persönlicher Risiken nicht relevant verbessern. Narrative in Gesundheitsinformationen haben zudem keinen Effekt auf das Wissen und die Abrufbarkeit von Informationen. Die Verständlichkeit von Informationen kann möglicherweise verbessert werden. Informationen mit Narrativen werden teilweise als geringfügig glaubwürdiger eingeschätzt und auch geringfügig attraktiver. Narrative zeigen zudem beeinflussende Effekte, indem statistische Angaben verzerrt werden. Wird die Anzahl der positiven und negativen Narrative proportional zu den statistischen Daten gewählt werden oder diese unterstützend durch Piktogramme dargestellt, verringert sich der Einfluss der Narrative. Die Qualität der Evidenz ist sehr niedrig bis niedrig.

Abschließend lässt sich festhalten, dass Narrative aufgrund ihrer überredenden Wirkung in der Gesundheitsinformation nicht eingesetzt werden sollten (Albrecht, Mühlhauser & Steckelberg 2014).

Zielgruppenspezifische Sprache. Zur Kategorie der zielgruppenspezifischen Sprache gehören die Aspekte einfache Sprache (engl. plain language), personalisierte Informationsvermittlung und Verwendung der Muttersprache (mehrsprachige Informationen).

Einfache Sprache ist klar, prägnant und gewährleistet, dass die Leserin oder der Leser so schnell und so vollständig wie möglich die Inhalte versteht (Stableford & Mettger, 2007). Sachverhalte sollen sehr konkret dargestellt werden, verschachtelte Sätze und Fachbegriffe aber vermieden werden (Europäische Union, 2013; Hoffmann & Worrall, 2004).

Die Schwierigkeit eines Textes kann mit Lesbarkeitsindizes geprüft werden (www.leichtlesbar.ch/html; www.psychometrica.de/lix.html). Der Lesbarkeitsindex wird als Bildungsniveau (6.–8. Klasse, Berufsschule usw.) oder mit Textniveaus (Werte von –20 bis 100, je höher der Wert, desto leichter der Text) angegeben. Die Komplexität eines Textes lässt sich allerdings nicht direkt erfassen. Es werden Merkmale des Textes verwendet, um Rückschlüsse auf die Lesbarkeit zu ziehen. Zu diesen Merkmalen zählen beispielsweise die Länge der Sätze und Wörter sowie die Anzahl an Silben in den Wörtern. Die Gestaltung (Layout und Typografie) eines Textes kann die Lesbarkeit zusätzlich beeinflussen (Hoffman & Worrall, 2004).

Die *personalisierte Informationsvermittlung* steht im Gegensatz zur nüchternen und unpersönlichen Informationsvermittlung, die ohne Ansprache und Bezug zum potenziellen Leser auskommt (siehe **Tabelle 9-2**). Personalisierung eines Textes findet durch die Adressierung der Informationen an den Leser statt und bietet einen festen Bezugspunkt für die Interpretation der Informationen.

Geringe Kompetenzen der Landessprache des momentanen Aufenthaltslandes können Einschränkungen des Zugangs zum Gesundheitssystem und schlechtere Grund- und präventive Versorgung zur Folge haben und die Patientenzufriedenheit verringern. Für informierte Entscheidungen ist das Verstehen gesundheitsrelevanter

Tabelle 9-2: Beispiele für unpersönliche und personalisierte Informationsvermittlung

Beispiele für die unpersönliche Informationsvermittlung	Beispiele für die personalisierte Informationsvermittlung
«Die Symptome deuten auf die Diagnose einer marginalen Parodontitis hin. Dies ist eine entzündliche Erkrankung des Zahnhalteapparates, die vom Zahnfleischsaum ausgeht.»	«*Ihre* Symptome deuten darauf hin, dass *Sie* an einer marginalen Parodontitis leiden. Dies ist eine entzündliche Erkrankung *Ihres* Zahnhalteapparates, die vom Zahnfleischsaum ausgeht.»
oder auch	oder auch
«Die Behandlung XY ist mit einigen unerwünschten Wirkungen verbunden. Ein beträchtlicher Anteil der Menschen, die sich dieser Behandlung unterziehen, erleiden eine oder mehrere der unerwünschten Wirkungen.»	«Die Behandlung XY ist mit einigen unerwünschten Wirkungen verbunden. Wenn *Sie* sich dieser Behandlung unterziehen, gibt es eine beträchtliche Chance, dass *Sie* mindestens eine der unerwünschten Wirkungen erleiden.»

Informationen die Grundvoraussetzung. Die höchste Sprachkompetenz ist in der Regel in der *Muttersprache* beziehungsweise der zuerst erlernten Sprache gegeben.

Forschungsstand zur zielgruppenspezifischen Sprache:

- *Niedrige Textschwierigkeit versus hohe Textschwierigkeit:* Gesundheitsinformationen mit niedriger Textschwierigkeit (Niveau < 9. Klasse) führen zu einem größeren Wissenszuwachs als Informationen mit hoher Textschwierigkeit (Oberstufe, Abitur usw.). Rezipientinnen und Rezipienten profitieren davon, wenn die Textschwierigkeit ihrem Bildungsniveau angepasst ist. Bei Bildungsgrad 9. Klasse oder niedriger steigt das Wissen, je weniger schwierig der Text ist (und umgekehrt). Texte mit (sehr) niedriger Schwierigkeit werden von den Lesern subjektiv überwiegend auch als (sehr) leicht verständlich und lesbar wahrgenommen. Während für verschiedene höhere Textschwierigkeitsgrade (> 9. Klasse) keine Unterschiede der wahrgenommenen Lesbarkeit und Verständlichkeit bestehen. Niedrigere Textschwierigkeiten werden gegenüber hohen Textschwierigkeiten tendenziell als vertrauenswürdiger eingeschätzt. Die Qualität der Evidenz ist niedrig bis mittel.
- *Personalisierte Informationsvermittlung versus unpersönliche Informationsvermittlung:* Der Wissenszuwachs und die Zufriedenheit mit der Information sind größer, wenn in Gesundheitsinformationen ein persönlicher Sprachstil anstatt einer unpersönlichen Informationsvermittlung verwendet wird. Die Qualität der Evidenz ist sehr niedrig bis niedrig.
- *Mehrsprachige Informationsangebote versus einsprachige Informationsangebote:* Mehrsprachige Informationsangebote führen bei Menschen mit fremdsprachlichem Hintergrund zu größerem Wissenszuwachs, wenn die Informationen zusätzlich zur Landessprache in ihrer eigenen Muttersprache dargestellt werden. Zweisprachige Informationen werden gegenüber einsprachigen Informationen als leichter verständlich bewertet und von über 90 % der Studienteilnehmer bevorzugt. Die Qualität der Evidenz ist niedrig bis mittel.

Abschließend lässt sich festhalten, dass Menschen mit einem fremdsprachlichen Hintergrund von Informationen in ihrer Muttersprache profitieren können und Gesundheitsinformationen in einfacher Sprache (Textschwierigkeitsniveau < 9. Klasse) verfasst werden sollten, damit eine breite Leserschaft erreicht wird (Albrecht, Mühlhauser & Steckelberg, 2014).

Layout und Typografie. Die optische Gestaltung einer Gesundheitsinformation hat Einfluss darauf, ob und wie die Inhalte von der Zielgruppe wahrgenommen werden. Auch eine gute Lesbarkeit kann durch die Gestaltung gefördert werden. Dabei gelten für unterschiedliche Informationsformate, wie zum Beispiel print- oder internetgestützte Informationen, verschiedene Anforderungen für die Umsetzung.

Evidenzbasierte Erkenntnisse zu Layout und Typografie von Gesundheitsinformationen liegen derzeit nicht vor. Hinweise für die Umsetzung und Anwendung bei der Erstellung von Gesundheitsinformationen beruhen auf konsentierten Empfehlungen. Für den Bereich der Printinformationen stehen Leitfäden mit Empfehlungen zur Verfügung, in denen die Umsetzung der Mehrzahl der Aspekte auf Konsens und Literaturübersichten beruht (Bunge, Mühlhauser & Steckelberg 2010; Hoffmann & Worrall, 2004; MedlinePlus, 2013; National Health Service, 2010).

Konsensbasiert werden unter anderem folgende Umsetzungen empfohlen:

- Verwendung einer Serifen-Schrift mit der Minimal-Schriftgröße 12 Punkt (in Abhängigkeit von der Zielgruppe größer)
- Linksausrichtung des Textes mit entsprechenden Zeilenlängen (maximal 5 cm)
- 1,2- bis 1,5-facher Zeilenabstand
- Fettdruck nur für einzelne Schlüsselwörter, Kursivdruck vermeiden
- Verwendung von hellem Hintergrund und dunkler Textfarbe (keine Wörter auf schattiertem oder gemustertem Hintergrund)

- Verwendung eindeutiger Beschriftungen von Abbildungen und Grafiken (auch Legenden)
- Abbildungen möglichst nah beim erklärenden Text.

Komplexe Interventionen – UKMRC-Framework

Anders als ein Arzneimittel, welches als singuläre Intervention definiert werden kann, stellen Gesundheitsinformationen komplexe Interventionen dar, die aus mehreren Einzelkomponenten bestehen. Komponenten in Gesundheitsinformationen können unter anderem sein: Sachinformation, Grafiken, Abbildungen, Sprachstil und Layout. Diese Einzelkomponenten können sich wechselseitig bedingen. Bei der Beurteilung ihrer Wirksamkeit, des Nutzens und Schadens bleiben der Beitrag der Einzelkomponenten und der Einfluss ihrer Interaktionen auf das Gesamtergebnis häufig unklar (Lenz et al., 2012). Für den Erstellungs- und Evaluationsprozess komplexer Interventionen, hat das UK Medical Research Council ein Rahmenwerk erarbeitet (Craig et al., 2008), das vier Phasen umfasst: (1) Entwicklung, (2) Pilotierung, (3) Evaluation, (4) Implementierung. Die Phasen beinhalten unterschiedliche qualitative und quantitative Forschungsmethoden (Craig et al., 2008).

1. Die *Entwicklungsphase* dient der Identifizierung bereits vorliegender Evidenz und Theorien und schließt die Konzeptentwicklung und Modellierung der Erfolgsparameter ein. Es werden Hypothesen zur intendierten Wirksamkeit der komplexen Intervention gebildet. Dafür werden die einzelnen Komponenten beschrieben und ein Entwurf der Gesundheitsinformation erstellt.
2. Die *Pilotierungsphase* umfasst eine erste qualitative Überprüfung der Information in der Zielgruppe. Dabei werden Verständlichkeit, Akzeptanz und Vollständigkeit exploriert. Zudem werden die Stabilität der komplexen Intervention in unterschiedlichen Kontexten sowie die Bedingungen für eine randomisiert-kontrollierte Studie exploriert. Dazu zählen auch die Stichprobenabschätzung, die Kontrollintervention und die Wirkhypothesen.
3. In der *Evaluationsphase* wird die komplexe Intervention mit einer angemessenen Kontrollintervention in einer randomisiert-kontrollierten Studie verglichen.
4. Die *Implementierungsphase* besteht schließlich in der Evaluation der Übertragbarkeit, Reproduzierbarkeit und Langzeitwirksamkeit unter Versorgungsbedingungen.

Gütesiegel und Bewertungsinstrumente

Gütesiegel. Um Laien und Medizinern zu helfen, nützliche und zuverlässige medizinische Informationen zu identifizieren, werden Gütesiegel für Informationsangebote im Internet angeboten. Im deutschsprachigen Raum haben sich das Gütesiegel des Aktionsforums Gesundheitsinformationssystem (Afgis) e.V. und der HONcode etabliert. afgis e.V. ist ein Zusammenschluss von Verbänden, Unternehmen und Einzelpersonen zur Förderung der Qualität von Gesundheitsinformationen im Internet. Seit 2005 vergibt der Verein ein Qualitätslogo mit dem Ziel, qualitativ hochwertige Gesundheitsinformationsangebote im Internet zu kennzeichnen, die definierte Transparenzkriterien erfüllen (Aktionsforum Gesundheitsinformationssystem e.V., 2014). Die Stiftung Health On the Net (HON) nutzt den sogenannten HONcode zur Zertifizierung gesundheitsbezogener Internetseiten anhand formaler Kriterien (HON, 2013).

Beide Gütesiegel fragen vor allem formale Strukturaspekte und Transparenzkriterien ab. Die Bewertung inhaltlicher Aspekte (Evidenzbasierung der Inhalte) sowie die für Laien verständliche Darstellung dieser Inhalte bleiben weitgehend unberücksichtigt. So delegiert afgis zum Beispiel inhaltliche Aspekte ausdrücklich an die jeweiligen wissenschaftlichen Fachgesellschaften. Die Instrumente vernachlässigen somit entscheidende Qualitätsaspekte einer evidenzbasierten Gesundheitsinformation (Köpke et al., 2005).

Bewertungsinstrumente. Für die Bewertung von Gesundheitsinformationen zu therapeutischen Maßnahmen im Internet durch die Nutzerinnen und Nutzer wurde das DISCERN-Instrument entwickelt (DISCERN, 2009). DISCERN kann aber auch von Autoren und Erstellern von Informationen als Leitfaden verwendet werden, der sie darüber informiert, welchen Qualitätsstandard Patientinnen und Patienten bei Patienteninformationen erwarten dürfen. Insbesondere werden die Metainformationen in der Patienteninformation, die Ausgewogenheit der Darstellung und die Patienteneinbeziehung fokussiert. Nicht adressiert wird die umfassende Darstellung von Nutzen und Schaden der Behandlungsoptionen, die auch die Art und Weise der verständlichen Darstellung umfasst (Köpke et al., 2005).

Zur Qualitätsbewertung von Gesundheitsinformationen sind verschiedene Instrumente verfügbar, die sich in erster Linie an Professionelle richten. Hierzu zählen die Bewertungscheckliste EQIP (Ensuring Quality Information for Patients) und IPDASi (The International Patient Decision Aid Standards Instrument) (Charvet-Bernard, Chopard & Perneger, 2008; Elwyn et al., 2009). Die Entwicklung von EQIP basiert auf einem prädefinierten Qualitätsstandard und erhebt die Aspekte Vollständigkeit, Präsentation, Verständlichkeit und Nützlichkeit (Moult, Franck & Brady, 2004). Eine Validierungsstudie zeigte eine hohe Übereinstimmung zum Expertenrating ohne Instrument sowie adäquate Korrelationen zum DISCERN-Ergebnis. Inzwischen wurde das Instrument erweitert und durch die Einführung einer Ebene von Unterkategorien dimensional umstrukturiert (Charvet-Bernard, Chopard & Perneger, 2008). Die Kategorien lauten nun: *Inhalt* (das medizinische Problem, medizinische Vorgehensweise, quantitativer Nutzen und Risiken, Umgang mit Komplikationen, Alarmzeichen, Kosten), *Identifikation* (Datum der Überarbeitung, Logo, Namen der Sponsoren, Bibliografie) und *Struktur* (Information, Klarheit und Ausgewogenheit der Information). Die Auswertung erfolgt über einen Punktescore. Die Items werden jeweils gleich gewichtet.

Gleichwohl bleiben die Beurteilungsaspekte zu ungenau operationalisiert und unvollständig, sodass die Zuverlässigkeit der mithilfe von EQIP erstellten Bewertungen bezweifelt werden muss. Da die Items allgemein formuliert sind, können sie abhängig von Kompetenz und Hintergrundwissen des Beurteilenden sehr unterschiedlich verstanden und beantwortet werden.

IPDASi stellt eine Checkliste für Gütekriterien von Gesundheitsinformationen dar (Elwyn et al., 2009). Das Instrument überprüft die Qualität in zwölf Kategorien: (1) Systematik des Entwicklungsprozesses, (2) Bereitstellung von Informationen zu den Optionen, (3) Präsentation von Wahrscheinlichkeiten, (4) Klärung der Patientenwerte, (5) Nutzung von Erfahrungsberichten, (6) Anleitung und Coaching, (7) Offenlegung von Interessenkonflikten, (8) Verfügbarkeit eines Internetzugangs, (9) Ausgewogenheit der Darstellung der Optionen, (10) Einfachheit der Sprache, (11) Aktualität der Evidenz und (12) Effektivität der Gesundheitsinformationen. IPDASi ist allerdings nicht zur präzisen quantitativen Bewertung der Qualität bestimmt. Die Items sind zu allgemein formuliert, sodass es ähnlich wie beim EQIP-Instrument vom Hintergrund des Anwenders abhängt, wie diese verstanden und genutzt werden.

Ausblick

Strukturen zur Erstellung von Gesundheitsinformationen, die alle für eine informierte Entscheidung relevanten Informationen enthalten, sind außerhalb von Forschungsprojekten dringend nötig. Denkbar wäre die Einrichtung themenspezifischer Arbeitsgruppen. Voraussetzung wären Kompetenzen in den Methoden der evidenzbasierten Medizin und der Entwicklung von Gesundheitsinformationen. Experten in der Methodik der Erstellung evidenzbasierter Informationen könnten solche Arbeitsgruppen unter Beteiligung Betroffener und medizinischer Experten leiten. Die Unabhängigkeit der Mitglieder müsste gewährleistet sein. Bei der Erstellung von Datensynthesen wie S3-Leitlinien und Metaanalysen sollte bereits bei der Planung berücksichtigt werden, dass die Ergebnisse zur Entwicklung von

Patienteninformationen nutzbar sein müssten. Hierzu wären zum Beispiel die Ergebnisse der Studien mit den notwendigen Zahleninformationen zu präsentieren. Die Ausbildung der Arbeitsgruppenmitglieder in grundlegenden Kompetenzen der evidenzbasierten Medizin und wissenschaftsbasierten Informationserstellung sollte gewährleistet sein.

Der zeitliche Aufwand für den Informationsprozess und die Verhandlung der alternativen Maßnahmen zwischen Ärztin oder Arzt und Patientin oder Patient wird unter üblichen Konsultationsbedingungen als nicht praktikabel gesehen. Die Einbeziehung von Gesundheitsfachberufen könnte das Gespräch des Patienten mit dem Arzt durch strukturierte Vor- und/oder Nachbereitung entlasten. Gerade bei komplexen medizinischen Entscheidungen sollten die Informationen dem Patienten vor dem entscheidenden Arztgespräch verfügbar gemacht werden. Die Patienten sollten ausreichend Zeit haben, die Informationen zu lesen. Geschultes Fachpersonal, zum Beispiel *Breast Care Nurses* oder *Patient Educators*, könnten die Optionen vor dem Arztgespräch mit den Patienten diskutieren und sich vergewissern, dass diese verstanden haben, welche Entscheidungen anstehen und welche Optionen mit welchen möglichen Ergebnissen zur Auswahl stehen. International sind Gesundheitsfachberufe bereits vielerorts in ein multidisziplinäres Team integriert, welches die Beratung, die Bereitstellung evidenzbasierter Patienteninformationen und das Shared Decision-Making im Versorgungsprozess sicherstellt. Ein Beispiel ist die Betreuung von Patienten am Dartmouth-Hitchcock-Medical-Center in New Hampshire, USA (www.dhmc.org). Hier werden die Patienten von speziell ausgebildeten Pflegenden und Sozialarbeitern systematisch auf Therapieentscheidungen vorbereitet. Ein Besuch im krankenhauseigenen Center for Shared Decision Making ist zur Vorbereitung auf wichtige Behandlungsentscheidungen bei einer Reihe von Erkrankungen verpflichtend. In Deutschland werden zurzeit vergleichbare Modellprojekte in den Bereichen Multiple Sklerose, Diabetes mellitus und Brustkrebs durchgeführt (Heesen, 2012; Lenz, 2011; Gerlach, 2012).

Best-Practice-Beispiele

National und international werden insbesondere im Rahmen von Forschungsprojekten für einzelne Handlungsfelder exemplarisch evidenzbasierte Gesundheitsinformationen erstellt und evaluiert. Der Erstellungs- und Evaluationsprozess folgt dabei dem UKMRC-Framework und berücksichtigt die Kriterien für evidenzbasierte Gesundheitsinformationen. Als Best-Practice-Beispiele können die deutschsprachigen Broschüren zur Multiplen Sklerose (Heesen et al., 2013), zur Darmkrebs-Früherkennung (Steckelberg & Mühlhauser, 2011) sowie die webbasierten Gesundheitsinformationen zur Darmkrebs-Früherkennung einer australischen Arbeitsgruppe der Universität Sydney (STEP, 2006) und zur Prävention von Brustkrebs (Fagerlin et al., 2011) genannt werden, die sich durch detaillierte numerische Nutzen- und Schadensdarstellungen sowie die Darlegung fehlender Evidenz auszeichnen. In randomisiert-kontrollierten Studien wurden die evidenzbasierten Gesundheitsinformationen gegen Standardinformationen evaluiert (Fagerlin et al., 2011; Kasper et al., 2008; Steckelberg et al., 2011; Trevena, Irwig & Barratt, 2008). Die Studien mit dem primären Endpunkt informierte Entscheidung zeigen, dass signifikant mehr Studienteilnehmerinnen und -teilnehmer, die eine evidenzbasierte Information bekommen haben, eine informierte Entscheidung getroffen haben (Steckelberg et al., 2011; Trevena, Irwig & Barratt, 2008).

Literatur

Albrecht, M., Mühlhauser, I. & Steckelberg, A. (2014). *Supplement zum Buchbeitrag «Evidenzbasierte Gesundheitsinformation»*. Abgerufen von: http://www.chemie.uni-hamburg.de/igtw/Gesundheit/publikationen/pub_bunge.html (14.05.2014).

Aktionsforum Gesundheitsinformationssystem (afgis) e.V. (2014). Abgerufen von: http://www.afgis.de/ (14.05.2014).

Akl, E.A., Oxman, A.D., Herrin, J., Vist, G.E., Terrenato, I., Sperati, F. … Schünemann, H. (2011). Using alternative statistical formats for presenting risks and risk reductions. *Cochrane Database Systematic Reviews 2011*, CD006776.

AMSTAR (2012). *A measurement tool to assess systematic reviews.* Abgerufen von: http://amstar.ca/ (14.05. 2014).

Ancker, J. S., Senathirajah, Y., Kukafka, R. & Starren, J. B. (2006). Design features of graphs in health risk communication: A systematic review. *Journal of the American Medical Informatics Association,* 13, 608–618.

AOK (2014). *Impfung gegen Gebärmutterhalskrebs.* Abgerufen von: http://www.aok.de/bundesweit/gesundheit/vorsorge-praevention-impfung-gebaermutterhalskrebs-28004.php (14.05.2014).

Baines, C. J. (2005). Rethinking breast screening – again. *British Medical Journal,* 331, 1031.

Berry, D. C., Knapp, P. & Raynor, D. K. (2002). Provision of information about drug side effects to patients. *The Lancet,* 359, 853–854.

Betsch, C., Ulshöfer, C., Renkewitz, F. & Betsch, T. (2011). The influence of narrative vs. statistical information on perceiving vaccination risks. *Medical Decision Making,* 31, 742–753.

Braich, P. S., Almeida, D. R., Hollands, S. & Coleman, M. T. (2011). Effects of pictograms in educating 3 distinct low-literacy populations on the use of postoperative cataract medication. *Canadian Journal of Ophthalmology,* 46, 276–281.

Bundesinstitut für Arzneimittel und Medizinprodukte (2013). *Wie sollen die Häufigkeiten für Nebenwirkungen in der Produktinformation angegeben werden?* Abgerufen von: http://www.bfarm.de/SharedDocs/FAQs/DE/Arzneimittel/pal/ja-ampal-faq.html (14.05.2014).

Bunge, M., Mühlhauser, I. & Steckelberg, A. (2010). What constitutes evidence-based patient information? Overview of discussed criteria. *Patient Education and Counseling,* 78, 316–328.

Charvet-Berard, A. I., Chopard, P. & Perneger, T. V. (2008). Measuring quality of patient information documents with an expanded EQIP scale. *Patient Education and Counseling,* 70, 407–411.

Dillard, A. J., Fagerlin, A., Dal Cin, S., Zikmund-Fisher, B. J. & Ubel, P. A. (2010). Narratives that address affective forecasting errors reduce perceived barriers to colorectal cancer screening. *Social Science & Medicine,* 71, 45–52.

DISCERN (2009). *DISCERN-Instrument und -Handbuch.* Abgerufen von: http://www.discern.de/ (14.05. 2014).

Covey, J. (2007). A meta-analysis of the effects of presenting treatment benefits in different formats. *Medical Decision Making,* 27, 638–654.

Craig, P., Dieppe, P., Macintyre, S., Michie, S., Nazareth, I. & Petticrew, M. (2008). Developing and evaluating complex interventions: the new Medical Research Council guidance. *British Medical Journal,* 337, a1655.

Deutsches Netzwerk Evidenzbasierte Medizin e. V. (2012). *Stellungnahme des Deutschen Netzwerks Evidenzbasierte Medizin (DNEbM) e. V. zum «Entwurf eines Gesetzes zur Verbesserung der Rechte von Patientinnen und Patienten (Patientenrechtegesetz)».* Abgerufen von: http://www.ebm-netzwerk.de/pdf/stellungnahmen/stellungnahme-patrg-120308.pdf (14.05.2014).

Elwyn, G., O'Connor, A., Stacey, D., Volk, R., Edwards, A., Coulter ... International Patient Decision Aids Standards (IPDAS) Collaboration. (2006). International patient decision aids standards (IPDAS) collaboration. Developing a quality criteria framework for patient decision aids: Online international delphi consensus process. *British Medical Journal,* 333, 417.

Elwyn, G., O'Connor, A. M., Bennett, C., Newcombe, R. G., Politi, M., Durand, M. A. ... Edwards, A. (2009). Assessing the quality of decision support technologies using the International Patient Decision Aid Standards instrument (IPDASi). *PLoS One,* 4, e4705.

Europäische Union (2013). *Klar und deutlich schreiben* (deutsche Fassung des Leitfadens). Abgerufen von: http://ec.europa.eu/translation/german/german_en.htm (14.05.2014).

European Commission (1998). *A guideline on the readability of the label and package leaflet of medicinal products for human use.* European Commission, Directorate-General III.

European Medicines Agency (2009, June 23). *Information on benefit-risk of medicines: patients', consumers' and health-care professionals' expectations.* EMEA/40926/20. Abgerufen von: http://www.ema.europa.eu/docs/en_GB/document_library/Other/2009/12/WC500018433.pdf (14.05.2014).

Fagerlin, A., Dillard, A. J., Smith, D. M., Zikmund-Fisher, B. J., Pitsch, R., McClure, J. B. ... Ubel P. A. (2011). Women's interest in taking tamoxifen and raloxifene for breast cancer prevention: Response to a tailored decision aid. *Breast Cancer Research and Treatment,* 127, 681–688.

Feldman-Stewart, D., Brennenstuhl, S., McIssac, K., Austoker, J., Charvet, A., Hewitson, P., Sepucha, K. R. & Whelan, T. (2007). A systematic review of information in decision aids. *Health Expectations,* 10, 46–61.

Felix Burda Stiftung (2014). *Darmkrebs.* Abgerufen von: http://www.felix-burda-stiftung.de/darmkrebs/index.php? (14.05.2014).

General Medical Council (1998, November). *Seeking patients' consent: The ethical considerations.* Abgerufen von: http://www.gmc-uk.org/Seeking_patients_consent_The_ethical_considerations.pdf_25417085.pdf (14.05.2014).

General Medical Council (2008, June 02). *Consent: patients and doctors making decisions together.* Abgerufen von: http://www.gmc-uk.org/static/documents/content/Consent_-_English_0414.pdf (15.05.2014).

Gerlach, A. (2012). *Spezialisierte Pflegefachpersonen zur Unterstützung informierter partizipativer Entscheidungsfindung in der Onkologie (SPUPEO).* Abgerufen von: http://www.chemie.uni-hamburg.de/igtw/Gesundheit/projekte/spupeo.html (14.05.2014).

Gigerenzer, G. & Wegwarth, O. (2013). Five year survival rates can mislead. *British Medical Journal*, 346, f548.

GRADE (2014). *The Grading of Recommendations Assessment, Development and Evaluation (GRADE) Working Group.* Abgerufen von: http://www.gradeworkinggroup.org/ (14.05.2014).

Hamann, J., Neuner, B., Kasper, J., Vodermaier, A., Loh, A., Deinzer, A., ... Härter, M. (2007). Participation preferences of patients with acute and chronic conditions. *Health Expectations*, 10, 358–363.

Heesen, C. (2012). *Pflegerische Entscheidungsbegleitung für Menschen mit Multipler Sklerose (MS) – Nurse-led Immunotherapy DEcision Coaching In persons with relapsing-remitting Multiple Sclerosis (DECIMS).* Abgerufen von: http://www.chemie.uni-hamburg.de/igtw/Gesundheit/projekte/decims.html (14.05.2014).

Heesen, C., Köpke, S. & Fischer, K. (2009). *Diagnose, Prognose und Frühtherapie der Multiplen Sklerose.* Abgerufen von: http://www.chemie.uni-hamburg.de/igtw/Gesundheit/images/pdf/Fruehtherapie_der_MS.pdf (15.05.2014).

Higgins, J. P. T., Altman, D. G. & Sterne, J. A. C. (2011). Chapter 8: Assessing risk of bias in included studies. In J. P. T. Higgins & S. Green (Hrsg.), *Cochrane handbook for systematic reviews of interventions.* Version 5.1.0. Abgerufen von: www.cochrane-handbook.org (14.05.2014).

Hoffmann, T. & Worrall, L. (2004). Designing effective written health education materials: Considerations for health professionals. *Disability and Rehabilitation*, 26, 1166–1173.

Health on the Net (HON) (2013). HONcode. Abgerufen von: http://www.hon.ch/HONcode/ (14.05.2014).

Kasper, J., Köpke, S., Mühlhauser, I., Nübling, M. & Heesen, C. (2008). Informed shared decision making about immunotherapy for patients with mutiple sclerosis (ISDIMS): A randomised controlled trial. *European Journal of Neurology*, 15, 1345–1352.

Keidan, J. (2007). Sucked into the Herceptin maelstrom. *British Medical Journal*, 334, 18.

Khangura, S., Bennett, C., Stacey, D. & O'Connor A. M. (2008). Personal stories in publicly available patient decision aids. *Patient Education and Counseling*, 73, 456–464.

Koch, K. & Mühlhauser, I. (2008, Juni 06). *Kriterien zur Erstellung von Patienteninformationen zu Krebsfrüherkennungen. Stellungnahme des Fachbereichs Patienteninformation des Deutschen Netzwerkes für Evidenzbasierte Medizin.* Abgerufen von: http://www.ebm-netzwerk.de/was-wir-tun/fachbereiche/patienteninformation/stellungnahme_dnebm_080630 (14.05.2014).

Klemperer, D., Lang, B., Koch, K., Bastian, H., Bunsmann, F., Burkhardt, M. ... Steckelberg, A. (2010). Gute Praxis Gesundheitsinformation. *Zeitschrift für Evidenz, Fortbildung und Qualität im Gesundheitswesen*, 104, 66–68.

Köpke, S., Berger, B., Steckelberg, A. & Meyer, G. (2005). In Deutschland gebräuchliche Bewertungsinstrumente für Patienteninformationen – Eine kritische Analyse. *Zeitschrift für ärztliche Fortbildung und Qualität im Gesundheitswesen*, 99, 353–357.

Leitlinie Gesundheitsinformation (2014). Abgerufen von: www.leitlinie-gesundheitsinformation.de (14.05.2014).

Lenz, M. (2011). *Diabetes und Herzinfarkt-Entwicklung und Evaluation eines Programms zur evidenzbasierten informierten und geteilten Entscheidungsfindung zur Herzinfarktprävention bei Typ 2 Diabetes.* Abgerufen von: http://www.chemie.uni-hamburg.de/igtw/Gesundheit/projekte/diabetesundherzinfarkt.html (14.05.2014).

Lenz, M., Buhse, S., Kasper, J., Kupfer, R., Richter, T. & Mühlhauser, I. (2012). Decision Aids – Entscheidungshilfen für Patienten. *Deutsches Ärzteblatt*, 109, 401–408.

Mansoor, L. E. & Dowse, R. (2003). Effect of pictograms on readability of patient information materials. *Annals of Pharmacotherapy*, 37, 1003–1009.

Marteau, T., Dormandy, E. & Michi, S. (2001). A measure of informed choice. *Health Expectation*, 4, 99–108.

MedlinePlus/National Institutes of Health (2013). *How to write easy-to-read health materials.* Abgerufen von: http://www.nlm.nih.gov/medlineplus/etr.html (14.05.2014).

Moult, B., Franck, L. S. & Brady, H. (2004). Ensuring quality information for patients: Development and preliminary validation of a new instrument to improve the quality of written health care information. *Health Expectations* 7, 165–175.

Mühlhauser, I. & Lenz, M. (2008). Verbesserung der Therapieergebnisse durch Patientenwissen? *Zeitschrift für Evidenz, Fortbildung und Qualität im Gesundheitswesen*, 102, 223–230.

National Health Service (2010). *Patient information. Written information: General guidance.* Abgerufen von: http://www.nhsidentity.nhs.uk/tools-and-resources/patient-information/written-information%3A-general-guidance (14.05.2014).

Oberlandesgericht Hamm- Pressestelle (2013, Oktober 08). *Darmperforation nach einer Koloskopie – 220 000,– € Schmerzensgeld* [Pressemitteilung]. Abgerufen von: http://www.jm.nrw.de/JM/Presse/presse_weitere/PresseOLGs/archiv/2013_02_Archiv/08_10_2013/index.php (14.05.2014).

Onmeda (2014). *HPV-Impfung (Gebärmutterhalskrebs-Impfung).* Abgerufen von: http://www.onmeda.de/impfungen/hpv_impfung.html (14.05.2014).

Perry, N., Broeders, M., de Wolf, C., Törnberg, S., Holland, R. & von Karsa, L. (Hrsg.). (2006). *European guidelines for quality assurance in breast cancer screen-*

ing and diagnosis. Fourth Edition. Abgerufen von: http://ec.europa.eu/health/archive/ph_projects/2002/cancer/fp_cancer_2002 ext_guid_01.pdf (14.05.2014).

Roundtable on Health Literacy (2008). Board on population health and public health practice, Institute of Medicine. In L. M. Hernandez (Hrsg.), *Standardizing medication labels: Confusing patients less. Workshop summary.* Washington DC: National Academies Press.

Sackett, D. L., Rosenberg, W. M., Gray, J. A., Haynes, R. B. & Richardson, W. S. (1997). Was ist Evidenzbasierte Medizin und was nicht? *Münchner Medizinische Wochenschrift,* 139, 644–645.

Segnan, N., Patnick, J. & von Karsa, L. (Hrsg.). (2010). *European guidelines for quality assurance in colorectal cancer screening and diagnosis.* Luxembourg: Publications Office of the European Union.

Shaffer, V. A. & Zikmund-Fisher, B. J. (2012). All stories are not alike: A purpose-, content-, and valence-based taxonomy of patient narratives in decision aids. *Medical Decision Making,* 33, 4–13.

Stableford, S. & Mettger, W. (2007). Plain language: A strategic response to the health literacy challenge. *Journal of Public Health Policy,* 28, 71–93.

Steckelberg, A., Hülfenhaus, C., Haastert, B. & Mühlhauser, I. (2011). Effect of evidence-based risk information on «informed choice» in colorectal cancer screening: A randomised controlled trial. *British Medical Journal,* 342, d3193.

Steckelberg, A. & Mühlhauser. I. (2011). *Darmkrebs – Früherkennung.* Abgerufen von: http://www.gesundheit.uni-hamburg.de/upload/NeueDarmkrebsbroschuere2011.pdf (14.05.2014).

Sydney Health Decision Group and Screening and Test Evaluation Program (STEP) (2006). *Making decisions: Should I have a screening test for bowel cancer.* Abgerufen von: http://www.cancerscreeningdecision.org/index.cfm (14.05.2014).

Tenter B. (2006). *Gesundheitswesen: Behandlungsleitlinien und wissenschaftliche Studien.* Deutscher Bundestag, Petitionsausschuss, eingereicht Montag, 2. Oktober 2006.

Trevena, L. J., Irwig, L. & Barratt A. (2008). Randomized trial of a self-administered decision aid for colorectal cancer screening. *Journal of Medical Screening,* 15, 76–82.

Wegwarth, O., Schwartz, L. M., Woloshins, S., Gaissmaier, W. & Gigerenzer, G. (2012). Do physicians understand cancer screening statistics? A national survey of primary care physicians in the United States. *Annals of Internal Medicine,* 156, 340–349.

Winterbottom, A., Bekker, H. L., Conner, M. & Mooney, A. (2008). Does narrative information bias individual's decision making? A systematic review. *Social Science & Medicine,* 67, 2079–2088.

Ziegler, A., Hadlak, A., Mehlbeer, S. & König, I. R. (2013). Verständlichkeit von Nebenwirkungsrisiken im Beipackzettel. Eine Umfrage unter Ärzten, Apothekern und Juristen. *Deutsches Ärzteblatt International,* 110, 669–673.

10. Kritische Gesundheitsbildung und Patientenkompetenz

Anke Steckelberg und Martina Albrecht

Bürgerinnen und Bürger wollen sowohl an Entscheidungsprozessen, die die individuelle Gesundheit oder Krankheit betreffen, als auch an Entscheidungen auf der Makro-Ebene beteiligt werden. Dieses kann nur gelingen, wenn eine adäquate kritische Gesundheitsbildung vorhanden ist. National und international liegen zahlreiche Konzepte für den Erwerb kritischer Gesundheitsbildung für unterschiedliche Zielgruppen vor.

Vision 2030 – die mündige Bürgerin

Ärztin: «Nehmen Sie an der Früherkennung auf Skeptizismus teil?»

Bürgerin: «Ich habe die evidenzbasierte Information zur Früherkennung auf Skeptizismus gelesen. Die Testgüte ist ziemlich gut. Der Test erkennt 90 von 100 Personen mit der Erkrankung. In meiner Altersgruppe erhalten mit Früherkennung 25 von 1000 Frauen in den nächsten zehn Jahren die Diagnose. Im Vergleich dazu werden 20 von 1000 Frauen, die nicht an der Früherkennung teilnehmen, die Diagnose bekommen. Mit der Teilnahme an der Früherkennung alle zwei Jahre über zehn Jahre wird eine Frau einen Nutzen haben, weil sie nicht an der Erkrankung verstirbt. Deshalb werde ich ...»

Illiteralität

Illiteralität, bezogen auf den Gesundheitsbereich, ist ein verbreitetes Problem. Studien haben gezeigt, dass auch Akademikerinnen und Akademiker (darunter auch Ärzte, Apotheker, Sozialarbeiter und Lehrer) häufig nicht über Gesundheitskompetenz (*Health Literacy*) verfügen und deshalb auch nicht als Multiplikatoren die Bürgerinnen und Bürger mit korrekten Informationen versorgen können (Alte, Weitschies & Ritter, 2007; Gigerenzer & Wegwarth, 2013; Wegwarth et al., 2012; Wegwarth & Gigerenzer, 2011; Welch et al., 2007). Vor dem Hintergrund verwundert es nicht, dass auch Laien überfordert sind.

Zahlreiche Studien haben belegt, dass Laien Gesundheitsinformationen nicht verstehen (Covey, 2007). Gigerenzer et al. (2008) haben Bürgerinnen in Deutschland die folgende Frage gestellt: «Brustkrebsfrüherkennung mit Mammografie vermindert das Risiko, an Brustkrebs zu versterben um 25%. Angenommen, 1000 Frauen ab 40 Jahren nehmen regelmäßig an der Früherkennung teil. Wie viele Frauen würden weniger an Brustkrebs versterben?»

Die Frauen wurden gebeten, eine Zahl anzugeben. Die häufigste Schätzung war 500 von 1000 Frauen. Die Ergebnisse zeigen, dass die Frauen die Effekte der Früherkennung um ein Vielfaches überschätzten. Die korrekte Antwort wäre 1 von 1000 Frauen gewesen (Gigerenzer et al., 2008). Kritische Gesundheitsbildung ist weitestgehend unabhängig vom Bildungshintergrund. Weder Professionelle noch die Bürgerinnen und Bürger sind ausreichend «gesundheits-literat», um an Entscheidungsprozessen zu Gesundheitsfragen partizipieren zu können, weder auf der Mikro-Ebene noch auf der Makro-Ebene des Gesundheitssystems. Niedrige Gesundheitskompetenz ist zudem assoziiert mit schlechteren Behandlungserfolgen (Berkman et al., 2011). International wird die Verbesserung der Gesundheitskompetenz schon sehr lange als Herausforderung für das 21. Jahrhundert diskutiert (Nutbeam, 2000).

Vom Paternalismus zur informierten Entscheidung

Der Paradigmenwechsel vom Paternalismus zur informierten Entscheidung wurde durch die Einführung der evidenzbasierten Medizin (EbM) unterstützt. Informierte Entscheidungen setzen voraus, dass über alle möglichen Optionen informiert wird, diese von Patientinnen und Patienten sowie von Bürgerinnen und Bürgern verstanden wurden, und zudem das Verhalten kongruent zur Einstellung ist (Marteau, Dormandy & Michi, 2001). Im neuen Paradigma wird sowohl seitens der Patienten als auch vom Gesundheitssystem eine aktive Patientenrolle gefordert (Coulter, 2002; Miron-Shatz et al., 2013). Patienten und Verbraucher sind bereits in Ethikkommissionen und Gremien der Selbstverwaltung wie dem Gemeinsamen Bundesausschuss vertreten. Sie werden in die Entwicklung von Health-Technology-Assessment-Berichten, Gesundheitsinformationen und in die Leitlinienentwicklung einbezogen (Gemeinsamer Bundesausschuss, 2014; ÄZQ, 2008).

Informierte und Partizipative Entscheidungsfindung (*Informed* und *Shared Decision-Making*) setzt Kompetenzen bei beiden Partnern – den Professionellen und den Patienten – voraus. Eine bedeutsame Barriere ist die geringe Gesundheitsbildung bei Professionellen und Patienten (Mühlhauser, Kasper & Meyer, 2006; Gaissmaier & Gigerenzer, 2008; Gigerenzer et al., 2008).

Die Forderungen nach Gesundheitsbildung und einem angemessenen Wissenschaftsverständnis haben die Medien dazu angeregt, relevante Gesundheitsthemen aufzugreifen. In Zeitungen und Zeitschriften, Fernsehen und dem Internet sind Gesundheitsthemen fester Bestandteil. Allerdings ist die Aufarbeitung der Gesundheitsthemen immer noch sehr traditionell ausgerichtet. Physiologie, Symptome und Behandlungsvorschläge stehen im Vordergrund. Die Ansprache der Bürgerinnen und Bürger mit Kampagnen zielt auf Compliance und nicht auf informierte Entscheidungen.

Gesundheitsbildung: Das Konzept

Sowohl der Forschungsbereich klinische Versorgung als auch der Bereich Public Health und Gesundheitsförderung haben das Konzept Gesundheitsbildung adressiert (Nutbeam, 2008). In der klinischen Versorgung umfasst Gesundheitsbildung die individuellen Fähigkeiten der Patientinnen und Patienten. Unzureichende Gesundheitsbildung stellt einen Risikofaktor dar und soll daher im Kontext der Versorgung adressiert werden. Im Bereich Public Health und Gesundheitsförderung wird dagegen die Gesundheitsbildung als ein Ergebnisparameter zur Evaluation von Bildungsprozessen angesehen. Damit ist dieses Konzept sehr viel breiter, gleichzeitig aber auch weniger systematisch empirisch untersucht (Nutbeam, 2008).

Eine einheitliche Übersetzung des englischen Terminus *Health Literacy* findet sich nicht. Im deutschen Sprachgebrauch haben sich die Begriffe Gesundheitsmündigkeit, Gesundheitskompetenz und Gesundheitsbildung durchgesetzt. Zunächst wurde die Bezeichnung überwiegend für Programme der Gesundheitserziehung genutzt, die insbesondere auf die Verbesserung der Compliance abzielten. Ein gesundheitsgebildeter Bürger verfügt über Wissen, Fähigkeiten und Selbstvertrauen, die eigene Gesundheit im täglichen Leben zu fördern und aktiv die Determinanten von Gesundheit positiv mitzugestalten – sowohl im privaten als auch im sozialen und kulturellen Umfeld, im Gesundheitssystem und innerhalb der Gesellschaft. Health Literacy umfasst drei Ebenen, die aufeinander aufbauen. **Abbildung 10-1** fasst die drei Ebenen zusammen: *Funktionale, interaktive* und *kritische Health Literacy* (nach Kickbusch, 2004; Nutbeam, 2000).

Weitere Definitionen und Modelle liegen vor: Sørensen et al. (2012) identifizierten in einem Review 17 Definitionen und 12 Konzepte. Nur wenige dieser Konzepte wurden jedoch empirisch überprüft. Die Autoren schlagen ein integratives Modell von *Health Literacy* vor.

Nur wenige Modelle haben den Aspekt der kritischen Gesundheitsbildung integriert. Zudem sind die Modelle teilweise noch im Paradigma des

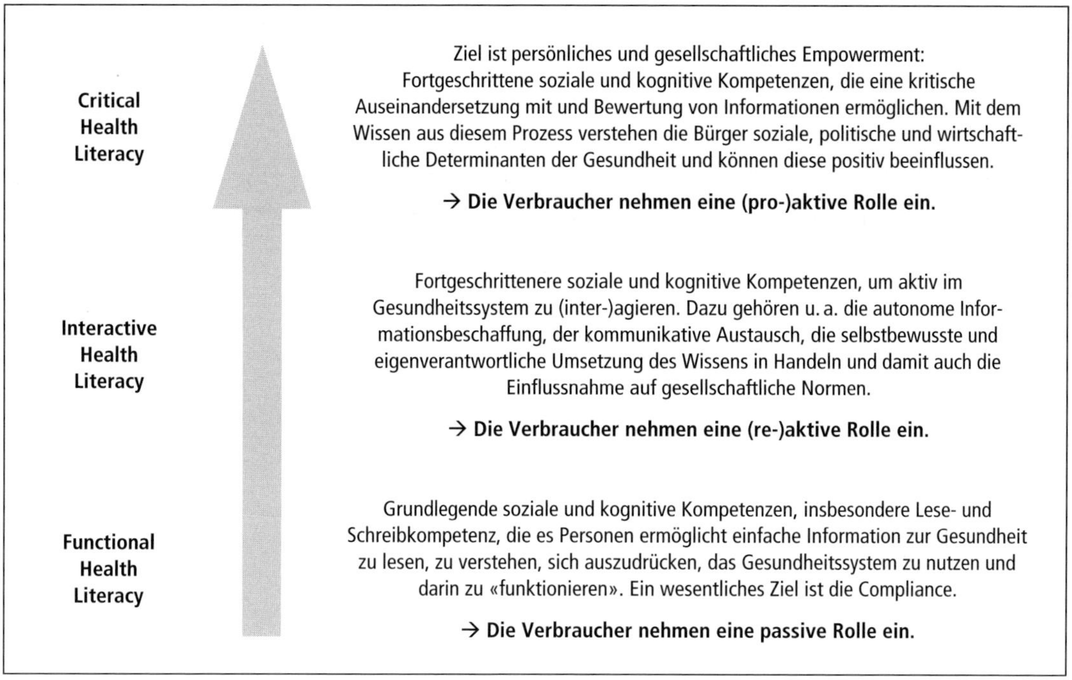

Abbildung 10-1: Ebenen der Health Literacy (nach Kickbusch, 2004; Nutbeam, 2000)

Paternalismus verankert. Ein Modell, welches aus dem Paradigma des *Informed Decision-Making* hervorgegangen ist, schließt die Methoden der EbM mit ein (Steckelberg, Hülfenhaus, Kasper & Mühlhauser, 2009).

Instrumente zur Messung von Gesundheitskompetenz

Für die Messung von Gesundheitskompetenz stehen eine Vielzahl zum Teil auch validierte Instrumente zur Verfügung, wenige sind generisch. Insbesondere wurden Tests für die Erhebung der *funktionalen Health Literacy* entwickelt. Für die Messung dieser Kompetenz stehen das REALM (*Rapid Estimate of Adult Literacy in Medicine)* (Davis et al., 1993) und das TOFLA-Instrument (*Test of Functional Health Literacy in Adults*) (Parker et al., 1995) im Vordergrund. Die Instrumente REALM und TOFLA repräsentieren zwei grundsätzlich unterschiedliche Verfahren der Operationalisierung von *funktionaler Health Literacy*. Das TOFLA-Instrument misst die Fähigkeit, häufig genutzte Formulierungen, mit denen Patientinnen und Patienten im Gesundheitssystem konfrontiert werden, lesen und verstehen zu können (siehe **Tabelle 10-1**). Das Instrument umfasst 50 Items zum Leseverständnis, 17 Items zum Zahlenverständnis. Die Überprüfung erfolgt unter anderem in Form von Lückentests (Parker et al., 1995). In der Validierungsstudie zeigte das TOFLA-Instrument eine sowohl für die interne Konsistenz als auch für die Test-Retest Reliabilität exzellente Werte (0,98 und 0,92 respektive). Allerdings konnten lediglich 52 % der Studienteilnehmerinnen und -teilnehmer mindestens 80 % der Fragen korrekt beantworten (Parker et al., 1995). Das TOFLA-Instrument gilt daher als geeignet, Personen mit inadäquater *funktionaler Health Literacy* zu identifizieren. Die Überprüfung dauert etwa 20 Minuten. Eine Kurz-

Tabelle 10-1: Beispielitems des S-TOFLA Instruments (Baker et al., 1999)

Leseverständnis	The X-ray will ______ from 1 to 3 a. take b. view c. talk d. look	______ to do. a. beds b. brains c. hours d. diets
Zahlenverständnis	Normal blood sugar is 60–150. Your blood sugar today is 160. ORAL QUESTION: If this was your score, would your blood sugar be normal today? CORRECT ANSWER: „No"	

form des TOFLA (S-TOFLA) steht auch in deutscher Sprache zur Verfügung (Connor, Mantwill & Schulz, 2013). Die Kurzform der deutschen Version zeigt eine gute interne Konsistenz für das Leseverständnis (36 Items; Cronbach's α 0,73), jedoch nicht für das Zahlenverständnis (4 Items; Cronbach's α 0,33). Die Überprüfung kann in 12 Minuten und weniger erfolgen. In der Validierungsstudie der deutschen Kurzform zeigten 94 % der Teilnehmerinnen und Teilnehmer adäquate *funktionale Health Literacy* (23–36 korrekte Antworten) (Connor, Mantwill & Schulz, 2013).

Das REALM-Instrument misst dagegen die Fähigkeit medizinische Begriffe lesen und dabei korrekt betonen zu können (Davis et al., 1993). Für REALM steht eine Kurzversion für Jugendliche zur Verfügung (siehe **Tabelle 10-2**). Das Instrument weist eine Test-Retest Reliabilität von 0,99 auf.

Instrumente, die *kommunikative* und *kritische Health Literacy* messen, wurden erst in den letzten Jahren entwickelt, zum Beispiel die *Communicative and Critical Health Literacy Scale* (C & C HL Scale; Ishikawa et al., 2008; Wångdahl & Mårtensson, 2014). Das Instrument umfasst 5 Items. Es erfolgt eine Selbsteinschätzung der Testpersonen. Auch der *European Health Literacy Survey Questionnaire* (HLS-EU-Q), welcher 47 Items umfasst und in sieben Sprachen zur Verfügung steht, fragt ausschließlich nach der Selbsteinschätzung der Testpersonen. Der Itementwicklung liegt eine Matrix mit den drei Domänen Gesundheitswesen, Prävention und Gesundheitsförderung sowie den vier Prozessstufen Aufsuchen, Verstehen, Bewerten und Anwenden von Gesundheitsinformationen zugrunde. Die Vierer-Skala umfasst «very difficult», «difficult», «easy» und «very easy» (Sørensen et al., 2013).

Dieses methodische Vorgehen stellt eine erhebliche Limitierung dar. Anhand von drei Beispielen in **Tabelle 10-3** soll diese Limitierung illustriert werden. Wenn die Testperson die Frage mit «very easy» beantwortet, wird diese Antwort als positiv gewertet. Ein Bürger, der verstanden hat, welche Information er für eine informierte Entscheidung bräuchte, würde konsequenterweise «very difficult» ankreuzen und damit negativ ausgewertet werden.

Diese Instrumente sind in ihrer Aussagekraft damit sehr stark limitiert, die Daten dementsprechend nicht interpretierbar. Zudem lassen einzelne Items die Verankerung des HLS-EU-Q im Paradigma des Paternalismus erkennen. Dieses soll am Beispiel der Frage «[...] understand why you need health screenings?» erläutert werden.

Screeninguntersuchungen sind ein gutes Beispiel für informierte Entscheidungen, das heißt, die Bürgerin oder der Bürger soll Nutzen und Schaden der Screeninguntersuchung verstanden haben und sich passend zu ihrer oder seiner persönlichen Einstellung für oder gegen die Teilnahme an der Screeninguntersuchung entscheiden. Die Frage impliziert jedoch, dass der Bürger Screeninguntersuchungen braucht und steht daher im Widerspruch zum Ziel kritischer Gesundheitsbildung.

Die Messung *kritischer Gesundheitskompetenz (Critical Health Literacy)* stellt nach wie vor eine Herausforderung dar. Das Konzept der *kritischen Gesundheitskompetenz,* welches dem Paradigma des *Informed Decision-Making* zuzuordnen ist und die Methoden der EbM inkludiert, wurde bisher nur im *Critical Health Competence Test* (CHC Test) operationalisiert (Steckelberg, Hülfenhaus,

Tabelle 10-2: Beispielitems des REALM-TeenInstruments (Davis et al., 2006)

Worterkennung	disease, emergency, asthma, complication, hepatitis, obesity, nausea, fatigue

Tabelle 10-3: Beispielitems des HLS-EU-Q (Sørensen et al., 2013)

Item	Bewertung
On a scale from very easy to very difficult, how easy would you say it is to ...	Die ausgewählten Items würden bei der Antwortoption «very easy» eine gute *Health Literacy* bescheinigen. Das Gegenteil könnte jedoch der Fall sein.
1. find information about vaccinations and health screenings that you should have?	1. Ein Bürger, der verstanden hat, dass kaum evidenzbasierte Informationen verfügbar sind, würde «very difficult» wählen.
2. understand why you need health screenings?	2. Ein Bürger, der verstanden hat, dass diverse Screeningmethoden entweder keinen oder einen sehr geringen Nutzen haben, würde «very difficult» wählen.
3. understand the leaflets that come with your medicine?	3. Ein Bürger, der verstanden hat, dass die Beipackzettel die Nebenwirkungen missverständlich darstellen, weil ohne die Angabe der Nebenwirkungen einer Vergleichsgruppe die Wahrscheinlichkeit für Nebenwirkungen nicht abschätzbar ist, würde «very difficult» wählen.
	In allen drei Beispielen würde der Bürger eine niedrige Health Literacy bescheinigt bekommen, obwohl er das jeweilige Problem verstanden hat.

Kasper, Rost & Mühlhauser, 2009). Die Fragenentwicklung des CHC-Tests basiert auf einem 4×4-Facetten-Design. Die erste Facette umfasst vier Themenbereiche, die zuvor als relevante Themen der Zielgruppe identifiziert worden waren. Vier Kompetenzbereiche repräsentieren die zugrundegelegte theoretische Struktur des *Critical-Health-Literacy*-Konstrukts. Die Kategorien sind: Verstehen medizinischer Konzepte, Fertigkeiten der Literaturrecherche, Basiskenntnisse der Statistik und Designs experimenteller Forschung. Das Instrument umfasst vier verschiedene Szenarien, die auch einzeln eingesetzt werden können. Die Reliabilität des Instruments beträgt 0,91, und ist damit als exzellent zu bewerten.

Kompetenztrainings für Laien und Gesundheitsfachberufe

Edukation gilt als ein geeignetes Instrument zur Verbesserung der Gesundheitsbildung (Mogford, Gould & Devoght, 2011). EbM-Curricula sind seit Jahren Bestandteil diverser Studiengänge und Ausbildungen. Im Folgenden werden nationale und internationale Kompetenztrainings vorgestellt, die auf eine Verbesserung der *kritischen Gesundheitskompetenz* von Laien und Angehörigen von Gesundheitsfachberufen zielen.

Zielgruppe: Laien

Das Projekt «Leadership, Education, and Advocacy Development» (LEAD) der National Breast Cancer Coalition der USA gilt als Vorreiter der Kompetenztrainings für Patientinnen. Es wurde ein spezifisches Wissenschaftstraining für Brustkrebs-Aktivistinnen entwickelt, das die Absolventinnen befähigt, einflussreiche Positionen in staatlichen Gremien, Universitäten, Kliniken und der Industrie einzunehmen (Dickersin et al., 2001).

Anknüpfend an das LEAD-Projekt wurde in Deutschland 2002 erstmalig im Rahmen eines Forschungsprojektes ein generisches, einwöchiges EbM-Kompetenztraining für Patienten- und Verbrauchervertreterinnen und -vertreter entwickelt (Berger et al., 2010). Ziel des Trainings war der Erwerb grundlegender Kenntnisse und Kompetenzen in den Methoden der EbM, wie die Formulierung von Fragestellungen, systematische Literaturrecherchen und die kritische Bewertung der Originalliteratur. Das Kompetenztraining wurde anhand der Endpunkte EbM-Kompetenz, Erreichen individueller Lernziele sowie Anwendung der erlernten Fertigkeiten nach Kursende evaluiert. Das Kompetenztraining zeigte sich als machbar und wurde gut angenommen. Ebenso wie es für Studienanfängerinnen und -anfänger der Universität Hamburg nachzuweisen war, die im Rahmen ihres Studiums der Gesundheitswissenschaften ähnliche Inhalte absolvierten, gab es Hinweise, dass das einwöchige Curriculum die EbM Kompetenzen verbessern kann. Die Teilnehmerinnen und Teilnehmer erreichten im Kompetenztest vergleichbar hohe Werte wie die Vergleichsgruppe der Studierenden (MW 14,7 ± 3,0 vs. 14,4 ± 3,3 von insgesamt 19,5 Punkten; Berger et al., 2010).

Weitere Angebote werden von der Techniker Krankenkasse für Versicherte und der AOK für Mitglieder der Selbsthilfe zur Verfügung gestellt (Techniker Krankenkasse, 2014; AOK, 2011). Diese Angebote zielen insbesondere auf die Befähigung, Gesundheitsinformationen kritisch bewerten zu können und sollen die Voraussetzungen für Partizipation und informierte Entscheidung schaffen.

Das Grazer Frauengesundheitszentrum in Österreich bietet die Fortbildung «Wissen macht stark und gesund» zur Stärkung der *kritischen Gesundheitskompetenz* an, welche sich an dem Hamburger Verbrauchertraining von Berger et al. (2013) orientiert. In einem ebenfalls fünftägigen Kompetenztraining werden die Teilnehmerinnen und Teilnehmer befähigt, gesundheitsrelevante Informationen zu verstehen und zu hinterfragen. Grundlage dafür ist, dass die Teilnehmerinnen und Teilnehmer lernen, Informationen zu finden, diese kritisch hinsichtlich ihrer Qualität zu bewerten und im Rahmen des *Shared Decision-Making* zu kommunizieren. Diese Fortbildung richtet sich an Patientenvertreter und -berater, an Akteure im Gesundheitswesen (die Patientenbeteiligung fördern), an Personen aus nicht-medizinischen Gesundheitsberufen und an interessierte Bürgerinnen und Bürger, Patientinnen und Patienten. Im *Critical Health Competence Test* erreichten die Teilnehmerinnen und Teilnehmer signifikant höhere mittlere Personenparameter von 463 ± 111 (Pretest) und 547 ± 135 (Posttest) p < 0,001 (Berger et al., 2013).

Das Deutsche Cochrane-Zentrum bietet diverse Methodenseminare an, unter anderem den Schwerpunkt «Systematische Literaturrecherche». Der Grundkurs richtet sich an Personen, die lernen möchten, in medizinischen Datenbanken nach Fachliteratur zu recherchieren. Von den Teilnehmerinnen und Teilnehmern werden keine Vorkenntnisse vorausgesetzt. Beim Aufbaukurs können alle Personen teilnehmen, die sich bereits mit der medizinischen Literaturrecherche befasst haben, die Grundlagen beherrschen oder sich vertieft mit dem Thema beschäftigt haben. Auch das dreitägige Angebot «Systematische Übersichtsarbeiten in der Medizin – Grundkurse in evidenzbasierter Medizin», welches sich insbesondere an Nutzerinnen und Nutzer sowie Erstellerinnen und Ersteller von systematischen Übersichtsarbeiten richtet, kann auch von Interessierten besucht werden. Voraussetzung für die Teilnahme an dem Kurs ist das Leseverständnis englischsprachiger Literatur. Es liegen keine Hinweise auf eine Evaluation der Kurse vor (Cochrane-Zentrum Freiburg, 2014).

Das Curriculum «ebm@school» richtet sich an Schülerinnen und Schüler der elften und zwölften Jahrgänge an Gesamtschulen, Fachgymnasien und Gymnasien. Innerhalb dieses Projektes werden sechs Kursmodule im Umfang von insgesamt 20 Schulstunden angeboten. Das Curriculum zielt auf die Verbesserung der *kritischen Gesundheitskompetenz*. Die Schülerinnen und Schüler lernen unterschiedliche Erkenntniswege der Medizin und Gesundheitswissenschaften im Hinblick auf die daraus resultierende Qualität der Evidenz zu beurteilen, eigenständig Literaturrecherchen durchzuführen, Testgüte diagnostischer Tests und Gesundheitsinformationen zu bewerten. Bisherige Evaluationen zeigen relevante Kompetenzsteigerungen. Schülerinnen und Schüler, die am Kompetenztraining teilnahmen, erreichten höhere Personenparameter (± SD) im Vergleich zu Teilnehmern in der Vergleichsgruppe ohne Kompetenztraining (597 ± 7,9 vs. 483 ± 94, p < 0,01). Langzeiterhebungen stehen bislang noch aus

(Steckelberg, Hülfenhaus, Kasper & Mühlhauser, 2009). Die Implementierung könnte langfristig über Lehrerinnen und Lehrer, die in «Train-The-Trainer Kursen» (TTT) geschult werden, erfolgen. Erste TTT-Kurse wurden pilotiert (Bock, 2010).

Zielgruppe: Lehrerinnen und Lehrer für Gesundheitsfachberufe

Die Ausbildung der Lehrerinnen und Lehrer der Fachrichtung Gesundheit für die staatlichen Berufsschulen erfolgt nur an wenigen Universitäten in Deutschland. An der Universität Hamburg sind die Methoden der evidenzbasierten Medizin zur Förderung der *kritischen Gesundheitsbildung* seit Mitte der 1990er-Jahre fest integriert. Mit der Einführung des Bachelor- und Mastersystems wurde ein neues Curriculum entwickelt, das Kernelement des Curriculums ist aber weiterhin die systematische Fundierung nach den Methoden der evidenzbasierten Medizin. Der Bachelor-Teilstudiengang weist zudem den Schwerpunkt Patientenschulung und Beratung auf. Die Einführung des Curriculums wurde prospektiv im Hinblick auf den Erwerb kritischer Gesundheitskompetenz anhand des CHC-Tests evaluiert. Für zwei Kohorten der Bachelorphase liegen die Daten des Vorher- und Nachher-Tests vor. Die Spanne der Personenparameter betrug für die beiden Kohorten im Vortest 336–598 beziehungsweise 368–565 und im Nachtest 479–739 beziehungsweise 452–712. Der Unterschied von Vortest zu Nachtest ist statistisch signifikant ($p < 0{,}001$) und klinisch relevant (Steckelberg, 2013).

Zielgruppe: Gesundheitsfachberufe

Die systematische Übersichtsarbeit «Teaching critical appraisal skills in healthcare settings» (Horsley et al., 2011) gibt eine Übersicht über Angebote, die auf die Förderung von *Critical Appraisal Skills* abzielen. Zielgruppe waren Professionelle, die direkten Kontakt zu Patientinnen und Patienten haben. Gegenstand der Kursangebote war die Aneignung von Fähigkeiten zur kritischen Bewertung klinischer Studien und anderen Originalarbeiten. In allen drei einbezogenen randomisiert-kontrollierten Studien mit 272 Teilnehmerinnen und Teilnehmern wurden Verbesserungen der *Critical Appraisal Skills* berichtet. Für die Qualität des Versorgungsprozesses und die patientenrelevanten Endpunkte (Mortalität, Morbidität, Lebensqualität und Zufriedenheit) lagen keine Daten vor (Horsley et al., 2011).

In Deutschland werden insbesondere an den Universitäten Lübeck und Halle-Wittenberg Angebote bereitgestellt. Die Universität Lübeck bietet seit 1997 Grund-, Aufbau- und Vertiefungskurse für EbM an. Seit dem Jahre 2009 finden diese Veranstaltungen als einwöchige Kurse statt, die mit einem Vorbereitungstag beginnen. Anschließend erfolgt eine dreitägige Kernmodulphase, die mit einem Übungstag abschließt. Mit unterschiedlichen Methoden wie Vorlesungen, Seminaren, Kleingruppen und praktischen Übungen werden «aus alltäglichen klinischen Problemen empirisch beantwortbare präzise Fragen entwickelt, um die beste verfügbare ‹externe› Evidenz systematisch zu suchen und kritisch auf ihre Validität und Angemessenheit prüfen zu können» (Universität Lübeck, 2014). Das Angebot richtet sich neben Medizinern, Medizinstudierenden, Pharmazeuten, Psychologen und Gesundheitswissenschaftlern auch an andere medizinnahe Berufsgruppen. Evaluationen liegen nicht vor (Universität Lübeck, 2014).

Das German Center for Evidence-based Nursing (EbN) der Martin-Luther-Universität Halle-Wittenberg bietet vier verschiedene Kurse zur Vermittlung von EbN- und Evidence-based Practice-(EbP)-Kompetenzen an. Diese variieren bezüglich der Zielgruppen und der erforderlichen Vorkenntnisse. Die Zielgruppen sind Mitarbeiterinnen und Mitarbeiter verschiedener Gesundheitsfachberufe, die sich bei den Basiskursen in den pflegerischen/therapeutischen Bereich und in den medizinisch-technischen sowie diagnostischen Bereich unterteilen. Den Absolventinnen und Absolventen der Basiskurse sowie der Zielgruppe der Pädagoginnen und Pädagogen für Pflege- und Gesundheitsfachberufe stehen weiterführende Angebote zur Verfügung. Die Einheiten werden nach den didaktischen Konzepten der Problemorientierung und des selbstgesteuerten Lernens durchgeführt. In Kleingruppenarbeit erfolgt die Erarbeitung der einzelnen Themen. Eine Evaluation der Kurse liegt bislang nicht vor (German Center for Evidence-based Nursing, 2012).

Das Ärztliche Zentrum für Qualität in der Medizin bietet mit seinen Kooperationspartnern das Schulungsprogramm «Curriculum Patientenberatung» zur Förderung der Aus-, Fort- und Weiterbildungen von Personen, die in der Patientenberatung tätig sind, an. Die Zielgruppe besteht aus Personen verschiedener Berufsgruppen, die Patienten und Klienten sowohl mündlich, schriftlich als auch telefonisch zu Gesundheitsfragen beraten. Diese Zielgruppe soll mithilfe der Schulungsmodule befähigt werden, den Klienten und Patienten eine Beratung zu bieten, die sich am gegenwärtig besten wissenschaftlichen und verfügbaren Wissen für medizinische Entscheidungen orientiert sowie die individuellen Bedürfnisse und Wünsche der Klienten und Patienten berücksichtigt. Das Curriculum zielt auf eine Qualitätsverbesserung in der Beratung und die Erhöhung der Zufriedenheit der Patientenberater und Klienten. Das Schulungsprogramm umfasst folgende Kapitel: Ermittlung des Informationsbedarfs der Klienten, Suche nach interner und externer Evidenz, kritische Bewertung der gefundenen Informationen, informationsgestützte Kommunikation des Beraters mit dem Klienten und Informationen über Rechtsgrundlage für Patientenberater. Die Schulung wird in zwei Formaten angeboten (Zwei-Tages-Kurs, Ein-Tages-Kurs). Das Curriculum liegt in der zweiten überarbeiten Auflage vor (ÄZQ, 2004).

Ausblick

Um langfristig Bürgerinnen und Bürger zu befähigen, an Entscheidungsprozessen zu partizipieren, muss Gesundheitskompetenz als Voraussetzung sichergestellt werden. Diese Forderung stellt auch strukturell eine Herausforderung dar. Das Institute of Medicine in den USA fordert bereits seit Jahren die Einbeziehung von *Health Literacy* in die Curricula der Schulen und Kindergärten (Institute of Medicine, 2004). Auch in Deutschland wurde diese Forderung erhoben (Miron-Shatz et al., 2013). Zurzeit stehen jedoch kaum Lehrkräfte zur Verfügung, die den Erwerb der Kompetenzen sicherstellen könnten, insbesondere nicht an den allgemeinbildenden Schulen. Zudem kann Aufklärung und Beratung von Patientinnen und Patienten aufgrund individuell fehlender *kritischer Gesundheitskompetenzen* bei Ärztinnen und Ärzten und bei Vertretern anderer Gesundheitsfachberufen sowie aufgrund struktureller Mängel nicht umfassend und adressatengerecht erfolgen.

In mehreren Forschungsprojekten und Arbeitsgruppen werden Konzepte und Curricula entwickelt, die dieser Herausforderung begegnen. Das «ebm@school»-Curriculum für Schülerinnen und Schüler wird zurzeit an mehreren Standorten in Schleswig-Holstein eingeführt.

Zukunftsweisende Beratungskonzepte, die Angehörige von Gesundheitsfachberufen zu *Decision Coaches* ausbilden, wurden entwickelt und werden unter Studienbedingungen erprobt (Gerlach, 2012; Heesen, 2012).

Unter dem Dach des Deutschen Netzwerkes Evidenzbasierte Medizin wird aktuell der «Ärztliche Fortbildungskatalog Evidenzbasierte Medizin» der Bundesärztekammer (BÄK) und des Deutschen Netzwerks Evidenzbasierte Medizin e. V. (DNEbM) überarbeitet. Erstmalig wird es ein Basismodul geben, welches neben den Medizinern und Medizinstudierenden auch die Gesundheitsfachberufe und Laien adressiert. In einem Eckpunktepapier wurde das Projekt dargelegt (Siebolds et al., 2013), Ergebnisse werden für 2015 erwartet.

Es besteht Forschungsbedarf im Bereich der weiteren Entwicklung und Validierung von Instrumenten, die zum einen *Critical Health Literacy* als Ergebnisparameter valide und reliabel messen und zum anderen verlässliche Daten zur Prävalenz der *Critical Health Literacy* generieren können. Der momentan eingeführte HLS-EU-Q ist ungeeignet, diese Daten zu generieren.

Die Tatsache, dass in Deutschland Studien zur *Functional Health Literacy* geplant sind, kann als deutliche Kritik am Bildungssystem interpretiert werden, denn das Ziel der kritischen Gesundheitsbildung geht weit über die *Functional Health Literacy* hinaus. Der Erwerb von *Functional Health Literacy* sollte als elementare Voraussetzung für die *kritische Gesundheitsbildung* schon in der Schule sichergestellt werden, um auch den Erwerb der *kritischen Gesundheitsbildung* für alle in der Schulzeit realisieren zu können.

Eine Herausforderung stellt zudem die Überprüfung dar, ob Patientinnen und Patienten die entscheidungsrelevanten Informationen verstanden haben. Im Rahmen von Studien werden dafür spezifische Instrumente entwickelt und genutzt (Gerlach, 2012; Heesen, 2012). Für die Vielzahl medizinischer Entscheidungssituationen im Rahmen von *Shared Decision-Making* stehen aktuell in der Versorgung keine Instrumente zur Verfügung. Im Jahr 2013 wurde erstmalig in einem Gerichtsurteil ein Schmerzensgeld verhängt, weil nicht belegt werden konnte, dass der Patient die Informationen des Aufklärungsgespräches verstanden hatte (Oberlandesgericht Hamm, 2013).

Eine konsequente Einführung *kritischer Gesundheitsbildung* sollte auch an die dabei eingesetzten edukativen Interventionen einen hohen methodischen Anspruch formulieren. In seinem «Manifesto for Evidence-Based Education» hat Coe (1999) konstatiert: „[...] Education may not be an exact science, but it is too important to allow it to be determined by unfounded opinion, whether of politicians, teachers, researchers or anyone else» (Coe, 1999). Gesundheitswissenschaften und Erziehungswissenschaften haben viele Gemeinsamkeiten. Beide nutzen komplexe Interventionen wie Kompetenztrainings, Schulungen und Informationsangebote und können voneinander profitieren. Die Erziehungswissenschaften stellen Lerntheorien, Curriculumtheorien und Unterrichtsmethoden zur Verfügung. Die Gesundheitswissenschaften bieten hochstandardisierte wissenschaftliche Methoden für die Entwicklung und Evaluation komplexer Interventionen, wie zum Beispiel der randomisiert kontrollierten Studie als Goldstandard zum Wirksamkeitsnachweis von Interventionen. In den Erziehungswissenschaften wird dieses Design kaum eingesetzt, obwohl ein großer Bedarf an diesen Studien besteht (Steckelberg, Mühlhauser & Albrecht, 2013).

In diesem Zusammenhang ist die Etablierung der Campbell-Collaboration im Jahr 2000 ein bedeutsamer Meilenstein (Campbell Collaboration, 2014). Wie die Cochrane-Collaboration für den medizinischen Bereich so werden auch von der Campbell-Collaboration unter Anwendung stringenter methodischer Verfahren systematische Übersichtsarbeiten von Interventionen für den erziehungswissenschaftlichen Bereich erstellt. Die Campbell-Collaboration stellt damit wichtige Entscheidungsgrundlagen für die Bereiche Edukation, Justizwesen und öffentliche Wohlfahrt bereit.

Literatur

AOK Rheinland/Hamburg (2011). *Aufbaukurs (Kurs 3) der AOK Rheinland Hamburg* (unveröffentlichter Projektbericht).

ÄZQ (Hrsg.). (2004). *Curriculum Patientenberatung. Informationen-Recherchieren-Bewerten-Vermitteln.* Abgerufen von: http://www.patienten-information.de/patientenbeteiligung/curriculum.pdf (29.04.2014).

ÄZQ (Hrsg.). (2008). *Handbuch Patientenbeteiligung.* Beteiligung am Programm für Nationale Versorgungsleitlinien. Abgerufen von: http://www.aezq.de/mdb/edocs/pdf/schriftenreihe/schriftenreihe33.pdf (29.04.2014).

Alte, D., Weitschies, W. & Ritter, C. (2007). Evaluation of consultation in community pharmacies with mystery shoppers. *Annals of Pharmacotherapy*, 41, 1023–1030.

Baker, D. W., Williams, M. V., Parker, R. M., Gazmararian, J. A. & Nurss, J. (1999). Development of a brief test to measure functional health literacy. *Patient Education and Counseling*, 38, 33–42.

Berger, B., Gerlach, A., Groth, S., Sladek, U., Ebner, K., Mühlhauser, I. & Steckelberg, A. (2013). Competence training in evidence-based medicine for patients, patient counsellors, consumer representatives and health care professionals in Austria: A feasibility study. *Zeitschrift für Evidenz, Fortbildung und Qualität im Gesundheitswesen*, 107, 44–52.

Berger, B., Steckelberg, A., Meyer, G., Kasper, J. & Mühlhauser, I. (2010). Training of patient and consumer representatives in the basic competencies of evidence-based medicine: A feasibility study. *BMC Medical Education*, 10, 16.

Berkman, N. D, Sheridan, S. L., Donahue, K. E., Halpern, D. J. & Crotty, K. (2011). Low health literacy and health outcomes: An updated systematic review. *Annals of Internal Medicine*, 155, 97–107.

Bock, K. (2010). Train-The-Trainer: Ein Curriculum für Lehrer zum Erwerb kritischer Gesundheitsbildung (eine Phase II Studie) (unveröffentlichte Staatsexamensarbeit).

Campbell Collaboration (2014). Abgerufen von: http://www.campbellcollaboration.org (29.04.2014).

Cochrane Zentrum Freiburg (Hrsg.). (2014). *Systematische Übersichtsarbeiten in der Medizin.* Abgerufen von: http://www.cochrane.de/de/veranstaltungen#sys (29.04.2014).

Coe, R. (1999). *Manifesto for evidence-based education.* Abgerufen von: http://www.cem.org/evidence-based-education/manifesto-for-evidence-based-education (29.04.2014).

Connor, M., Mantwill, S. & Schulz, P.J. (2013). Functional health literacy in Switzerland – validation of a German, Italian, and French health literacy test. *Patient Education and Counseling,* 90, 12–17.

Coulter, A.T. (2002). *The autonomous patient: Ending paternalism in medical care.* London: Stationery Office (for the Nuffield Trust).

Covey, J. (2007). A meta-analysis of the effects of presenting treatment benefits in different formats. *Medical Decision Making,* 27, 638–654.

Davis, T.C., Long, S.W., Jackson, R.H., Mayeaux, E.J., George, R.B., Murphy, P.W. & Crouch, M.A. (1993). Rapid estimate of adult literacy in medicine: A shortened screening instrument. *Family Medicine,* 25, 391–395.

Dickersin, K., Braun, L., Mead, M., Millikan, R., Wu, A.M., Pietenpol, J., Troyan, S., Anderson, B. & Visco, F. (2001). Development and implementation of a science training course for breast cancer activists: Project LEAD (leadership, education and advocacy development). *Health Expectations,* 4, 213–220.

Gaissmaier, W. & Gigerenzer, G. (2008). Statistical illiteracy undermines informed shared decision making. *Zeitschrift für ärztliche Fortbildung und Qualität im Gesundheitswesen,* 102, 411–413.

Gemeinsamer Bundesausschuss (2014). Patientenbeteiligung. Abgerufen von: https://www.g-ba.de/ (29.04.2014).

Gerlach, A. (2012). Spezialisierte Pflegefachpersonen zur Unterstützung informierter partizipativer Entscheidungsfindung in der Onkologie (SPUPEO). Abgerufen von: http://www.chemie.uni-hamburg.de/igtw/Gesundheit/projekte/spupeo.html (29.04.2014).

German Center for Evidence-based Nursing (Hrsg.). (2012). *Wege zu einer wissenschaftlich fundierten Praxis für Gesundheitsberufe.* Abgerufen von: http://www.medizin.uni-halle.de/fileadmin/Bereichsordner/Institute/GesundheitsPflegewissenschaften/Hallesche_Beitr%C3%A4ge_und_EBN/EBN_2012_Aushang.pdf (29.04.2014).

Gigerenzer, G., Gaissmaier, W., Kurz-Milcke, E., Schwartz, L.M. & Woloshin, S. (2008). Helping doctors and patients make sense of health statistics. *Psychological Science in the Public Interest,* 8, 53–96.

Gigerenzer, G. & Wegwarth, O. (2013). Five year survival rates can mislead. *British Medical Journal,* 346, f548.

Heesen, C. (2012). Pflegerische Entscheidungsbegleitung für Menschen mit Multipler Sklerose (MS) – Nurse-led immunotherapy decision coaching in persons with relapsing-remitting Multiple Sclerosis (DEC-IMS). Abgerufen von: http://www.chemie.uni-hamburg.de/igtw/Gesundheit/projekte/decims.html (29.04.2014).

Horsley, T., Hyde, C., Santesso, N., Parkes, J., Milne, R. & Stewart, R. (2011). Teaching critical appraisal skills in healthcare settings. *Cochrane Database of Systematic Reviews,* 11, CD001270.

Institute of Medicine (2004). *Health literacy: A prescription to end confusion.* Abgerufen von: http://www.iom.edu/~/media/Files/Report%20Files/2004/Health-Literacy-A-Prescription-to-End-Confusion/healthliteracyfinal.pdf (29.04.2014).

Ishikawa, H., Nomura, K., Sato, M. & Yano, E. (2008). Developing a measure of communicative and critical health literacy: A pilot study of Japanese office workers. *Health Promotion International,* 23, 269–274.

Kickbusch, I. (2004, 8. Oktober). Improving Health Literacy in the European Union: Towards a Europe of informed and active health citizens. *7th European Health Forum Gastein 2004 – Special Interest Session «Improving Health literacy – A key priority for enabling good health in Europe».*

Marteau, T., Dormandy, E. & Michi, S. (2001). A measure of informed choice. *Health Expectations,* 4, 99–108.

Miron-Shatz, T., Mühlhauser, I., Bower, B., Diefenbach, M., Goldacre, B., Smith, R. ...Wegwarth, O. (2013). Warum medizinische Information oft nicht genutzt wird und was man dagegen tun kann. In G. Gigerenzer & J.A. Muir (Hrsg.), *Bessere Ärzte, bessere Patienten, bessere Medizin* (S. 193–213). Strüngmann Forum Reports. Berlin: MVW Medizinisch Wissenschaftliche Verlagsgesellschaft.

Mogford, E., Gould, L. & Devoght, A. (2011). Teaching critical health literacy in the US as a means to action on the social determinants of health. *Health Promotion International,* 26, 4–13.

Mühlhauser, I., Kasper, J., Meyer, G. & Federation of European Nurses in Diabetes (2006). Understanding of diabetes prevention studies: Questionnaire survey of professionals in diabetes care. *Diabetologia,* 49, 1742–1746.

Nutbeam, D. (2000). Health literacy as a public health goal: A challenge for contemporary health education and communication strategies into the 21st century. *Health Promotion International,* 15, 259–267.

Nutbeam, D. (2008). The evolving concept of health literacy. *Social Science & Medicine,* 67, 2072–2078.

Oberlandesgericht Hamm – Pressestelle (2013, 8. Oktober). *Darmperforation nach einer Koloskopie – 220.000,– € Schmerzensgeld* [Pressemitteilung]. Abgerufen von: http://www.jm.nrw.de/JM/Presse/presse_weitere/PresseOLGs/archiv/2013_02_Archiv/08_10_2013/index.php (29.04.2014).

Parker, R.M., Baker, D.W., Williams, M.V. & Nurss, J.R. (1995). The test of functional health literacy in adults: A new instrument for measuring patients' literacy skills. *Journal of General Internal Medicine*, 10, 537–541.

Siebolds, M., Albrecht, M., Kahl, C., Langer, G., Lühmann, D., Pralle, K.H., Schwalbe, O., Steckelberg, A., Strametz, R., Weingart, O. & Weberschock, T. (2013). Eckpunktepapier zur Weiterentwicklung des «Curriculums Evidenzbasierte Medizin» der Bundesärztekammer und des Deutschen Netzwerks Evidenzbasierte Medizin e.V. *Zeitschrift für Evidenz, Fortbildung und Qualität im Gesundheitswesen*, 107, 70–73.

Sørensen, K., van den Broucke, S., Fullam, J., Doyle, G., Pelikan, J., Slonska, Z. & Brand, H. (for HLS-EU: Consortium Health Literacy Project European) (2012). Health literacy and public health: A systematic review and integration of definitions and models. *BMC Public Health*, 12, 80.

Sørensen, K., van den Broucke, S., Pelikan, J.M., Fullam, J., Doyle, G., Slonska, Z. ... Brand, H. (für HLS-EU) (2013). Measuring health literacy in populations: Illuminating the design and development process of the European Health Literacy Survey Questionnaire (HLS-EU-Q). *BMC Public Health*, 13, 948.

Steckelberg, A. (2013). Kritische Gesundheitsbildung im Hamburger Lehramtsstudiengang Berufliche Schulen – Gesundheitswissenschaften: Eine prospektive Kohortenstudie. Entscheiden trotz Unsicherheit. 14. Jahrestagung des Deutschen Netzwerks Evidenzbasierte Medizin. Berlin, 15.–16.03.2013. *German Medical Science GMS*, Doc13ebmP74. doi:10.3205/13ebm077

Steckelberg, A., Hülfenhaus, C., Kasper, J., Rost, J. & Mühlhauser, I. (2009). How to measure critical health competences: Development and validation of the Critical Health Competence Test (CHC Test). *Advances in Health Science Education*, 14, 11–22.

Steckelberg, A., Hülfenhaus, C., Kasper, J. & Mühlhauser, I. (2009). Ebm@school – a curriculum of critical health literacy for secondary school students: Result of a pilot study. *International Journal of Public Health*, 54, 158–65.

Steckelberg, A., Mühlhauser, I. & Albrecht, M. (2013). Wollen wir wissen, was wir tun? Evidenzbasierung edukativer Interventionen. *Zeitschrift für Evidenz, Fortbildung und Qualität im Gesundheitswesen*, 107, 13–18.

Techniker Krankenkasse (2014). *Kompetent als Patient.* Abgerufen von: http://www.tk.de/tk/leistungen-und-services/beratungsangebote/kompetent-als-patient/225902 (29.04.2014).

Universität zu Lübeck/Institut für Sozialmedizin und Epidemiologie (2014). *Lübecker Kurse: Evidenzbasierte Medizin (EbM)/Evidenzbasierte Gesundheitsversorgung (EbHC).* Abgerufen von: http://www.sozmed.uni-luebeck.de/Weiterbildungen+_%3Cbr%3ERegelm%C3%A4%C3%9Fige+Veranstaltungen/L%C3%BCbecker+Grund_+und+Aufbaukurse+EbM-p-377.html (29.04.2014).

Wångdahl, J.M. & Mårtensson, L.I. (2014). The communicative and critical health literacy scale – Swedish version. *Scandinavian Journal of Public Health*, 42, 25–31.

Wegwarth, O. & Gigerenzer, G. (2011). «There is nothing to worry about»: Gynecologists' counseling on mammography. *Patient Education and Counseling*, 84, 251–256.

Wegwarth, O., Schwartz, L.M., Woloshins, S., Gaissmaier, W. & Gigerenzer, G. (2012). Do physicians understand cancer screening statistics? A national survey of primary care physicians in the United States. *Annals of Internal Medicine*, 156, 340–349.

Welch, H.G., Woloshin, S., Schwartz, L.M., Gordis, L., Gotzsche, P.C., Harris, R., Kramer, B.S. & Ransohoff, D.F. (2007). Overstating the evidence for lung cancer screening: The International Early Lung Cancer Action Program (I-ELCAP) Study. *Archives of Internal Medicine*, 167, 2289–2295.11.

11. Gesundheitskommunikation für schwer erreichbare Zielgruppen

Doreen Reifegerste

Schwer erreichbare Zielgruppen sind so heterogen wie die Ursachen für die mangelhafte Erreichbarkeit. Soziale Benachteiligung, geringe Gesundheitsmotivation, fehlende Sprachkenntnisse oder Stigmatisierung stellen ganz unterschiedliche Anforderungen an die Kommunikation. Daher werden die Barrieren zunächst anhand eines Stufenmodells systematisiert, um dann verschiedene Ansätze zu ihrer Überwindung aufzuzeigen. Dazu gehören die Orientierung an der Zielgruppe und die Nutzumg von Multiplikatoren in den verschiedenen Kommunikationsphasen. Es wird aufgezeigt, welche Konsequenzen dies für die Organisation von Gesundheitskommunikation haben kann.

Relevanz und Begriffsbestimmung

Führt man sich vor Augen, welche Personen einfach zu erreichen sind, wird die Relevanz der Erreichbarkeit von Zielgruppen besonders deutlich. Meist sind Frauen im mittleren Lebensalter, die besser gebildet sind und einen höheren sozioökonomischen Status aufweisen, vergleichsweise einfach mit Gesundheitsinformationen zu erreichen. Gleichzeitig sind sie aber auch diejenigen, die keiner erhöhten Zuwendung bedürfen, da ihr Gesundheitsstatus deutlich über dem Durchschnitt liegt (Altgeld et al., 2006). Die Gesundheitskommunikation steht damit ebenso vor dem Präventionsdilemma wie viele andere Maßnahmen zur Verbesserung der Gesundheit (Bauer, 2005). Gerade jene, die aus Sicht der Gesundheitsförderung besonders bedürftig erscheinen, sind nur sehr schwer erreichbar (Bittlingmayer & Hurrelmann, 2006). Dadurch nehmen die Unterschiede in der Bevölkerung in der Informationsaufnahme (sogenannte Wissenskluft), aber auch in Bezug auf die Gesundheit zu (Bonfadelli et al., 2011).

Neben Personen mit sozialer Benachteiligung gelten allerdings noch viele weitere Bevölkerungsgruppen als *hard to reach.* Eine eindeutige und einheitliche Beschreibung dieser Gruppen ist eine Herausforderung, da die einzelnen Zielgruppen und deren Merkmale ganz unterschiedlich sein können (Brackertz, 2007). Zudem wird der Begriff *schwer erreichbar* in verschiedenen Kontexten auch sehr unterschiedlich verwendet. So verstehen beispielsweise Goodfellow und Moorley (2013) vor allem vermeintlich sozial Ausgegrenzte wie Migranten, Menschen mit Behinderung und Ältere darunter, während sich der Begriff der schwer Erreichbaren im Zusammenhang mit sozialen und gesundheitlichen Diensten häufig nur auf Personen mit sozialer Benachteiligung (d. h. Personen mit geringem Einkommen und niedrigem Bildungsgrad) beschränkt (Funk & Faßmann, 2013). Schwer erreichbar sind aber auch Personen, die nicht identifiziert werden wollen (Brackertz, 2007) oder aus Zeitmangel, aufgrund von Sprachbarrieren oder geringer Gesundheitsmotivation nicht kontaktiert werden können (Funk & Faßmann, 2013). In einem weiteren Begriffsverständnis können jegliche Personen, die durch eine bestimmte Form der Gesundheitskommunikation schwer zu erreichen sind, als solche gelten (Funk & Faßmann, 2013).

Problematisch ist, dass dieser Begriff implizit eine Schuldzuweisung an jene beinhaltet, die nur schwer erreicht werden können, und die notwendige Anpassung der Angebote an die Bedürfnisse der Zielgruppen vernachlässigt. Brackertz (2007) spricht daher auch von einer «stigmatising terminology». Meistens können die anvisierten Personen aber nur in bestimmten Situationen schwer erreicht werden; über andere Kommunikationswege und mit anderen Botschaften dagegen gut ansprechbar sein (Brackertz, 2007; Funk & Faßmann, 2013). Zudem schätzen sich Menschen, die als schwer erreichbar gelten, selbst nicht unbedingt so ein und bewerten im Gegenteil Beratungsstellen und ähnliche Angebote als schwer erreichbar (Wright, 2010). Die Institutionen schließen möglicherweise mit ihrer Form, Ausrichtung und Organisation der Kommunikation bestimmte Personen aus.

Aktuelle Konzepte der Gesundheitsförderung zielen daher darauf ab, dass die schwer Erreichbaren selbst die Initiative ergreifen, selbstverantwortlich handeln lernen und sich an der Entwicklung von Gesundheitsprogrammen aktiv beteiligen. Dieser Perspektivwechsel erfordert allerdings oft ein Umdenken aufseiten der Kommunikatoren (Labonté-Roset, 2010). *Zielgruppenorientierung*, *Patientenempowerment* und *Partizipation* sind folglich wichtige Erfolgskriterien von Präventionsprogrammen und tragen zu nachhaltiger Akzeptanz, Motivation und Ausführung gesundheitsförderlichen Verhaltens bei (Bundeszentrale für gesundheitliche Aufklärung, 2005). Dagegen können gesetzliche Rahmenbedingungen, die zwangsweise einen Zugang zu den Betroffenen ermöglichen, auch Misstrauen aufseiten der Klientinnen und Klienten erzeugen und damit langfristig eine erfolgreiche Intervention verhindern (Labonté-Roset, 2010).

Barrieren in der Gesundheitskommunikation

Eine einfache Auflistung von Personengruppen und deren spezifischen Merkmalen erscheint aus den genannten Gründen wenig zielführend, um strategische Handlungsempfehlungen für die Gesundheitskommunikation abzuleiten. Vielfach erfordert die Kommunikation mit bestimmten Bevölkerungsgruppen nach Einschätzung von Brackertz (2007) nur mehr Kreativität und mehr Aufwand beziehungsweise Kosten. Im Folgenden sollen daher die Barrieren der Erreichbarkeit anhand eines *Stufenmodells der Kommunikation* systematisiert werden, um dann die Strategien und Lösungsansätze zu deren Überwindung darzustellen.

Ammann und Gross (2011) unterscheiden die organisatorische, die kognitive und die konative Erreichbarkeit. Sie betrachten zunächst die Identifizierung der Zielgruppe, dann die Akzeptanz der Gesundheitsprogramme und schließlich deren dauerhafte Umsetzung. Eine weitere Differenzierung der Barrieren wird hier nun anhand des *Information Processing Model* von McGuire (1978) vorgenommen, in dem er zusätzlich Kontakt, Aufmerksamkeit und Verständnis aufführt. Ähnliche Wirkungsstufen lassen sich auch in anderen Kommunikationsmodellen zu Persuasionswirkungen (Moser & Döring, 2008) und in den gesundheitspsychologischen Modellen zur Verhaltensänderung finden, zum Beispiel dem Transtheoretischen Modell (Prochaska & DiClemente, 1982). Alle Ansätze gehen davon aus, dass je nach erreichter Wirkungsstufe unterschiedliche Kommunikationsformen erforderlich sind (Fromm, Baumann, & Lampert, 2011). Dies bedeutet, dass sich ausgehend von den Wirkungsstufen auch die Maßnahmen zur Verbesserung der Erreichbarkeit deutlich voneinander unterscheiden können. Während auf den ersten Stufen der Erreichbarkeit vor allem die Art des Kanals, die formale Darstellung und technische Aspekte im Vordergrund stehen, spielen für die Akzeptanz und Absichtsbildung der Inhalt der Botschaft und argumentative und motivationale Aspekte eine größere Rolle.

Die Betrachtung der Erreichbarkeit anhand des Stufenmodells unterstellt nicht, dass die Wirkungen in der Realität immer so hierarchisch und linear ablaufen. Insbesondere bei geringem Involvement können die affektiven und konativen Wirkungen den kognitiven durchaus vorauseilen. Zudem sind die Persuasionsabläufe nicht immer so einfach voneinander zu trennen, denn auch die kognitive Verarbeitung ist eng mit den Einstellungen und der jeweiligen Motivation verknüpft (Moser & Döring, 2008). Dennoch ist ein Wirkungsstufenmodell geeignet, um systematisch die Kommunikationsbarrieren und entsprechende Ansatzpunkte zur Verbesserung der Erreichbarkeit aufzuzeigen (siehe **Tabelle 11-1**). Je nach iden-

Tabelle 11-1: Barrieren der Erreichbarkeit auf den jeweiligen Wirkungsstufen

Wirkungsstufe	Barrieren für Erreichbarkeit
Identifikation und Kontakt	• soziale Isolation • Anonymität • unbekannter Risikostatus • zeitliche und räumliche Organisation • keine Nutzung der gewählten Medien
Aufmerksamkeit und Interesse	• Gesundheitsmotivation • Darstellung der Botschaft
Verständnis und Wissen	• Verständlichkeit (Sprache, Kultur, Sprachniveau, Fachbegriffe, Statistik) • technische Umsetzung (Schriftgröße etc.)
Akzeptanz und Einstellungen	• andere Motive • Zielkonflikte • resistente Einstellungen

tifizierten Barrieren können dann die entsprechenden Überwindungsstrategien selektiv angewendet und gegebenenfalls miteinander kombiniert werden.

Die *Identifikation der Zielgruppen* kann zum einen durch eine generelle soziale Isolation der Betroffenen erschwert sein. Personen, die zu einer Minderheit gehören oder Eigenschaften aufweisen, die gesellschaftlich wenig anerkannt sind, haben oft generell wenig Kontakte zu anderen Menschen (Bruns, 2013). Dazu können zum Beispiel Menschen gehören, die keine Erwerbstätigkeit oder keine Wohnung haben, an gesellschaftlich stigmatisierten oder optisch entstellenden Krankheiten oder Beeinträchtigungen leiden, selten das Haus verlassen oder Berufe ausüben, die wenig anerkannt sind. Aufgrund der Stigmatisierung dieser Merkmale werden sie beziehungsweise fühlen sie sich sozial ausgegrenzt und haben mitunter selbst nicht den Mut, Hilfsangebote in Anspruch zu nehmen. Versteckt können zum anderen solche Bevölkerungsgruppen sein, die aufgrund mangelnder Informationen über ihren Risikostatus nicht als Zielgruppe für eine bestimmte Kampagne identifiziert werden können. Sie selbst haben die notwendige Risikowahrnehmung (noch) nicht und eine passende Selektion seitens der Kommunikatoren kann erst erfolgen, wenn bestimmte Diagnoseinformationen bekannt sind oder hinreichendes Wissen über den Risikostatus vorliegt.

Für die Herstellung des *Kontakts* ist vor allem die Wahl des geeigneten *Kommunikationskanals* notwendig. Dabei gilt es, die typische Mediennutzung der Zielgruppe zu berücksichtigen, die mitunter sehr vielfältig sein kann (Fromm et al., 2011). Während das Internet, mobile Anwendungen und soziale Onlinenetzwerke für einige Zielgruppen inzwischen eine häufige Nutzungsform darstellen, nutzen andere Bevölkerungsgruppen diese Kommunikationsformen kaum.

Oft existieren zudem organisatorische Ursachen, warum Zielgruppen nicht erreicht werden können. Viele Menschen haben wenig Zeit oder können die Angebote in den verfügbaren Zeiten nicht in Anspruch nehmen (Sacher, 2012). Diese organisatorischen Barrieren entstehen auch durch unklare Zuständigkeiten der Verantwortlichkeiten oder starre Rahmenbedingungen (Funk & Faßmann, 2013).

Zusätzlich scheuen Personen den Kontakt, die bereits schlechte Erfahrungen mit einem Angebot oder einer Einrichtung gemacht haben. Eltern, die für Lehrerinnen und Lehrer schlecht zu erreichen sind, haben oft selbst schlechte Erfahrungen mit der Schule gemacht, oder sie halten ihre eigenen Kompetenzen (z. B. Sprache, Umgangsformen) für ungenügend, um einen adäquaten Kontakt aufnehmen zu können (Sacher, 2012).

In der Mediengesellschaft ist *Aufmerksamkeit* generell ein knappes Gut, aber gerade Botschaften von Gesundheitskampagnen wird meist nur geringe Aufmerksamkeit geschenkt (Bonfadelli et al., 2011). Persönlich relevante Gesundheitsinformationen werden dagegen mit hohem Interesse gesucht (Baumann, 2006). Das spezifische Interesse an Gesundheitsthemen hängt vor allem vom Geschlecht, dem Lebensalter, der sozialen Schicht und verschiedenen Persönlichkeitseigenschaften ab. Wie bereits in der Einleitung dargestellt, sind vor allem Frauen mittleren Alters mit höherer Bildung beziehungsweise höherem sozialen Status an Gesundheitsthemen interessiert, wohingegen Männer und Jugendliche eher eine geringere Gesundheitsmotivation aufweisen (Schweitzer & Bock, 2009). Dies kann zum einen an Unwissenheit liegen, aber auch an konkurrierenden Interessen (wie Anerkennung von Freunden), die in bestimmten Lebensphasen wichtiger erscheinen als Prävention (Reifegerste, 2012a). Zudem werden Informationen vermieden, die den eigenen Überzeugungen widersprechen, sich mit Konfliktthemen beschäftigen oder das eigene Selbstwertgefühl gefährden (Hastall, 2012).

Obwohl der physische Kontakt zu einer Zielgruppe hergestellt ist und dieser auch eine gewisse Aufmerksamkeit erzeugt hat, kann es dennoch passieren, dass die *Informationsvermittlung* durch sprachliche Kommunikationsbarrieren verhindert wird. Hierfür können sowohl die Wahl der Sprache, im engeren Sinne einer bestimmten Muttersprache, aber auch sprachliche Formulierungen verantwortlich sein. Gerade für die Gesundheitsversorgung ist eine sprachliche Verständigung oft elementar für den Behandlungserfolg (Fernando, 2013). Gleichzeitig ist die Bereitschaft für Vorsorgeuntersuchungen und generelle Arztbesuche deutlich geringer, wenn die Amtssprache nicht die Muttersprache ist (Jacobs et al., 2005). Zusätzlich können kulturelle Unterschiede, zum Beispiel im Krankheitserleben oder der Akzeptanz von pflegerischen Tätigkeiten, die Verständigung erschweren (Griese & Rothe, 2012).

Selbst für Muttersprachler können spezifische Fachbegriffe, Formulierungen in Behördensprache oder statistische Darstellungen unverständlich sein. So besteht immer die Gefahr, dass bereits bestehende Wissensklüfte noch verstärkt werden (Bonfadelli et al., 2011). Schließlich kann auch die spezifische technische Präsentation der Inhalte für bestimmte Zielgruppen nicht rezipierbar sein. So ist für alte Menschen oft eine bestimmte Schriftgröße oder Lautstärke, für Blinde eine Hörfassung (oder Brailleschrift) oder für Demenzkranke eine einfache Formulierung erforderlich (Katz, Kripalani & Weiss, 2006).

Die *Akzeptanz* der Gesundheitsbotschaften ist, ähnlich wie die Aufmerksamkeit und das Interesse, vor allem von der Motivation der Zielgruppe abhängig. Personen, die eher wenig Gesundheitsmotivation aufweisen, sind auch weniger bereit, ihre entsprechenden Einstellungen zu ändern. Wenn die dargestellten Risiken und die vorgeschlagenen Maßnahmen für die Zielpersonen nicht relevant erscheinen, werden sich auch deren Einstellungen und Verhalten nicht verändern (Reifegerste, 2012b). Zudem können verschiedene psychologische Abwehrstrategien dazu führen, dass Gesundheitsinformationen zwar wahrgenommen und verstanden werden, aber trotzdem nicht die gewünschte Wirkung erreichen (Hastall, 2012).

Ansätze zur Überwindung der Barrieren

Im Folgenden werden zwei Ansätze vorgestellt und mit Beispielen illustriert, die der Überwindung der dargestellten Kommunikationsbarrieren auf den unterschiedlichen Wirkungsstufen dienen können. Während die Zielgruppenorientierung vorrangig die Individuen direkt adressiert, nutzt der Multiplikatorenansatz indirekte Kommunikationsstrategien.

Zielgruppenorientierung

Der im ersten Teil beschriebene Perspektivwechsel hat zur Folge, dass Kommunikation nicht als einseitig gerichtete Botschaftsvermittlung, sondern als eine Zusammenarbeit und wechselseitige Bezugnahme von Sendern und Empfängern verstanden wird. Hierfür ist es notwendig, dass Botschaften nicht einfach als Standardprodukt ausgeliefert werden, sondern auf die jeweiligen Zielgruppen zugeschnitten werden (sogenanntes Targeting). Zielgruppenorientierte Angebote berücksichtigen bei der Erstellung der Inhalte und der Nutzung der Kanäle bestimmte Merkmale der anvisierten Bevölkerungsgruppen und verzichten auf eine generelles Angebot, das für alle gleichermaßen zum Einsatz kommt (Hawkins et al., 2008). Die Bundeszentrale für gesundheitliche Aufklärung (BzgA) stellt beispielsweise ihr Raucherentwöhnungsprogramm in jeweils unterschiedlichen Versionen für Jungen und Mädchen bereit (Lang & Strunk, 2010). Neben dem Geschlecht werden meist auch Variablen wie Alter, Bildungsstand, soziale Schicht, Ethnie und Gesundheitsstatus berücksichtigt, da sie Einfluss auf die Verarbeitung von Gesundheitsinformationen auf den einzelnen Wirkungsstufen haben (Keller & Lehmann, 2008). Eine noch intensivere Form der zielgruppenspezifischen Ansprache stellt die maßgeschneiderte Gesundheitskommunikation (sogenanntes Tailoring) dar. Durch Informationen über die individuellen Interessen und Bedürfnisse können die Präventionsbotschaften persönlich angepasst werden (Rimer & Kreuter, 2006).

Viele Experten im Bereich der Gesundheitswissenschaften fordern eine Zielgruppenausrichtung (Atkin, 2001), die in Deutschland auch gesetzlich verankert ist (Hurrelmann et al., 2004). Ebenso deuten die empirischen Ergebnisse darauf hin, dass zielgruppenspezifische Kampagnen für gesundheitsrelevante Verhaltensänderungen wirksamer sind (Keller & Lehmann, 2008; Noar et al., 2007; Rimer & Kreuter, 2006), auch wenn nicht jede Art von Zielgruppenausrichtung Vorteile gegenüber einer generellen Strategie aufweist. Durch die höhere persönliche Relevanz findet die Botschaft eine höhere Beachtung und kann daher die Zielgruppe besser erreichen (Rimer & Kreuter, 2006).

Zur *Identifikation* relevanter Risikogruppen stehen im Gesundheitswesen vielfältige Daten (z. B. vom Statistischen Bundesamt, aber auch von Krankenkassen, Ärzten, Arbeitgebern) zur Verfügung. Unter Wahrung der datenschutzrechtlichen Aspekte können diese sekundäranalytisch nach auffälligen Mustern untersucht werden, um dann entsprechende Zielgruppen personalisiert anzusprechen (Topol, 2012). Häufig ist es aber notwendig, die entsprechenden Daten erst zu erheben. Dafür bieten sich Schnelltests, Reihenuntersuchungen, Screenings bei Veranstaltungen oder Kurzfragebögen im Internet oder in Zeitschriften an. Früherkennungsuntersuchungen, die eine höhere Eigeninitiative der Beteiligten erfordern, weisen allerdings meist das bereits beschriebene Präventionsparadox auf: Die Teilnahme von Personen mit niedrigerem sozioökonomischem Status und von Männern ist deutlich geringer (Scheffer, Dauven & Sieverding, 2006).

Der *Kontakt* mit der anvisierten Zielgruppe lässt sich über deren bevorzugte *Kommunikationswege* herstellen. Dazu gehören spezifische Medienkanäle (z. B. ethnografische Medien, soziale Netzwerke) und Medienprodukte (z. B. *Apotheken Umschau*) ebenso wie spezielle Medienformate (z. B. Unterhaltungsserien, Onlinespiele). Gerade Personen mit niedriger Bildung, Migrationshintergrund und Kinder können oft mit unterhaltenden Vermittlungsformen und spielerischen Angeboten (*Serious Games*) eher erreicht werden (Lampert, 2003; Lampert, Schwinge & Tolks, 2009). Möglich sind auch Veranstaltungen, die für die jeweilige Zielgruppe attraktiv sind. Dafür bieten sich Maßnahmen des Eventmarketings oder der Erlebnispädagogik an, wie Parcours, Ausstellungen oder Theatervorstellungen (Reifegerste, Seitz & Theis, 2012).

Für Bevölkerungsgruppen, die nicht kontaktiert werden oder ihre Identität preisgeben wollen, sind zudem vielfältige technische Möglichkeiten entstanden, um niedrigschwellige, anonyme und asynchrone Gesundheitskommunikation anzubieten. Verschiedene Onlineangebote ermöglichen den Zugang zu vielfältigen Inhalten, ohne dass sich der Nutzer identifizieren muss. Dabei muss auch berücksichtigt werden, ob die anvisierte Problemgruppe überhaupt die finanziellen und kognitiven Ressourcen hat, um diese Angebote zu nutzen. Häufig ist es gerade bei älteren oder sozial benachteiligten Personen notwendig, aufsuchende Strategien zu nutzen, um sie zu erreichen. Dies können vor allem Settingansätze leisten, die die Bevölkerungsgruppen direkt in der Lebenswelt aufsuchen, wo sie sich in ihrem Alltag aufhalten (Naidoo & Willis, 2010). So können Kinder und Jugendliche in Schulen und Tageseinrichtungen, Berufstätige am Arbeitsplatz und Anwohner in ihrem Wohnumfeld erreicht werden. Levine et al. (2011) zeigen am Beispiel der HIV-Aufklärung, wie dies auch virtuell gelingen kann.

Um das *Interesse* und die *Aufmerksamkeit* der Rezipienten zu gewinnen, die sich per se eher nicht für Gesundheitsinformationen interessieren, sind Botschaftsstrategien und Kommunikationskanäle geeignet, die nicht vordergründig mit Gesundheit in Verbindung gebracht werden (z. B. Humor, siehe Bonfadelli & Friemel, 2010) und relevante Bedürfnisse der Zielgruppe ansprechen (Reifegerste, 2012b). Kinder können beispielsweise gut über Spielekoffer mit Lieder-CDs (Brouwer, 2012), Mädchen über Schminkkurse (Franzkowiak, Helfferich & Weise, 1998) und Männer über Applikationen für Smartphones (AOK-Bundesverband, 2013) erreicht werden.[1]

Damit Gesundheitsbotschaften auch *aufgenommen* und *verstanden* werden, ist es oft notwendig, die Informationen in die Sprache der jeweiligen Bevölkerungsgruppen zu übersetzen beziehungsweise ihrem Sprachniveau anzupassen (Felder, 2008). Zusätzlich zur entsprechenden Übersetzung der Inhalte sollten auch die ausgewählten Bilder (Kleiderwahl, Gestik etc.) und die Distribution (bestimmte Stadtviertel) auf die Zielgruppe ausgerichtet sein. Entsprechend müssen sich auch die Multiplikatoren (siehe unten) auf die Empfänger einstellen beziehungsweise durch Übersetzer unterstützt werden (Griese & Rothe, 2012).

Zusätzlich kann die Verständigung auch durch eine reichhaltige Kommunikation verbessert werden, indem die Einschränkung eines Kommunikationskanals (Seh-, Hör- oder Sprachfähigkeit) durch andere kompensiert wird. Blickkontakt, Verwendung von Bildern, langsames Sprechen und nonverbale Kommunikation können die Verständigung für Ältere, Kinder, Menschen mit Behinderung, Fremdsprachige oder Personen mit Leseschwierigkeiten erleichtern (Goodfellow & Moorley, 2013). Ebenso unterstützen Zeichnungen (Katz et al., 2006), Statistiken mit Grafiken und natürlichen Zahlen (Gigerenzer, 2003) sowie Fallbeispiele (Reifegerste, 2010) eine verständliche Vermittlung von Risiken und Handlungsempfehlungen.

Um *Akzeptanz* bei den jeweiligen Bevölkerungsgruppen zu erzeugen, sind vor allem motivationale Aspekte der Kommunikation zu berücksichtigen. Bei der Persuasion von schwer Erreichbaren, die keine Gesundheitsmotivation aufweisen, ist es ratsam, soziale Motive oder ökonomische Argumente anzusprechen. Indem der Zielgruppe verdeutlicht wird, welche Vorteile gesundheitsförderliches Verhalten für ihre Anerkennung in der Gruppe, ihr Erscheinungsbild oder ihren Status hat, kann die persönliche Relevanz für sie erhöht werden (Reifegerste, 2012b). Ebenso ist es notwendig, realistische Handlungsempfehlungen zur Vorbeugung und geeignete Verhaltensalternativen aufzuzeigen (Silbereisen & Kastner, 1987).

Darüber hinaus ist für nachhaltige *Einstellungsänderungen* ein hoher Grad an Beteiligungsmöglichkeiten (Partizipation) förderlich (Bundeszentrale für gesundheitliche Aufklärung, 2005). Dies kann durch Medien mit hoher Interaktivität, aber auch Möglichkeiten zur Mitgestaltung der Angebote unterstützt werden. Die partizipative Einbindung der Zielgruppen in die Entwicklung von Programmen gilt als ein wesentliches Erfolgskriterium, da sonst die Gefahr besteht, dass die Zielgruppen die Maßnahmen als Kontrolle und Bevormundung wahrnehmen und mit Ablehnung reagieren (Patzelt et al., 2012). Nur wenn sich die Zielgruppen respektiert fühlen, können sie Botschaften zur Gesundheitsförderung annehmen (Langness, 2007). Gleichzeitig sollte durch eine Testung im Vorfeld (formative Evaluation) geprüft werden, ob die entwickelten Kommunika-

1 Es muss hierbei aber beachtetet werden, ob die erzeugte Aufmerksamkeit auch dazu geeignet ist, die weiteren Wirkungsstufen zu unterstützen. Die Angebote sollten nicht so aufmerksamkeitsbindend sein, dass sie von der eigentlichen Botschaft ablenken oder sogar Ablehnung erzeugen (Hastall, 2012).

tionsmaterialien auch tatsächlich Akzeptanz bei den Zielgruppen finden (Bonfadelli & Friemel, 2010).

Multiplikatorenansatz

Bei Zielgruppen mit geringem Interesse oder schlechten Kontaktmöglichkeiten sind massenmediale Botschaften nur beschränkt wirksam, selbst wenn die Angebote zielgruppenorientiert gestaltet sind. Die interpersonale Kommunikation in Form von Gesprächen ist daher ein wichtiger Bestandteil von Gesundheitskommunikation mit schwer Erreichbaren, «weil sie eine stärkere Partizipation erfordert, individuelles Feedback möglich ist, die Glaubwürdigkeit relativ hoch ist und sozialer Druck ausgeübt werden kann» (Bonfadelli et al., 2011, S. 127). Daher erscheint es ratsam, indirekte Zugangswege zu prüfen und für eine effektive sowie kosteneffiziente Umsetzung Multiplikatoren zu nutzen. In der Wirkungsforschung beschreibt der Zwei-Stufen-Fluss, wie Meinungsführer das Wählerverhalten beeinflussen, indem sie rezipierte Medieninhalte durch interpersonale Kommunikation weiterverbreiten (Lazarsfeld, Berelson & Gaudet, 1944). In ähnlicher Weise kann eine Präventionsbotschaft über einen indirekten Weg durch Multiplikatoren an die eigentliche Zielgruppe übermittelt werden.

Die indirekten Zielgruppen werden sowohl in ihren privaten als auch in ihrer professionellen Rolle angesprochen. Als Ehepartner, Eltern, Kinder und sonstige Familienangehörige, aber auch als Freunde, Bekannte oder Nachbarn können sie eine wichtige Funktion in der Gesundheitskommunikation haben. Parallel dazu haben aber auch zahlreiche Menschen aufgrund ihrer beruflichen beziehungsweise institutionellen Rolle direkten Kontakt mit der anvisierten Problemgruppe (u. a. Pädagogen, Personal in der medizinischen Versorgung und staatlichen und nicht-staatlichen Institutionen oder Führungskräfte am Arbeitsplatz).

Multiplikatoren können verschiedene Barrieren überwinden und werden in ganz unterschiedlichen Programmen zur Gesundheitsförderung eingesetzt. Oft stellen sie aber vor allem einen wichtigen Zugangskanal zu einzelnen Zielgruppen dar. So können beispielsweise Pädagoginnen und Pädagogen dazu dienen, *Kontakt* mit Kindern und Jugendlichen aufzunehmen (Reifegerste & Oppat, 2010), Ärzte erleichtern den Zugang zu älteren Menschen (Patzelt et al., 2012) und Sprachlehrer zu Personen mit Migrationshintergrund. Ebenso sind Jugendliche durch soziale Diffusion über Gleichaltrige erreichbar (David, Cappella & Fishbein, 2006) und viele Patientinnen und Patienten über ihre Angehörigen. Soziale Netzwerke, sowohl online (Gold et al., 2011) als auch in klassischer Form (Bruns, 2013), sind darüber hinaus eine gute Möglichkeit, Zugang zur Zielgruppe zu finden. Aufgrund ihrer privaten oder professionellen Rolle haben die jeweiligen Vermittler den regelmäßigen Zugang und das Vertrauen der Zielpersonen. In dieser Funktion können sie Informationen verbreiten und den Kontakt herstellen.

Eine Erweiterung des Zwei-Stufen-Flusses stellt das Schneeballverfahren dar, welches auch zur Rekrutierung für Probanden in Forschungsstudien häufig zum Einsatz kommt (Sadler et al., 2010). Dafür werden Ansprechpartnerinnen und Ansprechpartner adressiert, die Zugang zur Zielgruppe haben und dort wiederum Multiplikatoren finden, die ihrerseits Kontakt zu weiteren Personen im Netzwerk aufnehmen. Dies kann insbesondere für Populationen mit Migrationshintergrund effektiv sein, die zwar untereinander stark vernetzt sind, aber kaum Anknüpfungspunkte zur lokalen Gemeinde haben (Wilkin et al., 2011). Ähnliche Mechanismen liegen der Wirkung von Mund-zu-Mund-Propaganda und dem viralen Marketing zugrunde, welche auch für Gesundheitsbotschaften genutzt werden können (Freeman & Chapman, 2008).

Gleichzeitig können die Multiplikatoren und Vermittler auch die passende *Selektion* vornehmen. Durch ihren direkten und häufig längerfristigen Kontakt mit der Zielgruppe wissen sie, welche Individuen besonders gefährdet sind und welche Angebote besonders für sie geeignet sind. Insbesondere Ärztinnen und Ärzte werden als *Lotsen im System* eingesetzt, um Hochrisikopatienten zu identifizieren, die dann in strukturierten Programmen behandelt werden (Walter & Schwartz,

2007) oder weitere Informationsmaterialien erhalten (Patzelt et al., 2012). Dazu nutzen sie meist standardisierte Kurzfragebögen oder einfache Indikatoren (z. B. im Bereich der Diabetesprävention). Entsprechende Kurzfragebögen, beispielsweise für Alkoholkonsum, Essstörungen oder Depression, stehen auch in Broschüren oder im Internet für Krankenkassen, Pädagogen, Angehörige oder Freunde zur Verfügung, mit deren Hilfe der Risikostatus der Betroffenen realistischer eingeschätzt werden kann.

Meinungsführer wie Prominente, Führungskräfte oder Gleichaltrige können darüber hinaus die *Aufmerksamkeit* der Zielgruppe für Gesundheitsbotschaften wecken. Das Interesse an einer Botschaft hängt dabei in starkem Maße von der Akzeptanz des Vermittlers ab (Gierl, 2007). Daher sind Lehrerinnen und Lehrer als Vermittler an Jugendliche mitunter nicht geeignet, da insbesondere Risikoschülerinnen und -schüler deren Botschaften und Instruktionen grundsätzlich ablehnen (Lohaus & Klein-Heßling, 2008).

Zudem ermöglichen unterschiedlichste Multiplikatoren, dass die Kommunikationsinhalte für die verschiedenen Empfänger individuell passend und *verständlich* sind. Dolmetscher, Betreuer und auch Angehörige oder Peers übersetzen die jeweils relevanten Informationen in die Sprache der Betroffenen beziehungsweise in verständliche Formulierungen (Griese & Rothe, 2012). So können Ärztinnen und Ärzte durch ihre meist langfristige Kenntnis ihrer Patienten (und deren Biografie und Bildungsstand) die jeweiligen Informationen entsprechend vermitteln (Walter & Schwartz, 2007). Darüber hinaus stellen sie auch eine wichtige Quelle für Informationen über Angebote, Vorbeugungs- und Behandlungsmöglichkeiten dar oder leisten Unterstützung bei der Informationssuche über bestimmte Erkrankungen (Kirschning & von Kardorff, 2007).

Zusätzlich leisten Multiplikatoren auch einen wichtigen Beitrag zur *Akzeptanz*, Umsetzung und Beibehaltung von Gesundheitsbotschaften. Insbesondere Eltern stellen für ihre Kinder ein wichtiges Vorbild dar (Setterboulte, 2010), aber auch das gesundheitsrelevante Verhalten von Prominenten (Gierl, 2007), Gleichaltrigen (Lohaus & Klein-Heßling, 2008) oder Ehepartnern (Homish & Leonard, 2008) wird imitiert. Insbesondere das Verhalten von Personen, die in den Medien dargestellt werden, hat Einfluss darauf, welches Verhalten in einer Gesellschaft als akzeptiert gilt und damit Vorbildfunktion hat (Ose & Hurrelmann, 2007). Für die Nachahmung und die Überzeugungskraft sind vor allem Ähnlichkeit und die emotionale Beziehung zum Modell relevant (Bandura, 1976).

Zusätzlich entscheiden Multiplikatoren wie Politiker, Führungskräfte oder Pädagogen aber auch über die zeitlichen und finanziellen Ressourcen, die bestimmten Zielgruppen für gesundheitsförderliches Verhalten zur Verfügung stehen. Durch gesetzliche und strukturelle Rahmenbedingungen, zum Beispiel in Settingprogrammen, beeinflussen die Akteure die Akzeptanz der Gesundheitsbotschaften.

Mit dem Einsatz von Multiplikatoren sind gleichzeitig auch *Risiken* verbunden. Möglicherweise ist ihre Auswahl der Betroffenen unpassend, da sie eigene (vom Programm abweichende) Zielstellungen verfolgen. Es kann passieren, dass die Mittlerinnen und Mittler die Botschaften und Maßnahmen verändern oder gar ablehnen und verhindern. Ebenso besteht die Gefahr, dass die Vermittler durch ihr tatsächliches Verhalten (z. B. Dopingeinnahme von Sportlern) oder andere Kommunikationsmaßnahmen (z. B. Alkoholwerbung von Prominenten) eher Risikoverhalten propagieren und damit an Glaubwürdigkeit verlieren.

Konsequenzen für die Gesundheitskommunikation

Aus den vorgestellten Ansätzen zur Überwindung von Barrieren zu schwer erreichbaren Zielgruppen (siehe **Tabelle 11-2**) resultieren verschiedene Konsequenzen für die Gesundheitskommunikation. Eine Zielgruppenorientierung auf allen Wirkungsstufen setzt die genaue Kenntnis der Eigenschaften der Zielgruppe, deren Einstellungen, Werte, Erwartungen, Risikoneigung und das Potenzial für Verhaltensänderungen voraus (Hurrelmann & Leppin, 2001). Dazu gehören unter anderem

Tabelle 11-2: Umsetzung der Ansätze auf den verschiedenen Wirkungsstufen

Wirkungsstufe	Zielgruppenorientierung	Multiplikatorenansatz
Kontakt und Identifikation	• Analyse der Mediennutzung • vielfältige Angebote • Lebensweltansatz • Entertainment Education	• Ansprache • Identifikation • Selektion
Aufmerksamkeit und Interesse	• direkte und aufsuchende Kommunikation • Humorappelle	• Testimonials • Prominente
Verständnis und Wissen	• Entwicklung und Bereitstellung technischer Hilfsmittel • Bilder und Fallbeispiele	• Übersetzung • Veranschaulichung • Unterstützung bei Informationssuche
Akzeptanz und Einstellungen	• andere Motivation • Zielkonflikte	• Vorbilder • Entscheidungsträger

Sekundärdaten, wie Mediennutzungsanalysen, eigene Erhebungen (Befragungen und Beobachtungen) und personenspezifische Daten. Die beschriebenen Strategien der Zielgruppenorientierung sind ebenso für die Ansprache der Multiplikatoren erforderlich, um auch sie entsprechend zu motivieren und die Inhalte angemessen zu vermitteln (Bittlingmayer & Hurrelmann, 2006).

Eine intensive Einbindung der Zielgruppe und auch der Multiplikatoren verlangt eine grundsätzliche Offenheit und Flexibilität der Angebote, die häufig auch mit einer längeren und aufwendigeren Entwicklung und Umsetzung einhergeht. Daher kann eine zielgruppenspezifische Diversifikation der Angebote und Kommunikationswege mit einer erheblichen Kostensteigerung verbunden sein. Zum einen ist es daher erforderlich, die Kommunikationswege und -botschaften zu nutzen, die am effektivsten und effizientesten den Zugang verbessern. Zum anderen muss auch die Effektivität der Maßnahmen für die Gesundheit der Betroffenen kritisch bewertet werden, sodass die Kosten der Zielgruppenorientierung in einem angemessenen Verhältnis zum Nutzen stehen (Bundeszentrale für gesundheitliche Aufklärung, 2005). Auch dafür ist eine kontinuierliche Evaluation der Umsetzung und der Wirkung erforderlich (Bonfadelli & Friemel, 2010).

Für einen kosteneffizienten Einsatz maßgeschneiderter Kommunikation sind vor allem Botschaften und Vermittlungswege interessant, die automatisierbare Abläufe zur Zielgruppenorientierung und Einbindung der Multiplikatoren ermöglichen (Rossmann, 2010). Durch elektronische Erinnerungshilfen (Walter & Schwartz, 2007), intelligente Auswertungen von Gesundheitsdaten (Topol, 2012) oder systematische Vorsorgeuntersuchungen in der Routineversorgung können zielgruppenspezifische Informationen in bereits vorhandene Prozessabläufe integriert werden. Um Multiplikatoren zu motivieren, ist neben dieser organisatorischen Unterstützung meist auch eine adäquate personelle beziehungsweise finanzielle Berücksichtigung notwendig, zum Beispiel in der Vergütung von Ärztinnen und Ärzten (Haisch & Gauß, 2006) oder auch durch die Einrichtung entsprechender Stellen und Institutionen (z. B. zum Austausch und zur Koordinierung). Zudem ist eine umfangreiche Personalentwicklung der Multiplikatoren erforderlich. So wurden in einigen Medizinstudiengängen bereits Weiterbildungen zur interkulturellen Kompetenz integriert (Griese & Rothe, 2012). In vielen Programmen sind auch die Schulungen von Multiplikatoren bereits fester Bestandteil, um sie für ihre Aufgaben zu sensibilisieren und mit entsprechendem Wissen und Kommunikationsmaterial zu unterstützen. Gleichzeitig ermöglicht dies auch eine Vernetzung unterstützender Strukturen.

Literatur

Altgeld, T.; Deneke, C.; Bächlein, B. (Hrsg.). (2006). *Diversity Management in der Gesundheitsförderung: Nicht nur die leicht erreichbaren Zielgruppen ansprechen!* Frankfurt: Mabuse.

Ammann, E.S. & Gross, C.S. (2011). *Schwer erreichbare und benachteiligte Zielgruppen: Teilprojekt im Rahmen des Projekts «Best Practice Gesundheitsförderung im Alter»*. München: Institut für Sucht- und Gesundheitsforschung.

AOK-Bundesverband (2013). *Prävention bei Männern muss digital sein: Jeder Fünfte nutzt bereits Gesundheits-Apps.* Abgerufen von: http://www.aok-bv.de/presse/pressemitteilungen/2013/index_09735.html (18.02.2014).

Atkin, C.K. (2001). Theory and principles of media health campaigns. In R.E. Rice & C.K. Atkin (Hrsg.), *Public Communication Campaigns* (S. 49–68). Thousand Oaks: Sage.

Bandura, A. (1976). *Lernen am Modell: Ansätze zu einer sozial-kognitiven Lerntheorie.* Stuttgart: Klett.

Bauer, U. (2005). *Das Präventionsdilemma: Potenziale schulischer Kompetenzförderung im Spiegel sozialer Polarisierung.* Wiesbaden: VS Verlag für Sozialwissenschaften.

Baumann, E. (2006). Auf der Suche nach der Zielgruppe: Das Informationsverhalten hinsichtlich Gesundheit und Krankheit als Grundlage erfolgreicher Gesundheitskommunikation. In J. Böcken, B. Braun, B. Amhof & M. Schnee (Hrsg.), *Gesundheitsmonitor 2006. Gesundheitsversorgung und Gestaltungsoptionen aus der Perspektive von Bevölkerung und Ärzten* (S. 117–153). Gütersloh: Bertelsmann Stiftung.

Bittlingmayer, U. & Hurrelmann, K. (2006). Präventionsstrategien für sozial Benachteiligte. In W. Kirch & B. Badura (Hrsg.), *Prävention. Ausgewählte Beiträge des Nationalen Präventionskongresses Dresden* (S. 173–192). Berlin: Springer.

Bonfadelli, H. & Friemel, T.N. (2010). Kommunikationskampagnen im Gesundheitsbereich: Grundlagen und Anwendungen. Kommunikationswissenschaft. Konstanz: UVK.

Bonfadelli, H., Pauly, A., Lang, P., Pott, E., Heberlein, A., Hillemacher, T. ... Kuttle, H. (2011). Suchtmittelkonsum. In Kaufmännische Krankenkasse (Hrsg.), *Gesund jung?! Herausforderung für die prävention und Gesundheitsförderung bei jugendlichen und jungen Erwachsenen* (S. 125–151). Berlin: Springer.

Brackertz, N. (2007). *Who is hard to reach and why.* ISR Working Paper. Abgerufen von: http://www.sisr.net/publications/0701brackertz.pdf (18.02.2014).

Brouwer, M. (2012). Der BKK-Gesundheitskoffer «Fit von klein auf». In Bundeszentrale für gesundheitliche Aufklärung (Hrsg.), *Gesund aufwachsen in Kita, Schule, Familie und Quartier. Nutzen und Praxis verhaltens- und verhältnisbezogener Prävention* – KNP-Tagung am 18. und 19. Mai 2011 in Bonn (S. 52–54). Köln: Bundeszentrale für gesundheitliche Aufklärung.

Bruns, W. (2013). *Gesundheitsförderung durch soziale Netzwerke: Möglichkeiten und Restriktionen.* Wiesbaden: Springer.

Bundeszentrale für gesundheitliche Aufklärung (Hrsg.). (2005). *Kriterien guter Praxis in der Gesundheitsförderung bei sozial Benachteiligten. Gesundheitsförderung konkret* (Band 5). Köln: Bundeszentrale für gesundheitliche Aufklärung.

David, C., Cappella, J.N. & Fishbein, M. (2006). The social diffusion of influence among adolescents: Group interaction in a chat room environment about antidrug advertisements. *Communication Theory,* 16, 118–140.

Felder, W. (2008). Zielgruppen-Marketing der AOK Berlin – Die Gesundheitskasse. In R. Roski (Hrsg.), *Zielgruppengerechte Gesundheitskommunikation. Audience Segemtation für wirkungsvolle Information* (S. 133–151). Wiesbaden: VS Verlag für Sozialwissenschaften.

Fernando, S. (2013). *Cultural diversity, mental health and psychiatry: the struggle against racism.* London: Routledge.

Franzkowiak, P., Helfferich, C. & Weise, E. (1998). *Geschlechtsbezogene Suchtprävention: Praxisansätze, Theorieentwicklung, Definitionen.* Köln: Bundeszentrale für gesundheitliche Aufklärung.

Freeman, B. & Chapman, S. (2008). Gone viral? Heard the buzz? A guide for public health practitioners and researchers on how Web 2.0 can subvert advertising restrictions and spread health information. *Journal of Epidemiology & Community Health,* 62, 778–782.

Fromm, B., Baumann, E. & Lampert, C. (2011). *Gesundheitskommunikation und Medien:* Ein Lehrbuch. Stuttgart: Kohlhammer.

Funk, W. & Faßmann, H. (2013). *Schwer erreichbare Zielgruppen – Handlungsansätze für eine neue Verkehrssicherheitsarbeit in Deutschland* (Vol. 237). Bremen: Fachverlag NW in der Carl Schünemann Verlag GmbH.

Gierl, H. (2007). Prominente als Modelle in der Werbung. *Transfer – Werbeforschung & Praxis,* 52, 6–23.

Gigerenzer, G. (2003). Wie kommuniziert man Risiken. *Gen-ethischer Informationsdienst (GID), 161,* 6–8.

Gold, J., Pedrana, A.E., Sacks-Davis, R., Hellard, M.E., Chang, S., Howard, S. ... Stoove, M.A. (2011). A systematic examination of the use of online social networking sites for sexual health promotion. *BMC Public Health,* 11, 583-591.

Goodfellow, B. & Moorley, C. (2013). Reaching unreachable groups and crossing cultural barriers in communicating health promotion. In N. Corcoran (Hrsg.), *Communicating health: Strategies for health promotion* (S. 53–72). Los Angeles: Sage.

Griese, C. & Rothe, K. (2012). Gesundheitsvorsorge und medizinische Versorgung. In C. Griese & H. Marburger (Hrsg.), *Interkulturelle Öffnung:* Ein Lehrbuch (S. 181–200). München: Oldenbourg.

Haisch, J. & Gauß, S. (2006). Wirksame Gesundheitskommunikation. Wann kommt die Botschaft von Gesundheitskampagnen an? *Prävention*, 29, 38–41.

Hastall, M.R. (2012). Abwehrreaktionen auf Gesundheitsappelle: Forschungsstand und Praxisempfehlungen. In S. Hoffmann, R. Mai & U. Schwarz (Hrsg.), *Angewandtes Gesundheitsmarketing* (S. 281–296). Wiesbaden: Springer Gabler.

Hawkins, R.P., Kreuter, M., Resnicow, K., Fishbein, M. & Dijkstra, A. (2008). Understanding tailoring in communicating about health. *Health Education Research*, 23, 454–466.

Homish, G.G. & Leonard, K.E. (2008). Spousal influence on general health behaviors in a community sample. *American Journal of Health Behavior*, 32, 754–763.

Hurrelmann, K. & Leppin, A. (2001). Moderne Gesundheitskommunikation – eine Einführung. In K. Hurrelmann & A. Leppin (Hrsg.), *Moderne Gesundheitskommunikation.* Vom Aufklärungsgespräch zur E-Health (S. 9–21). Bern: Huber.

Hurrelmann, K.; Klotz, T.; Haisch, J. (2004): Einführung: Krankheitsprävention und Gesundheitsförderung. In: Hurrelmann, K.; Klotz, T.; Haisch, J. (Hrsg.), *Lehrbuch Prävention und Gesundheitsförderung* (S. 11–20) Bern: Huber.

Jacobs, E.A., Karavolos, K., Rathouz, P.J., Ferris, T.G., & Powell, L.H. (2005). Limited English proficiency and breast and cervical cancer screening in a multiethnic population. *American Journal of Public Health*, 95, 1410–1416.

Katz, M.G., Kripalani, S. & Weiss, B.D. (2006). Use of pictorial aids in medication instructions: A review of the literature. *American Journal of Health-System Pharmacy*, 63, 2391–2397.

Keller, P.A., & Lehmann, D.R. (2008). Designing effective health communications: A meta-analysis. *Journal of Public Policy & Marketing*, 27, 117–130.

Kirschning, S. & von Kardorff, E. (2007). Welche Informationen suchen internetnutzende Angehörige krebskranker Frauen und Männer? Helfen die gefundenen Informationen bei der Bewältigungsarbeit? *Medizinische Klinik*, 102, 136–140.

Labonté-Roset, C. (2010). Hard to reach? Zur Erreichbarkeit von sozialen und psychosozialen Einrichtungen durch Personen mit Migrationshintergrund. In C. Labonté-Roset, H.-W. Hoefert & H. Cornel (Hrsg.), *Hard to reach. Schwer erreichbare Klienten in der Sozialen Arbeit* (S. 12–23). Berlin: Schibri.

Lampert, C. (2003). Gesundheitsförderung durch Unterhaltung? Zum Potenzial des Entertainment-Education-Ansatzes für die Förderung des Gesundheitsbewusstseins. *Medien und Kommunikationswissenschaft*, 51, 461–477.

Lampert, C., Schwinge, C. & Tolks, D. (2009). Der gespielte Ernst des Lebens: Bestandsaufnahme und Potenziale von Serious Games (for Health). *Medien-Pädagogik. Zeitschrift für Theorie und Praxis der Medienbildung (Themenheft 15/16: Computerspiele und Videogames in formellen und informellen Bildungskontexten).* Abgerufen von: http://www.medienpaed.com/Documents/medienpaed/15-16/lampert0903.pdf (Stand: 24.03.2014).

Lang, P. & Strunk, M. (2010). Tabakprävention der Bundeszentrale für gesundheitliche Aufklärung. *Bundesgesundheitsblatt – Gesundheitsforschung – Gesundheitsschutz*, 53, 125–132.

Langness, A. (2007). *Prävention bei sozial benachteiligten Kindern:* Eine Studie zur Inanspruchnahme von Früherkennungsuntersuchungen. Studien zur Gesundheits- und Pflegewissenschaft. Bern: Huber.

Lazarsfeld, P.F., Berelson, B. & Gaudet, H. (1944). *The people's choice; how the voter makes up his mind in a presidential campaign.* New York: Duell, Sloan and Pearce.

Levine, D., Madsen, A., Wright, E., Barar, R.E., Santelli, J. & Bull, S. (2011). Formative Research on MySpace: Online methods to engage hard-to-reach populations. *Journal of Health Communication*, 16, 448–454.

Lohaus, A. & Klein-Heßling, J. (2008). Gesundheitsrisiken und Gesundheitsverhalten. In R.K. Silbereisen (Hrsg.), *Enzyklopädie der Psychologie. Themenbereich C, Theorie und Forschung* (Serie 5, Entwicklung: Bd. 5. Entwicklungspsychologie des Jugendalters). Göttingen: Hogrefe.

McGuire, W.J. (1978). An information-processing model of advertising effectiveness. In L. David & A.J. Silk (Hrsg.) *Behavioral and management science in marketing* (S. 156–180). New York: Ronald.

Moser, K. & Döring, K. (2008). Modelle und Evaluation der Werbewirkung. In B. Batinic & M. Appel (Hrsg.), *Medienpsychologie* (S. 241–268). Heidelberg: Springer.

Naidoo, J. & Willis, J. (2010). *Lehrbuch der Gesundheitsförderung:* Überarbeitete, aktualisierte und durch Beiträge zum Entwicklungsstand in Deutschland erweiterte Neuauflage. Köln: Bundeszentrale für gesundheitliche Aufklärung.

Noar, S.M., Benac, C.N., & Harris, M.S. (2007). Does tailoring matter? Meta-analytic review of tailored print health behavior change interventions. Psychological Bulletin, 133 (4), 673–693.

Ose, D. & Hurrelmann, K. (2007). Mediale Kommunikationsstrategien der Prävention und Gesundheitsförderung. In K. Hurrelmann, T. Klotz & J. Haisch (Hrsg.), *Lehrbuch Prävention und Gesundheitsförderung* (S. 397–406). Bern: Huber.

Patzelt, C., Deitermann, B., Heim, S., Krauth, C., Theile, G., Hummers-Pradier, E. & Walter, U. (2012). Wie können ältere Menschen für die Inanspruchnahme des präventiven Hausbesuches motiviert werden? *Prävention in der zweiten Lebenshälfte*, 20, 14.e1–14.e3.

Prochaska, J. O. & DiClemente, C. C. (1982). Transtheoretical therapy: Toward a more integrative model of change. *Psychotherapy: Theory, Research & Practice*, 19, 276–288.

Reifegerste, D. (2010). Fallbeispiele als Instrument in Präventionskampagnen. In S. Hoffmann & S. Müller (Hrsg.), *Gesundheitsmarketing: Gesundheitspsychologie und Prävention* (S. 215–226). Göttingen: Huber.

Reifegerste, D. (2012a). Gestaltung von jugendspezifischen Präventionsappellen. In S. Hoffmann, R. Mai & U. Schwarz (Hrsg.), *Angewandtes Gesundheitsmarketing* (S. 301–310). Wiesbaden: Springer Gabler.

Reifegerste, D. (2012b). Zielgruppenspezifische Präventionsbotschaften: Implikationen evolutionärer Motive jugendlichen Risikoverhaltens. Baden-Baden: Nomos.

Reifegerste, D. & Oppat, B. (2010). «TigerKids – Kindergarten aktiv»: Ein Settingprojekt der AOK PLUS in Kindertageseinrichtungen. In S. Hoffmann & S. Müller (Hrsg.), *Gesundheitsmarketing: Gesundheitspsychologie und Prävention* (S. 293–302). Göttingen: Huber.

Reifegerste, D., Seitz, K. & Theis, A. (2012). Eventmarketing in der Gesundheitsprävention für Kinder. In S. Hoffmann, R. Mai & U. Schwarz (Hrsg.), *Angewandtes Gesundheitsmarketing* (S. 397–401). Wiesbaden: Springer Gabler.

Rimer, B. K., & Kreuter, M. W. (2006). Advancing tailored health communication: a persuasion and message effects perspective. *Journal of Communication*, 56, S184–S201.

Rossmann, C. (2010). Gesundheitskommunikation im Internet. Erscheinungsformen, Potentiale, Grenzen. In W. Schweiger & K. Beck (Hrsg.), *Handbuch Online-Kommunikation* (S. 338–363). Wiesbaden: VS Verlag für Sozialwissenschaften.

Sacher, W. (2012). Schule: Elternarbeit mit schwer erreichbaren Eltern. In W. Stange, R. Krüger, A. Henschel & C. Schmitt (Hrsg.), *Erziehungs- und Bildungspartnerschaften* (S. 297–303). Wiesbaden: VS Verlag für Sozialwissenschaften.

Sadler, G. R., Lee, H.-C., Lim, R. S. & Fullerton, J. (2010). Recruitment of hard-to-reach population subgroups via adaptations of the snowball sampling strategy. *Nursing & Health Sciences*, 12, 369–374.

Scheffer, S., Dauven, S. & Sieverding, M. (2006). Soziodemografische Unterschiede in der Teilnahme an Krebsfrüherkennungsuntersuchungen (KFU) in Deutschland – Eine Übersicht. *Gesundheitswesen*, 68, 139–146.

Schweitzer, A. & Bock, C. (2009). Marktsegmentierung und ihre Chancen für die zielgruppengerichtete Kommunikation. In R. Roski (Hrsg.), *Zielgruppengerechte Gesundheitskommunikation: Akteure, Audience Segmentation, Anwendungsfehler* (S. 89–105). Wiesbaden: VS Verlag für Sozialwissenschaften.

Setterboulte, W. (2010). *AOK-Familienstudie 2010: Routinen und Rituale fördern die Gesundheit der Kinder.* Abgerufen von: http://www.connected-living.org/fileadmin/pdf/AOK-Familienstudie_2010.pdf (18.02.2014).

Silbereisen, R. K. & Kastner, P. (1987). Jugend und Problemverhalten. Entwicklungspsychologische Perspektiven. In R. Oerter & L. Montada (Hrsg.), *Entwicklungspsychologie.* Ein Lehrbuch (S. 882–919). München: Psychologie Verlags Union.

Topol, E. J. (2012). The creative destruction of medicine: How the digital revolution will create better health care. New York: Basic Books.

Walter, U. & Schwartz, F. W. (2007). Strategien und Methoden von Prävention und Gesundheitsförderung. In J. Stamm & E. Mehl (Hrsg.), *Hausarzt Handbuch* (S. 17–21). München: Medkomm-Verlag.

Wilkin, H. A., Stringer, K. A., O'Quin, K., Montgomery, S. A. & Hunt, K. (2011). Using communication infrastructure theory to formulate a strategy to locate «hard-to-reach» research participants. *Journal of Applied Communication Research*, 39, 201–213.

Wright, M. (2010). Wer ist für wen schwer erreichbar? In C. Labonté-Roset, H.-W. Hoefert & H. Cornel (Hrsg.), *Hard to reach. Schwer erreichbare Klienten in der Sozialen Arbeit*, S. 229–236). Berlin: Schibri.

Teil 3:

Massenmediale Gesundheitskommunikation

12. Medienberichterstattung über Gesundheitsrisiken

Georg Ruhrmann und Lars Guenther

Über gesundheitliche Risiken erfährt die Öffentlichkeit zumeist und immer häufiger aus Presse, Rundfunk sowie Internet und weniger aus der Begegnung mit Familien, Freunden und mit der Ärztin oder dem Arzt. Der nachfolgende Artikel behandelt ausgehend von einleitenden Bemerkungen zum Risikobegriff und zur Risikowahrnehmung die Frage, wie und mit welchen Frames die Medien über Gesundheitsrisiken berichten und wie diese Berichte wirken. Dazu werden auch Ergebnisse systematischer Inhaltsanalysen, von Befragungen sowie von experimentellen Rezeptions- und Wirkungsstudien im Bereich von molekularer Medizin, Krebsforschung und Nanomedizin und -technologie vorgestellt. Abschließend werden im Fazit Implikationen für den Medizinjournalismus präsentiert und diskutiert.

Risikowahrnehmung von Gesundheitsthemen

Risiken sind in der Zukunft liegende – in der Regel negativ konnotierte – Ereignisse, die über das Produkt aus einem Schaden und dessen Eintrittswahrscheinlichkeit definiert werden (Renn, 2010). Sie gelten dabei als einer Entscheidung beziehungsweise Handlung idealtypisch zurechenbar und unterscheiden sich von *Gefahren*, bei denen dies ohne weiteres oder fast ausschließlich nicht möglich ist. Gefahren werden «als extern veranlasst gesehen» (Luhmann, 1991, S. 31), wie etwa klassischerweise Naturkatastrophen oder natürliche Einflüsse wie Meteoriteneinschläge, Erdbeben oder Tsunamis.[1] Ausgehend von diesen definitorischen Vorüberlegungen werden die meisten Krankheiten, gesundheitliche Probleme nach Unfällen oder auch (ungesundes und/oder unvernünftiges) Verhalten der Bürger als Risiko begriffen.

Über gesundheitliche Risiken wird privat beziehungsweise im persönlichen Umfeld, aber eben auch und zunehmend öffentlich diskutiert. Gesundheitliche Risiken sind deshalb auch für die massenmediale Berichterstattung hochgradig bedeutsam. Die individuelle Risikoeinschätzung wird beeinflusst von emotionalen sowie von sozialen, politischen und kulturellen Faktoren (Wright, Sparks & O'Hair, 2013). Hinzu kommen weitere gesellschaftlich-normative Orientierungen, wie etwa das sogenannte *Precautionary Principle* von Umweltschützern und sozialen Bewegungen (Maguire & Ellis, 2010): Es impliziert, dass nicht nur über gesichertes wissenschaftliches Wissen, sondern auch über ungesichertes und begrenztes medizinisches und wissenschaftliches Wissen transparenter kommuniziert werden soll.

Wesentlich für die individuellen und öffentlichen Risikowahrnehmungen sind demnach auch das generierte wissenschaftliche Wissen und diejenigen Methoden, mit denen valide empirische Erkenntnisse der Risikobewertung erlangt werden (Ruhrmann & Guenther, 2014). Die Ausprägung der wissenschaftlichen Ungesichertheit variiert dabei abhängig davon, wie sich eine Hypothese testen lässt und welche Methodik dabei zum Einsatz kommt. Konfligierende Evidenz beschreibt posi-

1 Allerdings kann es vor allem im Bereich von sogenannten Groß- und Hochtechnologien, aber auch im Bereich der Wahrnehmung, Kommunikation und des Managements von Pandemien und Seuchen interessante Grenzfälle und Übergänge zwischen katastrophalen Risiken und riskanten Katastrophen geben (Guenther, Ruhrmann & Milde, 2011; Handmer, 2008; Perrow, 1988; Renn, 2014; Ruhrmann & Guenther, 2014), die an dieser Stelle nicht weiter diskutiert werden können.

tive und negative Befunde zu einer Fragestellung beziehungsweise widersprüchliche Erkenntnisse oder sich kontrastierende Meinungen von Experten (Funtowicz & Ravetz, 1993; Shapiro & Block-Elkon, 2008; Schiavo, 2014). Massenmedien binden solche Positionen gern als Kontroversen in ihre Berichterstattung ein.

Bereiche der forschungsintensiven Medizin, wie etwa AIDS- und Krebsforschung und -therapie, lassen sich als evidenzsensibles wissenschaftliches Teilgebiet beschreiben. *Evidenz* bezeichnet dabei variierende Grade von Gesichertheit und Ungesichertheit (Guenther & Ruhrmann, 2013): Wissenschaftliche Entscheidungsgrundlagen sind explizit von Experten offenzulegen und sollen nachvollziehbar und zuverlässig über mögliche Chancen (im Sinne von positiven Risiken bzw. Nutzen, bspw. von Präventionsmaßnahmen) und Risiken sowie ihre Eintrittswahrscheinlichkeiten informieren. Und dies wiederum wird auch relevant bei der journalistischen Beobachtung, Beschreibung und Interpretation von Gesundheitsrisiken und möglichen Präventionsmaßnahmen (Dunwoody, 1992; Franzkowiak, 2008).

Medienberichterstattung über Gesundheitsrisiken

Zunehmend und fast ausschließlich erfährt die Öffentlichkeit von Fortschritten, Problemen, Risiken und Debatten der Medizin, aber auch von Gefahren und Katastrophen über die mediale Berichterstattung. Debatten verlaufen zumeist als Risikokontroversen: Positionen von Befürwortern und Kritikern oder von Entscheidern und Betroffenen werden dabei besonders akzentuiert (Ruhrmann & Milde, 2011). Abwägende und differenzierende Positionen kommen indes eher selten zur Sprache (Renn, 2014).

Die Kommunikations- und Medienwissenschaft hat bisher vor allem die Presseberichterstattung längsschnittlich und international vergleichend analysiert (Görke, Kohring & Ruhrmann, 2000; Görke & Ruhrmann, 2003; Hampel et al., 1998; Kohring & Matthes, 2002; Ruhrmann, 1992). Fernsehinhalte wurden selten untersucht, gleichwohl dieses Medium in der politischen Kommunikation und gerade auch in der Wissenschafts- und Gesundheitskommunikation immer noch als Leitmedium verstanden werden kann (Milde & Ruhrmann, 2006; Ruhrmann & Milde, 2011). Das heißt: Die Politik und relevante Teile der Bevölkerung, so etwa die Mehrheit der älteren Bevölkerung ab 50 Jahren, setzt sich vor allem über das Fernsehen mit aktuellen gesundheitlichen Fragen und Problemen auseinander. TV-Nachrichten und -Magazine über Gesundheit und andere wissenschaftliche und medizinische Themen sind gerade für diese Zielgruppen aktuell und erregen besondere öffentliche Aufmerksamkeit.

Den Massenmedien wird von Vertreterinnen und Vertretern aus Politik und Wirtschaft häufig unterstellt, bei Gesundheitsrisiken die öffentliche Wahrnehmung und so auch das Verhalten von Menschen mehr oder weniger stark zu beeinflussen (McComas, 2006). Man vermutet, dass dies unter anderem (1) je nach medizinischem Thema, über das berichtet wird, und (2) je nach dem Berichterstattungsanlass variiert, wie beispielsweise die Erkrankung von Prominenten (Stryker, Solky & Emmons, 2005). Zudem verlangen öffentliche Gesundheitsorganisationen von den Medien, das Gesundheitsverhalten von Laien maßgeblich zu verbessern (Leask, Hooker & King, 2010). Dazu zählt auch die zugeschriebene Aufgabe, durch geeignete Information und Aufklärung ungesundes Verhalten zu minimieren und zu unterbinden.

Normativ betrachtet werden zudem eine Reihe weiterer Anforderungen an Massenmedien gestellt, wenn diese über gesundheitliche Risiken und aktuelle Krisenszenarien im Kontext ausbrechender Krankheiten berichten (Seeger, Reynolds & Sellnow, 2010; Wright, Sparks & O'Hair, 2013). Hinzu kommt, dass seit den 1990er-Jahren Debatten um die Folgen und die Kosten der medizinischen Forschung und Versorgung das Thema der evidenzbasierten Medizin in den Mittelpunkt des öffentlichen Interesses rücken (Liamputtong, 2013; Lüngen & Schrappe, 2010; Weßling, 2011; Wright, Sparks & O'Hair, 2013). Kontrovers wird diskutiert, wie wissenschaftliche Untersuchungsergebnisse, wie Evidenz beziehungsweise Ungesichertheit beschrieben und bewertet werden kann (Wegwarth & Gigerenzer, 2013) und wie man darüber berichten soll (Furler, 2008; Ruhrmann, 2012; Stocking & Holstein, 2009). Entscheidend ist zudem, ob die Fragilität von Evidenz in den Medien zum Thema wird, wer sie in der Wissenschaft und Medizin wie definiert und wer sie wie bewertet (Ruhrmann et al., 2013).

Der vorliegende Beitrag widmet sich vor diesem Hintergrund der Frage, welche allgemeinen Tendenzen sich bei der medialen Repräsentation von Gesundheitsthemen, speziell Gesundheitsrisiken, feststellen lassen.

Internationaler Forschungsstand

Allgemein betrachtet können mit Kitzinger (1999, S. 62; siehe auch Bauer, 2012) neben der bereits erwähnten Prominenz weitere relevante Nachrichtenfaktoren der Berichterstattung über Risiken, und somit auch der Berichterstattung über Gesundheitsrisiken, identifiziert werden:

- *Reichweite und Dauer*: Medien fokussieren eher auf Risiken, die viele Menschen kurzfristig bedrohen, als auf Risiken, die nur wenige Menschen über einen längeren Zeitraum berühren. So kann die Ausbreitung einer Pandemie ein aktuelles Nachrichtenthema werden (Guenther, Ruhrmann & Milde, 2011; Harding, 2009; Jarolimek et al., 2010; Schiavo, 2014; Ungar, 2008). Indes bleibt die Grundlagenforschung zu einer seltenen Erbkrankheit, die nur wenige Menschen betrifft, weitgehend unbekannt.
- *Ungewöhnlichkeit*: Außergewöhnliche und ungewöhnliche Risiken sind für Journalisten besonders attraktiv (Ruhrmann & Milde, 2011).
- *Personalisierung*: Journalisten suchen bevorzugt Themen, in denen sie Risiken ein Gesicht geben können. Gezeigte Personen mit gesundheitlichen Risiken sind nachrichtenrelevanter als abstrakte Risikoberechnungen (Milde & Hölig, 2011; Ruhrmann & Milde, 2011).

Dabei zeigt sich, dass die Berichterstattung über Gesundheitsrisiken *ereignisbezogen* ist. So weist die Forschungsliteratur darauf hin, dass nur wenige Inhaltsanalysen existieren, die sich überblickshaft mit der Berichterstattung über allgemeine Gesundheitsrisiken beschäftigen. Vielmehr schauen sich Forscher die mediale Repräsentation bestimmter Krankheiten an (wie der Krankheit Krebs, im Folgenden) oder expliziter Risiken (beispielsweise Vakzination im Fall der H1N1-Pandemie 2009; Guenther, Ruhrmann & Milde, 2011).

Vermutet wird eine in Negativität und Sensation verzerrte Berichterstattung über Gesundheitsrisiken (*Bias*), die so jedoch nicht bestätigt werden kann: Risiken werden mehrheitlich sogar moderat bis neutral dargestellt (McComas, 2006). Ein Problem massenmedialer Berichterstattung über Gesundheitsrisiken ist jedoch, dass oft objektive und verständliche Informationen fehlen und es Laien somit unmöglich gemacht wird, die Höhe der Risiken für sich selbst richtig einzuschätzen. Dies hängt auch damit zusammen, dass Berichte in den Massemedien selten nachvollziehbare statistische Daten präsentieren (McComas, 2006). Von der Forschungsliteratur oft diskutiert werden in diesem Zusammenhang die verschiedenen Berufsvorstellungen von Journalisten und Medizinern beziehungsweise Wissenschaftlern, die zu unterschiedlichen Erwartungen an die Berichterstattung führen (Leask, Hooker & King, 2010): So werden journalistische Aussagen und Produkte von medizinischen und wissenschaftlichen Expertinnen und Experten kritisiert (Kitzinger, 1999), und Journalisten wiederum beklagen die (zu) wissenschaftszentrierten, unkritischen, nutzenorientierten und mitunter sogar abgehobenen Aussagen medizinischer Experten.

Exemplarisch seien die bisherigen Feststellungen nun für das Thema *Krebs* illustriert: Inhaltsanalysen zeigen, dass die medialen Repräsentationen des Themas vor allem auf neue Behandlungen (Diagnose und Therapie) fokussieren. Seltener jedoch werden Präventionsverhalten oder Früherkennungsmaßnahmen thematisiert (Moriarty & Stryker, 2008; Slater et al., 2008). Demnach werden – selbst wenn gesundheitliche Risiken bestehen sollten – Laien nicht umfassend darüber aufgeklärt, wie diese Risiken minimiert werden können. Hinzu kommt, dass einige Krebsarten (wie Brustkrebs) im Vergleich zu anderen Krebsarten (wie Hautkrebs) und im Vergleich zu tatsächlichen Sterberaten medial überrepräsentiert sind. Ein solches Ungleichgewicht zwischen medialer Realität und tatsächlicher Realität wird als *Interrelation Distortion* bezeichnet (Jensen et al., 2010). Dies könnte zu einer öffentlichen Fehlwahrnehmung führen. Risiken, an Krebs zu erkranken und daran zu sterben, werden vor allem im Fernsehen, weniger häufig aber in Tageszeitungen und am seltensten in Magazinen angesprochen (Slater et al., 2008). Wenn Risiken thematisiert werden, dann beziehen sich diese vor allem auf den individuellen Lebensstil, allen voran Diätverhalten und Rauchen, weniger häufig beziehen sie sich auf die physische Fitness (Jensen et al., 2010). Im speziellen Fall Hautkrebs zeigt sich, dass in etwas weniger als der Hälfte aller Beiträge über dieses Thema die Risiken explizit thematisiert werden – allerdings werden selten sowohl absolute als auch relative Risiken erwähnt (Stryker, Solky & Emmons, 2005).

Inhaltsanalysen können Medieninhalte jedoch nicht nur deskriptiv beschreiben, sondern sie auch unter dem Framingkonzept zusammenfassen, das ausgehend von grundlegenden kognitionspsychologischen Konzepten in den Sozialwissenschaften weit verbreitet ist. Aus kommunikationspsychologischer Sicht können Medienframes definiert werden als «cognitive structures that enable journalists to make news» (Scheufele & Scheufele, 2010, S. 110). Grundgedanke ist hierbei, dass Journalistinnen und Journalisten dieselben Themen in den Medien auf unterschiedliche und spezifische Art und Weise rahmen. Dabei betonen sie bestimmte Aspekte, beziehungsweise machen bestimmte Informationen salient, während andere in den Hintergrund treten (Entman, 1993). So könnten beispielsweise in einem Artikel zum Thema Nanokrebstherapie die vielversprechenden neuen Anwendungsmöglichkeiten thematisiert werden, während wissenschaftliche Ungesichertheiten unerwähnt bleiben. Somit entstehen genuin journalistisch konstruierte Beiträge beziehungsweise Repräsentationen von Wirklichkeit. Im Umgang mit kommunizierten Gesundheitsrisiken rekonstruieren Journalisten spezifische, bereits etablierte Themenkontexte und stellen sie in einen Interpretationsrahmen, den sie kennen. Passt das Risiko zu diesem Kontext, wird es vermutlich eher selektiert und als Risiko erörtert.

Gerade die soziologische Strömung der Framingforschung (Borah, 2011; Dunwoody, 1992; Wright, Sparks & O'Hair, 2013) untersucht, wie bestimmte (gesundheitliche) Themen medial repräsentiert sind. Unter anderem operationalisiert sie die Definition Entmans (1993), welche die sogenannten Frameelemente (Problemdefinition, kausale Attribution, (moralische) Bewertung und Handlungsempfehlung) benennt. Diese werden in Inhaltsanalysen erhoben und dann über Gruppierungsverfahren zu Medienframes verdichtet (Donk et al., 2012; Kohring & Matthes, 2002).

Mediendarstellung und -frames molekularer Medizin und Nanotechnologie

Mittlerweile lässt sich ein breiter Korpus an Forschung zur Mediendarstellung verschiedener gesundheitsbezogener Inhalte rekonstruieren. Viele der Studien arbeiten auch explizit den Zusammenhang zwischen medialer Repräsentation eines Themas und den Risiken heraus (Jensen et al., 2010). Exemplarisch sollen im Folgenden zwei Domänen vorgestellt werden: Molekulare Medizin und Nanotechnologie.

Molekulare Medizin ist ein interdisziplinäres Forschungsfeld der Humanmedizin, das unter anderem Methoden und Ergebnisse der Genetik, Molekularbiologie, Zellbiologie und -biochemie anwendet (Ganten & Ruckpaul, 2007). Gesundheitsrisiken im Kontext der molekularen Medizin wurden bereits seit den 1980er-Jahren weltweit, vor allem in Deutschland kontrovers diskutiert. Thematisiert wurden von Beginn an auch zukunftsträchtige Anwendungen der molekularbiologischen Forschung und der Humanmedizin. Zugleich erörterten Journalisten gerade in Deutschland die ethischen Risiken molekularmedizinischer Innovationen, bewerteten sie jeweils aktuell und setzten damit wiederholt gesellschaftliche Debatten in Gang (Ruhrmann, Milde & Zillich, 2011).

In einer Analyse aller Nachrichtenmeldungen aus den Jahren 1995 bis 2004 über molekulare

Medizin (Ruhrmann & Milde, 2011) zeigen sich Höhepunkte der Risikoberichterstattung beim Thema Klonen ab Mitte der 1990er-Jahre sowie Stammzellen/Embryonenforschung seit dem Jahr 2001. In der Berichterstattung sind vor allem die Wissenschaftler präsent; seit 2000 rücken auch Politikerinnen und Politiker sowie Ethikvertreterinnen und -vertreter in den Mittelpunkt des journalistischen Interesses.

Was die Risiko- und Nutzenbewertungen anbetrifft, werden soziale, ethische und rechtliche Dimensionen angesprochen. Mitte der 1990er-Jahre überwiegt die Nutzendarstellung, ab 2000 kommt eine politisch-ethische Debatte möglicher Risiken auf, die dann allerdings auch wieder abebbt (Ruhrmann & Milde, 2011). Die jeweils dargestellten Kontroversen zwischen Experten und Laien lassen sich als Folge unterschiedlicher Risikobewertungen beobachten: Die einen sprechen von potenziell nützlichen Folgen einer Innovation und repräsentieren unter anderem wirtschaftliche Interessen, die anderen über die mit ihnen verbundenen Risiken (Gerhards & Schäfer, 2011). Der entstehende Dissens forciert den Konflikt, der eskalieren kann, wenn die Beteiligten versuchen, bereits getroffene riskante Entscheidungen nachträglich zu rechtfertigen. Dabei hat der Grad der Kontroverse einen signifikanten Einfluss auf den Nachrichtenwert, den der Journalist dem Thema zuweist. Insgesamt zeigt sich auch ein Wandel in der journalistischen Aufmerksamkeit: Dominiert zunächst in den 1990er-Jahren noch eine wissenschaftszentrierte Perspektive, verlagert sich der Diskurs ab 2000 auf eine eher politikzentrierte Darstellung. Nachrichtenjournalisten präsentieren seither Risiken und Nutzen der molekularen Medizin in den untersuchten Meldungen zunehmend aktuell (Ruhrmann & Milde, 2011).

In TV-Wissenschaftsmagazinen wird das Thema aktuelleren Zahlen zufolge (2008 bis 2009) vor allem auf drei verschiedene typische Arten dargestellt. Diese lassen sich idealtypisch als drei, die jeweiligen Berichte dominierenden Medienframes identifizieren und rekonstruieren: (1) Neue wissenschaftliche Verfahren, (2) Grundlagen-Berichterstattung und (3) kritische Reflexion aktueller Defizite (Kessler & Guenther, 2013). Während der erste Beitragstyp[2] die Chancen und den Nutzen neuer Verfahren herausstellt und dabei eine sehr positive Rahmung einnimmt, stellt Beitragstyp zwei einen klassischen Lehrfilm dar, der kaum Bewertungen beinhaltet. Beide unterscheiden sich vom dritten Beitragstyp, der die Risiken aktueller Verfahren, aber auch die Risiken von viralen und genetischen Krankheiten aktiv herausstellt und dabei eine eher negativere Bewertung des Themas anschlägt. Ein solcher Beitragstyp macht rund ein Drittel der Berichterstattung über molekulare Medizin aus (Kessler & Guenther, 2013). Die Risiken stehen demnach nicht im Vordergrund der Berichterstattung, werden aber peripher auch explizit erwähnt. Im Frame «Grundlagen-Berichterstattung» (zweiter Beitragstyp) tauchen kaum Risiken auf. Häufiger allerdings werden sie im Frame «Neue wissenschaftliche Verfahren» (erster Beitragstyp) thematisiert, wobei hier aber immer die Chancen und der Nutzen dieser neuen Anwendungen überwiegen. Über alle Frames hinweg zeigt sich kongruent dazu, dass Chancen und Nutzen (84 %) nur marginal häufiger thematisiert werden als die Risiken (71 %); zudem werden Risiken im Kontext von Gesundheit und molekularer Medizin nicht nur generell negativ bewertet, sondern zusätzlich häufig mit wissenschaftlicher Ungesichertheit verbunden (Ruhrmann et al., 2013).

Im Fall der *Nanotechnologie*, die sich auf technologische, vor allem aber medizinische Innovationen im Bereich zwischen 1 und 100 Nanometer bezieht, zeigt sich der Unterschied zwischen einer nutzen- und risikoorientierten Berichterstattung besonders deutlich (Guenther, Milde & Ruhrmann, 2014). Risiken (22 %) sind seltener Teil der Berichterstattung über Nanomedizin und -technologie als der Nutzen (86 %), dies deckt sich mit dem aktuellen Forschungsstand (Donk et al., 2012). Schaut man sich typische Darstellungsmuster der Nanotechnologie-Berichterstattung an, so fällt auf, dass eine explizite Betonung von Risiken

2 Frames wurden in dieser Untersuchung auf Beitragsebene erhoben, deshalb werden sie auch als Beitragstypen bezeichnet (siehe auch Kohring & Matthes, 2002).

in nur einem von vier Beitragstypen auftritt: Politischer Diskurs über Ungesichertheit und Risiken. Diese thematische Rahmung wird von Journalisten zudem am seltensten gewählt (18 %). Viel häufiger sind nutzenorientierte Beitragstypen zu finden, die zudem die Nanotechnologie sehr positiv bewerten: Chancen von Nanoanwendungen (47 %), Gesichertheit der Nanoforschung (40 %) und Chancen der Nanomedizin (33 %) (Milde, Guenther & Ruhrmann, 2014).

Zusammenfassend zeigt sich, dass Medizin in den Medien eher in einen positiven und nutzenorientierten Kontext gestellt wird, als gerahmt von Risiken und negativen Bewertungen. Risiken werden aber – wenn sie Erwähnung finden – in den Kontext ungesicherter wissenschaftlicher Erkenntnisse gestellt oder als Kontroversen dargestellt. Dies könnte weitreichende Wirkungen auf Rezipientinnen und Rezipienten haben. Gehen wir von starken Effekten der Medien auf den Rezipienten aus, dann müsste die Bevölkerung jedoch überwiegend ein positives und nutzenorientiertes Bild der Medizin aufweisen.

Medienframes und Framingeffekte: Das Beispiel Krebs

Framing ist nicht nur deshalb so bedeutsam, weil es die bei der Risikokommunikation relevanten Aspekte von Wahrscheinlichkeits- und Schadensbewertungen kontextualisiert (Bennett et al., 2010; Dunwoody, 1992), sondern auch die verschiedenen Wirkungen von medialen Frames beschreiben und erklären kann. Medienframes können einen direkten oder indirekten Einfluss auf die Wahrnehmungsmuster beziehungsweise Frames von Rezipienten haben. Ihre Wirkung auf Bewertungen, Einstellungen oder auch Verhaltensabsichten und konkretes Verhalten wurde empirisch bereits nachgewiesen (Hoffner & Ye, 2009). Rezipientenframes sind dabei zu verstehen als ein Set aktivierter, kognitiver Schemata. Mit Scheufele und Scheufele (2010) werden vier verschiedene Framingeffekte unterschieden: Aktivierung, Transformation, Etablierung und Verhaltensänderung (Scheufele & Tewksbury, 2007).

Besonders im Bereich der Gesundheitskommunikation existiert eine Vielzahl an Studien, die sich mit den Effekten medialer Frames beschäftigen. *Aktivierung* beschreibt dabei eine durch Medienframes erwirkte Aktivierung kognitiver Schemata beim Rezipienten, zum Beispiel durch verschieden geframte Anti-Raucherkampagnen (Shen, 2010). Werden diese Stimuli wiederholt aktiviert, sind sie dem Rezipienten künftig präsenter – wie Stryker, Moriarty und Jensen (2008) für die Berichterstattung über verschiedene Krebsthemen und damit verbundene Risiken aufzeigen konnten. *Transformation* beschreibt die Angleichung des Rezipienten- an den Medienframe (Scheufele & Scheufele, 2010). Dieser Effekt kann jedoch nur auftreten, wenn die Rezipienten bereits ein Schema zu einem Thema ausgebildet haben. Bilden sie wiederum ein Schema erst durch Konfrontation mit dem Medienframe aus, spricht man von *Etablierung*. Langfristig betrachtet können die Medienframes eine *Verhaltensänderung* beim Rezipienten erwirken. Auf der Ebene des Verhaltens (oder von Verhaltensintentionen) setzen Studien an, die sich mit den Effekten von Gain- und Loss-Frames auf das Präventions- und Diagnoseverhalten von Menschen beschäftigen (O'Keefe & Jensen, 2008).

Auf Grundlage der klassischen *Prospect Theory* (Kahneman, 2011; Tversky & Kahneman, 1981; Wright, Sparks & O'Hair, 2013) wird postuliert, dass Gain-Frames wirksamer bei Präventionsverhalten (z. B. Benutzen von Sonnencreme), Loss-Frames hingegen bei Diagnoseverfahren (z. B. Mammografie) seien (siehe auch O'Keefe & Jensen, 2007; 2009). Unterstellt wird hierbei, dass Laien bei Gains (es ist ein Gewinn, eine Handlung auszuführen) eher risikoavers handeln und bei Losses (es ist ein Verlust, wenn die Handlung nicht ausgeführt wird) eher risikoaffin. Es sei jedoch zu erwähnen, dass neuere Studien zu den Wirkungen von Gain- und Loss-Frames die unterschiedliche Wirksamkeit auf Präventions- und Diagnoseverfahren anzweifeln (Hoffner & Ye, 2009).

Von der Forschung bisher wenig betrachtet sind Transformations- und Etablierungseffekte. Zum Thema Krebs setzten hier unsere eigenen Studien in Deutschland an. In einem Experiment wurden insgesamt 298 Probanden über drei Wochen lang zwei verschiedene audiovisuelle Stimuli zum Thema Krebs präsentiert, die zuvor inhaltsanalytisch bestimmt wurden (Kessler & Guenther, 2013). Experimentalgruppe 1 sah Beiträge des positiven Frames[3] «Neue Verfahren der Krebstherapie», Probanden der zweiten Experimentalgruppe sahen Beiträge des negativen Frames «Defizite der Krebsdiagnose und -therapie». Es zeigte sich, dass positiv gerahmte Beiträge die Frames der Rezipienten wirksamer in Richtung des Medienframes transformieren als negative (und damit mit Risiken behaftete) Beiträge es vermögen (Guenther et al., 2014): Probanden in Experimentalgruppe 1 hatten nach der wiederholten Stimuli-Konfrontation signifikant bessere Bewertungen gegenüber Krebsdiagnose- und -therapieverfahren. Für Probanden in Experimentalgruppe 2 gilt dies nicht eindeutig. Dieses Ergebnis unterstützt den metaanalytisch ermittelten Befund, dass Gain-Frames wirksamer seien als Loss-Frames (O'Keefe & Jensen, 2008). Generell sind Transformationseffekte aber eher in Bezug auf Einzelvariablen (wie Bewertungen oder Prognosen) nachzuweisen, nicht jedoch im Sinne eines ganzen Rezipientenframes, der alle von Entman (1993) definierten Frameelemente berücksichtigt (Guenther et al., 2013).

Obwohl Richtung und Stärke der Framingeffekte nicht gesichert prognostiziert werden können und eine Vielzahl an Drittvariablen zu beachten ist (Scheufele & Scheufele, 2010), können wir dennoch von einem Einfluss geframter gesundheitsbezogener Botschaften auf Rezipienten ausgehen. Dabei unterstreicht diese Studie die höhere Wirksamkeit nutzenorientierter und damit explizit nicht risikobehafteter Beiträge.

Unabhängig vom Framingansatz zeigt ein Blick in die Forschungsliteratur, dass Massenmedien durch ihre spezifische Art, über Gesundheitsrisiken zu berichten, eher ein soziales als ein individuelles Risikobewusstsein stiften (McComas, 2006): Risiken durch erhöhten Nikotinkonsum werden gern als Risiken für die Gesellschaft als Ganzes, aber nicht als Risiken für das eigene Individuum betrachtet. Das individuelle Risikobewusstsein wird eher durch interpersonale Kommunikation mit Bekannten aber auch medizinischen und wissenschaftlichen Experten unterstützt.

Fazit und Implikationen für den Journalismus

Nur wenige Inhaltsanalysen befassen sich mit der Berichterstattung allgemeiner Gesundheitsrisiken. Wie in diesem Beitrag gezeigt wurde, fokussieren die Studien vielmehr auf die mediale Repräsentation bestimmter Krankheiten oder expliziter Risiken. Zum einen ist festzuhalten, dass Medien dabei eine eigene Wirklichkeit konstruieren, die sich nicht nur an medizinischen oder wissenschaftlichen Fakten beziehungsweise an tatsächlichen Zahlen wie Sterberaten orientiert (Jensen et al., 2010). Im Fall Krebs hat sich gezeigt, dass die Medien hauptsächlich neue Behandlungen thematisieren und Risiken eine untergeordnete Rolle spielen (Moriarty & Stryker, 2008; Slater et al., 2008). Dies kann besonders deutlich für die Nanotechnologie bestätigt werden (Guenther, Milde & Ruhrmann, 2014). Eine abnehmende Risikoorientierung zeigt sich auch für das kontroverse Thema molekulare Medizin (Kessler & Guenther, 2013; Ruhrmann, Milde & Zillich, 2011). Zwar bilden medizinische und gesundheitliche Risiken immer auch einen relevanten Teil der Berichterstattung, der von Journalisten auch problem- und lösungsorientiert behandelt und bewertet sowie auf verantwortliche Akteure und Situationen zugerechnet wird, und somit als Medienframe rekonstruierbar ist; dieser Teil der Berichterstattung spielt aber immer eine weniger bedeutendere Rolle als jener der Chancen und Nutzen medizinischer Entwicklungen und Innovationen. Rezeptionsstudien nehmen eine leicht stärkere Wirkung chancenbetonter und damit positiver Frames im Vergleich zu negativen und risikobetonenden Frames an (Guenther et al., 2014; O'Keefe & Jensen, 2008).

Die empirische Kommunikationsforschung, die den Zusammenhang zwischen Gesundheitsrisiken und Medien untersucht, findet seit langem Ungleichgewichte zwischen Nutzen- und Risikoberichterstattung verschiedener gesundheitlicher

3 Positives und negatives Framing beziehen sich hierbei auf eine Rahmung im Sinne des Attribute-Framing. Den Zusammenhang zwischen Attribute-Framing und Gain-/Loss-Framing diskutieren O'Keefe und Jensen (2008).

Themen. Kritisch zu hinterfragen bleibt in solchen Analysen jedoch, ob ein inhaltsanalytischer Befund zur quantitativ ausgewogenen Darstellung von Chancen und Risiken wirklich einer ausbalancierten Berichterstattung entsprechen würde (Kitzinger, 1999), oder ob hierfür nicht weitere Maßstäbe zugrundegelegt werden müssten.

Aus den bisherigen Überlegungen und Befunden zur Berichterstattung über Gesundheitsrisiken lassen sich abschließend Implikationen für den Medizinjournalismus formulieren, die die weitere Diskussion anregen können (Ruhrmann, 2012; Schiavo, 2014; Wright, Sparks & O'Hair, 2013).

Medien, vor allem das Fernsehen und Internet, berichten nicht kontinuierlich über Wissenschaft und von ihr erkannte Gesundheitsrisiken. Journalisten und Medien fokussieren spektakuläre Risiken (Renn, 2014; Ruhrmann & Guenther, 2014) und entsprechend passende, dabei meistens nicht systematisch recherchierte und dargestellte Forschungsergebnisse. Die Darstellung von Gesundheitsrisiken der Medizin erfolgt dabei häufig personalisierend und ist auf wenige Akteure beschränkt, die jeweils zu aktuellen Spitzenereignissen hervortreten. Insbesondere bei Berichten über folgenreiche Gesundheitsrisiken korreliert die häufigere Nennung von Wissenschaftlern, Klinikdirektoren, Fachbehörden, Politikern und Ethikvertretern mit einer stärkeren Betonung von Risiken.

Kommunikationspolitische Maßnahmen im Feld der Gesundheitspolitik sollten zunehmend auch wissensbasiert und wissenschaftlich geplant, begleitet und evaluiert werden. Dies gilt insbesondere für die Schnittstellen zwischen Öffentlichkeitsarbeit und Journalismus, die auch in Deutschland zunehmend verschwimmen und zu Lasten des Journalismus aufgelöst werden. Im Wissenschaftsjournalismus, dessen Hauptthema die Berichterstattung über Medizin und Gesundheit ist, werden zudem zunehmend Qualitätskriterien benannt, die selbst die Berichterstattung anregen beziehungsweise orientieren können. Diese sind dem Journalismus allerdings von der Wissenschaft nicht vorzuschreiben, sondern dienen der kritischen Diskussion und der Reflexion bisher vorhandener Orientierungen (Koeneker, 2012; Trepte, Burkhardt & Weidner, 2008).

So kann empfohlen werden, dass Journalisten evidenzsensibler über Gesundheitsrisiken berichten. Dies bedeutet, über die Datenlage, Messmethoden und Verallgemeinerbarkeit von medizinisch-wissenschaftlichen Ergebnissen und medizinischen Risikostudien zu berichten und diese auch zu hinterfragen (Guenther & Ruhrmann, 2013; Schiavo, 2014). Dazu ist es erforderlich, dass Journalisten die richtigen Fragen nach der Gesichertheit und Ungesichertheit wissenschaftlichen Wissens stellen können. Fraglich ist, ob und wie Journalisten die in der Wissenschaft als gegeben anzusehende wissenschaftliche Unsicherheit des medizinischen Risikowissens immer zuverlässig erkennen können (Gigerenzer, 2013) und entsprechend differenziert berichten. Es ist allerdings auch in einem Teil der Berichterstattung festzustellen, dass Journalistinnen und Journalisten die innerwissenschaftlich konfligierende Evidenz als kontroverse Risikobewertung präsentieren (Ruhrmann et al., 2013).

Zudem wird besprochen, wie Journalisten im Falle tatsächlicher Konflikte die Pro- und Kontra-Standpunkte ausführlicher würdigen können, ihre wissenschaftlichen Hintergründe beleuchten und sie in die laufende Diskussion einordnen können. Experten- und Quellentransparenz sind in diesem Zusammenhang wichtig, damit sichtbar werden kann, wer und was hinter welchen Aussagen und Meinungen steckt.

Zunehmend bedeutsam wird dabei die Frage, ob genügend Journalistinnen und Journalisten kenntnisreich und auch unabhängig sind, um die Interessen organisierter Akteure in der forschenden pharmazeutischen Industrie in einer Marktwirtschaft zu verstehen (Renn, 2014) und angemessen zu recherchieren. Dazu zählt auch, ihre Verbände und ihre Politik zu verstehen. Dann könnte das vorherrschende *Evidence-based Policy-Making* (Lüngen & Schrappe, 2010) kontextualisert, das heißt, wirklich journalistisch beobachtet und beschrieben werden. Dies ist auch deshalb notwendig, um nicht unnötige, vor allem in Krisensituationen widersprüchliche, ja sogar paradoxe Folgen von Gesundheits-PR zu verstärken (Guenther, Ruhrmann & Milde, 2011). Es bleibt zu hoffen, dass in Deutschland ein junger und kritischer Journalismus heranwächst, der über Gesundheitsrisiken informiert sowie kritisch und verständlich zu berichten weiß.

Literatur

Bauer, M. (2012). Public attention to science 1820–2010. A longue duree picture. In S. Rödder, M. Franzen & P. Weingart (Hrsg.), *The sciences' media connection – Public communication and its repercussions* (S. 35–58). Heidelberg, New York: Springer.

Bennett, P., Calman, K., Curtis, S. & Fischbacher-Smith, D. (2010). Understanding public responses to risk: Policy and practice. In P. Bennett, K. Calman, S. Curtis & D. Fischbacher-Smith (Hrsg.), *Risk communication and public health* (S. 3–22). Oxford: Oxford University Press.

Borah, P. (2011). Seeking more information and conversations: Influence on competitive frames and motivated processing. *Communication Research,* 38, 303–325.

Donk, A., Metag, J., Kohring, M. & Marcinkowski, F. (2012). Framing emerging technologies. Risk perceptions of nanotechnology in the German press. *Science Communication,* 34, 5–29.

Dunwoody, S. (1992). The media and the perceptions of risk: How journalists frame risk stories. In D. M. Broomley & K. Segerson (Hrsg.), *The social response to environmental risk. Policy formulation in an age of uncertainty* (S. 75–100). New York: Springer.

Entman, R. (1993). Framing: Toward clarification of a fractured paradigm. *Journal of Communication,* 43, 51–58.

Franzkowiak, P. (2008). Prävention im Gesundheitswesen – Systematik, Ziele, Handlungsfelder und die Position der Sozialen Arbeit. In G. Hensen & P. Hensen (Hrsg.), *Gesundheitswesen und Sozialstaat* (S. 192–219). Wiesbaden: VS Verlag für Sozialwissenschaften.

Funtowicz, S. O. & Ravetz, J.R (1993). Science for the post-normal age. *Futures,* 25, 739–755.

Furler, L. (2008). Smoke and mirrors: Managing uncertainty in the public health sector. In G. Bammer & M. Smithson (Hrsg.), *Uncertainty and risk. Multitdisciplinary perspectives* (S. 183–194). London: Earthscan.

Ganten D. & Ruckpaul, K. (2007). *Grundlagen der Molekularen Medizin.* Heidelberg: Springer.

Gerhards, J. & Schäfer, M. (2011). Normative Modelle wissenschaftlicher Öffentlichkeit. Theoretische Systematisierung und Illustration am Fall der Humangenomforschung. In G. Ruhrmann, J. Milde & A. F. Zillich (Hrsg.), *Molekulare Medizin und Medien. Zur Darstellung und Wirkung eines kontroversen Wissenschaftsthemas* (S. 19–40). Wiesbaden: VS Verlag für Sozialwissenschaften.

Gigerenzer, G. (2013). *Risk savvy. How to make good decisions.* New York: Penguin.

Görke, A. & Ruhrmann, G. (2003). Public communication between facts and fictions: On the construction of genetic risk. *Public Understanding of Science,* 12, 229–241.

Görke, A., Kohring, M. & Ruhrmann, G. (2000). Gentechnologie in der Presse. Eine internationale Langzeitanalyse von 1973 bis 1996. *Publizistik,* 45, 20–37.

Guenther, L., Froehlich, K., Milde, J., Ruhrmann,. G. & Heidecke, G. (2014). Effects of valenced media frames of cancer diagnoses and therapies: Quantifying the transformation and establishing of evaluative schemas. *Health Communication,* i. D.

Guenther, L., Milde, J. & Ruhrmann, G. (2014). Journalists' perceptions and reporting on scientific uncertainty and risks of nanotechnology: Results from interviews and a content analysis. Angenommener Aufsatz auf der 64. Jährlichen Konferenz der International Communication Association (ICA).

Guenther, L., Milde, J., Ruhrmann, G. & Heidecke, G. (2013). Das Thema Krebs und die Medien: Über die Wirkung von Medienframes auf Rezipienten. In C. Rossmann & M. Hastall (Hrsg.), *Medien und Gesundheitskommunikation: Befunde, Entwicklungen, Herausforderungen* (S. 49–64). Baden-Baden: Nomos.

Guenther, L. & Ruhrmann, G. (2013). Science journalists' selection criteria and depiction of nanotechnology in German media. *Journal of Science Communication,* 12, 1–17.

Guenther, L., Ruhrmann, G. & Milde, J. (2011). *Pandemie: Wahrnehmung der gesundheitlichen Risiken durch die Bevölkerung und Konsequenzen für die Risiko- und Krisenkommunikation.* Berlin: Forschungsforum Öffentliche Sicherheit.

Hampel, J., Ruhrmann, G., Kohring, M. & Görke, A. (1998). Germany. In: M. Bauer, J. Durant & G. Gaskell (Hrsg.), *Biotechnology in the public sphere. A European Sourcebook* (S. 63–78). London: Science Museum

Handmer, J. (2008). Emergency management thrives on uncertainty. In: G. Bammer & M. Smithson (Hrsg.), *Uncertainty and risk. Multitdisciplinary perspectives* (S. 231–243). London: Earthscan.

Harding, P. (2009). Pandemic, plagues and panic. *British Journalism Review,* 20, 27–33.

Hoffner, C. & Ye, J. (2009). Young adults' response to news about sunscreen and skin cancer: The role of framing and social comparison. *Health Communication,* 24, 189–198.

Jarolimek, S., Dubowicz, A., Greyer, J., Kunkel, J., Obst, R., Sängerlaub, A. … Vogt, M. (2010). Öffentliches und Geheimes. Die Berichterstattung über die flächendeckende Schweinegrippeimpfung. *Publizistik,* 55, 405–425.

Jensen, J. D., Moriarty, C. M., Hurley, R. J. & Stryker, J. E. (2010). Making sense of cancer news coverage trends: A comparison of three comprehensive content analyses. *Journal of Health Communication,* 15, 136–151.

Kahneman, D. (2011). *Thinking fast and slow.* New York. Random House.

Kessler, S.H. & Guenther, L. (2013). Depicted epistemological dimensions in science coverage: How science television programs represent knowledge of molecular medicine. *Journal of International Scientific Publications, Media and Mass Communication,* 2, 272–290.

Kitzinger, J. (1999). Researching risk and the media. *Health, Risk, & Society,* 1, 55–69.

Koeneker, C. (2012). *Wissenschaft kommunizieren. Ein Handbuch mit praktischen Beispielen.* Heidelberg: Wiley VCH.

Kohring, M. & Matthes, J. (2002). The face(t)s of biotech in the nineties. *Public Understanding of Science,* 11, 143–154.

Leask, J., Hooker, C. & King, C. (2010). Media coverage of health issues and how to work more effectively with journalists: A qualitative study. *BMC Public Health,* 10, 2–7.

Liamputtong, P. (2013). *Research methods in health.* Foundations for evidence based practice. Victoria: Oxford University Press.

Lüngen, M. & Schrappe, M. (2010). Evidence-based policy making. In: K.W. Lauterbach, M. Lüngen & M. Schrappe (Hrsg.), *Gesundheitsökonomie, Management und Evidence-based Medicine* (S. 39–59). Stuttgart: Schattauer.

Luhmann, N. (1991). *Soziologie des Risikos.* Berlin, New York: de Gruyter.

Maguire, S. & Ellis, J (2010). The precautionary principle and risk communication. In: R.L. Heath & H.D. O'Hair (Hrsg.), *Handbook of risk and crisis communication* (S. 119–137). New York: Routledge.

McComas, K.A. (2006). Defining moments in risk communication research: 1996–2005. *Journal of Health Communication,* 11, 75–91.

Milde, J., Guenther, L. & Ruhrmann, G. (2014). *How journalists' perceptions affect reporting on scientific uncertainty and risks of nanotechnology: Results from interviews and a content analysis.* Unveröffentlichtes Manuskript.

Milde, J. & Hölig, S. (2011). «Das Bild ist stärker als das Wort» – Selektions- und Darstellungskriterien von TV-Wissenschaftsjournalisten beim Thema «Molekulare Medizin». In G. Ruhrmann, J. Milde & A.F. Zillich (Hrsg.), *Molekulare Medizin und Medien. Zur Darstellung und Wirkung eines kontroversen Wissenschaftsthemas* (S. 175–209). Wiesbaden: VS Verlag für Sozialwissenschaften.

Milde, J. & Ruhrmann, G. (2006). Molekulare Medizin in deutschen TV-Wissenschaftsmagazinen. *Medien & Kommunikationswissenschaft,* 54, 430–456.

Moriarty, C.M. & Stryker, J.E. (2008). Prevention and screening efficacy messages in newspaper accounts of cancer. *Health Education Research,* 23, 487–498.

O'Keefe, D.J. & Jensen, J. (2007). The relative persuasiveness of gain-framed and loss-framed messages for encouraging disease prevention behaviors: A meta-analytic review. *Journal of Health Communication,* 12, 623–644.

O'Keefe, D.J. & Jensen, J. (2008). Do loss-framed persuasive messages engender greater message processing than do gain-framed messages? A meta-analytic review. *Communication Studies,* 59, 51–67.

O'Keefe, D.J. & Jensen, J. (2009). The relative persuasiveness of gain-framed and loss-framed messages for encouraging disease detection behaviors: A meta-analytic review. *Journal of Communication,* 59, 296–316.

Perrow, C. (1988). *Normale Katastrophen. Die unvermeidlichen Risiken der Großtechnik.* Frankfurt, New York: Campus.

Renn, O. (2010). Risk communication: Insights and requirements for designing successful programs on health and environmental hazards. In R.L. Heath & H.D. O'Hair (Hrsg.), *Handbook of risk and crisis communication* (S. 80–98). New York: Routledge.

Renn, O. (2014): *Das Risikoparadox. Warum wir uns vor dem Falschen fürchten.* Frankfurt a.M.: Fischer.

Ruhrmann, G. (1992). Genetic engineering in the press: A review of research and results of a content analysis. In J. Durant (Hrsg.), *Biotechnology in public* (S. 169–201). London: Science Museum.

Ruhrmann, G. (2012). Das öffentliche Bild der von Biotechnologie und die Kommunikation von Evidenz. In: M.-D. Weitze & A. Pühler (Hrsg.), *Biotechnologie-Kommunikation. Kontroversen, Analysen, Aktivitäten* (S. 287–302). Heidelberg: Springer.

Ruhrmann, G. & Guenther, L. (2014): *Risk communication.* Beitrag angenommen bei Oxford Bibliographies.

Ruhrmann, G., Guenther L., Kessler, S.H. & Milde, J. (2013). Frames of scientific evidence: How journalists represent (un)certainty of molecular medicine in science magazine programs. *Public Understanding of Science.* doi: 10.1177/0963662513510643

Ruhrmann, G. & Milde, J. (2011). Zum Nachrichtenwert von Molekularer Medizin – Eine Inhaltsanalyse von TV-Meldungen 1995 bis 2004. In: G. Ruhrmann, J. Milde & A.F. Zillich (Hrsg.), *Molekulare Medizin und Medien.* Zur Darstellung und Wirkung eines kontroversen Wissenschaftsthemas (S. 99–120). Wiesbaden. VS Verlag für Sozialwissenschaften.

Ruhrmann, G., Milde, J. & Zillich, A.F. (2011). *Molekulare Medizin und Medien. Zur Darstellung und Wirkung eines kontroversen Wissenschaftsthemas.* Wiesbaden: VS Verlag für Sozialwissenschaften.

Scheufele, B. & Scheufele, D. (2010). Of spreading activation, applicability, and schemas: Conceptual distinctions and their operational implications for measuring frames and framing effects. In P. D'Angelo & J.A. Kuypers (Hrsg.), *Doing news framing analysis: Empirical and theoretical perspectives* (S. 110–134). New York: Routledge.

Scheufele, D. & Tewksbury, D. (2007). Framing, agenda-setting, and priming: The evolution of three media effects models. *Journal of Communication,* 57, 9–20.

Schiavo, R. (2014). *Health communication. From theory to practice.* San Francisco: Jossey-Bass

Seeger, M.W., Reynolds, B. & Sellnow, T.L. (2010). Crisis and emergency risk communication in health contexts: Applying the CDC model to pandemic influenza. In R.L. Heath & H.D. O'Hair (Hrsg.), *Handbook of risk and crisis communication* (S. 493–506). New York: Routledge.

Shapiro, R.Y. & Block-Elkon, Y. (2008). Do the facts speak for themselves? *Critical Review,* 20, 115–139.

Shen, L. (2010). The effect of message frame in anti-smoke public service announcements on cognitive response and attitude toward smoking. *Health Communication,* 25, 11–21.

Slater, M.D., Long, M., Bettinghaus, E.P. & Reineke, J.B. (2008). News coverage of cancer in the U.S.: A national sample of newspapers, television and magazines. *Journal of Health Communication,* 13, 523–537.

Stocking, D.H. & Holstein, L.W. (2009). Manufacturing doubt: Journalists' roles and the construction of ignorance in a scientific controversy. *Public Understanding of Science,* 18, 23–42.

Stryker, J.E., Moriatry, C.M. & Jensen, J.D. (2008). Effects of newspaper coverage on public knowledge about modifiable cancer risks. *Health Communication,* 23, 380–390.

Stryker, J.E., Solky, B.A. & Emmons, K.M. (2005). A content analysis of news coverage of skin cancer prevention and detection, 1979 to 2003. *Archives of Dermatology,* 141, 491–496.

Trepte, S., Burkhardt, S. & Weidner, W. (2008). *Wissenschaft in den Medien präsentieren. Ein Ratgeber für die Scientific Community.* Frankfurt, New York: Campus.

Tversky, A. & Kahneman, D. (1981). The framing of decisions and the psychology of choice. *Science,* 211, 453–548.

Ungar, S. (2008). Global bird flu communication: Hot crisis and media reassurance. *Science Communication,* 29, 472–497.

Wegwarth, O. & Gigerenzer, G. (2013). Trust your doctor: A simple heuristics in need for a proper social environment. In R. Hartwig, U. Hoffrage, & ABC Research Group (Hrsg.), *Simple heuristics in a social world* (S. 67–102). Oxford: Oxford University Press.

Weßling, H. (2011). *Theorie der klinischen Evidenz. Versuch einer Kritik der evidenzbasierten Medizin.* Münster: LiT.

Wright, K., Sparks, L. & O'Hair, H.D. (2013). *Health communication in the 21st century.* Malden: Wiley-Blackwell.

13. Medizin- und Gesundheitsjournalismus

Holger Wormer

Dieser Beitrag versucht eine Verortung des Medizinjournalismus innerhalb der Medizin- und Gesundheitskommunikation und stellt verschiedene Vorschläge zu seiner Strukturierung und Qualitätsbewertung vor. Ausgehend von der journalistischen Qualitätsforschung und dem Projekt «medien-doktor.de» wird ferner ein erstes Konzept zur Bewertung medizinischer Laien-Informationen aus verschiedenen Quellen vorgeschlagen.

Einführung, Definitionen und erste Diagnosen

Einführung

Wenn es ein Mantra der Kritik am deutschen Medizinjournalismus gibt, dann ist es wohl jenes von der «Verunsicherung der Patienten»: Es scheint kaum einen kritischen journalistischen Beitrag über Ärztinnen und Ärzte, Kliniken, Therapien oder Vorgänge im Gesundheitssystem zu geben, auf den seitens der betroffenen Akteure nicht mit dem pauschalen Vorwurf der Verunsicherung als Gegenkritik reagiert wird.[1] Geht man indes von der Prämisse aus, dass Medizin- und Gesundheitsjournalismus primär als Journalismus zu betrachten ist, so mag man die Verunsicherungsvorwürfe umgekehrt als Indiz dafür werten, dass Teile der Massenmedien zumindest versuchen, ihren nach Grundgesetz und Rechtsprechung verbrieften Aufgaben auch für den Berichterstattungsgegenstand Medizin nachzukommen. Zu diesen generellen Aufgaben des Journalismus gehört die Beschaffung von Informationen und eine Positionierung dazu, die Darstellung von Meinungen und Gegenmeinungen sowie die Wahrnehmung einer Kritik- und Watchdog-Funktion. Speziell für die politische Meinungsbildung beschrieb das Bundesverfassungsgericht die Aufgabe des Journalismus als «orientierende Kraft in der öffentlichen Auseinandersetzung», die «dem Bürger Urteil und Entscheidung» erleichtere, wie es im sogenannten Spiegel-Urteil heißt (siehe BVerfG, 1966).

Offen bleiben muss allerdings zunächst, wie gut journalistische Medien eine derartige Orientierungsfunktion speziell für Themen aus Medizin und Gesundheit erfüllen. Ferner ist anzumerken, dass – jenseits theoretischer Betrachtungsweisen – dem Berichterstattungsfeld innerhalb des Journalismus zumindest eine gewisse Sonderrolle zugewiesen zu werden scheint. So widmet beispielsweise der Deutsche Presserat als Selbstkontrollinstanz einzig der Medizinberichterstattung in seinem Pressekodex eine spezielle Ziffer:

> *Bei Berichten über medizinische Themen ist eine unangemessen sensationelle Darstellung zu vermeiden, die unbegründete Befürchtungen oder Hoffnungen beim Leser erwecken könnte. Forschungsergebnisse, die sich in einem frühen Stadium befinden, sollten nicht als abgeschlossen oder nahezu abgeschlossen dargestellt werden (Presserat, 2013, S. 7).*

Implizit liefert der Pressekodex damit nicht nur bereits Ansätze für Kriterien zur Qualitätsbewertung, sondern auch einen Hinweis darauf, was in den journalistischen Medien selbst unter Medizinberichterstattung zu verstehen ist: eine primär auf Erkenntnissen aus der Medizinforschung basierende Berichterstattung.

1 Wenngleich belastbare Daten nicht bekannt sind, so lässt sich der subjektive Eindruck mithilfe einer Abfrage in der Pressedatenbank Genios für die deutschsprachige Presse zumindest etwas erhärten: Die Abfrage «Verunsicherung UND Patienten» liefert 480 Trefferartikel für das Jahr 2013.

Dieser Ansatz entspricht durchaus der bis heute mit am meisten beachteten Definition aus einer Dissertation von Roloff aus dem Jahr 1972, die im Jahr 2013 als kommentierte Fassung neu aufgelegt wurde. Roloff definiert Medizinjournalismus als eine Form der medizinbezogenen «nicht fachintern, sondern extern-allgemein[en]» Kommunikation, die sich mit «somatischen und psychosomatischen Bedingungen menschlicher Existenz» auseinandersetzt. Medizinjournalismus wird als Teil der Wissenschaftspublizistik betrachtet, die der «Verbreitung und Aufnahme anerkannt wissenschaftlicher Themen innerhalb öffentlicher Kommunikationssysteme» dient (Roloff, 2013, S. 39). Diese Auffassung von Medizinjournalismus als Teilbereich des Wissenschaftsjournalismus ist auch gängige Praxis in den Medienhäusern selbst. Bemerkenswerter an der Arbeit von Roloff ist, dass er als einer der ersten in Deutschland Medizinjournalismus nicht als reines Aufklärungsmedium betrachtete, das Botschaften aus Medizin und Ärzteschaft aufbereitet und an eine breite Rezipientenschaft lediglich weitertransportiert. Wenn eine medizinische Aufklärungsfunktion geleistet werde, dann geschehe dies eher indirekt – nämlich dann, wenn ein eigenes Interesse an dem entsprechenden Thema aufseiten der Rezipienten bestehe.[2] Kohring (2005) fast Roloffs Verdienst so zusammen:

> *Roloffs Verdienst ist es, die [...] journalistische Kommunikation über Medizin als ein komplexes Gefüge verschiedener Akteure mit unterschiedlichen Kommunikations- und Rezeptionsinteressen zu beschreiben. Ein bemerkenswerter Fortschritt ist darin zu sehen, dass ein abweichendes Publikumsinteresse nicht diskriminiert, sondern als eigenständige und aktive Selektionsleistung beschrieben und anerkannt wird (Kohring, 2005, S. 35).*

In der übrigen kommunikationswissenschaftlichen Forschung, so Kohrings Kritik, finde sich Medizinjournalismus in einem «großen Schmelztiegel [...] zusammen mit Arzt-Patienten-Kommunikation, Public Relation des Medizinsystems, Gesundheitskampagnen usw. wieder» und werde «ausschließlich unter der Prämisse betrachtet, welchen Beitrag er zur medizinischen Aufklärung und zur Stärkung des Gesundheitswesens» beisteuere (Kohring, 2005, S. 124). Mit der eingangs dargelegten Aufgabenzuweisung an den Journalismus im Allgemeinen hat so ein – von Kohring zu Recht kritisiertes – Verständnis von Medizinjournalismus nicht mehr viel zu tun. Immerhin aber finden sich etwa in der älteren anglo-amerikanischen Literatur bereits auch Betrachtungsweisen, die der Perspektive von Roloff deutlich entsprechen. So weisen beispielsweise Entwistle und Hancock-Beaulieu (1992, S. 380) vor mehr als 20 Jahren darauf hin, dass «Zeitungen nicht existieren, um als Vehikel zur Gesundheitsförderung zu dienen oder das Verständnis der medizinischen Wissenschaften zu verbessern, aber dennoch das Potenzial haben hierzu beizutragen.»

Aus journalismuspraktischer und medienökonomischer Sicht muss eine Gleichsetzung von Medizinjournalismus und sonstiger Gesundheitskommunikation – sei es jener, die primär das Ziel der Gesundheitsförderung verfolgt, oder jener, die (als Medizin-PR im weitesten Sinne) direkt oder indirekt als Vehikel zur Vermarktung von medizinischen Produkten oder Institutionen dient – ohnehin abwegig erscheinen: Wie jede Form von privat finanziertem Journalismus ist Medizinjournalismus auch wirtschaftlichen Zwängen unterworfen. Ein medizinjournalistisches Produkt muss in der Regel für sich genommen so attraktiv sein, dass es gekauft oder in anderer Form (etwa durch Gebühren) vom Mediennutzer bezahlt wird. Hieraus folgt, dass sich Medizinjournalismus in den allgemeinen, privatwirtschaftlich organisierten Medien (jenseits des Fachjournalismus oder eines Special-Interest-Segments) nicht

---

2 «Die hinter dem Interesse des Rezipienten an medizinischen Meldungen erkennbaren Gründe sind nicht unbedingt identisch mit denen des Kommunikators, der sich für die massenhafte Verbreitung solcher Informationen entschieden hat. Er ist zunächst auf dieses Interesse selbst angewiesen und vermag nur auf der Grundlage der gesamtgesellschaftlichen Bedeutung von Krankheit und Gesundheit eine Informations- und potenzielle Aufklärungsfunktion mit gesundheitspädagogischen Zielen wahrzunehmen.» (Roloff, 2013, S. 42).

allein an Betroffenen wie Patientinnen und Patienten oder besonders gesundheitsbewussten Rezipientinnen und Rezipienten und ebenso wenig allein an der Zielgruppe der Ärztinnen und Ärzte orientieren kann, sondern auch für ein lediglich latent an Medizin interessiertes Publikum attraktiv sein sollte. Mehr noch: Im Idealfall wird ein qualitativ guter Beitrag in den allgemeinjournalistischen Medien nicht nur von Rezipientinnen und Rezipienten wahrgenommen, *weil* es um ein medizinisches Thema geht, sondern sogar, *obwohl* es um ein medizinisches Thema geht – etwa weil eine interessante oder bewegende Geschichte erzählt wird. Umgekehrt bedeutet eine konsequent journalistische Perspektive auf den Medizinjournalismus jedoch keinen Freibrief für fehlerhafte Berichterstattung, denn Richtigkeit ist auch im Journalismus Pflicht.

Der journalistische Medienmarkt für Medizinthemen

Themen aus Medizin und Gesundheit sind in den Massenmedien sehr erfolgreich. So verzeichnete etwa die *Apotheken Umschau* laut IVW im IV. Quartal 2013 eine verkaufte Auflage von mehr als 9650000 Exemplaren (wobei sich der Verkauf auf die Apotheker bezieht, die diese Zeitschrift an ihre Kunden verteilen).[3] Selbst primär politische Nachrichtenmagazine wie *Der Spiegel* gehen mit medizinischen Überblicksgeschichten ohne echten Nachrichtenanlass in den Wettbewerb am Kiosk (z.B. Nr. 4/2014: «Kopfschmerz – Die unterschätzte Volkskrankheit». Noch intensiver wurde dieser Ansatz vom Magazin *Focus* verfolgt, dessen erfolgreiche Markteinführung sogar zentral mit medizinischen Themen (etwa Ärzte-Rankings) verknüpft war (Kunz, 2006, S. 86). Ausgründungen wie *Focus-Gesundheit*[4] oder, um ein anderes Magazinbeispiel aufzugreifen, *Stern – Gesund leben* dokumentieren den Publikumserfolg ebenso wie die Medizinseiten bei Boulevardmedien und Frauenzeitschriften, auf die hier nicht näher eingegangen werden kann. Im Zeitungsbereich gehören Medizin und Gesundheit – international konsistent – ebenfalls regelmäßig zu den Top-Themen. Innerhalb des Wissenschaftsjournalismus[5] erreichen Medizinthemen regelmäßig Werte zwischen knapp 30 und bis über 50% der Wissenschaftsberichterstattung (siehe z.B. Elmer, Badenschier & Wormer, 2008, S. 884–885[6]; Bucchi & Mazzolini, 2003, S. 9–10; Clark & Illman, 2006, S. 505–506). Bei der Nachrichten-Agentur dpa stammt nach Schätzungen der Redakteure jede zweite Wissenschaftsnachricht aus dem Themengebiet Medizin und Gesundheit (Mundzeck, 2006, S. 200).

Was die zeitliche Entwicklung des Berichterstattungsumfangs in den vergangenen Jahrzehnten angeht, so ist die Datenlage komplexer; oft geht eine absolute Zunahme der Medizinberichterstattung einher mit einer Zunahme der Wissen-

3 Streng genommen handelt es sich bei der *Apotheken Umschau* nicht um ein originär journalistisches Medium, sondern um eine Zeitschrift, die primär der Kundenbindung der Apotheken dient. Das stellt nicht jedwede Information darin infrage, die Darstellung erfolgt jedoch immer aus einer grundsätzlich apothekenfreundlichen Perspektive (kritische Beiträge über Apotheker wird man also kaum finden). Ein journalistisches Medium sollte indes möglichst frei von solchen Partikularinteressen handeln können – hier bezahlt der Mediennutzer für möglichst unabhängige Information. Gleichwohl ist das Beispiel der *Apotheken Umschau* zur Skizzierung des potenziellen Marktes für medizinjournalistische Produkte relevant.

4 Aus der Eigenwerbung des Magazins heißt es dazu: «Intelligent. Fundiert. Nutzwertstark. – Jede Ausgabe von Focus-Gesundheit behandelt ein Spezialgebiet, bei dem alle Facetten des Themas beleuchtet werden: von der Entstehung einer Krankheit über Patientenschicksale, Therapiemöglichkeiten und Prävention bis zu High-Tech-Therapien von Morgen.» (http://www.focus.de/magazin/focus-gesundheit [26.2.2014]).

5 Unter der gängigen Definition von Wissenschaftsjournalismus wird hier die Berichterstattung über die *Sciences*, also Themen aus Naturwissenschaften, Technik und Medizin verstanden. Disziplinen wie Geistes- und Sozialwissenschaften (*Humanities*) werden meist nicht dem Wissenschaftsressort zugeordnet.

6 Diese Untersuchung deutscher Printleitmedien spricht auch gegen die These einer überzogen kritischen (also unangemessen verunsichernden) Darstellung von Medizinthemen, die demnach überwiegend positiv intoniert waren (Elmer, Badenschier & Wormer, 2008, S. 886).

schaftsberichterstattung insgesamt (z. B. Elmer et al., 2008, S. 885). Indizien für eine Zunahme der Medizinberichterstattung finden sich jedoch bereits in den 1990er-Jahren und wurden auch in anderen Ländern festgestellt. So konstatieren Entwistle und Hancock-Beaulieu für Großbritannien eine Zunahme von gesundheitsbezogenen Artikeln zwischen dem Beginn der 1990er- und dem Beginn der 1980er-Jahre (Entwistle & Hancock-Beaulieu, 1992, S. 367).

Ein weiterer Indikator für den Erfolg von Medizinthemen ist die Einrichtung eigener Gesundheitsressorts, zum Teil zusätzlich zum Wissenschaftsressort wie etwa bei *Spiegel Online*[7]. Nicht unerwähnt bleiben sollen auch die zahlreichen TV-Formate zu Gesundheitsthemen – vom «*ARD* Ratgeber Gesundheit» bis zu den Pendants in fast jedem dritten Programm, z. B. «Visite» (*NDR*), «Praxis» (*rbb*), «Gesundheit» (*BR*) –, die zum Teil auf eine lange Geschichte zurückblicken: So bezeichnete Hans Mohl (1992, S. 143) sein im Januar 1964 erstmals ausgestrahltes «Gesundheitsmagazin Praxis» als «Flaggschiff des Medizinjournalismus im *ZDF*» und «ältestes Fachmagazin des Fernsehens – weltweit», mit Sehbeteiligungen bis zu 45 %. Aufgrund der demografischen Entwicklung mit einer im Durchschnitt älteren und somit an Gesundheitsthemen stärker interessierten Bevölkerung ist auch in Zukunft von einer wachsenden Medizinberichterstattung auszugehen.

Für die Verbreitung und Beliebtheit von Medizinthemen in den Medien lassen sich mehrere Erklärungen postulieren – etwa:

- *Der Umfang medizinischer Forschung*: Nur wenige Forschungsfelder erreichen ähnliche Dimensionen und produzieren ähnlich viele Ergebnisse, die überhaupt für journalistische Beiträge infrage kommen.
- *Die Größe des Medizinmarktes*: Medizinische Produkte, Therapien etc. haben enorme wirtschaftliche Bedeutung – entsprechend gewaltig sind die PR-Anstrengungen, diese zu kommunizieren und entsprechende Themen in den Massenmedien zu platzieren.
- *Die Spezialisierung vieler Autoren*: Zumindest in Deutschland sind Wissenschaftsjournalisten mit einer Spezialisierung auf Medizin und Life-Sciences besonders stark vertreten. Entsprechend mehr Themen aus diesem Bereich werden angeboten und umgesetzt, während Redaktionen umgekehrt beklagen, dass sie zum Beispiel über zu wenige ingenieurwissenschaftlich spezialisierte Autoren verfügen.
- *Die Attraktivität* (im Sinne der *Nachrichtenwerttheorie*): Medizinische Themen erfüllen eine Reihe von Nachrichtenfaktoren besonders gut – darunter Faktoren wie Nähe, Betroffenheit, Relevanz oder Personalisierung.

In welchem Ausmaß die einzelnen Aspekte jeweils eine Berichterstattung begünstigen, dürfte von Fall zu Fall unterschiedlich sein. Allerdings liegt ein besonderer Einfluss im Sinne der Nachrichtenfaktoren[8] nahe – denn nichts dürfte Menschen ähnlich nahe kommen oder Betroffenheit erzeugen wie die eigene Gesundheit oder persönliche Schicksale anderer Menschen. Umgekehrt sind es mitunter die gleichen Faktoren (z. B. Personalisierung, also Hervorhebung des Einzelfalls statt durch Studien abgesicherte Aussagen), die den journalistischen Ansatz – auch im Hinblick auf unterschiedliche qualitative Stärken und Schwächen – von Teilen der übrigen Medizin- und Gesundheitskommunikation unterscheiden. Denn nicht selten tritt gerade bei Boulevardmedien die eigentliche, statistisch abgesicherte medizinische Aussage zugunsten eines spektakulären, aber womöglich für die Studienlage nicht repräsentativen Einzelschicksals ins Hintertreffen.

---

7 Verlagsmitteilung vom 6.6.2012: «Von Rückenschmerzen über die Debatte um das neue Transplantationsgesetz bis zum gefährlichen Laufrausch: *Spiegel Online* startet das Ressort Gesundheit. Hier erhalten Sie täglich hintergründige und kritische Berichte aus Medizin, Ernährung, Fitness und Psychologie.» (www.spiegel.de/gesundheit/diagnose/gesundheit-das-neue-ressort-fuer-medizin-ernaehrung-fitness-und-mehr-a-836080.html [24.2.2014]).

8 Einen guten Überblick zur Nachrichtenwerttheorie liefern Maier, Stengel und Marschall (2010); zur Übertragbarkeit auf den Wissenschaftsjournalismus vergleiche Badenschier und Wormer (2012).

Von der Klassifikation zur Qualitätsfrage

Klassifikationen des Medizin- und Gesundheitsjournalismus

Klassifikationsversuche des Medizin- und Gesundheitsjournalismus fallen in der Literatur uneinheitlich aus. Dies beginnt mit dem Versuch, die Begriffe überhaupt zu trennen. So könnte man geneigt sein, als *Medizinjournalismus* (etwa im Sinne von Roloff) eine primär an den eigentlichen medizinischen Wissenschaften orientierte Berichterstattung zu verstehen – wobei unerheblich ist, ob der Anlass der Berichterstattung aus dem Medizinsystem (neue Studie, Fachveröffentlichung, aktuelle Fachtagung) stammt oder dieses nur zur Erläuterung einer gerade aktuellen medizinischen Fragestellung (z. B. Seuchengefahr nach einem Erdbeben, Verletzung eines Sportlers, Erkrankung eines Politikers) herangezogen wird (siehe Typologien des Wissenschaftsjournalismus nach Lehmkuhl, 2008 und Wormer, 2010, S. 348–357). Im Gegensatz dazu könnte man geneigt sein, *Gesundheitsjournalismus* breiter zu definieren und hier auch Fragen der Gesundheitspolitik, der Gesundheitsversorgung und des Gesundheitssystems und seiner Finanzierung einzubeziehen. Intuitiv wäre man ferner womöglich geneigt, Gesundheits- und Ernährungstipps eher dem Gesundheitsjournalismus zuzuordnen – womit sich bereits die erste Inkonsistenz der Oberbegriffe illustrieren lässt. Immerhin sollten sich auch Gesundheitstipps an den medizinischen Wissenschaften orientieren und fielen demnach dann doch unter Medizinjournalismus. Es spricht ferner einiges dafür, dass es sich bei der Differenzierung in zwei unterschiedliche Begriffe mit unterschiedlicher Bedeutung zum Teil auch um ein sprachliches Übersetzungsartefakt handeln könnte: So finden sich etwa im amerikanischen *HealthNewsReview* genau jene journalistischen Beiträge, die man nach obiger Definition als Medizinjournalismus (und eben nicht als Gesundheitsjournalismus [oder engl. health journalism]) bezeichnen würde. In einschlägigen Lexika wie etwa der mehr als 6000 Seiten umfassenden «International Encyclopedia of Communication» (Donsbach, 2008) erscheinen weder *medical journalism* noch *health journalism* als eigene Stichworte, sondern sie werden meistenteils unter Begriffen wie *health communication* oder *health communication and journalism* und (zumindest implizit) *science journalism* mitabgehandelt.

In diesem Kapitel wird auf eine Unterscheidung zwischen Medizinjournalismus und Gesundheitsjournalismus[9] verzichtet, stattdessen werden einige differenziertere Kategorisierungen betrachtet. So haben sich etwa Entwistle und Hancock-Beaulieu (1992) in Großbritannien an einer präziseren Einteilung des Gesundheitsjournalismus in neun Kategorien versucht, darunter: Krankheiten, Gesundheitssystem, Prävention, medizinische Forschung sowie Umwelteinflüsse auf die Gesundheit. In mehr als 20 Kategorien teilen Briggs und Hallin (2010, S. 153) die Berichterstattung in der US-Presse ein – von epidemiologischen Themen, Medizintechnologie/Therapien über Krankenhäuser/Gesundheitssystem bis hin zu umweltmedizinischen Risiken, Alternativmedizin, Bioterrorismus oder Drogenmissbrauch. Gabathuler (2006, S. 151), unterscheidet für Schweizer Tageszeitungen als Ereigniskontexte/Bezugsrahmen: Wissenschaft, Medizin, Politik, Wirtschaft, Sport und Gesellschaft/Alltag. Hilfreicher erscheint die Aufteilung von Brodie et al. (2003, S. 930) mit den Kategorien Gesundheitspolitik, Public Health, Medizin/Krankheiten sowie Sozialpolitik mit Gesundheitsbezug.

Die Kategorisierungsversuche in der Literatur sind somit nur bedingt vergleichbar. Zudem scheinen häufig zwei grundsätzlich verschiedene Kategoriensysteme überlagert zu werden: (1) Kategorien, die sich an gesellschaftlichen Funktionen/Teilsystemen (Gesundheitssystem, Politik, Ge-

---

9 Ein Stück weit mag man sogar Roloffs Kritik an dem Trend folgen, das Präfix Medizin- (etwa im Kontext von Journalismus und Kommunikation) durch Gesundheit- zu ersetzen, worin er «etwas Unkritisches und Euphemistisches» sieht – und fragt: «Wann kommt der Tag, an dem das Krankenhaus als Gesundheitshaus firmiert?» (Roloff, 2013, S.289 und 290).

sundheitswirtschaft, medizinische Grundlagenforschung, klinische Forschung etc.) orientieren, und sich sowohl im Hinblick auf ihre Patientenrelevanz als auch in ihrer wissenschaftlichen Aussagekraft unterscheiden, und (2) Kategorien in Anlehnung an medizinische Fachdisziplinen (z. B. Infektiologie, Sportmedizin, Präventions- und Umweltmedizin), die teilweise auch Kategorien folgen, wie sie im ICD-10-Schlüssel der WHO zu finden sind.

In einer eigenen Erhebung wurden diese beiden Kategorisierungsmuster daher getrennt (Wormer & Cavaliere, hier erstmals veröffentlicht)[10]: Als wichtigste Bereiche der medizinischen Berichterstattung konnten die von uns befragten verantwortlichen (und somit für ihre Medien im Bereich der Wissenschaftsberichterstattung maßgeblichen) Redakteurinnen und Redakteure dabei zwischen Therapiemöglichkeiten, Diagnoseverfahren, medizinischer Grundlagenforschung, Gesundheitstipps/Prävention sowie gesundheitspolitischen Themen wählen.[11] Von den 36 Teilnehmern, die diese Frage beantworteten, entschied sich nur einer für die Kategorie *Sonstiges* – was für die Praktikabilität der Kategorisierung aus Sicht der leitenden Redakteure spricht. Die Ergebnisse sind **Abbildung 13-1** zu entnehmen. Die Dominanz der Kategorien Therapiemöglichkeiten und Grundlagenforschung gegenüber Gesundheitspolitik entspricht der Erwartung, da letzter Bereich weniger dem Wissenschaftsressort (sondern eher der Politikredaktion) zugeordnet ist.

Neben der Befragung nach Themenbereichen konnten die verantwortlichen Redakteurinnen und Redakteure die dominierenden medizinischen Teildisziplinen in ihrer Redaktion angeben. Die meisten Nennungen entfielen auf Infektionskrankheiten, die von 22 Befragten (61 %) genannt wurden, und Krebserkrankungen mit 21 Nennungen (58 %). Es folgen Herz-Kreislauf-Erkrankungen mit 16 Nennungen (44 %), Ernährungsmedizin mit 15 Nennungen (42 %) und Pharmaforschung (14 Nennungen, 39 %). Alle weiteren Themen wurden maximal zehnmal genannt.[12] Wenngleich die Auswahlmöglichkeiten dabei im Detail durchaus kritikwürdig sind[13], ergeben sich doch einige interessante Einzelbefunde – etwa die große Bedeutung, die die Verantwortlichen dem Themenfeld Infektionskrankheiten beimessen, das in der deutschen Medizinforschung eher als vernachlässigt gilt. Vor allem aber hat sich die zweigeteilte Kategorisierung für künftige Erhebungen als praktikabel erwiesen.

Analog wurden beide Raster in einer weiteren, inhaltsanalytischen Untersuchung erprobt, wobei die nicht-medizinwissenschaftlichen Felder stärker differenziert und die Kategorie *Veranstaltungen* ergänzt wurde, da diese bei den untersuchten Regionalmedien besonders häufig vertreten war (Krause & Wormer, 2014, S. 89–90):

- *Gesundheitspolitik*: Beiträge über politische Vorhaben und Entscheidungen im Bereich Gesundheit (etwa durch Ministerien, Behörden, Politiker)

---

10 In einer Erhebung zum Ausbildungsbedarf für Wissenschaftsjournalisten wurden hierzu im Oktober/November 2008 Ressortleiter/verantwortliche Redakteure per Fragebogen (teils online, teils in Papierform) befragt. Von den n = 37 antwortenden leitenden Redakteuren arbeiteten 10 bei Publikumszeitschriften, 8 bei Tageszeitungen, 4 bei Wochenzeitungen, 1 bei einer Fachzeitschrift, 1 bei einer Presseagentur, 2 bei Onlinemedien, 7 beim TV und 4 beim Hörfunk. Die Befragung ist nicht repräsentativ, gleichwohl ist uns keine Untersuchung zum Thema bekannt, die sich auf ähnlich viele teilnehmende leitende Redakteure im Bereich Wissenschaft stützen kann.

11 Eine ähnliche Kategorisierung findet sich bei Iaboli (2010).

12 Auf volle Prozent gerundet, n = 36. Fragewortlaut: «Welche medizinischen Themen sind für die Arbeit in Ihrer Redaktion besonders wichtig? Bitte wählen Sie maximal vier Themen.» Wahlmöglichkeiten: Gesundheitspolitik, Krebs-Erkrankungen, Epidemiologie, orthopädische Erkrankungen, psychische Erkrankungen, Ernährungsmedizin, Herz-Kreislauf-Erkrankungen, Infektionskrankheiten, Notfallmedizin, Pharmaforschung, Toxikologie und Umweltmedizin, Altersmedizin, neurologische Erkrankungen, Erkrankungen des Verdauungssystems, sonstiges (offene Antwortmöglichkeit).

13 Da die Gesamterhebung primär auf einer Verbesserung der Lehre im Studiengang Wissenschaftsjournalismus abzielte, orientierten sich die Kategorien auch an dem tatsächlich vorhandenen Lehrangebot im Nebenfach Medizin und nicht konsequent an Klassifikationen wie etwa dem ICD-10-Schlüssel.

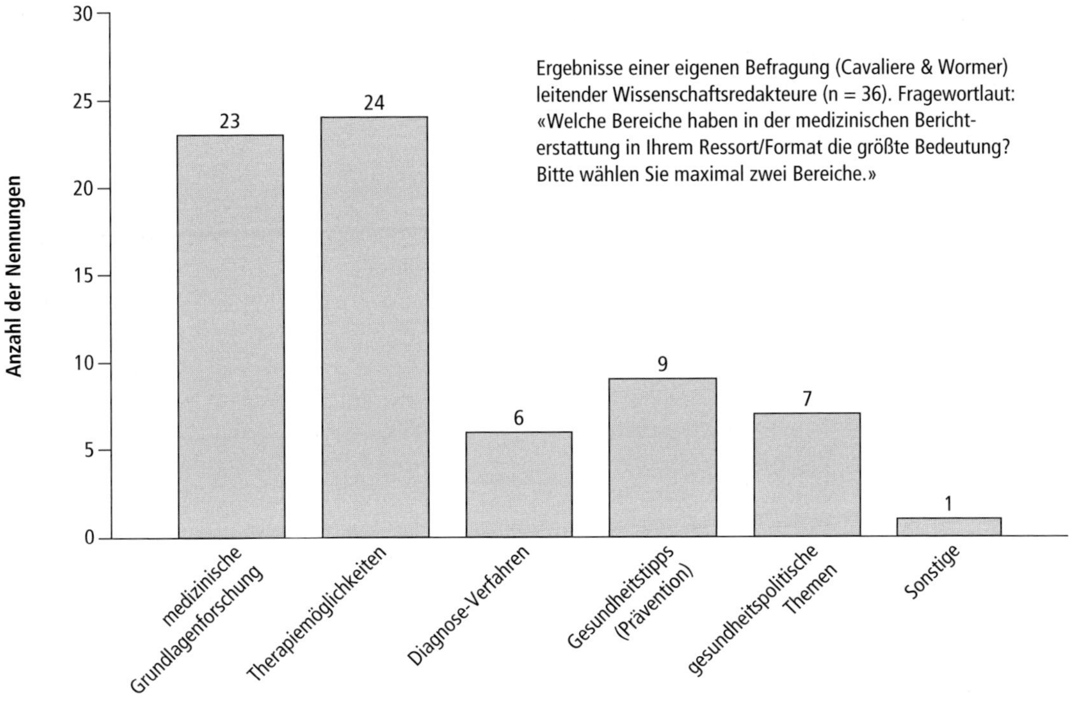

Abbildung 13-1: Bedeutung verschiedener medizinischer Themenbereiche in Wissenschaftsressorts (eigene Darstellung)

- *System* (medizinisches Dienstleistungssystem): Themen sind Institutionen und deren Arbeitsbedingungen, die medizinische Ausbildung, die lokale Versorgung sowie Krankenversicherungsangelegenheiten; Kunstfehlerprozesse, Ärztestreiks und das Porträt eines Chefarztes am örtlichen Krankenhaus gehören ebenso in diese Kategorie wie ein Gesundheitsprojekt der örtlichen Schule.
- *Public Health* (öffentliche Gesundheit): Artikel in dieser Kategorie behandeln Aspekte, die Gesundheit und Sicherheit der Bevölkerung beeinflussen, wobei das Handeln des Einzelnen aber nicht unmittelbar im Vordergrund steht. Dazu gehören soziale Themen mit Gesundheitsbezug, epidemiologische Kennzahlen und Krankheitsausbrüche (z.B. Grippewelle), Lebensmittelsicherheit, Umweltmedizin und Präventionsprogramme.
- *(Klinische) Medizinforschung*: Informationen und Forschungen zu bestimmten Krankheiten oder Therapien, Diagnose- und Screeningmethoden, Therapien oder sonstige Maßnahmen, die beim Menschen in der Praxis zum Einsatz kommen beziehungsweise in klinischen Versuchen erprobt werden.
- *Medizinische Grundlagenforschung*: Die im Beitrag beschriebene Methode/Therapie befindet sich im experimentellen Stadium, geht also nicht über Tierversuche hinaus. Sie zielt aber darauf, in der Humanmedizin eingesetzt zu werden. Auch grundlegende neue Erkenntnisse zu einer Krankheit oder einem physiologischen Phänomen in Zusammenhang mit einer Krankheit werden erfasst.
- *Veranstaltungen*: Einladungen der Bevölkerung zu Veranstaltungen, Aufrufe zu Blutspenden etc. sowie die Nachberichterstattung darüber. In diese Kategorie fallen auch Artikel, die Einzelschicksale schildern, sofern diese primär dazu dienen, zum Beispiel einem Spendenaufruf Nachdruck zu verleihen. Nicht in

diese Kategorie gehören Artikel über bei einer wissenschaftlichen Konferenz präsentierte Ergebnisse.
- *Sonstiges.*

Dieses Kategoriensystem ließ bei einer ersten inhaltsanalytischen Überprüfung ebenfalls eine praktisch vollständige Zuordnung der erfassten (n=545) Beiträge zu, wobei auf die drei großen Bereiche Gesundheitssystem, Public Health und Medizinforschung (klinische und Grundlagenforschung) etwa der gleiche Anteil entfiel und diese zusammen fast drei Viertel der Berichterstattung ausmachten (Krause & Wormer, in Druck). Auch in dieser Arbeit wurde ferner die Berichterstattung nach Disziplinen erfasst, wobei 50 % der Berichterstattung auf folgende zehn Themenfelder entfielen: Krebs, Psychologie/Psychiatrie, Herz-Kreislauf-Erkrankungen, Demenz, Transfusionsmedizin/Blutspenden, Infektionskrankheiten, Muskel-Skelett-Erkrankungen, Sport/Fitness, Alternative Methoden, Schmerzmedizin (Krause & Wormer, 2014, S. 91).

Diese hier exemplarisch skizzierten Arbeiten sind auch als Plädoyer für eine konsistentere Untersuchung des Medizin- und Gesundheitsjournalismus zu verstehen, denn diese ist die Basis für jedwede systematische Anstrengung zur Verbesserung der Berichterstattung. So mag eine weitere Fallstudie nach dem Muster «Die Zeitungsberichterstattung über HIV unter Berücksichtigung von xyz» zwar für die betreffende medizinische Fachdisziplin interessant sein und gegebenenfalls auch zu einer weiteren Theoriebildung inspirieren, zu verallgemeinerbaren Empfehlungen für die journalistische Aus- und Weiterbildung dürfte sie jedoch wenig beitragen. Demgegenüber sind die beiden vorgeschlagenen, parallel zu verwendenden Kategoriensysteme ein erster Schritt, um die journalistische Qualität zu messen und Fragen zu beantworten wie: Mangelt es an Sachwissen zu bestimmten Krankheitsbildern in bestimmten Fachdisziplinen? Oder: Fehlt es in der Berichterstattung offenkundig an Strukturwissen – etwa Kenntnissen zur Durchführung einer klinischen Studie, zur Finanzierung oder zur Übertragbarkeit von Tierversuchen auf die Klinik?

Die Qualitätsbetrachtung in diesem Beitrag beschränkt sich auf jene Teilbereiche der Berichterstattung, bei denen (etwa der Kategorie klinische Medizin(forschung) entsprechend) bestimmte medizinische Therapie- und Diagnoseverfahren im Vordergrund stehen. Diese sollen zwar – im Sinne einer generellen Kontextualisierungsfunktion des Journalismus – gegebenenfalls in ihren jeweiligen wirtschaftlichen, gesellschaftlichen oder politischen Umfeldern verortet, diese Kontexte sollen aber nicht in den Mittelpunkt gestellt werden.[14]

Allgemeine Kriterien journalistischer Qualität

Was ist guter Journalismus? Die Debatten über die (tatsächliche) Arbeit der Medien und ihrer Qualität weisen – selbst unter Medizinern – gelegentlich Züge von Stammtischdebatten auf: Jeder scheint eine Meinung zu haben, aber kaum jemand hat eine plausible oder gar hilfreiche Antwort. Erschwerend kommt hinzu, dass nicht einmal Journalistik und Kommunikationswissenschaften selbst eine allgemein akzeptierte Qualitätstheorie vorzuweisen haben (siehe z. B. Bucher & Altmeppen, 2003; Weischenberg, Loosen & Beuthner, 2006). Doch der Eindruck der Orientierungslosigkeit täuscht. Zum einen gibt es inzwischen längst Versuche, verschiedene theoretische Herangehensweisen in übergreifenden Konzepten zu beschreiben (Arnold, 2008). Zum anderen gibt es – in der Journalismusforschung wie im Journalismus selbst – durchaus eine Reihe von Kriterien, die breite Zustimmung finden und zur Beschreibung journalistischer Qualität geeignet sind. Eine abschließende Definition von Qualität ist hierfür

14 Nicht betrachtet wird unter dieser Prämisse bspw. ein Beitrag, der die Kosten eines flächendeckenden Brustkrebs-Screenings und die Folgen für die Finanzierung des Gesundheitssystems reflektiert; gleichwohl wäre aber bei einem hier zu betrachtenden Beitrag, der primär den medizinischen Nutzen und die Risiken für Patientinnen und Patienten gegeneinander abwägt, eine kurze Einordnung in den Kosten-Kontext angebracht.

keineswegs zwingend. Dieser womöglich überraschende Befund erscheint weitaus weniger ungewöhnlich, wenn man ihn mit anderen Feldern der Qualitätsforschung vergleicht. Ein Beispiel hierfür ist die medizinische Lebensqualitätsforschung. Die Lebensqualität (bzw. der Zugewinn derselben durch bestimmte Therapien) muss möglichst genau quantifiziert werden, ohne dass eine einheitliche, allgemein akzeptierte Definition von Lebensqualität existiert. Hier fällt die Definition je nach Standpunkt (Arzt, Betroffener, Pharmafirma, Gesundheitspolitiker bzw. sogar innerhalb dieser Gruppen selbst) unterschiedlich aus – und wird doch gemessen (für einen Überblick: IQWIG, 2013).

Insofern ist die Parallele zur journalistischen Qualitätsforschung frappierend[15], herrscht doch auch in letzterer ein weitgehender Konsens darüber, Qualität im Journalismus als ein vom Standpunkt abhängiges, mehrdimensionales Konstrukt anzusehen (z.B. Ruß-Mohl, 1992, S. 85; Weischenberg, 2006, S. 12). Folglich kann Qualität in den Medien nur für jeden Einzelfall gemessen werden, wobei jeweils Faktoren wie Medium, Genre, Format, Zielgruppe (z.B. Wissenschaftlerinnen und Wissenschaftler, Laien) und Referenzpunkt (z.B. Politik, Wirtschaft, Wissenschaft) berücksichtigt werden müssen. Zentral aber ist auch hier, dass eine Bewertung der journalistischen Qualität aufgrund von Indizien legitim erscheint (Wallisch, 1995, S. 81).

Für den Journalismus im Allgemeinen sind unter anderem folgende Kriterien (oder Dimensionen) weit verbreitet: *Richtigkeit, Aktualität, Relevanz, Vermittlung, Verständlichkeit, Originalität, Diversität* (auch von Quellen), *Transparenz, Ethik, Objektivität, Unabhängigkeit, Kontextualisierung*, Erfüllung von *Nachrichtenfaktoren* sowie *Beantwortung der W-Fragen* (Rager, 1994; Schatz & Schulz, 1992; Ruß-Mohl, 1992; Weischenberg, 2001; für eine Übersicht Arnold 2008, 2009).

Für den speziellen Fall des Medizinjournalismus stellt sich die Frage, inwieweit derartige Einzelkriterien für die Qualitätsbewertung aus dem allgemeinen Journalismus übertragbar sind. Verfolgt man konsequent die Grundannahme dieses Beitrags, wonach Medizinjournalismus primär als Journalismus zu betrachten ist, so folgt daraus eine weitreichende Übertragbarkeit. Gleichwohl erscheint es sinnvoll, einzelne Qualitätsaspekte für den Medizinjournalismus genau zu operationalisieren und zu spezifizieren: Welche Art von Kontextualisierung etwa muss ein Beitrag über medizinische Therapie- oder Diagnoseverfahren liefern? Was bedeutet das unter Journalistinnen und Journalisten weithin anerkannte Kriterium der Richtigkeit für die Berichterstattung über eine (mit einer wissenschaftsimmanenten Unsicherheit behaftete) klinische Studie?

Es liegt also zumindest nahe, Maßstäbe aus Wissenschaft und Medizin bei der Beurteilung medizinjournalistischer Qualität einzubeziehen – nicht im Sinne einer zu Recht kritisierten «Zweckprogrammierung» (Kohring, 2005), sondern im Sinne einer Ergänzung. Die Herangehensweise der evidenzbasierten Medizin erscheint hier für eine konstruktive Qualitätsdebatte besonders geeignet, da sie transparent und systematisch standardisiert und somit – zumindest im Grundsatz – auch für Nicht-Mediziner nachvollziehbar ist. Ferner soll diese Herangehensweise nicht zweckfrei erfolgen, und zwar gerade in dem Sinne, wie es Arnold (2008) für die journalistische Qualitätsforschung im Allgemeinen fordert:

> *Die Qualitätsforschung kann sich nicht damit zufriedengeben, Kriteriensets an die Inhalte bestimmter Medien anzulegen und dann lediglich festzustellen, dass diese nicht oder nur teilweise beachtet werden [...]. Empirische Studien müssen vielmehr so konzeptioniert werden, dass sie einen Beitrag zur Verbesserung der publizistischen Praxis leisten (Arnold, 2008, S. 503).*

---

15 Über den hier darzustellenden Sachverhalt hinaus erscheint es sogar vielversprechend, die Erkenntnisse aus der Lebensqualitätsforschung auf ihre Nutzbarkeit für die Qualitätsbewertung von medizinjournalistischen Beiträgen aus Patientensicht zu prüfen.

Bewertung medizinjournalistischer Qualität am Beispiel «medien-doktor.de»

Schelte allein birgt wenig Motivation für eine Verbesserung. Diese pädagogische Binsenweisheit, die in viele deutsche Klassenzimmer bis zu hochschuldidaktischen Einrichtungen Einzug gefunden hat, scheint im Hinblick auf «die Medien» weniger verbreitet zu sein. Pauschale Medienschelte ist der Art en vogue, dass sich der Eindruck aufdrängt, es gehe gar nicht immer darum, die journalistische Berichterstattung zu verbessern, sondern eher darum, die Massenmedien als unbequeme (und unberechenbare) Faktoren in der öffentlichen Meinungsbildung klein zu halten – mitunter auch, um eigene Interessen möglichst ungestört (z. B. ohne tatsächliche oder vermeintliche «Verunsicherung von Patienten») durchsetzen zu können. Das eigentliche Ziel, nämlich – im Sinne von Arnold (2008) – einen Beitrag zur Verbesserung der unbestritten oft fragwürdigen Berichterstattung zu leisten, gerät dabei schnell aus dem Blick. Und selbst im Grundsatz wissenschaftlich fundierte Studien, die (wie etwa im Feld der Accuracy-Forschung) dem Muster folgen, dass der Professor dem Journalisten ex cathedra dessen Fehler vorhält, werden wenig erreichen. Schnell wird so mancher Journalist darauf verweisen, dass dem Wissenschaftler die journalistischen Arbeitsprinzipien für ein fundiertes Urteil einfach zu wenig vertraut sind. In dem im Jahr 2010 gestarteten *Medien-Doktor-Projekt* zum Qualitätsmonitoring der Medizinberichterstattung wird daher konsequent das Ziel verfolgt, mit konstruktiver Kritik Anreize zur Verbesserung zu setzen. Als Voraussetzung hierfür wird eine entsprechende Akzeptanz in der – anfangs zum Teil durchaus skeptischen – journalistischen Community angenommen, die auf folgenden Eckpfeilern beruht (ausführlich auch unter www.medien-doktor.de):

- Als *Gutachterinnen und Gutachter* werden nicht praktizierende Mediziner oder Wissenschaftler, sondern ausgewiesene *Wissenschafts- und Medizinjournalisten* eingesetzt – also echte Peers der Autorinnen und Autoren von bewerteten journalistischen Beiträgen.
- Die Bewertung erfolgt nach dem *Vorbild eines Peer-Review-Verfahrens* auf der Basis von mindestens zwei Gutachter-Voten, wie es im wissenschaftlichen Publikationswesen üblich ist.
- Die Bewertung erfolgt *kriteriengeleitet*, wobei medizinisch orientierte Kriterien mit im Journalismus allgemein akzeptierten Qualitätskriterien kombiniert werden, die ferner in einem *diskursiven Prozess* mit den bewertenden Journalistinnen und Journalisten angepasst wurden. Diese (in den Sozialwissenschaften nicht ungewöhnliche) Vorgehensweise mag zwar im Einzelfall zu einer Abweichung von Aussagen oder Resultaten der journalistischen Qualitätsforschung führen, soll aber ebenfalls die Akzeptanz vergrößern.
- Alle zusammenfassenden Bewertungen und Vorschläge werden online veröffentlicht und die Autorin oder der Autor des Beitrags wird gleichzeitig über das *Feedback* informiert, woraus sich ein weiterer Dialog entwickeln kann.
- Die im Rahmen des Projekts gewonnenen *Erkenntnisse* und identifizierten Schwächen werden – in Form von Fallstudien, aber auch systematisch – in die journalistische *Aus- und Weiterbildung* zurückgespielt und dienen dort auch zur Weiterentwicklung von Lehrkonzepten.

Die Kriterien. Kern des Bewertungsvefahrens sind die verwendeten Qualitätskriterien. Zwar bleibt den Gutachtern ein Ermessensspielraum (es soll also bewusst keine Codierung vorgenommen werden), doch zeichnen sich auf der Basis der bisherigen Bewertungen recht hohe Übereinstimmungsraten ab. **Tabelle 13-1** gibt einen Überblick über zehn der verwendeten Kriterien, und vergleicht den Anteil der Beiträge, die diese jeweils erfüllten, mit Werten aus den entsprechenden Vorbild-Projekten in den USA (www.healthnewsreview.org) und Media Doctor Australien (siehe etwa www.newcastle.edu.au/research-and-innovation/centre/chb/research/media-doctor).[16]

16 Diese gehen ihrerseits wieder auf Vorarbeiten unter anderem von Oxman et al. (1993) und Moynihan et al. (2000) zurück.

Tabelle 13-1: Die zehn international verbreiteten Medien-Doktor-Kriterien im Drei-Länder-Vergleich. Die Prozentangaben geben jeweils den Anteil von begutachteten Beiträgen an, in denen ein Kriterium jeweils als «erfüllt» bewertet wurde (Wormer & Anhäuser, 2014).

www.medien-doktor.de		www.healthnewsreview.org		media doctor australia	
Anteil «erfüllt» n=170 (2013)		Anteil «erfüllt» n = 500 (2008)		Anteil «erfüllt» n = 1230 (2008)	
Belege	24 %	**Kosten**	23 %	**Risiken**	18 %
Risiken	29 %	**Nutzen**	28 %	**Kosten**	36 %
Nutzen	31 %	**Risiken**	33 %	**Nutzen**	36 %
Kosten	38 %	**Belege**	35 %	**Belege**	37 %
Experten/Quellen	38 %	Alternativen	38 %	**Experten/Quellen**	39 %
mehr als Pressemitteilung	54 %	**Experten/Quellen**	56 %	Alternativen	51 %
Alternativen	56 %	mehr als Pressemitteilung	65 %	Verfügbarkeit	56 %
Verfügbarkeit	71 %	kein disease mongering	70 %	mehr als Pressemitteilung	70 %
Neuheit?	71 %	Verfügbarkeit	70 %	Neuheit	83 %
kein disease mongering	81 %	Neuheit	85 %	kein disease mongering	89 %
eigene Daten (vgl. Wormer & Anhäuser, 2014, S. 30)		**Quelle:** *Schwitzer (2008)*		**Quelle:** *Wilson et al. (2009)*	

Bereits diese weitgehend übernommenen *medizinjournalistischen Kriterien* greifen einerseits auf medizinische Qualitätsmaßstäbe zurück – etwa wenn verlangt wird, dass Nutzen und Risiken einer Intervention oder eines Diagnoseverfahrens möglichst quantifiziert und der Evidenzgrad, also Belege, eingeordnet werden. Andererseits werden aber auch journalistische Elemente berücksichtigt – etwa wenn es um Quellentransparenz geht, eine journalistische Leistung jenseits einer Pressemitteilung oder eine kontextualisierende Einordnung (Beschreibung von Neuigkeitswert und Kosten) verlangt wird. Ferner wurden beim deutschen Medien-Doktor gegenüber den Vorgängerprojekten auch drei weitere *allgemeinjournalistische Kriterien* ergänzt:

- Themenwahl (Aktualität / Originalität / Relevanz)
- Verständlichkeit und Vermittlung
- Richtigkeit (Faktentreue).

Hierbei handelt es sich um Aspekte, die (nicht auf Medizin spezialisierte) Journalistinnen und Journalisten generell in Befragungen besonders häufig als Kriterien journalistischer Qualität benennen. Allerdings wurden diese als Ergebnis des Diskurses mit den begutachtenden Journalisten zu größeren Rubriken gruppiert.

Stärken und Schwächen der Berichterstattung: Erste Trends. Trotz der limitierten Aussagekraft der einzelnen Stichproben lassen sich aus den drei Projekten doch bestimmte, zum Teil sogar länderübergreifende Grundtendenzen ableiten (siehe Wormer & Anhäuser, 2014). Demnach spricht auf der Basis des in Deutschland, den USA und Australien angewandten Kriterienrasters vieles dafür, dass in allen drei Ländern das größte Defizit der journalistischen Berichterstattung in einer angemessenen Darstellung von Nutzen, Risiken und Belegen bestehen könnte.

Damit würden genau jene Qualitätskriterien, die im engeren Sinne den Evidenzgrad eines medizinischen Therapie- oder Diagnose-Verfahrens beschreiben, im Durchschnitt am seltensten erfüllt. Dieser zentrale Befund lässt unter anderem folgende Interpretationen zu:

- *In der journalistischen Ausbildung* besteht insbesondere jenseits von Medizin- und Wissenschaftsredaktionen ein Wissensdefizit zur Aussagekraft medizinischer Studien und statistischer Zusammenhänge. Dies deckt sich mit den bisherigen Medien-Doktor-Daten, wonach spezialisierte Journalistinnen und Journalisten diese Kriterien häufiger erfüllen als andere (Wormer & Anhäuser 2014; siehe auch Wilson et al., 2010).[17]
- *Aufseiten der Mediennutzerinnen und -nutzer* werden differenzierte (und somit komplexere) Aussagen zu Nutzen, Risiken und Belegen nur bedingt goutiert. Mediennutzer möchten eben selten «unsichere», sondern möglichst eindeutige Aussagen – ein Bedürfnis, dem sich die journalistischen Berichterstatter offenbar regelmäßig anpassen, indem sie Unsicherheiten weniger thematisieren.
- *Die Quellen der Medizin- und Gesundheitskommunikation* aufseiten von Wissenschaft und Ärzteschaft lassen differenzierte Aussagen zu Nutzen, Risiken und Belegen womöglich oft vermissen. In der journalistischen Berichterstattung tauchen diese dann ebenfalls nicht auf – es sei denn, die Differenzierung wird von qualifizierten Journalistinnen und Journalisten eigenständig recherchiert.

Im Zusammenhang mit dem letzten Punkt fällt in der Trendauswertung des deutschen Medien-Doktor-Projekts auf, dass nur etwa jeder zweite journalistische Beitrag wesentlich über eine zugrundeliegende Pressemitteilung hinausgeht.[18] Diese Tendenz zum Ein-Quellen-Journalismus führt zu der Annahme, dass Art und Qualität der Informationen von wissenschaftlichen und medizinischen Akteuren und Institutionen an die Medien starken Einfluss auf die Qualität der journalistischen Berichterstattung haben dürften. Umgekehrt sind innerhalb der Medizinkommunikation Elemente zu erkennen, die stark an journalistische Stilmittel und Arbeitstechniken erinnern – was wiederum zu Qualitätsverbesserungen wie -verschlechterungen gleichermaßen führen kann. Diesem Zusammenspiel, das auch im Gesamtkontext dieses Handbuches besonders relevant erscheint, wird daher im Folgenden ein eigenes Teilkapitel gewidmet.

Wirkung und Rückwirkung: Medizinjournalismus und institutionelle Medizinkommunikation

Wirkung: Medizinkommunikation gut, Journalismus gut?

Wenngleich der Medizinjournalismus hier weitgehend getrennt von anderen Bereichen der Gesundheitskommunikation betrachtet wird, so besteht kein Zweifel daran, dass es umfangreiche Wirkungs- und Rückwirkungsbeziehungen gibt. Dies betrifft insbesondere den Einfluss von Pressemitteilungen aus Medizin und Wissenschaft auf die journalistische Berichterstattung. Dass Pressemitteilungen einen Einfluss darauf haben, ob ein Medizinthema in den Massenmedien überhaupt berücksichtigt wird, ist wenig überraschend (z. B. Stryker 2002). Allerdings kommt Stryker (2002) auch zu dem Ergebnis, dass es jeweils schwierig zu unterscheiden ist, ob tatsächlich eine Pressemitteilung den Ausschlag für eine Berichterstattung gab,

17 Dieser Befund ist im Einklang mit anderen Studien zur Qualität des Medizinjournalismus, die hier nur exemplarisch erwähnt werden können: So stellten etwa Entwistle und Hancock-Beaulieu (1992) deutliche Unterschiede zwischen Mainstream- und Boulevardpresse fest.

18 Eine gewagte wie interessante Erklärungshypothese wäre, dass die Bedeutung einer zweiten Meinung in der anglo-amerikanischen Journalismustradition noch größer ist als in Deutschland. Gleichwohl mag auch der vergleichsweise frühere Zeitpunkt der Erhebung in diesen Ländern eine Rolle spielen, als die redaktionelle Ausstattung noch besser und die Bedeutung von Pressemitteilungen somit geringer war.

oder ob der Impuls letztlich auf dem hohen Nachrichtenwert einer Studie selbst beruhte – welche naturgemäß auch eher Gegenstand einer Pressemitteilung wird. Noch weniger untersucht ist die Frage, wie die Inhalte einer Pressemitteilung bei einer Berücksichtigung in den Medien dort (auch in ihrer Qualität) verändert werden. Eine Ausnahme stellt eine Studie von Schwartz et al. (2012) dar, in der die Nennung von Qualitätsmerkmalen (wie Studienart, -größe und Grenzen der Aussagekraft, Finanzierung, Quantifizierung von Nutzen und Risiken) in (n = 343) Zeitungsartikeln und entsprechenden (insgesamt 68 erfassten) Pressemitteilungen der Fachjournale verglichen wurden. Demnach schienen Pressemitteilungen von guter Qualität die korrespondierende journalistische Berichterstattung deutlich zu verbessern, während umgekehrt schlechte Pressemitteilungen die Berichterstattung noch verschlechterten. Die Autoren weisen – nicht zuletzt vor dem Hintergrund einer immer schnelleren Onlineberichterstattung und einem Abbau redaktioneller (Kontroll-)Kapazitäten – auf eine wachsende Verantwortung der Presseabteilungen hin: «Medizinische Fachzeitschriften sollten Pressemitteilungen nicht einfach nutzen, um Nachrichten, sondern auch um die Medienberichterstattung besser zu machen.» (Schwartz et al., 2012, S. 5).

Wenngleich der ebenfalls untersuchte Einfluss der Studienabstracts auf die journalistische Qualität Schwartz et al. (2012) zufolge deutlich geringer war als jener der Pressemitteilungen, so zeigen Yavchitz et al. (2012), dass im Grundsatz bereits die Ergebniszusammenfassung im Abstract eines Fachartikels selbst zu Verzerrungen der Qualität führen kann. Die Autorinnen und Autoren untersuchten jeweils den Spin, definiert als Übertreibung des Nutzens einer Intervention im Rahmen einer klinischen Studie. Einen solchen Spin stellten sie in 40 % der von ihnen analysierten (n = 70) Abstracts, in 47 % der zugehörigen Pressemitteilungen sowie in 51 % der Medienberichte fest. Mit anderen Worten: Für eine Übertreibung bedarf es längst nicht mehr der Medien, das Medizinsystem schafft dies mitunter ganz allein.

Auch Caulfield und Condit (2012) betonen, dass alle an der Weitergabe von wissenschaftlich-medizinischen Informationen in die Öffentlichkeit beteiligten Akteure Aufmerksamkeit verdienen, und stellen diese kumulativen Kräfte eines Hypes anschaulich in einer *Hype Pipeline* dar, in der die Information durch folgende Faktoren stufenweise beeinflusst (und oft verzerrt) wird: «publication pressure > commercialization/translation pressure > institutional press releases > media practices > public interests/expectations > marketing > scientific bandwaggon» (Caulfield & Condit, 2012. S. 210). Die Fließrichtung in dieser Pipeline weist genau genommen allerdings keineswegs nur in eine Richtung: Die Pressemitteilung beeinflusst also nicht nur die Qualität der entsprechenden journalistischen Berichterstattung, sondern die Arbeitsroutinen in den journalistischen Medien beeinflussen ihrerseits die Art und Weise der Medizinkommunikation – und in Teilen sogar die medizinische Wissenschaft selbst.[19]

Rückwirkung: Zwischen Medizinkommunikation, Medizinmarketing und Medizinjournalismus

Grundsätzlich stellen sich für die Medizin- und Gesundheitskommunikation an eine breitere Öffentlichkeit ganz ähnliche Qualitätsfragen wie sie bereits für den Medizinjournalismus formuliert sind. Gerade im Falle wissenschaftlich-medizinischer Pressemitteilungen scheint ein expliziter Konsens über Qualitätsstandards aber nicht zu existieren (z. B. Kuriya et al., 2008). Gleichwohl finden sich einzelne Handreichungen und Empfehlungen. Ein Beispiel sind Eigenschaften, die etwa der Informationsdienst Wissenschaft in seinen Ausschreibungen und Begründungen für die beste Pressemitteilung des Jahres nennt:

19 Dieser Aspekt der Medialisierung der Wissenschaft, wonach eine Orientierung an den Medien bereits innerhalb der Wissenschaft und des Forschungsprozesses selbst und nicht erst bei der Kommunikation von Wissenschaft erfolgt, kann hier nur am Rande erwähnt werden (z. B. Rödder et al., 2012)

Der Preis würdigt im idw veröffentlichte Pressemitteilungen des Vorjahres, die von hoher handwerklicher Professionalität sind (Qualität) und die einen überragenden Nachrichtenwert sowie wissenschaftliche Bedeutung haben (Relevanz und Originalität) (Informationsdienst Wissenschaft 2012).

Bei der *handwerklichen Qualität* spielen Faktoren wie *Themenauswahl*, *Verständlichkeit* (Strukturierung, Anschaulichkeit, Bebilderung) eine Rolle, wie es etwa in der Begründung für den idw-Preisträger 2012 heißt (Informationsdienst Wissenschaft, 2012). Während über solche Attribute zur Bewertung einer Pressemitteilung aus der Wissenschaft wohl auch ein Konsens mit Journalistinnen und Journalisten zu erzielen wäre, so geht die institutionelle Wissenschafts- und Medizinkommunikation oft weiter. Exemplarisch lässt sich dies an einer Pressemitteilung illustrieren, die journalistische Elemente und Stilmittel fast vollständig kopiert – entweder mit dem Ziel, eine 1:1-Übernahme in journalistischen Medien oder direkt den Endnutzer zu erreichen: Die Pressemitteilung «Tonminerale helfen chronisch Nierenkranken» (Fraunhofer-Gesellschaft, 2014) steigt über ein (fiktives) Beispiel einer verzweifelten Patientin ein, der schließlich – einer klassischen Dramaturgie (Heldenreise) folgend – quasi dank des Elixiers eines Retters (in Gestalt eines Arztes) geholfen werden konnte:

Tonerde wirkt heilend. Künftig sollen auch chronisch Nierenkranke von dem Naturprodukt profitieren: Ein gut verträglicher, auf Tonmineralen basierender Wirkstoff senkt den zu hohen Phosphatspiegel der Patienten.

Frau M. verbringt etwa 15 Stunden pro Woche im Krankenhaus – sie ist Dialysepatientin. Ihre Nieren funktionieren nur noch eingeschränkt, sie filtern Giftstoffe nicht mehr aus dem Blut. Die Dialyse muss die Blutwäsche künstlich übernehmen. Durch die Therapie ist Frau M. in ihrer Lebensqualität stark beeinträchtigt. Dreimal pro Woche fährt sie in die Klinik. Ein mehrtägiger Urlaub ist nur mit großem Aufwand möglich. […] Doch chronisch kranke Nierenpatienten dürfen hoffen: Forscher […] haben […] einen effektiven, gut verträglichen Wirkstoff entwickelt […].

Erst am Schluss der Pressemitteilung wird deutlich, dass die betreffenden Versuche noch nicht über das Tierversuchsstadium hinausgehen. Inhaltlich wäre eine entsprechende journalistische Nachricht, die bei einer Therapie im frühen (Tierversuchs-)Stadium bereits von Heilung spricht, ein Fall für den Presserat.

Das Beispiel zeigt ein grundsätzliches Problem der institutionellen Wissenschafts- und Medizinkommunikation von Kliniken, Forschungseinrichtungen und Fachgesellschaften im 21. Jahrhundert: Es bleibt regelmäßig unklar, wo deren öffentliche Kommunikation jeweils zwischen Medizinjournalismus, Medizin- und Wissenschaftskommunikation, Patienteninformation oder Medizinmarketing zu verorten ist. Und wie sehen sie eigentlich aus, die Qualitätskriterien für eine Pressemitteilung, den Internetauftritt, Informationsflyer oder die Hochglanzbroschüre einer Klinik, die sich jenseits evidenzbasierter Patienteninformationen bewegen?

Nun mochten medizinische Pressemitteilungen, auf die sich dieser Beitrag wegen ihrer besonderen Relevanz für den Journalismus konzentriert, hier in der Vergangenheit noch einen Sonderfall darstellen: Zumindest konnte sich ein Pressesprecher darauf zurückziehen, die Information gebe bewusst nur *eine* Sichtweise wieder und es sei Aufgabe der Journalistinnen und Journalisten, sich gegebenenfalls um gegenteilige Einschätzungen zu bemühen. Aber selbst diese Argumentationslinie wird inzwischen brüchig – und das nicht nur, weil die redaktionellen Kontrollkapazitäten in Zeiten der Medienkrisen schwinden. Noch weit gewichtiger ist das Argument, dass sich Pressemitteilungen im Internetzeitalter keineswegs mehr nur an Journalistinnen und Journalisten richten, sondern unmittelbar und jederzeit für die breite Öffentlichkeit zugänglich sind. Sobald sich Informationen aber auch an eine breite Öffentlichkeit richten, können einige Qualitätsmaßstäbe, wie sie für den sich stets an eine breite Öffentlichkeit richtenden Journalismus gelten, hilfreich bei der Bewertung dieser Informationen sein. Ebenso wenig darf Medizinkommunikation grundsätzliche Qualitätsmaßstäbe der Wissenschaft selbst verletzen[20].

Im Rahmen des Medien-Doktor-Projekts werden daher seit Mai 2013 versuchsweise auch Pressemitteilungen nach den üblichen Medien-Doktor-Kriterien bewertet (www.medien-doktor.de/PR-Watch). Dabei muss eine Pressemitteilung nach diesen Kriterien keineswegs automatisch schlechter abschneiden als ein journalistischer Beitrag, sondern sie scheint in manchen Fällen sogar besser zu sein (informativer, differenzierter, Transparenz von Interessenkonflikten) als der resultierende journalistische Beitrag. Dies wird im Rahmen eines vom BMBF geförderten Forschungsprojekts[21] in Kooperation mit dem Deutschen Cochrane-Zentrum in Freiburg weiter untersucht werden.

Ausblick: Systemübergreifende Qualitätsforschung als Reaktion auf die Konvergenztendenzen

«Ob direkt oder indirekt, Wissenschaftler und deren Institutionen, an denen sie arbeiten, haben mehr Einfluss denn je auf das, was die Öffentlichkeit über ihre Arbeit liest», so fasst *Nature*-Autor Geoff Brumfiel (2009, S. 274) die Auswirkungen wachsender Aktivitäten von Wissenschaftlern (etwa in Blogs) und der Wissenschafts-PR bei gleichzeitig sinkenden redaktionellen Kapazitäten in den journalistischen Medien zusammen. Die Qualität der seitens der wissenschaftlichen Institutionen verbreiteten Informationen wirkt sich dabei nicht nur indirekt (nämlich auf die journalistische Berichterstattung) aus, sondern nicht wenige wissenschaftliche Einrichtungen reklamieren für sich auch den Anspruch, künftig (mindestens) ebenso gut wie Journalistinnen und Journalisten gleich direkt mit der breiten Bevölkerung kommunizieren zu können – besonders über das Internet, Blogs, Facebook, YouTube oder Twitter. Wie unabhängig (und von welcher Qualität) die auf den verschiedensten Wegen angebotenen Informationen in der Breite sind, stellen inzwischen aber nicht mehr nur viele journalistische Wissenschafts- und Medizinredaktionen infrage, sondern auch die Wissenschaft selbst. So beklagen Marcinkowski et al. (2013) unter anderem auf der Basis einer Erhebung unter Hochschulleitungen und Presseverantwortlichen:

Die Wissenschaftskommunikation der Zukunft steht [...] nicht primär im Dienste gesellschaftlicher Aufklärung, sondern ist ein Mittel zum Zweck der Selbstvermarktung wissenschaftliche Einrichtungen (Marcinkowski et al., 2013, S. 282).

Das künftige Zusammenspiel zwischen Medizinjournalismus und anderen wichtigen Teilbereichen der Medizin- und Gesundheitskommunikation lässt sich zusammenfassend so charakterisieren:

- Die *Qualität der Medizin- und Gesundheitskommunikation* (etwa in Form von Pressemitteilungen. Broschüren, Onlineangeboten etc.) beeinflusst massiv die Qualität der resultierenden journalistischen Berichterstattung.
- *Die journalistische Medizinberichterstattung* erzeugt ihrerseits verstärkte Nachfrage nach (weiterführender) Medizin- und Gesundheitskommunikation.[22]
- *Vermittlungs- und Auswahlmuster des Journalismus* werden von Teilen der Medizin- und Gesundheitskommunikation übernommen, die sich gleichzeitig verstärkt an den Endnutzer richtet.

Vor diesem Hintergrund kann man geradezu von *Konvergenztendenzen* zwischen Medizinjournalismus und anderen Teilbereichen der Medizin- und Gesundheitskommunikation sprechen. Der von Kohring kritisierte «Schmelztiegel», in dem medizinjournalistische Beiträge mit Angeboten der Arzt-Patient-Kommunikation, mit Public Relati-

---

20 Vergleiche hierzu auch die Empfehlungen der deutschen Wissenschaftsakademien (acatech 2014, S. 21)

21 Projekt INKA im BMBF-Förderschwerpunkt «Ethische, rechtliche und soziale Aspekte der modernen Lebenswissenschaften» (www.gesundheitsforschung-bmbf.de/de/5131.php [25.04.2014]).

22 Beispiele für solche Verstärkungseffekte liefern etwa die wachsenden Anfragen bei Beratungseinrichtungen wie dem Krebsinformationsdienst nach der massenmedialen Präsenz eines bestimmten Themas (Hiller 2008) oder die steigende Nachfrage nach entsprechenden medizinischen Verfahren in der Folge von öffentlich dargestellten Erkrankungen Prominenter – etwa im Falle von Kylie Minogue (Kelaher et al. 2008) oder Angelina Jolie, in der wissenschaftlichen Literatur bereits als «Angelina-Effekt» beschrieben (Borzekowski et al. 2013).

on des Medizinsystems, Gesundheitskampagnen und so weiter konkurrieren, entspricht im Zeitalter von Internet und Social Media der Medienrealität vieler Endnutzerinnen und -nutzer, die ihrerseits oft kaum in der Lage sind, die verschiedenen Angebote exakt auseinanderzuhalten. Dies mag man bereits aus normativ-theoretischer Sicht beklagen, noch wichtiger aber erscheint die Frage, welche Konsequenzen sich daraus ergeben.

Optimistisch betrachtet mögen sich durch eine Annäherung auf der handwerklichen Seite teilweise sogar einige positive Synergien ergeben. So kann die Informationsqualität im Medizinjournalismus durchaus besser werden, wenn dieser auch den einen oder anderen Standard einer evidenzbasierten Patienteninformation berücksichtigt. Umgekehrt mag die eine oder andere an die breite Masse gerichtete, indes bisher recht dröge Gesundheitsinformation auch tatsächlich ihre Reichweite und Wirksamkeit verbessern, wenn sie stärker auf Kommunikationsstrategien zurückgreift, die sich in den journalistischen Massenmedien bewährt haben – welche seit jeher darauf angewiesen sind, mit ihren Botschaften tatsächlich die Massen zu erreichen[23].

Gleichzeitig stellen die Konvergenztendenzen aber erhöhte Anforderungen an die Qualitätsbewertung wissenschaftlich-medizinischer Informationen. Immerhin können den Journalismus imitierende Darstellungsformen sogar als bewusste Irreführung angesehen werden: Vergleichbar einer Anzeige in der Zeitung, die im Schriftbild des redaktionellen Teils erscheint, wird eine Unabhängigkeit der Information suggeriert, die so nicht in jedem Fall gegeben ist. Es wird daher vorgeschlagen, die etablierten und bereits vielfach genannten Maßstäbe zur Qualitätsbewertung von Informationen (Verständlichkeit, Faktentreue usw.) durch ein systemübergreifendes Qualitätsraster zu ergänzen (siehe **Abbildung 13-2**). Ein solches Raster könnte nicht nur den Informationschaffenden, sondern insbesondere auch den eher laienhaften Nutzerinnen und Nutzern erleichtern, die Qualität und Plausibilität medizinischer Informationen und ihrer Quellen bereits anhand formaler Kriterienraster systematisch einzuordnen und auf Plausibilität zu hinterfragen.

Wo eine bestimmte Information und ihre Quelle im konkreten Fall innerhalb der verschiedenen Dimensionen zu verorten ist, muss dabei immer wieder neu geprüft werden. Zudem gilt auch für eine systemübergreifende Herangehensweise, dass (wie schon für den Journalismus konstatiert) das Qualitätsurteil immer ein Stück weit vom Standpunkt des Bewertenden abhängig bleiben wird. Dabei verdienen mindestens die hier nach ihrem unterschiedlich ausgeprägten Experten- oder Laienstatus in vier Gruppen eingeteilten Teilzielgruppen *Laien-Laien* (allgemein Interessierte), *Laien-Experten* (Patienten und Angehörige), *Experten-Laien* (medizinisches Personal allgemein) und *Experten-Experten* (Fachpersonal speziell im betreffenden Feld) Beachtung[24], deren jeweilige Qualitätsbewertungen im Vergleich zu der hier primär dargestellten journalistischen Perspektive Gegenstand weiterer Untersuchungen sein werden.

Abschließend sei indes betont, dass die konstatierten Konvergenztendenzen keineswegs so zu verstehen sind, als würde Bedarf nach unabhängigem Medizinjournalismus an Bedeutung verlieren. Gerade im «Jahrhundert des Patienten» (Gigerenzer & Gray, 2011, S. 3), in dem Medizin und Wissenschaft verstärkt Marketinginteressen unterliegen und Mediennutzer durch Internet und Social Media einem Dickicht unterschiedlichster Informationen ausgesetzt sind, kommt den journalistischen Medien als eine (um es mit den Begriffen des Bundesverfassungsgerichts zu formulieren) «orientierenden Kraft» auch innerhalb der Gesundheitskommunikation wachsende Bedeutung zu.

23 Koch (2012, S. 23) geht sogar noch weiter: «Journalistische Berichterstattung über medizinische Themen unterliegt denselben grundsätzlichen Anforderungen an Qualität wie ‹Gesundheitsinformationen› im engeren Sinne.» Für Gesundheitsinformationen zum PSA-Screening wurden derartige Querbezüge bereits im Rahmen einer ersten Arbeit systematisch hergestellt (Bülow et al., 2011).

24 Diese Einteilung findet bereits bei Roloff eine gewisse Entsprechung, der «vier Typen potenzieller Rezipienten medizinischer Aussagen unterscheidet» (Roloff, 2013, S. 40): «durch Krankheit persönlich Betroffene und/oder deren Angehörige/Wissenschaftler/‹absichtslose› Leser/andere einschlägig Interessierte».

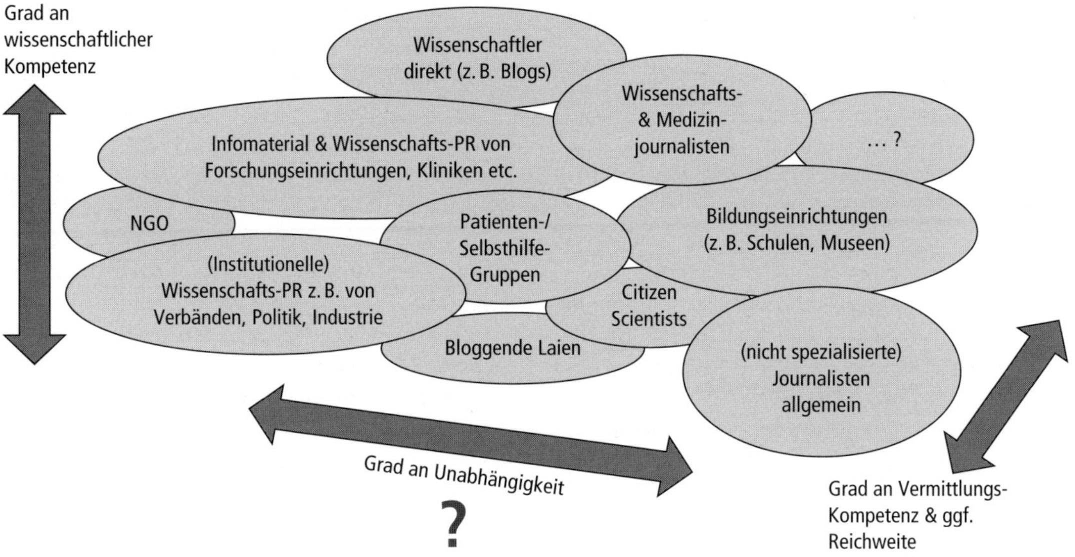

Statt wissenschaftlich-medizinische Informationen aus verschiedenen Quellen nach getrennten Qualitätsmaßstäben zu betrachten, bieten die drei dargestellten Qualitätsdimensionen eine Ausgangsbasis für quellenübergreifende Bewertungsraster (insbesondere auch für Laien). Die Verortung der informierenden Akteure wird hier im Mittel gewisse Grundtendenzen aufweisen, ihre genaue Verortung innerhalb der drei Dimensionen muss jedoch von Fall zu Fall neu vorgenommen werden.

Abbildung 13-2: Quellen- und akteursübergreifende Qualitätsdimensionen (eigene Darstellung)

Mit anderen Worten: Die qualitativ fundierte «Verunsicherung von Patienten» bleibt eine der vornehmsten Aufgaben des Medizinjournalismus. Wie ein solcher Qualitätsmedizinjournalismus auf Dauer finanziell gesichert werden kann, ist dabei eine der großen Fragen für die Zukunft.

Danksagung. Ich danke M. Anhäuser, M. Krause und A. Cavaliere für empirische, zum Teil bereits gemeinsam veröffentlichte Arbeiten zu verschiedenen Teilaspekten dieser Arbeit. Der Initiative Wissenschaftsjournalismus, dem BMBF, der Robert Bosch Stiftung und der Stiftung Experimentelle Biomedizin sowie der Wissenschafts-Pressekonferenz und dem Verband der Medizin- und Wissenschaftsjournalisten gilt der Dank für die Finanzierung der bisherigen Arbeit des Medien-Doktor-Projekts im Bereich Medizin.

Literatur

acatech (2014). *Zur Gestaltung der Kommunikation zwischen Wissenschaft, Öffentlichkeit und den Medien.* Gemeinsame Empfehlungen von Leopoldina, acatech und Akademienunion. Abgerufen von: www.idw-online.de/de/attachementdata36667.pdf (14.07.2014)

Arnold, K. (2008). Qualität im Journalismus – ein integratives Konzept. *Publizistik,* 53, 488–508.

Arnold, K. (2009). Qualitätsjournalismus. Die Zeitung und ihr Publikum. Konstanz: UVK.

Badenschier, F. & Wormer, H. (2012). Issue selection in science journalism: Towards a special theory of news values for science news? In S. Rödder, M. Franzen & P. Weingart (Hrsg.), *The sciences' media connection & communication to the public and its repercussions. Sociology of the sciences yearbook, 28* (S. 59–85). Dordrecht: Springer.

Borzekowski D.L., Guan Y., Smith K.C., Erby L.H., Roter D.L. (2013). The Angelina effect: immediate reach, grasp, and impact of going public. *Genetics in Medicine.* doi: 10.1038/gim.2013.181

Bucchi, M. & Mazzolini, R.G. (2003). Big science, little news: Science coverage in the Italian daily press, 1946–1997, *Public Understanding of Science,* 12, 7–24.

Bülow, M., Wormer, H. & Koch, K. (2011). *Die «Gute Praxis Gesundheitsinformation» in der Bewertung von Websites zum PSA-Screening: Eine Evaluation journalistischer Sicht.* Posterpräsentation im Rahmen der Jahrestagung des Deutschen Netzwerks Evidenzbasierte Medizin, 24.–26.3.2011. Berlin. Abgerufen von:

http://www.egms.de/static/en/meetings/ebm2011/11ebm57.shtml (25.04.2014).

Brodie, M., Hamel, E. C., Altman, D. E., Blendon, R. J. & Benson, J. M. (2003). Health news and the American public, 1996–2002. *Journal of Health Politics, Policy and Law*, 28, 927–950.

Briggs, C. L. & Hallin, D. C. (2010). Health reporting as political reporting: Biocommunicability and the public sphere. *Journalism*, 11, 149–165.

Brumfiel, G. (2009). Supplanting the Old Media? *Nature*, 458, 274–277.

Bucher, H. J. & Altmeppen, K. D. (Hrsg.). (2003). *Qualität im Journalismus. Grundlagen, Dimensionen, Praxismodelle.* Wiesbaden: Westdeutscher Verlag.

BVerfG (1966). Spiegel-Urteil des Bundesverfassungsgerichts vom 5.8.1966. *Amtliche Sammlung der Entscheidungen des Bundesverfassungsgerichts 20 1966.* S. 162–230, Abschnitt C, Rang 35 Abgerufen von: http://www.servat.unibe.ch/dfr/bv020162.html#Rn035 (07.05.2014).

Caulfield, T. & Condit, C. (2012). Science and the sources of hype. *Public Health Genomics*, 15, 209–217.

Clark, F. & Illman, D. L. (2006). A Longitudinal Study of the New York Times Science Times Section. *Science Communication*, 27, 496–513.

Donsbach, W. (Hrsg.). (2008). *The International Encyclopedia of Communication*, Bd. 5. Oxford/Malden: Wiley-Blackwell.

Elmer, C., Badenschier, F. & Wormer, H. (2008). Science for everybody? How the coverage of research issues in German newspapers has increased dramatically. *Journalism and Mass Communication Quarterly*, 85, 878–893.

Entwistle, V. & Hancock-Beaulieu, M. (1992). Health and medical coverage in the UK national press. *Public Understanding of Science*, 1, 367–382.

Fraunhofer-Gesellschaft (2014). *Tonminerale helfen chronisch Nierenkranken. Pressemitteilung vom 2.1.2014.* Abgerufen von: http://www.idw-online.de/de/news567774 (26.04.2014).

Gabathuler, M. (2006). *Wissenschaft und Publikum?* Eine Inhaltsanalyse der Gesundheitsberichterstattung in Schweizer Tageszeitungen. München: GRIN.

Gigerenzer, G. & Muir Gray, J. A. (2011). Launching the Century of the Patient. In G. Gigerenzer, & J. A. Muir Gray (Hrsg.), *Better doctors, better patients, better decisions. Envisioning health care 2020* (S. 3–28). Cambridge: MIT Press.

Hiller, B. (2008). Hoffen auf Heilung. Der Krebsinformationsdienst und die Medien. In H. Hettwer, M. Lehmkuhl, H. Wormer & F. Zotta (Hrsg.), *WissensWelten: Wissenschaftsjournalismus in Theorie und Praxis* (S. 470–479). Gütersloh: Bertelsmann Stiftung.

Iaboli, L. (2010). The unbearable lightness of health science reporting: A week examining Italian print media. *PLoS ONE*, 5, e9829.

Informationsdienst Wissenschaft (2012). Abrufbar unter: https://idw-online.de/de/news470336; aktuelle Ausschreibung jeweils abrufbar unter: http://idw-online.de/de/idwaward (25.04.2014)

IQWIG (2013). Herbstsymposium, Köln, 29./30.11.2013: *Lebensqualität im Gesundheitswesen: Wissen wir, was wir tun?* Abgerufen von: www.iqwig.de/de/veranstaltungen/herbst_symposium/symposium_2013.3730.html (26.4.2014).

Kelaher, M., Cawson, J., Miller, J., Kavanagh, A., Dunt, D. & Studdert, D. M. (2008). Use of breast cancer screening and treatment services by Australian women aged 25–44 years following Kylie Minogue's breast cancer diagnosis. *International Journal of Epidemiology*, 37, 1326–1332.

Koch, K. (2012). Individualisierte Medizin: Wie können Journalisten ein realistisches Bild vermitteln. *Zeitschrift für Evidenz, Fortbildung und Qualität im Gesundheitswesen*, 106, 23–28.

Kohring, M. (2005). Wissenschaftsjournalismus. Forschungsüberblick und Theorieentwurf. Konstanz: UVK.

Krause, M. & Wormer, H. (2014). Irgendwas mit Medizin? Versuch einer Klassifikation der gesundheitsjournalistischen Berichterstattung und erste empirische Überprüfung. In V. Lilienthal, D. Reineck & T. Schnedler (Hrsg.), *Qualität im Gesundheitsjournalismus. Perspektiven aus Wissenschaft und Praxis.* S. 85–97. Wiesbaden: Springer.

Kunz, M. (2006). Wissenschaft im Magazin: Über den Nutzen des Neuen. In H. Wormer (Hrsg.), *Die Wissensmacher: Profile und Arbeitsfelder von Wissenschaftsredaktionen in Deutschland* (S. 80–97). Wiesbaden: VS Verlag für Sozialwissenschaften.

Kuriya, B., Schneid, E. C. & Bell, C. M. (2008). Quality of pharmaceutical industry press releases based on original research. *PLoS ONE, 3*, e2828.

Lehmkuhl, M. (2008). Typologie des Wissenschaftsjournalismus. In H. Hettwer, M. Lehmkuhl, H. Wormer & F. Zotta (Hrsg.), *WissensWelten. Wissenschaftsjournalismus in Theorie und Praxis* (S. 176–196). Gütersloh: Bertelsmann Stiftung.

Maier, M., Stengel. K. & Marschall, J. (2010). Nachrichtenwerttheorie. Konzepte. Ansätze der Medien- und Kommunikationswissenschaft. Band 2. Baden-Baden: Nomos.

Marcinkowski, F., Kohring, M., Friedrichsmeier, A. & Fürst, S. (2013). Neue Governance und die Öffentlichkeit der Hochschulen. In E. Grande, D. Jansen, O. Jarren, A. Rip, U. Schimank & P. Weingart (Hrsg.), *Neue Governance der Wissenschaft: Reorganisation – externe Anforderungen – Medialisierung* (S. 257–287). Bielefeld: Transcript.

Mohl, H. (1992). Zweites Deutsches Fernsehen. In H.-D. Fischer (Hrsg.), *Medizinjournalismus in Massenmedien* (S. 143–162). Konstanz: UVK.

Moynihan, R., Bero, L., Ross-Degnan, D., Henry, D., Lee, K., Watkins, J., Mah, C. & Soumerai, S. B. (2000). Coverage by the news media of the benefits and risks of medications. *New England Journal of Medicine*, 342, 1645–1650.

Mundzeck, T. (2006). Wissenschaft bei einer Nachrichtenagentur: Balanceakt zwischen rasendem Reporter und rasendem Forscher. In H. Wormer (Hrsg.), *Die Wissensmacher. Profile und Arbeitsfelder von Wissenschaftsredaktionen in Deutschland* (S. 196–209). Wiesbaden: VS Verlag für Sozialwissenschaften.

Oxman, A. D., Guyatt, G. H., Cook, D. J., Jaeschke, R., Heddle, N. & Keller, J. (1993). An index of scientific quality for health reports in the lay press. *Journal of Clinical Epidemiology*, 46, 987–1001.

Presserat (2013). Publizistische Grundsätze (Pressekodex). Richtlinien für die publizistische Arbeit nach den Empfehlungen des Deutschen Presserates. Fassung vom 13. März 2013. Ziffer 14 (Medizin-Berichterstattung). Abgerufen von: www.presserat.de/fileadmin/user_upload/Downloads_Dateien/Pressekodex2013_big_web.pdf (25.04.2014).

Rager, G. (1994). Dimensionen der Qualität. Weg aus den allseitig offenen Richter-Skalen. In G. Bentele (Hrsg.), *Publizistik in der Gesellschaft. Festschrift für Manfred Rühl* (S. 189–209). Konstanz: UVK.

Rödder, S., Franzen, M. und Weingart, P. (Hrsg.) (2012). *The sciences' media connection & communication to the public and its repercussions* (Sociology of the Sciences Yearbook, Bd. 28). Dordrecht: Springer.

Roloff, E. (2013). *Die publizistische Entdeckung des Patienten. Eine Presseanalyse zum Medizinjournalismus und zu den ersten Herztransplantationen.* Baden-Baden: Nomos.

Ruß-Mohl, S. (1992). «Am eigenen Schopfe ...»: Qualitätssicherung im Journalismus – Grundfragen, Ansätze, Näherungsversuche. *Publizistik*, 37, 83–96.

Schatz, H. & Schulz, W. (1992). Qualität von Fernsehprogrammen. Kriterien und Methode zur Beurteilung von Programmqualität im dualen Fernsehsystem. *Media Perspektiven*, o. Jg., 690–712.

Schwartz, L., Woloshin, S., Andrews, A. & Stukel, T. A. (2012). Influence of medical journal press releases on the quality of associated newspaper coverage: Retrospective cohort study. *British Medical Journal*, 344, d8164.

Schwitzer, G. (2008). How do US journalists cover treatments, tests, products, and procedures? An evaluation of 500 stories. *PLoS Medicine*, 5, e95.

Stryker, J. (2002). Reporting medical information: Effects of press releases and newsworthiness on medical journal articles' visibility in the news media. *Preventive Medicine*, 35, 519–530.

Wallisch, G. (1995). *Journalistische Qualität: Definitionen – Modelle – Kritik* (Forschungsfeld Kommunikation, Band 6). Konstanz: UVK-Medien Ölschläger.

Weischenberg, S., Loosen, W. & Beuthner, M. (Hrsg.). (2006). Medien-Qualitäten: Öffentliche Kommunikation zwischen ökonomischem Kalkül und Sozialverantwortung. Konstanz: UVK.

Weischenberg, S. (2006). Medienqualitäten: Zur Einführung in den kommunikationswissenschaftlichen Diskurs über Maßstäbe und Methoden zur Bewertung der öffentlichen Kommunikation. In S. Weischenberg, W. Loosen & M. Beuthner (Hrsg.), *Medien-Qualitäten: Öffentliche Kommunikation zwischen ökonomischem Kalkül und Sozialverantwortung* (S. 9–34). Konstanz: UVK.

Weischenberg, S. (2001). Nachrichten-Journalismus. Anleitungen und Qualitäts-Standards für die Medienpraxis. Wiesbaden: Westdeutscher Verlag.

Wilson, A., Bonevski, B., Jones, A. & Henry, D. (2009). Media reporting of health interventions: Signs of improvement, but major problems persist. *PLoS ONE*, 4, e4831.

Wilson, A., Robertson, J., McElduff, P., Jones, A. & Henry, D. (2010). Does it matter who writes medical news stories? *PLoS Medicine*, 7, e1000323.

Wormer, H. (2010): Warum ist der Himmel blau? Wie die Massenmedien Wissensthemen aufbereiten und verbreiten. In U. Dausendschön-Gay, C. Domke & S. Ohlhus (Hrsg.), *Wissen in (Inter-)Aktion* (S. 347–376). Berlin, New York: de Gruyter.

Wormer, H. (2011). Improving health care journalism. In G. Gigerenzer & J. A. M. Gray (Hrsg.), *Better doctors, better patients, better decisions: Envisioning health care 2020* (Strüngmann Forum Report, Band 6, S. 317–337). Cambridge, MA: MIT Press. Abrufbar unter: http://www.medien-doktor.de/wp-content/uploads/sites/3/2010/11/Wormer-11-Improving-Health-Care-Journalism.pdf (06.05.2014).

Wormer, H. (2013). Wege zu einem besseren Medizinjournalismus. In G. Gigerenzer & J. A. M. Gray (Hrsg.), *Bessere Ärzte, bessere Patienten, bessere Medizin: Aufbruch in ein transparentes Gesundheitswesen* (S. 169–191). Berlin: MWV Medizinisch Wissenschaftliche Verlagsgesellschaft.

Wormer, H. & Anhäuser, M. (2014). «Gute Besserung!» – und wie man diese erreichen könnte. Erfahrungen aus 3 Jahren Qualitätsmonitoring Medizinjournalismus auf medien-doktor.de und Konsequenzen für die journalistische Praxis, Ausbildung sowie Wissenschafts-PR. In V. Lilienthal, D. Reineck & T. Schnedler (Hrsg.), *Qualität im Gesundheitsjournalismus. Perspektiven aus Wissenschaft und Praxis.* S. 17–39. Wiesbaden: Springer.

Yavchitz, A., Boutron, I., Bafeta, A., Marroun, I., Charles, P., Mantz, J. & Ravaud, P. (2012). Misrepresentation of randomized controlled trials in press releases and news coverage: A cohort study. *PLoS Medicine*, 9, e1001308.

14. Gesundheitliche Effekte der Mediennutzung

Emily Finne und Jens Bucksch

In diesem Beitrag wird vom Standpunkt der Gesundheitswissenschaften ein Blick auf positive und negative gesundheitliche Wirkungen der Nutzung elektronischer Medien zu Informations-, Unterhaltungs- und Kommunikationszwecken geworfen, und zwar unabhängig von der Vermittlung spezifischer gesundheitsbezogener Inhalte. Dabei wird, entsprechend des in den Gesundheitswissenschaften vertretenen Gesundheitsbegriffs der WHO, zwischen Aspekten der körperlichen, psychischen und sozialen Gesundheit unterschieden. Abgeleitet werden einige Empfehlungen für einen gesundheitsförderlichen Umgang mit Medien.

Hintergrund

Elektronische Medien spielen inzwischen im Leben aller Altersgruppen eine bedeutsame Rolle. Nach Daten des Statistischen Bundesamts verfügten in Deutschland 2012 zum Beispiel über 96 % der Haushalte über einen Fernseher, 81 % über mindestens einen Computer, und 79 % hatten einen Internetzugang (Statistisches Bundesamt, 2013). In Haushalten mit Kindern liegen diese Zahlen noch einmal höher (Medienpädagogischer Forschungsverbund Südwest, 2012). Diese Angaben werden gestützt durch die ARD/ZDF-Onlinestudien. Demnach hatten im Jahre 2013 54 Millionen Personen ab 14 Jahren *Zugang* zum Internet. Die Verweildauer im Internet betrug dabei knapp drei Stunden täglich, bei Besitzerinnen und Besitzern mobiler Endgeräte circa eine halbe Stunde mehr. Das Fernsehen bleibt mit durchschnittlich 242 Minuten täglicher *Nutzungsdauer* dennoch insgesamt das präsenteste Medium in der Bevölkerung (van Eimeren & Frees, 2013).

Neben der hohen *Verfügbarkeit* diverser elektronischer Medien ist der extrem schnelle *Wandel* der Medienwelt hervorzuheben. Neue Technologien und Endgeräte ermöglichen immer neue Formen der Unterhaltung, Kommunikation und Übermittlung von Informationen. So sind, im Gegensatz zum Fernsehen, über das Informationen eher unidirektional vermittelt werden, neuere (Online-)Bildschirmmedien zunehmend *multifunktional* und interaktiv. Kommunikation findet auch bidirektional beziehungsweise multidirektional statt, und die Nutzerinnen und Nutzer wählen einzelne Dienste, Funktionen und Inhalte aus einer großen und ständig wechselnden Vielfalt aktiv aus. Dies erfordert – neben Kompetenzen, die verwendeten Geräte zu bedienen – zunehmend Kompetenzen in Bezug auf die *Steuerung der Informationssuche*, -auswahl und -verarbeitung sowie der Zeiteinteilung. Es liegt nahe, dass moderne Bildschirmmedien und der individuelle Umgang damit unser Verhalten und die Gesundheit weitreichend beeinflussen können.

Nach der folgenden Darstellung des aktuellen Kenntnisstands zu gesundheitlichen Effekten der Nutzung von Bildschirmmedien schließt der Beitrag mit der Benennung potenzieller Handlungsfelder zur Stärkung eines gesundheitsförderlichen Umgangs mit diesen Medien sowie Forschungslücken und methodischen Herausforderungen. Erkenntnisse zu Kindern und Jugendlichen stehen in diesem Beitrag oft im Vordergrund, da viele Effekte vorwiegend in Bezug auf diese Altersgruppe untersucht wurden.

Potenzielle Gesundheitseffekte der Nutzung von Bildschirmmedien

Aus einer gesundheitswissenschaftlichen Sicht wird die Nutzung von Bildschirmmedien unter anderem als eine sitzende Verhaltensweise betrachtet. Viele negative Einflüsse auf Aspekte der körperlichen Gesundheit, auf die im folgenden Abschnitt eingegangen wird, wurden in diesem Zusammenhang untersucht. Im Anschluss werden verschiedene potenzielle Effekte der Nutzung von Bildschirmmedien auf die psychische Gesundheit und das Wohlbefinden betrachtet. Dazu gehören Auswirkungen auf die kindliche Entwicklung und kognitive Funktionen ebenso wie das Körperbild, Substanzkonsum sowie psychische Belastungen in der Arbeitswelt und Auswirkungen auf den Schlaf. Der dritte Abschnitt widmet sich der sozialen Dimension von Gesundheit und untersucht Zusammenhänge der Mediennutzung mit sozialen Beziehungen, Aggression und Sexualität.

Zusammenhänge mit Indikatoren der körperlichen Gesundheit

Es hat sich herauskristallisiert, dass sich die *sitzend verbrachte Zeit* an sich, auch unabhängig vom Ausmaß körperlich-sportlicher Aktivitäten im Alltag und in der Freizeit, negativ auf einige Aspekte der körperlichen Gesundheit auswirken kann. Dies ist bedenklich, da Kinder, Jugendliche und Erwachsene etwa die Hälfte ihrer Wachzeit sitzend verbringen (Owen et al., 2014). Auch wenn es neben dem Medienkonsum durchaus andere sitzende Tätigkeiten gibt und Bildschirmmedien nicht notwendig nur im Sitzen genutzt werden (man denke an Smartphones und neuere Videospiele wie Wii Fit), wurde gerade in älteren Studien zu den Auswirkungen des Sitzens auf die Gesundheit die Mediennutzung häufig stellvertretend für die Sitzzeit erfasst.

Kardiometabolische Gesundheit. Mittlerweile existieren einige systematische Übersichtsarbeiten über prospektive Studien im Erwachsenenalter, die einen Zusammenhang zwischen der Nutzung von Bildschirmmedien und verschiedenen Gesundheitsendpunkten wie der Gesamtsterblichkeit, *Herzkreislauferkrankungen* oder *Typ-2-Diabetes* aufzeigen. Dabei hat der überwiegende Anteil der betrachteten Studien zu Sitzzeiten sich auf den *Fernsehkonsum* konzentriert. Der Fernsehkonsum ist überdies mit einem erhöhten Risiko assoziiert, *Übergewicht* zu entwickeln (Bucksch & Schlicht, 2014). Dabei ist allerdings die Richtung des Zusammenhangs noch nicht abschließend geklärt, das heißt, es ist unklar, ob Personen mit einem hohem Medienkonsum eher Übergewicht entwickeln oder ob Übergewichtige mehr sitzen beziehungsweise Bildschirmmedien nutzen (Ekelund et al., 2008). Interventionsstudien weisen allerdings darauf hin, dass eine Reduktion der Mediennutzung zu einer Gewichtsreduktion beitragen kann (Liao et al., 2014).

Neben dieser relativ eindeutigen Berichtslage zu den Auswirkungen auf Endpunkte der körperlichen Gesundheit ist noch nicht vollständig aufgeschlüsselt, in welchen Mechanismen diese Effekte begründet sind. Der Zusammenhang zwischen Mediennutzung oder Gesamtsitzzeit und Gesundheitsindikatoren lässt sich nur zu einem geringen Teil dadurch erklären, dass Personen mit hoher Mediennutzung sich weniger sportlich betätigen (Verdrängungshypothese; Bucksch & Schlicht, 2014). Mittlerweile weiß man, dass mit dem Sitzen spezifische *pathophysiologische Prozesse* einhergehen, die sich insbesondere auf den Fettstoffwechsel ungünstig auswirken. Bereits das einfache Unterbrechen langer Sitzzeiten durch regelmäßiges Aufstehen kann diese Prozesse aufhalten und wirkt sich auf die kardiometabolische Gesundheit nachweislich positiv aus (Banzer & Füzeki, 2012).

Hinsichtlich des Fernsehkonsums werden weitere Erklärungen diskutiert, die sich auf die *Energiebilanzierung* beziehen (Boulos et al., 2012). Es liegt zunächst auf der Hand, dass die Zeit vor dem Fernseher Personen davon abhält, körperlich aktiv zu werden und so einen höheren Kalorienverbrauch zu erreichen. Dabei zeigt sich, dass durch das Fernsehen nicht primär sportliche Aktivitäten ersetzt werden, sondern eher solche Alltagsaktivitäten, die einen vergleichsweise geringen Beanspruchungsgrad, aber einen substanziellen Anteil am Gesamtenergieverbrauch aufweisen (Blair, Archer & Hand, 2014).

Eine weitere Erklärung wird auf der Energiezufuhrseite gesehen. So scheinen Kinder, Jugendliche und Erwachsene weniger Gemüse und Obst, aber mehr energiereiche Snacks und fettreiche Produkte zu sich nehmen, während sie sitzen (Pearson & Biddle, 2011). Es wird zudem vermutet, dass zum einen die häufig gezeigte Werbung für energiedichte Nahrungsmittel die Nahrungsaufnahme steigert, zum anderen das Sättigungsgefühl aufgrund der ablenkenden Wirkung des Fernsehens herabgesetzt wird, so dass gerade während des Fernsehens mehr Energie aufgenommen wird (Boulos et al., 2012).

Muskuloskeletale Beschwerden. Insbesondere Arbeit vor dem Bildschirm wird mit *Schmerzen* in der Rücken-, Arm- und Schulterregion sowie mit Kopfschmerzen in Verbindung gebracht. Hierfür werden vor allem statische Haltungen und sich wiederholende Bewegungsabläufe verantwortlich gemacht. Es fehlen allerdings qualitativ hochwertige Studien, die Zusammenhänge der Bildschirmarbeit mit klinisch manifesten Krankheitsbildern untersucht haben, sodass eine abschließende Beurteilung nur schwer möglich ist (Wærsted, Hanvold & Veiersted, 2010).

Für Beschwerden im Bereich der Lendenwirbelsäule lässt sich kein Zusammenhang zum Ausmaß sitzender Tätigkeiten Erwachsener bei der Arbeit oder in der Freizeit nachweisen (Chen et al., 2009). Auch unter Berufskrankheiten spielen höchstens solche Rückenbeschwerden eine Rolle, die durch das Heben und Tragen schwerer Lasten zustande kommen, nicht aber durch das Sitzen zum Beispiel an Bildschirmarbeitsplätzen (Seidel et al., 2007). Allerdings ist in den letzten Jahren bereits im Jugendalter eine stetige Zunahme körperlicher Beschwerden zu beobachten, die mit der Zunahme der Bildschirmzeiten einhergeht. Zusammenhänge finden sich dabei mit Rücken-, Kopf- und Nackenschmerzen (Hakala, 2005; Torsheim et al., 2010).

Zusammenhänge mit Indikatoren des subjektiven Wohlbefindens und der psychischen Gesundheit

In diesem Abschnitt werden Erkenntnisse zu Risiken der Bildschirmmediennutzung für die kognitive und emotionale Entwicklung, das allgemeine Wohlbefinden sowie das Körperbild vorgestellt. Darüber hinaus werden potenzielle Auswirkungen auf Risikoverhaltensweisen, Schlaf sowie psychische Belastungen in der Arbeitswelt betrachtet. Auf die Darstellung exzessiver und pathologischer Formen der Mediennutzung selbst wird hier verzichtet.

Psychische und kognitive Entwicklung. Medien werden inzwischen als eine wesentliche *Sozialisationsinstanz* in der kindlichen Entwicklung angesehen (Süss, 2004). Dabei werden sie einerseits als Risiko betrachtet, welches es einzugrenzen gilt. Andererseits werden Medien aber auch gezielt eingesetzt, um kognitive Fähigkeiten zu fördern. Gerade in den USA sind Fernsehprogramme und DVDs verbreitet, die sich gezielt an Säuglinge und Kleinkinder richten und versprechen, die Entwicklung von Sprache und kognitiven Fähigkeiten zu unterstützen.

Positive Effekte solcher Programminhalte auf die *kognitive Entwicklung* bei unter Dreijährigen sind allerdings bisher nicht belegt, wohingegen es einige Hinweise auf negative Wirkungen gibt. Diese werden vor allem aufgrund noch nicht ausgereifter Hirnfunktionen vermutet, die in den ersten Lebensjahren die Fähigkeit begrenzen, Bildschirminformationen adäquat zu verarbeiten (Courage & Howe, 2010). Zum Beispiel ist belegt, dass *Kleinkinder* Sprache von Bildschirmmedien im Gegensatz zum persönlichen Kontakt nur schlecht lernen. Fernsehen könnte zudem überstimulierend wirken oder aber zeitlich andere wichtige entwicklungsförderliche Erfahrungen verdrängen, unter anderem die Interaktion mit den Eltern. Insgesamt besteht über Wirkungen von Bildschirmmedien auf Kleinkinder aber kein Konsens (Christakis, 2009; Courage & Howe, 2010).

Anders als bei Kleinkindern können bestimmte Fernsehformate im *Vorschulalter* nachweislich kognitive Fähigkeiten fördern. Dies ist stark abhängig von den Inhalten (altersgerechte Bildungs- im Gegensatz zu reinen Unterhaltungsformaten). Eine Metaanalyse zeigt zum Beispiel einen Vorsprung in Lese- und Rechenfähigkeit, Allgemeinwissen sowie dem sozialen Urteilsvermögen bei Kindern, die regelmäßig die Sesamstraße guckten (Mares & Pan, 2013). Ähnliches bestätigt eine deutsche Längsschnittstudie in Bezug auf die Lesefähigkeit (Ennemoser & Schneider, 2007). Gleichzeitig zeigten sich bei Schulkindern aber auch Zusammenhänge zwischen einer höheren

Gesamtmediennutzung mit schlechteren Schulnoten, insbesondere bei hohem Konsum gewalttätiger Inhalte (Mößle et al., 2010).

Bei Jugendlichen und Erwachsenen zeigen neuere Studien im Hinblick auf *Videospiele* positive Trainingseffekte auf einige *kognitive Funktionen.* Für sogenannte Shooter- oder Action-Spiele sind positive Effekte auf die Aufmerksamkeitssteuerung, visuelle und räumliche Fähigkeiten experimentell belegt (Connolly et al., 2012; Granic, Lobel & Engels, 2014). Verbesserungen in räumlichen Fähigkeiten durch kommerzielle Spiele scheinen dabei ähnlich groß und dauerhaft zu sein wie durch spezifische Kurse zur Förderung dieser Fähigkeiten auf Schul- oder Universitätsniveau (Uttal et al., 2013). Darüber hinaus weisen einige Studien daraufhin, dass strategische Spiele (z. B. Rollenspiele) Problemlösefähigkeiten Jugendlicher fördern können. Positive Potenziale – eine nicht exzessive Nutzung vorausgesetzt – werden auch für die *emotionale und motivationale Entwicklung* vermutet, besonders hier fehlen jedoch weitere Untersuchungen (Granic et al., 2014; Wilson, 2008).

Schlaf. Hinweise auf negative Einflüsse einer intensiven Bildschirmmediennutzung auf den Schlaf sind vielfach dokumentiert (Cain & Gradisar, 2010; Van den Bulck, 2010). Demnach ist ein hoher Fernsehkonsum mit einem späteren Zubettgehen, einer *reduzierten Schlafdauer* sowie einer verlängerten Einschlafphase verbunden. Ergebnisse zur Qualität des Schlafes sind inkonsistent. Besonders ungünstig auf den Schlaf auszuwirken scheinen sich im Schlaf- beziehungsweise Kinderzimmer aufgestellte Bildschirmgeräte. Die Nutzung dieser Medien direkt vor dem Zubettgehen ist – insbesondere bei Spielen mit Gewaltelementen – mit einem verzögertem Einschlafen und nächtlichen Ängsten assoziiert (Cain & Gradisar, 2010; Jolin & Weller, 2011).

Erklärungen der Effekte von Bildschirmmedien auf den Schlaf beziehen sich im Kern auf drei mögliche Mechanismen (Cain & Gradisar, 2010; Van den Bulck, 2010): (1) Bildschirmzeit verdrängt die Schlafzeit, (2) Bildschirmzeit führt zu einer erhöhten geistigen und emotionalen Unruhe und (3) Exposition gegenüber hellen Lichtquellen verschiebt den Tag-/Nachtrhythmus.

Inwieweit hier von kausalen Zusammenhängen ausgegangen werden kann, muss allerdings noch offen bleiben. Neben vereinzelten experimentellen Studien ist der Großteil der bisherigen Forschung querschnittlich angelegt. Nicht auszuschließen ist, dass Kinder und Jugendliche mit geringerem Schlafbedürfnis aufgrund einer längeren Wachzeit mehr Medien nutzen als Gleichaltrige. Zu welchem Grad bisherige Ergebnisse auch auf Erwachsene übertragbar sind, wurde zudem selten untersucht. Einzelne Studien zur TV-, Computer- und Mobiltelefonnutzung deuten dies jedoch an (Johnson et al., 2004; Thomée, Härenstam & Hagberg, 2012).

Risikoverhalten. Zusammenhänge zwischen dem Konsum von Risikoverhalten verherrlichenden Medieninhalten mit risikoträchtigen Kognitionen, Emotionen sowie dem tatsächlichen Risikoverhalten werden unter anderem für die Bereiche *Rauchen, Alkoholkonsum* und *riskantes Fahrverhalten* durch eine aktuelle Metaanalyse belegt (Fischer et al., 2011). Die Autoren gehen insgesamt von einer kausalen Beziehung aus, da die Effekte konsistent über verschiedene Studiendesigns (von korrelativen bis hin zu experimentellen Arbeiten), für verschiedene Medienformate (z. B. Computerspiele, Filme, Werbung) und für verschiedene Verhaltensbereiche bestanden. Bestätigt werden solche Zusammenhänge bei Jugendlichen zum Beispiel durch die länderübergreifende HBSC-Studie in Bezug auf den querschnittlichen Zusammenhang zwischen Bildschirmzeit und Alkoholkonsum, Rauschtrinken und Rauchverhalten (Iannotti et al., 2009) sowie durch eine amerikanische Kohortenstudie zum Effekt der Anzahl gesehener Rauchszenen in Filmen auf die Wahrscheinlichkeit von Zigarettenkonsum in den folgenden Jahren (Dalton et al., 2003).

Aus theoretischer Sicht stellt die Exposition gegenüber risikoverherrlichenden Medieninhalten einen anbahnenden Reiz dar, der spezifische Gedächtnisinhalte aktiviert und so entsprechende Handlungen wahrscheinlicher werden lässt. So lassen sich vor allem kurzfristige Effekte erklären. Weiterhin spielt das Modelllernen eine große Rolle und scheint vor allem für die längerfristige Aufrechterhaltung der Medieneffekte auf risikoträchtiges Verhalten bedeutsam. Insgesamt werden *sozialkognitive Modelle* als geeignet angesehen, um die beschrieben Effekte zu erklären. Die herangezogenen Theorien decken sich dabei weitestgehend mit den Erklärungen zu Medieneffekten auf Gewalt und Sexualität (siehe unten; eine ausführliche Darstellung dieser und weiterer Theorien zur Erklärung von Medieneffekten findet sich bei Bryant & Oliver, 2009). Direkte Tests solcher Erklärungsmodelle sind jedoch selten.

Körperbild. Durch Massenmedien werden soziale Normen und Ideale reproduziert und verbreitet. In dieser Hinsicht hat die Forschung dem Zusammenhang zwischen *Mediendarstellungen idealer Körper* und der zunehmend häufigen Unzufriedenheit mit der eigenen Figur viel Aufmerksamkeit geschenkt (Wykes & Gunter, 2005). In diversen Medien überwiegen Darstellungen von übermäßig schlanken Frauen sowie athletisch-muskulösen Männern. Diese propagierten Ideale sind für den Großteil der Menschen kaum oder gar nicht erreichbar. Dadurch entsteht ein Konflikt zwischen kulturellem Ideal und Körperlichkeit, der als Ursache von Körperunzufriedenheit mit deutlichen Konsequenzen für die Gesundheit (z.B. Reduktionsdiäten, *Essstörungen*, Schönheitsoperationen) gesehen wird (Stice, 2002).

Metaanalysen belegen Effekte der Darbietung idealer gleichgeschlechtlicher Körperdarstellungen auf die Körperunzufriedenheit bei Mädchen und Frauen (Grabe, Ward & Hyde, 2008) wie auch Männern (Barlett, Vowels & Saucier, 2008). Anscheinend sind jedoch vorwiegend Personen für diese negativen Auswirkungen anfällig, welche bereits durch Körperbildprobleme vorbelastet sind (Ferguson, 2013; Want, 2009). Zudem sind kausale Wirkungen zwar durch experimentelle Studien belegt, diese erfassen jedoch jeweils nur sehr kurzfristige Veränderungen im Körperbild und lassen sich schlecht auf Alltagsbedingungen verallgemeinern. Ein querschnittlicher Zusammenhang zwischen einer höheren Mediennutzung und Unzufriedenheit mit dem eigenen Gewicht bestätigte sich in der KiGGS-Studie des RKI für deutsche Jugendliche (Finne et al., 2013).

Von einem einfachen kausalen Einfluss der Medien auf das Körperbild ist insgesamt kaum auszugehen, allein weil trotz omnipräsenter Körperidealbilder nicht alle Medienkonsumenten und Konsumentinnen gleichermaßen betroffen sind (Lopez-Guimerà et al., 2010). Vielmehr scheint es von weiteren Faktoren abhängig, ob die Betrachtung idealisierter Mediendarstellungen beim Einzelnen zu Körperunzufriedenheit führt. Diskutiert werden als mögliche Mechanismen neben sozialen Einflüssen vor allem die Tendenz, sich mit Medienbildern zu vergleichen sowie die Verinnerlichung von Körpernormen (Cafri et al., 2005; Want, 2009). Obwohl Medien zur Verbreitung und Überzeichnung kultureller Körperideale beitragen, können sie damit nicht als Verursacher sozialen Drucks in diesem Bereich angesehen werden, ihn aber möglicherweise verstärken.

Stress. Ein beträchtlicher Anteil an Arbeitnehmerinnen und Arbeitnehmern ist inzwischen mit elektronischen *Informations- und Kommunikationsmedien am Arbeitsplatz* konfrontiert. Zwei mögliche Belastungsfaktoren werden dabei diskutiert: eine steigende Informationsmenge, vor allem durch E-Mail-Kommunikation, sowie die Entgrenzung von Arbeit und Freizeit durch mobile Endgeräte.

In einer Befragung deutscher Arbeitnehmerinnen und Arbeitnehmer mit Online-Computerarbeitsplätzen berichtete die Mehrzahl der Befragten, dass neue Kommunikationsmedien ihre Arbeit verändert und zu einer Zunahme der zu verarbeitenden Informationen geführt hätten. Dabei schilderten jeweils 10 % der Befragten infolge Neuer Medien eine Überflutung durch Informationen sowie Arbeitsprobleme und psychosomatische Belastungssymptome als Reaktion. Dies weist deutlich darauf hin, dass einige Aspekte der Mediennutzung am Arbeitsplatz als Stressoren wirken und sich dadurch potenziell negativ auf die Gesundheit von Arbeitnehmerinnen und Arbeitnehmer auswirken könnten (Moser et al., 2002). Zu einer *Informationsüberlastung* durch elektronische Kommunikation beitragen können neben einer hohen Menge an eingehenden Informationen eine geringe Qualität dieser Informationen, eine ineffiziente Informationsverarbeitung und Tätigkeitsmerkmale wie insbesondere Arbeitsunterbrechungen und Multitasking. Als Schutzfaktoren angenommen werden eine hohe Informationsverarbeitungskapazität, ausreichend verfügbare Zeit und Merkmale der Information selbst (Jackson & Farzaneh, 2012; Moser et al., 2002; Soucek, 2009).

Mobile Kommunikationstechnologien ermöglichen eine zunehmend orts- und zeitunabhängige Ausübung von Arbeitsaufgaben. Die zeitlichen und räumlichen *Grenzen zwischen Arbeits- und Privatleben* können dadurch verschwimmen. Zudem ist jederzeit ein Wechsel von Arbeits- auf private Aktivitäten und umgekehrt möglich, da beide häufig auf den gleichen Geräten ausgeübt werden, die oftmals ständige Begleiter sind. Mit dieser Form des Multitaskings geht ein dauernder Wechsel zwischen sozialen Rollen sowie eine häufige Unterbrechung von Tätigkeiten einher; beides sind potenzielle Belastungsfaktoren (Duxbury & Smart, 2011).

Arbeitnehmerinnen und Arbeitnehmer nennen in Befragungen einerseits eine größere zeitliche und örtliche *Flexibilität* der Arbeit als Vorteil, um beispielsweise besser verfügbar für die Familie zu sein. Andererseits berichten sie, dass mobile Technologien ihre Arbeitsbelastung und ihr Stressausmaß erhöht hätten. Konsequenzen für die *Vereinbarkeit von Beruf und Privatleben* werden sowohl positiv als auch negativ bewertet. Bisherige empirische Belege deuten allerdings darauf hin, dass eher die Arbeit in das Privatleben hinein ausgedehnt wird als umgekehrt, sodass trotz Anwesenheit zuhause weniger Zeit mit Familie und privaten Interessen verbracht wird (Duxbury & Smart, 2011; Ladner, 2008).

Insgesamt sind Auswirkungen moderner Kommunikationstechnologien in der Arbeitswelt noch relativ ungeklärt. Besonders, von welchen Mechanismen es abhängt, ob sich Bildschirmarbeit als Stressor auswirkt und welche Voraussetzungen gegeben sein müssen, damit positive Effekte – nicht nur auf die Produktivität, sondern auch auf das Wohlbefinden von Arbeitnehmerinnen und Arbeitnehmern – überwiegen, sollte angesichts der steigenden Verbreitung moderner Kommunikationstechnologien weiter untersucht werden. Bisher verfügbare Studien zu Auswirkungen auf die Vereinbarkeit von Berufs- und Privatleben beschränken sich auf querschnittliche Erhebungen und subjektive Auskünfte zu Mediennutzung sowie psychischer Belastung.

Zusammenhänge mit Indikatoren sozialen Wohlbefindens und Verhaltens

Dieser Abschnitt widmet sich potenziellen Effekten einer hohen Mediennutzung auf soziale Beziehungen und Verhaltensweisen. Zufriedenstellende soziale Beziehungen sind ein Aspekt menschlicher Gesundheit. Zudem stellen soziale Einbindung und Unterstützung wichtige Ressourcen auch für Aspekte der psychischen und körperlichen Gesundheit dar (Schwarzer & Leppin, 1989). Dabei spielt zum einen die Frage eine Rolle, inwiefern eine hohe Mediennutzung möglicherweise soziale Kompetenzen untergräbt, auf der anderen Seite aber auch, inwiefern Potenziale einer stärkeren sozialen Vernetzung – v. a. auf virtueller Ebene – sich positiv auf die soziale Einbindung und Teilhabemöglichkeiten auswirken können. Als weitere Aspekte werden Zusammenhänge zwischen Mediennutzung und Gewalt sowie Sexualität beleuchtet.

Soziale Beziehungen. Durch moderne Bildschirmmedien ergeben sich Veränderungen in den Möglichkeiten, mit anderen Menschen in Kontakt zu treten. Gerade soziale Onlinenetzwerke bieten neue Optionen für *Kontakte und Selbstdarstellung.* Während frühe Studien den Schluss nahelegten, dass die Nutzung des Internets vorwiegend mit negativen Auswirkungen wie einer Vernachlässigung bestehender Beziehungen, Vereinsamung und Depressivität zusammenhängt, sprechen neuere Untersuchungen eher für das Gegenteil: Die Nutzung des Internets scheint nicht zu Lasten sozialer Beziehungen zu gehen, sondern vielmehr häufig dazu zu dienen, diese aufrechtzuerhalten und zu intensivieren (Bargh & McKenna, 2004).

Unterschiede zwischen älteren und neueren Ergebnissen zu sozialen Auswirkungen erklären Valkenburg und Peter (2009) durch Unterschiede in der Reichweite der Onlinemedien. Zur Zeit der ersten Internetstudien war nur ein kleiner Anteil der Menschen online, außerdem gab es soziale

Onlinenetzwerke noch nicht. Damit deckten sich die sozialen Kontakte online und offline nicht, und Kontakte bestanden eher über anonyme Chatrooms und zu Fremden. Da heute die Mehrheit vor allem der Jugendlichen und jungen Erwachsenen online ist, und die Kommunikation inzwischen einen Hauptverwendungszweck des Internets darstellt (BITKOM, 2013; Guan & Subrahmanyam, 2009), konkurrieren Online- und Offlinebekanntschaften nicht, sondern entsprechen sich in der Regel weitestgehend (Anderson et al., 2012; Valkenburg & Peter, 2009, 2011).

Internet-Communitys und Foren sowie Newsgroups erlauben zudem einen gezielten Austausch unter Menschen mit ähnlichen Werten und Interessen, die sich persönlich möglicherweise sonst nicht begegnen würden, und daraus manchmal entstehende reale Freundschaften scheinen sich kaum von offline geschlossenen zu unterscheiden (Bargh & McKenna, 2004). Dies könnte bei Jugendlichen – vor allem bei solchen mit Außenseiterinteressen oder -orientierungen – die soziale Identitätsbildung unterstützen (Moreno & Kolb, 2012; Valkenburg & Peter, 2009). Positive Möglichkeiten ergeben sich auch für die *Teilhabe* von Menschen, die aufgrund von Krankheiten oder Behinderungen weniger mobil sind, oder stigmatisierte Gruppen. Durch die Möglichkeit der *Anonymität* werden Kontaktaufnahme, Offenheit und Austausch über persönliche Probleme erleichtert. Dabei scheint sich online erhaltene *soziale Unterstützung* in ihrer Wirkung kaum von offline erhaltener zu unterscheiden (Anderson et al., 2012).

In Bezug auf den Zusammenhang von Onlinekommunikation und der *Größe des sozialen Netzes* Jugendlicher wurden zwei gegensätzliche Hypothesen formuliert: Die Soziale-Kompensations-Hypothese geht davon aus, dass Onlinekommunikation vor allem sozial ängstlichen und einsamen Jugendlichen hilft, da Hemmungen durch die bessere Kontrollierbarkeit der Selbstdarstellung und -offenbarung leichter überwunden werden können und damit Freundschaften erleichtert werden. Die Rich-get-richer-Hypothese hingegen geht davon aus, dass vor allem sozial kompetente und bereits gut integrierte Jugendliche das Internet als einen weiteren Weg nutzen, um Kontakt zu ihren Peers zu pflegen. Die meisten Studien stützen eher letztere Annahme. Dennoch können auch sozial weniger kompetente Jugendliche anscheinend in Bezug auf den Ausbau ihres sozialen Netzes und ihren Selbstwert profitieren.

Hinsichtlich der *Qualität sozialer Beziehungen* sprechen Studienergebnisse dafür, dass die neuen medialen Kommunikationswege eher der Vertiefung von Freundschaften dienen, als dass sie zu einer Verdrängung persönlicher Kontakte durch oberflächliche und weniger reichhaltige Formen virtueller Bekanntschaften führen. Allerdings treten solche positiven Effekte nur bei der Kommunikation mit bestehenden Freunden auf. Wird das Internet vor allem zur Unterhaltung durch Surfen oder Spiele oder zur Kommunikation mit Fremden genutzt, scheint dies die Qualität von Freundschaften eher zu mindern (Valkenburg & Peter, 2011).

Es wird vermutet, dass positive Zusammenhänge zwischen Onlinekommunikation und sozialem Wohlbefinden Jugendlicher vorwiegend durch eine höhere Bereitschaft zur *Selbstoffenbarung* in der virtuellen Kommunikation bedingt sind. Eine größere Bereitschaft, über persönliche Themen und Gefühle, Sorgen und Schwächen zu reden, ist ein Merkmal enger Freundschaften und scheint die Qualität sozialer Beziehungen und dadurch das soziale Wohlbefinden Jugendlicher zu fördern (Valkenburg & Peter, 2009). Die Bereitschaft zur Selbstoffenbarung birgt jedoch auch Risiken. Auf die Gefahr sexueller Belästigung wird unten eingegangen. Für Risiken durch Cybermobbing siehe beispielsweise Pujazon-Zazik & Park (2010).

Zusammenfassend lässt sich festhalten, dass die Nutzung elektronischer Kommunikationsmedien an sich keine positiven sozialen Effekte hat. Diese können sich aber ergeben, wenn sich die Onlinekommunikation auf bereits existierende Freunde bezieht, und dies ist spätestens seit Aufkommen sozialer Onlinenetzwerke ein Hauptverwendungszweck des Internets. Die Aktivitäten, für die Jugendliche diese neuen Technologien nutzen, scheinen sich dabei nicht grundlegend von Aktivitäten früherer Jugendgenerationen zu unterscheiden: Man trifft sich, klatscht und tratscht, handelt seine Identität aus, versucht, einen hohen Status zu erlangen; man unterstützt und streitet sich, flirtet, albert und hängt zusammen rum (Ito et al., 2010). Methodisch ist die Aussagekraft bisheriger Studien durch ihren überwiegend querschnittlichen Charakter, der keine Schlüsse auf kausale Einflüsse zulässt, und durch weitestgehend fehlendes Wissen über die zugrundeliegenden Wirkmechanismen für die Erklärung der gefundenen Zusammenhänge eher begrenzt. Repräsentative Stichproben wurden zudem kaum untersucht (Ahn, 2011).

Gewalt. Gerade Unterhaltungsmedien enthalten ein relativ hohes Ausmaß an *Gewaltdarstellungen* (Huesmann, 2007). Zusammenhänge zwischen medialen Gewaltdarstellungen mit aggressiven und gewalttätigen Verhaltensweisen wurden seit Verbreitung des Fernsehens ausgiebig erforscht; in neuerer Zeit auch in Bezug auf gewaltreiche Videospiele. Es herrscht inzwischen ein recht breiter Konsens darüber, dass mediale Gewaltdarstellungen aggressives Verhalten begünstigen (Anderson et al., 2003; Huesmann, 2010) – wenngleich es durchaus auch kritische Stimmen gibt, die die Relevanz der gefundenen Effekte anzweifeln (z. B. Ferguson & Kilburn, 2009).

Eine Arbeit von Murray (2008) fasst die bisherige Forschung zum Zusammenhang von *Fernsehen* und Gewalt zusammen. Demnach weisen methodisch ganz unterschiedlich angelegte Studien relativ einheitlich darauf hin, dass der Konsum von Gewaltdarstellungen in TV-Sendungen oder Filmen aggressive Einstellungen sowie gewalttätiges Verhalten begünstigen. Eine vielzitierte Metaanalyse zu den Effekten von Fernsehgewalt auf aggressives Verhalten fand Effekte mittlerer Größe für experimentelle Studien. Effektgrößen aus Korrelationsstudien fielen geringer aus, zeigten aber immer noch einen deutlichen Zusammenhang (Paik & Comstock, 1994).

Die bislang umfassendste Metaanalyse zu Effekten gewalttätiger *Videospiele* schlussfolgert, dass gewaltreiche Videospiele einen kausalen Risikofaktor für aggressives Verhalten (verbal oder körperlich), Gedanken und Gefühle sowie geringere Empathie und prosoziales Verhalten darstellen (Anderson et al., 2010). Die Ergebnisse schließen sowohl experimentelle Studien zu kurzfristigen Effekten als auch Querschnitts- und Längsschnittstudien ein. Dabei liegt die Höhe des Zusammenhangs zwischen dem Konsum medialer Gewaltdarstellungen und aggressivem Verhalten im Vergleich zu anderen Gesundheitsrisiken (z. B. dem Zusammenhang zwischen Kondomgebrauch und sexuell übertragbaren Krankheiten) eher im oberen Bereich (Huesmann, 2007). Erklärt werden solche Effekte überwiegend durch ähnliche Modelle wie in Bezug auf Risikoverhalten (siehe oben). Hinzu kommen *Desensibilisierungseffekte*, das heißt, eine Abstumpfung negativer emotionaler Reaktionen auf Gewalt und ein Rückgang der Empathie für die Opfer. Diese Prozesse wirken mit Einflüssen des sozialen Umfelds zusammen (Anderson et al., 2003; Huesmann, 2007).

Es ist also davon auszugehen, dass der Konsum gewaltreicher Medien ein gewisses Aggressionspotenzial fördert. Gleichzeitig sollte betont werden, dass negativen Auswirkungen des Medienkonsums auf aggressives Verhalten – gerade in Bezug auf Kinder – in der Forschung wesentlich mehr Aufmerksamkeit geschenkt wurde als möglichen positiven Effekten auf das Sozialverhalten und die sozioemotionale Entwicklung (Granic et al., 2014; Wilson, 2008). Einige Studien weisen darauf hin, dass Medien durchaus die Entwicklung von *Empathiefähigkeit* sowie *prosozialem Verhalten* fördern können. Hier kommt es weniger auf das Ausmaß der Nutzung als auf die Art der Inhalte an (Wilson, 2008). In einer Arbeit zu positiven Effekten des Fernsehens auf das Sozialverhalten von Kindern (Mares & Woodard, 2005) fand sich neben kleineren Effekten auf positive soziale Interaktionen und Toleranz sogar ein etwas größerer positiver Effekt prosozialer Inhalte auf den Altruismus als der in der vielzitierten Metaanalyse zu TV und Aggression gefundene negative Effekt (Paik & Comstock, 1994). Auch in Bezug auf Videospiele gibt es einige Hinweise darauf, dass kooperatives Spielen, selbst bei gewalttätigen Inhalten, mindestens kurzfristig prosoziales Verhalten fördern kann (Gentile et al., 2009; Granic et al., 2014).

Sexualität. «Sex sells» – Inhalte mit mehr oder weniger explizitem sexuellen Bezug finden sich häufig in Filmen, *TV-Sendungen* und Musikvideos sowie der Werbung. Vermutlich gerade wegen seiner Anonymität und Reichweite ist außerdem das *Internet* eine reichhaltige Quelle an sexuell geprägten Inhalten (Collins, Martino & Shaw, 2010; Harris & Barlett, 2009). Sorgen bestehen angesichts der potenziellen Folgen insbesondere für Kinder und Jugendliche. Tatsächlich finden sich jedoch keine eindeutigen Belege für Auswirkungen medialer Sexualität auf Sexualverhalten und Einstellungen Jugendlicher. Zwar ist ein höherer Konsum sexueller Inhalte mit früheren auch ungeschützten Sexualkontakten assoziiert, die Richtung des Zusammenhangs bleibt aufgrund der überwiegend zugrundeliegenden Querschnittstudien jedoch unklar (Collins et al., 2010; Escobar-Chaves et al., 2005; Fischer et al., 2011).

Determinanten der Nutzung von *Onlinepornografie* sowie Konsequenzen sind auch bei Erwachsenen kaum erforscht. Nutzerinnen und Nutzer selbst berichteten in einigen Studien überwiegend positive Effekte auf ihr Wohlbefinden und Sexualleben. Befürchtungen in Bezug auf die Nutzung von Pornografie beziehen sich auf eine abwertende Darstellung von Frauen, die entsprechende Einstellungen und Verhalten fördern könnte, sowie die Untergrabung traditioneller Werte wie Heirat, Familie und Monogamie (Collins et al., 2010; Döring, 2009). Solche Effekte auf sexualitätsbezogene Einstellungen werden insbesondere für gewaltbetonte Inhalte tatsächlich durch einige experimentelle Studien gestützt (Harris & Barlett, 2009). Die meisten Belege kommen auch hier allerdings aus Querschnittstudien und können keine kausalen Zusammenhänge nachweisen. Erklärungsmodelle für potenzielle negative Medieneffekte auf die Sexualität Jugendlicher und Erwachsener ähneln solchen für Risikoverhalten und Gewalt (siehe oben).

Mögliche positive Effekte der Medien in Bezug auf die *sexuelle Gesundheit und Entfaltung* werden erst in jüngerer Zeit erforscht. Über das Internet bestehen zum Beispiel verschiedene Möglichkeiten, Kontakt zu potenziellen Sexualpartnern herzustellen. Im Rahmen einer Übersichtsarbeit diskutiert Döring (2009) neben Risiken auch Potenziale dieser Varianten (z. B. hinsichtlich größerer Selbstakzeptanz, offener Kommunikation und der Inklusion älterer und sozial isolierter Menschen sowie von Menschen mit Behinderung). Valkenburg und Peter (2011) weisen auf das positive Potenzial der Onlinekommunikation für die sexuelle Entwicklung Jugendlicher hin. Gefördert durch die mögliche Anonymität und eine kontrollierte Selbstdarstellung könnten hier Unsicherheiten abgebaut und Erfahrungen mit sexuellen Interessen oder Orientierungen gesammelt werden.

Onlinesexualität kann allerdings auch in Form *sexueller Belästigung* auftreten. Trotz eines insgesamt rückläufigen Trends berichteten in einer US-Studie von 2010 bis zu 13 % der Mädchen und 4 % der Jungen im Jugendalter von solchen Belästigungserfahrungen (Jones, Mitchell & Finkelhor, 2012). Dabei werden Jugendliche weniger von Fremden oder Erwachsenen belästigt, sondern vorwiegend von Gleichaltrigen, die auch persönlich bekannt sind (Collins et al., 2010).

Ein kompetenter Umgang mit Medien aus gesundheitswissenschaftlicher Sicht

Ungeachtet einiger negativer gesundheitlicher Effekte, die mit einer hohen Mediennutzungsintensität einhergehen können, sind Bildschirmmedien aus der Arbeits- und Freizeitwelt nicht mehr wegzudenken. Aus gesundheitswissenschaftlicher Sicht kommt es daher auf ein dosiertes Maß und einen adäquaten Umgang mit den in diesem Beitrag fokussierten Medien an. Beides muss aufgrund des vielfältigen Medienangebots und der großen Bandbreite möglicher Nutzungsformen unter Umständen gezielt erlernt werden. In diesem Kontext wird verschiedentlich das Konzept der *Medienkompetenz* als Lösung angesprochen. Ein kompetenter Umgang mit Medien soll dazu befähigen, Einflüsse, die von Medien ausgehen, besser steuern zu können und damit einige der oben beschriebenen negativen Effekte abzumildern (Potter, 2010). Medienkompetenz umfasst neben Kompetenzen der Mediengestaltung insbesondere spezifisches Wissen über Medieninhalte und technische Funktionen sowie Fähigkeiten, Medien kritisch reflektieren und gezielt auswählen zu können (Brown & Witherspoon, 2002; Treumann et al., 2007). Inzwischen existieren einige Ansätze, in denen Aspekte der Medienkompetenz gezielt in Präventionsprogramme einbezogen werden (z. B. Center for Media Literacy, 2003).

Was lässt sich in Bezug auf einen kompetenten, das heißt gesundheitsförderlichen Umgang mit Bildschirmmedien aus den hier dargestellten gesundheitlichen Auswirkungen ableiten?

Viele negative Aspekte von Bildschirmmedien werden mit der zeitlichen Nutzungsdauer in Verbindung gebracht. Dies hängt zum einen mit den damit assoziierten Sitzzeiten zusammen, zum anderen steigt möglicherweise die Dauer der Exposition gegenüber Inhalten mit ungünstigen Auswirkungen. Ein wesentlicher Ansatz für einen wohldosierten Umgang liegt somit in der *Begrenzung von Bildschirm- beziehungsweise Sitzzeiten*. In Interventionsstudien haben sich dabei als erfolgversprechende Strategien für das Kindes- und Jugendalter vor allem der Einbezug der Familie, verhaltensbezogene Interventionsmethoden wie Zielvereinbarungen, das Aufstellen von Plänen, Selbstbeobachtung und Belohnungssysteme erwiesen (Biddle, Petrolini & Pearson, 2014). Mößle und Kollegen (2010) empfehlen wegen ihrer potenziellen Reichweite vor allem schulbasierte Interventionen zur Medienerziehung.

Im Hinblick auf Bildschirmmedien im Kinderzimmer lässt sich recht eindeutig die Empfehlung aussprechen, dass in der Familie gemeinsam genutzte Fernseher, Computer und Spielkonsolen vorzuziehen sind. Hinsichtlich potenzieller Gefahren der Onlinekommunikation in Bezug auf *sexuelle Belästigung, Cybermobbing etc.* sollten Eltern wie auch Kinder über mögliche Risiken sowie technische Möglichkeiten des Schutzes privater Daten aufgeklärt sein. Dies verlangt gerade auch von *Eltern* technische Kompetenzen im Umgang mit Neuen Medien. Es existieren inzwischen einige Materialien zur Unterstützung einer gesundheitsförderlichen Medienerziehung (z. B. Bundeszentrale für gesundheitliche Aufklärung, 2012), die hinsichtlich ihrer Effekte jedoch noch kaum evaluiert sind.

Eine *ausgewogene Bildschirmarbeit* sollte regelmäßige Unterbrechungen von Sitzzeiten oder aber alternative Körperhaltungen (z. B. durch Steharbeitsplätze) beinhalten. Hinsichtlich des Einzugs elektronischer Medien in die Arbeitswelt existieren zudem Empfehlungen und erste Schulungskonzepte zum Umgang mit elektronischer Kommunikation. Entsprechende Konzepte beinhalten die Aufklärung über technische Möglichkeiten (z. B. Filterfunktionen in E-Mail-Programmen, Abstellen von Benachrichtigungstönen), Zeitmanagement (feste Zeiten zur Bearbeitung von E-Mails) sowie unternehmens- oder arbeitsgruppeninterne Regelungen zum Verschicken elektronischer Inhalte (z. B. Begrenzung von Nachrichtenweiterleitungen oder CC-Nachrichten) (Jackson, Dawson & Wilson, 2003; Soucek & Moser, 2010). In Bezug auf die *Abgrenzung von Arbeit und Freizeit* kommt der Unternehmenskultur sowie der Vereinbarung von Zeiten der Erreichbarkeit und Nicht-Erreichbarkeit vermutlich eine entscheidende Rolle zu (Duxbury & Smart, 2011).

In Anbetracht der Wirkung bestimmter Inhalte auf *Aggression, Risikoverhalten* und das *Körperbild* wurden erste Interventionen zur Medienerziehung entwickelt, die versuchen, Kinder und Jugendliche zu befähigen, solche Inhalte kritisch zu hinterfragen (Hobbs, 2011; Potter, 2010). Die meisten solcher Programme existieren bislang im Bereich Gewalt. Dabei erwiesen sich einige Ansätze als erfolgreich in Bezug auf die Veränderung von Einstellungen, wenige auch hinsichtlich des Verhaltens. Allerdings fallen die Ergebnisse sehr unterschiedlich aus, und neben erwünschten scheinen auch unerwünschte Wirkungen häufig aufzutreten (Cantor & Wilson, 2003). Programme zu Sexualität, Risikoverhalten und Körperbildstörungen liefern zum Teil ebenfalls ermutigende Ergebnisse (Bickham & Slaby, 2012). Insgesamt gibt es im Feld der Medienkompetenzförderung damit einige vielversprechende Ansätze und Ergebnisse in Bezug auf gesundheitliche Effekte, aber noch recht wenig systematisches und empirisch abgesichertes Wissen (Potter, 2010).

Fazit und Ausblick

Es zeichnen sich vielfältige gesundheitliche Auswirkungen der steigenden Nutzung von Bildschirmmedien ab, und diese werden zunehmend als gesundheitswissenschaftlich relevantes Thema und *Forschungsfeld* erkannt. Bisherige Studien konzentrieren sich dabei vorwiegend auf gesundheitliche Risiken. Mögliche *Potenziale* für Gesundheit und Wohlbefinden rücken erst langsam in das Interesse der Forschung. Hier liegen bislang weitaus mehr Vermutungen als empirische Belege vor. Aber auch in Bezug auf gesundheitliche Risiken sind Studien bislang recht selten, die aufgrund zuverlässiger Erhebungsmethoden und geeigneter Forschungsdesigns kausale Schlussfolgerungen oder gar die Klärung von Wirkmechanismen erlauben.

Erschwert wird die Erforschung gesundheitlicher Effekte der Mediennutzung unter anderem durch das enorme Tempo, mit dem sich Technologien, Funktionen und Nutzungsmuster verändern. Die *Erhebung der Mediennutzung* in Studien zu gesundheitlichen Effekten konzentriert sich bislang vielfach auf eine eher grobe Einschätzung der Nutzungsdauer klassischer Bildschirmmedien wie Fernseher, Computer und Spielkonsolen. Wie die obigen Abschnitte verdeutlichen, sind einige Effekte der Mediennutzung jedoch eher auf spezifische Dienste und Inhalte als auf das Gesamtausmaß der Nutzung zurückzuführen. Diese Nutzungsmuster sind mit zunehmend multifunktionalen Technologien, die oft simultan genutzt werden, methodologisch schwer zu erfassen. Hinzu kommt, dass potenzielle Auswirkungen vermutlich außerdem stark von Nutzungsmotiven, Kontextbedingungen und Merkmalen der Nutzerinnen und Nutzer abhängen (z. B. Ahn, 2011). Hier liegen ebenfalls bislang kaum umfassende Erkenntnisse vor, die Aussagen über Wechselwirkungen solcher Faktoren erlauben. Geht man zudem davon aus, dass Medieneffekte – gerade mit Bezug auf die zunehmend interaktiv gestalteten sogenannten Neuen Medien – nicht als einfache unidirektionale Einwirkungen auf den mehr oder weniger passiven Nutzer zu verstehen sind, wird die Erforschung und vor allem Erklärung von Effekten nochmals komplizierter.

Zusammengenommen deuten sich weitreichende Implikationen der Nutzung von Bildschirmmedien für die menschliche Gesundheit an. Diese sind in vielen Bereichen erst ansatzweise verstanden. Somit ist zu hoffen, dass eine differenzierte Erforschung potenzieller Medieneffekte sich auch in den Gesundheitswissenschaften weiter etablieren kann.

Literatur

Ahn, J. (2011). The effect of social network sites on adolescents' social and academic development: Current theories and controversies. *Journal of the American Society for Information Science and Technology,* 62, 1435–1445.

Anderson, B., Fagan, P., Woodnutt, T. & Chamorro-Premuzic, T. (2012). Facebook psychology: Popular questions answered by research. *Psychology of Popular Media Culture,* 1, 23–37.

Anderson, C. A., Berkowitz, L., Donnerstein, E., Huesmann, L. R., Johnson, J. D., Linz, D. ... Wartella, E. (2003). The influence of media violence on youth. *Psychological Science in the Public Interest,* 4, 81–110.

Anderson, C. A., Shibuya, A., Ihori, N., Swing, E. L., Bushman, B. J., Sakamoto, A. ... Saleem, M. (2010). Violent video game effects on aggression, empathy, and prosocial behavior in Eastern and Western countries: A meta-analytic review. *Psychological Bulletin,* 136, 151–173.

Banzer, W. & Füzeki, E. (2012). Körperliche Inaktivität, Alltagsaktivitäten und Gesundheit. In G. Geuter & A. Hollederer (Hrsg.), *Handbuch Gesundheit und Bewegungsförderung* (S. 33–48). Bern: Huber.

Bargh, J. A. & McKenna, K. Y. A. (2004). The Internet and social life. *Annual Review of Psychology,* 55, 573–590.

Barlett, C. P., Vowels, C. L. & Saucier, D. A. (2008). Meta-analyses of the effects of media images on men's body-image concerns. *Journal of Social and Clinical Psychology,* 27, 279–310.

Bickham, D. S. & Slaby, R. G. (2012). Effects of a media literacy program in the US on children's critical evaluation of unhealthy media messages about violence, smoking, and food. *Journal of Children and Media,* 6, 255–271.

Biddle, S. J., Petrolini, I. & Pearson, N. (2014). Interventions designed to reduce sedentary behaviours in young people: A review of reviews. *British Journal of Sports Medicine,* 48, 182–186.

BITKOM. (2013). Soziale Netzwerke 2013. Dritte, erweiterte Studie. Eine repräsentative Untersuchung zur

Nutzung sozialer Netzwerke im Internet. Berlin: BITKOM. Abgerufen von: http://www.bitkom.org/files/documents/SozialeNetzwerke_2013.pdf (28.02.14).

Blair, S.N., Archer, E. & Hand, G.A. (2014). Commentary: Luke and Cooper are wrong: Physical activity has a crucial role in weight management and determinants of obesity. *International Journal of Epidemiology, 42*, 1836–1838.

Boulos, R., Vikre, E.K., Oppenheimer, S., Chang, H. & Kanarek, R.B. (2012). ObesiTV: How television is influencing the obesity epidemic. *Physiology & Behavior, 107*, 146–153.

Brown, J.D. & Witherspoon, E.M. (2002). The mass media and American adolescents' health. *Journal of Adolescent Health, 31*, 153–170.

Bryant, J. & Oliver, M.B. (Hrsg.). (2009). *Media effects. Advances in theory and research* (3. Aufl.). New York, NY u.a.: Routledge.

Bucksch, J. & Schlicht, W. (2014). Sitzende Lebensweise als ein gesundheitlich riskantes Verhalten. *Deutsche Zeitschrift für Sportmedizin, 65*, 15–21.

Bundeszentrale für gesundheitliche Aufklärung. (2012). *Anregung statt Aufregung. Neue Wege zur Förderung von Medienkompetenz in Familien.* Köln: Bundeszentrale für gesundheitliche Aufklärung. Abgerufen von: http://www.gmk-net.de/fileadmin/pdf/anregung_statt_aufregung.pdf (22.05.2014).

Cafri, G., Yamamiya, Y., Brannick, M. & Thompson, J.K. (2005). The influence of sociocultural factors on body image. A meta-analysis. *Clinical Psychology: Science and Practice, 12*, 421–433.

Cain, N. & Gradisar, M. (2010). Electronic media use and sleep in school-aged children and adolescents: A review. *Sleep Medicine, 11*, 735–742.

Cantor, J. & Wilson, B.J. (2003). Media and violence: Intervention strategies for reducing aggression. *Media Psychology, 5*, 363–403.

Center for Media Literacy (2003). MediaLit kit: A framework for learning and teaching in a media age. Abgerufen von: http://www.medialit.org/pdf/mlk_orientationguide.pdf (28.02.2014).

Chen, S.-M., Liu, M.-F., Cook, J., Bass, S. & Lo, S.K. (2009). Sedentary lifestyle as a risk factor for low back pain: A systematic review. *International Archives of Occupational and Environmental Health, 82*, 797–806.

Christakis, D.A. (2009). The effects of infant media usage: What do we know and what should we learn? *Acta Paediatrica, 98*, 8–16.

Collins, R.L., Martino, S. & Shaw, R. (2010). *Influence of new media on adolescent sexual health. Evidence and opportunities* (RAND Health working paper series). Abgerufen von: http://www.rand.org/content/dam/rand/pubs/working_papers/2011/RAND_WR761.pdf (22.05.2014).

Connolly, T.M., Boyle, E.A., MacArthur, E., Hainey, T. & Boyle, J.M. (2012). A systematic literature review of empirical evidence on computer games and serious games. *Computers & Education, 59*, 661–686.

Courage, M.L. & Howe, M.L. (2010). To watch or not to watch: Infants and toddlers in a brave new electronic world. *Developmental Review, 30*, 101–115.

Dalton, M.A., Sargent, J.D., Beach, M.L., Titus-Ernstoff, L., Gibson, J.J., Ahrens, M.B., ... Heatherton, T.F. (2003). Effect of viewing smoking in movies on adolescent smoking initiation: A cohort study. *The Lancet, 362*, 281–285.

Döring, N.M. (2009). The internet's impact on sexuality: A critical review of 15 years of research. *Computers in Human Behavior, 25*, 1089–1101.

Duxbury, L. & Smart, R. (2011). The «myth of seperate worlds». An exploration of how mobile technology has redefined work-life-balance. In S. Kaiser, M. Ringelstetter, D.R. Eikhof & M. Pina e Cunha, (Hrsg.), *Creating balance? International perspectives on the work-life integration of professionals* (S. 269–284). Berlin: Springer.

Ekelund, U., Brage, S., Besson, H., Sharp, S. & Wareham, N.J. (2008). Time spent being sedentary and weight gain in healthy adults: Reverse or bidirectional causality? *American Journal of Clinical Nutrition, 88*, 612–617.

Ennemoser, M. & Schneider, W. (2007). Relations of television viewing and reading: findings from a 4-year longitudinal study. *Journal of Educational Psychology, 99*, 349–368.

Escobar-Chaves, S.L., Tortolero, S.R., Markham, C.M., Low, B.J., Eitel, P. & Thickstun, P. (2005). Impact of the media on adolescent sexual attitudes and behaviors. *Pediatrics, 116*, 303–326.

Ferguson, C.J. (2013). In the eye of the beholder. Thin-ideal media affects some, but not most, viewers in a meta-analytic review of body dissatisfaction in women and men. *Psychology of Popular Media Culture, 2*, 20–37.

Ferguson, C.J. & Kilburn, J. (2009). The public health risks of media violence: A meta-analytic review. *Journal of Pediatrics, 154*, 759–763.

Finne, E., Bucksch, J., Lampert, T. & Kolip, P. (2013). Physical activity and screen-based media use: Cross-sectional associations with health-related quality of life and the role of body satisfaction in a representative sample of German adolescents. *Health Psychology and Behavioral Medicine, 1*, 15–30.

Fischer, P., Greitemeyer, T., Kastenmüller, A., Vogrincic, C. & Sauer, A. (2011). The effects of risk-glorifying media exposure on risk-positive cognitions, emotions, and behaviors: A meta-analytic review. *Psychological Bulletin, 137*, 367–390.

Gentile, D.A., Anderson, C.A., Yukawa, S., Ihori, N., Saleem, M., Lim Kam Ming ... Sakamoto, A. (2009). The effects of prosocial video games on prosocial behaviors: international evidence from correlational, longitudinal, and experimental studies. *Personality and Social Psychology Bulletin,* 35, 752–763.

Grabe, S., Ward, L. M. & Hyde, J. S. (2008). The role of the media in body image concerns among women. A meta-analysis of experimental and correlational studies. *Psychological Bulletin,* 134, 460–476.

Granic, I., Lobel, A. & Engels, R. C. M. E. (2014). The benefits of playing video games. *American Psychologist,* 69, 66–78.

Guan, S.-S. A. & Subrahmanyam, K. (2009). Youth Internet use: Risks and opportunities. *Current Opinion in Psychiatry,* 22, 351–356.

Hakala, P. T. (2005). Frequent computer-related activities increase the risk of neck-shoulder and low back pain in adolescents. *European Journal of Public Health,* 16, 536–541.

Harris, R. J. & Barlett, C. P. (2009). Effects of sex in the media. In J. Bryant & M. B. Oliver (Hrsg.), *Media effects. Advances in theory and research* (3. Aufl., S. 304–324). New York u. a.: Routledge.

Hobbs, R. (2011). The state of media literacy: A response to Potter. *Journal of Broadcasting & Electronic Media,* 55, 419–430.

Huesmann, L. R. (2007). The impact of electronic media violence: Scientific theory and research. *Journal of Adolescent Health,* 41, S6.

Huesmann, L. R. (2010). Nailing the coffin shut on doubts that violent video games stimulate aggression: Comment on Anderson et al. (2010). *Psychological Bulletin,* 136, 179–181.

Iannotti, R. J., Janssen, I., Haug, E., Kololo, H., Annaheim, B. & Borraccino, A. (2009). Interrelationships of adolescent physical activity, screen-based sedentary behaviour, and social and psychological health. *International Journal of Public Health,* 54, 191–198.

Ito, M., Baumer, S., Bittanti, M., boyd, d., Cody, R., Herr-Stephenson, B. ... Tripp, L. (2010). *Hanging out, messing around, and geeking out: Kids living and learning with new media* (The John D. and Catherine T. MacArthur Foundation series on digital media and learning). Cambridge, MA: MIT Press.

Jackson, T. W. & Farzaneh, P. (2012). Theory-based model of factors affecting information overload. *International Journal of Information Management,* 32, 523–532.

Jackson, T. W., Dawson, R. & Wilson, D. (2003). Reducing the effect of email interruptions on employees. *International Journal of Information Management,* 23, 55–65.

Johnson, J. G., Cohen, P., Kasen, S., First, M. B. & Brook, J. S. (2004). Association between television viewing and sleep problems during adolescence and early adulthood. *Archives of Pediatrics & Adolescent Medicine,* 158, 562.

Jolin, E. M. & Weller, R. A. (2011). Television viewing and its impact on childhood behaviors. *Current Psychiatry Reports,* 13, 122–128.

Jones, L. M., Mitchell, K. J. & Finkelhor, D. (2012). Trends in youth Internet victimization: Findings from three youth internet safety surveys 2000–2010. *Journal of Adolescent Health,* 50, 179–186.

Ladner, S. (2008). Laptops in the living room: Mobile technologies and the divide between work and private time among interactive agency workers. *Canadian Journal of Communication,* 33, 465–489.

Liao, Y., Liao, J., Durand, C. P. & Dunton, G. F. (2014). Which type of sedentary behaviour intervention is more effective at reducing body mass index in children? A meta-analytic review. *Obesity Reviews,* 15, 159–168.

Lopez-Guimerà, G., Levine, M. P., Sánchez-Carracedo, D. & Fauquet, J. (2010). Influence of mass media on body image and eating disordered attitudes and behaviors in females. A review of effects and processes. *Media Psychology,* 13, 387–416.

Mares, M.-L. & Pan, Z. (2013). Effects of Sesame Street: A meta-analysis of children's learning in 15 countries. *Journal of Applied Developmental Psychology,* 34, 140–151.

Mares, M.-L. & Woodard, E. (2005). Positive effects of television on children's social interactions: A meta-analysis. *Media Psychology,* 7, 301–322.

Medienpädagogischer Forschungsverbund Südwest (Hrsg.). (2012). *FIM-Studie 2011. Familie, Interaktion & Medien. Untersuchung zur Kommunikation und Mediennutzung in Familien.* Stuttgart. Abgerufen von: http://www.mpfs.de/fileadmin/FIM/FIM2011.pdf (22.05.2014).

Mößle, T., Kleimann, M., Rehbein, F. & Pfeiffer, C. (2010). Media use and school achievement – boys at risk? *British Journal of Developmental Psychology,* 28, 699–725.

Moreno, M. A. & Kolb, J. (2012). Social networking sites and adolescent health. *Pediatric Clinics of North America,* 59, 601–612.

Moser, K., Preising, K., Göritz, A. S. & Paul, K. (2002). *Steigende Informationsflut am Arbeitsplatz: Belastungsgünstiger Umgang mit den neuen Medien (E-Mail, Internet).* Dortmund, Berlin, Dresden: Bundesanstalt für Arbeitsschutz und Arbeitsmedizin. Abgerufen von: http://www.baua.de/de/Publikationen/Forschungsberichte/2002/Fb967.html (22.05.2014).

Murray, J. P. (2008). Media violence: the effects are both real and strong. *American Behavioral Scientist,* 51, 1212–1230.

Owen, N., Salmon, J., Koohsari, M. J., Turrell, G. & Giles-Corti, B. (2014). Sedentary behaviour and health: Mapping environmental and social contexts to underpin chronic disease prevention. *British Journal of Sports Medicine,* 48, 174–177.

Paik, H. & Comstock, G. (1994). The effects of television violence on antisocial behavior: A meta-analysis. *Communication Research,* 21, 516–546.

Pearson, N. & Biddle, S. J. (2011). Sedentary behavior and dietary intake in children, adolescents, and adults. A systematic review. *American Journal of Preventive Medicine,* 41, 178–188.

Potter, W. J. (2010). The state of media literacy. *Journal of Broadcasting & Electronic Media,* 54, 675–696.

Pujazon-Zazik, M. & Park, M. J. (2010). To tweet, or not to tweet: Gender differences and potential positive and negative health outcomes of adolescents' social internet use. *American Journal of Men's Health,* 4, 77–85.

Schwarzer, R. & Leppin, A. (1989). *Sozialer Rückhalt und Gesundheit.* Göttingen: Hogrefe.

Seidel, D., Solbach, T., Fehse, R. & Donker, L. (2007). *Arbeitsunfälle und Berufskrankheiten* (Gesundheitsberichterstattung des Bundes, Heft 38). Berlin: Robert-Koch-Institut.

Soucek, R. (2009). Informationsüberlastung durch E-Mail-Kommunikation. In B. U. Stetina & I. Kryspin-Exner (Hrsg.), *Gesundheit und Neue Medien. Psychologische Aspekte der Interaktion mit Informations- und Kommunikationstechnologien* (S. 57–70). Wien: Springer.

Soucek, R. & Moser, K. (2010). Coping with information overload in email communication: Evaluation of a training intervention. *Computers in Human Behavior,* 26, 1458–1466.

Statistisches Bundesamt. (2013). *Statistisches Jahrbuch Deutschland 2013. Deutschland und Internationales* (1. Aufl.). Wiesbaden: Statistisches Bundesamt.

Stice, E. (2002). Risk and maintenance factors for eating pathology. A meta-analytic review. *Psychological Bulletin,* 128, 825–848.

Süss, D. (2004). Mediensozialisation von Heranwachsenden: Dimensionen – Konstanten – Wandel. Wiesbaden: VS Verlag für Sozialwissenschaften.

Thomée, S., Härenstam, A. & Hagberg, M. (2012). Computer use and stress, sleep disturbances, and symptoms of depression among young adults – A prospective cohort study. *BMC Psychiatry,* 12, 176.

Torsheim, T., Eriksson, L., Schnohr, C. W., Hansen, F., Bjarnason, T. & Välimaa, R. (2010). Screen-based activities and physical complaints among adolescents from the Nordic countries. *BMC Public Health,* 10, 324.

Treumann, K. P., Meister, D. M., Sander, U., Burkatzki, E., Hagedorn, J., Kämmerer, M. ... Wegener, C. (2007). *Medienhandeln Jugendlicher. Mediennutzung und Medienkompetenz. Bielefelder Medienkompetenzmodell.* Wiesbaden: VS Verlag für Sozialwissenschaften.

Uttal, D. H., Meadow, N. G., Tipton, E., Hand, L. L., Alden, A. R., Warren, C. & Newcombe, N. S. (2013). The malleability of spatial skills: A meta-analysis of training studies. *Psychological Bulletin,* 139, 352–402.

Valkenburg, P. M. & Peter, J. (2009). Social consequences of the Internet for adolescents: A decade of research. *Current Directions in Psychological Science,* 18, 1–5.

Valkenburg, P. M. & Peter, J. (2011). Online communication among adolescents: An integrated model of its attraction, opportunities, and risks. *Journal of Adolescent Health,* 48, 121–127.

Van den Bulck, J. (2010). The effects of media on sleep. *Adolescent medicine: state of the art reviews,* 21, 418–429.

van Eimeren, B. & Frees, B. (2013). Ergebnisse der ARD/ZDF-Onlinestudie 2013. Rasanter Anstieg des Internetkonsums Onliner fast drei Stunden täglich im Netz. *Media Perspektiven,* o. Jg., 358–372.

Wærsted, M., Hanvold, T. N. & Veiersted, K. B. (2010). Computer work and musculoskeletal disorders of the neck and upper extremity: A systematic review. *BMC Musculoskeletal Disorders,* 11, 79.

Want, S. C. (2009). Meta-analytic moderators of experimental exposure to media portrayals of women on female appearance satisfaction. Social comparisons as automatic processes. *Body Image,* 6, 257–269.

Wilson, B. J. (2008). Media and children's aggression, fear, and altruism. *The Future of Children,* 18, 87–118.

Wykes, M. & Gunter, B. (2005). *The Media & Body Image.* London: Sage.

15. Gesundheitsrelevanz medialer Unterhaltungsangebote

Claudia Lampert

Die Gesundheitsrelevanz medialer Unterhaltungsangebote wird ambivalent betrachtet. Zumeist wird den Unterhaltungsmedien ein gesundheitsbeeinträchtigender Einfluss zugeschrieben, sowohl im Hinblick auf die allgemeine gesundheitliche Konstitution (z. B. mangelnde Bewegung, ungesunde Ernährung während der Mediennutzung, überanstrengte Augen) als auch in Bezug auf die Darstellung und Wirkung gesundheitswidriger Einstellungen und Verhaltensweisen (z. B. Alkohol-, Tabak- und Drogenkonsum). Umgekehrt wurde aber inzwischen auch erkannt, dass sich die Faszination und das Unterhaltungspotenzial verschiedener Medienangebote auf unterschiedliche Weise in den Dienst der Gesundheitsförderung, Prävention und Therapie nehmen lassen. Der Beitrag gibt einen Überblick über die verschiedenen Perspektiven auf die Gesundheitsrelevanz medialer Unterhaltungsangebote sowie über ihre Potenziale und Grenzen für die Gesundheitsförderung.

Einleitung

Die Meinungen von Medienpädagoginnen und -pädagogen, Gesundheitsexpertinnen und -experten, Medizinern und Eltern hinsichtlich der Gesundheitsrelevanz medialer Unterhaltungsangebote, wie zum Beispiel Fernsehsendungen, Computerspiele oder unterhaltsame Onlineangebote, gehen sehr weit auseinander (Lampert, 2011). Während die einen in der Mediennutzung eine zentrale Ursache für ungesunde Verhaltensweisen und daraus resultierende gesundheitliche Problemen sehen, betonen andere die Möglichkeiten zur Bearbeitung gesundheitlicher Problemlagen (z. B. Baumann, 2011; Lampert, 2007) oder die Potenziale, insbesondere schwer erreichbare Zielgruppen für präventive und gesundheitsfördernde Themen zu sensibilisieren und sie zur Reflektion über die eigene gesundheitsbezogene Lebensweise anzuregen (Dutta-Bergmann, 2004). Beide Perspektiven werden im Folgenden eingehender beleuchtet. Mit dem Fokus auf mediale Unterhaltungsangebote wird ein Teilbereich des Medienspektrums in den Blick genommen, der in erster Linie genutzt wird, um sich zu entspannen, um Spaß zu haben oder um sich – allein oder gemeinsam mit anderen – die Zeit zu vertreiben. Einige Medien, zum Beispiel Computerspiele, gelten per se als Unterhaltungsmedien, während in Bezug auf andere Medien wie beispielsweise das Fernsehen eine Differenzierung zwischen Information und Unterhaltung entweder aus Rezipientensicht oder auf Format- oder Genreebene vorgenommen wird. Dies hat zur Folge, dass die Frage nach der Gesundheitsrelevanz von Unterhaltungsangeboten sowohl mit Blick auf die *Tätigkeit der Mediennutzung* diskutiert wird als auch in Bezug auf bestimmte *Formate oder Genres.* Auch diese Differenzierung wird im Folgenden berücksichtigt. Zunächst werden die (Unterhaltungs-)Medien als (Mit-)Verursacher und Verstärker ungesunder Einstellungen und Verhaltensweisen betrachtet und daran anschließend verschiedene Möglichkeiten aufgezeigt, ihre Faszinationskraft und kreativen Nutzungsweisen für gesundheitsförderliche Zielstellungen nutzbar zu machen. Abschließend werden die Potenziale und Grenzen der verschiedenen Unterhaltungsangebote für die Gesundheitsförderung zusammenfassend beleuchtet.[1]

1 Der Beitrag basiert in weiten Teilen auf aktualisierten Ausführungen aus Lampert (2011), Fromm, Baumann & Lampert (2011), Lampert, Schwinge & Tolks (2009) sowie Lampert (2007).

Mediale Unterhaltungsangebote als (Mit-)Verursacher und Verstärker ungesunder Verhaltensweisen

Die Nutzung medialer Unterhaltungsangebote – insbesondere durch Kinder und Jugendliche – wird im Allgemeinen sehr ambivalent gesehen (hierzu ausführlich Lampert, 2011). Je größer die Faszination der Medien aufseiten der Rezipientinnen und Rezipienten, desto größer ist das Unbehagen aufseiten der Psychologen, Mediziner, Pädagogen und Eltern. Gerade bei Heranwachsenden werden negative Auffälligkeiten (z. B. nachlassende Schulleistungen, aggressives Verhalten), aber auch ungesunde Verhaltensweisen (z. B. ungesunde Ernährung, wenig Bewegung) oft (vor-)schnell und allein auf die *Tätigkeit der Mediennutzung* zurückgeführt. Dabei lassen sich verschiedene Perspektiven unterscheiden: Zum einen werden die Auswirkungen der Mediennutzung unabhängig vom Inhalt auf die Gesundheit von Heranwachsenden untersucht (z. B. Lampert, Sygusch & Schlack, 2007; Brown & Witherspoon, 2002). Zum anderen werden gezielt die *gesundheitsbezogenen Auswirkungen unterschiedlicher Medien* in den Blick genommen, wobei insbesondere jene Angebote kritisch betrachtet werden, die von Heranwachsenden bevorzugt genutzt werden. Internetabhängigkeit, Computerspielsucht oder Facebook-Depression (O'Keefe & Clarke-Pearson, 2011) sind Beispiele für Störungen und Krankheitsbilder, die eng mit Medienangeboten assoziiert sind und kritisch diskutiert werden.

Aus einer weiteren Perspektive wird schließlich die *Wirkung gesundheitswidriger Medieninhalte* (z. B. Darstellung ungesunder oder antisozialer Verhaltensweisen) auf gesundheitsbezogene Einstellungen und Verhaltensweisen untersucht (z. B. Strasburger, Jordan & Donnerstein, 2010; Strasburger, 2004; Brown & Witherspoon, 2002). Nunez-Smith und Kollegen (2008) sichteten und analysierten insgesamt 173 englischsprachige Studien aus dem Zeitraum 1980 bis 2006, die den Zusammenhang zwischen Mediennutzung und Gesundheit untersuchten.[2] 80 % der Studien kamen zu dem Ergebnis, dass eine erhöhte Mediennutzung negative gesundheitliche Auswirkungen mit sich bringt. Die größte empirische Evidenz mit Blick auf die negativen Auswirkungen der Mediennutzung fand sich in Bezug auf die Themen Essstörungen, Tabakkonsum und gewalttätiges Verhalten, die geringste im Zusammenhang mit ADHS. Die Autoren weisen allerdings auch darauf hin, dass in vielen Studien verschiedene Einflussfaktoren (z. B. gesundheitsbezogene Verhaltensweisen der Eltern) nicht systematisch berücksichtigt wurden. In 27 % der Studien wurde die Wirkung von Medieninhalten untersucht, wobei in 87 % dieser Studien negative Effekte festgestellt wurden. Auf der Basis dieser und ähnlicher Befunde wird zumeist schlussgefolgert, dass gesundheitliche Probleme am ehesten gelöst werden können, indem der vermeintliche Verursacher beseitigt wird, das heißt, indem entweder die Mediennutzungsdauer beschränkt oder potenziell riskante beziehungsweise schädigende Inhalte reduziert werden. Ein Beispiel sind die regulatorischen Maßnahmen im Zusammenhang mit der Darstellung von Zigaretten- beziehungsweise Tabakkonsum (Brown & Witherspoon, 2002). So verkündete beispielsweise Disney 2007, dass in den Disney-Produktionen künftig nicht mehr geraucht werden dürfe (ABC News, 2007).

Anhand der genannten Beispiele wird deutlich: Den Medien wird ein großer Einfluss auf die Gesundheit zugeschrieben. Zum einen wird argumentiert, dass eine zeitlich ausgedehnte Nutzung – unabhängig vom Inhalt – zum Beispiel die allgemeine körperliche Bewegung, die Ernährung oder das Sehvermögen beeinträchtige. Zum anderen wird davon ausgegangen, dass Darstellungen gesundheitswidriger Verhaltensweisen (z. B. Konsum von Alkohol, Tabak, Drogen, Fastfood etc.) und entsprechende Rollenbilder geeignet sind, ungesunde Einstellungen und Verhaltensweisen

2 Ausgeschlossen wurden Studien, die den Einfluss von Werbung oder ausgewiesenen Gesundheitssendungen auf die Gesundheit untersuchten. Berücksichtigt wurden sieben verschiedene Themenbereiche: Essstörungen, Tabakkonsum, Drogenkonsum, Alkoholkonsum, geringer Bildungsabschluss, Sexualverhalten, ADHS.

aufseiten der Nutzerinnen und Nutzer zu begünstigen. Allerdings wurde von anderer Seite auch erkannt, dass sich das Faszinationspotenzial sowie die multimedialen und (teilweise) interaktiven Möglichkeiten der Medien auch für positive Zwecke nutzen lassen, zum Beispiel, um Zugang zu bestimmten Zielgruppen zu finden, gesundheitsbezogene Botschaften zu transportieren oder – wie im Fall von Computerspielen – gesundheitsbezogenes Handeln in virtuellen Kontexten zu erproben.

Mediale Unterhaltungsangebote als Rahmen und Vermittler gesundheitsfördernder Botschaften

Die Potenziale medialer Unterhaltungsangebote werden insbesondere von denjenigen betont, die vom Mediennutzungs- und Informationsverhalten der jeweiligen Zielgruppe ausgehen. Dies gilt vor allem mit Blick auf Personen, die nicht an Gesundheitsinformationen interessiert sind und von sich aus nicht nach gesundheitsbezogenen Informationen suchen. Hier scheint es sinnvoll, zum einen Kanäle zu wählen, die von der jeweiligen Zielgruppe ohnehin favorisiert werden, und zum anderen Botschaften zu vermitteln, die über eine reine kognitive Wissensvermittlung hinausweisen und die Nutzerin oder den Nutzer auch auf einer emotionalen Ebene ansprechen.

Im Folgenden wird mit dem *Entertainment-Education-Ansatz* ein theoretischer Rahmen skizziert, der vielen – wenngleich nicht allen – gesundheitsbezogenen Unterhaltungsangeboten zugrundeliegt. Daran anknüpfend werden am Beispiel von massenmedialen Angeboten (z. B. Fernsehserien, Spielfilme) sowie interaktiven Anwendungen (z. B. Computerspiele) verschiedene Umsetzungsmöglichkeiten vorgestellt, die abschließend anhand ausgewählter Kriterien (siehe **Tabelle 15-1**) im Hinblick auf ihre Potenziale und Grenzen für die Gesundheitsförderung beziehungsweise auf ihre Gesundheitsrelevanz beleuchtet werden.

Entertainment-Education als strategischer Ansatz der Gesundheitskommunikation

Bereits in den 1960er-Jahren wurden verschiedene unterhaltsame Medienangebote für Bildungszwecke, mithin mit dem Ziel der Gesundheitsförderung und Prävention konzipiert. Die Idee des sogenannten *Entertainment-Education-Ansatzes* (im Folgenden auch mit EE abgekürzt) baute auf dem Erfolg von lateinamerikanischen Telenovelas auf, der sich einerseits in der hohen Reichweite zeigte, andererseits aber auch in der Wirkung auf die Zuschauerinnen und Zuschauer. Der Fernsehproduzent Miguel Sabido erkannte, dass die Charaktere dieser Serien ein hohes Identifikationspotenzial für die Zuschauerinnen und Zuschauer haben und entwickelte auf Basis verschiedener Theorien (u. a. der *Theorie des Sozialen Lernens* nach Bandura, der *Dramatheorie* nach Bentley, der *Theorie von Archetypen und Stereotypen* nach Jung und dem *Concept of the Triune Brain* von Mac Lean; siehe ausführlich Sabido, 2004) mit dem Entertainment-Education-Konzept einen eigenen theoretischen Rahmen, auf dessen Grundlage serielle Unterhaltungsformate mit *gezielter Bildungsabsicht* zu gesundheitsbezogenen, aber auch zu anderen gesellschaftlich relevanten Themen konzipiert werden können (z. B. Lampert, 2007; Singhal et al., 2004; Singhal & Rogers, 1999). Das Ziel der Entertainment-Education-Formate besteht darin, über die gezielte Platzierung von gesundheitsbezogenen Botschaften in medialen Unterhaltungsangeboten zum einen Informationen zu vermitteln und zum anderen Einstellungen und mitunter auch Verhaltensweisen zu verändern (Vaughan et al., 2000; Singhal & Rogers, 1999). Entsprechend lässt sich Entertainment-Education definieren als

> *[...] process of designing and implementing an entertainment program to increase audience members' knowledge about a social issue, create more favorable attitudes, and change their overt behaviors regarding the social issue (Vaughan et al., 2000, S. 82).*[3]

---

3 Entertainment-Education wird oftmals auch mit Edutainment gleichgesetzt (zur begrifflichen Abgrenzung siehe z. B. Lampert, 2007), da beide Begriffe sich

Tabelle 15-1: Massenmediale und spielerische Unterhaltungsangebote im Vergleich (in Anlehnung an Lampert, 2011)

	Massenmediale Unterhaltungsangebote mit Gesundheitsbezug (Fernsehen/Film)	Interaktive Unterhaltungsangebote (Serious Games for Health)
Zielgruppe	• gesundheitlich Desinteressierte • keine Altersbeschränkung	• gesundheitlich Interessierte • eher jüngere (computerspielaffine) Zielgruppen
Themen	unter Berücksichtigung der jeweiligen Format- und Genrespezifika keine Einschränkung	unter Berücksichtigung der jeweiligen Format- und Genrespezifika keine Einschränkung
Einsatzbereiche	• Compliance • Therapie • Prävention & Gesundheitsförderung	• Compliance • Selbstmanagement • Therapie • Schulung/Ausbildung
Potenziale	• Aufbau parasozialer Beziehungen • Sensibilisierung für gesundheitsbezogene Themen • Anregung interpersonaler Kommunikation (z. B. Fan-Foren im Internet) • (vermittelte) Selbstwirksamkeitserfahrung	• Multimedialität • Simulation • Anpassung an die Spielerin/den Spieler • Immersion • Möglichkeit zur Vermittlung komplexer Informationen • direkte Selbstwirksamkeitserfahrung • Erfolgserlebnisse • Möglichkeiten zur Vernetzung und Communitybuilding • Motivation, Spaß
Einschränkungen	• Linearität der Angebotsstruktur • (heterogenes) Programmumfeld • vergleichsweise feste Strukturen	• breites Angebot an kommerziellen Spielen und (kostenlosen) Spielen im Internet • setzen Interesse an/Bezug zur Thematik voraus

Die Grundidee basiert insbesondere auf der *Theorie des sozialen Lernens* nach Bandura (1979) und der Annahme, dass Einstellungen und Verhaltensweisen durch die Beobachtung von Modellen erlernt und insbesondere dann übernommen werden, wenn diese positiv bewertet werden. Für die Konzeption von EE-Angeboten bedeutet dies, dass in der Regel ein positiver Charakter das erwünschte (und zu vermittelnde) und ein negativer Charakter das unerwünschte Verhalten repräsentiert. Ein sogenannter *Transitional Character,* ebenfalls mit hohem Identifikationspotenzial, durchläuft quasi stellvertretend für die Rezipientinnen und Rezipienten die Entwicklung vom unerwünschten zum erwünschten Verhalten. Die Möglichkeiten zur Umsetzung des Ansatzes sind vielfältig und reichen von der Einbettung gesundheitsbezogener Botschaften und Handlungsstränge in erfolgreiche Serien (*Embedded Health Messages,* Brown & Witherspoon, 2002) bis hin zur Konzeption ganzer EE-Formate. Letztere wurden vor allem in Entwicklungsländern realisiert (Kim, Singhal & Kreps, 2014; Singhal et al., 2004; Singhal & Rogers, 1999).

aus Entertainment und Education zusammensetzen. Der Begriff Edutainment wurde ursprünglich vor allem zur Charakterisierung unterhaltsamer multimedialer Lernsoftware verwendet (Aufenanger, 2005). Entertainment-Education etablierte sich erst durch Miguel Sabido in den 1970er-Jahren als Bezeichnung für eine theoretisch fundierte Kommunikationsstrategie. Allerdings wird der Begriff heute nicht nur im (engeren) konzeptionellen Sinn gebraucht, sondern oft allgemein zur Kennzeichnung von Unterhaltungsangeboten verwendet, die ein (pädagogisches) Anliegen transportieren oder pädagogisch relevant sind.

Neben dem Entertainment-Education-Ansatz von Miguel Sabido entwickelten sich auch andere Ansätze und Initiativen, die entweder Unterhaltungsangebote als Träger von prosozialen oder gesundheitsbezogenen Inhalten nutzen, um Veränderungen auf individueller oder gesellschaftlicher Ebene zu initiieren oder dafür Sorge zu tragen, dass gesundheitsbezogene Themen mit Bedacht und sachlich richtig in ein Angebot integriert werden. In den 1970er-Jahren setzten sich zum Beispiel sogenannte *Hollywood-Lobbyisten* (Montgomery, 1990, S. 116) für eine stärkere und realistischere Darstellung von Gesundheitsthemen in fiktionalen Angeboten ein. In den 1980er-Jahren realisierten eine Reihe US-amerikanischer sowohl nicht-staatlicher als auch staatlicher Institutionen – zum Beispiel Population Communication International (PCI)[4], das John Hopkins Center for Communication Programms (JHU/CCP) oder die Centers for Disease Control and Prevention (CDC) – EE-Projekte in Entwicklungsländern. Aber auch in den USA selbst engagieren sich verschiedene Einrichtungen für Gesundheitsförderung mittels unterhaltsamer Angebote. Beispielsweise stellt die Initiative Hollywood, Health & Society (http://hollywoodhealthandsociety.org; ein Programm am USC Annenberg Norman Lear Center, finanziert durch die CDC und das National Cancer Institute [NCI]), sachgerechte Informationen zu verschiedenen Gesundheitsthemen für Medienproduzenten bereit, ist Anlaufstelle für gesundheitsbezogene Fragen, unterstützt Forschungsprojekte zum Thema EE und verleiht zudem jährlich den Sentinel for Health Award für besonders gelungene Produktionen mit Gesundheitsbezug. Die CDC selbst bietet überdies in ihrem «Gateway to Health Communication and Social Marketing Practices» (http://www.cdc.gov/healthcommunication/index.html) Informationen und praktische Tipps zur Gestaltung und Realisierung von Social Marketing-Kampagnen. In Europa hat sich mit dem Centrum Media & Gezondheid (www.media-health.nl) Ende der 1990er-Jahre eine weitere zentrale Einrichtung für die Realisierung von Entertainment-Education-Projekten im Gesundheitsbereich etabliert. In Deutschland gibt es bislang noch keine vergleichbare Einrichtung.

Die Möglichkeiten der Umsetzung von EE sind vielfältig und weder an Themen noch an bestimmte Medien, Formate oder Genres gebunden. Allerdings haben sich insbesondere fiktionale Unterhaltungsangebote wie zum Beispiel Spielfilme, Serien und Soaps als besonders geeignet erwiesen, da sie viele Möglichkeiten bieten, Informationen zu einem Thema nicht nur auf kognitiver Ebene, sondern auch auf emotionale Weise zu vermitteln und Themen an verschiedene Rollenmodelle zu knüpfen. Neuere Projekte nutzen zudem das Potenzial digitaler Spiele sowie Social Media-Anwendungen, letztere insbesondere, wenn es darum geht, onlineaffine Zielgruppen zu erreichen.

Die bisherige Forschung bescheinigt dem EE-Ansatz einen großen Erfolg, wenngleich berücksichtigt werden muss, dass sich viele der durchgeführten Studien auf Projekte beziehen, die in Medienumgebungen erprobt wurden, in denen die Angebotsvielfalt im Vergleich zu westlichen Industrieländern eher gering ist (Lampert, 2007; Greenberg et al., 2004; Sherry, 2002).

Spiele(n) für die Gesundheit

Video- und Computerspiele wurden in der Gesundheitskommunikation lange Zeit eher wenig berücksichtigt und wenn, dann eher als Verursacher oder Verstärker gesundheitswidriger Verhaltensweisen. Seit einigen Jahren werden jedoch auch verstärkt – und nicht ganz uneigennützig auch durch die Computerspielindustrie forciert – die Potenziale von Video- und Computerspielen für präventive, gesundheitsfördernde und therapeutische Zwecke betont. Mit sogenannten *Exergames* («exercise» + «games») zum Beispiel für die Wii-Konsole (Wii Fit), bei denen das Spiel über den Körpereinsatz gesteuert wird oder bei denen die geistige Fitness trainiert wird (z. B. Dr. Kawashimas Gehirnjogging) sowie mit Spielen, in denen gesundheitsrelevante Themen (z. B. gesunde

4 PCI wurde inzwischen in PCI Media Impact umbenannt. Nähere Informationen zu dieser Initiative finden sich unter http://mediaimpact.org.

Ernährung, Umgang mit Asthma, Diabetes oder Krebs) in das Spielgeschehen integriert sind, hat sich ein eigener Markt an Spielen mit Gesundheitsbezug entwickelt. 2004 wurde mit dem *Games for Health Project* das erste Institut im Bereich Computerspiele und Gesundheit in den USA gegründet; 2011 wurden die Aktivitäten auf Europa ausgeweitet. 2007 wurde an der University of California ein eigenes Programm für Health Games Research eingerichtet. Auch in Deutschland ist ein wachsendes Interesse an der Thematik feststellbar: 2008 befasste sich im Rahmen der Cebit eine Konferenz mit dem Thema «Serious Games for Health – Spiele in der Medizin», 2011 widmeten die Deutschen Gamestage dem Thema ein eigenes Zeitfenster. Seit 2012 gibt es mit «Games for Health: Research, Development, and Clinical Applications» ein eigenes peer-reviewed Journal mit Beiträgen zur Gesundheitsrelevanz von Video- und Computerspielen. Konzentrierte sich das Angebot spielerischer Anwendungen bislang vor allem auf (stationäre) Konsolen und Computer, hat sich das Spektrum mit der Entwicklung von Touchscreengeräten auch auf Smartphones, Tablets und mobile Spielekonsolen (z. B. Wii Fit U als Weiterführung des Wii-Fit-Angebots) ausgeweitet. Inzwischen gibt es neben Apps zum Management individueller gesundheitsbezogener Daten (z. B. Trainingserfolge, BMI etc.) auch eine Reihe von spielerischen Apps mit Gesundheitsbezug.

Digitale Spiele können verschiedentlich eingesetzt werden. Wang und Singhal (2014) differenzieren unter dem Akronym *SECRET* folgende sechs Funktions- beziehungsweise Anwendungsbereiche: (1) *Social connectivity and support,* (2) *Exercise of the body and mind,* (3) *Crowdsourcing for problem-solving,* (4) *Rehearsal of real life scenarios in a safe space,* (5) *Education of medicine and public health* und (6) *Treatment of illness and diseases.*

Viele Spiele bieten demzufolge Möglichkeiten, sich mit anderen zu vernetzen, Trainingserfolge zu teilen und sich gegenseitig zu motivieren und zu unterstützen. Andere Spiele legen den Schwerpunkt auf das Trainieren physischer oder psychischer Fähigkeiten. Spielerische Anwendungen in sozialen Netzwerken können darüber hinaus genutzt werden, um kreatives Denken und Problemlösen anzuregen. Weitere Anwendungsbereiche und Vorteile werden in der Simulation und den Erfahrungsmöglichkeiten in virtuellen Umgebungen (mit realem Bezug) gesehen. Ergebnisse zeigen, dass Erfahrungen in einer digitalen Spielumgebung auch auf den Spieler zurückwirken:

> *The* Proteus Effect *research suggests that intentionally alternating certain attributes of a self-avatar's appearance [z. B. Gewichtsverlust, C. L.] can change the player's health perception and behaviors (Wang & Singhal, 2014, S. 72).*

Weiterhin können digitale Spiele auch für Bildungszwecke eingesetzt werden, sei es im Rahmen der Aus- und Weiterbildung medizinischen Fachpersonals, Gesundheitsexperten oder -laien beziehungsweise der breiten Öffentlichkeit. Die Angebote unterscheiden sich je nach Zielgruppe vor allem hinsichtlich ihrer Komplexität und Spezifität. Schließlich werden digitale Spiele auch in der Therapie eingesetzt, wobei die Spiele selbst nicht unbedingt einen expliziten thematischen Gesundheitsbezug aufweisen müssen.

Auch inhaltlich ist das Angebot der Computerspiele im Gesundheitsbereich vielfältig und reicht von Spielen für die Prävention (z. B. zur Informationsvermittlung) über Spiele zur Förderung des gesundheitlichen Selbstmanagements (z. B. bei Krankheiten wie Diabetes oder Asthma) und Spiele, die der Behandlung psychischer Krankheiten wie zum Beispiel Phobien dienen, bis hin zur Aus- und Weiterbildung im Medizin- und Gesundheitsbereich (Sostmann et al., 2010; Niesenhaus, 2011).[5] Grob unterscheiden lassen sich drei Arten von gesundheitsrelevanten Spielen:

1. Computerspiele (ohne expliziten Gesundheitsbezug), die im Gesundheitskontext eingesetzt werden, um zum Beispiel von gesundheitlichen Beeinträchtigungen abzulenken;

---

5 Eine Übersicht über Video- und Computerspiele mit Gesundheitsbezug bietet zum Beispiel die Datenbank der Robert Wood Foundation www.healthgames-research.org/db (20.3.2014). Weitere Beispiele finden sich auch bei Wang und Singhal (2014), Niesenhaus (2011) sowie Sostmann et al. (2011).

2. Computerspiele, die auf die Aktivierung von Spielerinnen oder Spielern und Patientinnen oder Patienten abzielen (z. B. Simulatoren, Bewegungsspiele) oder therapeutische Ansätze auf spielerische Weise umsetzen;
3. Computerspiele, die gesundheitsbezogene Themen (z. B. Krebs, Ernährung) aufgreifen.

Im Folgenden wird insbesondere auf solche Spiele eingegangen, die einen erkennbaren gesundheitsthematischen Bezug haben.

Serious Games for Health. Spiele mit Gesundheitsbezug oder Gesundheitsrelevanz werden gemeinhin der Kategorie der Serious Games zugeordnet beziehungsweise als solche bezeichnet (Ferguson, 2012; Ritterfeld, Cody & Vorderer, 2009). Im engeren Sinne handelt es sich bei Serious Games um Spiele, die «einen ausdrücklichen und sorgfältig durchdachten Bildungszweck verfolgen und nicht in erster Linie zur Unterhaltung gemacht sind» (Abt, 1971, S. 26). Vielmehr werden der Unterhaltungscharakter, die Bindung an das Spiel und die multimedialen und interaktiven Darstellungs- und Nutzungsformen für die Vermittlung vorab festgelegter Lernziele genutzt (Sostmann et al., 2010; Lampert, Schwinge & Tolks, 2009). Aktuell wird der Terminus Serious Games jedoch häufig auch für Spiele verwendet, die ein ernsthaftes Thema behandeln oder – wie im Fall von Bewegungsspielen – einen spürbar realen Bezug haben.[6] Auch wird der Begriff als Label genutzt, um sich innerhalb eines nicht unumstrittenen Marktes insbesondere von häufig kritisierten Titeln abzuheben. Inzwischen gibt es eine Reihe an zum Teil überkomplexen Taxonomien, die sich um eine Abgrenzung von Serious Games zu anderen Angeboten – wie zum Beispiel Edutainment – bemühen (z. B. Sawyer & Smith, 2008; Breuer & Bente, 2010).

Mit den *Serious Games for Health* hat sich wiederum innerhalb der Serious Games in den letzten Jahren ein Markt entwickelt, der das Unterhaltungspotenzial von Computerspielen explizit in den Dienst der Gesundheitsförderung und Prävention stellt (Sostmann et al., 2010; Wang & Singhal, 2009; Lampert, Schwinge & Tolks, 2009). Der Anteil der Serious Games, die sich mit Gesundheit und Medizin beschäftigen, liegt bei etwa 8 % (Ratan & Ritterfeld, 2009).[7]

Ein prominentes und vielzitiertes Beispiel für ein *Serious Game for Health* ist das Spiel *Re-Mission* (www.re-mission.net), das von der Non-Profit-Organisation Hopelab für krebskranke Kinder entwickelt wurde und dessen Ziel es ist, Informationen zum Krankheitsverlauf zu vermitteln, aber auch Einstellungen und Verhaltensweisen der Patientinnen und Patienten bezüglich ihrer Erkrankung positiv zu beeinflussen. Die Spielerinnen und Spieler müssen wie in einem First-Person-Shooter bösartige Tumorzellen abschießen und erhalten beiläufig gesundheitsrelevante Informationen.

Ein weiteres Spiel, das für die Prävention konzipiert wurde, ist *Pamoja Mtaani* (Together in the Hood), entwickelt von Virtual Heroes und produziert von Warner Bros. Entertainment und PEPFAR. In diesem Spiel bewegen sich die Spielerinnen und Spieler in einer offenen, allgemein für Jugendliche attraktiven Spielwelt, in der Dialoge über verschiedene Lebensentwürfe und HIV/Aids stattfinden und Minigames, Musik und Videosequenzen eingebunden sind, sodass sich die Spieler auf unterschiedliche Weise mit dem Thema HIV/Aids und anderen entwicklungsrelevanten Fragen auseinandersetzen und verschiedene Handlungsoptionen im Spiel erproben können.

Dass Serious Games auch im Bereich der Gesundheitswissenschaften beziehungsweise der Aus- und Weiterbildung Potenziale bieten, zeigt das Beispiel *Outbreak at Watersedge* der University of Minnesota (www.mclph.umn.edu/watersedge),

6 Serious Games kommen auch in anderen Bereichen zum Einsatz. Das erste Serious Game American's Army wurde beispielsweise im militärischen Kontext mit dem Ziel entwickelt, Nachwuchssoldaten zu rekrutieren.

7 Berücksichtigt wurden 621 englischsprachige Titel, die zwischen 1997 und 2007 erschienen sind, wobei auch Edutainment-Angebote mit einbezogen wurden. Der größte Anteil der Spiele befasste sich mit bildungsbezogenen Inhalten (62 %) und 14 % wurden der Kategorie sozialer Wandel zugeordnet.

das in Form eines Adventure Games in das Themenfeld der Gesundheitswissenschaften einführt (Sostmann et al., 2010). Im Spielverlauf lernt die Spielerin beziehungsweise der Spieler verschiedene Berufsfelder innerhalb der Gesundheitswissenschaften kennen (z.B. Epidemiologe, Gesundheitsplaner etc.) und muss verschiedene Aufgaben lösen.

Wirkungspotenziale von Serious Games. Das gesundheitsfördernde Potenzial von Serious Games wird relativ hoch eingeschätzt. Eine Auswertung der vorliegenden Forschungsliteratur erbrachte, dass bei 24 von 25 Serious Games, die im Medizin- oder Gesundheitsbereich eingesetzt wurden, Indikatoren für eine Wirksamkeit in gewünschter Richtung vorlagen, wie zum Beispiel Wissenszuwachs, Einstellungs- und/oder Verhaltensänderungen (Baranowski et al., 2008). Dennoch muss man feststellen, dass den *Serious Games for Health* im Bereich der Prävention und Gesundheitsförderung deutlich Grenzen gesetzt sind, da ein Computerspiel – vor allem, wenn es sich um ein monothematisches Spiel handelt – aufseiten der Spielerinnen und Spieler ein Interesse an der Thematik voraussetzt, damit diese sich überhaupt für dieses Spiel entscheiden. Computerspiele – insbesondere solche, die für die Prävention oder Gesundheitsförderung konzipiert wurden – konkurrieren mit einem sehr breiten Angebot an zum Teil kostenlosen Spielen, die dem Bedürfnis der Spielerinnen und Spieler nach purer Unterhaltung eher entgegenkommen (Lampert, Schwinge & Tolks, 2009). Für die Prävention und die Gesundheitsförderung scheinen die Spiele daher nur erfolgversprechend, wenn sie in ein entsprechendes Setting integriert sind. Anders verhält es sich mit dem Einsatz von spielerischen Angeboten im Bereich der Compliance, des Selbstmanagements und der Therapie, da hier in der Regel entweder ein thematischer Bezug (z.B. durch die Krankheit) oder ein Interesse an multimedialen Angeboten vorhanden ist (Niesenhaus, 2011).

Potenziale und Grenzen medialer Unterhaltungsangebote für die Gesundheitsförderung

Stellt man die skizzierten medialen Unterhaltungsangebote einander gegenüber (**Tabelle. 15-1**), lassen sich anhand verschiedener Kriterien die jeweiligen Anwendungsbereiche sowie die Potenziale und Grenzen für die Gesundheitsförderung verdeutlichen (Lampert, 2011). Fernsehformate und Filme eignen sich zum Beispiel besonders, um gesundheitlich Desinteressierte (Dutta-Bergmann, 2004) zu erreichen, vor allem, wenn die Botschaft in ein für die Zielgruppe attraktives Angebot integriert ist (z.B. eine erfolgreiche Serie). Im Vergleich dazu setzen Computerspiele ein Interesse auf Spielerseite voraus, was ihre Eignung für die Prävention und Gesundheitsförderung einschränkt – es sei denn, die Spiele werden in einem entsprechenden Rahmen eingesetzt (z.B. im Rahmen einer größer angelegten Kampagne).

Hinsichtlich der Themen scheinen Fernsehangeboten und Computerspielen zunächst keine Grenzen gesetzt. Allerdings darf die Komplexität eines Themas das Unterhaltungserleben nicht zu stark beeinflussen, da sonst mitunter eine Reaktanz erfolgen kann. Die Umsetzungsmöglichkeiten und die damit verbundenen Potenziale sind bei beiden Angeboten vielfältig. Bei Computerspielen sind vor allem die interaktiven und multimedialen Optionen hervorzuheben, die sich insbesondere für Simulationen und eine individualisierte Ansprache von Spielerinnen und Spielern eignen. Über Multiplayer-Optionen können sich die Spielerinnen und Spieler zusätzlich – ähnlich wie auf Sozialen Netzwerk-Seiten – miteinander vernetzen und austauschen, was die Spielmotivation in der Regel verstärkt.[8] Zudem bieten Computerspiele – anders als zum Beispiel die Fernsehformate – unmittelbare Erfolge und Selbstwirksamkeitserfah-

8 Auch Nintendo wirbt mit der Netzwerkidee: Über das sogenannte Miiverse können sich *Wii-Fit-U*-Spielerinnen und -Spieler weltweit vernetzen und – so die Idee der Anbieter – über Trainingsfortschritte, Erfahrungen und Tipps austauschen.

rungen, die sich positiv auf die Übernahme von Einstellungen und Verhaltensweisen auswirken können.

Bei Fernsehangeboten handelt es sich indes um Angebote mit vergleichsweise festen Strukturen, die nur in sehr begrenzten Maß Individualisierbarkeit und Interaktionspotenzial sowie raumzeitlich flexible Formen der Nutzung ermöglichen. Zudem sind die gesundheitsfördernden Botschaften meist in ein sehr heterogenes Programmumfeld eingebettet, sodass häufig präventive und gesundheitsfördernde Botschaften neben gesundheitswidrigen stehen und eine gesundheitsfördernde Botschaft unter Umständen nicht durchdringt (Greenberg et al., 2004). Auch das Angebot der Computerspiele hat sich in den letzten Jahren enorm erweitert. Zahlreiche kommerzielle (und zum Teil kostenlose) Spiele konkurrieren um die Spielerinnen und Spieler. Hinzu kommt, dass die Möglichkeiten, überzeugende präventive oder gesundheitsfördernde Botschaften in bereits erfolgreiche Spiele zu integrieren, mit Blick auf die favorisierten Genres wie zum Beispiel Actionspiele, Adventures und Rennspiele sehr begrenzt sind.[9] **Tabelle 15-1** gibt einen zusammenfassenden Überblick über die Potenziale und Grenzen der beiden gesundheitsbezogenen Medienangebote (siehe Lampert, 2011).

Die Gegenüberstellung zeigt, dass mediale Unterhaltungsangebote durchaus Gesundheitsrelevanz und Potenziale für die Gesundheitskommunikation haben, verdeutlicht aber auch, dass die Angebote aufgrund ihrer medienspezifischen Eigenschaften nicht per se für alle gesundheitskommunikativen Absichten geeignet sind. Für die Planung kommunikativer Maßnahmen ist vor allem entscheidend, welche *Zielgruppe* angesprochen werden soll und welches *Kommunikationsziel* (z. B. Sensibilisierung, Informations- bzw. Wissensvermittlung, Meinungs-, Einstellungs- oder Verhaltensänderung) im Vordergrund steht (Atkin & Rice, 2014).

Bei der Auswahl der Medien sind schließlich folgende Punkte zu berücksichtigen:

- das Gesundheitsbewusstsein, -interesse und -informationsverhalten der jeweiligen Zielgruppe,
- die Mediennutzungsgewohnheiten der Zielgruppe (z. B. Affinität zu bestimmten Medienangeboten),
- die Potenziale der einzelnen Medien (im Hinblick auf ihre Reichweite, Vermittlungsqualitäten sowie vor dem Hintergrund der formulierten Ziele).
- das kommunikative Umfeld (Berücksichtigung verschiedener, zum Teil widersprüchlicher Botschaften)

Je nachdem, ob massenmediale oder interaktive Unterhaltungsangebote im Rahmen gesundheitskommunikativer Maßnahmen genutzt werden, sind entsprechende Gestaltungsprinzipien zu berücksichtigen (für massenmediale Angebote siehe z. B. Jacoby et al., 2014; Singhal et al., 2004; für *Serious Games for Health* siehe z. B. Niesenhaus, 2011). In jedem Fall gilt es, eine *Balance zwischen ernsthaften Inhalten und dem Unterhaltungscharakter* des Angebots herzustellen. Dies erfordert die Einbeziehung unterschiedlicher Disziplinen und Kompetenzen, wie zum Beispiel die von Spielentwicklern, Didaktikern und Gesundheitsexperten (Wang & Singhal, 2014; Niesenhaus, 2011).[10]

Im Kontext der Entwicklung gesundheitsfördernder Unterhaltungsangebote sollte schließlich auch der Aspekt der *Evaluation* berücksichtigt werden (Atkin & Rice, 2014). Wie bei anderen Kommunikationsstrategien gilt es auch hier zu überprüfen, ob die Zielgruppe mit der intendierten Botschaft erreicht wurde oder ob zum Beispiel ungeplante Nebeneffekte (z. B. dass die unerwünschten Verhaltensweisen als die attraktiveren wahrgenommen werden) aufgetreten sind. Angesichts der heterogenen Medienlandschaft, in die Entertainment-Education-Formate in der Regel eingebettet sind, wäre es für die Konzeption zu-

---

9 Ähnlich wie die alltagsnahen Formate im Fernsehen bieten sich für die Platzierung gesundheitsbezogener Themen Spiele mit Alltagsbezug an, wie zum Beispiel Spiele aus der *Sims*-Reihe.

10 Zu den Herausforderungen, die eine interdisziplinäre Kooperation dieser Art mit sich bringt, siehe zum Beispiel Bouman (2002).

dem sinnvoll und lohnend, eine systematische Bestandsaufnahmen medial vermittelter Gesundheitsbotschaften (intendiert und nicht-intendiert) im Kontext von Unterhaltungsangeboten vorzunehmen, um einen Eindruck davon zu bekommen, welche Informationen, Stereotypen, Vorurteile und mitunter Fehlinformationen kommuniziert werden und dies bereits bei der Planung des eigenen Angebots zu berücksichtigen:

> *If your message stresses a healthy lifestyle, you need to know what others are saying about a healthy lifestyle, as well as how still others may be depicting an unhealthy, but attractive lifestyle (Greenberg et al., 2004, S. 204).*

Eine derartige Bestandsaufnahme würde nicht nur eine Basis für weitere kommunikative Maßnahmen bieten, sondern auch einen empirischen Rahmen für weitere Untersuchungen zum Einfluss gesundheitsbezogener Unterhaltungsangebote auf die Meinungen, Einstellungen und Verhaltensweisen, mithin zur Gesundheitsrelevanz medialer Unterhaltungsangebote für unterschiedliche Zielgruppen. Auf einer solchen Grundlage könnten wiederum zielgruppenspezifische Kommunikationsstrategien und Projekte für die Prävention und Gesundheitsförderung entwickelt beziehungsweise optimiert werden.

Literatur

ABC News (2007). *Up in smoke: Disney bans cigarettes.* Abgerufen von: http://abcnews.go.com/GMA/story?id=3416434 (17.05.2014).

Abt, C.C. (1971). *Ernste Spiele. Lernen durch gespielte Wirklichkeit.* (Original 1970: Serious games. Abt Associates Inc.). Lengrich/Westfalen: Kiepenheuer & Witsch.

Atkin, C.K. & Rice, R.E. (2014). Strategies and principles for using mass and online/digital media in health communication campaigns. In D.K. Kim, A. Singhal & G.L. Kreps (Hrsg.), *Health communication. Strategies for developing global health programs* (S. 13–36). New York: Peter Lang.

Aufenanger, S. (2005). Edutainment. In J. Hüther & B. Schorb (Hrsg.), *Grundbegriffe Medienpädagogik* (S. 6–9). München: Kopaed.

Baranowski, T., Buday, R., Thompson, D.I. & Baranowski, J. (2008). Playing for real: Video games and stories for health-related behavior change. *American Journal of Preventive Medicine,* 34, 74–82.

Bandura, A. (1979). *Sozial-kognitive Lerntheorie.* Stuttgart: Klett-Cotta.

Baumann, E. (2011). Medien-Macht? – Macht Medien! Potenziale von aktiver Medienarbeit bei der Bewältigung von Essstörungen. *merz Wissenschaft,* 55, 81–96.

Bouman, M. (2002). Turtles and peacocks: Collaboration in entertainment-education television. *Communication Theory,* 12, 225–244.

Breuer, J. & Bente, G. (2010). Why so serious? On the relation of serious games and learning. Eludamos. *Journal for Computer Game Culture,* 4, 7–24.

Brown, J.D. & Witherspoon, E.M. (2002). The mass media and American adolescents' health. *Journal of Adolescent Health,* 31, 153–170.

Dutta-Bergmann, M. (2004). Primary sources of health information: Comparisons in the domain of health attitudes. *Health Communication,* 16, 273–288.

Ferguson, B. (2012). The emergence of games for health. Games for Health Journal: Research, Development, and Clinical Applications, 18, 1–25.

Fromm, B., Baumann, E. & Lampert, C. (2011). *Gesundheitskommunikation und Medien. Ein Lehrbuch.* Stuttgart: Kohlhammer.

Greenberg, B.S., Salmon, C.T., Patel, D., Beck, V. & Cole, G. (2004). Evolution in an E-E-Research agenda. In A. Singhal, M. Cody, R. Everett & M. Sabido (Hrsg.), *Entertainment-education and social change. History, Research and Practice* (S. 191–206). Mahwah, NJ, London: Erlbaum.

Jacoby, C., Brown, J., Kumar, U.B., Velu, S. & Rimal, R.N. (2014). Entertainment education saves lives and improves health: Key steps to developing effective programs. In D.K. Kim, A. Singhal & G.L. Kreps (Hrsg.), *Health communication. Strategies for developing global health programs* (S. 83–100). New York: Peter Lang.

Kim, D.K., Singhal, A. & Kreps, G.L. (Hrsg.). (2014). *Health communication: Strategies for developing global health programs.* New York: Peter Lang.

Lampert, C. (2007). *Gesundheitsförderung im Unterhaltungsformat. Wie Jugendliche gesundheitsbezogene Darstellungen in fiktionalen Fernsehangeboten wahrnehmen und bewerten.* Baden Baden: Nomos.

Lampert, C. (2011). Den Bock zum Gärtner machen?! Möglichkeiten und Grenzen der Gesundheitskommunikation durch Medien. *merz Wissenschaft (Themenheft «Medien und Gesundheitsförderung»),* 55, 58–69.

Lampert, C., Schwinge, C. & Tolks, D. (2009). *Der gespielte Ernst des Lebens: Bestandsaufnahme und Potenziale von Serious Games (for Health).* MedienPädagogik. Abgerufen von: http://www.medienpaed.com/

Documents/medienpaed/15-16/lampert0903.pdf (17.05.2014).

Lampert, T., Sygusch, R. & Schlack, R. (2007). Nutzung elektronischer Medien im Jugendalter. Ergebnisse des Kinder- und Jugendgesundheitssurveys (KiGGS). *Bundesgesundheitsblatt – Gesundheitsforschung – Gesundheitsschutz, 50*, 643–652.

Montgomery, K.C. (1990). Promoting health through entertainment television. In C. Atkin & L. Wallack (Hrsg.), *Mass communication and public health. Complexities and conflicts* (S. 114–128). London: Sage.

Niesenhaus, J. (2011). Einsatz von Serious Games zur Förderung des Selbstmanagements. In C. von Hagen & H.P. Schwarz (Hrsg.), *Selbstmanagement bei chronischen Erkrankungen im Kindes- und Jugendalter* (S. 271–284). Stuttgart: Kohlhammer.

Nunez-Smith, M., Wolf, E., Huang, H.M., Emanuel, E.J. & Gross, C.P. (2008). *Media + child and adolescent health: A systematic review.* Abgerufen von: http://ipsdweb.ipsd.org/uploads/IPPC/CSM%20Media%20Health%20Report.pdf (17.05.2014).

O'Keefe, G.S. & Clarke-Pearson, K. (2011). Clinical report – Theimpact of social media on children, adolescents, and families. *Pediatrics,* 127, 800–804.

Ratan, R. & Ritterfeld, U. (2009). *Classifying serious games.* In U. Ritterfeld, M. Cody & P. Vorderer (Hrsg.), *Serious games: Mechanisms and effects* (S. 10–24). New York, London: Routledge.

Ritterfeld, U., Cody, M. & Vorderer, P. (Hrsg.). (2009). *Serious games: Mechanisms and effects.* New York, London: Routledge.

Sabido, M. (2004). The origins of entertainment-education. In A. Singhal, M. Cody, E. Rogers & M. Sabido (Hrsg.), *Entertainment-education and social change. History, research and practice* (S. 61–74). Mahwah, NJ, London: Erlbaum.

Sawyer, B. & Smith, P. (2008, February). *Serious games taxonomy.* PowerPoint-Präsentation zum Vortrag. Abgerufen von: http://www.dmill.com/presentations/serious-games-taxonomy-2008.pdf (17.05.2014).

Sherry, J.L. (2002). Media saturation and entertainment-education. *Communication Theory,* 12, 206–224.

Singhal, A. & Rogers, E. (1999). *Entertainment-education. A communication strategy for social change.* Mahwah, NJ, London: Erlbaum.

Singhal, A., Cody, M., Rogers, E. & Sabido, M. (Hrsg.). (2004). *Entertainment-education and social change: History, research and practice.* Mahwah, NJ, London: Erlbaum.

Sostmann, K., Tolks, D., Fischer, M. & Buron, S. (2010). Serious Games for Health: Spielend lernen und heilen mit Computerspielen? *GMS Medizinische Informatik, Biometrie und Epidemiologie,* 6, 1–8.

Strasburger, V.C. (2004). Children, adolescents, and the media. *Current Problems in Pediatric and Adolescent Health Care,* 34, 54–113.

Strasburger, V.C., Jordan, A.B. & Donnerstein, E. (2010). Health effects of media on children and adolescents. *Pediatrics,* 125, 756–767.

Vaughan, P.W., Rogers, E.M., Singhal, A. & Swalehe, R.M. (2000). Entertainment-education and HIV/AIDS prevention: A field experiment in Tanzania. *Journal of Health Communication,* 5, 81–100.

Wang, H. & Singhal, A. (2009). Entertainment-education through digital games. In U. Ritterfeld, M. Cody & P. Vorderer (Hrsg.), *Serious games: Mechanisms and effects* (S. 271–292). New York, London: Routledge.

Wang, H. & Singhal, A. (2014). Digital games: The SECRET of alternative health realities. In D.K. Kim, A. Singhal & G.L. Kreps (Hrsg.), *Health communication. Strategies for developing global health programs* (S. 67–79). New York: Peter Lang.

16. Gesundheit in den Medien und die Bedeutung von Medieninhalten für die Gesundheit

Sebastian Scherr

Das Kapitel gibt einen Überblick über die inhaltsanalytische Forschung im Bereich der Gesundheitskommunikation. Das Kapitel zeigt, welche Themen mit Gesundheitsbezug im bisherigen Forschungsfokus standen, welchen Raum gesundheitsbezogene Medieninhalte im Vergleich zu anderen Medienthemen einnehmen, welche Folgen sich aus gesundheitsbezogenen Mediendarstellungen ergeben können, und blickt in die Zukunft der Medieninhaltsforschung im Bereich der Gesundheitskommunikation. Die Frage nach der Genauigkeit der Berichterstattung über Gesundheitsthemen (engl. accuracy) in den Medien wird am Beispiel der Suizidberichterstattung erörtert.

Gesundheit in den Medien

Gesundheitskommunikation umfasst «jegliche Kommunikation über Gesundheit und Krankheit, die entweder bewusst zur Aufklärung, Gesundheitsförderung oder Prävention initiiert wird, oder nebenbei, zum Beispiel in medialen Unterhaltungsangeboten, stattfindet» (Rossmann & Ziegler, 2013, S. 385). Eine allgemeingültige Definition von Gesundheitskommunikation existiert allerdings bislang nicht. Neben intra- und interpersonaler sowie organisationaler Kommunikation über Gesundheitsthemen finden sich gesundheitsbezogene Informationen auch in den Massenmedien (Rossmann & Ziegler, 2013, S. 386). Es sind also individuelle Prädispositionen sowie soziale Einflüsse von Eltern, Freundinnen und Freunden, Bekannten, Arbeitskolleginnen und Arbeitskollegen oder Vorgesetzten, aber auch offizielle Stellungnahmen von Krankenhäusern und Medizinerverbänden, die zusammen mit den Medien einen Einfluss auf unser Bild von Gesundheit ausüben (Wright, Sparks & O'Hair, 2009, S. 179). Im Mittelpunkt dieses Kapitels stehen die massenmedialen Darstellungen von gesundheitsbezogenen Informationen.

Die Gesundheitskommunikation beschäftigt sich mit der Rolle der Medien als wichtige Quelle für (im weiteren Sinne) gesundheitsrelevante Inhalte. Fromm, Baumann und Lampert (2011) grenzen gesundheitsrelevante Medieninhalte von gesundheitsbezogenen Medieninhalten dahingehend voneinander ab, dass erstere prinzipiell alle Medieninhalte einschließen, die «einen Einfluss auf gesundheitliche Einstellungen, Meinungen und Verhaltensweisen sowie den Gesundheitszustand der Rezipienten und Nutzer haben» (Fromm, Baumann & Lampert, 2011, S. 89), während letztere sich auf konkrete Medieninhalte zum Thema Gesundheit beziehen. Im Rahmen des Kapitels stehen Medieninhalte mit explizitem Bezug zum Thema Gesundheit im Mittelpunkt. Von nachrangiger Bedeutung sind in diesem Zusammenhang strukturelle Aspekte des Gesundheitssystems (gesundheitspolitische und rechtliche Rahmenbedingungen sowie Akteure im Gesundheitsbereich). Für eine detailliertere Diskussion über die Abgrenzungsmöglichkeiten von Medieninhalten als Forschungsgegenstand der Gesundheitskommunikation sei auf Fromm, Baumann & Lampert(2011, S. 89–90) verwiesen.

Die wissenschaftlichen Untersuchungen auf dem Forschungsfeld beschäftigen sich folglich unter anderem mit Fragen zur Darstellung von Gesundheit in den Medien und fokussieren dann in der Regel einzelne Themenbereiche wie Sucht (Drogen, Alkohol, Tabak), Krebs (Diagnose, Behandlung, Umgang mit der Krankheit), Herz-Kreislauf-Erkrankungen, Körpergewicht, psychische Gesundheit, Anfälle, Steroide, Asthma,

Genetik oder Ernährung, aber auch ärztliche Fehldiagnosen oder Werbeanzeigen (u. a. für Gesundheitsprodukte oder -programme). Studien in dem Themenbereich untersuchen die Genauigkeit gesundheitsbezogener Informationen in den Medien, deren Gebrauchswert für Patienten, die Verständlichkeit von Gesundheitsinformationen oder deren Bedeutung für Gesundheitsrisiken (Robinson et al., 2013, S. 463).

Die Relevanz der Beschäftigung mit den massenmedialen Darstellungen von Gesundheit lässt sich daran erkennen, dass Massenmedien nachhaltig beeinflussen, was Gesundheit für die Menschen bedeutet und wie sich diese gesund verhalten können (Wright, Sparks & O'Hair (siehe S. 239), 2009, S. 179). Dazu steht eine Vielzahl medialer Kanäle und Inhalte zur Verfügung. Vor allem im Fernsehen, in der Zeitung, im Radio, im Film oder im Internet sind wir regelmäßig gesundheitsbezogenen Inhalten ausgesetzt (Robinson et al., 2013, S. 464). Grundsätzlich können sich diese den Rezipienten beispielsweise in Form von Werbespots über gesunde Produkte oder als Handlungsstränge in Spielfilmen und in Dokumentationen über ungesunde Ernährung, aber auch als Fitness-Tipps von Prominenten zeigen. Die verschiedenen medialen Repräsentationen von Gesundheit beeinflussen nicht nur unser Bild von Gesundheit und Krankheit, sondern auch unser Bild von den Akteuren im Gesundheitsbereich, wie Ärztinnen und Ärzten oder Gesundheitsexperten aus Politik und Gesellschaft.

Nach Bonfadelli können massenmedial verbreitete, gesundheitsbezogene Medieninhalte «nach innen» (Bonfadelli & Friemel, 2006, S. 17) von anderen kommunikativen Strategien, wie Gesundheitskampagnen, Werbung oder (politischer) PR abgegrenzt werden. Im Gegensatz zu Werbebotschaften stehen in diesem Kapitel dementsprechend keine Darstellungen von Gesundheitsprodukten und Marken im Vordergrund, und es geht auch nicht um die Beeinflussung des Kaufverhaltens. Im Gegensatz zur (politischen) PR geht es nicht um Medieninhalte, die darauf abzielen, das Vertrauen beziehungsweise das (positive) Image eines Auftraggebers (oder Programms) zu beeinflussen. Es geht in diesem Kapitel um gesundheitsbezogene Medieninhalte im redaktionellen Teil der Medien, mit oder ohne explizite persuasive Zielsetzung des Kommunikators (Bonfadelli & Friemel, 2006, S. 19), folglich um Gesundheitsdarstellungen in den sogenannten *Free Media* (Bonfadelli & Friemel, 2006, S. 18).

Das Kapitel fokussiert das Forschungsfeld der Gesundheitskommunikation, das nach Rossmann und Ziegler (2013, S. 386) in der Tradition der Medieninhaltsforschung steht (im Überblick auch Kline, 2006) und fragt nach der Bedeutung nichtfiktionaler massenmedial verbreiteter Medieninhalte für die Gesundheit. Der Beitrag gliedert sich in drei Teile:

- Es wird die *Bedeutung von gesundheitsbezogenen Medieninhalten im Vergleich zu anderen Medieninhalten* betrachtet. Es geht also darum, welchen Raum gesundheitsbezogene Inhalte in den Medien einnehmen und damit um die Frage, welchen Stellenwert Gesundheitsthemen in den Medien haben.
- Anschließend wird die *Bedeutung gesundheitsbezogener Medieninhalte für die Gesundheit der Rezipienten* aufgezeigt. Es geht hierbei um die theoretisch zu erwartenden Einflüsse massenmedialer Darstellungen von Gesundheitsthemen und um empirische Hinweise auf deren konkrete Auswirkungen auf die Vorstellungen von Rezipientinnen und Rezipienten.
- Das Fazit beschäftigt sich mit den *Schlussfolgerungen für die Wissenschaft und Praxis*, die sich aus der Zusammenschau der Befunde ziehen lassen (Kline, 2006; Leask, Hooker & King, 2010).

Umfang und Stellenwert des Themas Gesundheit in den Massenmedien

Um die Bedeutung gesundheitsbezogener Medieninhalte zu umreißen, soll in diesem Abschnitt die Frage beantwortet werden, welche Relevanz gesundheitsbezogene Themen in den Medien haben. Dafür soll zunächst der Umfang gesundheitsbezogener Themen im Vergleich zu anderen Themen in den Medien abgeschätzt werden.

Für Deutschland lässt sich der Stellenwert des Themas Gesundheit im Fernsehen grob an den Programmberichten der Landesmedienanstalten ablesen. In diesen wurden Gesundheitsthemen bis zum Jahr 2009 separat aufgeführt (die medienanstalten, 2011, S. 270–275), seit 2010 unter der Sammelrubrik Verbraucher- und Gesundheitsthemen gefasst (die medienanstalten, 2012, S. 286–291; 2013, S. 278–283). Die Jahresberichte zeigen, dass der Anteil von Gesundheitsthemen an der Gesamtsendezeit des Jahres 2009 reichweitenstarker privater sowie öffentlich-rechtlicher Sender zwischen 0 % und 2 % lag. Im ZDF hatten Gesundheitsthemen mit 2 % den größten Anteil an der Gesamtsendezeit, während sie bei Privatsendern nicht einmal 1 % der Gesamtsendezeit ausmachten. Der Anteil von Gesundheitsthemen in der Primetime war nochmals niedriger (0–1 %). Im Rahmen von Nachrichtensendungen des Jahres 2009 wurde maximal 1 % der dafür aufgebrachten Sendezeit pro Sendetag mit Gesundheitsthemen gefüllt, in Magazinsendungen und Reportagen lag der Anteil bei 1 % und 3 %, während diese Themen 20 % der Sendezeit von Talkshows des ZDF ausfüllten. In den Jahren 2010 und 2011 (Gesundheitsthemen wurden hier zusammen mit Verbraucherthemen erfasst, wodurch sich der Anteil von gesundheitsbezogenen Medieninhalten nicht exakt eruieren lässt) lag der Anteil von Verbraucher- und Gesundheitsthemen an der Gesamtsendezeit zwischen 1 % und 4 %. In der Primetime 2010 entfielen bis zu 8 % (kabel eins) auf Verbraucher- und Gesundheitsthemen, während dieser Anteil 2011 bis zu 10 % (kabel eins) betrug. Innerhalb von Magazinsendungen betrug der Anteil von Verbraucher- und Gesundheitsthemen im Jahr 2010 zwischen 7 % und 35 % der Sendezeit, im Jahr 2011 zwischen 7 % und 43 %. Der themenübergreifende Vergleich zwischen dem Thema Gesundheit und Politik im Jahr 2009 (bzw. Verbraucher- und Gesundheitsthemen und Politik in den Jahren 2010 und 2011) offenbart, dass die Politikberichterstattung mit einem Anteil von 13–14 % an der Gesamtsendezeit der öffentlich-rechtlichen Sender (2010: 11–13 %; 2011: 11–12 %) und mit einem Anteil von bis zu 3 % an der Gesamtsendezeit der privaten Sender (2010 und 2011: jeweils bis zu 2 %) einen deutlich höheren Stellenwert besaß als die Darstellung von Gesundheitsthemen, insbesondere bei öffentlich-rechtlichen Sendern. Dabei bleibt offen, ob gesundheitspolitische Themen in den Programmanalysen dem Bereich Politik oder dem Bereich Verbraucher- und Gesundheitsthemen zugeschlagen werden.

Neben den Programmstrukturanalysen gibt es Befragungsstudien zu den ARD-Themenwochen, die sich unter anderem speziellen Gesundheitsthemen wie Krebs (ARD-Themenwoche «Leben was sonst» 2006) oder Tod (ARD-Themenwoche «Leben mit dem Tod» 2012) widmeten (Frey-Vor & Mohr, 2013; Geese & Zubayr, 2006), in denen allerdings nicht auf die gesundheitsbezogenen Inhalte, sondern auf die Publikumsresonanz eingegangen wird. Schließlich geben auch die IVW-Auflagenzahlen einen groben Eindruck vom Stellenwert des Themas Gesundheit am Publikumszeitschriftenmarkt in Deutschland. Die Quartalsauflagen von national verbreiteten Gesundheitsmagazinen zwischen Q4/2011 und Q4/2013 sprechen dafür, dass das Thema Gesundheit am Zeitschriftenmarkt mit einer Druckauflage von immerhin etwa vier Millionen Exemplaren (verkaufte Auflage von 3,3 Mio. Exemplaren) einen vergleichsweise hohen Stellenwert einnimmt. Die gedruckte Auflage von Gesundheitsmagazinen steigerte sich in dem genannten Zeitraum leicht, während die verkaufte Auflage in dem Zeitraum konstant blieb.

Umfangreichere Inhaltsanalysen, die sich ausschließlich mit dem Thema Gesundheit in verschiedenen Medien beschäftigen, stammen bislang vor allem aus den USA. Die Studien im Auftrag der Kaiser Family Foundation und des Pew Research Centers (The Kaiser Family Foundation & The Pew Research Center's Project for Excellence in Journalism, 2008; 2009) umfassen inhaltsanalytische Untersuchungen der Gesundheitsberichterstattung von insgesamt bis zu 55 Medien (Tageszeitungen, Fernsehen, Onlinenachrichten) über die beiden Zeiträume von Januar 2007 bis Juni 2008 und von Januar bis Juni 2009. Als gesundheitsrelevante Themen wurden bei der Analyse sowohl gesundheitspolitische Themen als auch

Themen aus dem Bereich Public Health (Gesundheitsbedingungen für bestimmte gesellschaftliche Gruppen, Pandemien, Epidemien, gesundheitsbezogene Umweltrisiken) und spezielle Krankheiten (z. B. Krebs, Alzheimer, HIV/AIDS, psychische Gesundheit) eingeschlossen (nähere Informationen zur Methode bei The Kaiser Family Foundation & The Pew Research Center's Project for Excellence in Journalism, 2009, S. 8). Insbesondere mit Blick auf die eingeschlossenen gesundheitspolitischen Themen tangieren also nicht alle Befunde den Kern dieses Kapitels. Das muss vor allem hinsichtlich des Gesamtumfangs der Gesundheitsberichterstattung in den USA berücksichtigt werden.

Die Studien zeigen, dass der Anteil der Nachrichten zum Thema Gesundheit von 4 % im ersten Untersuchungszeitraum zwischen 2007 und 2008 auf 5 % in der ersten Jahreshälfte des Jahres 2009 angestiegen ist (The Kaiser Family Foundation & The Pew Research Center's Project for Excellence in Journalism, 2009, S. 1). In der US-Berichterstattung belegt das Thema Gesundheit damit den achten Platz. Es zeigte sich ferner, dass unter den Gesundheitsthemen vor allem Fragen zur Gesundheitspolitik oder zum Gesundheitssystem, insbesondere zur amerikanischen Gesundheitsreform (40 %), Aspekte der öffentlichen Gesundheit, wie zum Beispiel zum Zeitpunkt der Erhebung die grassierende Schweinegrippe (36 %) und spezielle Krankheiten und Krankheitsbedingungen (24 %) eine Rolle spielten. Im Vergleich zum Untersuchungszeitraum des Vorjahres fällt dabei in erster Linie die höhere Präsenz gesundheitspolitischer Themen auf, die 2008 nur 27 % der Gesundheitsberichterstattung ausmachten, während spezielle Krankheiten noch 42 % der Gesundheitsberichterstattung einnahmen. Von den einzelnen Krankheiten, über die in der ersten Jahreshälfte von 2009 in den US-Medien am häufigsten berichtet wurde, liegt Krebs mit 6 % der Berichte (im Vergleich zu 2008: –4 %) noch vor psychischen Erkrankungen, die 3 % der Berichte ausmachten (Vorjahresvergleich: +1 %), und vor Diabetes (2 %; Vorjahresvergleich: –3 %).

Hinsichtlich des Umfangs gesundheitsbezogener Berichterstattung in verschiedenen Mediengattungen zeigt sich ein Gefälle zwischen traditionellen (z. B. TV-Networks, Public Service Broadcasters, Tageszeitungen) und neueren Medien (z. B. Onlinenachrichten, Kabelfernsehen): Die meiste Gesundheitsberichterstattung war in den USA in den Abendnachrichten der großen TV-Networks (8 %) und im Programm der Public Broadcasting Service (PBS; 7 %) zu sehen. Im Kabelfernsehen (4 %) und in Onlinenachrichten (4 %) gab es dagegen das geringste Angebot an Gesundheitsthemen. Schwitzer (2009, S. 2) schätzt den Anteil von Gesundheitsthemen in Fernsehnachrichten über die Jahre hinweg höher ein als in den anderen Medien und beziffert den Umfang auf 7–11 % der Sendezeit.

Inhaltlich berichteten kommerzielle Sender im Untersuchungszeitraum 2009 in ihren Abendnachrichtensendungen vor allem über spezielle Krankheiten (wie z. B. Krebs) und die aktuellen Rahmenbedingungen für Gesundheit, während in den Morning Shows der Networks und auf den Onlinenachrichtenseiten vor allem über den Ausbruch von aktuellen Gesundheitsbedrohungen (wie z. B. Salmonellen-Epidemien) berichtet wurde. Die Gesundheitsnachrichten in den Tageszeitungen und in den Radioprogrammen sind demgegenüber deutlich ausgeglichener.

Abgesehen von den genannten Studien existieren kaum umfangreichere, themenübergreifende Inhaltsanalysen, die explizit gesundheitsbezogene Darstellungen in den Medien fokussieren und sich dabei nicht nur auf einzelne Gesundheitsthemen beschränken (Hastall, 2011, S. 34). Gleichwohl steckt viel verborgen in Inhaltsanalysen, die sich mit verschiedenen Medienthemen auseinandersetzen. Beispielsweise in Analysen zur Politikberichterstattung, in denen Gesundheit als Policy-Thema erfasst wird. Eine Systematisierung dieser gesundheitsrelevanten «Randbefunde» existiert allerdings bisher nicht. Die Forschung beschäftigt sich thematisch vor allem mit Einzelthemen (Krebs: 27 %, Rauchen: 17 %, HIV/AIDS: 13 %), das zeigt eine Inhaltsanalyse der publizierten Artikel in den beiden prominenten englischsprachigen Fachzeitschriften im Bereich Gesundheitskommunikation (*Health Communication*, *Journal of Health Communication*; Nazione et al., 2013, S. 231). Weitere inhaltsanalytisch häufiger untersuchte Einzelthemen aus der Gesundheitskommunikation sind:

- Alkohol (Azar et al., 2013; Hilton et al., 2014; Törrönen, 2003)
- Brustimplantate (Andsager & Powers, 1999)
- Ernährung (Rössler et al., 2006) und Essstörungen (Baumann, Harden & Scherer, 2003)
- Herzkrankheiten (Ferri, 2003).

Zu einer ähnlichen Einschätzung hinsichtlich der untersuchten Themen kommen auch Manganello und Blake (2010), die zentrale Eigenschaften der Darstellungen von Gesundheitsthemen in US-amerikanischen Medien untersuchten. Dabei war die Grundgesamtheit auswählbarer Artikel nicht auf bestimmte Fachdisziplinen eingeschränkt, sodass die Autorinnen letztlich 441 Artikel in 182 verschiedenen wissenschaftlichen Zeitschriften über den Zeitraum von 20 Jahren untersuchten. Die Studie zeigt, dass inhaltsanalytische Untersuchungen mit Bezug zum Thema Gesundheit in etwa gleich häufig in Zeitschriften (35 %), in Tageszeitungen (31 %) und im Fernsehen (29 %) analysierten, während weniger als jede zehnte Untersuchung (9 %) gleichzeitig mehrere Medien berücksichtigte (Manganello & Blake, 2010, S. 392). Inhaltsanalysen von Zeitschriften untersuchten häufig nur Werbeanzeigen (45 %), während nur 27 % der Untersuchungen zum Fernsehen werbende Inhalte unter die Lupe nahmen, und nur 14 % der inhaltsanalytischen Untersuchungen beschäftigten sich mit Fernsehnachrichten. Der Löwenanteil inhaltsanalytischer Untersuchungen zu gesundheitsbezogenen Darstellungen im Fernsehen richtete sein Augenmerk auf Unterhaltungsformate (59 %) (Manganello & Blake, 2010, S. 392; Robinson et al., 2013, S. 465).

Bei der inhaltsanalytischen Erforschung gesundheitsbezogener Themen in den Massenmedien stehen seit jeher Fragen nach der Genauigkeit der dargestellten medialen Informationen und deren Repräsentativität (häufig bemessen an offiziellen Statistiken) im Vordergrund (Robinson et al., 2013, S. 464). Dies hängt einerseits damit zusammen, dass bestimmte «unsichtbare» Krankheiten, zum Beispiel psychische Störungen, schwieriger in den klassischen Medien darzustellen sind als zum Beispiel HIV/AIDS oder Krebs (Fromm, Baumann & Lampert, 2011, S. 37; siehe auch aus Sicht der Journalismusforschung *media friendly disease* bei Henderson & Kitzinger, 1999, S. 568). Andererseits nimmt die Anzahl der Medien zu, in denen gesundheitsrelevante Inhalte vorkommen, zum Beispiel in Computerspielen und Online Games. Ein prominentes Beispiel ist das digitale Rollenspiel Sparx, das insbesondere jüngeren Patienten ähnlich einer kognitiven Verhaltenstherapie dabei hilft, Depressionen zu überwinden (Christensen, Batterham & Calear, 2014; Merry et al., 2012).

Fragen nach der Genauigkeit öffentlich zugänglicher gesundheitsbezogener Informationen in den Medien gewinnen zudem durch das Internet an gesellschaftlicher Bedeutung, weil Patienten heutzutage zusätzlich zur ärztlichen Beratung immer häufiger im Internet nach ergänzenden Informationen über Symptome, Krankheiten und deren Behandlung, oder nach Nebenwirkungen von Medikamenten suchen (Dutta-Bergman, 2005).

Die Bedeutung gesundheitsbezogener Medieninhalte für die Gesundheit der Rezipienten

Fragt man nach der Bedeutung von Medieninhalten für die Gesundheit der Rezipientinnen und Rezipienten, eröffnen sich nach Wright, Sparks und O'Hair (2009, S. 180) zwei grundlegende Perspektiven für eine Antwort. Die erste Perspektive folgt der Tradition der Kultivierungsforschung (Gerbner & Gross, 1976), für die in erster Linie die Medieninhalte von zentraler Bedeutung sind. Die zweite Perspektive folgt der Tradition des Nutzen- und Belohnungsansatzes (Uses-and-Gratifications-Ansatz; Katz, Blumler, & Gurevitch, 1973), in dem individuelle Bedürfnisse und Prädispositionen der Rezipienten beeinflussen, welchen Medieninhalten sich diese zuwenden und welche Folgen sich demnach aus der Medienzuwendung ergeben können. Der folgende Abschnitt folgt der Tradition der Kultivierungsforschung und fokussiert die Medieninhalte als relevante Untersuchungsgröße sowie deren Relevanz für die Rezipienten, da Aspekte der Selektion oder Vermeidung von Gesundheitsinformationen oder aber Wahrnehmungs- und Verarbeitungsprozesse im Mittelpunkt anderer Beiträge in diesem Band stehen.

Umfang und Genauigkeit der Berichterstattung: Beispiel Suizid

Die entscheidende Einflussgröße für Medienwirkungen auf die Gesundheit ist aus Sicht der Kultivierungsforschung eine konsonante und zugleich verzerrte Medienberichterstattung.

Für Gesundheitsthemen existieren zahlreiche Hinweise darauf, in welchen Bereichen die Mediendarstellungen ein verzerrtes Realitätsabbild zeigen und damit potenziellen Spielraum für gesundheitsrelevante Kultivierungseffekte liefern:

- Therapien werden in den Medien häufig wesentlich erfolgreicher dargestellt, als sie es in der Realität sind (Diem, Lantos & Tulsky, 1996; Wallack & Dorfman, 1992).
- Wichtige Personen aus dem Gesundheitsbereich, wie Verwaltungsangestellte, Assistenzärzte oder Labortechniker werden im Vergleich zu Ärzten in den Medien seltener dargestellt, ebenso wie bürokratische Hindernisse oder Einschränkungen für Ärzte (Wright, Sparks & O'Hair, S. 185).
- Patientinnen und Patienten mit akuten Krankheitssymptomen werden häufiger in den Medien dargestellt als Patienten mit chronischen Krankheiten, tatsächlich kommen diese in der Realität wesentlich häufiger vor (Turow & Coe, 1993).
- Die meisten Gespräche zwischen Patienten und Ärzten in den Medien drehen sich um biologische oder medizinische Probleme, seltener um psychosoziale Probleme (Turow & Coe, 1993).
- Patienten mit psychischen Störungen werden in den Medien als gefährlich und unkalkulierbar dargestellt, Behinderungen kommen in den Medien ausgesprochen selten vor (Leo, 1993). In der Regel werden Menschen mit Behinderung in den Medien selten so dargestellt, dass sie ein normales Leben führen (Wright, Sparks & O'Hair, 2009, S. 185).
- Ältere Menschen mit gesundheitlichen Problemen sind im Film und im Fernsehen unterrepräsentiert (Turow & Coe, 1993), und wenn sie vorkommen, werden ihre gesundheitlichen Probleme in der Regel auf das höhere Alter zurückgeführt anstelle auf eine zugrundeliegende Erkrankung. Andere Probleme höheren Alters, wie die gleichzeitige Einnahme von mehreren Medikamenten, sind ebenfalls unterrepräsentiert.

Die Ursachen für solche Verzerrungen liegen im Umgang der Journalistinnen und Journalisten sowie der Wissenschaftlerinnen und Wissenschaftler mit dem Thema Gesundheit. Dabei spielen auch Mechanismen bei der Arbeit in der Medienbranche und die Logik der Medien eine wichtige Rolle: Journalisten sind in ihrer Arbeit eingeschränkt hinsichtlich der ihnen zur Verfügung stehenden Zeit für Recherchen, des verfügbaren Raumes für die Darstellung eines Themas und der allgemeinen Verständlichkeit, mit der ein Thema in den Massenmedien präsentiert werden kann (Larsson et al., 2003). Selbstredend stehen diese Anforderungen im Gegensatz zu vielen wissenschaftlichen Standards (Nelkin, 1996, S. 1601). Diese Gegensätze zeigen sich in der Berichterstattung über Gesundheitshemen dann regelmäßig in Form von lebhaften, personalisierten Einzelfalldarstellungen über Gesundheitsthemen, anstatt diese objektiv in Form von Statistiken zu präsentieren. Häufig beziehen sich Journalisten auf einzelne Expertenmeinungen anstatt auf valide Publikationen zu Gesundheitsthemen, oder Journalisten betonen die Kontroverse einer medizinischen Entdeckung, anstatt auf den Konsens von Forschern zu Teilbereichen des Themas hinzuweisen (z. B. hinsichtlich der Therapiemöglichkeiten von Krankheiten). Und schließlich vereinfachen Journalisten gesundheitsrelevante Themen, indem sie diese polarisiert darstellen, anstatt auf die tatsächliche Komplexität näher einzugehen (Nelkin, 1996, S. 1601–1602). Im Hintergrund spielen Abwägungen der Journalisten hinsichtlich der Balancierung von Informationstiefe und Attraktivität für den Leser eine zentrale Rolle (Leask, Hooker & King, 2010, S. 3). Als valide Quelle für gesundheitsbezogene Informationen sehen Journalisten in erster Linie anerkannte, unabhängige Ärzte. Schließlich schlägt sich in der Qualität der Berichterstattung auch nieder, ob die Journalisten regelmäßig oder nur ausnahmsweise über Medizin- und Gesundheitsthemen berichten (Leask, Hooker & King, 2010, S. 5).

Da die Anzahl themenübergreifender Inhaltsanalysen im Bereich der Gesundheitskommunikation einerseits eingeschränkt ist und andererseits auch nicht zu jedem gesundheitsbezogenen Thema aussagekräftige Realitätsindikatoren existieren, anhand derer sich abschätzen lässt, inwiefern die Medienberichterstattung im Vergleich zur indizierten Realität verzerrt ist (Best, 2000), wird hier die Suizidberichterstattung als Beispiel herangezogen. Diese erfüllt die Bedingungen für Vergleiche von Medienberichterstattung mit Realitätsindikatoren (Best, 2000; Rosengren, 1970, S. 101). Die Suizidberichterstattung kann allerdings als ein untypischer Fall von gesundheitsbezogener Berichterstattung angesehen werden, weil unter vielen Journalisten bekannt sein dürfte, dass Suizidberichte unter bestimmten Bedingungen zu Nachahmungssuiziden führen können (Scherr, 2013). Daher könnte die Berichterstattung über Suizidfälle auch aufgrund journalistischer Vorsicht verzerrt sein. Allerdings sind schädliche Medienwirkungen auch für andere Gesundheitsthemen, wie beispielsweise Essstörungen, nachgewiesen worden (Baumann, 2009), auf die dieser Einwand zuträfe, oder für die keine aussagekräftigen Statistiken existieren.

Eine Studie von Machlin, Pirkis und Spittal (2013) zeigt beispielweise, dass in Australien über einen Zeitraum von einem Jahr nur über 29 von insgesamt 2161 dokumentierten Suiziden in den Medien berichtet wurde, was einem Anteil von einem Prozent entspricht. Über die 29 berichteten Suizide fanden sich insgesamt 272 Zeitungsberichte, 91 Radiobeiträge und 27 Fernsehbeiträge (Machlin, Pirkis & Spittal, 2013, S. 307). Dabei finden sich über einzelne Suizidfälle zwischen einem und 100 Berichten, wobei der Untersuchungszeitraum keinen Prominentensuizid einschließt. Auch Niederkotenthaler et al. (2009, S. 361) berichten für Österreich von einem ähnlich niedrigen Anteil in Höhe von 4 % der Suizide, über die in österreichischen Tageszeitungen geschrieben wurde. Die Autoren zählen von 1392 erfassten Suiziden 54, über die in den untersuchten Tageszeitungen berichtet wurde. Auch für die USA existieren Belege, nach denen Suizide in den Medien wesentlich seltener vorkommen als beispielsweise Gewaltverbrechen oder Morde (Genovesi et al., 2010). Während in den Medien 11 % aller unnatürlichen Todesfälle Suizide sind, beläuft sich deren Anteil in den Todesursachenstatistiken auf 83 %. Bei Mordfällen dreht sich das Verhältnis dagegen um (Genovesi et al., 2010, S. 447). Ferner stellen die Autoren fest, dass Suizide meistens Thema in ein bis zwei Medienberichten sind, während die entsprechende Zahl an Artikeln bei Mordfällen um ein Vielfaches höher liegt (Genovesi et al., 2010, S. 447). Weimann und Fishman (1995) zeigen für Israel, dass dort die Suizidberichterstattung über den Zeitraum von 1950 bis 1990 stärker angestiegen ist als die tatsächliche Zahl der Suizide in der Gesellschaft, und zwar selbst dann, wenn die Suizidzahlen zwischenzeitlich zurückgingen.

Für die Repräsentativität der Suiziddarstellungen lässt sich festhalten, dass australische Medien beispielsweise wesentlich häufiger über Suizide berichten als über Suizidversuche oder Suizidgedanken (McKenna et al., 2010, S. 14–35; Thom, McKenna et al., 2012, S. 201). Die Medien blicken zudem verstärkt auf spektakuläre oder gewaltsame Suizidmethoden (29 % Erschießen, 20 % Erhängen, 17 % Sturz in die Tiefe) im Vergleich zu beispielsweise Selbstvergiftungen (8 %) (McKenna et al., 2010; Niederkrotenthaler et al., 2009, S. 362). Machlin, Pirkis & Spittal (2013) zeigen, dass über die Suizide in jüngeren Bevölkerungsgruppen in größerem Umfang berichtet wird und dass insbesondere über Suizide in der Öffentlichkeit oder staatlichen Einrichtungen häufiger berichtet wird als über Suizide im Privaten. Auch wird über sogenannte Suizidcluster weitaus häufiger berichtet als über einzelne Suizidfälle, obwohl diese in Wirklichkeit wesentlich seltener vorkommen (Machlin et al., 2013, S. 310). Seltener wird in den Medien dagegen die Dynamik suizidalen Verhaltens thematisiert (Stadium der Abwägung, Stadium der Ambivalenz, Stadium des Entschlusses zum Suizid) (Pöldinger, 1968, S. 20–21). Der Prozesscharakter von Suizidalität wird in den Medien weitgehend ausgeblendet (Frey, Michel & Valach, 1997). Außerdem existieren zum Teil gravierende Unterschiede bei der Suizidberichterstattung zwischen verschiedenen Medien der gleichen Gattung (siehe z. B. zu Tageszeitungen; Michel, Frey, Schlaepfer & Valach, 1995). So berichten Zeitungen mit geringer Auflage konservativer und weniger drastisch über Suizide (Baker, 1988), und es konnten Unterschiede in der Berichterstattung je nach Entfernung des Verbreitungsgebietes einer Tageszeitung vom Ort des Geschehens (je weiter die Zeitung vom Suizidort entfernt war, desto wahrscheinlicher war die Verwendung drastischer Bilder eines Suizides) sowie in Abhängigkeit von der Konkurrenzsituation mit anderen Medien (Zeitungen, in deren Verbreitungsgebiet Fernsehsender ausführlich über einen Suizidfall berichteten, zeigten mit einer höheren Wahrscheinlichkeit sehr drastische Bilder von diesem Suizid) festgestellt werden (Baker, 1988, S. 20). Und auch für spezielle Mediengattungen, wie zum Beispiel deutschsprachige Jugendzeitschriften, kann gezeigt werden, dass die Darstellungen von Suizidalität ähnlich von den Realitätsindikatoren abweichen (Unterrepräsentanz von Suizidversuchen, seltene Thematisierung von psychischen Erkrankungen als Suizidursache; siehe Eisenwort et al., 2012).

Die Bedeutung gesundheitsbezogener Medieninhalte aus Perspektive der Kultivierungsforschung

Aus Sicht der Kultivierungsforschung spielen Medieninhalte eine zentrale Rolle bei der Frage danach, welchen Einfluss Medien auf die Gesundheit der Rezipienten haben. Die Theorie nimmt (relativ) konsonante Mediendarstellungen bestimmter Themenbereiche an, aus denen sich kognitive und verhaltensbezogene Medienwirkungen auf die Rezipienten ergeben. Der Kultivierungsansatz zählt zu den prominentesten Theorien der Medienwirkungsforschung (Gerbner & Gross, 1976; Gerbner et al., 1982; Morgan & Shanahan, 2010; Morgan, Shanahan & Signorelli, 2009, S. 34; Rossmann, 2008). Im Zentrum stehen die langfristigen Auswirkungen der Massenmedien, insbesondere des Fernsehens, auf die Vorstellungen der Rezipienten von sozialer Realität. Dabei wird in der Regel ein linearer Zusammenhang zwischen dem Umfang der Mediennutzung und einer in Richtung der Mediendarstellungen verzerrten Wahrnehmung der sozialen Realität angenommen (Morgan, Shanahan & Signoirielli, 2009, S. 34–35). Verzerrte Darstellungen von Gesundheitsthemen in den Medien können nach Kline (2011, S. 253–255), beziehungsweise Fromm, Baumann & Lampert (2011, S. 62–67) in mehrfacher Hinsicht differenziert werden:

- Ungenauigkeiten bei der Wiedergabe von Fakten (Pruitt & Mullen, 2005)
- irreführendes Framing von Medieninhalten (Blood et al., 2003; Coleman, Thorson & Wilkins, 2011)
- unvollständige Darstellung von Gesundheitsthemen (Atkin et al., 2008)
- Nicht-Repräsentativität von Gesundheitsinformationen (*over-/underreporting*) (Atkin et al., 2008)
- negative Medienvorbilder (Pelletier et al., 2000; Ramsey, 2005; Stern, 2005; Tongren et al., 2010)
- widersprüchliche Aussagen in den Medien (z. B. genetische Disposition des Körpergewichts versus Diät-Tipps in den Medien; siehe Fromm, Baumann & Lampert, 2011, S. 64).

Kultivierungsstudien unterscheiden zwischen Effekten erster und zweiter Ordnung. Effekte erster Ordnung beziehen sich auf Medienwirkungen auf das (Fakten-)Wissen der Rezipienten, das sich diese durch die häufige Nutzung entsprechender Medieninhalte aneignen (Wright, Sparks & O'Hair, 2009, S. 180). Effekte zweiter Ordnung beziehen sich dagegen auf generalisierte Vorstellungen von sozialer Realität, die sich aus der häufigen Nutzung entsprechender Medieninhalte ergeben (z. B. Wahrnehmung von Stereotypen; Stigmatisierung von Krankheiten). Es gibt Untersuchungen zu vielen Themenbereichen, in denen sich Kultivierungseffekte zeigten, auch im Gesundheitsbereich (Morgan & Shanahan, 2010, S.

340). Die beobachteten Effekte sind in der Regel schwach, aber sie zeigen sich konsistent, wie eine Metaanalyse belegt (Shanahan & Morgan, 1999, S. 121). Die unterschiedlichen Realitätsvorstellungen zeigten sich allerdings sowohl zwischen Personengruppen, die sich in ihrem Umfang der Mediennutzung voneinander unterschieden, als auch zwischen Personen mit unterschiedlicher Soziodemografie. Bei den sogenannten Vielsehern war dabei eine stärkere Homogenisierung zu beobachten als bei Wenigsehern (Rossmann, 2008, S. 31). Die Beobachtung wurde als Mainstreaming beschrieben (Gerbner et al., 1982, S. 104). Die entgegengesetzte Beobachtung, nach der Vielseher mit unterschiedlicher Soziodemografie und unterschiedlicher Herkunft deutlichere Unterschiede bei der Realitätswahrnehmung zeigen als Wenigseher, wurde als Resonanzeffekt erklärt: Vielseher, die Ihre Realität (z.B. Kriminalität in der Wohngegend) so erleben wie im Fernsehen, unterliegen gewissermaßen einer «Doppel-Dosis Realität» (Rossmann, 2008, S. 31). Alternativ wird postuliert, dass die häufige Nutzung konsonanter Medienbotschaften neben der Kultivierung verzerrter Realitätswahrnehmungen auch eine normalisierende Wirkung entfalten kann (Shrum, 1999, S. 135). Rezipienten können demnach durch in den Medien häufig dargestellte Situationen oder Umstände (z.B. Gesundheitsrisiken oder Krankheiten) auch für verschiedene Problematiken desensibilisiert werden, weil sie Medienrealität als Normalzustand wahrnehmen.

Die Relevanz von Kultivierungseffekten für Vorstellungen und das zukünftige Verhalten von Rezipienten im Bereich Gesundheit veranschaulicht die Studie von Vogel, Gentile und Kaplan (2008), die zeigt, dass mediale Darstellungen von Psychologen und Psychiatern dazu beitragen, dass therapeutische Hilfsangebote negativer beziehungsweise stigmatisiert wahrgenommen werden. Vermittelt durch die wahrgenommene Stigmatisierung von Therapeutinnen und Therapeuten sowie Therapieangeboten, zeigten sich Einflüsse der TV-Nutzungsdauer auf die Bereitschaft, Therapieangebote wahrzunehmen. Ähnliche Hinweise für Kultivierungseffekte auf die Therapiebereitschaft zeigten sich auch in qualitativen Studien (Morgan, 2006). Die Kultivierung von stereotypen Vorstellungen kann zusammen mit anderen (wahrgenommenen) Medienwirkungen wie dem Third-Person-Effekt auftreten. So zeigen beispielsweise Diefenbach und West (2007), dass die in den Medien verzerrten Darstellungen psychischer Störungen die Angst vor Verbrechen durch psychisch Kranke schüren können, und dass die kultivierten Realitätsvorstellungen für andere Rezipienten gleichzeitig überschätzt werden.

Die Gefahr verzerrter Darstellungen in den Medien lässt sich am Anteil derer bemessen, die davon überzeugt sind, dass die Darstellung von Gesundheitsthemen in den Medien akkurat ist. Der überraschend hohe Anteil derer, die selbst fiktionalen Angeboten eine hohe Genauigkeit zuschreiben, schätzen Beck et al. (2003) auf 52 %. Neben den angeführten Beispielen in nichtfiktionalen Mediendarstellungen existiert eine Vielzahl gesundheitsbezogener Themen, die regelmäßig in fiktionalen Darstellungen, in der Werbung oder in Gesundheitskampagnen auftauchen. Da hier nicht näher auf diese eingegangen wird, sei für die Themen Ernährung, Alkohol, Tabak und Sexualität auf die Übersichtsdarstellung bei Wright, Sparks & O'Hair verwiesen (2009, S. 186).

Für Medienwirkungen zweiter Ordnung ergeben sich dort Spielräume, wo Rezipienten längerfristig mit verzerrten Mediendarstellungen von Gesundheitsthemen konfrontiert sind (Wright, Sparks & O'Hair, 2009, S. 196). Dabei kann das Framing von Gesundheitsbotschaften bewirken, dass die Rezipienten Krankheiten und Krankheitsverläufe als individuell vermeidbar wahrnehmen und denken, dass sich für gesundheitliche Beeinträchtigungen in erster Linie individuelle Lösungen finden lassen, während viele Gesundheitsprobleme tatsächlich außerhalb des menschlichen Einflussbereiches liegen (Seale, 2002). Die Darstellungen von Gesundheitsthemen in den Medien basieren häufig auf offiziellen Stellungnahmen aus der Politik oder von führenden Medizinern, um deren Glaubwürdigkeit zu erhöhen. Daher ist es nicht verwunderlich, wenn sich Interessen an der Aufrechterhaltung des Status quo im Gesundheitsbereich in der medialen Darstellung von Gesundheit niederschlagen (Wright et al., 2009, S. 197). Vor einem ähnlichen Hintergrund kommen in Medienberichten zu Gesundheitsthemen häufiger medizinische Durchbrüche zur Sprache, insbesondere im Vergleich zu den Risiken neuer Therapieverfahren.

Fazit

Die inhaltsanalytische Forschung zu Gesundheitsthemen in den Medien befindet sich im Moment zwischen zwei Kräften, die auf das Forschungsfeld einwirken: Einerseits nimmt die Anzahl inhaltsanalytischer Befunde zu, wodurch die Notwendigkeit integrierender Arbeiten wächst, die das Forschungsfeld zusammenhalten. Andererseits besteht nach wie vor für verschiedene Themenbereiche der Bedarf nach differenzierterer Forschung, wodurch die Gefahr existiert, dass das Forschungsfeld zunehmend zerfranst.

Im Lichte der inhaltsanalytischen Untersuchungen, die in den letzten Jahren zu gesundheitsrelevanten Darstellungen in den Medien durchgeführt wurden, sehen Robinson et al. (2013, S. 466) drei Trends auf diesem Forschungsfeld, die den *Integrationsbedarf* aufzeigen:

- eine zunehmend größere Bandbreite an inhaltsanalytisch untersuchten Themen im Bereich der Gesundheitskommunikation
- ein wachsendes theoretisches Fundament, auf dem inhaltsanalytische Untersuchungen im Bereich Gesundheitskommunikation aufbauen
- eine zunehmend differenziertere Befundlage aufgrund international vergleichender Arbeiten und der wachsenden Anzahl medialer Kanäle.

Vor dem Eindruck der zahlreichen Studien zur Berichterstattung über einzelne Gesundheitsthemen in den Medien ergibt sich zusammengenommen ein Bild von zahlreichen, zerstreut vorliegenden Befunden, die es lohnenswert erscheinen lassen, diese in Zukunft stärker zu integrieren, um eine umfassendere Modellvorstellung von der Bedeutung von Gesundheitsdarstellungen in den Medien zu gewinnen (Kline, 2011, S. 262). So kann man längerfristig den Überblick über die medialen Darstellungen von gesundheitsrelevanten Themen behalten. Übersichtsarbeiten werden dabei in Zukunft hilfreich sein.

Weitere Bereiche, in denen Integrationsbedarf besteht, nennen beispielsweise Robinson et al. (2013, S. 476), die auf Ereignisebene auf die Bedeutung medien(kanal)spezifischer Faktoren hinweisen. Die Autoren schlagen vor, Kategorien für Inhaltsanalysen auf verschiedenen Ebenen gleichzeitig zu integrieren (Eigenschaften des Mediums, medienorganisationsspezifische Eigenschaften, Eigenschaften des Medienmarktes). Auch für den Bereich der Gesundheitskommunikation lässt sich postulieren, dass eine theoretische Systematisierung und empirische Überprüfung gängiger Konzepte, wie Entertainment-Education oder Health Literacy, nach dem Vorbild der komparativen politischen Kommunikationsforschung (siehe zur theoretischen Konzeptualisierung und als Vorschlag für eine Operationalisierung von *Hard und Soft News* im Rahmen von Inhaltsanalysen, Reinemann et al., 2012), ausgesprochen gewinnbringend sein dürfte (siehe Henderson & Kitzinger, 1999). Besonders augenscheinlich ist dieser Bedarf hinsichtlich inhaltsanalytischer Arbeiten, die gleichzeitig mehrere gesundheitsrelevante Themen in mehreren Medien einschließen. Bislang untersucht nur eine Studie aus den USA verschiedene Gesundheitsthemen in verschiedenen Medien (The Kaiser Family Foundation & The Pew Research Center's Project for Excellence in Journalism, 2008; 2009). Aus England stammt ferner eine monothematische Studie zu den Darstellungen von Brustkrebs in verschiedenen Mediengattungen (Henderson & Kitzinger, 1999).

Schwitzer et al. (2005) betonen ferner, dass eine akkurate Berichterstattung über Gesundheitsthemen alleine oftmals nicht ausreicht. Die besondere Aufgabe der Journalisten besteht darin zu erkennen, welche Relevanz Informationen über Gesundheitsthemen für die Gesellschaft oder für einzelne Akteure besitzen, und ob diesen primär ökonomischen Interessen zugrundeliegen (Schwitzer et al., 2005). Darüber hinaus ist aber auch die Art der Darstellung («style dimension»; siehe Reinemann et al., 2012, S. 234) von Gesundheitsthemen in den Medien wichtiger Bestandteil der Nachrichten, der im Rahmen von Inhaltsanalysen allerdings oftmals nicht gemeinsam mit dem Fokus des Artikels und der Relevanz des Themas berücksichtigt wird. Eine Integration dieser verschiedenen Dimensionen erscheint im Moment ein wichtiger Schritt zu sein.

Anhand offener Forschungsfragen lässt sich dagegen erkennen, in welcher Hinsicht dagegen eine weitere *Ausdifferenzierung* der Forschung stattfinden sollte (Kline, 2006, S. 52):

- Welche Aspekte von Gesundheit beziehungsweise Krankheit werden im Zusammenhang mit bestimmten ethnischen Gruppen in den Medien thematisiert?
- Welche Rolle spielen selten vorkommende Krankheiten oder «unsichtbare» Krankheiten (z.B. das chronische Erschöpfungssyndrom)?
- Welchen Stellenwert haben alternativ- beziehungsweise komplementärmedizinische Therapien in der Berichterstattung?

Es sind für die Zukunft auch deutliche Erkenntnisgewinne zu erwarten, wenn sich inhaltsanalytische Untersuchungen zu Gesundheitsthemen weiterentwickeln, indem sie über die von Kline (2011, S. 261) kritisierten zwei Hauptstrategien hinausgehen (die beiden bisherigen Strategien sind: (1) das Aufzeigen von Angemessenheit und Repräsentativität gesundheitsrelevanter Mediendarstellungen und (2) die Diskussion sozialer und politischer Implikationen, die sich aus den Mediendarstellungen ergeben). Kline (2011, S. 261) erkennt dabei die Tendenz der Analysen, vor allem dichotom zu denken: Es geht in Untersuchungen zu dem Thema regelmäßig um die Frage, inwiefern Gesundheitsdarstellungen richtig oder falsch, gut oder schlecht, akkurat oder ungenau sind.

Außerdem beschränken sich inhaltsanalytische Untersuchungen in der Regel darauf, einzelne Eigenschaften der Medieninhalte zu erfassen, während Makro-, beziehungsweise Meso-Level-Variablen außen vor bleiben. Erste Inhaltsanalysen in der komparativen politischen Kommunikationsforschung zeigen, wie aufschlussreich die zusätzliche Berücksichtigung solcher Variablen in Ergänzung zu den inhaltsanalytisch codierten Eigenschaften einzelner Artikel (Mikro-Level) ist. Da zahlreiche Statistikprogramme mittlerweile über entsprechende Pakete für Multilevel-Analysen verfügen, sind selbst datenanalytische Hürden immer leichter zu nehmen. Für länderübergreifende, vergleichende Inhaltsanalysen erscheint es außerdem wichtig, dass kulturelle, ökonomische, politische und soziale Faktoren identifiziert werden können, die die länderspezifische Berichterstattung über bestimmte Gesundheitsthemen beeinflussen. Ein erster Schritt in diese Richtung wäre die Identifikation von Gesundheitsthemen, die länderspezifisch unterschiedlich diskutiert werden (Robinson et al., 2013, S. 477).

Neben der wissenschaftlichen Auseinandersetzung mit der Bedeutung von Medieninhalten für die Gesundheit, muss man besser verstehen, warum Journalisten so über Gesundheitsthemen berichten, wie sie berichten (Hodgetts et al., 2008; Kitzinger & Reilly, 1997; Larsson et al., 2003; Leask, Hooker & King, 2010; Nelkin, 1996; Schwitzer et al., 2005). Wertvolle Hinweise zur Beantwortung dieser Frage liefern qualitative Leitfadeninterviews mit Journalisten, die für verschiedene Medien über Gesundheitsthemen berichteten. Aus solchen Interviews lassen sich zugleich zahlreiche Anknüpfungspunkte für zukünftige Forschungsprojekte benennen (Hodgetts et al., 2008; Leask et al., 2010).

Literatur

Andsager, J.L. & Powers, A. (1999). Social or economic concerns. How news and women's magazines framed breast cancer in the 1990s. *Journalism & Mass Communication Quarterly,* 76, 531–550.

Atkin, C.K., Smith, S.W., McFeters, C. & Ferguson, V. (2008). A comprehensive analysis of breast cancer news coverage in leading media outlets focusing on environmental risks and prevention. *Journal of Health Communication,* 13, 3–19.

Azar, D., White, V., Bland, S., Livingston, M. ... Wakefield, M. (2013). «Something's brewing». The changing trends in alcohol coverage in Australian newspapers 2000-2011. *Alcohol and Alcoholism,* doi:10.1093/alcalc/agt139

Baker, R.L. (1988). Portraits of a public suicide. Photo treatment by selected Pennsylvania dailies. *Newspaper Research Journal,* 9, 11–23.

Baumann, E. (2009). *Die Symptomatik des Medienhandelns.* Zur Rolle der Medien im Kontext der Entstehung, des Verlaufs und der Bewältigung eines gestörten Essverhaltens. Köln: Herbert von Halem.

Baumann, E., Harden, L. & Scherer, H. (2003). Zwischen Promi-Tick und Gen-Defekt. Zur Darstellung von Essstörungen in der Presse. *Medien und Kommunikationswissenschaft*, 51, 431–454.

Beck, V., Huang, G.C., Pollard, W.E. & Johnson, T.J. (2003). *TV drama viewers and health information*. Paper presented at the American Public Health Association 131st Annual Meeting and Exposition. San Francisco, CA.

Best, S. (2000). Der Intra-Extra-Media-Vergleich – Ein wenig genutztes Analyseinstrument und seine methodischen Anforderungen. *Publizistik*, 45, 51–69.

Blood, R.W., Pirkis, J., Hickie, I. & Martin, G. (2003). The pill that killed. *Australian Journal of Communication*, 30, 47–63.

Bonfadelli, H. & Friemel, T. (2006). *Kommunikationskampagnen im Gesundheitsbereich*. Wiesbaden: UVK.

Christensen, H., Batterham, P. & Calear, A. (2014). Online interventions for anxiety disorders. *Current Opinion in Psychiatry*, 27, 7–13.

Coleman, R., Thorson, E. & Wilkins, L. (2011). Testing the effect of framing and sourcing in health news stories. *Journal of Health Communication*, 16, 941–954.

Die medienanstalten – ALM GbR (Hrsg.). (2011). *Programmbericht 2010. Fernsehen in Deutschland. Programmforschung und Programmdiskurs*. Abgerufen von: http://www.die-medienanstalten.de/fileadmin/Download/Publikationen/Programmbericht/2010/Programmbericht_2010.pdf (22.01.2014).

Die medienanstalten – ALM GbR (Hrsg.). (2012). *Programmbericht 2011. Fernsehen in Deutschland. Programmforschung und Programmdiskurs*. Abgerufen von: http://www.die-medienanstalten.de/fileadmin/Download/Publikationen/Programmbericht/2011/Programmbericht_2011_web.pdf (22.01.2014).

Die medienanstalten – ALM GbR (Hrsg.). (2013). *Programmbericht 2012. Fernsehen in Deutschland. Programmforschung und Programmdiskurs*. Abgerufen von: http://www.die-medienanstalten.de/fileadmin/Download/Publikationen/Programmbericht/2012/Programmbericht_2012_web.pdf (22.01.2014).

Diefenbach, D.L. & West, M.D. (2007). Television and attitudes toward mental health issues. Cultivation analysis and the third-person effect. *Journal of Community Psychology*, 35, 181–195.

Diem, S.J., Lantos, J.D. & Tulsky, J.A. (1996). Cardiopulmonary resuscitation on television. Miracles and misinformation. *New England Journal of Medicine*, 334, 1578–1582.

Dutta-Bergman, M.J. (2005). Developing a profile of consumer intention to seek out additional information beyond a doctor. The role of communicative and motivation variables. *Health Communication*, 17, 1–16.

Eisenwort, B., Hermann, A., Till, B. & Niederkrotenthaler, T. (2012). Darstellung von Suizidalität in deutschsprachigen Jugendmedien in Oesterreich und ihr Einfluss auf die Suizidprävalenz. *Zeitschrift für Kinder- und Jugendpsychiatrie und Psychotherapie*, 40, 251–261.

Ferri, A. (2003). Communicating heart disease. Myth and magic. *Medien & Kommunikationswissenschaft*, 51, 395–406.

Frey, C., Michel, K. & Valach, L. (1997). Suicide reporting in Swiss print media. Responsible or irresponsible? *European Journal of Public Health*, 7, 15–19.

Frey-Vor, G. & Mohr, I. (2013). Die ARD-Themenwoche «Leben mit dem Tod» im Urteil des Publikums. Ergebnisse einer Repräsentativbefragung. *Media Perspektiven*, 3, 154–164.

Fromm, B., Baumann, E. & Lampert, C. (2011). *Gesundheitskommunikation und Medien*. Ein Lehrbuch. Stuttgart: Kohlhammer.

Geese, S. & Zubayr, C. (2006). ARD-Themenwoche Krebs im Urteil des Publikums. Ergebnisse der Begleitforschung. *Media Perspektiven*, 6, 306–314.

Genovesi, A.L., Donaldson, A.E., Morrison, B.L. & Olson, L.M. (2010). Different perspectives. A comparison of newspaper articles to medical examiner data in the reporting of violent deaths. *Accident Analysis & Prevention*, 42, 445–451.

Gerbner, G. & Gross, L. (1976). Living with television. The violence profile. *Journal of Communication*, 26, 172–199.

Gerbner, G., Gross, L., Morgan, M. & Signorielli, N. (1982). Charting the mainstream. Television's contributions to political orientations. *Journal of Communication*, 32, 100–127.

Hastall, M.R. (2011). *Kommunikation von Gesundheitsrisiken in Massenmedien*. Der Einfluss von Informations- und Rezipientenmerkmalen auf die Botschaftszuwendung und -vermeidung. Baden-Baden: Nomos.

Henderson, L. & Kitzinger, J. (1999). The human drama of genetics. «Hard» and «Soft» media representations of inherited breast cancer. *Sociology of Health and Illness*, 21, 560–578.

Hilton, S., Wood, K., Patterson, C. & Katikireddi, S.V. (2014). Implications for alcohol minimum unit pricing advocacy. What can we learn for public health from UK newsprint coverage of key claim-makers in the policy debate? *Social Science & Medicine*, 102, 157–164.

Hodgetts, D., Chamberlain, K., Scammell, M., Karapu, R. & Waimarie Nikora, L. (2008). Constructing health news. Possibilities for a civic-oriented journalism. *Health*, 12, 43–66.

Katz, E., Blumler, J.G. & Gurevitch, M. (1973). Uses and gratifications research. *Public Opinion Quarterly*, *37*, 509–523.

Kitzinger, J. & Reilly, J. (1997). The rise and fall of risk reporting. Media coverage of human genetics research, «false memory syndrome» and «mad cow disease». *European Journal of Communication,* 12, 319–350.

Kline, K.N. (2006). A decade of research on health content in the media. The focus on health challenges and sociocultural context and attendant informational and ideological problems. *Journal of Health Communication,* 11, 43–59.

Kline, K.N. (2011). Popular media and health. Images and effects. In T.L. Thompson, R. Parrott & J.F. Nussbaum (Hrsg.), *The Routledge handbook of health communication* (2. Aufl., S. 252–267). New York: Routledge.

Larsson, A., Oxman, A.D., Carling, C. & Herrin, J. (2003). Medical messages in the media – barriers and solutions to improving medical journalism. *Health Expectations,* 6, 323–331.

Leask, J., Hooker, C. & King, C. (2010). Media coverage of health issues and how to work more effectively with journalists. A qualitative study. *BMC Public Health, 10,* 535.

Leo, J. (1993, 20. Juni). The spread of rights babble. *U.S. News and World Report.* Abgerufen von: http://www.usnews.com/usnews/opinion/articles/930628/archive_015367.htm (22.01.2014).

Machlin, A., Pirkis, J. & Spittal, M.J. (2013). Which suicides are reported in the media – and what makes them «newsworthy»? *Crisis: The Journal of Crisis Intervention and Suicide Prevention,* 34, 305–313.

Manganello, J. & Blake, N. (2010). A study of quantitative content analysis of health messages in U.S. media from 1985 to 2005. *Health Communication,* 25, 387–396.

McKenna, B., Thom, K., Edwards, G., Nairn, R., O'Brien, A. & Leary, I. (2010). *Reporting of suicide in New Zealand. Content and case study analysis.* Auckland, N.Z: Te Pou.

Merry, S.N., Stasiak, K., Shepherd, M., Frampton, C., Fleming, T. & Lucassen, M.F.G. (2012). The effectiveness of SPARX, a computerised self help intervention for adolescents seeking help for depression. Randomised controlled non-inferiority trial. *BMJ,* 344, e2598.

Michel, K., Frey, C., Schlaepfer, T.E. & Valach, L. (1995). Suicide reporting in the Swiss print media. Frequency, form and content of articles. *European Journal of Public Health,* 5, 199–203.

Morgan, G. (2006). Why people are often reluctant to see a psychiatrist. *Psychiatric Bulletin,* 30, 346–347.

Morgan, M. & Shanahan, J. (2010). The state of cultivation. *Journal of Broadcasting & Electronic Media,* 54, 337–355.

Morgan, M., Shanahan, J. & Signorelli, N. (2009). Growing up with television. Cultivation processes. In J. Bryant & M.B. Oliver (Hrsg.), *Media effects. Advances in theory and research* (3. Aufl., S. 34–49). New York: Erlbaum.

Nazione, S., Pace, K., Russell, J. & Silk, K. (2013). A 10-year content analysis of original research articles published in Health Communication and Journal of Health Communication (2000–2009). *Journal of Health Communication,* 18, 223–240.

Nelkin, D. (1996). An uneasy relationship. The tensions between medicine and the media. *The Lancet,* 347, 1600–1603.

Niederkrotenthaler, T., Till, B., Herberth, A., Voracek, M. … Sonneck, G. (2009). The gap between suicide characteristics in the print media and in the population. *The European Journal of Public Health,* 19, 361–364.

Pelletier, A.R., Quinlan, K.P., Sacks, J.J., van Gilder, T.J., Gilchrist, J. & Ahluwalia, H.K. (2000). Injury prevention practices as depicted in G-rated and PG-rated movies. *Archives of Pediatrics & Adolescent Medicine,* 154, 283.

Pöldinger, W. (1968). *Die Abschätzung der Suizidalität.* Bern: Huber.

Powers, A. & Andsager, J.L. (1999). How newspapers framed breast implants in the 1990s. *Journalism & Mass Communication Quarterly,* 76, 551–564.

Pruitt, S.L. & Mullen, P.D. (2005). Contraception or abortion? Inaccurate descriptions of emergency contraception in newspaper articles, 1992–2002. *Contraception,* 71, 14–21.

Ramsey, L.T. (2005). Injury prevention practices as depicted in G and PG rated movies. The sequel. *Injury Prevention,* 11, 353–356.

Reinemann, C., Stanyer, J., Scherr, S. & Legnante, G. (2012). Hard and soft news. A review of concepts, operationalizations and key findings. *Journalism,* 13, 221–239.

Robinson, J.D., Thompson, T.L., Turner, J.W., Agne, R.R. & Tian, Y. (2013). Recent trends in research on health portrayals in the media. From TV, newspapers, and magazines to websites YouTube, and Manga. In A.N. Valdivia & S.R. Mazzarella (Hrsg.), *The international encyclopedia of media studies. Content and representation.* Volume III (S. 463–483). Malden, MA: Wiley-Blackwell.

Rosengren, K.E. (1970). International news. Intra and extra media data. *Acta Sociologica,* 13, 96–109.

Rössler, P., Lücke, S., Linzmaier, V., Steinhilper, L. & Willhöft, C. (2006). *Ernährung im Fernsehen. Darstellung und Wirkung:* Eine empirische Studie. München: Reinhard Fischer.

Rossmann, C. (2008). *Fiktion Wirklichkeit.* Ein Modell der Informationsverarbeitung im Kultivierungsprozess. Wiesbaden: VS Verlag für Sozialwissenschaften.

Rossmann, C. & Ziegler, L. (2013). Gesundheitskommunikation: Medienwirkungen im Gesundheitsbereich. In W. Schweiger & A. Fahr (Hrsg.), *Handbuch Medienwirkungsforschung* (S. 385–400). Wiesbaden: Springer.

Scherr, S. (2013). Medien und Suizide. Überblick über die kommunikationswissenschaftliche Forschung zum Werther-Effekt. *Suizidprophylaxe,* 40, 96–107.

Schwitzer, G. (2009). *The state of health journalism in the U.S. A report to the* Kaiser Family Foundation. Abgerufen von: http://kaiserfamilyfoundation.files.wordpress.com/2013/01/7858.pdf (22.01.2014).

Schwitzer, G., Mudur, G., Henry, D., Wilson, A. … Baverstock, K. A. (2005). What are the roles and responsibilities of the media in disseminating health information? *PLoS Medicine,* 2, 576–578.

Seale, C. (2002). *Media and health.* London: Sage.

Shanahan, J. & Morgan, M. (1999). *Television and its viewers. Cultivation theory and research.* Cambridge, UK: University Press.

Shrum, L. J. (1999). Television and persuasion. Effects of the programs between the ads. *Psychology and Marketing,* 16, 119–140.

Stern, S. R. (2005). Messages from teens on the big screen. Smoking, drinking, and drug use in teen-centered films. *Journal of Health Communication,* 10, 331–346.

The Kaiser Family Foundation & The Pew Research Center's Project for Excellence in Journalism. (2008). *Health news coverage in the U.S. media. January 2007 – June 2008.* Abgerufen von: http://kff.org/other/health-news-coverage-in-the-u-s/ (22.01.2014).

The Kaiser Family Foundation & The Pew Research Center's Project for Excellence in Journalism. (2009). *Health news coverage in the U.S. media. January – June 2009.* Abgerufen von: http://kaiserfamilyfoundation.files.wordpress.com/2013/01/7950.pdf (22. 01.2014).

Thom, K., McKenna, B., Edwards, G., O'Brien, A. & Nakarada-Kordic, I. (2012). Reporting of suicide by the New Zealand media. *Crisis: The Journal of Crisis Intervention and Suicide Prevention,* 33, 199–207.

Tongren, J. E., Sites, A., Zwicker, K. & Pelletier, A. (2010). Injury-prevention practices as depicted in G- and PG-rated movies, 2003–2007. *Pediatrics,* 125, 290–294.

Törrönen, J. (2003). The Finnish press's political position on alcohol between 1993 and 2000. *Addiction,* 98, 281–290.

Turow, J. & Coe, L. (1993). Curing television's ills. The portrayal of health care. In B. C. Thornton & G. Kreps (Hrsg.), *Perspectives on health communication* (S. 130–145). Prospect Heights, IL: Waveland.

Vogel, D. L., Gentile, D. A. & Kaplan, S. A. (2008). The influence of television on willingness to seek therapy. *Journal of Clinical Psychology,* 64, 276–295.

Wallack, L. & Dorfman, L. (1992). Health messages on television commercials. *American Journal of Health Promotion,* 6, 190–196.

Weimann, G. & Fishman, G. (1995). Reconstructing suicide. Reporting suicide in the Israeli press. *Journalism & Mass Communication Quarterly,* 72, 551–558.

Wright, K. B., Sparks, L. & O'Hair, H. D. (2009). *Health communication in the 21st century.* Malden, MA: Blackwell.

Teil 4:

Online-Gesundheits-kommunikation

17. Informations- und Kommunikationstechniken im Gesundheitswesen

Nikolaus Schumacher, Axel Mühlbacher und Axel Wiest

Der Beitrag stellt unsere Perspektive auf die kommunikationstechnischen Entwicklungen im Gesundheitsbereich im Kontext der Veränderungen in der Arena des Gesundheitswesens dar. Dazu werden zunächst die Auswirkungen des digitalen Wandels auf das Gesamtsystem des Gesundheitsbereichs und anschließend die Situation aus den Blickwinkeln einzelner Akteure beleuchtet.

Einleitung

Skype-Sprechstunden, die konkrete Nutzung der elektronischen Patientenkarte, der medizinische Umgang mit Vitaldaten, die Patientinnen und Patienten über Consumer-Geräte gewonnen haben – es gibt viele thematische Aspekte, unter denen man sich mit dem Thema der Informations- und Kommunikationstechnologien (IuK-Technologien) im Gesundheitswesen beschäftigen kann. Doch bei der Betrachtung von eHealth – oder mHealth, wie der Bereich international unter Bezugnahme auf die zunehmend mobile Nutzung auch medizinischer Kommunikationsangebote überwiegend bezeichnet wird – ist ein Punkt erreicht, an dem die Diskussion über einzelne Anwendungen und Nutzungsoptionen neuer Kommunikationsmöglichkeiten das Thema nur unzureichend behandelt. Der Weg von der One-to-Many- zur mobilen Many-to-Many-Kommunikation des Social Media-Alltags, in dem jeder Nutzer von Medien auch Lieferant von Input und Produzent von Medieninhalten sein kann, verändert nicht nur die Kommunikation im Gesundheitswesen, sondern er verändert das Gesundheitswesen: Transparenz, Kontrollverlust und der ultimative Zwang zur Dialoggestaltung werden auch im Gesundheitsbereich zu den prägenden Determinanten der Kommunikation – auch wenn sich viele Akteure im Gesundheitswesen noch schwer damit tun, dies zu akzeptieren.

Die Erkenntnis, dass sich mit den technischen Entwicklungen des Web 2.0 nicht nur die Kommunikation im Gesundheitssystem ändert, sondern dass die Arena selbst umgestaltet wird – zum Beispiel durch eine neue, aktivere Rolle der Patientinnen und Patienten –, ist eine Voraussetzung für die zielführende Beschäftigung mit der Frage der künftigen Nutzung von Kommunikationstechniken im Gesundheitsbereich.

Die Entwicklung der Informations- und Kommunikationstechnik und ihre Auswirkungen auf das Gesundheitswesen

Die Veränderungen der technischen Basis – vom Internet zum Web 3.0

Notrufoptimierung, schnelle Befundübermittlung, Telemedizin – die Anwendungsmöglichkeiten, die sich aus den Fortschritten der elektronischen Kommunikation für den Medizinbereich ergaben, wurden von den Akteuren im Gesundheitssektor in der Regel begrüßt und angenommen. Viele Erwartungen und Hoffnungen, die sich mit der Entwicklung von elektronischen und später mobilen Kommunikationstechnologien verbanden, wurden jedoch nicht erfüllt. Besonderes Beispiel in Deutschland ist der schleppende Aufbau der Telematikinfrastruktur. Da auch die Technik in einigen Punkten hinterherhinkt, ist zwar vieles vorstellbar, aber noch nicht zu realisieren. Ein großes Problem ist vor allem die unzureichende Energiespeicherkapazität bei mobilen Geräten, was beispielsweise Langzeitüberwachungen erschwert.

Mit der globalen Etablierung des Internets als Kommunikationsbasis schienen neben der technischen Grundlage auch wesentliche Spielregeln für den Informationsaustausch gesetzt: Klare Orte und jederzeitige Verfügbarkeit von Informationen, schneller und unkomplizierter Verkehr von Daten ohne Grenzen. Doch ausgerechnet das Internet führte mit seiner Weiterentwicklung zum Web 2.0 zu gravierenden Veränderungen hergebrachter Kommunikationsstrukturen und -rollen: Mit der Möglichkeit für jedermann, Informationen digital aufzubereiten und im Web verfügbar zu machen, erwuchsen Millionen Medienproduzentinnen und -produzenten weltweit. Innerhalb weniger Jahre gewöhnte sich eine ganze Generation nicht nur an die jederzeitige Verfügbarkeit von Daten, sondern nahm selbstverständlich die Chance zur eigenen Äußerung im Netz wahr und erwartet seitdem genauso selbstverständlich von Unternehmen und Organisationen die ständige Bereitschaft zur Auskunft. Unabhängig davon nehmen Laien öffentlich Bewertungen professioneller Leistungen vor – auch im Medizinbereich.

Gleichzeitig geht mit der wachsenden Transparenz von öffentlichen und privaten Einrichtungen ein Kontrollverlust über den Verbleib und die Verwendung von Informationen über die eigene Person oder die eigene Organisation einher. Vor dem Hintergrund der Tatsache, dass die technische Entwicklung in Richtung des *Internets der Daten* – eines Web 3.0 – verläuft, in dem Daten künftig regelmäßig ohne menschliche Initiierung Handlungen und Prozesse in der realen Welt auslösen werden, erscheint eine Betrachtung darüber angemessen, welche Veränderungen in Bezug auf Kommunikationsstrukturen und -rollen durch die Digitalisierung im Medizinbereich begonnen haben. Veraltete Modelle, wie zum Beispiel das eHealth-Säulenmodell aus dem Jahr 2000 (siehe **Abbildung 17-1**), bei dem die fünf C's (Content, Commerce, Connectivity, Computer application und Care) den einseitigen Informationsfluss des Web 1.0 repräsentierten, müssen an eine zunehmende Dynamisierung des Webs angepasst werden (siehe **Abbildung 17-2**). Als größte Herausforderung muss hierbei die zunehmende Interaktion zwischen allen Akteuren des Gesundheitsbereiches (Ärztinnen und Ärzte, Pharmaindustrie, Patientinnen und Patienten etc.) gesehen werden.

Das Web 2.0 ändert die Arena des Gesundheitswesens

Die wichtigste Veränderung, die sich aus der digitalen Kommunikationsrevolution für den Healthcare-Bereich ergibt, ist die neue Rolle, die ein bekannter Player im Gesundheitswesen spielt: der Patient. Die technischen Möglichkeiten und die sozialen Gewohnheiten, die mit der Entwicklung des Web 2.0 entstanden sind, geben einem Akteur Stimme und Gestaltungsmacht, der zumindest in Deutschland bislang fast ausschließlich als stiller Leistungsempfänger gesehen und behandelt wurde.

Viele Mediziner sehen diese Entwicklung nicht als Fortschritt (Buchberger, 2012). Medizinische Laien erscheinen in Praxen und Kliniken und wollen innerhalb der wertvollen Zeit, die der Ärztin oder dem Arzt für die honorierte Behandlung seiner Patientinnen und Patienten zur Verfügung steht, über Informationen diskutieren, die sie irgendwo im Internet gefunden haben. Die MSL-Gesundheitsstudie berichtet zum Beispiel, dass 37 % der Patientinnen und Patienten im Vorfeld im Internet recherchieren, um mit der Ärztin oder dem Arzt auf Augenhöhe zu sein (Salazar, 2012). Zusätzlich geben Laien öffentliche Einschätzungen über Mediziner ab und beeinflussen ihre Reputation. Des Weiteren stellen sie Befunde und Diagnosen infrage, nachdem sie mit Lifestyle-Geräten Vitaldaten in ungeklärtem Präzisionsgrad gemessen und öffentlich in Communitys diskutiert haben. Kurz: Sie behandeln Ärztinnen und Ärzte in kommunikativen Zusammenhängen genauso und formulieren ihre Ansprüche ihnen gegenüber ähnlich wie gegenüber anderen Dienstleistern in ihrem Leben. Für viele Mediziner ist das ungewohnt: Die jahrhundertealte gesellschaftliche Sonderrolle eines Berufsstandes erodiert.

Im progressiven Umgang mit dieser Situation liegt eine große Herausforderung für die Ärztinnen und Ärzte, die bislang weitgehend selbst über

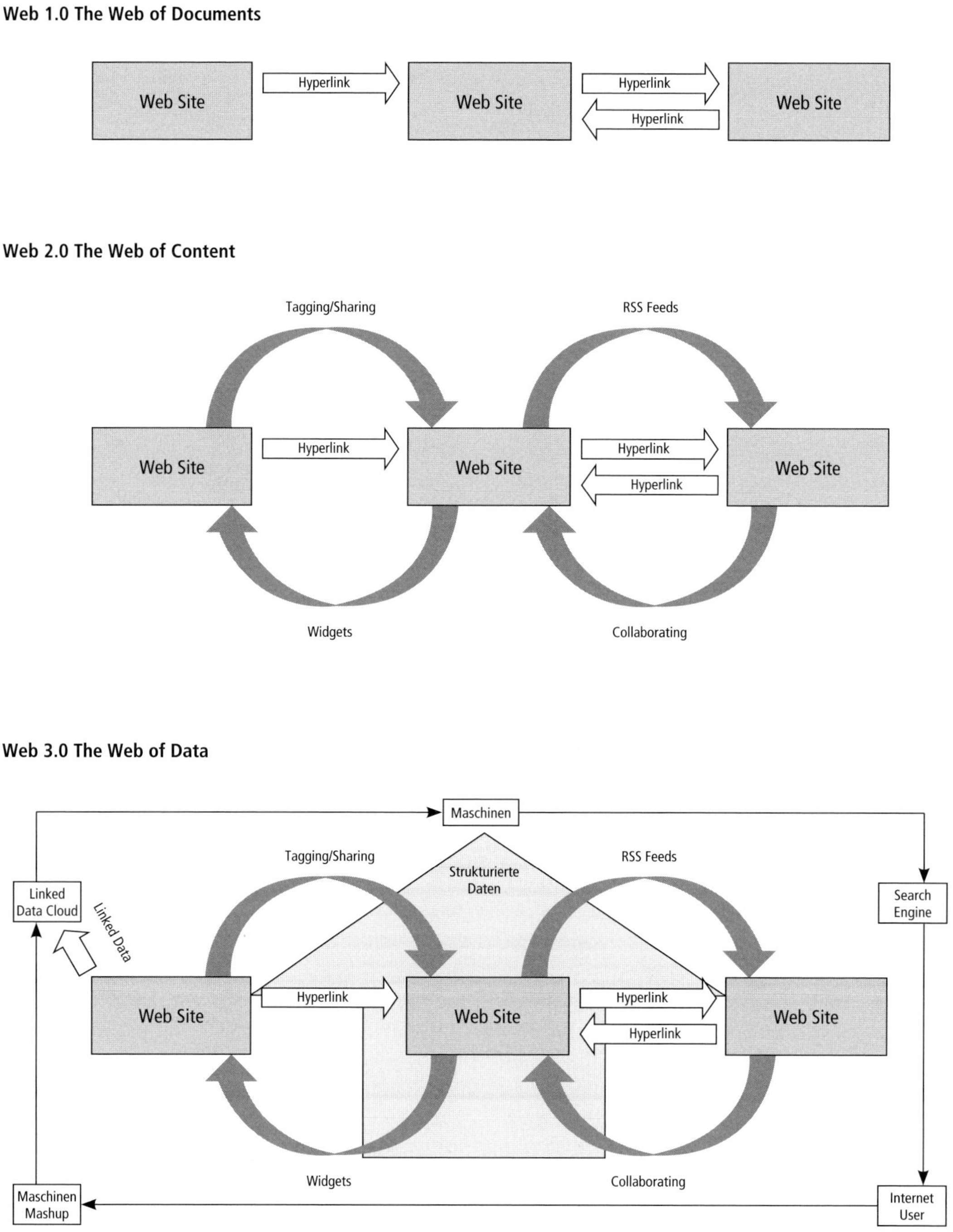

Abbildung 17-1: Web-Entwicklung (Hay, 2010, eigene Darstellung)

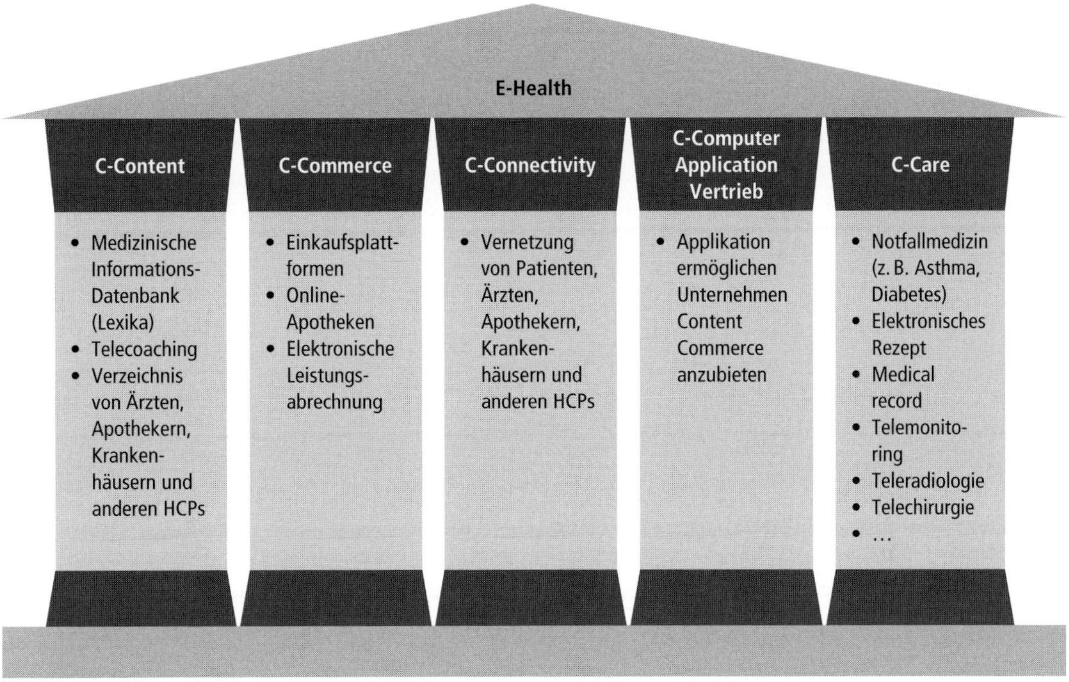

Abbildung 17-2: Die fünf Säulen des eHealth (Kacher, Wiest & Schuhmacher, 2000)

den Transparenzgrad in der Kommunikation mit ihren Patientinnen und Patienten bestimmen konnten. Der Kontrollverlust ist ungewohnt, der Dialog auf Augenhöhe nicht geübt. Doch die Akzeptanz der geänderten Situation ist wichtig für die Mediziner, weil die bewusste Entwicklung ihrer Kommunikationsfähigkeiten und -kompetenzen für die meisten Ärztinnen und Ärzte eine Voraussetzung für die künftige erfolgreiche Tätigkeit sein wird.

Auch für Versicherer, Pharmaunternehmen und Krankenkassen ergeben sich aus der Entwicklung der Kommunikationstechnik neue Herausforderungen (Nadler, 2013). Dies umso mehr, als mit der absehbaren Weiterentwicklung des Web 2.0, dessen Content noch fast ausschließlich von Menschen gestaltet wird, zum Web 3.0 – dem Internet der Daten, in dem viele Prozesse auf der Basis von Datenströmen weitgehend unbeeinflusst von menschlichem Handeln oder Input ablaufen werden – gerade im Medizinbereich sehr sensible Fragestellungen entstehen, denen sich die Akteure im Gesundheitswesen weder verschließen können noch dürfen. Deshalb betrachten wir im Folgenden die Handlungsansätze verschiedener Akteure im Gesundheitsbereich auch unter dem Blickwinkel, inwiefern sie dem Prozess der Emanzipation der Patientinnen und Patienten gerecht werden, den die Entwicklung der Kommunikationstechnik nicht nur ermöglicht, sondern erwiesenermaßen hervorbringt.

Chancen der technischen und systemischen Entwicklung im Gesundheitswesen

Die Entwicklung der Informations- und Kommunikationstechnik eröffnet eine Vielzahl von Möglichkeiten zur Gestaltung eines wirksamen und bezahlbaren Gesundheitsmanagements. Doch Cloud-Lösungen und smarte Big-Data-Lösungen sind nur die technischen Voraussetzungen für diesen Prozess. Sowohl für die Prävention als auch für den Therapiebereich liegen riesige Wirkpotenziale in der konsequenten Nutzung der Kommunikationsmöglichkeiten durch die Beteiligten – und in besonderem Maße durch die Patientinnen und Patienten. Das Web 2.0 bietet die technische Möglichkeit, sich über Länder- und kulturelle Grenzen hinweg auch über medizinische Themen auszutauschen – wobei sich positive Effekte aber nur einstellen werden, wenn diese Möglichkeiten durch die Akteure auch wahrgenommen werden. Passend dazu haben die EU-Mitgliedsstaaten Leitlinien für eine digitale Patientenakte verabschiedet. Dieser «Patient Summary» hat das Ziel, die Gesundheitsversorgung innerhalb der EU zu vereinfachen und folglich auch bei gesundheitlichen Notfällen eine optimale grenzüberschreitende Versorgung des Patienten gewährleisten zu können (Europäische Kommission, 2013).

Ein wesentlicher Hebel für ein effektives Gesundheitssystem liegt im Zusammenwirken aller Beteiligten. Patienten, Ärzte, Apotheken, Kliniken, Physiotherapeuten sowie orthopädische Dienstleister würden von einem möglichst ungehinderten Informationsfluss profitieren. Gerade in diesem Punkt können IuK-Technologien einen wesentlichen Beitrag zur Überwindung der Schnittstellenproblematik leisten.

Ein Beispiel ist die Integration digitalisierter Arztbriefe und Patientenakten in ein interoperables informations- und kommunikationstechnisches Gesamtkonzept. Dies bietet die Möglichkeit, unter Berücksichtigung datenschutzrechtlicher Bedenken und höchstmöglicher Sicherheitsstandards sowohl die sektorenübergreifende Informationsverfügbarkeit als auch den Dokumentationsaustausch zu verbessern und zu beschleunigen. Bei der konkreten Ausgestaltung der sektorenübergreifenden Implementierung von IuK-Technologien und -Anwendungen müssen unterschiedliche Aspekte beachtet werden, so zum Beispiel die Erfassung von Dokumentationsanforderungen seitens der Leistungserbringer in unterschiedlichen Einrichtungen und Sektoren sowie eine darauf aufbauende Definition von Dokumentationsstandards. Diese können auch entlang eines bereits existierenden sektorenübergreifenden Behandlungspfades festgelegt werden. Unterstützend können auch Checklisten als erste Orientierungshilfe für eine sektorenübergreifende Kommunikation, Befundweitergabe und Medikationsüberprüfung dienen. Technischen Integrationsproblemen an der Schnittstelle sollte mit entsprechenden Vorgaben im Sinne einer verpflichtenden Schnittstellenöffnung zur Gewährleistung der Interoperabilität zwischen den Systemen von Softwareherstellern für ambulante und stationäre Informationssysteme begegnet werden. Diese Anforderungen könnten beispielsweise vom Gemeinsamen Bundesausschuss (G-BA) als Richtliniengeber aufgestellt werden. Evaluierte und bewährte Initiativen auf Leistungserbringer- und/oder Kostenträgerebene können wertvolle Hinweise liefern, wie sektorenspezifische Hindernisse, die einer Behandlungskontinuität entgegenstehen, überwunden werden können. Der Einsatz elektronischer Fallakten kann auch als Wettbewerbselement gewertet werden, denn die Erleichterung der Kommunikation und Informationsweitergabe (z.B. auch Vergabe von OP-Terminen, rasche Übermittlung von Befunden) vom Krankenhaus an niedergelassene Ärztinnen und Ärzte kann sich im Sinne einer Einweiserbindung auch für zukünftige Patientinnen und Patienten als vorteilhaft erweisen (Sachverständigenrat, SVR, 2012).

Eine Möglichkeit, wie die Informationstechnik durch die verstärkte Einbeziehung der Patientinnen und Patienten neue Wirkungsgrade erreichen kann, ist die Verbesserung der Versorgung chronisch Kranker. Alltagstaugliche Geräte für das Sammeln und Übermitteln von Informationen über den aktuellen Gesundheitszustand von Patientinnen und Patienten gelangen zur Serienreife; ihr Einsatz – zum Teil unter Mitwirkung der Patientinnen und Patienten – kann zur Übermittlung relevanter Informationen beitragen, Versorgung optimieren und Leben retten.

Ein Beispiel für solch eine Anwendung ist das Programm «HerzAs» der AOK NordWest für die Überwachung chronischer Herzinsuffizienz. Jeder Teilnehmer dieses Programmes wird mit telemedizinischen Geräten (Telewaage und Gesundheitsmonitor) ausgestattet, welche täglich den aktuellen Gesundheitszustand des jeweiligen Patienten übermitteln und somit die Sicherheit im Alltag erhöhen. Durch die tägliche Datenübertragung können kritische Werte sofort erkannt und passende Maßnahmen eingeleitet werden (AOK NordWest, 2012).

Mögen Vorbehalte von Medizinern gegen bestimmte Entwicklungen oder Ausprägungen der kommunikativen Technikanwendung begründet sein – der technische Fortschritt und seine Aneignung durch verschiedene Akteure im Gesundheitsbereich werden sich dadurch nicht aufhalten lassen. Vielmehr gilt andersherum: Die Weiterentwicklung der Kommunikationstechnik und die mit ihr verbundenen Transparenzfortschritte werden die Überwindung solcher Kommunikations- und Entscheidungsstrukturen fördern und bewirken, die zu langsam oder ineffektiv für eine wirksame Anwendung der Technik im Sinne einer besseren Patientenversorgung sind. Verantwortungsträger aller Stakeholdergruppen im Gesundheitsbereich sollten sich deshalb intensiver als bislang mit den Chancen des Einsatzes dieser Technologien auseinandersetzen. Oftmals wird insbesondere von Ärztinnen und Ärzten unter Betonung von Risiken viel Energie auf die Verteidigung tradierter Strukturen und Rollenmuster verwandt. Dabei ist die Aufnahme der Impulse und die verantwortungsvolle Anwendung von Innovationen der einzige Weg, auf dem die Mediziner zu Mitgestaltern der neuen Prozesse werden können.

Hemmnisse für die Entwicklung

Entgegen lang gehegter Hoffnungen lässt der kommerzielle Durchbruch für die flächendeckende Anwendung moderner IuK-Technologien im Healthcare-Bereich noch immer auf sich warten. Es gibt keinen Zweifel, dass Potenzial vorhanden ist, doch insbesondere in den entwickelten Gesundheitssystemen wird der schnelle Erfolg durch Problemfelder gebremst, die sich unter folgenden fünf Überschriften zusammenfassen lassen:

- unzureichende Telematik-Infrastruktur
- rechtliche Fragestellungen
- Technik und Standards
- Akzeptanz bei Fachmenschen des Gesundheitswesens und Patienten
- Kosten-/Erstattungs-/Geschäftsmodell.

Unzureichende Telematik-Infrastruktur

In Deutschland ist trotz der Einführung der elektronischen Gesundheitskarte (eGK) der notwendige Ausbau der Telematik-Infrastruktur noch nicht erfolgt. Zum einem liegt es an fehlenden Budgets, zum anderen aber auch an der mangelnden Einigkeit in der Selbstverwaltung hinsichtlich der Ziele, Rahmenbedingungen und des Nutzens der Telematik und der Telemedizin. Laut einer Studie von Hilbert, Paulus und Romanowski (2012) gehen beispielsweise nur 37 % der telemedizinischen Projekte tatsächlich in den Regelbetrieb über.

Rechtliche Fragestellungen

Behindert wird der Rollout innovativer Lösungen durch eine Vielzahl ungeklärter rechtlicher Fragen, die zum Beispiel die Bereiche Zulassung, Datenschutz, gewerblicher Rechtsschutz, Erstattung, oder Berufsrecht betreffen. Offene oder strittige Themen lauten zum Beispiel:

- Was ermöglicht das Heilmittelwerbegesetz? Wer darf was anbieten? Wer darf worüber informieren und kommunizieren? – In diesem Bereich sind die derzeit gültigen Beschränkungen angesichts des technischen Standes der Kommunikationstechnik überholt und bedürfen einer neuen Rahmensetzung. Geschaffen werden müssen hier unter anderem Regelungen für die Sicherung der Qualität von Daten.
- Wie hilfreich oder hemmend sind die Datenschutzbestimmungen?
- Wie hilfreich oder schädlich ist das Fernbehandlungsverbot? – Die in § 7, Absatz 4 der Musterberufsordnung enthaltene Formulierung lautet in ihrer Fassung von 2011: «Ärztinnen und Ärzte dürfen individuelle ärztliche Behandlung, insbesondere auch Beratung,

nicht ausschließlich über Print- und Kommunikationsmedien durchführen. Auch bei telemedizinischen Verfahren ist zu gewährleisten, dass eine Ärztin oder ein Arzt die Patientin oder den Patienten unmittelbar behandelt.» Diese Formulierung lässt zwar Interpretationsspielräume zu, verunsichert aber Ärztinnen und Ärzte, die die Möglichkeiten der digitalen Kommunikationstechnologien konsequent nutzen möchten.

- Auf welcher Rechtsgrundlage kann bei der Nutzung digitaler Kommunikationstechnologien abgerechnet werden? – Die Frage ist noch weitgehend ungeklärt und zählt damit zu einem der wesentlichen Barrieren auf dem Weg zum konsequenten Einsatz moderner Kommunikationstechnologie im Medizinbereich.

Auch Haftungsfragen müssen neu betrachtet werden. Anpassungen sind nötig für Themen wie den Facharztstandard, Organisationsverschulden, diagnostisches/therapeutisches Defizit, Haftung aus Vertrag oder Haftung aus Delikt. Auf all diese Fragen gibt die aktuelle Berufsordnung keine ausreichenden Antworten, die für Ärztinnen und Ärzte handhabbare Leitlinien für den Einsatz digitaler Kommunikationsmittel sind.

Bei der Modernisierung ihrer Regelwerke sind die deutschen Akteure des Gesundheitswesens gut beraten, sich in internationale Abstimmungen zur Entwicklung grenzübergreifender Rahmensetzungen einzubringen. Deutlich wird der Harmonisierungsbedarf zum Beispiel bei technischen Zulassungs- und Zertifizierungsfragen. International differierende Vorschriften und Auslegungen werden durch die Realität der Nutzung der Kommunikationskanäle über Länder- und Kontinentalgrenzen hinweg ad absurdum geführt. Gerätehersteller haben gelernt, mit den unterschiedlichen Voraussetzungen zum Beispiel für CE-Zertifizierung, FDA-Approval und Zulassung nach dem Medizinproduktgesetz zu leben. Eine stärkere Harmonisierung europäischer und amerikanischer Standards würde jedoch einer Entfesselung des technischen Fortschritts gleichkommen.

Technische Voraussetzungen

Hardware. Ein wesentliches Hemmnis liegt in der Vielfalt der Hardware-Komponenten, die in IuK-Geräten angeboten werden. Die damit verbundene Komplexität bei ihrem zuverlässigen Zusammenspiel wird noch durch die immer kürzer werdenden Innovations- und damit Produktzyklen erhöht. Bei vielen Anwendungen müssen häufig Anpassungen in der Hardware vorgenommen werden, was den Aufwand in die Höhe treibt. Einen Fortschritt bedeutet die 2013 erreichte Einigung der Gerätehersteller auf einen gemeinsamen Funkstandard, der dazu beitragen wird, die Zahl interaktionsfähiger Geräte deutlich zu erhöhen. Reserven für die Einsatzfähigkeit moderner Technik bestehen oft jenseits der IuK-Themen: So stehen zwar inzwischen zuverlässige Speicher für die Langzeiterhebung von Vitaldaten zur Verfügung, doch ist bei vielen Geräten das Energiemanagement noch unbefriedigend und ermöglicht telemetrische Messungen bislang nur bis zu einer Zeitdauer von sechs Stunden.

Software. Ein Treiber für die Komplexität bei der Nutzung moderner IuK-Lösungen ist auch die Vielfalt der unterschiedlichen Betriebssysteme – wie Android, iOS, Windows 8 oder BlackBerry. Für die Anwendungsentwickler ist dieser Umstand mit einem beständig hohen Entwicklungsaufwand verbunden, müssen die Lösungen doch auch nach den häufigen Versions-Wechseln der verschiedenen Systeme zuverlässig funktionieren. Das gilt insbesondere für das am meisten verbreitete System Android.

Akzeptanz. Die größten Vorbehalte der größten potenziellen Nutzergruppen der IuK-Technologien im Gesundheitsbereich – der Ärzte und Patienten – betreffen ihre Sorgen um die Sicherheit der personenbezogenen Gesundheitsdaten und die Kontrolle über ihre Verwendung. Angesichts des hohen Stellenwerts, den das Thema zu Recht besitzt, haben öffentlich gewordene Fälle von Datenmissbrauch auch außerhalb des Medizinbereichs eine deutlich negative Wirkung auf die Akzeptanz des medizinischen Einsatzes moderner Kommunikationstechnologien unter der Bevölkerung. Dies belegt eine Studie von T-Systems vom August 2013:

Das Beispiel von Pharmafirmen, die Beiträge in Diskussionsforen im Internet auswerten, um dadurch auf bislang unbekannte Nebenwirkungen aufmerksam zu werden, hat nun praktisch genauso viele Befürworter (50 %) wie Gegner (49 %). (Institut für Demoskopie Allensbach, 2013, S. 15).

Einen Beitrag zur Verunsicherung leisten aber auch wiederkehrende Berichte über Sicherheitslücken der Betriebssysteme von Endgeräten, denen die Anwenderinnen und Anwender ihre Daten anvertrauen.

Das komplizierte Verhältnis zwischen verantwortungsvoller Fürsorge von Ärzten für Patienten und ihre Datensicherheit einerseits und skeptischer Einstellung gegenüber den Chancen des IuK-Fortschritts andererseits reflektierte 2012 auch der Sachverständigenrat zur Begutachtung der Entwicklung im Gesundheitswesen:

Im Hinblick auf die derzeit im Aufbau befindliche Telematikinfrastruktur unter Anwendung einer eGK sind mögliche Verbesserungen der sektorenübergreifenden Behandlungsqualität jedoch fast ausschließlich von denjenigen Anwendungen der eGK zu erwarten, die patientenseitig freiwillig genutzt werden. Wenn es weiterhin nicht gelingt, die Akzeptanz seitens der Leistungserbringer zu gewinnen, werden diese nicht zu einer Verstärkung der Nutzungsintensität durch Aufklärung und Unterstützung der Patienten beitragen (SVR, 2012, S. 168).

Weist diese Aussage den Medizinern einerseits eine Schlüsselrolle bei der verantwortungsvollen Einführung neuer Techniken und Technologien aus dem IuK-Bereich zu, so deutet sie andererseits die Gefahr an, die sich seitdem vor allem mit der gehäuften Nutzung tragbarer Geräte (engl. wearable devices) – elektronische Endgeräte aus dem Mobilfunk-, Fitness- und Lifestylebereich zur Erhebung und Auswertung von Vitaldaten – durch die Bürger manifestiert: Abseits zu stehen, wenn viele Bürgerinnen und Bürger diese Technologien selbstverständlich anwenden, bedeutet für die Ärztinnen und Ärzte den Verlust an Einfluss und Gestaltungsmöglichkeiten bei der sachgerechten Nutzung dieser Technologien in ihrem eigenen Anwendungsbereich.

Fraglich ist, ob die ärztlichen Standesvertreter diese Fragestellungen in ihrer ganzen Konsequenz bereits verstanden haben. Die von führenden Repräsentanten der Ärzteschaft postulierte Fokussierung auf die unmittelbare Begegnung zwischen Arzt und Patient lässt das Gegenteil vermuten. Diese Annahme wird beispielsweise durch die aktuelle Berichterstattung in der Zeitschrift des AOK-Bundesverbandes, Gesundheit und Gesellschaft, unterstützt, in der Dr. Andreas Köhler, ehemaliger Vorstandsvorsitzender der Kassenärztlichen Bundesvereinigung, sich zitieren lässt mit dem Satz:

Qualität vor Schnelligkeit. Natürlich muss gewährleistet sein, dass der Patient weiterhin von einem Arzt unmittelbar behandelt wird. Technik ersetzt nicht den persönlichen Arzt-Patienten-Kontakt (Grätzel von Grätz, 2013, S. 26).

Kosten-/Erstattungs-/Geschäftsmodell

Im Jahr 2013 gab es in der Bundesrepublik und wahrscheinlich weltweit noch kein ökonomisch erfolgreiches mHealth-Projekt. Zum einen kann dies damit zusammenhängen, dass es für Ärztinnen und Ärzte in Deutschland keine Ziffer zum Abrechnen telemedizinischer Leistungen gibt. Zum anderen stehen einer Kommerzialisierung ungeklärte juristische Fragen im Wege, deren Klärung eine Voraussetzung für die Entwicklung von Geschäftsmodellen ist. Auch die gerade veröffentlichen Regularien der Food and Drug Administration (FDA) werden eine Kommerzialisierung verzögern, da sich aus den neuen Vorschriften für viele heute schon am Markt befindliche Lösungen die Notwendigkeit einer Neu-Zertifizierung ergibt (U. S. FDA, 2013). Wie europäischen Regularien aussehen, ist zudem noch nicht bekannt. Dieser Zustand wird wahrscheinlich dazu beitragen, die Einführung betriebswirtschaftlich sinnvoller Prozesse bei der Nutzung von IuK-Technologien im Gesundheitsbereich weiter zu verzögern, während gleichzeitig das Tempo des technischen und technologischen Fortschritts und damit die Zahl sinnvoller Lösungen für die Sicherung und Optimierung der Patientenversorgung weiter steigen.

Ähnlich wie für Ärzte, die Gefahr laufen, ihre Rolle als Mitgestalter der Innovationsprozesse aus der Hand zu geben, gilt auch für andere Akteure in der Arena des Gesundheitswesens: Die Konsequenzen zu ignorieren, die sich aus der Digitalisierung der Kommunikation in allen Bereichen der Gesellschaft ergeben, kann zur Entwertung ihrer Position in der künftigen Entwicklung dieses Sektors führen. Denn neue Player treten auf den Plan, die aus verschiedenen Gründen plötzlich über möglicherweise große Mengen personenbezogener Daten potenzieller Patientinnen und Patienten verfügen (z. B. mithilfe von Wearables) – und die Patientinnen und Patienten bringen diese Daten wie selbstverständlich in die bislang hermetisch abgeschlossene Datenwelt des Gesundheitswesens ein.

Werden Google, Yahoo, Apple und Facebook damit zu Akteuren im Healthcare-Bereich? Werden sie mit ihren datenbezogenen Geschäftsmodellen länderübergreifend zu Partnern oder gar Konkurrenten für Kassen und Versicherungen, für Klinikbetreiber und Ärzte? Mit Verlagen und anderen publizistischen Plattformen stehen Provider bereit, die nach kommerziellen Modellen für die Aufbereitung und globale Verbreitung medizinischen Wissens im globalen Maßstab verfügbar sind und in vielen Fällen über ihre Produkte aus anderen Themenbereichen bereits Zugang zu den Nutzerinnen und Nutzern haben.

Sowohl die technisch-technologische Entwicklung im Kommunikationsbereich als auch der damit verbundene Wegfall nationaler Grenzen und die Relativierung nationaler Regulierungskraft führen deshalb zu einer Situation, die für die bisherigen Gestalter der Regeln des Gesundheitsmarktes folgende Alternativen impliziert: Man kann die Ergebnisse der IuK-Entwicklung zügig aufnehmen und bei Würdigung aller Risiken in verantwortungsvoller Weise progressive Lösungen entwickeln – oder man wird zum Spielball der weiteren Entwicklung.

Betrachtung der Entwicklung aus Perspektive einzelner Gruppen

Aus Patientensicht

Für Patientinnen und Patienten findet gerade ein persönlich wahrnehmbarer Emanzipationsprozess im Gesundheitsbereich statt. Dieser geht nicht zwangsläufig einher mit vertieftem Wissen über medizinische Zusammenhänge, sondern manifestiert sich eher über den unkomplizierten Zugang zu eigenen Vitaldaten, deren Erhebung mit handelsüblichen Endgeräten aus dem Bereich des Mobilfunks oder der Unterhaltungselektronik möglich werden. Gleichzeitig fallen die Grenzen des Zugangs zu medizinischen Informationen: Neben die Ärzte als Informationspartner der Patienten oder potenzieller Patienten treten Internetquellen wie Google, Wikipedia, Yahoo oder Facebook.

Die teils massenhafte Erhebung und Speicherung von Vitaldaten, deren Qualität nach geltenden medizinischen Maßstäben schwer einschätzbar ist, erfolgt mit Sicherheit nicht im Einklang mit den Regularien des Umgangs mit Daten im Gesundheitsbereich – aber sie erfolgt durchaus nicht unreflektiert. Die Patientinnen und Patienten nutzen die Möglichkeiten, die die Entwicklung der Technik ihnen bietet – aber sie sind sich auch der Risiken bewusst, die damit verbunden sind. So gehören Besorgnisse im Hinblick auf den Datenschutz zu den wichtigsten Themen der Patientinnen und Patienten (Institut für Demoskopie Allensbach, 2013).

Betrachtet man das Gefährdungsszenario aus Sicht der Patienten, dann sitzen diejenigen, die sich in diesem Prozess als Bewahrer ihrer Interessen sehen, mit denjenigen in einem Boot, denen gelegentlich Verstöße gegen die Regularien angelastet werden. So richtet sich die Frage «Was machen Sie mit meinen Daten?» nicht nur an kommerzielle Marktteilnehmer wie Google oder Facebook, sondern auch an die Leistungserbringer im medizinischen Bereich.

Der im August vorgestellte Sicherheitsreport 2013 der Deutschen Telekom, der in Zusammenarbeit mit dem Institut für Demoskopie in Allensbach erstellt wurde, dokumentiert die Befürchtungen der Patientinnen und Patienten beim Umgang mit ihren Daten (Institut für Demoskopie Allensbach, 2013). Genährt wird das entsprechende Unbehagen auch, wenn der Bundesdatenschutzbeauftragte Peter Schaar den Datenschutz von Patientinnen und Patienten durch die zu engen Kontakte zwischen Kliniken und Krankenkassen gefährdet sieht. Schaar kritisiert, es gebe zunehmend Treffen zwischen Klinikärzten und Kassenmitarbeitern, bei denen über die Abrechnung von Krankenhausbehandlungen gesprochen werde. Dies sei «problematisch, weil hier ein Austausch über individuelle Gesundheitsdaten stattfindet, der gesetzlich nicht vorgesehen und damit unzulässig ist», beanstandet Schaar (2013); ein Arzt oder Krankenhausmitarbeiter mache sich sogar strafbar, wenn er Daten unberechtigt offenbare.

Zwei Grundmotive sind es, die Patientinnen und Patienten zur Nutzung kommunikativer Angebote aus dem digitalen Bereich – zum Beispiel zum Download einer Gesundheits-App – bewegen:

- Sie möchten sich besser informieren über bestimmte gesundheitliche Beschwerden, die Therapiemöglichkeiten, entsprechende Ärztinnen und Ärzte, Kliniken etc.
- Sie möchten ihren Gesundheitszustand kontrollieren, um länger gesund zu bleiben oder bei Erkrankung ihre Behandlung optimieren, um schneller gesund zu werden.

Das Verständnis für diese Bedürfnisse der Nutzerinnen und Nutzer ist eine wesentliche Voraussetzung für die Entwicklung von Angeboten, die von potenziellen Userinnen und Usern auch angenommen werden. Während App-Entwickler aus dem kommerziellen Konsumbereich in der Regel davon ausgehen, Anwendungen für eine möglichst große und breite Anwendergruppe zu kreieren, stellt sich im Gesundheitsbereich die Herausforderung einer sehr gezielten Segmentierung. Die Nutzerinnen und Nutzer erwarten maßgeschneiderte Angebote, für deren Wahrnehmung sie vor allem dann offen sind, wenn sie selbst oder eine ihnen nahestehende Person von einer bestimmten Krankheit betroffen sind.

Diese Tatsache offenbart aber auch die Chance, die sich aus dem zweiten der oben genannten Punkte ergibt: Mit der Entwicklung der IuK-Technologien erwachsen Möglichkeiten für die Etablierung von Präventionsprozessen im Alltagshandeln in einer Einsatzbreite und -tiefe, die völlig neue Möglichkeiten eröffnet, auch außerhalb der bislang definierten Grenzen von Gesundheitsdienstleistungen. Voraussetzungen dafür sind mobile digitale Anwendungen, die einfach zu bedienen und zu verstehen sind. Eine weitere Grundlage ist die Modernisierung des Rechtsrahmens, der das Zusammenwirken von Ärzten und App-Anbietern regelt. So sind beispielsweise wesentliche Haftungsfragen rund um den Einsatz medizinischer Apps noch weitgehend ungeklärt, wie auf einem Symposium des Zentrums für Telematik und Telemedizin (ZTG) im September 2013 deutlich wurde (Higgelke, 2013). Dies beginnt bei der Frage, wer beim Download einer App Vertragspartner und damit potenzieller Anspruchsgegner von Schadensersatzansprüchen wird. Hinzu kommt, dass die dem Vertrieb von Apps zugrundeliegenden Verträge oft US-amerikanischen Ursprungs sind und sich deshalb wesentlich von den Vertrags- und Haftungsgrundsätzen des deutschen Rechts unterscheiden.

Unabhängig von diesen Rahmenbedingungen lassen sich für die Entwicklung von Apps, die im Gesundheitsbereich genutzt werden sollen, aus der Synthese von Erfahrungen im Konsumentenmarkt mit den Spezifika des Gesundheitsbereichs folgende Orientierungen ableiten:

- Aufgrund des Überangebotes an Apps und der Tatsache, dass viele Smartphones mit Apps überladen sind, ist es entscheidend, dass die App dem User die tägliche einfache Bedienbarkeit ermöglicht.
- Moderne Apps sollten mit Social Media-Angeboten verknüpft sein. Dies ist wegen der Datenschutzbestimmungen schwierig, aber nicht unmöglich. Ziel der Verlinkung ist nicht nur der Austausch mit anderen Usern, sondern auch die Transparenz innerhalb von Peergruppen, um durch die gewonnene Sichtbarkeit interne Blockaden oder Informations- beziehungsweise Meinungsmonopole zu verhindern.

- Wir leben in einer Welt des Scorings. Überall kann man Punkte sammeln, Rekorde erstellen und sich dann belohnen. Zudem boomt der Markt der Internetspiele. Gesundheits-Apps, die das Ziel haben, Therapie-Compliance zu unterstützen, sollten diese Spieloptionen in ihre Angebote integrieren. Dies gilt zum Beispiel für Diabetes- oder Koronare-Herzkrankeit-(KHK)-Apps.
- Apps müssen ansprechend gestaltet sein und Überraschungseffekte enthalten. Mit dem Grad der Unterhaltsamkeit steigt in vielen Fällen der Grad ihrer Nutzung.
- Bei vielen Apps ist die Menüführung noch erklärungsbedürftig. Um als App erfolgreich zu sein, muss die Menüführung intuitiv sein sowie der Erwartungshaltung und dem technischen Verständnis der zukünftigen User gerecht werden. Weniger ist hier manchmal mehr.

Ein Beispiel für eine gelungene App, die als Benchmark fungieren kann, ist Mysugr (www.mysugr.com): Die Anwendung von Diabetikern für Diabetiker fokussiert klar auf eine spezifische Zielgruppe, ist unterhaltsam und intuitiv zu bedienen. Mit der Zulassung als Medizinprodukt Klasse 1 in Europa hat Mysugr sowohl ein enormes kommerzielles Potenzial als auch einen klaren Nutzen für die Anwenderinnen und Anwender.

Die Perspektive der Ärzte

Wie aus **Tabelle 17-1** hervorgeht, liegt die Nutzung moderner IuK-Technologien durch Ärztinnen und Ärzte in Deutschland zum Teil wesentlich unter den vergleichbaren Werten in anderen nationalen Gesundheitssystemen. Hintergrund für die kritische Einstellung ist zumeist die Honorarverteilung, und damit ein selbst beeinflussbares System. Gerade für die niedergelassenen Ärztinnen und Ärzte könnten neue Einnahmen entstehen, wenn sie die Federführung bei der nachstationären Versorgung haben – ihre Beteiligung an Einsparungserfolgen könnte eine stärkere Nutzung in diesem Bereich incentivieren.

Mit Vorbehalt sehen Standesvertreter die Transparenz, die durch die Kommunikationstechnologien entsteht, sind sie doch mit Forderungen der Kassen verbunden, Dienstleister ausschließlich nach Leistung zu entlohnen. Dass der Anwendungsrückstand moderner Kommunikationstechnologien im Medizinbereich gegenüber anderen Ländern weniger technische Ursachen hat, als vielmehr in der Akzeptanz durch die deutschen Ärztinnen und Ärzte begründet liegt, zeigt eine Studie von Accenture (2013): So verwenden 93 % der befragten Haus- und Fachärzte die elektronische Patientenakte (ePA) bereits im Praxisalltag. 77 % von ihnen gaben an, über die ePA Zugang zu klinischen Daten über Patienten zu haben, die zur Untersuchung in einer anderen Gesundheitseinrichtung waren. Allerdings machen nur 39 % davon regelmäßig Gebrauch, 14 % nutzten die Möglichkeit gelegentlich, 5 % selten. 16 % gaben an, an der Einsichtnahme der Patientendaten anderer Einrichtungen kein Interesse zu haben. 28 % spielten mit dem Gedanken, die vorgehaltenen Daten zu nutzen.

Während die deutschen Mediziner die Möglichkeiten der neuen IuK-Technologien zurückhaltendender nutzen als viele ihrer Kolleginnen und Kollegen in anderen Ländern, sehen sie sich gleichzeitig in ihren Erwartungen enttäuscht, durch den Einsatz der Gesundheits-IT Effizienzreserven im Praxisalltag heben zu können. Nur noch 35 % der Ärztinnen und Ärzte gaben an, der Patientendurchsatz pro Tag habe sich mit IT-Einsatz erhöht. 2011 stimmten dieser Aussage noch 53 % zu. 44 % gaben an, durch Healthcare-IT die Kosten für die eigene Praxis senken zu können, 2011 stimmten dieser Aussage noch 63 % der befragten Mediziner in Deutschland zu. Mit 66 % wünschen zwei Drittel der Haus- und Fachärzte in Deutschland, dass Patientinnen und Patienten Zugriff auf ihre ePA haben sollten; weltweit würden dies 85 % der befragten Ärztinnen und Ärzte begrüßen. In Deutschland sprechen sich aber nur 12 % der Befragten für einen vollständigen Zugriff auf die Daten durch die Patientinnen und Patienten aus. 54 % favorisieren den begrenzten Zugriff, 34 % würden ihren Patientinnen und Patienten am liebsten gar nicht den Zugang zu ihren Daten öffnen.

Tabelle 17-1: Wo Ärztinnen und Ärzte Informationstechnologien regelmäßig einsetzen (Accenture, 2013)

	Global	USA	Kanada	UK	F	D	Singapur	Spanien	Aus
Notizen aus Konsultationen elektronisch erfassen	66 %	78 %	44 %	64 %	68 %	77 %	52 %	73 %	64 %
Elektronisches Rezept	21 %	65 %	8 %	12 %	7 %	4 %	49 %	33 %	6 %
Elektronische Patientenakte: klinische Ergebnisse eintragen	54 %	62 %	41 %	60 %	37 %	50 %	49 %	63 %	67 %
Zugriff auf klinische Daten außerhalb der eigenen Praxis/Einrichtung	47 %	45 %	44 %	54 %	34 %	39 %	49 %	69 %	42 %

Doch nicht nur den Daten der Patientinnen und Patienten gilt die Besorgnis der Ärztinnen und Ärzte: Zunehmend werden auch sie selbst ohne ihre Einwilligung öffentlich bewertet und gerankt – oftmals anonym. Eine Erhebung der Friedrich-Alexander-Universität Erlangen-Nürnberg lieferte dazu interessante Ergebnisse, nachdem die Autoren 127 192 Social Media-Einträge von 107 148 Patientinnen und Patienten zu 53 585 Medizinern verschiedener Fachrichtungen ausgewertet hatten (Emmert et al., 2013). Obwohl dieser Erhebung zufolge die meisten Ärztinnen und Ärzte als «gut» oder «sehr gut» bewertet werden, gibt es nicht nur bei schlechter bewerteten Kolleginnen und Kollegen Vorbehalte gegen diese Art der öffentlichen Darstellung. Versuche, juristisch gegen Bewertungen vorzugehen, waren bislang nur eingeschränkt erfolgreich. Am 6. Dezember 2013 entschied beispielsweise das Landgericht Kiel, dass ein öffentlich sehr schlecht bewerteter Arzt kein Recht auf eine Löschung der Bewertung in dem entsprechenden Portal hat, weil die Äußerung des Patienten eine Meinungsäußerung darstelle und durch das Recht auf Meinungsfreiheit gedeckt sei (Landgericht Kiel, 2013).

Pharma

Die Pharmaindustrie sieht in eHealth oder mHealth die Opportunität, mit den unterschiedlichen Stakeholdern direkter in Kontakt zu treten, um zu kommunizieren oder auch erweiterte Serviceleistungen zu den Kernprodukten anzubieten.

Der Website www.pocket.md zufolge wurden im Sommer 2013 circa 754 mobile Gesundheit-Apps von Pharmaunternehmen in den unterschiedlichen Stores der Betriebssysteme angeboten (siehe **Abbildung 17-3**). Mehr als 80 % der aufgeführten Angebote basieren auf dem Betriebssystem iOS, nur ca. 17 % auf dem Android-Betriebssystem. Das ist bemerkenswert, da Android umgekehrt am Gesamtmarkt einen Marktanteil von 80 % hat.

Die Vielzahl der Angebote kann nicht darüber hinwegtäuschen, dass im Pharmabereich bislang eher das Dabeisein im Vordergrund steht, und klare strategische Zielsetzungen für den Einsatz moderner IuK-Technologien noch nicht erkennbar sind. Auch international ist die Branche noch auf der Suche nach Antworten zu Fragen wie:

- Sind Apps der Ersatz für Broschüren und zuverlässige Hilfen für die Therapiesteuerung?
- Sollen Gesundheits-Apps die Patientinnen und Patienten unterstützen oder die Provider beziehungsweise medizinisches Fachpersonal?
- Können Gesundheits-Apps zur Kundenbindung beitragen?
- Welche konkreten Auswirkungen sind in welchen Bereichen von den Applikationen zu erwarten?

Betrachtet man Pharmaunternehmen, die in den gleichen Therapiegebieten aktiv sind und ver-

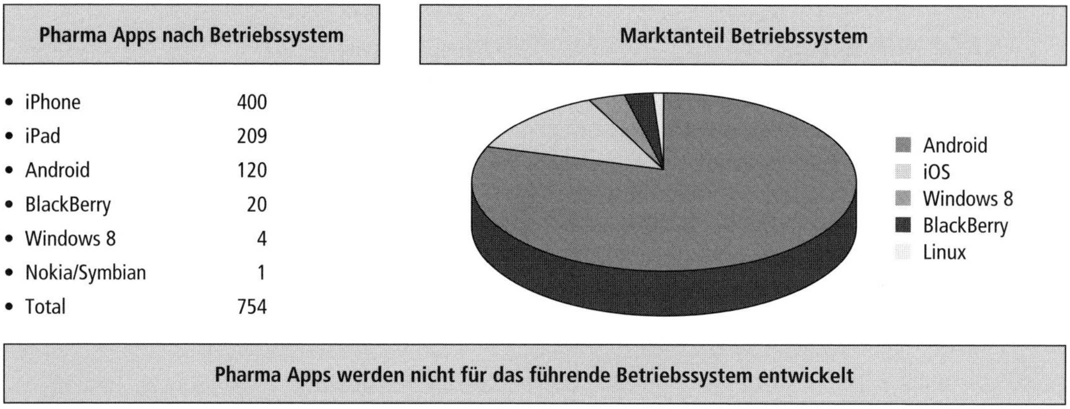

Abbildung 17-3: Pharma-Apps nach Betriebssystem und Marktanteil des Betriebssystems (www.pocket.md, eigene Abbildung). Quelle: IDC, Pocket.MD, Stand 08/13

gleichbare Produkte anbieten, so findet man auch auf der App-Seite ähnliche oder Me-too-Angebote:

- Kontrazeptivahersteller bieten Erinnerungs-Apps zur Einnahme der Pille an.
- Hersteller von Antiallergika offerieren Pollenflug-Warnungen.
- Hersteller, die innovative Inhalte vertreiben, haben Apps zur deren Anwendung.
- Produzenten von Onkologica haben eher das medizinische Fachpersonal im Focus und versuchen via Apps, diese Zielgruppe mit neuesten Therapie- und Literaturhinweisen zu versorgen.

Im internationalen Vergleich nutzen große Hersteller ihre globalen Marken als Plattform und offerieren die Angebote bei ähnlicher oder identischer optischer Gestaltung in unterschiedlichen Sprachen. Kein Wunder ist es dabei, dass die meisten Apps in englischer Sprache programmiert sind. In Abhängigkeit von den lokalen Regulierungen ist es möglich, diese auf mehreren Märkten anzubieten

Auf den Homepages der Unternehmen wird das Angebot mobiler Gesundheits-Apps oft sehr diskret angezeigt. Gerade auf den deutschen Firmenseiten gewinnt man den Eindruck, dass die Unternehmen eher auf indikationsspezifische Websites setzen als auf Apps, obwohl diese eigentlich die besseren Optionen zur Interaktion mit den Zielgruppen bieten.

Originalität steht bei den pharmaeigenen Apps nicht immer im Vordergrund. Andere Branchen haben raffiniertere Apps. Dies kann aber auch daran liegen, dass noch keine Klarheit über den regulatorischen Rahmen mobiler Gesundheits-Apps herrscht. Der Klärungsprozess selbst könnte zu einer dramatischen Steigerung des Entwicklungsaufwands für Gesundheits-Apps führen – nämlich dann, wenn sie von den Aufsichtsbehörden als Medizinprodukt klassifiziert werden sollten.

Kostenträger

Für die Kostenträger aus dem Bereich der GKV und der PKV ergeben sich mehrere Einsatzgebiete, die sich unter den Oberbegriffen *Top Line* und *Bottom Line* zusammenfassen lassen (siehe **Abbildung 17-4**), wie eine Studie von PricewaterhouseCoopers (PwC) zeigt.

Während sich die Top Line auf die Gewinnung neuer Kunden und die Kundenpflege fokussiert, geht es im Bereich der Bottom Line eher um interne Abläufe und die Kommunikation mit den Bestandskunden sowie anderen Stakeholdern und Zielgruppen. Ist im ersten Bereich der Einsatz moderner IuK-Technologien in einer Vielzahl von

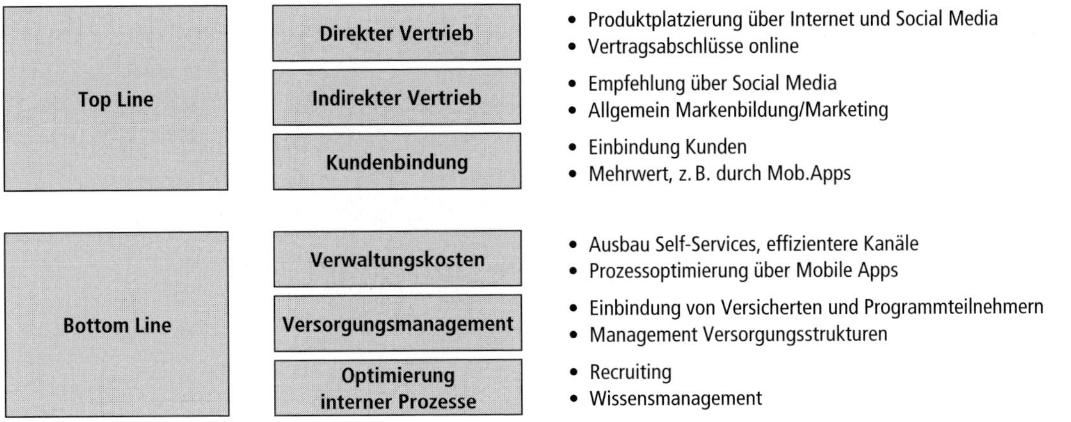

Abbildung 17-4: Systematisierung der Social Media-Anwendungsbereiche (PwC, 2011)

Einzelmaßnahmen in vielen Kanälen denkbar, so bleiben die Einsatzgebiete doch relativ weitgehend auf das Vertriebsmarketing beschränkt. Die Transaktionsebene wird nicht erreicht, Vertragsabschlüsse über Apps sind aus rechtlichen Gründen nicht möglich.

Im Bereich Bottom Line treten bei den Leistungskosten die gleichen regulatorischen Probleme zutage, die auch auf anderen Gebieten im Gesundheitswesen einer Optimierung der Patientenversorgung im Weg stehen. Analog zur WHO-Definition wird mHealth als Teil der Telemedizin angesehen (WHO, 2011). Die fehlenden Regelungen für eine Vergütung ambulanter telemedizinischer Leistungen und der hohe Aufwand, den es bedeutet, den Nutzen von telemedizinischen Angeboten evidenzbasiert nachzuweisen, sind die beiden größten Hürden für einen flächendeckenden Ausbau der Telemedizin in Deutschland (PwC, 2011).

Die oben bereits mehrfach angesprochenen Schnittstellenprobleme bei der Informationsübermittlung zwischen verschiedenen Beteiligten im Gesundheitssystem haben dazu geführt, dass beispielsweise die AOK sich weg von Großprojekten hin zu pragmatischen Einzellösungen orientiert, deren Qualitätslevel und Nutzen klar nachweisbar sind. Einen weiteren Schwerpunkt sieht die AOK in der Prävention. Insbesondere vor dem Hintergrund des für 2014 von der Regierungskoalition geplanten Präventionsgesetzes und den vorgesehenen Pflichtausgaben der Kostenträger für ihre Mitglieder im Präventionsbereich erscheint diese Orientierung sehr zukunftsträchtig. Hier können Kassen und Versicherer mit eigenen Angeboten tätig werden oder diejenigen mHealth-Angebote vom Markt in Anspruch nehmen, die den größten Erfolg bei den Versicherten haben.

Daneben werden Neuerungen immer wieder für kontroverse Diskussionen sorgen und gelegentlich juristisch ihren Platz in der Kommunikationsarena des Gesundheitswesens erstreiten. Eine von der Techniker Krankenkasse (TK) veröffentlichte Terminvereinbarungs-App mit der Implikation der Bildung eines TK-eigenen virtuellen Arztnetzes hat genauso das Potenzial zu einer juristischen Auseinandersetzung wie der Krankenhaus-Navigator des AOK-Bundesverbandes, dem entgegen dem Eilantrag eines Krankenhauses aus NRW das Existenzrecht juristisch vorerst gewährt wurde (Sozialgericht Berlin, 2013).

Im Bereich Bottom Line der Verwaltungskosten gibt es insbesondere bei den PKV interessante Entwicklungen. Mit dem QR-Code gelabelte Rechnungen können beispielsweise via Smartphone an die Versicherung zur Erstattung weitergeleitet werden. Dieses Tool ist ein gutes Beispiel für eine Win-win-Lösung: Sowohl die Patientinnen und Patienten als auch die Kostenträger sparen Zeit und Geld; gleichzeitig trägt der Prozess zur Steigerung der Kundenzufriedenheit bei, weil davon auszugehen ist, dass durch die Beschleunigung des Bearbeitungsvorganges Rechnungen schneller erstattet werden.

Neben den klassischen Themen in den Wertschöpfungsstufen treiben die folgenden strategischen Themen die Entscheidungsträger bei den Kostenträgern an:

GKV:
- Versorgungsmanagement
- Pay-for-Performance
- Krankenaus-Struktur
- gegebenenfalls Umbau Versicherungssystem/ Bürgerversicherung

PKV:
- Bürgerversicherung
- Entwicklung neuer Produkte
- Versorgungsmanagement

Auf dem Gebiet des Versorgungsmanagements werden künftig verstärkt die Bereiche Pflege und Notfallversorgung in den Fokus rücken, für die es unter dem Stichwort eCare oder mCare bereits interessante Anwendungen gibt, wie zum Beispiel einen mobilen Notrufdienst, den die Deutsche Telekom in Zusammenarbeit mit dem Deutschen Roten Kreuz und dem Schweizer Uhrenhersteller Limmex anbietet. Basis dafür ist eine Uhr mit eingebautem Mini-Handy, welche in Notsituationen auf Knopfdruck Hilfe holt (Deutsche Telekom, 2012).

Zusammenfassung und Ausblick

Die Entwicklung der Informations- und Kommunikationstechniken im Gesundheitsbereich wird wie in allen anderen gesellschaftlichen Bereichen durch den Wandel der Strukturen und Regeln dominiert, die unter dem Begriff Web 2.0 zusammengefasst werden. Dieser Wandel stellt für alle Beteiligten im Gesundheitswesen eine Herausforderung dar und verändert die Rolle der Patientinnen und Patienten in Richtung eines deutlich aktiveren Akteurs in allen Kommunikations- und Transaktionsprozessen als in der Vergangenheit.

Der konsequente und nutzenstiftende Einsatz innovativer Kommunikationsmittel im Gesundheitsbereich wird vor allem dadurch behindert, dass viele Akteure in der Gesundheitsbranche den Wandel noch nicht angenommen haben und die entsprechenden Einsatzszenarien aus Partikularinteressen heraus blockieren. Das gilt in erster Linie für die Leistungserbringer.

Ein wesentlicher Punkt bei der Gestaltung künftiger Kommunikationsprozesse ist der Umgang mit Daten. Zurückhaltung bei der Übermittlung von Daten ist eine – häufig sinnvolle – Schutzreaktion gegenüber Missbrauch, aber gleichzeitig auch Hemmnis für die Weiterentwicklung der Branche.

Auch vor dem Hintergrund häufiger Blockaden ist die Euphorie vergangener Jahre zum Thema eHealth oder mHealth heute einem positiven Realismus gewichen. Alle Stakeholder haben sich strategisch mit dem Thema beschäftigt und zum Teil auch Pläne für die nächsten Jahre in ihren Schubläden. Sicherlich werden aufmerksam die rechtlichen, technischen und strukturellen Entwicklungen beobachtet, um gegebenenfalls reagieren zu können. Doch zunächst sind alle Player aufgrund vieler offener und ungeklärter Agendapunkte vorsichtig.

- Für die Pharmaindustrie wird mHealth nicht die Basis für neue Geschäftsmodelle sein, sondern eher ein Baustein im Sinne der Entwicklung neuer Dienstleistungen hinter der Pille.
- Die Medizintechnik-Industrie wird aktiv versuchen, dort, wo es vom Portfolio her notwendig ist, Produkte für Smartphones und andere Geräte zu entwickeln, um nicht durch neue Anbieter aus dem Markt gedrängt zu werden.
- Kassen werden versuchen, im Rahmen des jeweils geltenden Regelwerks unter Beachtung von Qualitätsansprüchen und Effizienzkriterien die Leistungserbringer zur kollaborativen Nutzung innovativer Kommunikationstechnologien über Sektorgrenzen hinaus zu motivieren.

- Dienstleister: Krankenversicherungen werden minimale, Informationen vermittelnde Angebote offerieren. Innovative Akteure, darunter vor allem niedergelassene Ärztinnen und Ärzte, werden offensiv nach Lösungen suchen, um sich durch die Nutzung der innovativen Kommunikationstechnik mit patientenorientierten Anwendungen im Wettbewerb zu differenzieren.

Welche Geräte in den Kommunikationsprozessen künftig eine Rolle spielen werden, welchen Einfluss in diesem Zusammenhang zum Beispiel Google Glass haben wird, wie die Zukunft im Gesundheitsbereich für Skype, Facebook, Suchmaschinen oder Bewertungsportale aussieht – für alle diese Themen könnte man auf der Basis des heutigen Wissens Prognosen ableiten. Die Sinnhaftigkeit darf bezweifelt werden. Das Web 2.0, das gerade erst viele tradierte Regeln und Strukturen der Kommunikation verändert hat, entwickelt sich rasend schnell in Richtung Web 3.0, in Richtung eines Internets der Daten. Mit Sicherheit müssen die Akteure im Gesundheitswesen auch darüber nachdenken, welche neuen Herausforderungen sich aus der Weiterentwicklung zum Web 3.0 ergeben – aber viel dringender ist es für die Branche, zunächst im Web 2.0 anzukommen.

Literatur

Accenture (2013). *Ärzteumfrage: Länderprofil für Deutschland. Setzt sich IT im deutschen Gesundheitswesen durch?* Abgerufen von: http://www.accenture.com/SiteCollectionDocuments/Local_Germany/PDF/Accenture-Doctors-Survey-Germany-Country-Profile.pdf (11.04.2014).

AOK NordWest (2012). *Intensive Betreuung durch Telemedizin: AOK NordWest macht sich für schwache Herzen stark.*Abgerufen von: http://www.aok.de/nordwest/die-aok/aktuelle-pressemeldungen-westfalen-lippe-153083_194054.php (11.04.2014).

Buchberger, S. (2012, 11. September). *Patient 2.0 bestimmt die Richtung!* [Blog]. Abgerufen von: http://mediziner.trust-wi.de/2012/09/patient-2-0-bestimmt-die-richtung/ (04.03.2014).

Deutsche Telekom (2012, 22. Oktober). *Telekom, Rotes Kreuz und Limmex starten Notrufuhr.* Abgerufen von: http://www.telekom.com/medien/konzern/157124 (04.03.2014).

Emmert, M., Meier, F., Pisch, F. & Sander, U. (2013). Physician rating websites: A cross-sectional study assessing the impact on physician choice making and characteristics associated with the use. *Journal of Medical Internet Research,* 15, e187.

Europäische Kommission, eHealth Network (2013). *Guidelines in minimum/non-exhaustive patient summary dataset for electronic exchange in accordance with the cross-border directive 2011/24/EU* (Release 1). Abgerufen von: http://ec.europa.eu/health/ehealth/docs/guidelines_patient_summary_en.pdf (04.03.2014).

Grätzel von Grätz, P. (2013). Dauerbaustelle auf der Datenautobahn. *Gesundheit und Gesellschaft,* 9, 6, 23–29.

Hay, D. (2010, 22. September). *Web 3.0 demystified: An explanation in pictures for the rest of us.* Abgerufen von: http://technorati.com/technology/article/web-30-demystified-an-explanation-in (27.02.2014).

Higgelke, R. (2013, 23. Juli). *ZTG-App-Symposium 2013: Gesundheits-Apps – Hilfe oder Risiko?!* Abgerufen von: http://www.medizin-und-elektronik.de/mobile-medizintechnik/article/99763/0/Gesundheits-Apps__Hilfe_oder_Risiko/ (04.03.2014)

Hilbert, J., Paulus, W. & Romanowski S. (2012). Telemedizin und AAL in der Metropole Ruhr: Bestandsaufnahme und Ausblick. *Forschung Aktuell,* 1, 1–14.

Institut für Demoskopie Allensbach (2013). *Sicherheitsreport 2013: Ergebnisse einer repräsentativen Bevölkerungsbefragung.* Abgerufen von: http://www.telekom.com/static/-/198372/2/Sicherheitsreport-2013-si (04.03.2014).

Kacher, C., Wiest, A. & Schuhmacher, N. (2000). E-Health: Chancen und Risiken für Ärzte, Patienten und Kostenträger. *Zeitschrift für Allgemeinmedizin,* 76, 12, 607–613.

Schaar, P. (2013, 05. März). *Datenschützer sehen Patientendaten in Gefahr.* In Keppner, K., NDR-Info vom 05.03.2013.

Landgericht Kiel, Beschl. vom 06.12.2013, Az. 5 O 372/13. Abgerufen von: http://www.iww.de/pi/quellenmaterial/id/102800 (04.03.2014).

Nadler, T. (2013). Rx-Kommunikation in den Zeiten von Web 2.0 – überraschend anders. In P. Strahlendorf (Hrsg.), *Jahrbuch Healthcare Marketing 2013* (S. 46–49). Hamburg: New Business.

PwC (2011). *Der Einsatz von Social Media in der Krankenversicherung: Studie zur Nutzung neuer Kommunikationsmedien in der GKV und PKV.* Abgerufen von: http://www.pwc.de/de_DE/de/gesundheitswesen-und-pharma/assets/Social-Media-in-der-Krankenversicherung.pdf (04.03.2014).

Sachverständigenrat Gesundheit (2012). Sicherstellung von Versorgungskontinuität als Kernaufgabe des Schnittstellenmanagements. In *Sondergutachten 2012 des Sachverständigenrates zur Begutachtung der Ent-*

wicklung im Gesundheitswesen (S. 137–176). Bern: Huber.

Salazar, W. (2012). *MSL-Gesundheitsstudie: Wie social ist das Gesundheits-web?* Abgerufen von: http://download.skopos.de/news/skopos_gesundheit-2012-broschuere.pdf (28.04.14)

Sozialgericht Berlin, Beschl. vom 19.09.2013, Az. S89 KR 1636/13 ER. Abgerufen von: https://sozialgerichtsbarkeit.de/sgb/esgb/show.php?modul=esgb&id=164059 (04.03.2013).

U.S. Food and Drug Administration (2013). *Mobile medical applications: Guidance for industry and Food and Drug Administration staff.* Abgerufen von: http://www.fda.gov/downloads/MedicalDevices/.../UCM263366.pdf (04.03.2014).

World Health Organization (2011). mHealth. New horizons for health through mobile technologies: based on the findings oft the second global survey on eHealth. *Global Observatory for eHealth Series, Volume 3.* Geneva: World Health Organization.

18. eHealth und mHealth: Gesundheitskommunikation online und mobil

Constanze Rossmann und Veronika Karnowski

Online-Gesundheitskommunikation ist keine Randerscheinung mehr. Das Angebot an Gesundheitsseiten wächst stetig, gleichzeitig steigt die Anzahl derer, die sich online über Gesundheitsthemen informieren oder sich mit anderen Nutzerinnen und Nutzern über Gesundheitsthemen austauschen. Das hat Vor- und Nachteile: leichter Zugang, mögliches Empowerment und neue Potenziale für die Gesundheitsförderung auf der einen Seite, mangelnde Qualitätskontrolle und mögliche negative Folgen auf der anderen. Neue Anwendungen wie soziale Onlinenetzwerke, SMS-Interventionen oder Gesundheits-Apps kommen hinzu und wecken neue Diskussionen. Das vorliegende Kapitel liefert einen Überblick über dieses Spannungsfeld und beschäftigt sich mit Angebot, Nachfrage und Wirkung von Gesundheitsangeboten, die online und mobil verbreitet und genutzt werden. Hierzu werden zunächst die relevanten Begriffsbestimmungen vorgenommen. Anschließend werden jeweils Nutzerinnen und Nutzer sowie Nutzung beschrieben, um dann die Potenziale und auch Grenzen der neuen technischen Möglichkeiten aufzuzeigen und zu diskutieren.

Begriffsbestimmungen

Bereits 1993 entstanden erste Webseiten mit medizinischen Inhalten (Health on the Net Foundation, 2005). Seither spielt das Internet als Quelle für Gesundheitsinformationen eine zunehmend wichtige Rolle. Das Angebot an gesundheitsbezogenen Onlineinhalten wächst genauso wie die Anzahl seiner Nutzer stetig. Aufgrund seiner spezifischen Eigenheiten eröffnet das Internet so auch für die Gesundheitsförderung neue Perspektiven.

Im Folgenden wird daher zunächst geklärt, wie sich eHealth und mHealth definieren und worauf der Fokus in diesem Beitrag gelegt werden soll: Gesundheitskommunikation online und mobil.

eHealth

So vielfältig elektronische Anwendungsmöglichkeiten im Gesundheitsbereich sind, so verschieden ist das Verständnis der in diesem Kontext verwendeten Begrifflichkeiten. Entsprechend unterschiedlich wird der Begriff *eHealth* seit seiner Einführung Ende der 1990er-Jahre verstanden und benutzt. Häufig scheint er als Schlagwort zu dienen, nicht nur für Gesundheitsangebote im Internet, sondern für so gut wie alles, was mit elektronischer Medizin zu tun hat.

Zu den meist zitierten Definitionen gehört die von Eysenbach (2001, S. e20), der eHealth beschreibt als «an emerging field of medical informatics, referring to the organization and delivery of health services and information using the Internet and related technologies». Mühlbacher, Wiest und Schumacher (2001, S. 211) definieren den Begriff noch breiter als «die Anwendung elektronischer Medien im Rahmen von Gesundheitsdienstleistungen.» Die für diesen Beitrag am besten geeignete Definition liefert Eng (2001, S. 1), der eHealth allgemein als «the use of emerging information and communication technology, especially the Internet, to improve or enable health and healthcare» beschreibt. Aufgrund des breiten Spektrums von eHealth wird der Begriff von verschiedenen Autoren in Unterbereiche unterteilt (Eng, 2001).

Online-Gesundheitskommunikation

eHealth umfasst somit telemedizinische Anwendungen genauso wie internetbasierte Gesundheitsinformationen. Dennoch wird der Begriff in der Forschungspraxis häufig auf Gesundheitsinformationen im Internet beschränkt (z. B. Lee, Park & Widdows, 2009). Sinnvoller erscheint es, die verschiedenen Angebote zur *Online-Gesundheitskommunikation* als eigenständigen Bereich anzusehen, der eine von mehreren Anwendungsmöglichkeiten von eHealth darstellt. Der vorliegende Beitrag widmet sich im ersten Abschnitt eben diesem Teilbereich und schließt somit Anwendungsfelder wie Telemedizin, elektronische Patientenakten oder die Bereitstellung medizinischer Informationen für Experten über Datenbanken aus (für einen Überblick über diese Bereiche siehe Eysenbach, 2001; Gurak & Hudson, 2006).

Gesundheitskommunikation allgemein lässt sich nach Duffy und Jackson (1998, S. ix–x) definieren als «the interaction of people involved in the health care process and the elucidation and dissemination of health-related information.» Angelehnt an diese Definition *umfasst Online-Gesundheitskommunikation all jene internetbasierten Anwendungsmöglichkeiten, die einen individualkommunikativen Austausch über oder die massenkommunikative Bereitstellung von Gesundheitsinformationen ermöglichen.*

Die allgemeinen Charakteristika der Onlinekommunikation – Hypertextualität, Interaktivität, Schnelligkeit, Aktualität und Überwindung räumlicher Grenzen – gelten auch für die Online-Gesundheitskommunikation. Im Vergleich zur Offlinekommunikation zeichnen sich internetbasierte Gesundheitsangebote außerdem dadurch aus, dass sie von einer größeren Vielfalt an Akteuren, Kommunikationsformen und Publikationstypen geprägt sind (Hautzinger, 2003, S. 599).

mHealth

Mobile Health (kurz: *mHealth*) beschreibt den Einsatz mobiler Informations- und Kommunikationstechnologien in der Gesundheitsversorgung oder -förderung. Entsprechend definieren Abroms, Padmanabhan und Evans (2012, S. 152) mHealth allgemein mit «uses of mobile phones for health purposes». Ein von der United Nations Foundation in Auftrag gegebener Bericht zum Thema spricht von «using mobile communication – such as PDAs and mobile phones – for health services and information» (Vital Wave Consulting, 2009, S. 8). mHealth ist nichts völlig Neues, sondern stellt einen Teilbereich von eHealth dar und repräsentiert «the evolution of ehealth systems from traditional desktop «telemedicine» platforms to wireless and mobile configurations.» (Istepanian et al., 2006, S. 3; siehe auch Vital Wave Consulting, 2009).

Online-Gesundheitskommunikation

Klassifikation von Online-Gesundheitsangeboten

Gitlow (2000) unterscheidet drei Bereiche der Online-Gesundheitskommunikation:

- *Health Content* umfasst alle Angebote, die Informationen und Wissen über Gesundheit oder Krankheit vermitteln und ist damit die am weitesten verbreitete Form der Online-Gesundheitsangebote. Typischerweise handelt es sich hierbei um umfassende Gesundheitsportale zu allen denkbaren medizinischen Bereichen oder spezialisierte Portale zu einem bestimmten medizinischen Bereich.
- Unter *Health Communitys* versteht man soziale Netzwerke, die einen Dialog zwischen Patienten ermöglichen. Die Patientinnen und Patienten sind somit sowohl Rezipienten als auch Produzenten der Inhalte. Da diese Communitys nur in Einzelfällen von medizinischen Expertinnen und Experten moderiert werden, muss die Qualität der Informationen stark infrage gestellt werden.
- Der dritte Bereich der *Health Provision* beschreibt alle jene Angebote, die einen direkten Kontakt zwischen Leistungserbringer und Patient ermöglichen, zum Beispiel Arzt-Patient-Interaktionen im Rahmen virtueller Arztpraxen.

Die drei Typen unterscheiden sich nicht nur in ihrer *Funktionalität*, sondern auch im Hinblick auf ihren *Interaktivitätsgrad*. Angebote, die Health Content beinhalten, dienen der einseitigen Informationsvermittlung und richten sich an vergleichsweise passiv-rezipierende Nutzer. Health Communities verlangen einen höheren Aktivitätsgrad und sind stärker interaktiv angelegt, während der dritte Bereich rein auf Interaktivität ausgerichtet ist und einen aktiven Dialog zwischen Arzt und Patient fordert (Hautzinger, 2003).

Weitere Klassifikationsmerkmale sind die *Akteure*, die als Anbieter oder Nutzer von Gesundheitsdiensten im Internet in Erscheinung treten. Auf *Anbieterseite* finden sich kommerzielle wie nicht-kommerzielle Interessengruppen, die jeweils unterschiedliche Ziele verfolgen – von der reinen Bereitstellung von Information zur Weiterbildung und Gesundheitsförderung über die Suche nach inhaltlichem Austausch und sozialen Kontakten mit Betroffenen bis hin zu kommerziellen Zielen wie das Anwerben von Kunden oder Patienten, die Imageaufbesserung von Unternehmen oder der Verkauf von Produkten oder Dienstleistungen.

Auch nach ihren *Adressaten* lassen sich die Gesundheitsangebote im Internet unterscheiden (Tautz, 2002, S. 79). So richten sich manche an Expertinnen und Experten aus diagnostisch-therapeutischen oder präventiven Bereichen, andere dienen der Vernetzung und Weiterbildung von Wissenschaftlerinnen und Wissenschaftlern des Public-Health-Bereichs, wieder andere richten sich an politische Interessengruppen und beschäftigen sich mit dem Gesundheitssystem. Ein wachsender Teil ist an die Laienöffentlichkeit adressiert, teilweise an die allgemeine Bevölkerung, teilweise nur an bestimmte Zielgruppen oder Betroffene. Einen Überblick über die verschiedenen Klassifikationsmöglichkeiten gibt **Tabelle 18-1**.

Nutzung von Online-Gesundheitsangeboten

Entwicklung der Nutzerzahl. Die Nutzung von Online-Gesundheitsangeboten nahm in der vergangenen Dekade stetig zu. Laut einer Umfrage des Instituts für Demoskopie Allensbach nutzten im Jahr 2000 nur 7 % der bundesdeutschen Bevölkerung ab 16 Jahren das Internet als Informationsquelle für Gesundheitsfragen (Identity Foundation, 2001). Im Jahr 2006 stieg dieser Anteil bereits auf 46 % der Deutschen ab zehn Jahren (Mohr, 2007). 2012 informierten sich knapp drei Viertel der deutschen Internetnutzer ab 18 Jahren zumindest gelegentlich im Internet über Gesundheitsthemen (SKOPOS, 2012). Im Zuge dieser Zunahme änderte sich auch der Stellenwert des Internets als Quelle für Informationen über Gesundheitsthemen. Während das Internet als *wichtigste* Quelle 2008 noch hinter interpersonalen Kontakten mit Ärzten, Apothekern und Familie sowie den klassischen Massenmedien rangierte (Lausen, Potapov & Prokosch, 2008), wandelt sich auch dies zumindest bei den Onlinern zugunsten des Internets (SKOPOS, 2012).

Charakteristika der Nutzer von Gesundheitsangeboten im Internet. Betrachtet man die Nutzerstruktur zunächst im Hinblick auf ihre *soziodemografischen Merkmale*, so lässt sich der typische Nutzer von Gesundheitsangeboten im Netz relativ eindeutig als jung, gebildet und einkommensstark beschreiben (z. B. Trepte et al., 2005). Unklar ist

Tabelle 18-1: Klassifikationen von Gesundheitsangeboten im Internet

Funktionalität	Interaktivitätsgrad	Interessen	Anbieter	Adressaten
• Content • Communitiy • Provision	• Information (einseitig) • Interaktion (wechselseitig) • Transaktion (wechselseitig)	• kommerziell • nicht-kommerziell (non profit)	• Gesundheitswesen • Politik • Wissenschaft • Medien • Laien	• Gesundheitswesen • Politik • Wissenschaft • Laien (Öffentlichkeit, Zielgruppen, Betroffene)

bislang, ob eher Frauen oder Männer an Online-Gesundheitsinformationen interessiert sind. So konstatieren die einen, typische Nutzer seien weiblich (z. B. Mohr, 2007), während andere mehr Männer unter den Nutzern finden (z. B. Lausen et al., 2008). Denkbar ist beides: So ließe sich die Dominanz von Männern einerseits aus der allgemeinen Charakteristik des eher jungen und männlichen Internetnutzers erklären (van Eimeren & Frees, 2008). Andererseits sind Frauen grundsätzlich gesundheitsorientierter als Männer, sie tun mehr für ihre Gesundheit, sie fragen häufiger andere um Rat, wenn es um die Gesundheit geht, aber sie werden auch mehr um Rat gefragt (Identity Foundation, 2001), und innerhalb der Familie übernehmen sie eher als Männer die Aufgabe, gesundheitsbezogene Entscheidungen für die Familie zu treffen (Trepte et al., 2005).

Charakteristisch für die Nutzerinnen und Nutzer von Gesundheitsinformationen im Internet sind auch ihr stärkeres *Gesundheitsbewusstsein* im Vergleich zu Nicht-Nutzern und ihre ausgeprägte *Gesundheitsorientierung*. Das Gesundheitsbewusstsein erklärt die Nutzung im Vergleich zu Soziodemografie, genereller Mediennutzung und Persönlichkeit am besten (Dutta-Bergman, 2003, 2004).

Im Hinblick auf die Bedeutung des *Gesundheitszustandes* für die gesundheitsspezifische Internetnutzung bleiben die Befunde bisher uneindeutig. Während manche Studien keinen, beziehungsweise einen negativen Zusammenhang zwischen Nutzung und dem Vorliegen einer (chronischen) Krankheit finden (Hüfken et al., 2004; Fox & Purcell, 2010), stellen andere das Gegenteil fest (Lausen et al., 2008). Weitgehend einig ist sich die Forschung allerdings darin, dass der Gesundheitszustand einen Einfluss darauf hat, wie die Angebote genutzt werden. Cain, Sarasohn-Kahn und Wayne (2000) entwickelten vor diesem Hintergrund eine Typologie von gesundheitsbezogenen Internetnutzern, die drei Typen umfasst:

- «the well» denken nicht allzu häufig über Gesundheit nach und suchen überwiegend nach Informationen zu Prävention und Wellness – ähnlich wie sie nach Nachrichten, Aktienkursen oder Produkten suchen.
- «the newly diagnosed» suchen in den ersten Wochen nach ihrer Diagnose intensiv nach spezifischen Informationen zu ihrem Krankheitsbild, nutzen alle Möglichkeiten des Austausches mit Experten und anderen Patienten, um eine zweite Meinung, Unterstützung und Rat einzuholen.
- «the chronically ill and their caregivers» suchen häufiger nach Gesundheitsinformationen als «the well», haben eine stärkere Bindung an Internetangebote, die ihre Bedürfnisse nach Information, Austausch und Unterstützung für ihre Krankheit beziehungsweise die ihrer Angehörigen erfüllen.

In dieser Klassifikation unbeachtet bleiben diejenigen, zumeist jüngeren und höher gebildeten Patientinnen und Patienten, die zunächst online nach Informationen suchen, bevor sie den Arzt aufsuchen. Ein Verhalten, welches eine Schweizer Studie bei etwa einem Viertel der Patienten feststellt (Schulz, Zufferey & Hartung, 2011).

Nutzungsmotivation. Die Erklärung der Mediennutzung auf der Basis von Bedürfnissen und Nutzungsmotiven geht auf den *Nutzen- und Belohnungsansatz* (Uses-and-Gratifications-Ansatz; Katz, Blumler & Gurevitch, 1974) zurück. Menschen haben unterschiedliche Bedürfnisse, die sie auf verschiedenen Wegen befriedigen können. Im Kontext von Gesundheitsangeboten im Internet fand das Pew Internet & American Life Project – eine Non-Profit-Organisation, die regelmäßig Studien zur Nutzung von Gesundheitsangeboten durchführt – die folgenden Nutzungsmotive: Informationssuche nach neuen Diagnosen, Therapien oder Medikamenten, Suche nach Tipps für den Umgang mit speziellen Problemen, Bedürfnis nach emotionaler Unterstützung und offene Fragen nach einem Arztbesuch (Fox & Fallows, 2003). Das Motiv der Informationssuche wurde auch durch eine Studie der Health on the Net Foundation (2005) bestätigt. Auch eine Studie in Singapur fand ähnliche Nutzungsmotive: Neugier (z. B. bei neuen oder unbekannten medizinischen Begriffen oder neuen Diagnosen), Gesundheitsmanagement (z. B. Unterstützung für den Umgang mit der eigenen Krankheit) und Kontrolle (Reduzierung von

Unsicherheit durch Informationen) sowie die soziale Unterstützung von Freunden oder Angehörigen (Tang & Lee, 2006).

Als dominante Motive scheinen sich somit die Suche nach Informationen (für eine zweite Meinung oder für genauere Informationen zu spezifischen Krankheitsbildern), das Bedürfnis nach Unterstützung für den Umgang mit der eigenen Krankheit und die Suche nach sozialen Kontakten mit anderen Betroffenen herauszukristallisieren.

Wirkungspotenziale und Wirkung

Reichweite und Erreichbarkeit. Angesichts intensiver Nachfrage und hoher Erwartungen an Gesundheitsangebote im Internet stellt sich die Frage nach deren Vorteilen für die Gesundheitskommunikation. Als erstes ist hier – aufgrund der stetig steigenden Nutzerzahlen von Webangeboten generell und von Online-Gesundheitsangeboten im Speziellen – das potenziell erreichbare Publikum zu nennen. Im Vergleich zu den meisten massenmedialen Wegen der Gesundheitsprävention (z. B. Fernsehspots) ist die *Reichweite* einzelner Internetangebote immer noch klein. Vergleicht man die Möglichkeiten der Gesundheitsaufklärung jedoch mit der Reichweite interpersonaler Beratungsangebote des Gesundheitssektors, so wächst die Reichweite deutlich und kostengünstig. Für die Nutzer bietet das Internet den Vorteil der *Niederschwelligkeit*; das heißt, es ist – ein Internetzugang vorausgesetzt – leicht zugänglich, kostengünstig nutzbar sowie bequem und ohne zeitliche Begrenzungen zu erreichen (Schmidt-Kaehler, 2005). Auch die *Anonymität* der Nutzer kann auf diesem Weg gewahrt bleiben.

Gleichzeitig bieten Online-Gesundheitsangebote aufgrund ihrer unbegrenzten Verbreitung die Möglichkeit, jene *Zielgruppen* zu erreichen, die auf herkömmlichen massenmedialen oder interpersonalen Wegen nur schwer erreichbar sind. Sie haben das Potenzial, «to extend and amplify the impact of traditional health promotion media by linking, personalizing, and expanding the coverage of health promotion messages.» (Neuhauser & Kreps, 2003, S. 551) So ist es etwa möglich, auch solchen Menschen gesundheitsrelevante Informationen und Beratungsangebote zur Verfügung zu stellen, die in dünn besiedelten Gegenden leben und somit strukturell unterversorgt sind (Schmidt-Kaehler, 2005). Auch Kinder und Jugendliche sind über das Internet gut zu erreichen, häufig besser als mit klassischen massenmedialen Angeboten wie Broschüren oder Tagespresse (Ybarra et al., 2006). Auch für Menschen, die aufgrund ihrer unzureichenden *Health Literacy* mit herkömmlichen Informationsangeboten nicht erreicht werden können, bietet das Internet neue Möglichkeiten, Informationen so aufzubereiten, dass sie für diese Zielgruppe verständlich sind (Whitten, Buis & Love, 2007).

Wissenssteigerung und Empowerment. Verschiedene Studien konnten zeigen, dass Nutzer von Online-Gesundheitsangeboten angeben, Gesundheitsprobleme besser verstehen und aus den Angeboten im Internet lernen zu können (Baker et al., 2003). Dies ist nicht nur für die Informiertheit der Nutzer relevant. Das Internet trägt so potenziell zum *Empowerment* der Patientinnen und Patienten bei, das heißt, Patienten haben größeres Vertrauen, ihrem Arzt oder ihrer Ärztin gegenüber selbstbewusster aufzutreten, ihre Krankheit und Behandlungsmöglichkeiten besser verstehen und beeinflussen zu können und optimistischer in die Zukunft zu blicken. Dies schlägt sich auch in einer veränderten Arzt-Patient-Beziehung nieder und trägt zu einer «Emanzipation der Patienten im Gesundheitswesen» (Schmidt-Kaehler, 2005, S. 479; für einen aktuellen Überblick siehe Kuijpers et al., 2013) bei.

Gesundheitsförderung und Prävention. Das Internet bietet das Potenzial, die Wirksamkeit massenmedialer Präventionsmaßnahmen deutlich zu verbessern. Drei Spezifika des Internets sind hierfür entscheidend: (1) Die bessere Möglichkeit, Gesundheitsangebote an einzelne Nutzer, ihre Bedürfnisse, ihren Gesundheitszustand und ihre Persönlichkeit anzupassen (Tailoring), (2) die Möglichkeit der *interaktiven* Aufbereitung von Gesundheitsinformationen und (3) die *Verknüpfung von massenmedialer und interpersonaler Kommunikation.*

Der Begriff *Tailoring* geht über die bekannteren Begriffe Targeting und Personalisierung hinaus und meint das passgenaue Zuschneiden von Botschaften auf die Besonderheiten und Bedürfnisse der oder des Einzelnen (Kreuter, 1999). Dieses Vorgehen setzt aufwendige Vorstudien und Vorarbeiten voraus, um zunächst für jede mögliche Kombination relevanter Persönlichkeitsmerkmale, die auf der Basis unterschiedlicher Theorien und Modelle der Verhaltensänderung identifiziert werden, adäquate Botschaften, Formulierungen und Darstellungsformen zu entwickeln. Die Anwendung setzt dann voraus, dass die relevanten Merkmale der Zielperson bekannt sind. Evaluationsstudien, die die Effektivität dieser zugeschnittenen Botschaften mit klassischen Einheitsbotschaften verglichen, bestätigen das stärkere Wirkungspotenzial dieser Vorgehensweise (für einen Überblick siehe Hawkins et al., 2008). Diese ursprünglich für Printmaterial entwickelte Vorgehensweise lässt sich webbasiert automatisiert umsetzen. Wie Evaluationen belegen, zeigen auch die webbasierten Tailoringprogramme eine deutliche Wirkung auf das Gesundheitsverhalten ihrer Nutzer (z. B. Marcus, 2007).

Interaktivität zeichnet sich nach Quiring und Schweiger (2006, S. 8–9) durch drei Basismerkmale aus: Es handelt sich (1) um eine reale und beobachtbare Interaktion zwischen Menschen und Menschen oder zwischen Menschen und Maschinen, dabei spielt (2) eine technische Komponente eine Schlüsselrolle und es ist (3) kein Gerätewechsel notwendig. Interaktive Angebote ermöglichen und fordern von den Nutzern somit einen hohen Grad an Aktivität, um diese zu selektieren und zu modifizieren. Interaktive Gesundheitsangebote im Internet ermöglichen es den Nutzern also nicht nur, sich aktiv am Kommunikationsprozess zu beteiligen, sondern sie können – wie im Fall des oben beschriebenen Tailoring – durch ihre Eingaben die Inhalte so modifizieren, dass sie an ihre Bedürfnisse angepasst werden. Auch der Einsatz von Computerspielen, bei denen die Spieler durch ihr Handeln den Spielverlauf selbst beeinflussen, erscheint vor diesem Hintergrund für die Gesundheitsförderung erfolgversprechend (siehe im Überblick Primack et al., 2012).

Forscherinnen und Forscher gehen davon aus, dass der interaktive Umgang mit Online-Gesundheitsangeboten ihre Wirksamkeit erheblich steigert, da durch den interaktiven Charakter verschiedene sozialpsychologische Konstrukte und Prozesse, welche die Wirksamkeit determinieren, positiv beeinflusst werden, so zum Beispiel Involvement, Lernen, Bindung an die Angebote, Selbstwirksamkeitserleben und Kontrollüberzeugungen (Hawkins et al., 2007; Neuhauser & Kreps, 2003).

Interpersonale Ansprache: Massenmedien auf der einen Seite sind in der Lage, hohe Reichweiten zu erzielen, Bewusstsein zu schaffen und Informationen zu verbreiten, jedoch meist ohne Verhalten zu verändern (z. B. Neuhauser & Kreps, 2003). Interpersonale Wege der Gesundheitsförderung auf der anderen Seite sind zwar deutlich wirksamer, aber auch teurer und in ihrer Reichweite begrenzt. Online-Gesundheitsangebote bieten nun die Chance, die Reichweite der Massenmedien mit dem erhöhten Wirkungspotenzial interpersonaler Kommunikation zu verknüpfen (Cassell & Jacks, 1998, S. 74; Neuhauser & Kreps, 2003, S. 547). Eine steigende Zahl an Studien zum Einsatz webbasierter Anwendungen in der Gesundheitsförderung und Prävention in unterschiedlichen Gesundheitsbereichen belegt deren gute Akzeptanz und Wirksamkeit (siehe im Überblick Wantland et al., 2004; Suggs, 2006). Jedoch fallen nicht alle Evaluationen positiv aus (z. B. Gustafson et al., 2008). Trotz vielversprechender Möglichkeiten stoßen internetbasierte Gesundheitsangebote also auch an Grenzen, die weiter unten ausgeführt werden.

Gesundheitsförderung durch Social Media. In den vergangenen Jahren spielen auch Social Media-Angebote eine zunehmend größere Rolle in der Gesundheitsförderung. Im Vergleich zu klassischen Internetangeboten treten bei Angeboten wie YouTube, Facebook oder Blogs die oben referierten Eigenschaften des Internets noch stärker zutage. Sie versetzen die Nutzerinnen und Nutzer in die Lage, «ohne große technische Barrieren eigene Inhalte zu publizieren oder fremde Beiträge zu kommentieren, und so die Grenze zwischen Rezeption und Produktion von Medieninhalten verschwimmen [zu] lassen» (Trepte & Reinecke, 2010, S. 217).

Eine Kampagne, die die neuen Möglichkeiten des Web 2.0 beispielhaft und erfolgreich eingesetzt hat, stellt Barack Obamas Wahlkampagne im Präsidentschaftswahlkampf 2008 dar. Vor dem Hintergrund solcher erfolgreicher Kampagnen im Bereich der politischen Kommunikation (Abroms & Lefebvre, 2009) sehen viele in Angeboten des Web 2.0 auch für Gesundheitsvorsorge und Gesundheitsförderung erhebliches Potenzial (z. B. Tian, 2010). Zwei Faktoren sind dabei entscheidend: (1) Wenn Nutzer selbst kreativ werden können, erhöht sich ihr persönliches Involvement, was potenzielle Effekte auf Einstellungen und Verhalten verstärken kann (siehe z. B. das Elaboration Likelihood Modell, Petty & Cacioppo, 1986). (2) Durch die vereinfachten Möglichkeiten, auf Webseiten sozialer Netzwerke wie Facebook sein Gefallen an Meldungen auszudrücken, und den geringen Aufwand, Nachrichten an Freunde und Bekannte weiterzuleiten, können auch wenig involvierte Nutzerinnen und Nutzer Nachrichten weiterverbreiten, wodurch Anschlusskommunikation verstärkt und die Kampagnenreichweite erhöht wird (Thackeray et al., 2008).

Man muss sich jedoch der Tatsache bewusst sein, dass ein gewisser Grad an Vorinteresse nötig ist, um Menschen über das Internet zu erreichen (Della et al., 2008), da hier im Vergleich zu klassischen Massenmedien die Wahrscheinlichkeit deutlich geringer ist Nutzer zufällig zu erreichen.

Grenzen

Limitierter Zugang für bestimmte Bevölkerungsgruppen. Es wurde bereits deutlich, dass Gesundheitsangebote im Netz eher von jüngeren und höher gebildeten Menschen genutzt werden. Menschen mit geringerer Bildung und Ältere – und damit gerade diejenigen, die relativ häufig unter gesundheitlichen Problemen leiden (Richter & Hurrelmann, 2006) – finden sich vergleichsweise selten unter den Nutzern. Dieses Problem wird in der Kommunikationswissenschaft allgemein, aber auch in der Gesundheitskommunikation, unter dem Begriff des Digital Divide diskutiert (z. B. Marr, 2005). Der Begriff bezieht sich auf der ersten Ebene auf den eingeschränkten Internetzugang bestimmter Bevölkerungsgruppen. Auf der zweiten Ebene (engl. second level digital divide; Hargittai, 2002) bezieht sich diese Spaltung auf Nutzungsmodalitäten, Nutzungskompetenz und Nutzungsziele.

Beide Bereiche sind im Zusammenhang mit der Gesundheitskommunikation im Internet relevant. So macht es nicht nur einen Unterschied, ob Menschen überhaupt Zugang zu den Gesundheitsangeboten im Netz haben, sondern auch, wie die Nutzerinnen und Nutzer mit Online-Gesundheitskommunikation umgehen, insbesondere, ob sie in der Lage sind, die Qualität der Informationen im Netz adäquat zu beurteilen (Neter & Brainin, 2012).

Mangelnde Qualität und Quellentransparenz. Die Fähigkeit, die Qualität von Online-Gesundheitsinformationen beurteilen zu können, ist nicht zuletzt deshalb so wichtig, weil das Qualitätsniveau der Angebote im Netz stark differiert. Das Internet bietet eine fast unbegrenzte Fülle von Informationen zu Gesundheitsthemen. Qualitativ hoch- und minderwertige Informationen stehen meist kommentarlos nebeneinander, denn jeder kann sich selbst im Netz über Gesundheitsthemen äußern. Nur auf einem Teil der Seiten findet eine Qualitätskontrolle von Informationen durch Dritte statt, häufig fehlen Kontextinformationen wie Datum, Quelle, Angaben zu Interessenkonflikten oder finanzieller Unterstützung, die es erleichtern würden, die Qualität der Informationen einzustufen (z. B. Neuhauser & Kreps, 2003; Trepte et al., 2005). Viele fürchten daher, dass die über das Internet verbreiteten Gesundheitsinformationen fehlerhaft, verzerrt und irreführend sein könnten und somit eine Bedrohung für die Gesundheit der Nutzer darstellen (Weaver et al., 2008). Im Jahr 2002 zeigte eine Metaanalyse, dass zwei Drittel der Studien Qualitätsprobleme bei den Inhalten von gesundheitsspezifischen Angeboten im Internet sehen (Eysenbach, Powell, Kuss, & Sa, 2002). Eine aktuelle Studie zu einem speziellen Medikament kommt dahingegen zum Ergebnis, dass alle gefundenen Informationen im Internet zumindest als ausreichend zu bewerten sind (Nasser, Mullan & Bajorek, 2012). Auch die Pharmaindustrie hat die Gesundheitskommunikation im Internet längst für sich entdeckt und wirbt hier für ihre Produkte (Huh, DeLorme & Reid, 2005), problematischerweise nicht immer als Werbung erkennbar (z.B. Tu & Zimmerman, 2000).

Dies ist vor allem dann ein Problem, wenn die Nutzerinnen und Nutzer Qualität und Urheber von Informationen nicht einschätzen können. Die Befunde hierzu sind bislang nicht eindeutig. So kommen die Probanden einer deutschen Studie unter jungen und hochgebildeten Nutzern zu ähnlichen Qualitätsurteilen wie Experten (Trepte et al., 2005). Eine aktuellere Studie zeigt jedoch, dass Patienten die online gefundenen Studien oftmals als unklar und verwirrend empfinden (Sethuram & Weerakkody, 2010).

Aufgrund dieser Probleme werden zunehmend Initiativen zur unabhängigen Qualitätskontrolle durch externe Dachverbände oder Möglichkeiten der Selbstkontrolle ins Leben gerufen. So können Internetanbieter etwa bei der Health on the Net Foundation, einer unabhängigen, weltweit anerkannten Organisation aus der Schweiz (Health on the Net Foundation, 2009) oder beim deutschen Aktionsforum Gesundheitsinformationssystem afgis e.V. (Aktionsforum Gesundheitsinformationssystem, 2014) eine Qualitätsprüfung beantragen, die nach erfolgreichem Bestehen durch ein Logo (HON-Code beziehungsweise afgis-Logo) auf der Webseite verdeutlicht wird.

Solche Maßnahmen der Selbstregulierung haben jedoch ihre Grenzen. Sie greifen nur dort, wo die Anbieter auch gewillt sind, sich einer Qualitätskontrolle zu unterziehen, und wo die Nutzer in der Lage und motiviert sind, Qualitätssiegeln auch Berücksichtigung zu schenken. Auch ist fraglich, inwieweit es möglich ist, Verfahren der Qualitätskontrolle auf sämtliche Angebote im Internet anzuwenden. So lassen sich insbesondere die Inhalte in Social Media-Angeboten nur schwer kontrollieren und gerade diese können falsche oder verzerrte Informationen enthalten. Das Qualitätsproblem auf Angebotsebene wird sich sicher niemals gänzlich lösen lassen, weshalb es gilt, langfristig Bewusstsein und Kompetenzen der Nutzer zu fördern, um einen angemessenen Umgang mit den Gesundheitsinformationen im Netz, aber auch in den Medien generell, zu ermöglichen.

Negative Folgen für das Gesundheitsverhalten. Neben den bereits angesprochenen positiven Wirkungen der Gesundheitskommunikation im Internet – wie größere Erreichbarkeit und Empowerment –, können auch negative Folgen auftreten. So können Unterschiede zwischen den Therapievorschlägen der Ärztin oder des Arztes und Behandlungsempfehlungen im Internet zu einem Vertrauensverlust oder gar einem gestörten Arzt-Patient-Verhältnis führen (z.B. Schmidt-Kaehler, 2005). Studien zeigen, dass zwischen 10 und 16% der Patienten aufgrund von Informationen aus dem Internet schon einmal Behandlungsempfehlungen zurückgewiesen oder abgeändert haben (Baker et al., 2003; Weaver et al., 2008). Dies ist jedoch nicht immer negativ zu bewerten. In einem systematischen Literaturüberblick fanden sich nur wenige Studien, die tatsächlich negative gesundheitliche Konsequenzen aufgrund von Informationen aus dem Internet belegten. Allerdings stellen die Autoren diese Beobachtung selbst infrage, weil negative Folgen medizinischer Interventionen in den Fachzeitschriften generell seltener publiziert werden als positive (Crocco, Villasis-Keever & Jadad, 2002). Es ist also denkbar, dass Online-Gesundheitsangebote häufiger zu negativen Konsequenzen für die Gesundheit führen als bisher bekannt. Zumindest gilt es, diesen Aspekt in Zukunft eingehend zu untersuchen, denn unter bestimmten Umständen – vor allem wenn mangelndes Vertrauen in Ärzte, Bereitschaft zur Selbstmedikation, inakkurate Internet-Informationen und mangelnde Kompetenz zur Qualitätsbewertung zusammenfallen – sind negative Konsequenzen nicht unwahrscheinlich.

mHealth

Klassifizierung von mHealth-Angeboten

Mobile Health lässt sich auf unterschiedlichste Arten und für unterschiedlichste Zwecke einsetzen (Scherenberg & Kramer, 2013). Konkret lassen sich sechs Anwendungsbereiche identifizieren (Vital Wave Consulting, 2009):

- Prävention und Gesundheitsförderung
- Unterstützung von Diagnostik und Behandlung
- Kommunikation und Training für Gesundheitsberufe
- Nachverfolgung von Infektionsverläufen (Epidemie-Prävention)
- Fernüberwachung, Kontrolle und Erinnerung an Medikationseinnahme
- Datenerfassung per Fernabfrage

Schwerpunkt dieses Abschnitts sind – analog zu den bisherigen Ausführungen – mHealth-Anwendungen für die Gesundheitsförderung und Prävention. Diese lassen sich unterscheiden nach *Anbieter* (z. B. Behörden, Stiftungen, Krankenkassen, Unternehmen), *Adressat* (Gesunde, Risikogruppen, Kranke, Laien, Experten), *Interesse* (kommerziell, nicht-kommerziell), *Präventionsstufe* (Primär-, Sekundär-, Tertiärprävention), *Gesundheitsbereich* (z. B. Ernährung, Fitness, Impfungen), *Aktivitätsgrad* (push versus pull) und *Interaktivitätsgrad* (einseitige Information versus wechselseitige Interaktion). Die Hauptunterscheidung betrifft die *Art des Einsatzes mobiler Technologien* für die Gesundheitsförderung. So nutzen mobile Interventionen in der Regel entweder (1) SMS- oder MMS-Botschaften oder (2) Smartphone-Apps (Abroms et al., 2012).

SMS-/MMS-Interventionen. In SMS- oder MMS-Interventionen werden meist über einen längeren Zeitraum hinweg Text- oder Multimedia-Nachrichten an eine Zielgruppe gesendet, um ihnen Risikoinformationen zu liefern, Hinweise zur Umsetzung eines bestimmten Gesundheitsverhaltens zu geben oder sie daran zu erinnern. Häufig werden diese *vollautomatisiert* an die Empfängerinnen und Empfänger gesendet, ohne *Rückkoppelungsmöglichkeiten* vorzusehen. Durch Hinweise auf andere Kommunikationskanäle (z. B. Hotline, Webseite) kann eine Möglichkeit der Interaktion geboten werden. Vollständig interaktive SMS-Interventionen integrieren zusätzlich die Möglichkeit, per SMS mit einem Gesundheitsexperten in Kontakt zu treten (Abroms et al., 2012). Des Weiteren unterscheiden sich SMS-Interventionen in ihrem *Individualisierungsgrad.* In manchen Fällen handelt es sich um generische Botschaften, die für alle Empfänger gleich bleiben, in anderen werden die Botschaften auf Charakteristika homogener Empfängergruppen (Stichwort Targeting) oder einzelner Empfänger (Stichwort Tailoring, siehe hierzu auch die Ausführungen oben) zugeschnitten.

Smartphone-Apps. Über die Standardanwendungen einfacher Mobiltelefone hinaus bieten Smartphones die Möglichkeit, typische Funktionen von PCs mobil zu nutzen (z. B. E-Mail, Multimedia, Internet) und zusätzlich Apps zu installieren, die die Funktionalität der Telefone auf unterschiedliche Arten erweitern. Lauftrainings-Apps nutzen Beschleunigungssensoren und GPS, um Laufrouten zu registrieren und zu speichern. Apps zur Kontrolle von Gesundheitsdaten verwenden Bluetooth, um das Smartphone mit externen Geräten zu verbinden (z. B. Glukometer, Pulsmessgeräte). Wieder andere setzen die Kamerafunktion ein, um Lebensmittelverpackungen zu scannen und Informationen über ihren Nährstoffgehalt zurückzuspielen. Ein Großteil der angebotenen Gesundheits-Apps basiert auf der Möglichkeit, regelmäßig gesundheitsrelevante Daten einzugeben und sich somit selbst beobachten oder Daten an Ärzte weitergeben zu können (z. B. Schmerzlevel und Medikamenteneinnahme bei Rheuma; Abroms et al., 2012).

Weltweit sind derzeit gut zwei Millionen Apps verfügbar (1 000 000 für Android, 900 000 für iOS, 160 000 für Windows und 120 000 für Blackberry; Statista, 2014b). Rund 14 % beschäftigen sich mit Gesundheit, Sport oder Lifestyle (Statista, 2014c).

Das IMS Institute for Healthcare Informatics (2013) führte eine Inhaltsanalyse von 16 275 Gesundheits-Apps für iPhone durch. Größtenteils ging es bei den angebotenen Apps um Wellnessthemen, vor allem Ernährung und Sport. Im Hinblick auf ihre Funktionalität erwiesen sich die meisten Apps als eingeschränkt, da sie selten mehr boten als reine Information. Auch nach West et al. (2012), die 3336 kostenpflichtige iPhone-Apps der Kategorie Gesundheit und Fitness analysierten, liefern die meisten Apps lediglich Informationen oder basieren darauf, Erfolge zu messen, während bestärkende Faktoren, etwa Feedback oder Interaktionsmöglichkeiten, selten vorgesehen sind. Beide Studien zogen das Fazit, dass Gesundheits-Apps zwar ein erhebliches Potenzial für die Gesundheitsförderung mit sich bringen, dieses jedoch nicht ausschöpfen.

Nutzung

Die zunehmende Bedeutung von mHealth lässt sich nicht nur durch das wachsende Angebot erklären, sondern auch durch die Nutzung und Verbreitung der Mobilkommunikation selbst. So liegt die Durchdringung von Mobiltelefonen global bei fast 100 % und hat damit Fernsehen und PC hinter sich gelassen (ITU, 2013). In Deutschland hat die Durchdringung die 100 %-Marke sogar bereits überschritten (Bundesnetzagentur für Elektrizität, Gas, Telekommunikation, Post und Eisenbahnen, 2012). Über 59 % der deutschen Mobiltelefonnutzer besitzen ein Smartphone (Statista, 2014a) und haben somit die Möglichkeit, sich Apps herunterzuladen und diese zu nutzen.[1] Laut einer Studie von *Focus* und Statista (2012) haben iPhone-Nutzer im Schnitt 44 Apps installiert und nutzen 23 mindestens einmal monatlich (bei Nutzerinnen und Nutzern von Android-Smartphones liegen die Zahlen bei 28 bzw. 16 Apps). Zur Nutzung von Gesundheits-Apps gibt es in Deutschland kaum Daten. Daten einer repräsentativen Telefonbefragung aus den USA zeigen, dass fast ein Drittel der Handybesitzer in den USA bereits das Handy genutzt hat, um sich über Gesundheit zu informieren. Ein Fünftel der Smartphonenutzer hat mindestens eine Gesundheits-App installiert. Am populärsten sind Apps aus den Bereichen Sport, Ernährung und Gewichtsregulierung (Fox & Duggan, 2012).

Wirkungspotenzial und Wirkung

Der Vorteil mobiler Medien im Vergleich zu traditionellen Kanälen besteht neben der hohen *Durchdringung* auch in der zeit- und ortsunabhängigen *Erreichbarkeit* der Zielgruppen. Die Nutzer haben ihre Mobilfunkgeräte üblicherweise bei sich und sind dadurch konstant erreichbar (Ling, 2012). Gerade auch spezifische *Zielgruppen*, die sonst schwer erreichbar sind (z. B. soziale Randgruppen) können durch SMS-Interventionen besser erreicht werden. Weitere Vorteile liegen darin, dass es ohne große Schwierigkeiten möglich ist, Zielgruppen wiederholt zu kontaktieren (*Kontaktfrequenz*), dass man diese *direkt ansprechen* und individuell adressieren kann und dabei je nach Land und Provider einen relativ *geringen Kostenaufwand* hat.

Smartphones bieten darüber hinaus – wie oben bereits dargestellt – die Möglichkeit, unterschiedlichste *technische Möglichkeiten* für Information über Gesundheit, Überwachung von Gesundheitsdaten und Förderung von Verhaltensänderungen zu nutzen. *Interaktive Apps* können relativ einfach maßgeschneiderte Botschaften, die spezifische Probleme einzelner Personen bei der Verhaltensumsetzung berücksichtigen, aussenden und dabei Rückkoppelungsmöglichkeiten integrieren. Gleichzeitig bieten sich zahlreiche Möglichkeiten, mithilfe von Apps das eigene Verhalten zu dokumentieren, langfristig zu überwachen und an andere (Peergruppe, Gesundheitsexperten) weiterzugeben (im Überblick siehe Abroms et al., 2012).

Einige Evaluationsstudien, vor allem im Kontext von SMS-Interventionen, deuten darauf hin, dass der Einsatz von mHealth für die Beeinflussung von gesundheitsbezogenen Kognitionen, Intentionen und Gesundheitsverhalten effektiv ist (siehe die Reviews von Chib, 2013; Cole-Lewis & Kershaw, 2010; Fjeldsoe, Marshall & Miller, 2009). In Deutschland ist die Befundlage hierzu noch sehr dünn. Die Autorinnen dieses Beitrags führten ein Experiment zur Evaluation einer SMS-Intervention bei jungen Erwachsenen durch (Rossmann & Karnowski, 2013). Im Gegensatz zur allgemeinen Befundlage konnte die Studie keinen Vorteil von SMS-Interventionen gegenüber einem einmalig präsentierten Text nachweisen. Ob dies

---

1 Zudem besaßen 2013 bereits 19 % der Haushalte mit Internetanschluss in Deutschland ein Tablet (van Eimeren, 2013) – und damit einen weiteren Zugangsweg für Apps, der jedoch aufgrund der geringeren Verbreitung und etwas anderer Nutzungsmodalitäten für mHealth im Moment noch eine geringere Rolle spielen dürfte.

auf interkulturelle Unterschiede in der Effektivität von mHealth-Interventionen hindeutet oder eher ein Hinweis auf das noch mangelnde Verständnis ist, wie und wofür sich mHealth eignet, kann auf dieser Basis noch nicht beantwortet werden. Nicht nur in Deutschland, sondern auch auf internationaler Ebene weist der Forschungsstand noch deutliche Lücken auf. So fehlt es an einem klaren Verständnis darüber, wie mHealth eingesetzt werden muss, um optimale Ergebnisse zu erzielen (etwa im Hinblick auf die notwendige Dosis, Kontaktfrequenz und Dauer der Intervention, die Gestaltung der Botschaften sowie den Einfluss maßgeschneiderter, interpersonaler und interaktiver Kommunikation). Darüber hinaus wird die mangelnde theoretische Fundierung von mHealth-Interventionen angemahnt, die bislang häufig eher von einem technischen Interesse als von gesundheitspsychologischen Erkenntnissen getrieben sind (Tomlinson et al., 2013).

Grenzen

Ähnlich wie die Online-Gesundheitskommunikation sind auch mHealth-Angebote nicht unumstritten. So kann Mobilkommunikation *nicht alle Zielgruppen* gleich gut erreichen (z. B. ältere Menschen). Gleichzeitig können oder wollen nicht alle Smartphonenutzerinnen und -nutzer von allen *Features*, die potenziell zur Verfügung stehen, Gebrauch machen. Darüber hinaus ist nicht jede App für jede *Handyart* geeignet, weshalb unterschiedliche Betriebssysteme und Versionen berücksichtigt werden müssen. Je nach Land und Vertragsbedingungen stellt auch die *Kostenfrage* ein Problem dar, das zum einen den Versand der SMS-Botschaften und zum anderen die mobile Nutzung von Onlineangeboten und Apps betrifft. Des Weiteren werden *Qualitätsprobleme* diskutiert, die sich ähnlich darstellen, wie im Zusammenhang mit Online-Gesundheitsangeboten. Eine Initiative, die sich dieser Frage in Deutschland annimmt, ist die Initiative Präventionspartner, die durch Vergabe des «Healthon Ehrenkodex» vertrauenswürdige Gesundheits-Apps auszeichnet (Scherenberg & Kramer, 2013). Nicht zuletzt stellt sich im Kontext von mHealth schließlich auch eine ethische Frage: Solange noch nicht eindeutig geklärt ist, welche Risiken die Mobilfunkstrahlung mit sich bringt, ist dieser Kanal nicht uneingeschränkt geeignet, um Gesundheit zu fördern, fordert man damit die Nutzer doch indirekt zu einer intensiveren Mobilfunknutzung auf, die möglicherweise schädlich ist (siehe im Überblick Abroms et al., 2012).

Fazit und Ausblick

Gesundheitskommunikation online und mobil ist keine Randerscheinung mehr. Das Angebot an Gesundheitswebseiten und -apps verschiedenster Art wächst stetig, gleichzeitig steigt auch die Anzahl derer, die diese Angebote nutzen. Der Vorteil ist, dass diese Angebote für die meisten Menschen bequem, kostengünstig und ortsunabhängig nutzbar sind, wodurch auch Zielgruppen angesprochen werden können, die die gängigen Wege der Gesundheitskommunikation nicht nutzen wollen oder können. Dabei stehen ihnen vielfältige Informationen und Interaktionsmöglichkeiten zu allen denkbaren Gesundheitsthemen zur Verfügung, die die Nutzer in ihrem Umgang mit ihren Krankheiten stärken und somit ein ausgeglicheneres Arzt-Patient-Verhältnis schaffen können. Gesundheitsförderung und Prävention setzen hohe Erwartungen auf Online- und mobile Gesundheitskommunikation, weil sie es durch ihre spezifischen Eigenarten ermöglicht, Botschaften stärker an den Bedürfnissen Einzelner auszurichten (Tailoring), diese interaktiv zu gestalten und dabei mediengestützte interpersonale Kommunikation mit massenmedialer Reichweite zu verbinden. Doch es gibt auch Nachteile. Nicht alle haben Zugang zu den Angeboten und nicht alle können die angebotenen Informationen adäquat verarbeiten und einordnen. Letzteres ist gerade deshalb problematisch, weil die Qualität der Gesundheitsangebote stark divergiert. Viele befürchten gar negative Folgen für Gesundheitsverhalten und -zustand der Nutzerinnen und Nutzer.

Gerade wenn es um die Wirksamkeit von Online- und mobilen Gesundheitsangeboten geht, steht die Forschung noch am Anfang. Zwar haben sich einige Studien dieser Frage angenommen, jedoch ist die Forschungslage noch zu disparat, um ein abschließendes Fazit ziehen zu können, zumal die Studien ein sehr weites Feld unterschiedlicher Erscheinungsformen, Themen und Akteure zu bearbeiten haben. Relativ eindeutig geht aus den Befunden jedoch hervor, dass die Qualität mancher Angebote im Netz zu wünschen übrig lässt und ein hoher Bedarf an verbesserten Möglichkeiten der Qualitätskontrolle besteht. Endgültig regeln wird sich die Qualität jedoch nicht lassen – und dies würde auch dem Grundgedanken eines freien Internets widersprechen. Deshalb ist es ratsam, nicht nur am Angebot anzusetzen, sondern auch und vor allem bei den Rezipientinnen und Rezipienten. Wenn es gelingt, die Nutzerinnen und Nutzer im Umgang mit mobilen und Online-Gesundheitsinformationen besser zu schulen, sprich ihre Medien- und Gesundheitskompetenz zu fördern, wird man mehr erreichen als mit jeder Qualitätskontrolle. Entscheidend ist, dass Nutzer in der Lage sind, mit den Angeboten und Informationen umzugehen, diese einzuordnen, zu evaluieren und qualitativ hochwertige von inakkuraten Angeboten und Informationen zu unterscheiden. Gleichzeitig müssen Ärztinnen und Ärzte für die Möglichkeiten und Grenzen der mobilen und Online-Gesundheitskommunikation sensibilisiert werden, damit sie lernen, mit Patientinnen und Patienten umzugehen, die diese Angebote zunehmend nutzen und das Potenzial dieser Angebote selbst in Aufklärung und Therapien einsetzen, statt sie als Störenfried im Gesundheitswesen zu verteufeln.

Literatur

Abroms, L. C. & Lefebvre, R. C. (2009). Obama's Wired Campaign: Lessons for public health communication. *Journal of Health Communication*, 14, 415–423.

Abroms, L. C., Padmanabhan, N. & Evans, W. D. (2012). Mobile phones for health communication to promote behavior change. In S. M. Noar & N. G. Harrington (Hrsg.), *Applied communication. eHealth applications. Promising strategies for behavior change* (S. 147–166). New York: Routledge.

Aktionsforum Gesundheitsinformationssystem (2014). *Qualität durch Transparenz. Qualitätslogo.* Abgerufen von: http://www.afgis.de/qualitaetslogo (27.03.2014).

Baker, L., Wagner, T. H., Singer, S. & Bundorf, M. K. (2003). Use of the Internet and e-mail for health care information. *Journal of the American Medical Association*, 289, 2400–2406.

Bundesnetzagentur für Elektrizität, Gas, Telekommunikation, Post und Eisenbahnen. (2012). *Jahresbericht 2012.* Bonn. Abgerufen von: http://www.bundesnetzagentur.de/SharedDocs/Downloads/DE/Allgemeines/Bundesnetzagentur/Publikationen/Berichte/2012/MonitoringBericht2012.pdf?__blob=publicationFile (31.03.2014).

Cain, M. M., Sarasohn-Kahn, J. & Wayne, J. C. (2000). *Health e-People: The online consumer experience.* Abgerufen von: http://www.chcf.org/~/media/MEDIA%20LIBRARY%20Files/PDF/H/PDF%20HealthEPeople.pdf (27.03.2014).

Cassell, M. M. & Jacks, C. (1998). Health communication on the Internet: An effective channel for health behavior change? *Journal of Health Communication*, 3, 71–79.

Chib, A. (2013). The promise and peril of mHealth in developing countries. *Mobile Media & Communication*, 1, 69–75.

Cole-Lewis, H. & Kershaw, T. (2010). Text messaging as a tool for behavior change in disease prevention and management. *Epidemiologic Reviews*, 32, 56–69.

Crocco, A. G., Villasis-Keever, M. & Jadad, A. R. (2002). Analysis of cases of harm associated with use of health information on the Internet. *Journal of the American Medical Association*, 287, 2869–2871.

Della, L. J., Eroglu, D., Bernhardt, J. M., Edgerton, E. & Nall, J. (2008). Looking to the future of new media in health marketing: Deriving propositions based on traditional theories. *Health Marketing Quarterly*, 25, 147–174.

Duffy, B. K. & Jackson, L. D. (Hrsg.). (1998). *Health communication research: A guide to developments and directions.* Westport, Conn: Greenwood Press.

Dutta-Bergman, M. J. (2003). Developing a profile of consumer intention to seek out health information beyond the doctor. *Health Marketing Quarterly*, 21, 91–112.

Dutta-Bergman, M. J. (2004). Health attitudes, health cognitions, and health behaviors among Internet health information seekers: Population-based survey. *Journal of Medical Internet Research*, 6, e15.

Eng, T. (2001). *The eHealth Landscape: A terrain map of emerging information and communication technologies in health and health care.* Abgerufen von: http://www.hetinitiative.org/media/pdf/eHealth.pdf (27.03.2014).

Eysenbach, G. (2001). What is e-health? *Journal of Medical Internet Research*, 3, e20.

Eysenbach, G., Powell, J., Kuss, O. & Sa, E.-R. (2002). Empirical studies assessing the quality of health information for consumers on the world wide web. *Journal of the American Medical Association*, 287, 2691–2700.

Fjeldsoe, B.S., Marshall, A.L. & Miller, Y.D. (2009). Behavior change interventions delivered by mobile telephone short-message service. *American Journal of Preventive Medicine*, 36, 165–173.

Focus/Statista. (2012). *App Monitor Deutschland. Nutzung von Smartphone & Tablet Apps.* Abgerufen von: http://www.medialine.de/media/uploads/projekt/medialine/docs/forschung/app_monitor/foc-app-monitor-nov2012.pdf (05.02.2014).

Fox, S. & Duggan, M. (2012). *Mobile Health 2012.* Washington, DC. Abgerufen von: http://www.pewinternet.org/~/media//Files/Reports/2012/PIP_MobileHealth2012_FINAL.pdf (03.02.2014).

Fox, S. & Fallows, D. (2003). *Internet health resources: Health searches and email have become more commonplace, but there is room for improvement in searches and overall Internet access.* Abgerufen von: http://www.pewinternet.org/~/media//Files/Reports/2003/PIP_Health_Report_July_2003.pdf.pdf (31.03.2009).

Fox, S. & Purcell, K. (2010). *Chronic disease and the Internet.* Abgerufen von: http://www.pewinternet.org/files/old-media//Files/Reports/2010/PIP_Chronic_Disease_with_topline.pdf (27.03.2014).

Gitlow, S. (2000). The online community as a healthcare resource. In D.B. Nash, M.P. Manfredi, B. Bozarth & S. Howell (Hrsg.), *Connecting with the new healthcare consumer. Defining your strategy* (S. 113–133). New York: McGraw-Hill.

Gurak, L. & Hudson, B. (2006). E-health: beyond Internet searches. In M. Murero & R.E. Rice (Hrsg.), *LEA's communication series. The Internet and health care. Theory, research, and practice* (S. 29–48). Mahwah, NJ: Erlbaum.

Gustafson, D.H., Hawkins, R., McTavish, F., Pingree, S., Chen, W.C. & Volrathongchai, K. (2008). Internet-based interactive support for cancer patients: Are integrated systems better? *Journal of Communication*, 58, 238–257.

Hargittai, E. (2002). Second-level digital divide: Differences in people's online Skills. *First Monday, 7(4).* Abgerufen von: http://firstmonday.org/article/view/942/864 (27.03.2014).

Hautzinger, N. (2003). Der informierte Patient – Herausforderung für die Pharmakommunikation. *Medien & Kommunikationswissenschaft*, 51, 599–613.

Hawkins, R., Han, J., Pingree, S., Baker, T., Roberts, L. & Shaw, B. (2007). *Interactivity and presence of three eHealth interventions.* Paper präsentiert auf der 57. Jahrestagung der International Communication Association, San Francisco, 24.–28. Mai.

Hawkins, R.P., Kreuter, M., Resnicow, K., Fishbein, M., & Dijkstra, A. (2008). Understanding tailoring in communicating about health. *Health Education Research*, 23, 3, 454–466.

Health on the Net Foundation. (2005). *HON Survey – 2005. Analysis of 9th HON survey of health and medical Internet users.* Abgerufen von: http://www.hon.ch/Survey/Survey2005/res.html (27.03.2014).

Health on the Net Foundation. (2009). *Qualität & Vertrauenswürdigkeit des medizinischen & gesundheitsbezogenen Webs.* Abgerufen von: http://www.hon.ch/HONcode/Patients/Visitor/visitor_de.html (27.03.2014).

Hüfken, V., Deutschmann, M., Baehring, T. & Scherbaum, W. (2004). Verbreitung und Sozialprofil der gesundheitsthemenbezogenen Internetnutzung: Ergebnisse einer bundesweiten Telefonumfrage. *Sozial- und Präventivmedizin*, 49, 381–390.

Huh, J., DeLorme, D.E. & Reid, L.N. (2005). Factors affecting trust in on-line prescription drug information and impact of trust on behavior following exposure to DTC advertising. *Journal of Health Communication*, 10, 711–731.

Identity Foundation. (2001). *Gesundheitsstudie: Die Deutschen und ihre Einstellungen zu Krankheit und Gesundheit.* Abgerufen von: http://p21285.typo3server.info/was-wir-tun.0.html (27.03.2014).

IMS Institute for Healthcare Informatics. (2013). *Patient apps for improved healthcare. From novelty to mainstream.* Abgerufen von: http://www.imshealth.com/deployedfiles/imshealth/Global/Content/Corporate/IMS%20Health%20Institute/Reports/Patient_Apps/IIHI_Patient_Apps_Report.pdf (27.03.2014).

Istepanian, R.S.H., Pattichis, C.S. & Laxminarayan, S. (2006). Ubiquitous m-health systems and the convergence toward 4G mobile technologies. In R. Istepanian, S. Laxminarayan & C.S. Pattichis (Hrsg.), *Topics in Biomedical Engineering International Book Series. M-Health* (S. 3–14). New York: Springer Science+Business Media, Inc.

ITU (2013). *The world in 2013. ICT facts and figures.* Geneva. Abgerufen von: http://www.itu.int/en/ITU-D/Statistics/Documents/facts/ICTFactsFigures2013-e.pdf (27.03.2014).

Katz, E., Blumler, J.G. & Gurevitch, M. (1974). Utilization of mass communication by the individual. In J.G. Blumler & E. Katz (Hrsg.), *Sage annual reviews of communication research: Vol. 3. The uses of mass communications. Current perspectives on gratifications research.* Beverly Hills, Calif.: Sage.

Kreuter, M. (1999). *Tailoring health messages: Customizing communication with computer technology.* LEA's communication series. Mahwah, NJ: Erlbaum.

Kuijpers, W., Groen, W.G., Aaronson, N.K. & van Harten, Wim H. (2013). A systematic review of web-based interventions for patient empowerment and physical activity in chronic diseases: relevance for cancer survivors. *Journal of Medical Internet Research*, 15, e37.

Lausen, B., Potapov, S. & Prokosch, H.-U. (2008). Gesundheitsbezogene Internetnutzung in Deutschland 2007. *GMS Medizinische Informatik, Biometrie und Epidemiologie*, *4*. Abgerufen von: http://www.egms.de/en/journals/mibe/2008-4/mibe000065.shtml (27.03.2014).

Lee, Y. J., Park, J. & Widdows, R. (2009). Exploring antecedents of consumer satisfaction and repeated search behavior on e-health information. *Journal of Health Communication*, 14, 160–173.

Ling, R. S. (2012). Taken for grantedness: The embedding of mobile communication into society. Cambridge, MA: MIT Press.

Marcus, B. H. (2007). A comparison of Internet and print-based physical activity interventions. *Archives of Internal Medicine*, 167, 944.

Marr, M. (2005). Internetzugang und politische Informiertheit: Zur digitalen Spaltung der Gesellschaft. Forschungsfeld Kommunikation: Bd. 19. Konstanz: UVK.

Mohr, S. (2007). Informations- und Kommunikationstechnologien in privaten Haushalten. Ergebnisse der Erhebung 2006. *Wirtschaft und Statistik*, o.Jg., 545–555.

Mühlbacher, A., Wiest, A. & Schumacher, N. (2001). E-Health: Informations- und Kommunikationstechniken im Gesundheitswesen. In K. Hurrelmann & A. Leppin (Hrsg.), *Handbuch Gesundheitswissenschaften. Moderne Gesundheitskommunikation. Vom Aufklärungsgespräch zur E-Health* (S. 211–223). Bern: Huber.

Nasser, S., Mullan, J. & Bajorek, B. (2012). Assessing the quality, suitability, and readability of Internet-based health information about warfarin patients. *Australasian Medical Journal*, 5, 193–203.

Neter, E. & Brainin, E. (2012). eHealth literacy: Extending the digital divide to the realm of health information. *Journal of Medical Internet Research*, 14, e19.

Neuhauser, L. & Kreps, G. (2003). The advent of e-health. How interactive media are transforming health communication. *Medien & Kommunikationswissenschaft*, 51, 541–556.

Petty, R. E. & Cacioppo, J. T. (1986). Communication and persuasion: Central and peripheral routes to attitude change. Springer series in social psychology. New York, NY: Springer.

Primack, B. A., Carroll, M. V., McNamara, M., Klem, M. L., King, B., Rich, M. …Nayak, S. (2012). Role of video games in improving health-related outcomes. *American Journal of Preventive Medicine*, 42, 630–638.

Quiring, O. & Schweiger, W. (2006). Interaktivität – ten years after. Bestandsaufnahme und Analyserahmen. *Medien & Kommunikationswissenschaft*, 54, 5–24.

Richter, M. & Hurrelmann, K. (2006). Gesundheitliche Ungleichheit: Ausgangsfragen und Herausforderungen. In M. Richter & K. Hurrelmann (Hrsg.), *Gesundheitliche Ungleichheit. Grundlagen, Probleme, Perspektiven* (S. 11–31). Wiesbaden: VS Verlag für Sozialwissenschaften.

Rossmann, C. & Karnowski, V. (2013). *MOBIL MACHT MOBIL. Effektivität einer SMS-Intervention zur Förderung körperlicher Aktivität bei jungen Erwachsenen.* Paper präsentiert auf der 58. Jahrestagung der Deutschen Gesellschaft für Publizistik und Kommunikationswissenschaft, Mainz, 8.–10. Mai.

Scherenberg, V. & Kramer, U. (2013). Schöne neue Welt: Gesünder mit Health-Apps? Hintergründe, Handlungsbedarf und schlummernde Potenziale. *Jahrbuch Healthcare Marketing 2013*. Abgerufen von: http://www.healthon.de/wp-content/uploads/2013/09/JB_HCM_2013_Apollon.pdf (27.03.2014).

Schmidt-Kaehler, S. (2005). Patienteninformation und -beratung im Internet. Transfer medientheoretischer Überlegungen auf ein expandierendes Praxisfeld. *Medien & Kommunikationswissenschaft*, 53, 471–485.

Schulz, P. J., Zufferey, M. C. & Hartung, U. (2011). First check the Internet, then see the Doctor: How many patients do it, and who are they? *Studies in Communication Sciences*, 11, 99–130.

Sethuram, R. & Weerakkody, A. N. A. (2010). Health information on the Internet. *Journal of Obstetrics & Gynaecology*, 30, 119–121.

SKOPOS. (2012). *Wie social ist das Gesundheits-Web: Die MSL-Gesundheitsstudie 2012.* Hürth. Abgerufen von: http://download.skopos.de/news/skopos_gesundheit-2012-broschuere.pdf (27.03.2014).

Statista. (2014a). *Anteil der Smartphonenutzer an allen Mobiltelefonbesitzern in Deutschland von Januar 2010 bis Juli 2013.* Abgerufen von: http://de.statista.com/statistik/daten/studie/237079/umfrage/anteil-der-smartphone-nutzer-an-allen-mobilfunknutzern-in-deutschland/ (27.03.2014).

Statista. (2014b). *Anzahl der angebotenen Apps in den Top App-Stores im Juli 2013.* Abgerufen von: http://de.statista.com/statistik/daten/studie/208599/umfrage/anzahl-der-apps-in-den-top-app-stores/ (27.03.2014).

Statista. (2014c). *Kategorien im App Store im Dezember 2013.* Abgerufen von: http://de.statista.com/statistik/daten/studie/166976/umfrage/beliebteste-kategorien-im-app-store/ (27.03.2014).

Suggs, L. S. (2006). A 10-year retrospective of research in new technologies for health communication. *Journal of Health Communication*, 11, 61–74.

Tang, E. & Lee, W. (2006). Singapore Internet users' health information search: Motivation, perception of information sources, and self efficacy. In M. Murero & R. E. Rice (Hrsg.), *LEA's communication series. The Internet and health care. Theory, research, and practice* (S. 107–126). Mahwah, NJ: Erlbaum.

Tautz, F. (2002). E-Health und die Folgen: Wie das Internet die Arzt-Patient-Beziehung und das Gesundheitssystem verändert. Frankfurt a. M.: Campus.

Thackeray, R., Neiger, B. L., Hanson, C. L. & McKenzie, J. F. (2008). Enhancing promotional strategies within social marketing programs: Use of Web 2.0 social media. *Health Promotion Practice*, 9, 338–343.

Tian, Y. (2010). Organ donation on Web 2.0: content and audience analysis of organ donation videos on YouTube. *Health Communication*, 25, 238–246.

Tomlinson, M., Rotheram-Borus, M. J., Swartz, L. & Tsai, A. C. (2013). Scaling up mHealth: Where is the evidence? *PLoS Medicine*, *10*, e1001382.

Trepte, S., Baumann, E., Hautzinger, N. & Siegert, G. (2005). Qualität gesundheitsbezogener Online-Angebote aus Sicht von Usern und Experten. *Medien & Kommunikationswissenschaft*, 53, 486–506.

Trepte, S. & Reinecke, L. (2010). Unterhaltung online – Motive, Erleben, Effekte. In K. Beck & W. Schweiger (Hrsg.), *Handbuch Online-Kommunikation* (S. 211–233). Wiesbaden: VS Verlag für Sozialwissenschaften.

Tu, F. & Zimmerman, N. P. (2000). It is not just a matter of ethics: A survey of the provision of health disclaimers, caveats, and other health-related alerts in consumer health information on eating disorders on the Internet. *The International Information & Library Review*, 32, 325–339.

van Eimeren, B. & Frees, B. (2008). Internetverbreitung: Größter Zuwachs bei Silver-Surfern. *Media Perspektiven*, o. Jg., 330–344.

van Eimeren, B. (2013). «Always on» – Smartphone, Tablet & Co. als neue Taktgeber im Netz, *Media Perspektiven*, o. Jg., 386–390.

Vital Wave Consulting. (2009). *mHealth for development: The opportunity of mobile technology for healthcare in the developing world.* Abgerufen von: http://www.globalproblems-globalsolutions-files.org/unf_website/assets/publications/technology/mhealth/mHealth_for_Development_full.pdf (27.03.2014).

Wantland, D. J., Portillo, C. J., Holzemer, W. L., Slaughter, R. & McGhee, E. M. (2004). The effectiveness of web-based vs. non-web-based interventions: A meta-analysis of behavioral change outcomes. *Journal of Medical Internet Research*, 6, e40.

Weaver, J., Thompson, N., Weaver, S. & Hopkins, G. (2008, Oktober). *Profiling characteristics of individual's using Internet health information in health care adherence decision.* Paper präsentiert auf der 136. Jahrestagung der American Public Health Association, San Diego, 25.–29. Oktober.

West, J. H., Hall, P. C., Hanson, C. L., Barnes, M. D., Giraud-Carrier, C. & Barrett, J. (2012). There's an app for that: Content analysis of paid health and fitness apps. *Journal of Medical Internet Research*, 14, e72.

Whitten, P., Buis, L. & Love, B. (2007, Mai). *An Internet-based health information intervention for individuals with varying degrees of health literacy.* International Communication Association. Paper präsentiert auf der 57. Jahrestagung der International Communication Association, San Francisco, 24.–28. Mai.

Ybarra, M. L., Kiwanuka, J., Emenyonu, N. & Bangsberg, D. R. (2006). Internet use among Ugandan adolescents: Implications for HIV intervention. *PLoS Medicine*, 3, e433.

19. Peer-to-Peer-Gesundheitskommunikation mittels Social Media

Nicola Döring

Gesundheitsbezogene Kommunikation zwischen Laien findet heute im Internet unter anderem in Online-Diskussionsforen, über Online-Videokanäle sowie über Mobile Apps mit zugehörigen Online-Communitys statt. Der Beitrag beschreibt und erklärt anhand zahlreicher Beispiele die Besonderheiten dieser Kommunikation. Auf der Basis des aktuellen Forschungsstandes werden sowohl ihre positiven als auch ihre negativen Effekte umfassend dargestellt.

Einführung

Neben den klassischen Massenmedien Presse, Hörfunk und Fernsehen haben Computer, Internet und Mobiltelefon als sogenannte *Neue Medien* inzwischen in vielen Ländern der Welt einen festen Platz im Alltag der Menschen eingenommen und werden zunehmend auch für Gesundheitskommunikation genutzt (Fromm, Baumann & Lampert, 2011; Rossmann & Hastall, 2013).

Im vorliegenden Beitrag geht es speziell um Social Media-Dienste im Internet. Mit *Social Media, Social Web* oder *Web 2.0* ist ein seit Mitte der 2000er-Jahre boomender Bereich von Onlinediensten gemeint, die es Internetnutzenden über Web-Plattformen besonders niedrigschwellig erlauben, miteinander zu kommunizieren und zu kollaborieren, selbstgenerierte Inhalte wie Texte, Fotos und Videos in geschlossenen Gruppen zu teilen oder im Internet öffentlich bereitzustellen. Zu den besonders populären Social Media-Diensten gehören Social Network-Plattformen, die der privaten und beruflichen Kontaktpflege dienen (z. B. Facebook; Xing; LinkedIn), Content-Plattformen, auf denen Videos und Fotos publiziert werden (z. B. YouTube, Flickr), Bloggingdienste, die für fachliche oder persönliche Informationsweitergabe genutzt werden (z. B. Tumblr, Twitter), sowie Online-Diskussionsforen (z. B. als Mailinglisten oder Webforen).

Durch die starke Verbreitung internetfähiger Mobiltelefone mit Touchscreen (Smartphones) sind alle genannten Sozialen Medien heute auch ohne stationären Rechner flexibel unterwegs nutzbar, man spricht vom *Mobilen Internet* beziehungsweise genauer von *Mobile Social Media* (z. B. mobiler Facebook- und YouTube-Zugriff). Nicht nur herkömmliche Internetdienste sind auf dem Smartphone nutzbar, sondern es existieren auch zahlreiche genuin neue Anwendungsprogramme für mobile Endgeräte wie Smartphones und Tablets (sog. *Mobile Apps*). Diese Apps sind für kleine Bildschirme, Touchscreen-Bedienung und eine Nutzung unterwegs optimiert. So können auf Plattformen wie Keek und Instagram handygenerierte Videos und Fotos mit wenigen Klicks veröffentlicht werden. Zunehmend verarbeiten Mobile Apps zudem Hintergrundinformationen, die über Sensoren am Handy oder an Zusatzgeräten erfasst werden. So können zum Beispiel Blutdruck, Laufgeschwindigkeit oder Aufenthaltsort der Nutzenden automatisch protokolliert und in den angebotenen mobilen Dienst einbezogen werden (z. B. ortsbasierte Apps für Navigation, Tourismus oder sportliche Outdooraktivitäten).

Im Bereich der *Internet- und Smartphone-gestützten Gesundheitskommunikation* – als Teilgebiet von eHealth und mHealth – haben soziale Medien eine große und wachsende Bedeutung (Grajales III et al., 2014). Dabei sind alle drei zentralen Akteursgruppen der Gesundheitskommunikation (Fromm, Baumann & Lampert, 2011, S. 35) involviert, wenn auch mit unterschiedlichen Zielsetzungen (Antheunis, Tates & Nieboer, 2013):

- *Gesundheitsprofis:* Die im Gesundheitssektor tätigen Dienstleistenden und Organisationen (z. B. medizinisches Personal, Krankenhäuser) nutzen zunehmend Social Media-Plattformen wie LinkedIn, Facebook und YouTube, um sich zu informieren und weiterzubilden, untereinander zu vernetzen, Personal anzuwerben, um ihre Expertise publik zu machen und entsprechenden Zielgruppen anzubieten sowie um internetbasierte Interventionen zu realisieren (zur Social Media-Nutzung von Krankenhäusern in Europa siehe zum Beispiel van de Belt et al., 2012).
- *Medienprofis:* Auch die Gruppe der Medienvertreter, etwa Journalisten, Werbetreibende oder PR-Fachleute, die Gesundheitsinformationen für unterschiedliche Zielgruppen aufbereiten, greifen verstärkt auf Social Media zurück, um sich selbst zu informieren sowie um Informationen bereitzustellen und zielgruppenspezifische Gesundheitskampagnen umzusetzen. So ist beispielsweise nicht nur die Jugendzeitschrift *Bravo* mit ihren legendären Dr.-Sommer-Tipps zur sexuellen Gesundheit neben ihrer eigenen Website (www.bravo.de) mit einer Fan-Seite auf Facebook vertreten, auch die *Apotheken Umschau* und der aus demselben Verlagshaus stammende *Senioren Ratgeber*, der unter anderem Themen wie Blasen- und Darminkontinenz behandelt, sind dort zu finden. Doch während das *Bravo*-Facebook-Profil bald eine Million Likes auf sich vereint, kommt das Facebook-Profil des *Senioren Ratgebers* gerade auf 500 Fans (Stand: April 2014). Noch zeigt sich bei der Social Media-Nutzung eine digitale Spaltung entlang des Alters: So sind in Deutschland laut ARD/ZDF-Onlinestudie 2013 rund 76 % der 14- bis 29-Jährigen, aber nur 13 % der 50- bis 69-Jährigen und gar nur 7 % der ab 70-Jährigen in Online-Communitys vertreten beziehungsweise dort für Medienprofis erreichbar (van Eimeren & Frees, 2013, S. 363).
- *Gesundheitslaien:* Neben den Gesundheitsprofis und den Medienprofis nutzen nicht zuletzt auch die von bestimmten gesundheitsbezogenen Anliegen und Problemen Betroffenen (Patientinnen und Patienten, Angehörige, Risikogruppen, Gesundheitsbewusste) sowie gesundheitsinteressierte Bürgerinnen und Bürger aktiv soziale Medien, um Informationen zu finden, Expertenrat einzuholen, ihre Erfahrungen zu teilen, einander zu unterstützen, eine positive Identität aufzubauen, ihr Bild in der Öffentlichkeit oder gesundheitspolitische Entscheidungen zu beeinflussen.

Der vorliegende Beitrag konzentriert sich auf die letztgenannte Gruppe der Gesundheitslaien und ihre Social Media-Kommunikation untereinander zu gesundheitlichen Themen. Die Darstellung beginnt mit *gesundheitsbezogenen Online-Diskussionsforen* – derjenigen Form der Peer-to-Peer-Gesundheitskommunikation im Internet, die mit Abstand die längste Tradition hat und am besten erforscht ist. Online-Diskussionsforen existierten nämlich bereits vor dem Social Media-Boom. Anschließend wenden wir uns *gesundheitsbezogenen Online-Videokanälen* zu. Im Unterschied zu den textbasierten Onlindiskussionsforen, in denen der verbale Erfahrungsaustausch im Zentrum steht, ist bei Webvideos naturgemäß die visuelle Vorbild- und Anleitungsfunktion sehr wichtig. Schließlich widmen wir uns *gesundheitsbezogenen Mobilen Apps* mit angeschlossenen Online-Communitys. Hier besteht das Spezifikum darin, dass über Sensoren Messwerte (z. B. von sportlichen Aktivitäten) automatisch erfasst und mit anderen Internetnutzenden geteilt werden. Der Beitrag endet mit einem kurzen Fazit zu Chancen und Risiken der gesundheitsbezogenen Peer-to-Peer-Kommunikation mittels Social Media und einem Ausblick auf die zukünftige Forschung und Entwicklung.

Gesundheitsbezogene Diskussionsforen im Internet

Online-Diskussionsforen wurden bereits in den 1980er-Jahren in Form von Mailinglisten, über Foren in Mailbox-Netzen sowie über Newsgroups im Usenet realisiert. Auch heute existieren manche Online-Selbsthilfegruppen noch als Mailinglisten. Üblicher sind inzwischen aber Webforen.

Unabhängig von der technischen Realisierung ähneln sich die Online-Diskussionsforen darin, dass man schriftlich und pseudonym ortsübergreifend miteinander kommuniziert. Im Folgenden werden zunächst die kommunikativen Besonderheiten von Online-Diskussionsforen herausgearbeitet, anschließend Beispiele für gesundheitsbezogene Online-Diskussionsforen vorgestellt und schließlich empirische Befunde zu ihren positiven und negativen Effekten berichtet.

Besonderheiten von Online-Diskussionsforen

Ein *Online-Diskussionsforum* ist ein virtueller Kommunikationsraum, der entweder internetöffentlich zugänglich ist (*öffentliches Forum*) oder für den man sich erst anmelden muss (*geschlossenes Forum*). Der Vorteil öffentlicher Foren besteht in ihrer niedrigschwelligen Zugänglichkeit und leichten Auffindbarkeit. So tauchen Beiträge aus öffentlichen Foren gewöhnlich bei einer Internetsuche unter den ersten Google-Treffern auf (z.B. bei Stichworten wie Halsschmerzen oder impotent). Eine größere Teilnehmerzahl belebt die Diskussion und sorgt dafür, dass kein totes Forum entsteht, indem auf Fragen kaum Antworten eingehen. Die meisten Diskussionsforen im Internet sind deswegen öffentlich. Nur wenn besonders sensible Themen diskutiert werden oder darauf Wert gelegt wird, dass man einen genauen Überblick über die Teilnehmenden hat, wird auf geschlossene Foren zurückgegriffen (z.B. bei Online-Selbsthilfegruppen für Überlebende von sexuellem Missbrauch).

Der Teilnehmerkreis eines Onlineforums besteht üblicherweise aus einem harten Kern von *Stammmitgliedern*, die über längere Zeit dabei bleiben und häufig aktiv Beiträge schreiben (ca. 1%), einer *fluktuierenden Peripherie von Gelegenheitsgästen*, die nur sporadisch Beiträge schreiben (ca. 9%) sowie einer schweigenden Masse an passiv Mitlesenden (engl. lurker, ca. 90%; Nielsen, 2006). Dass man auch durch reines Mitlesen etwas aus einem Onlineforum mitnehmen kann, liegt daran, dass sich viele Fragestellungen ähneln, so dass man sich mit seinen eigenen Belangen aus einem bereits existierenden Diskussionsstrang bedienen kann.

Die Kommunikation im Forum erfolgt schriftlich, zeitversetzt (asynchron) und pseudonym. Diese Bedingungen erleichtern gemäß dem vom *Cues-Filtered-Out-Modell* der computervermittelten Kommunikation postulierten *medialen Enthemmungs-Effekt* die Selbstoffenbarung persönlicher Probleme (zu Theorien der computervermittelten Kommunikation siehe Döring, 2003, 2013a): Man muss sich nicht mit seinem Klarnamen outen, kann Anfragen und Antworten in Ruhe überdenken, ungestört und unbeobachtet formulieren. In vielen Diskussionsforen sind Anfragen zu lesen, in denen ausdrücklich betont wird, dass die Postenden ihr Anliegen hier zum allerersten Mal artikulieren und in ihrem Offlineumfeld keine Ansprechpersonen dafür haben. Sei es, weil das Thema stigmatisierend ist (z.B. Inkontinenz, Impotenz, Sucht, Depression), oder weil einfach vor Ort keine anderen Betroffenen erreichbar sind (z.B. bei einer ganz bestimmten Knieverletzung oder Allergie).

Diskussionsforen haben in der Regel ein Oberthema. Innerhalb des Forums wird durch eine neue Anfrage ein sogenannter *Diskussionsstrang* beziehungsweise Diskussionsfaden (engl. thread) eröffnet. Alle Antworten auf den Initialbeitrag werden chronologisch dahinter angeordnet. Manche Anfragen führen zu tage- oder wochenlangen belebten Diskussionen, andere bleiben unbeantwortet oder erhalten nur ein bis zwei Reaktionen. Das liegt unter anderem am Thema und der Formulierung der Anfrage (persönlich und anschaulich formulierte, aber nicht überlange Anfragen sind meist besonders erfolgreich), am Status der anfragenden Person innerhalb der Forumsgemeinschaft (Stammmitglieder erhalten eher Antworten als Neulinge) oder an der Zahl der aktiven Mitglieder des Forums. Es gehört zur forumsbezogenen Medienkompetenz, einschätzen zu können, mit welchem Anliegen man in welchem Forum gut aufgehoben ist und wie man die Anfrage so formuliert, dass andere Mitglieder des Forums motiviert sind, sich damit zu befassen.

Die meisten Foren sind *moderiert*, das heißt ausgewählte Stammmitglieder beziehungsweise

Personen, die das Forum im Auftrag des Anbieters administrieren, verfügen über technische Kontrollmöglichkeiten, die es ihnen erlauben, unpassende Beiträge zu löschen oder zu verschieben, störende Mitglieder zeitweise oder dauerhaft zu sperren. Diese Kontrollfunktion ist notwendig, um massive Störungen unterbinden zu können. Die in einem Forum geltenden Verhaltensregeln sind als sogenannte *Netiquette* meist ausdrücklich ausformuliert. In den meisten Foren verstößt es zum Beispiel gegen die Forumsregeln, wenn man Werbung verschickt, andere Mitglieder beleidigt, pornografische oder rassistische Inhalte verbreitet. Abgesehen von *technischen Sanktionen* wie dem Forumsausschluss durch die Moderation, regulieren sich die Mitgliederkreise vieler Onlineforen vor allem durch *soziale Sanktionen*, indem sie unpassende Beiträge kollektiv ignorieren oder sich darüber lustig machen. Auf diese Weise können Regelverstöße sogar den Zusammenhalt der Forumscommunity stärken.

In manchen Onlineforen sind Gesundheitsfachleute ausdrücklich willkommen und engagieren sich ehrenamtlich, etwa um medizinischen und rechtlichen Rat zu geben (z. B. rund um das komplexe Thema der Transsexualität bzw. Transgeschlechtlichkeit in den entsprechenden Foren). Die meisten Online-Diskussionsforen sind jedoch als reine Peer-to-Peer-Kommunikation einzuordnen (Expertenrat wird im Internet meist als individuelle Onlineberatung angeboten).

Beispiele gesundheitsbezogener Online-Diskussionsforen

Das Spektrum der gesundheitsbezogenen Online-Diskussionsforen ist allein schon im deutschsprachigen Bereich unüberschaubar breit. Es existieren Foren für Betroffene sowie für Angehörige. Alle möglichen Krankheiten, Beschwerden und Handicaps sind vertreten, aber es existieren auch zahlreiche Foren für einen Erfahrungsaustausch über gesundheitsbewusste Lebensstile und Gesundheitstrends, sei es vegane oder vegetarische Ernährung, Meditation oder Barfußlaufen.

Gesundheitsforen sind über Onlinerecherchen mittels Suchmaschinen wie Google gut auffindbar, indem man das Anliegen (ggf. kombiniert mit dem Suchbegriff Forum) in die Suchmaske eingibt. Gesundheitsbezogene Webforen befinden sich auf den verschiedensten Websites, etwa auf den *Portalen von Publikumszeitschriften* wie *Bravo* (z. B. Forum Körper, Hygiene & Gesundheit auf bravo.de, wo unter anderem über die HPV-Impfung diskutiert wird), *Brigitte* (z. B. Forum Depressionen auf www.brigitte.de, wo u. a. Erfahrungen mit verschiedenen Anti-Depressiva ausgetauscht werden) oder *Men's Health* (z. B. Forum Gesunde Ernährung auf www.menshealth.de, wo verschiedene Ernährungs- und Diätpläne verglichen werden). Zudem bieten die dezidierten *Gesundheitsportale* (z. B. www.onmeda.de oder www.netdoktor.de) neben redaktionellen Inhalten auch Diskussionsforen zu diversen Gesundheitsthemen an (z. B. Onmeda-Forum Alzheimer, in dem vor allem Angehörige von Demenz-Patienten aktiv sind). Manche Gesundheits-Plattformen sind gänzlich auf Foren spezialisiert (z. B. www.med1.de). Auch auf allgemeinen *Fragen- und Beratungs-Portalen* (z. B. www.werweisswas.de oder www.gutefrage.net) finden gesundheitsbezogene Diskussionen statt (z. B. zu Anfragen wie: Umgeknickt, was kann man machen? oder Habe ich eine Augenentzündung?). Gesundheitsforen sind zudem auf vielen *zielgruppenspezifischen Communityportalen* zu finden (z. B. das Forum Gesundheit & Hilfsmittel auf www.myhandicap.de; das Forum Gesundheit & Wellness auf www.50plus-treff.de; das Forum Sport, Wellness und Erholung auf www.lesarion.de). Nicht zuletzt werden Gesundheitsforen auch auf eigenständigen Internetseiten angeboten.

Effekte gesundheitsbezogener Online-Diskussionsforen

Gesundheitsbezogene Online-Diskussionsforen werden in öffentlichen wie fachlichen Debatten mit einer Reihe von *Chancen und Risiken* in Zusammenhang gebracht. Anekdotische und empirische Einzelbelege lassen sich dabei für alle diskutierten Aspekte anführen. Ein systematisches *theoretisches und empirisches Gesamtbild* zur Einordnung fehlt jedoch bislang trotz langjähriger Forschung. Studien zu Onlineforen basieren meist auf *Inhaltsanalysen* der Forumsbeiträge und/oder auf *Onlinebefragungen* der Forumsmitglieder und haben oft ein *nicht-experimentelles Design.* Wenn experimentelle Kontrollgruppenstudien durchgeführt werden, das heißt vergleichbare Personengruppen, die das Forum nutzen oder nicht nutzen, in einem Vorher-nachher-Vergleich einander gegenüber gestellt werden, um Forumswirkungen nachzuweisen, dann handelt es sich meist um Untersuchungen mit klinischen Gruppen, bei denen die Forumsnutzung in ein umfassendes Behandlungsprogramm eingebettet ist, so dass hier wiederum der separate Forumseffekt schwer identifizierbar ist (Eysenbach et al., 2004).

Es ist davon auszugehen, dass die Effekte der Nutzung von Gesundheitsforen wesentlich davon abhängen, wer mit welchen Voraussetzungen (v. a. Gesundheits- und Medienkompetenz) welches Forum zu welchem Thema in welcher Weise nutzt und wie diese Peer-to-Peer-Gesundheitskommunikation mittels sozialer Medien in andere gesundheitsbezogene Kommunikationsprozesse (z. B. Austausch mit Angehörigen und mit medizinischem Fachpersonal) eingebunden ist. Zwar berichten die Beteiligten subjektiv überwiegend positive Effekte der Nutzung von Gesundheitsforen (z. B. Tanis, 2008), der Nachweis objektiver Positivwirkungen auf definierten Outcomevariablen erweist sich jedoch oft als schwierig (Eysenbach et al., 2004; Horgan, McCarthy & Sweeney, 2013). Gesundheitsforen im Internet stellen *keinen Ersatz für Offlineunterstützung* dar, sondern werden von den Beteiligten wie von Fachleuten als sinnvolle Ergänzung betrachtet, die Versorgungs- und Unterstützungslücken in der Offlinekommunikation schließen kann (sei es für bestimmte Bevölkerungsgruppen oder in bestimmten Situationen; Bender et al., 2013; Yli-Uotila, Rantanen & Suominen, 2013).

Positive Effekte gesundheitsbezogener Onlinediskussionen. Als wichtigster positiver Effekt der Nutzung von Gesundheitsforen wird *soziale Unterstützung* betrachtet, wobei der Peer-to-Peer-Austausch sowohl emotionale Unterstützung (Anteilnahme, Ermutigung) als auch informationelle Unterstützung (Hinweise auf Diagnose- und Therapieverfahren, Produktempfehlungen), zuweilen sogar praktische Unterstützung (z. B. Verleih von Hilfsmitteln) bieten kann. Dabei ist Unterstützung durch andere Betroffene in Onlineforen nicht nur für relativ verbreitete Erkrankungen (z. B. Brustkrebs, von dem rund jede achte Frau im Laufe ihres Lebens betroffen ist), sondern auch für sehr kleine Zielgruppen verfügbar (z. B. Männer mit klinischen Essstörungen; Doran & Lewis, 2011) – und zwar *orts- und zeitunabhängig.* Die Einbindung in die Forumscommunity kann durch den Aufbau neuer sozialer Beziehungen sowie durch das Gemeinschaftsgefühl und den sozialen Status in der Gruppe (v. a. bei Stammmitgliedern) *Einsamkeit und Depressionen* bekämpfen und *Lebenssinn* vermitteln. Der Peer-to-Peer-Austausch kann zudem *identitäts-* beziehungsweise *selbstwertstärkend* sein, insbesondere wenn es um gesundheitliche Beeinträchtigungen geht, die marginalisiert oder stigmatisiert sind, sodass das Kennenlernen anderer Betroffener normalisierend wirkt.

Sowohl bei Online-Selbsthilfegruppen mit Krankheitsfokus als auch bei Onlineforen zu gesundheitsbewusstem Verhalten ist zu vermuten, dass die aktive Teilnahme an einem entsprechenden Forum kurz- und langfristige *gesundheitsbezogene Verhaltensänderungen* erleichtern kann, weil man Rollenmodelle kennenlernt und sich auch selbst stärker verpflichtet, einen Therapie- oder Trainingsplan einzuhalten.

Die Sichtbarkeit und Zugänglichkeit gesundheitsbezogener Online-Diskussionsforen, in denen sich Gesundheitslaien über ihre Schwierigkeiten austauschen und gemeinsam Lösungsmöglichkeiten diskutieren, bieten eine wichtige *Anlaufstelle auch für Forschung und Intervention*: Die öffentlichen Diskussionen in Onlineforen können beobachtet werden, um die Anliegen der Betroffenen zu erkunden. Die Peer-to-Peer-Foren können bei Bedarf – in Abstimmung mit den Forumsbetreibenden – durch ehrenamtliche Mitwirkung von Gesundheitsexperten unterstützt werden. Aufrufe zu wissenschaftlichen Studien oder Informationen über Präventions-, Diagnose- und Therapiemöglichkeiten können in den Foren zielgruppengenau platziert werden. Damit ist eine direkte Ansprache auch solcher Betroffenengruppen möglich, die offline kaum erreichbar wären.

Insbesondere bei Minoritäten, die auf der Basis der Menschenrechte heute als zu Unrecht marginalisiert beziehungsweise diskriminiert gelten, wird Onlinevernetzung positiv mit *Empowerment* verknüpft. Denn der Peer-to-Peer-Austausch kann Ressourcen zur Selbstermächtigung bereitstellen und zudem auch dazu beitragen, das Image der sozialen Gruppe in der Öffentlichkeit zu verbessern oder politische Forderungen zu artikulieren. So wird beispielsweise die in den letzten Jahren sowohl in der breiten Öffentlichkeit als auch in der Medizin stark gewachsene Sensibilität für Fragen der Inter- und Transgeschlechtlichkeit unter anderem auf die Vernetzung der Betroffenen im Internet und die dadurch mögliche politische Einflussnahme zurückgeführt (Döring, 2009). Recht einhellig in der Fachliteratur anerkannt ist auch der Empowerment-Effekt des Internets für nicht-heterosexuelle Bevölkerungsgruppen. So finden zum Beispiel homo- und bisexuelle Jugendliche, die auf dem Land leben und keinen Zugang zu urbanen Szenen haben, heute vor allem im Internet über Onlineforen und Online-Communitys Informationen, Kontakte und Unterstützung beim Coming-out, wobei dieses oft zuerst online und dann offline stattfindet (McKenna & Bargh, 1998; Nip, 2004; Hillier & Harrison, 2007).

Auch für heterosexuelle Jugendliche und Erwachsene können Onlineforen Empowerment bringen, wenn sie sich dort offen über ihre sexuellen Anliegen und Probleme austauschen und sich mit den Erfahrungen anderer vergleichen können. Dabei zeigen sich in Onlineforen durchaus *geschlechtersensible Herangehensweisen* (z. B. bei Diskussionen über den Umgang mit Pornografie und Pornografiesucht) sowie auch eine Orientierung an der *sexuellen Konsensmoral* (z. B. bei Diskussionen über sexuelle Praktiken, bei denen immer wieder betont wird, dass niemand beim Sex etwas tun sollte, was er oder sie nicht möchte; Döring, 2013b, 2013c).

Negative Effekte gesundheitsbezogener Online-Diskussionsforen. Den positiven Effekten gesundheitsbezogener Online-Diskussionsforen stehen jedoch auch eine Reihe möglicher negativer Effekte gegenüber. Wachsende Aufmerksamkeit erhält das Problem des *Datenschutzes.* So ist durch die in Onlineforen üblicherweise genutzten Pseudonyme nur bedingt Anonymität gewährleistet, da durch die Internetprotokolladresse und Softwarekonfiguration des verwendeten Rechners letztlich eine Identifizierbarkeit der Beteiligten etwa für die Internet Service Provider möglich ist. Zudem sind Menschen allein anhand ihres individuellen Schreibstils auch bei kurzen Forumsbeiträgen gut identifizierbar, wenn man über eine Textprobe verfügt (Bobicev et al., 2013). Nicht zuletzt kann Identifizierbarkeit auch durch eigene Preisgabe von zu vielen oder zu eindeutigen Hintergrundinformationen zur Lebenssituation entstehen. Gefährdungen der Privatsphäre und des Datenschutzes betreffen indessen nicht nur Gesundheitsforen, sondern die gesamte Onlinekommunikation.

Ein weiterer Problembereich der Peer-to-Peer-Gesundheitskommunikation ist die Frage nach der *Informationsqualität.* So stehen medizinische Laienäußerungen in Onlineforen im Verdacht, häufig stark verzerrt oder fehlerhaft zu sein. Nicht nur mangelndes Fachwissen kann zu problematischen Forumsinhalten führen, auch verdeckte Werbung kann ein Risiko darstellen. Eine kritische und engagierte Forumscommunity wird zweifelhafte Beiträge jedoch in der Regel als solche erkennen und infrage stellen. Eine Inhaltsanalyse eines Brustkrebsforums zeigte, dass von n = 4600 Postings gerade einmal 10 Beiträge (0,22 %) fehlerhafte Informationen enthielten und diese Fehler innerhalb weniger Stunden durch andere Beiträge aufgedeckt und korrigiert wurden (Esquivel, Meric-Bernstam & Bernstam, 2006). Wie viele Fehler Offline-Peer-to-Peer-Kommunikation über Gesundheitsfragen enthält, ist unbekannt.

Kritisch betrachtet wird der Trend, eigene Symptome in Onlineforen zu posten und sich dort *Ferndiagnosen von anderen medizinischen Laien* einzuholen. Der wiederholte Hinweis, sich nicht auf Kommentare in Onlineforen zu verlassen, sondern im Zweifelsfall lieber zeitnah zum Arzt zu gehen, ist jedoch in vielen Gesundheitsforen inzwischen Standard. In der *Arzt-Patient-Kommuni-*

kation stellt es sich heute als neue Herausforderung dar, das (Halb-)Wissen und die zum Teil sehr konkreten Erwartungen hinsichtlich Behandlung und Medikation, die Patientinnen und Patienten durch das Lesen von Beiträgen in Onlineforen vor und/oder nach dem Arztbesuch entwickelt haben, sinnvoll aufzugreifen. Dies erfordert offenbar einen beträchtlichen Zusatzaufwand an Zeit und Geduld aufseiten des medizinischen Personals, etwa um falsche Laien-Diagnosen als solche verständlich zu machen. Andererseits kann die – sich unter anderem in Online-Peer-to-Peer-Kommunikation niederschlagende – sehr aktive Beschäftigung einer Teilgruppe der Patienten mit ihrer Gesundheit auch positiv gewertet werden. Denn Gleichgültigkeit oder völlige Verantwortungsdelegation an das medizinische Fachpersonal erschweren eine Behandlung oftmals noch stärker. Welche Typen von internetgebildeten Experten-Patienten es gibt und unter welchen Bedingungen sich Informationen aus Betroffenenforen positiv oder negativ auf die Arzt-Patient-Kommunikation und verschiedene Aspekte der Behandlung auswirken (z. B. Compliance), ist noch ungenügend erforscht (Fox, Ward & O'Rourke, 2005).

Ein weiteres Problem im Zusammenhang mit Gesundheitsforen stellt die sogenannte *Cyberhypochondrie* dar, das heißt die unbegründete Sorge, selbst schwer erkrankt zu sein oder zu erkranken, die man aus den Schilderungen von Erkrankten in Onlineforen ableitet. Hierbei spielt vermutlich ein doppelter Selektionseffekt eine Rolle: Personen, die besonders dramatische negative Krankengeschichten erleben, berichten diese aufgrund gesteigerten Mitteilungsbedürfnisses häufiger in Onlineforen, sodass hier die leichten und unproblematischen Verläufe unterrepräsentiert sind. Und Personen, die eine Neigung zur Hypochondrie mitbringen, lesen dramatische Forumsberichte häufiger und beziehen sie stärker auf sich. Dementsprechend kann für diese Personen der Forumsbesuch dann tatsächlich angstverstärkend wirken (Ryen & Horwitz, 2009; Baumgartner & Hartmann, 2011). Wenn beispielsweise werdende Mütter anekdotisch berichten, sie würden bewusst keine Schwangerenforen mehr besuchen, da die vielen Horrorgeschichten über Entbindungskomplikationen für sie nicht hilfreich seien, so weist dies auf das Risiko der Cyberhypochondrie und zugleich auf mögliche *Resilienz* gegen diese hin (v. a. durch kompetente Mediennutzung, was bewusste Nicht-Nutzung bestimmter Onlineinhalte einschließt).

Hingewiesen wird auch auf das Risiko, dass es in der schriftlichen Forumskommunikation zu *Missverständnissen und eskalierenden Konflikten der Mitglieder untereinander* kommen kann. So sind diverse Gesundheitsfragen Bestandteil von identitätsrelevanten Glaubenssystemen und Lebensstilen und werden in Onlineforen teilweise mit großer ideologischer Verbissenheit diskutiert, was angesichts medialer Enthemmung bis zu persönlichen Beleidigungen führen kann (z. B. anlässlich der Frage, ob nun Mineralöl in Kosmetika der Hautgesundheit schade und deswegen Naturkosmetik vorzuziehen sei oder nicht, oder welcher Ernährungsstil nun der richtige sei). So zeigte eine Inhaltsanalyse von Onlineforen zu Veganismus, dass die Beteiligten vegane Ernährung – entgegen dem Bild in der Öffentlichkeit – bewusst als völlig unkomplizierte und unproblematische Ernährungsform darstellen (Sneijder & te Molder, 2009). Wer dieser Darstellung dann widerspricht, könnte – je nach konkretem Onlineforum – nicht nur mit Gegenstimmen, sondern eben gegebenenfalls auch mit massiven Beschimpfungen und Beleidigungen zu rechnen haben. Hier wäre dann unter anderem die Forumsmoderation gefragt, Konflikte zu schlichten und Versachlichung zu fördern. Aber auch einzelne Forumsmitglieder können sich vor Eskalation schützen, indem sie zum Beispiel die Beiträge konkreter anderer Mitglieder, mit denen sie immer wieder in Streit geraten, technisch für sich blockieren.

Das größte Risiko gesundheitsbezogener Onlineforen wird schließlich darin gesehen, dass sich auch Minoritäten organisieren, die mit *selbst- und/oder fremdschädigendem Verhalten* in Verbindung gebracht werden. Hier besteht die Sorge darin, dass die Foren eine verzerrte Weltsicht vermitteln, das schädigende Verhalten verharmlosen oder gar glorifizieren und zur Umsetzung geradezu anleiten. Das betrifft zum Beispiel sogenannte Pädophilen-Foren, in denen sexueller Missbrauch legitimiert wird, Pro-Anorexie- und Pro-Bulimieforen (sog. Pro-Ana- und Pro-Mia-Foren), in denen Essstörungen als wünschenswerter Lebensstil dargestellt werden, Suizidforen, in denen Selbsttötungsmethoden vorgestellt werden, Selbstverletzungsforen, in denen erklärt wird, welche Körperregionen sich für das Ritzen am besten eignen, Barebacking-Foren, in denen ungeschützte mann-männliche Sexualkontakte gesucht werden, oder sogenannte Alles-ohne-Foren (AO-Foren), in denen es um ungeschützte heterosexuelle Prostitutionskontakte geht. Schädigende Tendenzen können aber auch Foren haben, in denen es um Ernährung oder Sport geht (z. B. Kraftsportforen, in denen Gesundheitsfragen ausgeblendet und Tipps zum Anabolikagebrauch ausgetauscht werden; Smith & Stewart, 2012).

Alarmistische Medienberichte und Zensurforderungen sind bei den angesprochenen Themen keine Seltenheit. Im wissenschaftlichen Diskurs wird dagegen betont, dass einfache Wirkungshypothesen hier nicht greifen: Der Besuch eines solchen Forums allein wird nicht ein entsprechendes selbst- oder fremdschädigendes Verhalten auslösen, vielmehr sind viele andere Voraussetzungen bereits erfüllt, damit man ein solches Forum überhaupt nutzt (Sharpe et al., 2011). Verbote würden die Foren nicht verhindern, sondern auf ausländische Server oder ins Dunkelfeld drängen. Ihre Sichtbarkeit und Zugänglichkeit ist indessen eine Chance, die entsprechende Kommunikation auch wissenschaftlich beobachten und besser verstehen zu können, um auf dieser Basis nicht nur die breite Öffentlichkeit aufklären, sondern auch die entsprechenden Zielgruppen – in Zusammenarbeit mit den Forumsbetreibenden – mit Präventionskampagnen und Interventionsangeboten zu erreichen. So können etwa Hinweise zur anonymen Testung auf sexuell übertragbare Infektionen in Barebacking- und AO-Foren platziert werden (zu zielgruppengerechter Safer-Sex-Aufklärung in deutschsprachigen Freierforen siehe Langanke & Ross, 2009).

Zudem zeigt eine genaue Analyse der Foren sowie der Sichtweisen der Beteiligten häufig auch ausdifferenzierte Inhalte und Effekte. So beschränken sich Suizid- oder Selbstverletzungsforen eben nicht auf Tipps für die besten Methoden, sondern bieten Betroffenen oftmals die erste und einzige Anlaufstelle, um aus der Isolation in ihrem Offlineumfeld herauszutreten, ihre Erfahrungen zunächst anonym online zu teilen – und zwar mit ebenfalls betroffenen Menschen, von denen sie sich verstanden fühlen. Der offene Austausch muss nicht zwingend eine Problemverschärfung bedeuten, sondern kann auch entlastend wirken und in die Suche nach Hilfsangeboten und Therapiemöglichkeiten münden (Neverla & Fiedler, 2003; Eichenberg, 2010; Jones et al., 2011).

Gesundheitsbezogene Videokanäle im Internet

Computervermittelte Kommunikation ist heute nicht mehr rein textbasiert, sondern zunehmend auch *visuell und audio-visuell* gestaltet. Dabei spielen in der Peer-to-Peer-Kommunikation neben Fotos vor allem selbstgedrehte Videos, die über Videoplattformen geteilt und kommentiert werden, eine große Rolle. Das Spektrum reicht von 6-Sekunden-Clips (sozusagen 3D-Fotos), die mittels der Mobile App Vine zum Beispiel über Twitter und Facebook ausgetauscht werden, über etwas längere, aber weitgehend unbearbeitete Handyvideoclips, die über Keek geteilt werden, bis hin zu mehr oder minder aufwendig produzierten und nachbearbeiteten (Videoschnitt, Spezialeffekte, Musikuntermalung etc.) Videoclips, die über YouTube, MyVideo, Vimeo oder andere Videoportale veröffentlicht werden und meist eine Länge im Bereich von 2 bis 20 Minuten haben. Im Internet veröffentlichte Videoclips werden in Abgrenzung zu den auf DVD verbreiteten Videos auch als *Webvideos* oder gar als *Internet-Fernsehen* bezeichnet.

YouTube ist aktuell mit Abstand die wichtigste und größte Videocommunity im Internet. Sie gehört in Deutschland und international neben Google und Facebook zu den drei meistbesuchten Websites im Internet (siehe Alexa-Ranking: www.alexa.com/topsites). Insbesondere bei Jugendlichen und jungen Erwachsenen läuft YouTube inzwischen dem linearen Fernsehen den Rang ab.

YouTube selbst gibt an, dass die Plattform aktuell jeden Monat von mehr als einer Milliarde Menschen besucht wird und dass pro Minute neues Videomaterial im Umfang von 100 Stunden hochgeladen wird (http://www.youtube.com/yt/press/de/statistics.html; Stand: April 2014). Neben Ausschnitten aus TV-Sendungen und Filmen sowie professionellen Musikvideos ist auf YouTube auch sehr viel *User-generated Content* zu finden. Diejenigen, die auf YouTube Content anbieten, werden als *YouTuberinnen* und *YouTuber* bezeichnet, bei großem Erfolg auch als *YouTube-Stars*.

Die Fülle der YouTube-Inhalte ist bislang kaum systematisch erschlossen. Es besteht jedoch kein Zweifel, dass ein nennenswerter Teil der YouTube-Videos gesundheitsrelevante sowie gesundheitsbezogene Inhalte haben, wobei diese Inhalte sich teilweise großer Beliebtheit erfreuen und millionenfach abgerufen werden. Bei den YouTuberinnen und YouTubern, die Gesundheitsvideos veröffentlichen, handelt es sich teils um Gesundheitsprofis (z. B. Fitnesstrainerinnnen oder Physiotherapeuten bieten Videos zu Rückengymnastik an), teils um Gesundheitslaien (z. B. Schülerinnen und Schüler oder Models veröffentlichen Videos zur Bekämpfung von Akne).

Im Folgenden wird zunächst die Funktionsweise von YouTube etwas genauer beschrieben, anschließend werden beispielhaft einige gesundheitsbezogene Videokanäle auf YouTube vorgestellt und abschließend wird der Forschungsstand zu ihren positiven und negativen Effekten dargestellt.

Besonderheiten von Online-Videokanälen

Internetnutzende stoßen oftmals durch Google-Recherchen auf YouTube-Videos mit Gesundheitsthemen. So befinden sich bei einer Google-Suche nach Stichworten wie Ritzen, Pickel, Saftfasten oder Meditation YouTube-Videos unter den ersten Treffern. Zudem bietet YouTube auf der Startseite neben Empfehlungen beliebter Videos eine Suchmaske, über die man nach Themen recherchieren kann. Bei einer Google- oder YouTube-Suche erfolgt der Zugriff auf die gesundheitsbezogenen Videos im sogenannten *Pull-Modus*, ist also Ergebnis aktiver und zielgerichteter Recherche.

Wer sich auf YouTube einen eigenen Account einrichtet, kann *YouTube-Kanäle* abonnieren und bekommt dann jeweils neu publizierte Videos des jeweiligen Kanals im *Push-Modus* zugespielt. Ein Videokanal beinhaltet alle Videos, die eine bestimmte Person oder Institution auf YouTube veröffentlicht. Neben dem Teilen der Videoclips geht es im Sinne des Mitmach-Gedankens von Social Media aber auch um kollektive Bewertung, Kommentierung und Feedback: Man kann den YouTube-Clips einen «Daumen hoch» oder «Daumen herunter» geben, man sieht die Abrufzahl, kann einen Kommentar hinterlassen und die Videokommentare anderer Zuschauerinnen und Zuschauer lesen, die zum Teil von den Videoanbietenden wiederum kommentiert werden. Auch sind unter den YouTube-Videos in einer Infobox meist Zusatzinformationen zum Video sowie Links auf die Facebook-, Twitter-, Instagram-, Ask.fm- und sonstigen Social Media-Accounts der Videoanbietenden zu finden. Ein erfolgreicher YouTube-Kanal muss regelmäßig (üblicherweise mindestens einmal pro Woche) mit neuen Videos bestückt und durch weitere Social Media-Präsenzen flankiert werden, um die Abonnenten beziehungsweise die Fangemeinde bei der Stange zu halten.

Die Besonderheit von Online-Videokanälen besteht nämlich in dem engen Verhältnis zwischen YouTuberin beziehungsweise YouTuber einerseits und der Zuschauerschaft andererseits. Im Unterschied zu den Celebritys der klassischen Massenmedien wie Schauspielern, Models und Musikstars handelt es sich bei den erfolgreichen YouTubern um *Stars zum Anfassen*: Sie sind ihren Fans näher, interagieren medial mit ihnen, greifen ihre Kommentare, Anfragen und Videowünsche auf. Häufig erkundigen sich YouTuber ausdrücklich bei ihrem Publikum danach, welche weiteren Themen sie in ihren Videos behandeln sollten, oder sie öffnen Fanpost vor der Kamera und grüßen öffentlich einzelne Zuschauerinnen und Zuschauer. Dadurch entsteht eine besonders treue, aber auch sehr anspruchsvolle Fangemeinde, die sich sofort beklagt, wenn Videos ausbleiben, langweilig wirken oder der YouTuber sich irgendwie negativ entwickelt, vielleicht unauthentisch wirkt.

Der mit dem Betreiben eines erfolgreichen Videokanals verbundene Aufwand ist beträchtlich. Er beschränkt sich nicht darauf, gute Videoideen zu haben und diese möglichst professionell umzusetzen. Notwendig ist es auch, sich Tag für Tag um die Fangemeinde zu bemühen: Das beginnt mit dem Guten-Morgen-Gruß auf Twitter, läuft dann über Statusmeldungen via Facebook, beinhaltet die Beantwortung von Kommentaren, E-Mails und Tweets von Fans, die Durchführung von gelegentlichen Online-Live-Events (z. B. Twitter-Talk; Google+-Hangout) und endet mit dem Gute-Nacht-Gruß per Twitter.

Auch wenn YouTube prinzipiell offen ist für alle Internetnutzenden, die ihre selbstproduzierten Videoclips der Welt vorstellen wollen, so zeichnet sich ein starker *Trend zur Professionalisierung und Kommerzialisierung* ab: YouTube-Videos mit verwackeltem Bild, schlechtem Ton, ohne Spezialeffekte und ohne professionelles Auftreten (von der Stimme über die Rhetorik bis zum Outfit) stoßen auf geringe Akzeptanz. Über das *YouTube-Partnerprogramm* verdienen YouTuberinnen und YouTuber für jeden Videoabruf bares Geld, da Werbung geschaltet wird. Die YouTube-Einkünfte erfolgreicher Kanäle rangieren zwischen mehreren hundert bis zu mehreren tausend Euro pro Monat (Schätzungen zu den Einkünften sind der YouTube-Statistikplattform www.SocialBlade.com zu entnehmen). Zudem sind Videobloggende inzwischen Ansprechpartner von Firmen, werden auf nationale und internationale Presseevents eingeladen und erhalten kostenlose Produktproben (z. B. Kosmetika, Sportkleidung, Sportgeräte, Nahrungsergänzungsmittel) in der Hoffnung, dass sie diese in ihren Videos vorstellen. Denn eine Produktempfehlung eines beliebten YouTubers ist im Sinne der Mund-zu-Mund-Propaganda ausgesprochen wirkungsvoll. Zunehmend mehr YouTuber arbeiten auch mit Onlineshops zusammen oder betreiben einen eigenen Onlinehandel. In diversen gesundheitsnahen Berufen ist der Videokanal heute ein wichtiges Instrument der Kundenakquise und Kundenbindung, sei es für Online- und/oder Offlinedienstleistungen (z. B. Coaching in Ernährungs- oder Fitnessfragen). Die erfolgreichen YouTuber sind inzwischen meist auch in sogenannten *Multi-Channel-Netzwerken* organisiert, vergleichbar Agenturen, die gegen einen Anteil der Kanaleinnahmen den YouTubern Arbeit abnehmen, sich etwa um Marketing, rechtliche und technische Fragen kümmern, teilweise auch Produktionsstudios bereitstellen (z. B. www.mediakraftnetworks.de).

Bei den YouTube-Stars handelt es sich zwar nur zu einem sehr geringen Teil um Gesundheitsprofis, aber doch zunehmend um Medienprofis, die durch ihre Videokompetenz und ihre audiovisuelle Präsenz eine stark herausgehobene Rolle einnehmen und persönlich bekannt werden (sog. Internet-Bekanntheit, engl. Internet Fame). Die Kommunikation zwischen YouTuberinnen beziehungsweise YouTubern und ihren Zuschauerinnen sowie Zuschauern ist somit nur bedingt als Peer-to-Peer-Kommunikation einzuordnen. Vielmehr handelt es sich teilweise eher um eine *Star-Fan-Beziehung*, die parasoziale Züge trägt (also die durch die Auseinandersetzung der Zuschauenden mit der im Video dargestellten Medienfigur entsteht), aber eben auch echte Interaktion beinhaltet, etwa wenn der YouTube-Star persönlich Anfragen beantwortet oder Fantreffen in Großstädten organisiert.

Beispiele gesundheitsbezogener Online-Videokanäle

Das Spektrum der Gesundheitsthemen auf YouTube ist sehr breit, wobei der Umfang nicht quantifizierbar ist und auch keine Klassifikationssysteme für die unterschiedlichen YouTube-Gesundheitsinhalte vorliegen. So finden sich auf YouTube beispielsweise direkt gesundheits*bezogene* Videos zu Epilepsie oder Angst vor dem Zahnarzt, zu Ess- und Schlafstörungen, zu Haut- und Körperpflege, zu unterschiedlichen Behinderungen, zu vegetarischer Ernährung oder zu Safer Sex. Auch gesundheits*relevante* Inhalte wie Videos von riskanten Mutproben, Anleitungen zu selbstgemachten Piercings und Tattoos, zu Drogenkonsum oder die Verherrlichung unrealistischer

Schönheitsnormen sind auf YouTube zu finden sowie Videos, in denen man sich über Menschen mit Übergewicht kollektiv lustig macht oder in denen Menschen mit seltenen Krankheiten oder Behinderungen sensationslüstern ausgestellt werden.

Schaut man sich das aktuelle Ranking der beliebtesten YouTube-Kanäle in Deutschland an (siehe Statistikplattform www.VidStatsX.com), so sind hier vor allem Kanäle zu Musik, Comedy, Videospielen und News, aber auch zu Beauty & Lifestyle sowie Sport zu finden. Bei den letztgenannten Kanälen spielen Gesundheitsbezüge eine wichtige Rolle.

So sind auf den *Beauty-Lifestyle-Kanälen* durchaus nicht nur Schmink- und Stylingvideos zu finden. Auch Ratschläge zu Pickelbehandlung, Fitness, Ernährung, Selbstwert, Mobbing, Drogen, Alkohol, Piercings, Tattoos, Essstörungen, selbstverletzendem Verhalten und zu sonstigen vor allem für Jugendliche relevanten Themen mit Gesundheitsbezug gehören dazu. Denn die Fans fragen genau solche Videos bei den von ihnen als Rollenmodellen bewunderten YouTube-Stars immer wieder nach. Zu ihnen gehören beispielsweise die 18-jährige Schülerin Ischtar Isik (isipisi5; 400 000 Kanal-Abonnements) oder die 24-jährige Schauspielerin Nilam Farooq (daaruum; 700 000 Abonnements; Stand: April 2014). Die vor allem von Mädchen und jungen Frauen getragene YouTube-Beauty-Community orientiert sich einerseits an traditionellen Geschlechterrollen und Schönheitsnormen, zeigt gleichzeitig aber auch eine größere Vielfalt von Mädchen- und Frauenbildern, als es die klassischen Massenmedien tun. So gibt es Beauty-YouTuberinnen aller Kleidergrößen, kultureller Hintergründe und gesundheitlicher Lagen. Manche senden wegen einer Krebserkrankung zeitweise aus dem Krankenhaus, wegen Depressionen aus der Psychiatrie oder führen die Ausbeute ihrer letzten Shoppingtour im Rollstuhl vor.

Neben den Beauty-Lifestyle-Kanälen sind es vor allem auch *Sportkanäle*, die Gesundheits-Content auf YouTube bereitstellen, etwa Trainingstechniken und Übungen demonstrieren, Ernährungstipps geben, Sportkleidung und Supplemente vorstellen. Sehr erfolgreiche Fitness-Kanäle betreiben unter anderem der 24-jährige Uwe Schüder (flying uwe; rund 300 000 Abonnements, Schwerpunkt Bodybuilding und Kung Fu) und der 26-jährige Christoph Gehrke (goeerki; rund 100 000 Abonnements; Schwerpunkt Fitness zuhause und Ernährung). Neben den auf jüngere Zielgruppen zugeschnittenen Fitnesskanälen existieren unter anderem auch diverse Videokanäle zur Ausgleichs- und Reha-Gymnastik, zu Yoga und Meditation.

Effekte gesundheitsbezogener Online-Videokanäle

YouTube ist erst 2005 an den Start gegangen. Dementsprechend dünn ist die bisherige Forschungslage zu gesundheitsbezogenen Videokanälen im Vergleich zu den seit den 1980er-Jahren existierenden gesundheitsbezogenen Online-Diskussionsforen. Das sozialwissenschaftliche Forschungsinteresse an YouTube – und speziell auch an gesundheitsbezogenen Webvideos – steigt in jüngster Zeit jedoch kontinuierlich.

Es sind unterschiedliche gesundheitsbezogene Effekte zu erwarten in Abhängigkeit von der Intensität und Art der Nutzung gesundheitsbezogener YouTube-Videos. Insbesondere ist zu unterscheiden, ob zu einem bestimmten Thema punktuell und gezielt Videos aus unterschiedlichen Kanälen zusammengesucht werden, oder ob die YouTube-Nutzenden einen bestimmten gesundheitsbezogenen Kanal abonnieren, über längere Zeit alle Videos rezipieren und eine parasoziale Beziehung zum YouTube-Star aufbauen.

Bei der Nutzung gesundheitsbezogener Videokanäle steht das Betrachten, Bewerten und Kommentieren der Videoclips im Fokus und somit die *(para)soziale Beziehung zum YouTube-Star als Rollenmodell*, über das man sich mit anderen Fans austauscht. Aktuell fungieren vor allem Jugendliche und junge Erwachsene als YouTube-Vorbilder für jüngere Jugendliche, wobei sie als zunehmend professionell agierende Medienpersönlichkeiten einen Status zwischen Peer, älterem Geschwister und bewundertem Star haben. Die Bedeutung der YouTube-Stars als Sozialisationsagenten für Jugendliche ist augenscheinlich sehr groß, was sich unter anderem an ihrer Bekanntheit und Beliebtheit zeigt: Abonnement- und Viewzahlen in der Größenordnung von mehreren Hunderttausend, massenhafte Fanpost, begeisterte Videokommentare und Tweets bringen es oft wörtlich auf den Punkt: Du bist mein großes Vorbild.

Die bisherige Forschung zu gesundheitsbezogener YouTube-Nutzung hat Aspekte der parasozialen Beziehung bislang kaum berücksichtigt (Chen, 2014), sondern konzentriert sich vor allem auf *Inhaltsanalysen zu Themen und Inhaltsqualität gesundheitsbezogener YouTube-Videos.* Dabei werden die Reaktionen des Publikums, wenn überhaupt, nur nonreaktiv erfasst (vor allem anhand der Anzahl der Videoviews und der Inhalte der Videokommentare). Neben Inhaltsanalysen existieren bislang kaum mündliche oder schriftliche Befragungsstudien mit Anbietenden und Nutzenden von Gesundheitsvideos. Erst recht fehlen Untersuchungen mit experimentellem Design, die Videowirkungen objektiv nachweisen könnten. Aussagen über positive und/oder negative Effekte von gesundheitsbezogenen Webvideos sind mangels ausreichender Rezipienten- und Wirkungsstudien beim aktuellen Forschungsstand also noch recht spekulativ.

Positive Effekte gesundheitsbezogener Online-Videokanäle. Die für gesundheitsbezogene Videokanäle vermuteten positiven Effekte ähneln denen, die für gesundheitsbezogene Onlineforen teilweise schon nachgewiesen sind. So können mittels einzelner Internetvideos sowie mittels ganzer Videokanäle spezifische Gesundheitsinhalte thematisiert und bestimmte Personen als Vorbilder sichtbar werden, die in den traditionellen Massenmedien (bislang) so nicht vertreten sind, und die den jeweils Interessierten und Betroffenen dabei helfen, ihre gesundheitsbezogenen Fragen zu beantworten, ihre Identität und ihren Selbstwert zu stärken sowie sie darin *unterstützen, gesundheitsförderliche Verhaltensweisen* umzusetzen.

Die Qualitäten von Internetvideos im Vergleich zu textbasierten Forumsbeiträgen liegen dabei unter anderem in den verbesserten Möglichkeiten, die ein zeitbasiertes audio-visuelles Medium bietet, um *gesundheitsbezogene Handlungsanleitungen* (z. B. für Gymnastikübungen, Massagetechniken, Kondomverwendung, Kochrezepte) plastisch darzustellen oder auch medizinische Eingriffe zu veranschaulichen (z. B. Videos von Operationen).

Auch der Grad der Personalisierung der Informationen ist größer, da man die YouTuberinnen und YouTuber sieht und hört. Ihre Funktion als Rollenmodell und Vorbild ist somit ausgeprägter als das bei den Stammmitgliedern in schriftlichen Onlineforen der Fall ist. Allein durch die *Sichtbarkeit ihres körperlichen Erscheinungsbildes* können sie besonders glaubwürdig bestimmte gesundheitsrelevante Themen vertreten, Ansporn und Ermutigung geben. So ist es eben etwas anderes, ob im *Bravo*-Forum nur über Pickel geschrieben wird, oder ob man auf YouTube-Kanälen Schritt für Schritt gezeigt bekommt, wie sich auch schwere Akne relativ gut kaschieren lässt. Ebenso sind Sport- und Fitness-YouTuberinnen und -YouTuber besonders glaubwürdig, wenn ihnen die Effektivität der propagierten Trainings- und Ernährungspläne auch anzusehen ist.

Die große *Vielfalt der Rollenmodelle* auf YouTube bietet für ganz unterschiedliche Lebenslagen und Probleme parasoziale Ansprechpersonen. *Empowerment-Effekte* sind dabei wiederum vor allem für massenmedial unterrepräsentierte oder oft stereotypisierend dargestellte Gruppen zu erwarten. Formen der Inklusion, die in den Mainstream-Massenmedien noch in weiter Ferne liegen, sind auf YouTube längst Alltag, wo KleeneMelle81 und 1234Isoke – junge Frauen mit Glasknochenkrankheit – angesehene Mitglieder der Beauty-Community sind, ganz selbstverständlich im Rollstuhl ihre Styles und Tattoos zeigen.

Ebenso sind *sexuelle und Genderminoritäten auf YouTube* gut sichtbar, etwa transsexuelle und transgender Personen. Rund 600 Videos bietet der von einem Team betriebene YouTube-Kanal TheNosyRosie. Jede Woche kommen drei bis fünf neue Videoclips hinzu, in denen nicht-heterosexuelle Heranwachsende und junge Erwachsene aus ihrem Leben erzählen, Szeneinfos teilen und Zuschauerfragen beantworten. «Unser Ziel ist es zu informieren, zu unterstützen, aufzuklären, und einfach der Welt zu zeigen, dass es völlig OK ist, lesbisch, schwul, trans* oder bi zu sein!» steht in der Kanalbeschreibung. Im Unterschied zu pseudonymen schriftlichen Beiträgen in Onlineforen kann man auf den Videokanälen die Beteiligten in ihrem jeweiligen Wohnumfeld direkt vor sich sehen.

Interessant ist, dass sich aktuell mit den jungen YouTube-Stars (oft im Alter zwischen 20 und 30 Jahren) ein *neuer Typus von Medienpersönlichkeit* etabliert hat, die auf gesundheitlichem Gebiet oft Laien sind, aber für Jugendliche und Heranwachsende als Ansprechpersonen für alle möglichen Fragen der Lebensgestaltung dienen, inklusive gesundheitsbezogener Aspekte und psychologischer Beratung. Die damit verbundene Verantwortung wird sowohl von den YouTubern selbst in ihren Videos als auch von den Zuschauern in ihren Kommentaren immer wieder angesprochen (etwa wenn sie rügen, ein bestimmtes Thema oder eine bestimmte Wortwahl sei auf YouTube fehl am Platz, da für Zwölfjährige nicht geeignet). Laut Augenschein propagieren denn auch die erfolgreichen Videokanäle überwiegend gesellschaftlich konsensfähige Werte, ermahnen immer wieder zum Lernen für die Schule, warnen vor Drogen, leben monogame Paarbeziehungen vor oder warten ausdrücklich auf die große Liebe, betonen die Bedeutung gesunder Ernährung und regelmäßiger Bewegung. Man solle sich anstrengen, aus seinem Leben etwas machen, ist das Mantra aller erfolgreichen Lifestyle- und Sportkanäle und deckt sich vermutlich weitgehend mit *Erziehungszielen von Schule und Elternhaus.* Ob und inwiefern diese durch YouTube-Inhalte besser erreicht werden, ist bislang nicht empirisch untersucht worden.

Negative Effekte gesundheitsbezogener Online-Videokanäle. Alle positiven Effekte gesundheitsbezogener Internetvideos im Sinne einer Stärkung der Gesundheitskompetenz können sich auch ins Negative kehren, sofern die rezipierten Videos und/oder die begleitenden Videokommentare *gesundheitsschädigende Inhalte* haben.

Paradoxerweise kann sich ein Mehr an medizinischen Informationen unter bestimmten Bedingungen insofern negativ auswirken, als *Ängste wachgerufen* werden. In der Literatur wird das Fallbeispiel eines sechsjährigen Jungen beschrieben, dessen Eltern eine medizinisch indizierte Mandeloperation in letzter Minute absagten, weil das Kind die OP in einem YouTube-Video gesehen hatte und anschließend nicht mehr bereit war, ins Krankenhaus mitzukommen. Die Mehrinformation kann also nicht nur informierte Einwilligung in notwendige Behandlungen, sondern auch *Nichteinwilligung* nach sich ziehen (Maskell, Cross & Gluckman, 2010).

Zu den gesundheitsschädigenden YouTube-Inhalten gehören zudem *medizinische Fehlinformationen*, die unter Gesundheitslaien weitergegeben werden, etwa von sogenannten Impfgegnern, die entgegen wissenschaftlicher Evidenz den möglichen Schaden von Impfungen dramatisieren und den nachgewiesenen Nutzen bestreiten. So wird in zahlreichen YouTube-Videos offenbar die HPV-Impfung von Gesundheitslaien sehr negativ kommentiert (bis hin zu regelrechten Verschwörungstheorien), obwohl auf der Basis umfassender Metaanalysen ihre Nützlichkeit unter Fachleuten unbestritten ist (Briones et al., 2012). Auch eine Analyse von YouTube-Videos zum Thema Übergewicht ergab, dass bei den von Laien produzierten Videos solche Inhalte überwiegen, die dem Forschungsstand widersprechen und zum Beispiel simplifizierend den Betroffenen individuell die Schuld an ihrem Problem zuschreiben, anstatt kulturelle Kontextfaktoren einzubeziehen (Yoo & Kim, 2012). Auch Laienvideos mit Erfahrungsberichten und Tipps zum Nikotinentzug enthalten laut Inhaltsanalysen oftmals gerade nicht diejenigen Informationen, die nach heutigem Forschungsstand am hilfreichsten wären (Richardson et al., 2011). Derartige Fehlinformationen verhindern ein Empowerment im Sinne kompetenten Gesundheitsverhaltens, wenn das Publikum sich unkritisch an ihnen orientiert. Offen ist jedoch, ob und inwiefern die Informationsqualität dieser Online-Peer-to-Peer-Kommunikation von vergleichbarer Offline-Peer-to-Peer-Kommunikation abweicht.

Darüber hinaus werden YouTube-Videos auch mit regelrechtem *Dis-Empowerment* in Verbindung gebracht, wenn nämlich die Sichtbarkeit von Minoritäten auf der Videoplattform nicht als Beitrag zur Normalisierung und Inklusion behandelt, sondern zum Anlass erneuter Diskriminierung und Ausgrenzung wird. Unter den auf YouTube so beliebten *Fail-Videos*, in denen zur Belustigung Missgeschicke präsentiert werden, sind beispielsweise nicht selten Videos zu finden, in denen man sich ausdrücklich und unverblümt über dicke Menschen lustig macht und somit möglicherweise vermittelt wird, dass es legitim ist, diese und andere von der Norm abweichende Bevölkerungsgruppen öffentlich herabzuwürdigen. Problematisch im Sinne des Dis-Empowerment sind auch sogenannte *Motivationsvideos* (engl. inspirational video) auf YouTube, ganz nach dem Motto: Wenn du glaubst, du hast Probleme, dann schau dir dieses Video von dem Mann ohne Arme und Beine an. In derartigen Motivationsvideos wird zuweilen das Stereotyp des defizitären Menschen mit Behinderung reproduziert, über den sich Menschen ohne Behinderung dann im sozialen Vergleich erheben sollen. Doch gibt es inzwischen auch YouTube-Videos, die genau diese Darstellungen wiederum entlarven und kritisieren.

Weitere Aspekte des Dis-Empowerments betreffen die harschen bis offen feindseligen Videokommentare, die immer dann eingehen, wenn YouTuberinnen und YouTuber Einstellungen und Verhaltensweisen zeigen, die von der Norm abweichen. Massive *homophobe Beschimpfungen* erhalten oft diejenigen, die in ihren Videos entweder offen homosexuell auftreten und/oder deren Erscheinungsbild oder Verhaltensweisen von den traditionellen Geschlechterrollen abweichen. So wird Sami Slimani (HerrTutorial) als erfolgreicher männlicher Beauty-Lifestyle-YouTuber in den Videokommentaren immer wieder als «schwule Sau» beschimpft. Die durch mediale Enthemmung besonders aggressiven Negativkommentare werden auf YouTube als *Hate* oder *Trolling* bezeichnet, die Personen, die sie äußern, als *Hater* oder *Trolle*. Selbst die erfahrensten YouTuber berichten, dass Haterkommentare ihnen nahegehen und sogar durch die 10-fache oder 100-fache Zahl an zustimmenden Fankommentaren psychologisch nicht neutralisiert werden. Indem die Videoproduzierenden sowie das Publikum aber das Haterproblem immer wieder auf der Metaebene ansprechen und verschiedene Strategien der Gegenwehr entwickeln und umsetzen, besteht auch hier die Möglichkeit der *Resilienz durch Medienkompetenz*. Mögliche Gegenmaßnahmen für Videoanbietende sind das Löschen beleidigender Kommentare und das Blockieren von Störern auf dem eigenen Kanal sowie das kritische oder ironisierende Aufgreifen der Angriffe in den Videos (z.B. Vorlesen oder Einblenden der schlimmsten Kommentare), zuweilen auch einfach das souveräne Ignorieren oder auf der anderen Seite das Einleiten rechtlicher Schritte (z.B. bei strafrechtlich relevanten Morddrohungen). YouTube-Zuschauende reglementieren sich teilweise untereinander, indem Hass-Kommentare durch andere Kommentatoren kritisiert und die YouTuber in Schutz genommen werden. Der Umgang mit YouTube-Hate, den Anbietende von Gesundheitsvideos auf sich ziehen können und der seinerseits gesundheitsbeeinträchtigend wirken kann, ist also vielschichtig und bedarf genauerer Analyse.

Als Problem wird zudem diskutiert, dass auf YouTube eine Reihe *gesundheitlich riskanter Verhaltensweisen* glorifizierend dargestellt und auch regelrecht angeleitet werden. Dies umfasst etwa Videos zu gefährlichen Mutproben, zum Selberstechen von Piercings oder zum Konsum unterschiedlichster legaler und illegaler Drogen, die dann als harmloser Freizeitspaß erscheinen (Seidenberg et al., 2012). Dass auf YouTube die widersprüchlichsten Botschaften zu Drogen sozusagen nur einen Mausklick voneinander entfernt sind (z.B. Aufklärungsvideos von Gesundheitskampagnen, Laienberichte über positive oder negative eigene Drogenerfahrungen; Manning, 2013), macht es schwierig, Effekte abzuschätzen, solange nicht genauer bekannt ist, wer welche Videos zu welchem Zweck wann und mit wem rezipiert und in welchem Rahmen die Inhalte interpretiert werden.

Dasselbe gilt für Videos, die *psychische Probleme* thematisieren, etwa Essstörungen oder selbstverletzendes Verhalten. Ebenso wie in Online-Diskussionsforen finden sich auch auf Online-Videokanälen Inhalte, die Essstörungen im Sinne der Pro-Ana-Bewegung als Lebensstil darstellen (Syed-Abdul et al., 2013). Bei selbstverletzendem Verhalten in Form von Ritzen hat sich eine eigene Form der Ästhetisierung etabliert: Die

Videos bestehen aus Fotos mit frischen, blutigen Schnitten (häufig Symbole wie Herzen oder Sprüche wie «Help me»), die mit melancholischer Musik unterlegt sind. Hier wird eine negative Vorbildwirkung, eine Normalisierung oder gar Idealisierung des Verhaltens befürchtet, ein Triggern bei Personen mit entsprechender Neigung (Duggan et al., 2012). Andererseits bietet die offene Thematisierung auch wiederum Ansatzpunkte für weitergehende Gespräche unter Betroffenen, für Forschung, Aufklärung und Intervention.

Ambivalent einzustufen und teilweise schädlich sind möglicherweise auch die von erfolgreichen YouTubern explizit und implizit vermittelten *Werte der Konsumgesellschaft.* Im Zuge der Kommerzialisierung von YouTube nehmen Produktwerbung, Produktrezensionen und Product Placement stark zu. Die als Rollenmodelle etablierten YouTube-Stars agieren zunehmend als Markenbotschafter, die zum Einkaufen animieren sollen. Auch die Gleichsetzung von Lebenserfolg mit möglichst großer medialer Bekanntheit, welche die YouTube-Stars vorleben, kann durch ihre Einseitigkeit als Vorbild für Jugendliche problematisch sein. Die im Vergleich zu den traditionellen Massenmedien größere Diversität auf YouTube durch Sichtbarkeit sehr unterschiedlicher Bevölkerungsgruppen und Geschlechterbilder, wird insofern teilweise nivelliert, als die Anforderungen der Online- und Offlinevermarktung von Videokanälen am Ende wieder recht uniforme, leicht kommerzialisierbare YouTube-Stars begünstigen.

Nicht zuletzt sind auch bei der gesundheitsbezogenen YouTube-Nutzung (sowohl beim Anbieten als auch beim Anschauen und Kommentieren von Videos) Fragen der *Privatsphäre und des Datenschutzes* virulent. Da sich YouTube im Besitz von Google Inc. befindet und der YouTube-Account mit dem Googlemail- sowie dem Google+-Account verknüpft ist, hat das US-amerikanische Unternehmen Google Inc. sehr genauen Überblick über die gesundheitsbezogene Internetnutzung seiner Kundschaft.

Gesundheitsbezogene Mobile Apps mit Online-Communitys

Nach Online-Diskussionsforen und Online-Videokanälen sind Mobile Apps mit Online-Communitys die neueste Entwicklung im Bereich gesundheitsbezogener Peer-to-Peer-Kommunikation. Dementsprechend liegen hier bislang auch die wenigsten Forschungsergebnisse vor. Der Trend ist aber so wichtig, dass er zumindest kurz angesprochen werden soll. Im Folgenden werden zunächst die Besonderheiten von Mobile Apps herausgearbeitet, anschließend Beispiele für gesundheitsbezogene Mobile Apps mit Online-Communitys vorgestellt und schließlich erste empirische Befunde zu ihren positiven und negativen Effekten berichtet.

Besonderheiten gesundheitsbezogener Mobile Apps mit Online-Communitys

Mobile Apps sind Anwendungsprogramme für mobile Endgeräte. Sie werden über Onlineshops kostenlos oder kostenpflichtig zum Download angeboten. Für Geräte mit dem Betriebssystem Android ist der Google Playstore (play.google.com; seit 2008) einschlägig, für Apple-Geräte mit dem Betriebssystem iOS der iTunes AppStore (www.apple.com/de/itunes/; seit 2008). Allein in diesen beiden Onlineshops stehen inzwischen jeweils knapp eine Million Applikationen nach Kategorien sortiert zur Verfügung (Stand: April 2014). Die beliebteste und umsatzstärkste Gruppe von Applikationen sind dabei die Mobile Games. Daneben existieren diverse Dienstprogramme für alle möglichen Zwecke (z.B. Fotobearbeitung, Kalender, Navigation, Übersetzung, Kompass, Mobile Banking).

Auch die Kategorien Gesundheit & Fitness sowie Medizin sind bei den Mobile Apps vertreten. Dahinter verbergen sich Programme, die gesundheitsbezogene Verhaltensweisen fördern (z.B. Kalorienzähler, Rezepte, Diätpläne, Menstruations- oder Fruchtbarkeitskalender) sowie den Umgang mit Erkrankungen erleichtern sollen (z.B. Verwaltung von Blutdruck- und Blutzuckerwerten, Erinnerung an die Medikamenteneinnahme, Informationen über öffentliche Toiletten in der Nähe für Personen mit Kontinenzproblemen oder über den aktuellen Pollenflug für Allergiker). Die meisten dieser kostenlosen oder kostenpflichtigen Apps sind auf Information und Dokumentation ausgelegt und beinhalten keine Social Media-Komponente (Martínez-Pérez, de la Torre-Díez & López-Coronado, 2013).

Im Kontext dieses auf soziale Medien zugeschnittenen Kapitels sind nur gesundheitsbezogene Mobile Apps von Interesse, die eine Community-Komponente beinhalten, es also vorsehen, dass die Nutzenden untereinander Daten austauschen und miteinander kommunizieren. Dabei besteht das Spezifikum *Mobiler Social Media-Anwendungen*, die unterwegs zum Beispiel während alltäglicher oder auch sportlicher Aktivitäten genutzt werden, darin, dass physiologische und Verhaltensdaten sowie auch Umgebungsdaten live mitgeloggt, gespeichert und ausgewertet werden können. Dies ist über entsprechende *Sensoren* möglich, die entweder im Smartphone verbaut sind (z. B. GPS-Empfänger ermittelt den Aufenthaltsort) oder die mit dem Smartphone über Funk Daten austauschen (z. B. Schrittzähler im Turnschuh oder Bewegungssensor im Armband ermittelt Daten zur körperlichen Aktivität). Zudem können Informationen von Onlinediensten mit dem Aufenthaltsort verknüpft werden (z. B. mithilfe meteorologischer Datenbanken im Internet wird anhand des jeweils per GPS ermittelten Aufenthaltsortes von einer Thermometer-App die aktuelle Umgebungstemperatur abgeleitet).

Die fortlaufende objektive Messung von Verhaltensdaten im Alltag ist bislang nur mit speziellen Geräten im Rahmen des medizinischen *ambulanten Assessments* möglich gewesen (Döring & Bortz, 2014). Eingesetzt wurde sie vor allem bei chronischen Erkrankungen und im Leistungssport. Nun stehen diese Optionen allen gesundheitsbewussten Bürgerinnen und Bürgern kostenlos beziehungsweise kostengünstig zur Verfügung. Die umfassende, heute meist App-basierte Aufzeichnung des Alltagsverhaltens – das kann Schlafen, Bewegung, Essen, Trinken, Arbeiten beinhalten – wird auch als *Life-Logging* oder *Life-Tracking* bezeichnet. Sie soll dazu dienen, sich eigene Gewohnheiten bewusst zu machen und diese gesundheitsförderlich zu verändern.

Beispiele gesundheitsbezogener Mobile Apps mit Communitys

Eines der aktuell erfolgreichsten Beispiele für gesundheitsbezogene Mobile Apps mit Online-Communitys ist die von einer österreichischen Firma entwickelte *Fitness-App* Runtastic, die inzwischen über 200 Millionen Mal abgerufen wurde und weltweit über 25 Millionen aktive Nutzende auf der Online-Community zählt. Die App dient dazu, die eigenen sportlichen Outdooraktivitäten (v. a. Laufen) zu dokumentieren: Laufstrecken und Wetterdaten, Laufgeschwindigkeit, Höhenmeter, Kalorienverbrauch und Herzfrequenz werden registriert und statistisch ausgewertet. Wer mit der App zum Joggen geht, kann dies auf Facebook und Twitter bekannt geben, alle Interessierten können dann auf der Runtastic-Communityplattform den Lauf in Echtzeit mitverfolgen: Sie sehen auf einer Karte die Laufroute angezeigt und den aktuellen Aufenthaltsort, sehen die Laufgeschwindigkeit, können virtuell applaudieren und anfeuern (dies wird den Laufenden dann per Kopfhörer ihres Smartphones zugespielt). Nach ähnlichem Prinzip existieren Fitness-Apps für Liegestütze oder Kniebeugen, die das eigene Training dokumentieren, Pokale für Zwischenziele verleihen, aber eben auch den sozialen Vergleich, Wettbewerb und Austausch mit anderen Communitymitgliedern erlauben. Andere Fitness-Apps arbeiten mit *Gamification*, bieten also eine Spielhandlung an, in die die sportlichen Aktivitäten eingebettet und zum individuellen oder kollektiven Lösen von Missionen notwendig sind (z. B. Joggen, um eine Zombie-Apokalypse zu überleben: www.zombiesrungame.com).

Neben den Mobile Apps für Gesundheit und Fitness, liegen auch zahlreiche Apps zur *Bewältigung von Krankheiten* vor, bei denen das Mitloggen der Verhaltensdaten und Symptome im Alltag den Patientinnen und Patienten hilft, Faktoren zu entdecken, die ihre Beschwerden verschlimmern oder ihren Zustand verbessern. Noch weitergehende Informationen ergeben sich aus dem Austausch dieser Protokolldaten mit anderen Patienten.

Effekte gesundheitsbezogener Mobile Apps mit Online-Communitys

Positive Effekte des Self-Trackings zu erkunden ist das Ziel der 2007 ins Leben gerufenen sogenannten *Quantified-Self-Bewegung*, die entsprechende Dienste und Anwendungen (inklusive Apps) entwickelt und sich über deren nutzbringenden Einsatz in Onlineforen und lokalen Meetings sowie auf internationalen Konferenzen austauscht. Hier existiert eine Fülle von Fallstudien und anekdotischen Berichten (www.quantifiedself.org; www.quantifiedself.de).

In der wissenschaftlichen Fachliteratur liegen zu Mobile Apps mit Gesundheitsbezug (ebenso wie zu Online-Diskussionsforen und zu Online-Videokanälen) bislang in erster Linie Inhaltsanalysen vor, sei es, dass dazu Apps aus den einschlägigen Onlineshops betrachtet werden oder die wissenschaftlichen Fachartikel über Apps (Mosa, Yoo & Sheets, 2012). Entsprechende Inhaltsanalysen befassen sich damit herauszuarbeiten, zu welchen Themen überhaupt Gesundheits-Apps bereitstehen und welche Inhaltsqualität sie haben (z. B. ob sich Gewichtsreduktions-Apps an evidenzbasierten Prinzipien orientieren; Breton, Fuemmeler & Abroms, 2011). Nutzungsstudien, die zum Beispiel erfassen, welche Apps unterschiedliche Zielgruppen bevorzugen (Dennison et al., 2013), und Wirkungsstudien, die prüfen, ob die Veränderungsziele durch die Apps erreicht werden, sind dagegen bislang selten.

Positive Effekte gesundheitsbezogener Mobile Apps mit Online-Communitys. Erste Wirkungsstudien (einschließlich Metaanalysen) zeigen, dass Mobile Fitness-Apps tatsächlich die körperliche Aktivität im Alltag steigern können (Fanning, Mullen & McAuley, 2012; Lee & Drake, 2013; Bort-Roig et al., 2014). Auch wird bestätigt, dass Patientinnen und Patienten im Umgang mit ihren Krankheiten durch Verfügbarkeit und Austausch von Sensordaten Empowerment erleben können (Wicks & Little, 2013). Ebenso wie bei Diskussionsforen und Videokanälen besteht ein Vorteil der Existenz von Mobile Apps mit öffentlichen Online-Communitys darin, dass hier der Forschung neue Daten zum Fitnessverhalten nonreaktiv zur Verfügung stehen (z. B. anhand der Twitter-Nachrichten von Fitness-Apps; Vickey, Gines & Dabrowski, 2013).

Negative Effekte gesundheitsbezogener Mobile Apps mit Online-Communitys. Den Chancen des Empowerments durch eine bessere technikgestützte Erfassung und Analyse des eigenen Gesundheitsverhaltens sowie durch unterschiedliche Anreize zur Verhaltensänderung (Gamification, öffentliche Selbstverpflichtung, sozialer Vergleich und Wettbewerb auf Onlineplattformen anhand der Messdaten) stehen wiederum Risiken des unzureichenden Datenschutzes, der Fehlinformation, der Demotivation durch schlechtes Abschneiden im Wettbewerb oder des zusätzlichen Leistungsdrucks im Sinne ständiger Selbstoptimierung gegenüber. Auch ist der Markt für Gesundheits-Apps für Laien wie Fachleute heute noch sehr unübersichtlich, Evaluationsstudien fehlen weitgehend und die konstruktive Einbindung in die Arzt-Patient-Kommunikation ist unklar (Bert et al., 2013).

Fazit zu Chancen und Risiken

Der vorliegende Beitrag hat mit gesundheitsbezogenen Online-Diskussionsforen, Online-Videokanälen und Mobile Apps mit Online-Communitys drei boomende Bereiche der gesundheitsbezogenen Peer-to-Peer-Kommunikation herausgegriffen. Ergänzend wäre die gesundheitsbezogene Kommunikation auf anderen Typen von Social Media-Plattformen zu betrachten, etwa in der Onlineenzyklopädie Wikipedia (z. B. Produktionsprozess und Qualität gesundheitsbezogener Wikipedia-Artikel), auf der Social Networking-Plattform Facebook (z. B. gesundheitsbezogene öffentliche und private Facebook-Gruppen), auf der Bloggingplattform Tumblr oder der Fotoplattform Instagram (z. B. Fotos zu eigenen sportlichen Aktivitäten und damit verbundenen körperlichen Veränderungen) sowie auf dem Onlineauktionshaus Ebay (z. B. Präsentation und Beschreibung von Gesundheitsprodukten durch Profihändler und Laien). Auch der Microbloggingdienst Twitter ist ergiebig, hier wird unter anderem über Erfahrungen mit Alltagsexismus und sexualisierter Gewalt diskutiert, es werden Erfahrungen mit Drogen ausgetauscht und auf politischer Ebene Reformen des Gesundheitssystems diskutiert (King et al., 2013).

Den *Chancen* der gesundheitsbezogenen Information, Motivation und des Empowerments durch Peer-to-Peer-Kommunikation mittels Social Media stehen komplementäre *Risiken* der Desinformation, der Demotivation und des Dis-Empowerments gegenüber. Zudem muss computervermittelte Gesundheitskommunikation auch immer unter Datenschutzgesichtspunkten problematisiert werden.

Es ist davon auszugehen, dass Internetnutzende, die sich gar nicht oder nur wenig an gesundheitsbezogener Peer-to-Peer-Kommunikation beteiligen, auch kaum Wirkungen verspüren werden. Bei intensiver Partizipation ist dagegen mit nennenswerten Effekten zu rechnen. Diese kommen jedoch nicht deterministisch zustande, sondern sind abhängig davon, wer mit welchen Voraussetzungen wie an der Peer-to-Peer-Gesundheitskommunikation teilnimmt. Wie in anderen Bereichen der Onlinekommunikation ist auch bei der Gesundheit mit *Strukturverstärkungs-* beziehungsweise *Matthäus-Effekten* (nach dem biblischen Matthäus-Prinzip «Wer hat, dem wird gegeben»; Zuckerman, 2010) in der Weise zu rechnen, dass Personen, die gute Medien- und Gesundheitskompetenz bereits mitbringen, durch Social Media ihre Gesundheit weiter stärken können und den Abstand zu denjenigen vergrößern, die über weniger Gesundheits- und Medienkompetenz verfügen und somit eher mit den Risiken der Onlinekommunikation zu tun haben.

Ausblick auf zukünftige Forschung und Entwicklung

Der Social Media-Sektor ist unübersichtlich und dynamisch: Neue Plattformen entstehen, alte verändern sich oder verlieren an Bedeutung. Eine wesentliche Herausforderung der Forschung zu gesundheitsbezogener Kommunikation mittels Social Media besteht darin, mit der technischen Entwicklung und dem Wandel der Kommunikationsgewohnheiten Schritt zu halten.

Dazu müssen fortlaufend empirische Daten erhoben und ausgewertet werden, wozu neben den etablierten Methoden der empirischen Sozialforschung (Döring & Bortz, 2014) auch *neue Methoden* einzusetzen sind. Aktuell besteht eine Hoffnung darin, dass die riesigen Mengen an Protokolldateien, mit denen die Betreiber von Social Media-Plattformen das gesundheitsbezogene wie nicht-gesundheitsbezogene Onlinekommunikationsverhalten aller Mitglieder vollständig aufzeichnen (sog. *Big Data*) zukünftig auch der Forschung zur Verfügung gestellt und nicht nur unternehmensintern zur Umsatzsteigerung genutzt werden (Boyd & Crawford, 2012). Auch Entwicklung und Nutzung *Mobiler Datenerhebungs-Apps für die Wissenschaft* werden unter forschungspraktischen wie ethischen Aspekten diskutiert (Miller, 2012).

Neben der geeigneten Methodik stellen auch die *Gegenstandsbeschreibung* und *Theorieentwicklung* weiterhin Herausforderungen dar. So haben wir bislang nur punktuellen Einblick, wer welche Gesundheitsinhalte in welchen sozialen Medien mit welchen Motiven produziert und/oder rezipiert und welche positiven und/oder negativen Effekte die verschiedenen Inhalte unter welchen Bedingungen haben. Vermutlich ist häufig mit ambivalenten Effekten zu rechnen.

Je genauer wir durch Grundlagenforschung die Merkmale der gesundheitsbezogenen Peer-to-Peer-Kommunikation kennen, umso besser können auf der Anwendungsebene dann Elemente einer *gesundheitsbezogenen Social Media-Kompetenz* spezifiziert und Maßnahmen zu ihrer Förderung entwickelt werden. Zudem sind möglicherweise auch Forderungen an die Politik abzuleiten, was die Schaffung überwachungssicherer virtueller Kommunikationsräume zu gesundheitlichen Belangen der Bürgerinnen und Bürger betrifft.

Literatur

Antheunis, M.L., Tates, K. & Nieboer, T. (September 2013). Patients' and health professionals' use of social media in health care: Motives, barriers and expectations. *Patient Education and Counseling,* 92, 426–431

Baumgartner, S.E. & Hartmann, T. (2011). The role of health anxiety in online health information search. *Cyberpsychology, Behavior, and Social Networking,* 14, 613–618.

Bender, J.L., Katz, J., Ferris, L.E. & Jadad, A.R. (2013). What is the role of online support from the perspective of facilitators of face-to-face support groups? A multi-method study of the use of breast cancer online communities. *Patient Education and Counseling,* 93, 472–479.

Bert, F., Giacometti, M., Gualano, M. & Siliquini, R. (2013). Smartphones and health promotion: A review of the evidence. *Journal of Medical Systems,* 38, 1–11.

Bobicev, V., Sokolova, M., Emam, K.E., Jafer, Y., Dewar, B., Jonker, E. & Matwin, S. (2013). Can anonymous posters on medical forums be reidentified? *Journal of Medical Internet Research,* 15, 276–293.

Bort-Roig, J., Gilson, N.D., Puig-Ribera, A., Contreras, R.S. & Trost, S.G. (2014). Measuring and influencing physical activity with smartphone technology: A systematic review. *Sports Medicine.* doi: 10.1007/s40279-014-0142-5

Boyd, D. & Crawford, K. (2012). Critical questions for big data: Provocations for a cultural, technological, and scholarly phenomenon. *Information, Communication & Society,* 15, 662–679.

Breton, E.R., Fuemmeler, B.F. & Abroms, L.C. (2011). Weight loss there is an app for that! But does it adhere to evidence-informed practices? *Translational Behavioral Medicine,* 1, 523–529.

Briones, R., Nan, X., Madden, K. & Waks, L. (2012). When vaccines go viral: An analysis of HPV vaccine coverage on YouTube. *Health Communication,* 27, 478–485.

Chen, C.-P. (2014). Forming digital self and parasocial relationships on YouTube. *Journal of Consumer Culture.* doi: 10.1177/1469540514521081

Dennison, L., Morrison, L., Conway, G. & Yardley, L. (2013). Opportunities and challenges for smartphone applications in supporting health behavior change: Qualitative study. *Journal of Medical Internet Research,* 15, e86.

Döring, N. (2003). *Sozialpsychologie des Internet: Die Bedeutung des Internet für Kommunikationsprozesse, Identitäten, soziale Beziehungen und Gruppen* (2. Aufl.). Göttingen: Hogrefe.

Döring, N. (2009). Internetangebote von und für Transsexuelle. *Psychotherapie im Dialog,* 10, 69–74.

Döring, N. (2013a). Modelle der Computervermittelten Kommunikation. In R. Kuhlen, W. Semar & D. Strauch (Hrsg.), *Grundlagen der praktischen Information und Dokumentation. Handbuch zur Einführung in die Informationswissenschaft und -praxis* (6. Aufl., S. 424–430). Berlin, Boston: de Gruyter.

Döring, N. (2013b). Sexualität und Medien. In D. Meister, F. v. Gross & U. Sander (Hrsg.), *Enzyklopädie Erziehungswissenschaft online* (http://www.erzwissonline.de/). Weinheim, Basel: Beltz Juventa.

Döring, N. (2013c). Wie wird Pornografie in Online-Foren diskutiert? *Zeitschrift für Sexualforschung,* 26, 305-329.

Döring, N. & Bortz, J. (2014). *Forschungsmethoden und Evaluation* (5. Aufl.). Heidelberg: Springer.

Doran, J. & Lewis, C.A. (2011). Posting incognito... Males with eating problems: Online emotional expression and support. *Journal of CyberTherapy & Rehabilitation,* 4, 341–350.

Duggan, J.M., Heath, N.L., Lewis, S.P. & Baxter, A.L. (2012). An examination of the scope and nature of non-suicidal self-injury online activities: Implications for school mental health professionals. *School Mental Health,* 4, 56–67.

Eichenberg, C. (2010). Empirische Befunde zu Suizidforen im Internet. *Suizidprophylaxe,* 37, 67-74.

Esquivel, A., Meric-Bernstam, F. & Bernstam, E.V. (2006). Accuracy and self correction of information received from an Internet breast cancer list: Content analysis. *British Medical Journal,* 332: 939.

Eysenbach, G., Powell, J., Englesakis, M., Rizo, C. & Stern, A. (2004). Health related virtual communities and electronic support groups: Systematic review of the effects of online peer to peer interactions. *British Medical Journal,* 321: 886.

Fanning, J., Mullen, S.P. & McAuley, E. (2012). Increasing physical activity with mobile devices: A meta-analysis. *Journal of Medical Internet Research,* 14, e161.

Fox, N.J., Ward, K.J. & O'Rourke, A.J. (2005). The «expert patient»: Empowerment or medical dominance? The case of weight loss, pharmaceutical drugs and the Internet. *Social Science & Medicine,* 60, 1299–1309.

Fromm, B., Baumann, E. & Lampert, C. (2011). *Gesundheitskommunikation und Medien.* Stuttgart: Kohlhammer.

Grajales III, F.J., Sheps, S., Ho, K., Novak-Lauscher, H., Eysenbach, G. & Eysenbach, G. (2014). Social media: A review and tutorial of applications in medicine and health care. *Journal of Medical Internet Research,* 16, e13.

Hillier, L. & Harrison, L. (2007). Building realities less limited than their own: Young people practising same-sex attraction on the internet. *Sexualities,* 10, 82–100.

Horgan, A., McCarthy, G. & Sweeney, J. (2013). An evaluation of an online peer support forum for university students with depressive symptoms. *Archives of Psychiatric Nursing,* 27, 84–89.

Jones, R., Sharkey, S., Ford, T., Emmens, T., Hewis, E., Smithson, J., & Owens, C. (2011). Online discussion forums for young people who self-harm: User views. *Psychiatric Bulletin,* 35, 364–368.

King, D., Ramirez-Cano, D., Greaves, F., Vlaev, I., Beales, S. & Darzi, A. (2013). Twitter and the health reforms in the English national health service. *Health policy,* 110, 291–297.

Langanke, H. & Ross, M.W. (2009). Web-based forums for clients of female sex workers: Development of a German internet approach to HIV/STD-related sexual safety. *International Journal of STD & AIDS,* 20, 4–8.

Lee, V.R. & Drake, J. (2013). Digital physical activity data collection and use by endurance runners and distance cyclists. *Technology, Knowledge and Learning,* 18, 39–63.

Manning, P. (2013). YouTube, «drug videos» and drugs education. *Drugs: Education, Prevention, and Policy,* 20, 120–130.

Martínez-Pérez, B., de la Torre-Díez, I. & López Coronado, M. (2013). Mobile health applications for the most prevalent conditions by the World Health Organization: Review and analysis. *Journal of Medical Internet Research,* 15, e120.

Maskell, S., Cross, G. & Gluckman, P. (2010). The Internet and informed dissent. *The Lancet,* 375, 640.

McKenna, K.Y.A. & Bargh, J.A. (1998). Coming out in the age of the Internet: Identity «demarginalization» through virtual group participation. *Journal of Personality and Social Psychology,* 75, 681–694.

Miller, G. (2012). The smartphone psychology manifesto. *Perspectives on Psychological Science,* 7, 221–237.

Mosa, A.S.M., Yoo, I. & Sheets, L. (2012). A systematic review of healthcare applications for smartphones. *BMC Medical Informatics and Decision Making,* 12, 67.

Neverla, I. & Fiedler, G. (2003). Suizidforen im Internet. Überblick zum Forschungsstand und weiter führende Perspektiven. *Medien & Kommunikationswissenschaft,* 51, 557–571.

Nielsen, J. (2006). *Participation inequality: Encouraging more users to contribute.* Abgerufen von: http://www.nngroup.com/articles/participation-inequality/ (13.04.2014).

Nip, J.Y.M. (2004). The relationship between online and offline communities: The case of the queer sisters. *Media, Culture & Society,* 26, 409–428.

Richardson, C.G., Vettese, L., Sussman, S., Small, S.P. & Selby, P. (2011). An investigation of smoking cessation video content on YouTube. *Substance Use & Misuse,* 46, 893–897.

Rossmann, C. & Hastall, M.R. (Hrsg.). (2013). *Medien und Gesundheitskommunikation: Befunde, Entwicklungen, Herausforderungen.* Baden-Baden: Nomos.

Ryen, W. & Horvitz, E. (2009). Cyberchondria: Studies of the escalation of medical concerns in web search. *ACM Transactions on Information Systems,* 27. doi: 10.1145/1629096.1629101

Seidenberg, A., Rodgers, E.J., Rees, V. W, & Connolly, G.N. (2012). Youth access, creation, and content of smokeless tobacco («Dip») videos in social media. *Journal of Adolescent Health,* 50, 334–338.

Sharpe, H., Musiat, P., Knapton, O, & Schmidt, U. (2011). Pro-eating disorder websites: Facts, fictions and fixes. *Journal of Public Mental Health,* 10, 34–44.

Smith, A.C.T. & Stewart, B. (2012). Body perceptions and health behaviors in an online bodybuilding community. *Qualitative Health Research,* 22, 971–985.

Sneijder, P. & te Molder, H. (2009). Normalizing ideological food choice and eating practices. Identity work in online discussions on veganism. *Appetite,* 52, 621–630.

Syed-Abdul, S., Fernandez-Luque, L., Jian, W.-S., Li, Y.-C., Crain, S., Hsu, M.-H. & Liou, D.-M. (2013). Misleading health-related information promoted through video-based social media: Anorexia on YouTube. *Journal of Medical Internet Research,* 15, e30.

Tanis, M. (2008). Health-related on-line forums: What's the big attraction? *Journal of Health Communication: International Perspectives,* 13, 698–714.

van de Belt, T.H., Berben, S.A.A., Samsom, M., Engelen, L.J.L.P. G. & Schoonhoven, L. (2012). Use of social media by western european hospitals: Longitudinal study. *Journal of Medical Internet Research,* 14, e61.

van Eimeren, B., & Frees, B. (2013). Rasanter Anstieg des Internetkonsums – Onliner fast drei Stunden täglich im Netz: Ergebnisse der ARD/ZDF-Onlinestudie 2013. *Media Perspektiven,* o. Jg., 358–372.

Vickey, T.A., Ginis, K.M. & Dabrowski, M. (2013). Twitter classification model: The ABC of two million fitness tweets. *Translational Behavioral Medicine,* 3, 304–311.

Wicks, P. & Little, M. (2013). The virtuous circle of the quantified self: A human computational approach to improved health outcomes. In P. Michelucci (Hrsg.), *Handbook of Human Computation* (S. 105–129). New York: Springer.

Yli-Uotila, T., Rantanen, A. & Suominen, T. (2013). Motives of cancer patients for using the Internet to seek social support. *European Journal of Cancer Care,* 22, 261–271.

Yoo, J.H. & Kim, J. (2012). Obesity in the new media: A content analysis of obesity videos on YouTube. *Health Communication,* 27, 86–97.

Zuckerman, H. (2010). Dynamik und Verbreitung des Matthäus-Effekts. Eine kleine soziologische Bedeutungslehre. *Berliner Journal für Soziologie,* 20, 309–340.

20. Exzessive und pathologische Formen der Nutzung von Social Media und Online Games

Thorsten Quandt, Ruth Festl und Michael Scharkow

Die Nutzung von Onlinekommunikation kann mitunter pathologische Formen annehmen. Besondere gesellschaftliche Aufmerksamkeit wurde speziell der Internetsucht zuteil. Im vorliegenden Beitrag wird geklärt, was unter Internetsucht zu verstehen ist und welche Forschungsergebnisse es zu den Gründen pathologisch-exzessiver Nutzung gibt. Problematische Nutzungsformen von Sozialen Netzwerk-Seiten (SNS) und Online Games werden wegen ihrer besonderen Relevanz ausführlicher behandelt.

Onlinenutzung: Von rationaler Wahl zur Sucht?

Die Geschichte der Onlinekommunikation ist im Vergleich zu anderen Formen medialer Kommunikation zwar noch kurz aber die Betrachtungsweisen bezüglich der Nutzung haben sich in dieser kurzen Zeit deutlich verändert.

Als im Verlauf der 1990er-Jahre die Internetnutzung langsam breitere Bevölkerungsgruppen erreichte, begann sich auch die Forschung für die Nutzung und Wirkung in stärkerem Maße zu interessieren. Anfangs waren speziell in der kommunikationswissenschaftlichen Sichtweise noch die traditionellen Medien der Referenzrahmen für die Betrachtung. Verglichen zum Beispiel mit dem passiven Fernsehen erschien die Onlinenutzung zunächst ein rationaler und von Nutzerinnen und Nutzern klar gesteuerter Prozess: Denn der Nutzer, so die scheinbar einleuchtende Logik, müsse aktiv klicken oder Zeichen eingeben, um ausgewählte Inhalte präsentiert zu bekommen; er könne sich eben nicht einfach zurücklehnen und rezipieren. Das Internet sei ein Lean-Forward-Medium, kein Lean-Back-Medium, das eine passive und unreflektierte Nutzung erlaube. Dementsprechend wurden auch in den frühen Jahren der Onlineforschung diverse theoretische Ansätze auf die Onlinekommunikation übertragen, die eine kontrollierte, nutzenorientierte Auswahl zugrundelegten (Höflich, 1994; Weinreich, 1998). Das Bild des aktiven, auswählenden Publikums wurde freilich (nicht nur in Hinblick auf die Onlinekommunikation) kritisiert: Bemängelt wurde eine rationalistisch verzerrte Betrachtung, die zudem hyperaktive (Schönbach, 1997) Nutzerinnen und Nutzer unterstelle. Mit der weiteren Verbreitung der Onlinekommunikation hin zum Mainstream der Gesellschaft (van Eimeren & Frees, 2013, S. 359) – bei gleichzeitiger Differenzierung onlinebasierter Kommunikationskanäle und Anwendungen – wurde freilich immer deutlicher, dass man nicht mehr mit *einem* generellen Bild der Nutzerin beziehungsweise des Nutzers, *einer* Nutzungsweise und *einheitlichen* Wirkungen operieren konnte. Man erkannte, dass neben kontrollierten Prozessen der Zuwendung und Nutzung auch ganz andere Arten der Onlinenutzung existieren – nicht zielorientiert, kaum gesteuert und zum Teil sogar exzessiv.

Psychologisch orientierte Arbeiten hatten schon frühzeitig darauf hingewiesen, dass es mitunter zu pathologischen Formen der Nutzung kommt (z. B. Young, 1998; Griffiths, 1998). Sie griffen damit auch öffentlich diskutierte Ängste vor einer massiven Internetsucht auf (z. B. Hamilton & Kalb, 1995; siehe hierzu Griffiths, 1999). Solche Ängste – bis hin zu einer gesellschaftlichen Massenhysterie – sind bei durch Medieninnovationen ausgelösten anderen Innovations- und Umbruchprozessen keine Seltenheit (Cohen, 1972; Ferguson, 2013, S. 67 f.) – ebenso wie der Ruf nach wissenschaftlichen Ergebnissen, die präventive oder therapeutische Maßnahmen zur Eindämmung des Phänomens befördern sollen. Identifiziert wurden tatsächlich unterschiedlichste Formen problematischer Nutzung, von der exzessiven Nutzung von Internetpornografie bis hin zur Online-Spielsucht (Young, 1999). Gleichzeitig gab es kritische Diskussionen, ob es sich bei den beobachteten Formen exzessiver Onlinenutzung um mehrere Formen spezifischer Süchte handelt, ob diese alle unter dem Dach einer Internetsucht zusammengefasst werden können oder ob es sich überhaupt um eine relevante Form medienbezogenen Problemverhaltens handelt (Griffiths, 2000; Shaffer, Hall & Bilt, 2000). Dennoch: Unabhängig vom nosologischen Standpunkt konnte in verschiedensten Arbeiten nachgewiesen werden, dass einige Formen der Onlinenutzung exzessiv, nicht kontrolliert und gegebenenfalls ungezielt ablaufen können – mit durchaus massiven gesundheitlichen Folgen für die Betroffenen.

Diesen pathologischen Formen der Onlinekommunikation widmet sich dieser Beitrag. Zunächst gilt es dabei zu klären, was unter *Internetsucht* (engl. *online addiction* oder *internet addiction*) beziehungsweise pathologischer Onlinenutzung zu verstehen ist, welche Forschungsergebnisse es zu den Gründen dieser Pathologien gibt, und welche spezifischen Formen auftreten. Besonderes Argument gilt den weit verbreiteten Problemnutzungen von Sozialen Netzwerk-Seiten (SNS) und Online Games.

Exzessive Internetnutzung: Definitionen, Formen und Forschungsergebnisse

Als das Phänomen exzessiver Onlinenutzung in öffentlichen Debatten und Studien erstmals thematisiert wurde, fehlten noch Orientierungspunkte, wie die anekdotisch berichteten Probleme eingeordnet werden sollen. Die einschlägigen Klassifikationssysteme für allgemeine sowie psychische Erkrankungen – die *International Statistical Classification of Diseases and Related Health Problems* (ICD 10, WHO, 1992) und das *Diagnostic and Statistical Manual of Mental Disorders* in der vierten Auflage (DSM-IV, American Psychiatric Association, 1994) – enthielten keine spezifischen Kriterien für das neue Phänomen. Daher wurden die Charakteristika bestehender Krankheitsbilder für die Einordnung und weitere Analyse pathologischer Internetnutzung herangezogen. Plausibel erschien beispielsweise, exzessive Onlinenutzung als eine besondere Form einer Impulskontrollstörung zu betrachten (Beard & Wolf, 2001; Shapira et al., 2000; Murali & George, 2007, S. 24; Pezoa-Jares, Espinoza-Luna & Vasquez-Medina, 2012). Im Besonderen wurden spezifische Aspekte des Glücksspiels als übertragbar angesehen (unter anderem wohl deswegen, weil das Spiel den Kern des Problemverhaltens bildet; zudem waren Arcade- und Glücksspiel-Automaten oftmals in Spielhallen gemeinsam vorzufinden, was auch eine inhaltliche Verbundenheit nahelegte).

Young (1998) konnte als erste Forscherin eine Onlinesucht auch empirisch belegen. Auf Basis der Kriterien für pathologisches Glücksspiel nach DSM-IV analysierte und verglich sie hunderte Fallbeschreibungen von Problemnutzerinnen und -nutzern mit jenen normaler Nutzerinnen und Nutzern – mit dem Ergebnis, dass hier eine *new clinical disorder* im Entstehen sei. An anderer Stelle differenzierte sie (Young, 1999) fünf unterschiedliche Formen problematischer Nutzung im Zusammenhang mit dem Internet: *Computer addiction* (hiermit war Computerspielsucht gemeint), *information overload* (suchtartiges Surfen im Netz), *net compulsions* (Glücksspiel im Netz, exzessives Onlineshopping, exzessiver Aktienhandel über das Netz), *cybersexual addiction* (suchtartige Nutzung von Sexseiten im Internet bzw. Onlinepornografie), *cyber-relationships addiction* (zu starkes Involvement in Beziehungen über das Netz).

Die Kategorisierung Youngs wurde vielfach diskutiert und in diversen Arbeiten als Referenzpunkt genommen – sie weist aber durchaus Probleme auf. So scheinen einige der Kategorien keine spezielle Form von Internetsucht darzustellen, sondern eher exzessive Verhaltensformen, die auch mittels Onlinekommunikation ausgelebt werden; eine spezifische Onlinekomponente ist aus heutiger Sicht zum Beispiel beim Aktienhandel (in Teilen aber auch beim Shopping) allein deswegen schon nicht mehr zu erkennen, weil es kaum noch Alternativen offline gibt. Auch sind die Kategorien nicht trennscharf – weder in den Anwendungen noch in den konkreten Nutzungssituationen. Zudem basiert die Abgrenzung weniger auf einem logischen beziehungsweise theoretischen Prinzip, sondern vielmehr auf der Bestandsaufnahme eines beobachteten historischen Status quo.

Dementsprechend gibt es alternative Einordnungsversuche, die einen anderen Weg gehen: Davis (2001) argumentiert beispielsweise, dass man prinzipiell zwei Typen problematischer Nutzung unterscheiden müsse: die exzessive spezifische Nutzung spezieller Applikationen und Funktionalitäten und die exzessive multidimensionale Nutzung unterschiedlichster Onlineanwendungen (also eine tatsächliche Internetsucht). Auch für den ersten Typus wären jeweils unterschiedliche Subtypen zu differenzieren, da sich die exzessiven Nutzungsformen spezieller Applikationen in Art und Umfang der Problemnutzung deutlich unterscheiden. Auch sind die Gründe für das pathologische Verhalten jeweils höchst unterschiedlich.

Einen anderen Weg geht Griffiths (1998), der eine allgemeine Operationalisierung von (Verhaltens-)Sucht vorschlägt, die auf die diversen pathologischen Formen der Onlinenutzung übertragbar ist. Als Merkmale einer Sucht nennt er folgende sechs Kriterien: *salience, mood modification, tolerance, withdrawal symptoms, conflict* und *relapse*. Unter *salience* (hier u. i. F. siehe Griffiths, 1998) wird verstanden, dass das Verhalten zur wichtigsten Aktivität wird, die das Leben, Denken und die Gefühle bestimmt. *Mood modification* bezeichnet die Veränderung der Stimmung durch das Verhalten, das heißt die pathologische Nutzerin oder der pathologische Nutzer erlebt dann Erregungszustände oder ein Hochgefühl. *Tolerance* bedeutet, dass Gewöhnungseffekte eintreten, welche die (positiv erlebte) Wirkung des Verhaltens herabsetzen. Die Folge ist, dass die Intensität beziehungsweise das Ausmaß des Verhaltens erhöht werden muss, um die gewünschten Wirkungen zu erzielen. *Withdrawal symptoms* sind Entzugserscheinungen, die auftreten, wenn das Verhalten nicht ausgeführt werden kann (im gegebenen Fall z. B. wenn ein Onlinezugang fehlt). Hierzu gehört eine unangenehme Gefühlslage, Unruhe, bis hin zu klaren physischen Effekten. *Conflict* beschreibt Konflikte zwischen der pathologischen Nutzerin oder dem pathologischen Nutzer und ihrer/seiner Umwelt, die durch das Problemverhalten direkt oder indirekt ausgelöst werden. Diese können im gegebenen Beispiel unter anderem durch die Fokussierung auf Onlinekontakte zu Ungunsten von Offlinekontakten entstehen. Unter *conflict* werden aber auch Konflikte mit anderen Tätigkeiten beschrieben – beispielsweise wegen der Zeit, die für das Problemverhalten aufgewendet werden muss und die an anderer Stelle fehlt. Mit *conflict* sind aber auch intraindividuelle Konflikte gemeint, die dadurch entstehen, dass die pathologische Nutzerin oder der pathologische Nutzer sich ihres/seines Problemverhaltens bewusst ist und dieses in Konflikt mit anderen Handlungszielen oder Einstellungen steht. *Relapse* bezeichnet schließlich den Rückfall in frühere Muster exzessiver Nutzung nach Phasen der Verhaltenskontrolle – oft mit erhöhtem Umfang oder erhöhter Intensität.

Griffiths betont, dass nicht allein der extreme Zeitumfang einer Nutzung ihren Suchtcharakter ausmacht – zwar ist die Problemnutzung zumeist exzessiv, doch können umgekehrt unproblematische Verhaltensformen massive Zeitkontingente binden, ohne von den oben genannten Charakteristika begleitet zu werden (Griffiths, 2010). Auch andere Autorinnen und Autoren weisen darauf hin, dass man zwischen «highly engaged» und «addicted» unterscheiden müsse, und eine hohe Nutzung allein noch keine Sucht ausmache (Charlton, 2002; Charlton & Danforth, 2007). Insofern besteht ein weitgehender Konsens in der Forschung, dass für die Diagnose einer pathologischen Nutzung das Auftreten einer größeren Zahl von Charakteristika (ggf. im Sinne eines Syndroms; Shaffer et al., 2004) zu prüfen ist, um eine Verhaltenssucht im engeren Sinne feststellen zu können – wenngleich noch keine Einigkeit über die zu nutzenden Kriterien besteht (siehe auch Beard & Wolf, 2001; Tao et al., 2010; Murali & George, 2007). Dieser Logik folgend nutzen viele Arbeiten zur Erfassung des Ausmaßes der pathologischen Internetnutzung eine größere Zahl an Testfragen, um Wahrnehmung und Verhalten der Nutzerinnen und Nutzer sowie die Wirkungen des Verhaltens zu erfassen (Caplan, 2002; Clark, Frith & Demi, 2004; Meerkerk et al., 2009; Widyanto & McMurran, 2004). Auch hier besteht allerdings keine Einigkeit, da sich die Ansätze theoretisch wie empirisch unterscheiden (Beard, 2005).

Entsprechend der variierenden Definitionen, Skalen und herangezogenen (Teil-)Nutzungsformen wird die Verbreitung des Phänomens in empirischen Studien höchst unterschiedlich taxiert: Je nach betrachteter Bevölkerungsgruppe, Land und Kontext der Analyse kommen empirische Studien auf einen Anteil von weniger als einem Prozent bis hin zu fast 40% (Pezoa-Jares, Espinoza-Luna & Vasquez-Medina, 2012, S. 2) an der untersuchten Grundgesamtheit. Für Deutschland kommt eine Studie im Auftrag des Bundesministerium für Gesundheit unter Anwendung eines Cut-off-Kriteriums auf 1,5% Abhängige, unter Nutzung einer latenten Klassenanalyse auf 1% (Rumpf et al., 2011). Eine weitere repräsentative Studie (EU NET ADB) kommt unter Nutzung des *Internet Addiction Test* von Young (1998) auf 0,9% Internetsüchtige und 9,7% Gefährdete (Tsitsika et al., 2013).

Die berichtete Spannbreite der Begleiterscheinungen von Internetsucht ist weit – sie reicht von Stimmungsveränderungen und -schwankungen (Clark et al., 2004; Whang, Lee & Chang, 2003), niedrigerem Selbstwertgefühl (Niemz, Griffiths & Banyard, 2005) über Beziehungs- und Familienprobleme (Kerkhof, Finkenauer & Muusses, 2011; Young, 1998), Vereinsamung (Kraut et al., 1998; Whang, Lee & Chang, 2003), Arbeits- (Beard, 2005) und Schulprobleme (Murphey, 1996; Scherer, 1997; Young, 1998) bis hin zu Erschöpfungszuständen und physischen Problemen (Murali & George, 2007). Berichtet werden zudem begleitende Störungen, im Besonderen auch Depressionen (Kim et al., 2006; te Wildt et al., 2010, Young & Rogers, 1998), wobei die Frage der Kausalität letztlich unklar bleibt.

Zu den Ursachen einer allgemeinen Onlinesucht gibt es diverse Überlegungen. So wurden zum Beispiel *Positive Reinforcement Effects* (PRE) im Sinne einer operanten Konditionierung (Wallace, 1999), verschiedene Persönlichkeitseigenschaften (z.B. Sensation Seeking; siehe Shaffer, 1996), Eskapismus (Murali & George, 2007), allgemeiner das Zusammenspiel biologischer, psychologischer und sozialer Ursachen (Griffiths, 2005; Shaffer et al., 2004), bis hin zu neuropsychologischen und molekularen Ursachen genannt, die wiederum im weiteren Kontext des Verhaltens und der Umwelt zu sehen sind (zur Übersicht siehe Pezoa-Jares, Espinoza-Luna & Vasquez-Medina, 2012, insb. S. 4f.). Wenngleich es auch hier keinen Konsens gibt, so besteht zumindest eine gewisse Einigkeit, dass monokausale Erklärungen vermutlich zu kurz greifen, und biopsychologische, soziale, umwelt- und verhaltensbezogene Elemente in Kombination bei der Ursachenforschung zu berücksichtigen sind (Pezoa-Jares, Espinoza-Luna & Vasquez-Medina, 2012).

Der kurze Forschungsüberblick zeigt, dass bei der Betrachtung einer allgemein gefassten Onlinesucht diverse Probleme bestehen: Es fehlt bislang ein Konsens bezüglich der definitorischen Eingrenzung. In der Folge gibt es bislang auch keine einheitlichen Messinstrumente, und die empirischen Ergebnisse zum Umfang des Phänomens, seiner Begleiterscheinungen und seiner Ursachen liegen teilweise weit auseinander. Freilich ließen sich diese Probleme lösen, da sie weitgehend wissenschaftsimmanent (und nicht prinzipieller Natur) sind. Schwerwiegender erscheint hingegen die fehlende Spezifik einer allgemeinen Internetsucht: Denn möglicherweise erzeugt die Zusammenführung verschiedenster Formen pathologischer Nutzung höchst unterschiedlicher Anwendungen beziehungsweise Kommunikationsmodi ein zu heterogenes Sammelsurium von problematischen Nutzergruppen, Verhaltensformen und Symptomen. Oder anders formuliert: Das Dach Onlinesucht in seiner allgemeinen Form ist möglicherweise zu breit. Dieser Status quo ist in Teilen auch auf eine Engführung speziell psychologisch orientierter Forschung zurückzuführen, die das Internet ganz allgemein als einen Suchtauslöser (ähnlich der Substanz bei einer Substanzsucht) versteht. Dahinter steht auch ein fehlendes Verständnis für die Unterschiede bestimmter Anwendungen und Nutzungsformen, welche aus Sicht beispielsweise eines damit befassten Sozial- oder Kommunikationswissenschaftlers essenziell (und offensichtlich) erscheinen.

Dem lässt sich entgegenhalten, dass auch die Verknüpfung einer Pathologie mit sehr spezifischen Nutzungsformen angesichts der rasanten Veränderungen der Onlinekommunikation durchaus problematisch ist: Läuft man doch zum Beispiel bei der Definition einer spezifischen Facebook-Sucht Gefahr, Kriterien für die Identifikation einer Problemnutzung eines einzelnen Angebots zu entwickeln, welche vielleicht schon in wenigen Jahren wieder obsolet sind (siehe hierzu auch die folgenden Abschnitte). Insofern müssen spezifische Formen pathologischer Nutzung *theoretisch* über eine bestimmte Art der Nutzung abgegrenzt werden (z. B. pathologische Nutzung sozialer Netzwerke statt Facebook-Sucht). Gleichsam sollten diese eine Onlinespezifik aufweisen, da es sich sonst gegebenenfalls um eine allgemeinere Problematik handelt, die lediglich ihren Ausdruck online findet. Sprich: Ist das Verhalten an die Onlinekommunikation gebunden und nur in deren Kontext denkbar?

Unseres Erachtens ist in diesem Zusammenhang im Besonderen die Nutzung von Sozialen Netzwerk-Seiten (SNS) und von Online Games relevant. Beide weisen eine Onlinespezifik auf und stellen keine schlichte Erweiterung eines Offlineverhaltens dar – sie sind mithin ohne Netzkommunikation gar nicht denkbar. So ist exzessives SNS-Verhalten nicht einfach überzogene Beziehungspflege über das Netz, und pathologisches Onlinespielen ist nicht einfach manisches Brettspielen per Internet oder Automatensucht über vernetzte Computer. Neben der Onlinespezifik spricht für eine vertiefende Betrachtung auch die Verbreitung dieser Nutzungsformen, insbesondere bei Kindern und Jugendlichen, die eine besonders verletzliche und schützenswerte Bevölkerungsgruppe darstellen: Drei Viertel der Jugendlichen im Alter von 12 bis 19 Jahren besuchen laut JIM-Studie mehrmals pro Woche oder sogar täglich SNS (Medienpädagogischer Forschungsverbund Südwest, 2013a, S. 31 f.), bei den 6- bis13-Jährigen sind es laut KIM-Studie immerhin knapp die Hälfte (Medienpädagogischer Forschungsverbund Südwest, 2013b, S. 36 f.). Und gemäß der GameStat-Studie nutzen über 80 % der Jugendlichen zwischen 14 und 17 Jahren digitale Spiele (Quandt, Breuer, Festl & Scharkow, 2013, S. 485). Freilich führen hohe Nutzungszahlen nicht umstandslos zu einer hohen Problemnutzung – insofern lohnt sich ein vertiefter Blick in die spezifische Literatur zur pathologischen SNS-Nutzung und zur problematischen Nutzung von Online Games.

Exzessive Nutzung von Social Media

Soziale Netzwerk-Seiten sind selbst in der Online-Geschichte ein relativ junges Phänomen. Zwar gab es Möglichkeiten des kommunikativen Austauschs beispielsweise über Foren schon wesentlich länger, doch in Form von (einfach zugänglichen) Internetseiten, auf denen man ein Nutzerprofil anlegen, sich mit anderen vernetzen, mit diesen kommunizieren, aber gegebenenfalls auch Daten (Bilder, Videos usw.) austauschen kann und somit gemeinsam einen kommunikativen Inhalt erzeugt, existiert das Phänomen erst seit 1997, als die erste SNS (Six Degrees; Boyd & Ellison, 2007) an den Start ging. In Deutschland wurde längere Zeit über die populären Angebote SchülerVZ beziehungsweise StudiVZ diskutiert, die in der Nutzung aber inzwischen auch hierzulande von Facebook vollständig abgelöst wurden (Busemann, 2013, S. 392). Laut ARD/ZDF-Onlinestudie (Busemann, 2013) haben 46 % der deutschen Onliner ein Profil bei einer privaten Community, das sind umgerechnet 24,7 Millionen Personen ab 14 Jahren. Gemäß den Befragungsergebnissen sind 89 % dieser SNS-Nutzerinnen und -Nutzer auch bei Facebook. Nach Eigenangaben hatte Facebook im Dezember 2013 weltweit 1,2 Milliarden Nutzerinnen und Nutzer erreicht (die mindestens monatlich aktiv sind; Facebook, 2014).

Definitionen und Eingrenzungen

Bereits in Youngs (1999) früher Differenzierung taucht als eine Form der Internetsucht die *Cyber-*

Relationships Addiction auf. Versteht man soziale Netzwerke in der Hauptsache als Mittel für Beziehungspflege im Netz, dann umfasst diese Form auch pathologische SNS-Nutzung. Grundlegender Ausgangspunkt der pathologischen SNS-Nutzung scheint in der Tat Beziehungsaufbau und -pflege über das Internet zu sein (Kuss & Griffiths, 2011; Griffiths, Kuss & Demetrovics, 2014), ob nun im Hinblick auf bestehende Offlinebeziehungen oder auf rein virtuelle Beziehungen. Griffiths, Kuss und Demetrovics (2014) verweisen darauf, dass generell hinter SNS «basic evolutionary drives» stehen; und weiter:

> *SNSs provide a means of secure and predictable communal space, which is in many aspects similiar to the communal spaces of traditional communities (such as modern pubs or bars), where one can meet familiar faces with whom there is a possibility to share experiences as well as to live the experience of being a part of the community (Griffiths, Kuss & Demetrovics, 2014, S. 120).*

Kritisch wird von Griffiths und Kollegen jedoch angemerkt, dass zum Beispiel Facebook heutzutage deutlich über die reine Kontaktpflege hinausgeht, da unter anderem Spiele wie Farmville unter dem Dach von Facebook stattfinden, die ihrerseits wiederum Teil einer Onlinespielesucht sein könnten, und zudem auch Bilder und Videos auch jenseits einer engeren Kontaktpflege ausgetauscht werden (u. a. Griffiths, 2012; Griffiths, Kuss & Demetrovics, 2014, S. 123 f.; Pezoa-Jares, Espinoza-Luna & Vasquez-Medina, 2012, S. 6 f.; sowie den Abschnitt zu Onlinespielen unten). Hier zeigt sich bereits das weiter oben genannte Problem, dass eine generelle Internetsucht gegebenenfalls zu allgemein gefasst ist, eine spezifischere pathologische Nutzung von SNS oder sogar einem einzelnen Angebot wiederum zu speziell sein könnte; zudem verändern sich die Angebote rasant und inkludieren dann gegebenenfalls Elemente, die vorher mit getrennten Subkategorien problematischer Nutzung erfasst wurden.

Wonach nun genau die Nutzerinnen und Nutzer (über basale Kontaktpflege hinaus) aber süchtig sind, ist tatsächlich umstritten – und so auch die definitorische Eingrenzung des Phänomens (da zum Teil unklar ist, ob sich die Sucht auf eine Anwendung, eine bestimmte Art von Kommunikation, eine spezifische Form der Vernetzung oder etwas ganz anderes bezieht). Folgt man der Argumentation von Shaffer et. al (2004) und sieht die verschiedenen Arten von Internetsucht als Ausformungen eines dahinterliegenden Syndroms, wären die Ursachen wohl auch nicht (oder nicht vor allem) bei der Spezifik von SNS zu suchen, sondern in allgemeineren biopsychologischen Veranlagungen, die sich nur an diesem Objekt manifestieren (z. B. Pezoa-Jares, Espinoza-Luna & Vasquez-Medina, 2012, S. 7).

Verbreitung einer problematischen Nutzung

In den letzten Jahren hat sich die Forschung zur SNS-Nutzung insbesondere aufgrund des Erfolgs von Facebook intensiviert. Die Studien zur Verbreitung pathologischer SNS-Nutzung kommen aber zu keinem einheitlichen Ergebnis. Dies liegt auch an der Anlage der bisherigen Arbeiten: Einige arbeiten mit Selbsteinschätzungen der Nutzerinnen und Nutzer, bei denen diese gefragt werden, ob sie das Gefühl hätten, zu viel SNS zu nutzen. Zudem basiert der Großteil der Studien auf speziellen, nicht-repräsentativen Samples (insbesondere Schülerinnen bzw. Schüler und Studierende). Bei den Selbsteinschätzungsstudien ergeben sich zum Teil extrem hohe Anteile an SNS-Nutzerinnen und -Nutzern, die von sich selbst sagen, dass sie (viel) zu häufig auf SNS zurückgreifen – bis zu zwei Drittel der Befragten (siehe als Überblick Griffiths, Kuss & Demetrovics, 2014, S. 125 f.). Dennoch scheint dies noch kein sinnvoller Indikator für eine pathologische Nutzung, und die Zahlen sind auch angesichts der öffentlichen Debatte über problematische SNS-Nutzung nur mit Vorsicht zu interpretieren, da zum Beispiel soziale Erwünschtheit bei derlei Selbstauskünften eine wichtige Rolle spielen könnte.

Interessanter sind Studien, die mit speziellen Skalen (u. a. angelehnt an die *Internet Addiction Scale* von Young, 1998) ein Problemverhalten erfassen wollen. Allerdings variieren die Zahlen je nach gewählter Skala, Kontext der Untersuchung und gewähltem Schwellenwert (d. h. bei wie vielen Items muss man wie stark zustimmen, um als Problemnutzerin/-nutzer bzw. Abhängige/Abhängiger zu gelten?) stark: Zum Beispiel identifiziert Wan (2009) in seiner Studie unter chinesischen College-Studenten 34 % SNS-Süchtige, Alabi (2012) in seiner Befragung nigerianischer Undergraduates wiederum nur 1,6 % Facebook-Süchtige. Marcial (2013) kommt bei einem Sample philippinischer Studierender auf einen Anteil von 4,2 % Facebook-Süchtigen. Wolniczak et al. (2013) wiederum identifizieren in ihrer Stichprobe peruanischer Undergraduates einen Anteil von 8,6 % Facebook-Abhängigen.

Griffiths, Kuss und Demetrovics (2014) sehen die bislang vorliegenden Studien kritisch:

> *They attempted to assess SNS addiction, but mere assessment of addiction tendencies does not suffice to demarcate real pathology. Most of the samples were generally small, specific, self-selected, convenient, and skewed with regards to young adults and female gender (Griffiths, Kuss & Demetrovics, 2014, S. 131).*

Der Blick sei hier möglicherweise auf «heavy social networking users» (Griffiths Kuss und Demetrovics, 2014, S. 131) gerichtet worden – sprich: Es mangelt bislang an Studien, die auf breiter Ebene das Phänomen (bevölkerungs)repräsentativ angehen. Ein weiteres Problem betrifft die fehlende Standardisierung von Skalen und Cut-off-Kriterien; auch dadurch sind die Ergebnisse kaum vergleichbar. Zum Teil werden allgemeinere Instrumente wie der Internet-Addiction-Test nach Young (1998) auf SNS-Nutzung übertragen, zum Teil werden spezialisierte Instrumente wie die *Bergen Facebook Addiction Scale* eingesetzt (BFAS, siehe Andraessen et al., 2012; z. B. eingesetzt bei Marcial, 2013). Allerdings sieht Griffiths letztere als problematisch an: Es sei zum Beispiel bei der BFAS unklar, ob diese die Abhängigkeit von sozialen Netzwerken oder Facebook – inklusive der darunter gefassten Angebote wie Farmville – überhaupt erfasst (Griffiths, 2012). Generell mangele es bislang an einem robusten, spezifischen Instrument, das SNS-Abhängigkeit messe.

Faktoren und Effekte einer problematischen Nutzung

Die Einflussfaktoren auf pathologische SNS-Nutzung wurden insbesondere in den Persönlichkeitsprofilen der Nutzerinnen und Nutzer, ihren Wahrnehmungen und Strategien einer möglichst erfolgreichen Bewältigung von Sozialisationsaufgaben gesucht (siehe verschiedene Modelle bei Turel & Serenko, 2012). Nimmt man – wie Griffiths (2012) – an, dass basale evolutionäre Beweggründe vorliegen, liegt es nahe, unter anderem auf Beziehungsaufbau und -pflege beziehungsweise entsprechende Grundmotivationen (z. B. den Wunsch nach Gruppenzugehörigkeit) zu fokussieren (Griffiths, Kuss & Demetrovics, 2014, S. 120; Pelling & White, 2009). Zudem scheint das Alter ein Rolle zu spielen – im Besonderen scheinen jüngere Personen betroffen zu sein (Echeburua & de Corral, 2010). Einen Beitrag leisten auch bestimmte Persönlichkeitseigenschaften – zum Beispiel Narzissmus (La Barbera, La Paglia & Valsavoia, 2009; Ljepava et al. 2013), Extraversion sowie eine geringe Gewissenhaftigkeit (Wilson, Fornasier & White, 2010; konsistent für alle drei Eigenschaften: Andraessen et al., 2012; abweichende Ergebnisse bei Skues, Williams & Wise, 2012), wahlweise in Kombination mit anderen Faktoren. In der Literatur wird zudem darauf hingewiesen, dass eine generelle Internetaffinität sowie hohe Werte bei Skalen zur Internetsucht mit problematischer SNS-Nutzung korrelieren (Kittinger, Correia & Irons, 2012; Turel & Serenko, 2012; van Rooij et al., 2010). Dass pathologische Verhaltensformen oft nicht isoliert auftauchen, ist bekannt: Einige Studien zeigen unter anderem einen Zusammenhang zwischen Alkoholismus und pathologischer SNS-Nutzung auf (z. B. Clyton et al., 2013; Litt & Stock, 2011; Moreno et al., 2012).

Die aus der pathologischen Nutzung entstehenden Problemlagen beziehungsweise Effekte sind vielfältig, wobei zum Teil unklar ist, ob es sich um Folgen handelt oder eher um Faktoren, die zu einer weiteren Verstärkung des Problems beitragen. Es ist durchaus plausibel, dass beides gleichzeitig zutrifft: Denn dies würde für die These einer sich verstärkenden Spirale der Nutzungseskalation sprechen. In der Literatur werden unter anderem negative Auswirkungen auf Schlaf (Wolniczak et al., 2013) und körperliche Gesundheit (Al-Dubai et al., 2013), universitäre Leistungen (Gabre & Kumar, 2012), die Arbeitstätigkeit (Davies & Cranston, 2008) und persönliche Beziehungen (Al Dubai et al., 2013; Elphinston & Noller, 2011) genannt. Allerdings gibt es abweichend hiervon auch Studien, die keine oder sogar positive Effekte hoher SNS-Nutzung nachweisen können (z. B. Jelenchick, Eickhoff & Moreno, 2013; Liu & Yu, 2013; Porter, Mitchell, Grace, Shinosky & Gordon 2012; Valenzuela, Park & Kee, 2009).

Zusammenfassung: Nutzung von SNS als Suchtverhalten?

Anders als bei der problematischen Internetnutzung sind Gründe, Formen und Rahmen der pathologischen SNS-Nutzung etwas klarer eingrenzbar. Bei der Verbreitung gehen die Schätzungen momentan noch weit auseinander, was aber auch an einer bislang noch sehr schwachen empirischen Absicherung liegt. Repräsentative Daten auf Basis klarer validierter Skalen wären wünschenswert, um das Ausmaß des Phänomens besser einschätzen zu können – denn Daten von spezifischen Studierendengruppen sind nur eingeschränkt auf andere Bevölkerungsteile übertragbar. Zudem erscheint auch die Fokussierung auf Facebook nicht unproblematisch, denn hier wird SNS-Nutzung mit der Nutzung anderer Anwendungen (z. B. Onlinespiele) vermengt.

Bezüglich der Effekte gibt es durchaus widersprüchliche Erkenntnisse. Hier mögen der Kontext der Untersuchungen und die generelle soziale Akzeptanz der Nutzung in der analysierten Gruppe eine wichtige Rolle spielen. Jedoch gilt es zu unterscheiden zwischen hoher und sogar exzessiv erscheinender Nutzung, die aber keine Probleme verursacht oder sogar positiv bewertet werden kann, und einer pathologischen Nutzung mit individuell und sozial erlebten negativen Auswirkungen – für beides gibt es, wie oben dargestellt, empirische Belege.

Exzessive Nutzung von Online Games

Ein im Zusammenhang mit pathologischen Nutzungsformen ebenfalls häufig diskutiertes Phänomen ist die Nutzung von Computerspielen, speziell von Onlinespielen. Eine Reihe wissenschaftlicher Studien hat in den letzten Jahren Untersuchungen zur Verbreitung sowie zu Bedingungen und Auswirkungen eines entsprechenden Verhaltens durchgeführt. Im Folgenden werden die wichtigsten Erkenntnisse dieser Forschung erläutert.

Verbreitung einer problematischen Nutzung

Ein Überblick über die Prävalenzen macht deutlich, dass Angaben zur problematischen Nutzung von Computerspielen stark schwanken, je nachdem welche Stichprobe beziehungsweise welches Instrument und welche Definitionskriterien herangezogen wurden. Insgesamt bewegen sich die in Repräsentativbefragungen ermittelten Zahlen abhängiger Nutzerinnen und Nutzer zumeist um 1 % (siehe Festl, Scharkow & Quandt, 2013; Haagsma, Pieterse & Peters, 2012; Mentzoni et al., 2011). Dabei zeigt sich allerdings auch, dass innerhalb der Gruppe Jugendlicher oder junger Erwachsener die Diffusionsraten etwas höher sind (z. B. Festl, et al., 2013; Grüsser, Thalemann & Griffiths, 2007; Haagsma et al., 2012; Lemmens, Valkenburg, & Peter, 2009). Werden die Nutzerinnen und Nutzer von Onlinespielen als spezielle Teilgruppe von Computerspielerinnen und -spielern fokussiert, wird auch oftmals eine weitaus höhere Prävalenz berichtet. So klassifizierten Wan und Chiou (2006) 46 % der befragten jungen Nutzerinnen und Nutzer von *Massively Multiplayer Online Role-Playing Games (MMORPGs)* als «addicted». Auch Charlton und Danforth (2007) ermittelten in den USA und Kanada anhand einer Stichprobe, die auch ältere Nutzerinnen und Nutzer einschließt, einen Anteil süchtiger Onlinespielerinnen und -spieler von 39 %. Dabei stellt sich jedoch wiederum die Frage nach der Beschaffenheit der Stichproben. Die beiden oben genannten Studien beziehen sich jeweils auf selbstselektierte Teilnehmerinnen und Teilnehmer, welche über spielbezogene Webseiten rekrutiert wurden, die tendenziell bereits stärker von exzessiven Nutzerinnen und Nutzern frequentiert werden. Van Rooij und Kollegen (2011) führten ihre Analysen dagegen an einer repräsentativen Stichprobe niederländischer Schülerinnen und Schüler durch und identifizierten lediglich einen Anteil von 1,5 % süchtigen Nutzerinnen und Nutzern von Onlinespielen. Diese Zahl bestätigt wiederum das oben skizzierte Bild hinsichtlich der Verbreitung einer pathologischen Nutzung in der Bevölkerung.

Neben der Stichprobe muss im Hinblick auf die Prävalenzen jedoch auch die konkrete Messung einer pathologischen beziehungsweise problematischen Nutzung berücksichtigt und kritisch diskutiert werden. In ihrem metaanalytischen Überblick konnten Kuss und Griffiths (2012, S. 6–11) eine Reihe an verschiedenen Instrumenten zur Erhebung abhängigen Spielverhaltens von Kindern und Jugendlichen identifizieren. Besonders verbreitet sind demnach die *Pathological Video-Gaming Scale* (Gentile, 2009), die modifizierte *Internet Addiction Scale* (siehe Young, 1998) sowie die *Game Addiction Scale* (Lemmens et al., 2009). Neben der Wahl des Instruments variiert auch die Festlegung bestimmter Cut-off-Kriterien für eine Klassifizierung als problematischer oder abhängiger beziehungsweise süchtiger Nutzer. Auf den Arbeiten von Charlton und Danforth (2007) aufbauend schlagen Lemmens et al. (2009) beispielsweise einen zweistufigen Ansatz vor: Demnach wird das Spielverhalten der Nutzerinnen und Nutzer als «problematic» eingestuft, wenn die Befragten mehr als die Hälfte der genannten Suchtkriterien erfüllen, während eine Klassifizierung als «addicted» nur dann vorliegt, wenn alle diese Kriterien auf eine Person zutreffen. Studien, die diese Einteilung aufgegriffen haben, konnten zeigen, dass eine problematische Nutzung von Computerspielen bei einem geringen Prozentsatz der Bevölkerung vorliegt (3,7 %, Festl et al., 2013; 4,1 %, Mentzoni et al., 2011), während süchtiges Spielverhalten nur äußerst selten vorkommt (0,2 %, Festl et al., 2013; 0,6 %, Mentzoni et al., 2011). Petry (2011) weist jedoch darauf hin, dass entsprechende Kriterien vorsichtig eingesetzt werden müssen, da es generell fraglich erscheint, ob eine Klassifizierung nach bestimmten einzelnen Aspekten tatsächlich mit einem dysfunktionalen, klinisch zu behandelnden Problemverhalten gleichgesetzt werden kann. Es besteht demnach zunächst der dringende Bedarf, sich auch im Kontext von Computer- und Onlinespielen als verhaltensbezogene Formen der Abhängigkeit auf allgemein akzeptierte Kriterien festzulegen, die tatsächlich klinisch bedeutsame Symptome reflektieren. Da das bisherige Vorgehen innerhalb der Forschung als divers und uneinheitlich zusammengefasst werden kann, erarbeiteten Petry et al. (2014) auf Basis der kürzlich veröffentlichen DSM-V Kriterien sowie bisheriger Instrumente einen neuartigen einheitlichen Ansatz. Dieser bietet ein international vergleichbares Instrument, das die zentralen neun *Gaming-Disorder-Kriterien* umfasst, welche aus der bisherigen Forschung zur substanzbezogenen Sucht sowie Glückspielsucht abgeleitet wurden (siehe auch den vorangegangenen Abschnitt): starke Eingenommenheit, Rückzug, Toleranzentwicklung, Reduzieren/Aufhören oder Aufgabe anderer Aktivitäten, Fortsetzung trotz Problemen, Täuschen oder Vertuschung der Tätigkeit, Fliehen vor negativen Gefühlen, Risiko/Verlust sozialer Beziehungen/Möglichkeiten (Petry et al., 2014, S. 3). Dieser internationale Konsens bezüglich der Messung einer pathologischen Nutzung von Computerspielen stellt einen wichtigen Schritt für die Weiterentwicklung des gesamten Forschungsbereichs dar.

Weitere Fortschritte versprechen auch die zunehmenden Bemühungen, problematisches Nutzungsverhalten über einen längeren Zeitraum zu analysieren. Ferguson, Coulson und Barnett (2011) vermerken dazu:

> *[...] longitudinal studies are invaluable when distinguishing whether pathological gaming is a unique condition, or symptomatic of underlying mental health issues (Ferguson, Coulson & Barnett, 2011, S. 1577).*

Gentile und Kollegen (2011) führten eine zweijährige Panelstudie zur pathologischen Nutzung von Computerspielen Jugendlicher in Singapur durch. Sie stellten fest, dass es sich dabei um ein sehr stabiles Verhalten handelt, da 84 % der Befragten konsistent als problematische Nutzerinnen und Nutzer eingestuft wurden. Van Rooij et al. (2011) versuchten ebenfalls, zeitliche Muster für eine problematische Nutzung zu identifizieren. Ihren Ergebnissen zufolge zeigt jedoch lediglich die Hälfte der befragten problematischen Nutzerinnen und Nutzer ein analoges Verhalten auch zum zweiten Messzeitpunkt. Demnach kann anhand der bisherigen Ergebnisse keine eindeutige Tendenz abgeleitet werden, ob es sich bei einer problematischen Nutzung um ein über mehrere Jahre stabiles Verhalten handelt, oder ob dieses in bestimmten Lebenssituationen eher punktuell ausgeübt wird. Zur Klärung dieser Fragen bedarf es künftig weiterer längsschnittlicher Studien.

Zusammenfassend kann festgehalten werden, dass es sich bei der problematischen Nutzung von Computerspielen insgesamt um ein Phänomen handelt, das nur einen kleinen Teil der spielenden Bevölkerung betrifft. Eindeutige Aussagen zur Prävalenz werden jedoch durch Unstimmigkeiten bezüglich einer angemessenen Erhebung erschwert. Zudem muss dabei stets die zugrundeliegende Stichprobe von Spielerinnen und Spielern berücksichtigt werden. Gerade bei Studien, die sich mit einer Nutzung von Onlinespielen beschäftigen, werden oftmals selbstselektierte Samples von Vielnutzern rekrutiert, was zu einer Überschätzung der entsprechenden Prävalenzraten führt.

Problematische Nutzung im Kontext des allgemeinen Spielverhaltens

Hinsichtlich einer Identifizierung von Risikofaktoren stellt sich die Frage, welches Spielverhalten eine entsprechende problematische Nutzung von Computerspielen begünstigt. Festl et al. (2013) konnten anhand einer repräsentativen Stichprobe zeigen, dass ein problematisches Verhalten nicht nur mit einer exzessiven Nutzung digitaler Spiele verbunden ist (siehe auch Lemmens et al., 2009), sondern auch mit einer Präferenz für Onlinerollenspiele (*MMOPRGs*) und *First-Person-Shooter (FPS)* korreliert. Dass eine problematische Nutzung vermehrt im Kontext von Onlinespielen und speziell Onlinerollenspielen auftritt, führen Wan und Chiou (2006) sowie Charlton und Danforth (2007) auf gewisse strukturelle Merkmale zurück, welche diesen Spielen oftmals zugrundeliegen. Dazu zählen beispielsweise der spielinhärente Mechanismus der positiven Verstärkung (Chumbley & Griffiths, 2006) sowie der zugehörige Mehrspieler-Modus, der nicht nur den Wunsch, sondern auch den wahrgenommenen sozialen Druck weiter zu spielen verstärken kann.

Bei den erwähnten Studien muss allerdings bedacht werden, dass aufgrund des querschnittlichen Designs keine Aussagen über eine mögliche Kausalität der erwähnten Zusammenhänge getroffen werden können. So bleibt es beispielsweise fraglich, ob eine exzessive Nutzung zu einem problematischen Spielverhalten führt, oder aber Personen mit einer Impulskontrollstörung generell zu einem exzessiveren Verhalten tendieren. Erste Aufschlüsse dazu geben die längsschnittlichen Analysen von Gentile et al. (2011): Demnach nutzen die Jugendlichen, die über einen Zeitraum von zwei Jahren zu einer pathologischen Spielerin/einem pathologischen Spieler werden, bei der ersten Messung nicht nur generell Computerspiele intensiver, sondern besuchen auch häufiger sogenannte *LAN-Partys* und identifizieren sich stärker mit der Spielfigur (Avatar).

Die erwähnten Befunde weisen folglich darauf hin, dass eine exzessive Nutzung von Computerspielen nicht unmittelbar mit einem pathologischen Spielverhalten gleichgesetzt werden kann, sondern bestimmte – auch inhaltliche – Aspekte des Spielverhaltens dieses begleiten beziehungsweise auch langfristig begünstigen. Dies scheint vor allem auf Eigenschaften zuzutreffen, welche üblicherweise in Onlinespielen implementiert sind.

Problematische Nutzung im Kontext psychosozialer Faktoren

Neben dem Spielverhalten konnten bislang auch andere psychosoziale Risikofaktoren für eine pathologische Nutzung von Computerspielen identifiziert werden. Bisherigen Befunden zufolge korreliert ein problematisches Spielverhalten beispielsweise positiv mit einer geringeren Selbstwirksamkeitserwartung (z. B. Festl et al., 2013; Jeong & Kim, 2010), mit einer erhöhten Aggressivität (Festl et al., 2013; Grüsser et al., 2007; Lemmens et al., 2009; Mehroof & Griffiths, 2010), mit einer niedrigeren sozialen Kompetenz (Festl et al., 2013; Lemmens et al., 2009; Porter et al., 2010) sowie einer geringeren Lebenszufriedenheit (Festl et al., 2013; Lemmens et al., 2009; Mentzoni et al., 2011). Auch im Hinblick auf diese psychosozialen Faktoren stellt sich allerdings die Frage nach der Kausalität. Gentile und Kollegen (2014) analysierten diese zeitlichen Abläufe in ihren Längsschnittanalysen und fassten ihre Ergebnisse folgendermaßen zusammen:

> *[...] early amounts of gaming, social competence (a protective factor that is negatively related), and impulsivity predict initial pathological gaming symptoms and increases in pathological gaming, which in turn predict increased levels of depression, anxiety, and social phobia and poorer grades (Gentile et al., 2011, S. 326).*

Demnach zeigt sich, dass gerade im Hinblick auf diese persönlichkeitsbezogenen Variablen komplexere Zusammenhänge angenommen werden müssen, als bislang in Querschnittsanalysen vermutet wurde. Beispielsweise ist eine hohe Impulsivität nicht nur ein Risikofaktor für pathologisches Spielverhalten, sondern diese verschlechtert sich auch im Zuge einer problematischen Nutzung (Gentile et al., 2011, S. 322). Zusammenfassend scheint auch eine problematische Nutzung von Computerspielen und speziell Onlinespielen nicht nur als Begleiterscheinung bereits vorhandener pathologischer Symptome aufzutreten, sondern auch mentale Gesundheitsstörungen langfristig zu begünstigen. Allerdings gibt es bislang einen deutlichen Mangel an Studien, die das Verhalten der Probanden über einen ausreichend langen Zeitraum analysieren.

Zusammenfassung: Digitales Spielen als Suchtverhalten?

Ein Überblick über die bisherigen Befunde hinsichtlich einer problematischen Nutzung digitaler Spiele hat gezeigt, dass insgesamt nur ein sehr kleiner Teil der Bevölkerung von diesem Problemverhalten betroffen ist. Dabei deutet sich an, dass vor allem Onlinespielerinnen und -spieler eine höhere Risikogruppe für eine pathologische Nutzung darstellen. Dies lässt sich vor allem auf spielinhärente Merkmale zurückführen, die in erster Linie ein kooperatives oder kompetitives, das heißt soziales Spielen begünstigen. Allerdings muss bei allen Untersuchungen zur Verbreitung stets darauf geachtet werden, dass entsprechende Zahlen schwanken, je nachdem welches Instrument oder welche Cut-off-Kriterien eingesetzt werden. Neuere Forschungsbemühungen zielen deshalb darauf ab, ein einheitliches Vorgehen zur Messung einer problematischen Nutzung zu etablieren. Eine weitere qualitative Verbesserung in der Suchtforschung zu digitalen Spielen liegt in der Analyse des Verhaltens, dessen Bedingungen sowie dessen Konsequenzen im Längsschnitt. Auch wenn entsprechende Studien bislang eher rar sind, verweisen erste Befunde darauf, dass eine problematische Nutzung nicht nur mit anderen pathologischen Symptomen korreliert, sondern psychosoziale Störungen auch (weiter) verschlechtern kann. Ob eine suchtartige Nutzung von digitalen Spielen eine eigenständige Form der Störung darstellt, bedarf jedoch weiterer Klärung.

Pathologische Onlinenutzung – Status quo und Desiderata

Seit knapp zwei Jahrzehnten wird Forschung zu pathologischer Onlinenutzung betrieben, doch in mancherlei Hinsicht steht sie immer noch am Anfang. Zum einen liegt dies an den schnellen Veränderungen der Onlinemedien, wodurch die Forschung immer wieder mit Neuerungen (wie z. B. SNS/Facebook) konfrontiert wird. Auch ist das Problem vielfältig – mithin ist nicht klar, ob es sich tatsächlich nur um ein Phänomen handelt, oder eher um viele unterschiedliche, die nur unter dem Begriff Internetsucht zusammengefasst werden. Zum anderen sind die Probleme wissenschaftsimmanent: Es mangelt bislang an einheitlichen Definitionen, klaren Modellen zu Ursachen, Verlauf und Effekten sowie insbesondere an validierten und akzeptierten Skalen, die vergleichend auf unterschiedliche Stichproben angewendet werden. Solange sowohl die Instrumente als auch die Stichproben variieren, und solange es nur wenige bevölkerungsrepräsentative Studien insbesondere zu den speziellen pathologischen Nutzungsformen gibt, ist es sehr schwierig, das Ausmaß des Phänomens (oder der Phänomene) einzuschätzen.

Die bisherige Forschung belegt freilich, dass unzweifelhaft problematische Nutzungsformen existieren – sowohl von SNS als auch von Onlinespielen. Auch gibt es Hinweise auf starke Effekte, die aber wohl nur bei einem sehr kleinen Anteil der Nutzerinnen und Nutzer auftreten. Die Frage, warum diese Personen betroffen sind und wie man die Problemnutzung gegebenenfalls verhindern oder zumindest therapieren kann, wurde bislang noch nicht eindeutig beantwortet. Zwar gibt es unter anderem biopsychologische, soziale, kontext- und angebotsbezogene Erklärungsmodelle, die gegebenenfalls Anhaltspunkte für Prävention und Therapie liefern – doch bislang ist die Datenlage noch nicht schlüssig genug, als dass man hier fundiert intervenieren könnte (wenngleich es hierzu Vorschläge gibt, unter anderem bei Pezoa-Jares, Espinoza-Luna & Vasquez-Medina, 2012; Gupta, Arora & Gupta, 2013). Weitere Forschung zu den Ursachen problematischer Nutzung ist also notwendig. Ebenso wichtig wird es sein, zumindest in einem Teil der Forschung auf eine stärkere Standardisierung von Messinstrumenten zu setzen – hierzu gibt es im Bereich der Onlinespielesucht bereits erste ermutigende Schritte (Petry et al., 2014).

Literatur

Al-Dubai, S. A. R., Ganasegeran, K., Al-Shagga, M. A. M., Yadav, H. & Arokiasamy, J. T. (2013). Adverse health effects and unhealthy behaviors among medical students using Facebook. *The Scientific World Journal*, 12, 1–5.

Alabi, O. F. (2012). A survey of Facebook addiction level among selected Nigerian university undergraduates. *New Media and Mass Communication*, 10, 70–80.

American Psychiatric Association (1994). *Diagnostic and statistical manual of mental disorders* (4. Aufl.). Washington, DC: APA.

Andraessen, C. S., Tosheim, T., BrunBerg, G. S. & Pallesen, S. (2012). Development of a Facebook addiction scale. *Psychological Reports*, 110, 501–517.

Beard, K. W. (2005). Internet addiction: A review of current assessment techniques and potential assessment questions. *CyberPsychology & Behavior*, 8, 7–14.

Beard, K. W. & Wolf, E. M. (2001). Modification in the proposed diagnostic criteria for internet addiction. *CyberPsychology & Behavior*, 4, 377–383.

Boyd, D. M. & Ellison, N. B. (2007). Social network sites: Definition, history, and scholarship. *Journal of Computer-Mediated Communication*, 13, 210–230.

Busemann, K. (2013). Wer nutzt was im Social Web? Ergebnisse der ARD/ZDF-Onlinestudie 2013. *Media Perspektiven*, 7–8, 391–399.

Caplan, S. E. (2002). Problematic Internet use and psychosocial well-being: Development of a theory-based cognitive-behavioral measurement instrument. *Computers in Human Behavior*, 18, 553–575.

Charlton, J. P. (2002). A factor-analytic investigation of computer ‚addiction' and engagement. *British Journal of Psychology*, 93, 329–344.

Charlton, J. P. & Danforth, I. D. W. (2007). Distinguishing addiction and high engagement in the context of online game playing. *Computers in Human Behavior*, 23, 1531–1548.

Chumbley, J. & Griffiths, M. (2006). Affect and the computer game player: The effect of gender, personality, and game reinforcement structure on affective responses to computer gameplay. *CyberPsychology & Behavior*, 9, 308–316.

Clark, D. J., Frith, K. H. & Demi, A. S. (2004). The physical, behavioral, and psychosocial consequences of internet use in college students. *Computers, Informatics, Nursing*, 22, 153–161.

Clyton, R. B., Randall, E. O., Miller, B. K. & Oberle, C. D. (2013). Loneliness, anxiousness, and substance use as predictors of Facebook use. *Computers in Human Behavior, 29*, 687–693.

Cohen, S. (1972). *Folk devils and moral panics.* London: MacGibbon and Kee.

Davies, T. & Cranston, P. (2008). *Youth work and social networking: Interim report.* Leicester: National Youth Agency.

Davis, R. A. (2001). A cognitive-behavioral model of pathological internet use. *Computers in Human Behavior*, 17, 187–195.

Echeburua, E. & de Corral, P. (2010). Addiction to new technologies and to online social networking in young people: A new challenge. *Adicciones*, 22, 91–95.

Elphinston, R. A. & Noller, P. (2011). Time to face it! Facebook intrusion and the implications for romantic jealousy and relationship satisfaction. *Cyberpsychology, Behavior, and Social Networking*, 14, 631–635.

Facebook (2014, 29. Januar). *Facebook reports fourth quarter and full year 2013 results.* Abgerufen von: http://investor.fb.com/releasedetail.cfm?ReleaseID=821954 (21.03.2014).

Ferguson, C.J. (2013). Violent video games and the Supreme Court. Lessons for the scientific community in the wake of Brown v. Entertainment Merchants Association. *American Psychologist*, 68, 57–74.

Ferguson C.J., Coulson M. & Barnett, J. (2011). A meta-analysis of pathological gaming prevalence and comorbidity with mental health, academic and social problems. *Journal of Psychiatric Research*, 45, 1573–1578.

Festl, R., Scharkow, M. & Quandt, T. (2013). Problematic computer game use among adolescents, younger and older adults. *Addiction*, 108, 592–599.

Gabre, H.G. & Kumar, G. (2012). The effects of perceived stress and Facebook on accounting students' academic performance. *Accounting and Finance Research*, 1, 87–100.

Gentile, D. (2009). Pathological video-game use among youth ages 8 to 18: A national study. *Psychological Science*, 20, 594–602.

Gentile, D.A., Hyekyung, C., Liau, A., Sim, T., Li, D., Fung, D. & Khoo, A. (2011). Pathological video game use among youths: A two-year longitudinal study. *Pediatrics*, 127, 319–329.

Griffiths, M.D. (1998). Internet addiction: Does it really exist? In J. Gackenbach (Hrsg.), *Psychology and the Internet* (S. 61–75). New York: Academic Press.

Griffiths, M.D. (1999). Internet addiction: Fact or fiction? *The Psychologist: Bulletin of the British Psychological Society*, 12, 246–250.

Griffiths, M.D. (2000). Internet addiction – time to be taken seriously? *Addiction Research*, 8, 413–418.

Griffiths, M.D. (2005). A ‚components' model of addiction within a biopsychosocial framework. *Journal of Substance Use*, 10, 191–197.

Griffiths, M.D. (2010). The role of context in online gaming excess and addiction: Some case study evidence. *International Journal of Mental Health and Addiction*, 8, 119–125.

Griffiths, M.D. (2012). Facebook addiction. Concerns, criticism, and recommendations – a response to Andraessen and colleagues. *Psychological Reports, 110*, 518–520.

Griffiths, M.D., Kuss, D.J. & Demetrovics, Z. (2014). Social networking addiction: An overview of preliminary findings. In K. Rosenberg & L. Feder (Hrsg.), *Behavioral addictions: Criteria, evidence and treatment* (S. 119–141). New York: Elsevier.

Grüsser, S.M., Thalemann, R. & Griffiths, M.D. (2007). Excessive computer game playing: evidence for addiction and aggression? *CyberPsychology & Behavior*, 10, 290–292.

Gupta, V.K., Arora, S. & Gupta, M. (2013). Computer-related illnesses and Facebook syndrome: What are they and how do we tackle them? *Medicine Update*, 23, 676–679.

Haagsma, M.C., Pieterse, M.E. & Peters, O. (2012). The prevalence of problematic video gamers in the Netherlands. *Cyberpsychology, Behavior, and Social Networking*, 15, 162–168.

Hamilton, K. & Kalb, C. (1995, 18. Dezember). They log on but they can't log off. *Newsweek*. 60–61.

Höflich, J.R. (1994). Der Computer als «interaktives» Massenmedium. Zum Beitrag des Uses & Gratifications Approach bei der Untersuchung computer-vermittelter Kommunikation. *Publizistik*, 39, 389–408.

Jelenchick, L.A., Eickhoff, J.C. & Moreno, M.A. (2013). «Facebook depression?» Social networking site use and depression in older adolescents. *Journal of Adolescent Health*, 52, 128–130.

Jeong, E.J. & Kim, D.W. (2010). Social activities, self-efficacy, game attitudes, and game addiction. *Cyberpsychology, Behavior, and Social Networking*, 14, 213–221.

Kerkhof, P., Finkenauer, C. & Muusses, L.D. (2011). Relational consequences of compulsive Internet use: A longitudinal study among newlyweds. *Human Communication Research*, 37, 147–173.

Kim, K., Ryu, E., Chon, M.-Y., Yeun, E.-J., Choi, S.-Y., Seo, J.-S. & Nam, B.-W. (2006). Internet addiction in Korean adolescents and its relation to depression and suicidal ideation: A questionnaire survey. *International Journal of Nursing Studies*, 43, 185–192.

Kittinger, R., Correia, C.J. & Irons, J.G. (2012). Relationship between Facebook use and problematic Internet use among college students. *Cyberpsychology, Behavior, and Social Networking*, 15, 324–327.

Kraut, R., Patterson, M., Lundmark, V., Kiesler, S., Mukophadhyay, T. & Scherlis, W. (1998). Internet paradox: A social technology that reduces social involvement and psychosocial well-being? *American Psychologist*, 55, 1017–1031.

Kuss, D.J. & Griffiths, M.D. (2011). Addiction to social networks on the Internet: A literature review of empirical research. *International Journal of Environment and Public Health*, 8, 3528–3552.

Kuss, D.J. & Griffiths, M.D. (2012). Online gaming addiction in children and adolescents: A review of empirical research. *Journal of Behavioral Addictions*, 1, 3–22.

La Barbera, D., La Paglia, F. & Valsavoia, R. (2009). Social network and addiction. *CyberPsychology & Behavior*, 12, 628–629.

Lemmens, J.S., Valkenburg, P.M. & Peter, J. (2009). Development and validation of a game addiction scale for adolescents. *Media Psychology*, 12, 77–95.

Litt, D.M. & Stock, M.L. (2011). Adolescent alcohol-related risk cognitions: the roles of social norms and social networking sites. *Psychology of Addictive Behaviors*, 25, 708–713.

Liu, C.-Y. & Yu, C.-P. (2013). Can Facebook use induce well-being? *Cyberpsychology, Behavior and Social Networking*, 16, 674–678.

Ljepava, N., Orr, R. R., Locke, S. & Ross, C. (2013). Personality and social characteristics of Facebook non-users and frequent users. *Computers in Human Behavior*, 29, 1602–1607.

Marcial, D. E. (2013). Are you a Facebook addict? Measuring Facebook addiction in the Philippine university (Manuscript). Dumaguete City: Silliman University. Abgerufen von: http://www.ipedr.com/vol66/003-ICERI2013-K00016.pdf (23.03.2014).

Medienpädagogischer Forschungsverbund Südwest (Hrsg.). (2013a). *JIM-Studie 2013. Jugend, Information, (Multi-) Media.* Stuttgart: Medienpädagogischer Forschungsverbund Südwest.

Medienpädagogischer Forschungsverbund Südwest (Hrsg.). (2013b). *KIM-Studie 2012. Kinder + Medien, Computer + Internet.* Stuttgart: Medienpädagogischer Forschungsverbund Südwest.

Meerkerk, G. J., van den Eijnden, R. J., Vermulst, A. A. & Garretsen, H. F. (2009). The compulsive internet use scale (CIUS): Some psychometric properties. *CyberPsychology and Behavior*, 12, 1–6.

Mehroof, M. & Griffiths M. D. (2010). Online gaming addiction: The role of sensation seeking, self-control, neuroticism, aggression, state anxiety, and trait anxiety. *CyberPsychology & Behavior*, 13, 313–316.

Mentzoni, R., Brunborg, G., Molde, H., Myrseth, H., Skouveroe, K., Hetland, J. & Pallesen, S. (2011). Problematic video game use: Estimated prevalence and associations with mental and physical health. *Cyberpsychology, Behavior, and Social Networking*, 14, 591–596.

Moreno, M. A., Christakis, D. A., Egan, K. G., Brockman, L. M. & Becker, T. (2012). Associations between displayed alcohol references on Facebook and problem drinking among college students. *Archives of Pediatrics and Adolescent Medicine*, 166, 157–163.

Murali, V. & George, S. (2007). Lost online: An overview of internet addiction. *Advances in Psychiatric Treatment*, 13, 24–30.

Murphey, B. (1996). Computer addictions entangle students. *APA Monitor, Juni*, 38.

Niemz, K., Griffiths, M. & Banyard, P. (2005). Prevalence of pathological Internet use among university students and correlations with self-esteem, the General Health Questionnaire (GHQ), and disinhibition. *CyberPsychology & Behavior*, 8, 562–570.

Pelling, E. L. & White, K. M. (2009). The theory of planned behavior applied to young people's use of social networking web sites. *CyberPsychology & Behavior*, 12, 755–759.

Petry, N. (2011). Commentary on van Rooij et al. (2011): «Gaming addiction» – a psychiatric disorder or not? *Addiction*, 106, 213–214.

Petry, N., Rehbein, F., Gentile, D., Lemmens, J. S., Rumpf, H.-J., Mößle, T. & O'Brien, C. P. (2014). An international consensus for assessing internet gaming disorder using the new DSM-5 approach. *Addiction.* doi: 10.1111/add.12457

Pezoa-Jares R. E., Espinoza-Luna I. L. & Vasquez-Medina J. A. (2012). Internet addiction: A review. *Journal of Addiction Research and Therapy*, 1–10.

Porter, K., Mitchell, J., Grace, M., Shinosky, S. & Gordon, V. (2012). A study of the effects of social media use and addiction on relationship satisfaction. *Meta-Communicate, 2.* Abgerufen von: http://journals.chapman.edu/ojs/index.php/mc/article/view/340 (23.03.2014).

Porter, G., Starcevic, V., Berle, D. & Fenech, P. (2010). Recognizing problem video game use. *Australian & New Zealand Journal of Psychiatry*, 44, 120–128.

Quandt, T., Breuer, J., Festl, R. & Scharkow, M. (2013). Digitale Spiele: Stabile Nutzung in einem dynamischen Markt. Langzeitstudie GameStat: Repräsentativbefragungen zu digitalen Spielen in Deutschland 2010 bis 2013. *Media Perspektiven*, 10, 483–492.

Rumpf, H.-J., Meyer, C., Kreuzer, A. & John, U. (2011). *Prävalenz der Internetabhängigkeit (PINTA). Bericht an das Bundesministerium für Gesundheit.* Abgerufen von: http://www.drogenbeauftragte.de/fileadmin/dateien-dba/DrogenundSucht/Computerspiele_Internetsucht/Downloads/PINTA-Bericht-Endfassung_280611.pdf (23.03.2014).

Scherer, K. (1997). College life on-line. Healthy and unhealthy Internet use. *Journal of College Student Development*, 38, 655–665.

Schönbach, K. (1997). Das hyperaktive Publikum – Essay über eine Illusion. *Publizistik*, 42, 279–286.

Shaffer, H. J. (1996). Understanding the means and objects of addiction. Technology, the Internet and gambling. *Journal of Gambling Studies*, 12, 461–469.

Shaffer, H. J., Hall, M. N. & Bilt, J. V. (2000). «Computer addiction»: A critical consideration. *American Journal of Orthopsychiatry*, 70, 162–168.

Shaffer, H. J., La Plante, D. A., LaBrie, R. A., Kidman, R. C., Donato, A. N. & Stanton, M. V. (2004). Toward a syndrome model of addiction: Multiple expressions, common etiology. *Harvard Review of Psychiatry*, 12, 367–374.

Shapira, N. A., Goldsmith, T. D., Keck, P. E. Jr, Khosla, U. M. & McElroy, S. L. (2000). Psychiatric features of individuals with problematic internet use. *Journal of Affective Disorders*, 57, 267–272.

Skues, J. L., Williams, B. & Wise, L. (2012). The effects of personality traits, self-esteem, loneliness, and narcissism on Facebook use among university students. *Computers in Human Behavior*, 28, 2414–2419.

Tao, R., Huang, X., Wang, J., Zhang, Y. & Li, M. (2010). Proposed diagnostic criteria for internet addiction. *Addiction*, 105, 556–564.

te Wildt, B.T., Putzig, I., Drews, M., Lampen-Imkamp, S., Zedler, M., Wiese, B. ... Ohlmeier, M.D. (2010). Pathological Internet use and psychiatric disorders: A cross-sectional study on psychiatric phenomenology and clinical relevance of Internet dependency. *The European Journal of Psychiatry*, 24, 136–145.

Tsitsika, A., Janikian, M., Tzavela, E.C., Schoenmakers, T.M., Ólafsson, K., Halapi, E. ... Richardson, C. (2013). Internet use and internet addictive behaviour among European adolescents: A cross-sectional study. D6.2: *Internet Addictive Behaviour: Statistics and Cross – National Comparison Report* (Revised version). Abgerufen von: http://www.eunetadb.eu (23.03.2014).

Turel, O. & Serenko, A. (2012). The benefits and dangers of enjoyment with social networking websites. *European Journal of Information Systems*, 21, 512–528.

Valenzuela, S., Park, N. & Kee, K.F. (2009). Is there social capital in a social network site? Facebook use and college students' life satisfaction, trust, and participation. *Journal of Computer-Mediated Communication*, 14, 875–901.

van Eimeren, B. & Frees, B. (2013). Rasanter Anstieg des Internetkonsums – Onliner fast drei Stunden täglich im Netz. Ergebnisse der ARD/ZDF-Onlinestudie 2013. *Media Perspektiven*, o. Jg., 358–372.

van Rooij, A.J., Schoenmakers, T.M., van Den Eijnden, R.J.J. & van De Mheen, D. (2010). Compulsive Internet use: The role of online gaming and other Internet applications. *Journal of Adolescent Health*, 47, 51–57.

van Rooij, A.J., Schoenmakers, T.M., Vermulst, A.A., van Den Eijnden, R.J.J. & van De Mheen, D. (2011). Online video game addiction: Identification of addicted adolescent gamers. *Addiction*, 106, 205–212.

Wallace, P. (1999). *The psychology of the Internet.* Cambridge: Cambridge University Press.

Wan, C. (2009). *Gratifications and loneliness as predictors of campus-SNS websites addiction and usage pattern among Chinese college students.* Hong Kong: Chinese University of Hong Kong. Abgerufen von: http://pg.com.cuhk.edu.hk/pgp_nm/projects/2009/Wan%20Sisi%20Candy.pdf (23.03.2014).

Wan, C.S. & Chiou, W.B. (2006). Psychological motives and online games addiction: A test of flow theory and humanistic needs theory for Taiwanese adolescents. *CyberPsychology & Behavior*, 9, 317–324.

Whang, L.S.M., Lee, S. & Chang, G. (2003). Internet over-users' psychological profiles: A behavior sampling analysis on internet addiction. *CyberPsychology & Behavior*, 6, 143–150.

Weinreich, F. (1998). Nutzen- und Belohnungsstrukturen computergestützter Kommunikationsformen. Zur Anwendung des Uses und Gratifications Approach in einem neuen Forschungsfeld. *Publizistik*, 43, 130–142.

Widyanto, L. & McMurran, M. (2004). The psychometric properties of the Internet addiction test. *CyberPsychology & Behavior*, 7, 443–450.

Wilson, K., Fornasier, S. & White, K.M. (2010). Psychological predictors of young adults' use of social networking sites. *Cyberpsychology, Behavior and Social Networking*, 13, 173–177.

Wolniczak, I., Caceres-DelAguila, J.A., Palma-Ardiles, G., Arroyo, K.J., Solis-Visscher, R., Paredes-Yauri, S., Mego-Aquije, K., & Bernabe-Ortiz, A. (2013). Association between Facebook dependence and poor sleep quality. A study in a sample of undergraduate students in Peru. *PLoS ONE*, 8, e59087.

World Health Organization. (1992). ICD-10: International statistical classification of diseases and related health problems. New York, NY: WHO.

Young, K.S. (1998). Internet addiction: The emergence of a new clinical disorder. *CyberPsychology & Behavior*, 1, 3, 237–244.

Young, K.S. (1999). Internet addiction: Evaluation and treatment. *Student British Medical Journal*, *7*, 351–352.

Young, K.S. & Rogers, R.C. (1998). The relationship between depression and internet addiction. *CyberPsychology & Behavior*, 1, 25–28.

21. Diagnostik und Therapie der Internetabhängigkeit

Toni Steinbüchel, Jan Dieris-Hirche, Stephan Herpertz und Bert Theodor te Wildt

Seit den ersten Publikationen zur pathologischen Nutzung von Onlineinhalten ist es zu einer breiten wissenschaftlichen Auseinandersetzung innerhalb dieses Themenfeldes gekommen. Dabei wird die pathologische Internetnutzung, die aktuell in der ICD-10 noch als Impulskontrollstörung klassifiziert ist, zunehmend als eine Abhängigkeit im Sinne einer Verhaltenssucht verstanden. Auch lassen sich inzwischen Subgruppen wie die Cybersex-, Online-Spiel-, Online-Kauf- und die Online-Glückspielabhängigkeit sowie die Abhängigkeit von sozialen Netzwerken differenzieren, die sich zum Teil inhaltlich sehr stark voneinander unterscheiden. Dies führt auch zu einer veränderten Einordnung in die gängigen Klassifikationssysteme ICD und DSM. Die Prävalenz in der Altersgruppe der 14- bis 64-Jährigen wird mit 1,5 % angegeben (Rumpf et al., 2011). Anstelle der Nutzungszeit stehen differenziertere diagnostische Kriterien zur Verfügung, die inhaltlich auf den Abhängigkeitsaspekt, also das Suchtverhalten und die negativen Folgen fokussieren. Aktuell werden für Studien die von Young (1999) veröffentlichten Kriterien zur Diagnose einer Internetabhängigkeit verwendet (siehe **Tabelle 21-1**). Die häufigsten Begleiterkrankungen stellen Depression, Aufmerksamkeits-Defizit-Hyperaktivitäts-Syndrom (ADHS) und Persönlichkeitsstörungen dar. Sie sind ebenfalls in die Entwicklung erster psychotherapeutischer Behandlungsmanuale aus unterschiedlichen Psychotherapieverfahren eingeflossen.

Einleitung

Bereits 1995 publizierte der New Yorker Psychiater Ivan Goldberg eine Liste mit Symptomen einer Internetsucht in der Experten-Mailingliste «Psychology of the Internet» (Eichenberg & Ott, 1999). Was zunächst nur zur Belustigung seiner Kollegen dienen sollte, führte zu einer Flut von ernst gemeinten Rückmeldungen von Menschen, die über genau diese Symptome klagten.

Der erste publizierte Fallbericht zu einer pathologischen Verwendung des Mediums Internet stammt von Young aus dem Jahre 1996, in dem es um die exzessive Nutzung eines Onlinechats durch eine Patientin ging. Seitdem wurde eine ganze Reihe unterschiedlicher Begrifflichkeiten und Definitionen im Zusammenhang mit der pathologischen Nutzung des Internets vorgeschlagen und diskutiert. Dabei wurden häufig Begrifflichkeiten wie pathologischer Internetgebrauch (Zimmerl, Panosch & Masser, 1998), problematischer Internetgebrauch (Aboujaoude, 2010) oder pathologische Computer- und Internetnutzung (Kratzer, 2006) verwendet, die eine Nähe zu den substanzgebundenen Abhängigkeiten vermieden. Im angloamerikanischen Sprachraum finden sich Begriffe wie *internet addiction* (Young, 1999), *compulsive internet use* (Greenfield, 1999), *problematic internet use* (Shapira et al., 2000) und *pathological internet use* (Davies, 2001). Inzwischen liegt eine Reihe von Studien vor, die eine Nähe des pathologischen Mediengebrauchs zu den *substanzgebundenen Abhängigkeiten* nahelegt. Zusätzlich lassen sich viele diagnostische Kriterien der substanzgebundenen Abhängigkeiten auf die pathologische Mediennutzung übertragen (Petersen et al., 2009), sodass heute primär von *Internetabhängigkeit* gesprochen wird. Da ein abhängiges Verhalten auch bei Offlinespielen, sozialen Netzwerken und computerbasierten Glücksspielen auftreten kann, werden die Begriffe der Medien- und Internetabhängigkeit meist synonym verwendet.

Dabei stellt die Internetabhängigkeit kein einheitlich definiertes Phänomen dar, sondern um-

Tabelle 21-1: Diagnostische Kriterien für Internetabhängigkeit nach K. Young (1999) nach DSM-IV-TR

1.	Ständige gedankliche Beschäftigung mit dem Internet (Gedanken an vorherige Onlineaktivitäten oder Antizipation zukünftiger Onlineaktivitäten).
2.	Zwangsläufige Ausdehnung der im Internet verbrachten Zeiträume, um noch eine Befriedigung zu erlangen.
3.	Erfolglose Versuche, den Internetgebrauch zu kontrollieren, einzuschränken oder zu stoppen.
4.	Ruhelosigkeit, Launenhaftigkeit, Depressivität oder Reizbarkeit, wenn versucht wird, den Internetgebrauch zu reduzieren oder zu stoppen.
5.	Längere Aufenthaltszeiten im Internet als ursprünglich intendiert.
6.	Aufs Spiel setzen oder riskieren einer engen Beziehung, einer Arbeitsstelle oder eines beruflichen Angebots wegen des Internets.
7.	Belügen von Familienmitgliedern, Therapeuten oder anderen, um das Ausmaß und die Verstrickung mit dem Internet zu verbergen.
8.	Internetgebrauch als ein Weg, Problemen auszuweichen oder dysphorische Stimmungen zu erleichtern (z. B. Hilflosigkeit, Schuld, Angst, Depression).

fasst eine Reihe teilweise sehr verschiedener Verhaltensweisen, die ihren gemeinsamen Nenner in einer im pathologischen Sinn abhängigen Nutzung des World Wide Web haben. Neben der unterschiedlichen Häufigkeit ihres Auftretens sind für verschiedene Nutzergruppen auch deutliche Unterschiede je nach Art des Onlinemediums zu erkennen. Entsprechend der Häufigkeit im klinischen Alltag ist die Abhängigkeit von Online-Computerspielen, die vor allem bei jungen Männern auftritt, an erster Stelle zu nennen. Die zweite Subgruppe umfasst den Bereich der Onlinesex- beziehungsweise Cybersex-Abhängigkeit, hier findet man primär Männer mittleren Alters. Die dritte Subgruppe der Internetabhängigkeit, von der häufig junge Frauen betroffen sind, stellen die Patientinnen und Patienten dar, die eine exzessive Nutzung von Chatforen und sozialen Netzwerken zeigen. Hiervon abzugrenzen sind die Online-Kaufsucht und das Online-Glücksspiel, da hier das Medium Internet nicht im Vordergrund steht, sondern lediglich als Mittel zum Zweck dient. Bei diesen Erkrankungen handelt es sich primär um online durchgeführte Varianten der Kauf- und Glücksspielsucht. Davies (2001) unterscheidet daher zwischen einem spezifischen (Abhängigkeit von bestimmten Internetinhalten, wie z. B. dem Glückspiel) und einem generalisierten (multidimensionaler Gebrauch) pathologischen Internetgebrauch.

Bei der Abhängigkeit von Onlinespielen, Cybersex und sozialen Netzwerken zeigen sich Gemeinsamkeiten, die sich in Anlehnung an die Definition von Pies (2009) wie folgt zusammenfassen lassen: Bei allen Formen der Internetabhängigkeit besteht bei den Betroffenen ein deutlicher Leidensdruck sowie Einschränkungen und Beeinträchtigungen im Alltag, die durch die Unfähigkeit der Betroffenen entsteht, ihre Internetnutzung zu kontrollieren. Bei vielen Patientinnen und Patienten werden die Beschwerden und Alltagseinschränkungen durch vorbestehende oder im Verlauf entstehende Begleiterkrankungen deutlich verstärkt, oder die Begleiterkrankungen treten als eine Folge der Beschwerden und Einschränkungen auf.

Prävalenz

Bei der 2011 von Rumpf veröffentlichten PINTA-Studie zur Prävalenz der Internetabhängigkeit in

Deutschland (Rumpf et al., 2011) wurden insgesamt 15 023 Personen telefonisch zu ihrem Internetnutzungsverhalten befragt. Hierbei gaben 8130 (54,1 %) an, das Internet zu privaten Zwecken mindestens eine Stunde in der Woche oder an einem Wochenendtag zu nutzen. Diese Personen wurden mittels der *Compulsive Internet Use Scale* (CIUS, Cut-off: 28) befragt. Hierbei zeigte sich eine *Prävalenz von 1,5%* (Männer: 1,7 %, n = 255; Frauen: 1,3 %, n = 195) in der Altersklasse der 14- bis 64-Jährigen. Unter Berücksichtigung der Altersklassen zeigten sich für die Gruppe der 14- bis 24-Jährigen (n = 2937) höhere Prävalenzen als im Gesamtdurchschnitt (3,8 %, n = 112) und eine Verschiebung zu den weiblichen Studienteilnehmern (4,5 %, n = 132 versus 3,0 %, n = 88). In der Gruppe der 14- bis 16-Jährigen (n = 693) lag die Prävalenz bei 6,3 % (n = 44) und der Geschlechterunterschied wird noch deutlicher (8,6 %, n = 60 [Mädchen] versus 4,1 %, n = 28 [Jungen]). Nach den Inhalten ihrer Onlinetätigkeit befragt, wird geschlechtsunabhängig die Nutzung sozialer Netzwerke an erster Stelle genannt, der Anteil bei den Teilnehmerinnen ist jedoch deutlich höher (77,1 % versus 64,8 %). Demgegenüber überwiegt der Anteil der männlichen Teilnehmer bei den Onlinespielen (33,6 % versus 7,2 %). Im klinischen Alltag dominieren junge Männer mit einer Onlinespielproblematik. Die Diskrepanz zwischen dem klinischen Alltag und den Ergebnissen der Studie wird von den Autoren auf die noch unklare Grenzziehung zwischen gesteigertem und pathologischem Gebrauch sozialer Medien und ihrer Relevanz für die Internetabhängigkeit zurückgeführt. Durkee et al. (2012) untersuchten 11 956 Schülerinnen und Schüler im mittleren Alter von 15 Jahren und fanden eine durchschnittliche Prävalenz von 4,4 % (n = 526) mit einem größeren Anteil bei den männlichen Probanden (5,2 %, n = 622 versus 3,8 %, n = 454). Die Studien zur Prävalenz von Cybersex-Abhängigkeit zeigen aktuell noch eine große Streubreite und sind aufgrund unterschiedlicher Einschlusskriterien nur bedingt vergleichbar. Eichenberg und Blokus (2010) berichten in ihrer Übersichtsarbeit über Prävalenzen zwischen 1 % und 8,3 %.

Diagnostik

In den bisherigen Krankheitsklassifikationssystemen der WHO (ICD-10, International Statistical Classification of Diseases and Related Health Problems 1990, [Dilling, Mombour & Schmidt, 1991]) und dem DSM-IV (Diagnostic and Statistical Manual of Mental Disorders IV, [American Psychiatric Association, 1994]) waren die Internet- und Computerspielabhängigkeit nicht enthalten. Dies liegt daran, dass bisher keine Einigung darüber erzielt werden konnte, ob es sich um eine eigenständige Krankheit oder Symptome einer anderen psychischen Erkrankung handelt. Ebenso wird die Frage kontrovers diskutiert, ob es sich um eine *Abhängigkeitserkrankung* (wie z. B. bei den substanzgebundenen Abhängigkeiten) oder um eine Störung der Impulskontrolle handelt. Aktuell wird die Internetabhängigkeit in dem Klassifikationssystem ICD-10 (Dilling, Mombour & Schmidt, 1991) unter den *Impulskontrollstörungen* subsumiert. Aufgrund des Verlaufes, der Phänomenologie und vergleichbarer neurobiologischer Befunde (z. B. in fMRT-Studien) gehen viele Autorinnen und Autoren von einer Abhängigkeitserkrankung aus. Entsprechende Übersichtsarbeiten finden sich bei Teske, Theis und Müller (2013). Da sich auch die Entwicklung und Validierung psychometrischer Testdiagnostik an der klinischen Diagnostik orientiert, ist eine Definition der Internetabhängigkeit und ihrer Subgruppen dringend notwendig. Im ICD-10 (Dilling et al., 1991) muss man für die Diagnosestellung der Internetabhängigkeit aktuell noch auf die Sonderformen der Impulskontrollstörungen (F 63.8: Sonstige abnorme Gewohnheiten und Störungen der Impulskontrolle) zurückgreifen. Lediglich das Glücksspiel ist unter dem Begriff des pathologischen Spielens unter der F 63.0 als einzige nicht stoffgebundene Abhängigkeit mit einer eigenen Ziffer unter den Impulskontrollstörungen aufgenommen worden.

Bei aktuellen Studien wird häufig auf die von Young veröffentlichten *Kriterien* zurückgegriffen (Young, 1999), welche in **Tabelle 21-1** aufgeführt sind.

Beim DSM-V (American Psychiatric Association, 2013) werden die Verhaltensabhängigkeiten (engl. behavioral disorders) in einem gemeinsamen Kapitel mit den stoffgebundenen Abhängigkeiten (engl. substance use disorders) aufgeführt, was allerdings nur für die Online-Glücksspielabhängigkeit (engl. gambling disorder) gilt. Im Bereich der Internetabhängigkeit wurde zumindest für die pathologische Nutzung der Onlinespiele die Online-Computerspielabhängigkeit als Forschungsdiagnose aufgenommen, da sie die klinisch am häufigsten auftretende Form und die bezüglich der Internetabhängigkeit am besten erforschte Variante darstellt. **Tabelle 21-2** gibt einen Überblick über die DSM V-Kriterien für die Online-Computerspielabhängigkeit (Petersen & te Wildt, 2013).

Im Rahmen der Diagnostik spielt eine ausführliche und detaillierte Erhebung der Krankengeschichte eine entscheidende Rolle. Insbesondere in den Bereichen der Psychiatrie, psychosomatischen Medizin und Psychotherapie ist neben der korrekten Erhebung der Symptome auch das Herausarbeiten der hierdurch entstehenden Einschränkungen und Behinderungen im Alltag entscheidend. Dabei ist der daraus bei dem Patienten beziehungsweise seiner Umwelt entstehende *Leidensdruck* ein entscheidender Faktor. Übertragen auf die Internetabhängigkeit müssen neben der Erhebung der reinen Online- beziehungsweise Spielzeit, die bei Personen mit einer Abhängigkeit oft über 35 Stunden pro Woche liegt, auch deren Inhalte und Funktionen erfragt werden. Es ist auch zu evaluieren, welche Einschränkungen das Individuum durch die exzessive Nutzung des Internets hat, da sich daraus der Leidensdruck ableitet. Hier ist also eine Unterscheidung zwischen Nutzungs-

Tabelle 21-2: DSM-V-Kriterien für die Online-Computerspielabhängigkeit (APA, 2013, Übersetzung Petersen & te Wildt, 2013)

	Anhaltende und wiederkehrende Internetnutzung zum Onlinespiel, oft mit anderen Spielern, welche zu klinisch bedeutsamer Beeinträchtigung oder Stress führt, feststellbar, wenn fünf oder mehr der folgenden Symptome innerhalb einer Zeitspanne von **zwölf Monaten** vorliegen:
1.	In Onlinespiele vertieft sein (die Person denkt über frühere Spielaktivitäten nach oder kann das nächste Spiel kaum erwarten; das Onlinespiel wird die dominante Aktivität des täglichen Lebens). *Hinweis:* Diese Störung ist vom Online-Glücksspiel abzugrenzen, welches der Glücks-Spielstörung zuzuordnen ist.
2.	Entzugssymptome, wenn kein Onlinespiel möglich ist. (Diese Symptome werden typischerweise als Irritabilität, Ängstlichkeit oder Traurigkeit beschrieben, doch es gibt keine körperlichen Zeichen eines pharmakologischen Entzugs.)
3.	Toleranz – der Bedarf nach zunehmenden Zeitmengen für Onlinespiele.
4.	Erfolglose Versuche, die Mitwirkung in Onlinespielen zu kontrollieren.
5.	Verlust am Interesse für frühere Hobbys und Zerstreuungen, bedingt durch das Onlinespiel/mit Ausnahme des Onlinespiels.
6.	Fortgesetztes exzessives Onlinespiel trotz Wissens der daraus resultierenden psychosozialen Probleme.
7.	Der/die Betroffene hat Familienmitglieder, Therapeuten oder andere über die Intensität seines Onlinespiels getäuscht.
8.	Gebrauch von Onlinespielen, um negativen Stimmungen (z. B. Gefühle von Hilflosigkeit, Schuld, Angst) zu entkommen oder sie zu lindern.
9.	Der/die Betroffene hat wegen der Teilnahme an Onlinespielen eine bedeutsame Beziehung, einen Job oder eine Bildungs- beziehungsweise Karrierechance gefährdet oder verloren. *Hinweis:* Die Symptome dieser Störung beziehen sich nur auf Onlinespiele, die kein Glücksspiel beinhalten. Die Internetnutzung für erforderliche Aktivitäten innerhalb eines Unternehmens oder Berufs ist nicht eingeschlossen; die Symptome der Störung beziehen sich auch nicht auf andere Freizeitnutzung des Internets oder sozialen Internetgebrauch. Gleichermaßen wird die Nutzung von Onlinepornographie ausgeschlossen.

zeiten während der Freizeit und während der Schul- beziehungsweise Arbeitstage zu treffen. Um die Nutzungszeit zu gewichten, kann man die folgende Formel anwenden: *Gesamtnutzungszeit* = (Nutzungszeit [Wochenende] x 2 + Nutzungszeit [Arbeitstage] x 5) / 7. Die durchschnittliche Nutzungszeit weist allerdings in den meisten Studien keine Korrelation mit psychometrischen Messwerten für Internetabhängigkeit auf. Bezüglich der Mediennutzungsanamnese muss zwischen dem qualitativen (Nutzungsinhalt) und quantitativen Umfang (Nutzungszeit) differenziert werden. Wie beschrieben, stellt die Internetabhängigkeit einen Sammelbegriff für mehrere Subgruppen dar. Dies bedeutet, dass bei der Medienanamnese auch die anderen Varianten explizit mit abgefragt werden sollten.

Bei der Erhebung der allgemeinen Anamnese spielen neben den Beschwerden und Einschränkungen der Patientinnen und Patienten auch weitere Faktoren wie zum Beispiel körperliche *Begleiterkrankungen*, neurologische und psychiatrische Erkrankungen in der Familienanamnese sowie biografische und sozialmedizinische Eckdaten eine wichtige Rolle. Ambulante und stationäre psychiatrische und psychosomatische Begleit- und Vorbehandlungen werden dabei ebenso aufgenommen wie die aktuell und zuvor eingenommenen Psychopharmaka. Auf die häufigsten Begleiterkrankungen und ihren Einfluss auf die Therapie wird im folgenden Abschnitt näher eingegangen.

Ergänzend zu der allgemeinen Anamnese und der Mediennutzungsanamnese werden zur Diagnostik auch psychometrische Untersuchungen eingesetzt. Inzwischen gibt es für den deutschsprachigen Raum eine ganze Reihe psychometrischer Instrumente, die entweder direkt in deutscher Sprache entwickelt oder nach Übersetzung ins Deutsche validiert wurden. Für die Internetabhängigkeit im Allgemeinen sollen hier exemplarisch vier Instrumente vorgestellt werden. Im Jahre 1999 wurde von Young der *Internet Addiction Test* veröffentlicht, der 2012 in seiner deutschen Validierung publiziert wurde (Barke, Nyenhuis & Kröner-Herwig, 2012). 2013 wurde von Pawlikowski, Altstööter-Gleich und Brand die Kurzform des von Young entwickelten *Internet Addiction Test*, das sIAT, publiziert. Bereits 2001 wurde die *Internetsuchtskala* (ISS) veröffentlicht (Hahn & Jerusalem, 2010). Der bei der Ermittlung der Prävalenz in Deutschland (s. o.) verwendete *Compulsive Internet Use Scale* (CIUS) wurde 2009 von Meerkerk veröffentlicht, die deutsche Validierung wurde 2012 publiziert (Peukert et al., 2012). Von Wölfling stammt die 2010 veröffentlichte *Skala zum Onlinesuchtverhalten bei Erwachsenen* (OSVe-S) (Wölfling et al., 2011). An psychometrischen Instrumenten für die Computerspielabhängigkeit im Besonderen seien zudem die 2010 veröffentlichte *Computerspielabhängigkeitsskala* KFN-CSAS-II (Rehbein, Kleimann & Mößle, 2010) sowie der *Fragebogen zum Computerspielverhalten bei Kindern und Jugendlichen* (CSVK-R) (Wölfling, Thalemann & Grusser-Sinopoli, 2008) genannt. Bisher konnte sich keiner dieser Tests gegenüber den anderen Verfahren durchsetzen. Die hier aufgeführte Reihenfolge stellt somit keine Gewichtung dar.

Komorbiditäten

Analog zu den nicht substanzgebundenen Abhängigkeitserkrankungen und der Glücksspielsucht finden sich auch bei der Internetabhängigkeit Begleiterkrankungen. Hierbei kann man zwischen psychischen und körperlichen Erkrankungen unterscheiden. Da es sich bei der Internetabhängigkeit um einen Sammelbegriff mit bislang nicht einheitlichen diagnostischen Kriterien handelt, zeigen die Studien zu Begleiterkrankungen der Internetabhängigkeit aufgrund teilweise stark divergierender Methodik und Einschlusskriterien nur eingeschränkt vergleichbare Ergebnisse. Allenfalls sind typische komorbide Störungen auszumachen (te Wildt & Vukicevic, 2013), deren Prävalenz erheblich ist. So zeigen Probanden in einer 2006 von Kratzer durchgeführten Studie zu 90 % eine oder mehrere komorbide Störungen (Kratzer, 2006). Auch in den Studien von Shapira et al. (2000) und Greenfield (2000) wiesen alle Probanden mindestens eine Begleiterkrankung auf. Diese Ergebnisse wurden von einigen Autoren (Shaffer, Hall & Bilt, 2000) dahingehend interpretiert, dass es sich bei der Internetabhängigkeit nicht um eine eigenständige Erkrankung, sondern um ein Symptom anderer psychischer Grunderkrankungen handelt. Da stoffgebundene Abhängigkeitserkrankungen ebenfalls mit einer hohen Prävalenz und vergleichbarer Verteilung komorbider psychischer Störungen einhergehen, wird dieser These in neueren Publikationen (te Wildt et al., 2010) widersprochen. Zu den häufigsten komorbiden Störungen gehören die *depressiven Störungen* und die *Angsterkrankungen*, unter denen die soziale Phobie die größte Gruppe darstellt. Darüber hinaus finden sich auch Patientinnen und Patienten mit einem *Aufmerksamkeitsdefizit-Hyperaktivitäts-Syndrom* (ADHS) (Yen et al., 2007) und *Persönlichkeitsstörungen*. Zu den häufigsten körperlichen Erkrankungen zählen bei Adoleszenten eine Beeinträchtigung der Sehfähigkeit, ein Hand-Arm-Vibrations-Syndrom und eine besondere Form der Sehnenscheidenentzündung, die sogenannte Nintendinitis. Eine gute Übersicht findet sich in den Arbeiten von Carli und Kollegen (2013) sowie von Ko und Kollegen (2012).

Je nach Ausmaß und klinischer Relevanz müssen diese Begleiterkrankungen im Rahmen von Behandlungsplänen berücksichtigt werden. In einigen Fällen ist es notwendig, zunächst die Behandlung der komorbiden Störung in den Vordergrund zu stellen. So ist es einem Patienten oder einer Patientin, der/die wegen einer massiven sozialen Phobie seine/ihre Wohnung nicht mehr verlassen kann, kaum möglich, sich ambulant wegen seiner/ihrer Internetabhängigkeit behandeln zu lassen.

Therapie

Eine Reduktion der Hilfs- und Unterstützungsangebote auf die psychologischen und ärztlichen Psychotherapeutinnen und -therapeuten wäre unzureichend. Die meisten Erstkontakte von Menschen mit einer Internetabhängigkeits-Problematik oder deren Angehörigen erfolgen über Sucht- und Erziehungsberatungsstellen, über Informationsveranstaltungen oder andere niederschwellige Zugänge zum psychosozialen Hilfesystem. Meist wird erst in den folgenden Schritten der Kontakt zu einem ärztlichen oder psychologischen Psychotherapeuten gesucht. Sowohl begleitend zu als auch nach einer Therapie können die Unterstützungen durch eine Soziotherapie und eine Selbsthilfegruppe erforderlich sein, um einen langfristigen Therapieerfolg zu sichern. Die Grundlage jeder Therapie ist eine ausführliche und sorgfältige klinische und testpsychologische Diagnostik. Hierbei ist insbesondere auch auf die im Rahmen der Internetabhängigkeit auftretenden möglichen Begleiterkrankungen zu achten (Aboujaoude, 2010). Aufgrund der noch nicht abgeschlossenen systematischen Einordnung der Internetabhängigkeit in die gängigen psychiatrischen Klassifikationssysteme liegen noch keine leitliniengestützte Behandlungsempfehlungen vor. Die *Psychotherapie* ist Mittel der Wahl zur Behandlung der nicht-substanzgebundenen Abhängigkeitserkrankungen. Neben der Psychotherapie existieren auch psychopharmakologische Therapieansätze, die zur leitliniengerechten Behandlung der komorbiden Störungen eingesetzt werden. Dabei wird auf Stoffklassen zurückgegriffen, die sich bei der Behandlung von Depressionen, Angsterkrankungen und stoffgebundener Sucht bewährt haben.

Medikamentöse Behandlung

Für die medikamentöse Behandlung der Internetabhängigkeit muss einschränkend angemerkt werden, dass der überwiegende Teil der Publikationen auf Kasuistiken und Anwendungsberichten mit begrenzter Aussagekraft beruht (Petersen & te Wildt, 2013). Indiziert erscheinen Psychopharmaka im Hinblick auf die leitliniengerechte Behandlung komorbider psychischer Störungen wie der Depression, des ADHS oder auch der Angststörungen.

Psychotherapie

Zurzeit liegt lediglich eine randomisierte, kontrollierte Studie zur kognitiven Verhaltenstherapie bei Patientinnen und Patienten mit Internetabhängigkeit vor. Eine Übersichtsarbeit von King et al. (2011) zeigt, dass lediglich eine Verhaltenstherapiepiestudie (Du, Jiang & Vance, 2010) die Bedingungen eines randomisierten Kontrollgruppendesigns erfüllte. Neben der kognitiven Verhaltenstherapie existieren auch psychodynamische und systemische Behandlungsansätze, für die aktuell jedoch die Studienlage unzureichend ist, um den therapeutischen Erfolg beurteilen zu können.

Kognitive Verhaltenstherapie. Der kognitiv-behaviorale Ansatz ist die in der Literatur *am häufigsten empfohlene Therapiemethode* zur Behandlung einer Internetabhängigkeit (te Wildt, Wölfling & Müller, 2013). Sie orientiert sich an der Ätiologie der stoffgebundenen Abhängigkeitserkrankungen und versucht, die *auslösenden und aufrechterhaltenden Bedingungen* für das Problemverhalten zu identifizieren und anhand von Verhaltensgleichungen darzustellen. Hierbei liegt der Schwerpunkt der therapeutischen Arbeit auf *Veränderungen in der Verhaltens- und Erlebensebene.* Es ist also das Ziel verhaltenstherapeutischer Arbeit, mittels konkreter Veränderungen von Verhaltens- und Bewertungsmustern das pathologische Mediennutzungsmuster durch positive Erlebens- und Verhaltensweisen in der realen Welt zu ersetzen. Hierbei wird analog zur verhaltenstherapeutischen Behandlung anderer psychischer Erkrankungen in vier grundlegenden Schritten vorgegangen. Von der Arbeitsgruppe von Wölfling und Kollegen (2013) wurde auf dieser Basis ein Therapiemanual entwickelt.

In der ersten Phase liegt der Schwerpunkt auf der eingehenden *Diagnostik* des Computerspiel- und Internetnutzungsverhaltens. Zusätzlich werden auch gegebenenfalls vorhandene körperliche und seelische Begleiterkrankungen und die biografisch relevanten Daten, die mit dem problematischen Verhalten in Verbindung stehen, erfasst. Es folgt eine ausführliche Problem- und Verhaltensanalyse. Dabei werden zunächst die auslösenden Reize und die Reaktion auf diese Reize auf der gedanklichen, emotionalen, körperlichen und Verhaltensebene erfasst. In einem weiteren Schritt werden die kurz- und langfristigen Konsequenzen der Reaktionen identifiziert, die für die Aufrechterhaltung des Problemverhaltens verantwortlich sind. Hierbei wird zwischen positiven Verstärkern (virtuelle Belohnung) und negativen Verstärkern (Vermeidung von Kränkungen in der realen Welt) unterschieden.

Die zweite Phase ist geprägt von der *motivationalen Arbeit* und der *Vereinbarung der Therapieziele.* Viele Patientinnen und Patienten zeigen zu Beginn der Therapie eine starke Ambivalenz zwischen dem Wunsch nach einer Verhaltensveränderung, die meist durch die negativen Konsequenzen (schulische oder finanzielle Probleme, Arbeitsplatzverlust, vermehrte Konflikte mit der Familie oder dem Partner/der Partnerin) ihres bisherigen Verhaltens genährt wird und auf der anderen Seite einem starken Verhaftetsein an den bisherigen Verhaltensmustern (Vermeidung angstauslösender sozialer Kontakte im realen Leben). Wichtig ist die Vermittlung eines individuellen biopsychosozialen Erklärungsmodells, bei dem die in der Problem- und Verhaltensanalyse erhobenen auslösenden und aufrechterhaltenden Faktoren zu spezifischen Reiz-Reaktions-Ketten zusammengefasst werden. Auf der Basis dieser Reiz-Reaktions-Ketten erfolgt die Diskussion der angestrebten Veränderungsziele, aus denen dann die konkreten therapeutischen Maßnahmen abgeleitet werden.

Die dritte Phase stellt die eigentliche *Veränderungs-* beziehungsweise *Interventionsphase* dar. Hierbei werden wiederholt Problem- und Verhaltensanalysen und Übungen zur Selbstbeobachtung vorgenommen und die dysfunktionalen Anteile identifiziert. Diese Anteile werden durch funktionale Problem- und Stressbewältigungsfähigkeiten ersetzt. Ein wesentlicher Anteil entfällt dabei auf die Veränderung der dysfunktionalen Bewertungsmuster der Patientin oder des Patienten, die zu entsprechenden (Sucht-)Reaktionen führen. Ergänzend hierzu werden den Patientinnen und Patienten auch Reizkontrolltechniken, Selbststeuerungstechniken (Selbstbeobachtung, Selbstbewertung und Selbstverstärkung) bei Abhängigkeitsverhalten und Techniken zum Aufbau sozialer Kompetenzen vermittelt. Bei Letzterem wird meist auf ein Modell des sozialen Kompetenztrainings nach dem Konzept von Hinsch und Pfingsten (2007) zurückgegriffen. Analog zur Vorgehensweise bei der Behandlung von depressiven Patientinnen und Patienten werden unter anderem Listen mit positiven Aktivitäten angewandt

(Hautzinger, 2003). Auch das Erlernen von Entspannungstechniken, wie dem autogenen Training oder der progressiven Muskelentspannung nach Jacobsen, können Alternativen zum emotionsregulatorischen PC-Gebrauch darstellen. Einen wesentlichen Bestandteil der Interventionsphase stellt die konsequente Besprechung des Abstinenzverhaltens dar, Rückfälle haben hierbei immer Vorrang vor der Besprechung bereits erzielter Fortschritte. Gegen Ende der Interventionsphase werden auch Konfrontationsverfahren eingesetzt, wie sie zum Beispiel bei der Behandlung von Angsterkrankungen verwendet werden.

In der vierten Phase, die den Übergang in einen Alltag ohne Therapie darstellt, werden Maßnahmen zur *Rückfallprophylaxe* besprochen und eingeübt. Hierbei liegt ein Schwerpunkt auf der Erarbeitung der (individuellen) Frühwarnzeichen, die einen Rückfall in alte Verhaltensweisen ankündigen. Ein weiterer Bestandteil ist die konsequente Ausarbeitung und Aufrechterhaltung eines vielfältigen und ausgewogenen Lebensstils. Zusätzlich werden Verhaltensregeln bei (Beinahe-)Rückfällen erarbeitet und diese zum Beispiel auf Notfallkarten oder in Form eines Notfallplans notiert.

Die Entwicklung verhaltenstherapeutischer Behandlungsansätze ist Gegenstand aktueller Forschungsprojekte, daher sind weitere manualisierte Behandlungskonzepte zu erwarten. In diesem Zusammenhang ist insbesondere auf die Studie von Jäger und Kollegen (2012) hinzuweisen, in der der Wirkungsgrad einer manualisierten Kurzzeitbehandlung in einer randomisierten Studie überprüft wird. Erste Ergebnisse werden für Juni 2014 erwartet.

Psychodynamische Psychotherapie. Psychodynamische Ansätze, wie sie zum Beispiel von Essig (2012) publiziert wurden, zielen primär auf das Verständnis, welche Faktoren in der realen Welt von den Patientinnen und Patienten als kränkend oder krankmachend erlebt und welche Faktoren in der virtuellen Welt als positiv und begehrenswert angesehen werden. Dabei spielen neben dem Strukturniveau eines Menschen konfliktreiche *Beziehungserfahrungen* als wichtige Motive für die Flucht aus der realen in die virtuelle Welt eine Rolle. Möller und Flach betonen in ihrem 2012 veröffentlichten Praxishandbuch die Wichtigkeit, bei der Behandlung von heranwachsenden Internetabhängigen Komorbiditäten zu berücksichtigen. Gerade bei der Diagnostik und Behandlung von Kindern und Adoleszenten spielen die psychodynamischen Ansätze eine entscheidende Rolle. Hierbei wird neben den *Beziehungs-* und *Bindungsaspekten* auch auf spezifische, die gesunde Entwicklung behindernde, durch den pathologischen Mediengebrauch aufrechterhaltende unterhaltende *Konfliktthemen* fokussiert (Bilke-Hentsch et al., 2013).

Dem psychodynamischen Grundverständnis folgend, geht es in der therapeutischen Arbeit um die Aufdeckung der zugrundeliegenden Konflikte, die den Rückzug aus der realen in die virtuelle Welt erklären kann. Auf Basis dieser Erkenntnis wird den Patientinnen und Patienten die Möglichkeit einer Distanzierung von der virtuellen und einer Reintegration in die reale Welt gegeben. Da ein wesentlicher Faktor hierbei die im Vorfeld als belastend erlebten Beziehungen zu anderen Menschen ist, stellt die Beziehungserfahrung mit der Therapeutin oder dem Therapeuten einen wesentlichen Bestandteil der Behandlung dar. Hierdurch kann die Patientin oder der Patient sowohl neue kognitive als auch emotionale Erfahrungen machen, die es in ihren oder seinen Lebensalltag zu übertragen gilt. Darüber hinaus liegen auch für den stationären Bereich (Schuhler & Vogelgesang, 2012) und die Langzeitbehandlung von erwachsenen Patientinnen und Patienten Konzepte vor, die psychodynamische und verhaltenstherapeutische Konzepte integrieren.

Systemische Therapie. Analog zu den stoffgebundenen Abhängigkeiten und dem pathologischen Glücksspiel findet sich auch bei der Computer- und Internetabhängigkeit ein erheblicher Leidensdruck aufseiten der Angehörigen. Oft sind sie die treibende Kraft für den Erstkontakt mit dem psychosozialen Hilfesystem. Zusätzlich stellen Besonderheiten des Umfeldes, in dem eine Patientin oder ein Patient lebt, einen wesentlichen Faktor für die Entstehung und Aufrechterhaltung seines Problemverhaltens dar. Der Patient beziehungsweise sein Verhalten wird hierbei im Gegensatz zu den fokalen Therapieansätzen nicht als Problem, sondern als *Symptomträger* angesehen, während das eigentliche Problem im Bezugssystem selber zu suchen ist. Hier können systemische Therapieansätze, die sich aus der Familientherapie ableiten, sowohl in Form einer Paar- oder Familientherapie, als auch in der Einzeltherapie angewendet werden. Das bekannteste Konzept für die ambulante Versorgung stammt von Eidenbenz (2012). In der Behandlung von Patientinnen und Patienten mit substanzgebundenen Abhängigkeiten sind die systemischen Ansätze bereits fest etabliert. Für Patientinnen und Patienten mit einer Internetabhängigkeit, die über wenige soziale Kontakte in der realen Welt verfügen, stellt das *familiäre Umfeld* das wichtigste (reale) Bezugssystem dar. Daher ist es – dem systemischen Grundverständnis folgend – hilfreich, dieses in die Behandlung zu integrieren und die dort entstehenden Konflikte und Beziehungskompetenzen zu thematisieren. Es geht also darum, das familiäre Umfeld zu stärken und als Ressource zu nutzen, oder sich gegebenenfalls von diesem Umfeld abzugrenzen.

Das von Eidenbenz (2013) entwickelte Phasenmodell gliedert sich in die Initial-, Motivations-, Vertiefungs- und die Stabilisierungs-/Abschlussphase. Inhalt der ersten Phase ist die Schaffung eines therapeutischen Arbeitsbündnisses, die Problemanalyse und die Hypothesenbildung. In der zweiten Phase werden die auslösenden und aufrechterhaltenden Probleme erläutert und besprochen. Zusätzlich wird der Aufbau einer Selbstkontrolle angestrebt. Die dritte Phase, die Vertiefungsphase, widmet sich der eingehenden Problemanalyse und -besprechung. In der letzten Phase stehen die Rückfallprophylaxe und die Stabilisierung der neu erarbeiteten Verhaltensweisen innerhalb der Familie im Vordergrund.

Die Angehörigenarbeit nimmt bei diesem Ansatz also eine zentrale Rolle ein. Sie stellt jedoch auch verfahrensübergreifend einen wichtigen Faktor für die Prävention, Begleitung während der Therapie und Rückfallprophylaxe dar.

Angehörigenarbeit und Prävention

Ein bekanntes Angebot ist das Selbsthilfeportal www.rollenspielsucht.de, eine Initiative betroffener Eltern. Von der Drogenhilfe Köln wird die Website www.websucht.info betrieben, auf der vielfältige Informationen für Patientinnen und Patienten, Angehörige und Pädagoginnen und Pädagogen zusammengefasst wurden. Unter dem Link www.escapade-projekt.de findet sich der Webauftritt des Bundesmodellprojekts zur Prävention ESCapade. Dieses Modellprojekt wurde 2010 von der Fachstelle für Suchtprävention der Drogenhilfe Köln ins Leben gerufen. Hier wird ein familienorientiertes Interventionsprogramm für Jugendliche zwischen 13 und 18 Jahren mit einem problematischen Computernutzungsverhalten angeboten. Der Fachverband Medienabhängigkeit hat seinen Webauftritt unter dem Link *www.fv-medienabhaengigkeit.de.* Er bietet, neben vielen Hinweisen auf wissenschaftliche Veranstaltungen, Forschungs- und Buchveröffentlichungen, vor allem auch die umfassendste Zusammenstellung von Kontaktadressen zu regionalen und bundesweiten Kontakt- und Beratungsstellen.

Die Anzahl an Patientinnen und Patienten mit einer Internetabhängigkeit ist nicht gering und über alle Bildungs- und Sozialschichten verbreitet (Bilke, 2008). Gerade für junge Menschen mit *unzureichenden Problemlösefähigkeiten* stellt ein exzessiver Mediengebrauch ein hohes Risiko für eine Abhängigkeitserkrankung dar, da die kompensatorische Mediennutzung durch den zunehmenden Rückzug aus dem realen Leben die Gefahr birgt, neue und funktionale Problemlösestrategien nicht zu erlernen beziehungsweise zu erproben. Dies wiederum kann im Sinne eines Circulus vitiosus zu einer weiteren Steigerung der Mediennutzung führen. Studien belegen diese gegenseitige Wechselwirkung zwischen Einschränkungen bei den Problemlösefähigkeiten und dem Risiko für Abhängigkeitserkrankungen (Griffiths & Wood, 2000). Die zukünftige Forschung wird zeigen, ob der Computerspielsucht im Hinblick auf Pathogenese, Ätiologie, Krankheitsverlauf und Behandlung eine Spezifität und damit Abgrenzungsmöglichkeit gegenüber anderen Verhaltenssüchten zukommt, um letztendlich als eigenständige Krankheitsentität anerkannt zu werden.

Literatur

Aboujaoude, E. (2010). Problematic Internet use: An overview. *World Psychiatry*, 9, 85–90.

American Psychiatric Association, A. (1994). Diagnostic and statistical manual of mental disorders IV.

American Psychiatric Association, A. (2013). Diagnostic and statistical manual of mental disorders V.

Barke, A., Nyenhuis, N. & Kröner-Herwig, B. (2012). The German version of the Internet addiction test: A validation study. *Cyberpsychology, Behavior, and Social Networking*, 10, 534–542.

Bilke, O. (2008). Multiple Medien-Abhängigkeit – die sogenannte «Internetsucht» aus entwicklungspsychiatrischer und klinischer Sicht. *SUCHT – Zeitschrift für Wissenschaft und Praxis*, o. Jg., 6–8.

Bilke-Hentsch, O., Seiffge-Krenke, I., Stoll, M. & te Wildt, B. (2013). Pathologischer Internet- und Medienkonsum bei Jugendlichen und Heranwachsenden – Psychodynamische Aspekte in der klinischen Konzeptbildung. *Psychodynamische Psychotherapie – Forum der tiefenpsychologisch fundierten Psychotherapie*, 2, 81–90.

Carli, V., Durkee, T., Wasserman, D., Hadlaczky, G., Despalins, R. & Kramarz, E. (2013). The association between pathological Internet use and comorbid psychopathology: A systematic review. *Psychopathology*, 46, 1–13.

Davies, R. (2001). A cognitive-behavioral model of pathological Internet use. *Computers in Human Behavior*, 17, 187–195.

Dilling, H., Mombour, W. & Schmidt, M.H. (1991). Internationale Klassifikation psychischer Störungen: ICD-10, Kapitel V (F, klinisch-diagnostische Leitlinien). Bern: Verlag Hans Huber.

Du, Y., Jiang, W. & Vance, A. (2010). Longer term effect of randomized, controlled group cognitive behavioural therapy for Internet addiction in adolescent students in Shanghai. *Australian and New Zealand Journal of Psychiatry*, 44, 129–134.

Durkee, T., Kaess, M., Carli, V., Parzer, P., Wasserman, C., Floderus, B. ... Bobes, J. (2012). Prevalence of pathological Internet use among adolescents in Europe: Demographic and social factors. *Addiction*, 107, 2210–2222.

Eichenberg, C. & Blokus, G. (2010). Cybersexsucht: Epidemiologie, Diagnostik,Ätiologie und Therapie – Ein Überblick zum Stand der Forschung. *Psychologie in Österreich*, o. Jg., 142–154.

Eichenberg, C. & Ott, R. (1999). Internetabhängigkeit: Massenphänomen oder Erfindung der Medien? *c't*, o. Jg., 106–111.

Eidenbenz, F. (2012). Ambulante Versorgung und Behandlung von medien- und computersüchtigen Kindern und Jugendlichen – Schwerpunkt systemischer Ansatz. In F. Möller (Hrsg.), *Internet- und Computersucht – Praxishandbuch für Therapeuten, Pädagogen und Eltern* (S. 194–207). Stuttgart: Kohlhammer.

Eidenbenz, F. (2013). Therapie von Online-Sucht – systemisches Phasenmodell. *Psychotherapie-Wissenschaft*, 2, 81–89.

Essig, T. (2012). The addiction concept and technology: Diagnosis, metaphor, or something else? A psychodynamic point of view. *Journal of Clinical Psychology*, 68, 1175–1184.

Greenfield, D.N. (1999). Psychological characteristics of compulsive internet use: A preliminary analysis. *CyberPsychology & Behavior, 2*, 403–412.

Griffiths, M. & Wood, R. (2000). Risk factors in adolescence: The case of gambling, videogame playing, and the Internet. *Journal of Gambling Studies*, 16, 199–225.

Hahn, A. & Jerusalem, M. (2010). Die Internetsuchtskala (ISS): Psychometrische Eigenschaften und Validität. In T.R. Mücken, (Hrsg.), *Prävention, Diagnostik und Therapie von Computerspielabhängigkeit* (S. 185–204). Lengerich: Pabst Science Publishers.

Hautzinger, M. (2003). Kognitive Verhaltenstherapie bei Depressionen: Behandlungsanleitungen und Materialien. Weinheim: Beltz PVU.

Hinsch, R. & Pfingsten, U. (2007). *Gruppentraining sozialer Kompetenzen – GSK.* Weinheim: Beltz PVU.

Jäger, S., Müller, K., Ruckes, C., Wittig, T., Batra, A., Musalek, M. ... Beutel, M. (2012). Effects of a manualized short-term treatment of Internet and computer game addiction (STICA): Study protocol for a randomized controlled trial. *Trials*, 13, 43.

Ko, C.H., Yen, J.Y., Yen, C.F., Chen, C.S. & Chen, C.C. (2012). The association between Internet addiction and psychiatric disorder: A review of the literature. *European Psychiatry*, 27, 1–8.

King, D.L., Delfabbro, P.H., Griffiths, M.D., & Gradisar, M. (2011). Assessing clinical trials of Internet addiction treatment: A systematic review and CONSORT evaluation. *Clinical psychology review*, 31, 1110–1116.

Ko, C.H., Yen, J.Y., Yen, C.F., Chen, C.S., & Chen, C.C. (2012). The association between Internet addiction and psychiatric disorder: A review of the literature. *European Psychiatry*, 27, 1–8.

Kratzer, S. (2006). Pathologische Internetnutzung – eine Pilotstudie zum Störungsbild. Lengerich: Pabst Science Publishers.

Möller, C. & Flach, U. (2012). Internet- und Computersucht: Eine Praxishandbuch für Therapeuten, Pädagogen und Eltern. Stuttgart: Kohlhammer.

Pawlikowski, M., Altstötter-Gleich, C. & Brand, M. (2013). Validation and psychometric properties of a short version of Young's Internet Addiction Test. *Computers in Human Behavior*, 29, 1212–1223.

Petersen, K.U. & te Wildt, B. (2013). Internet- und Computerspielabhängigkeit. In H. Voderholzer (Hrsg.), *Therapie psychischer Erkrankungen – State of the Art.* München: Urban & Fischer/Elsevier.

Petersen, K.U., Weymann, N., Schelp, Y., Thiel, R. & Thomasius, R. (2009). Zwischenbericht an das Bundesministerium für Gesundheit (BMG) zum Projekt «Beratungs- und Behandlungsangebote zum pathologischen Internetgebrauch in Deutschland». Universitätsklinikum Hamburg-Eppendorf, Deutsches Zentrum für Suchtfragen des Kindes- und Jugendalters (DZSKJ). Hamburg.

Peukert, P., Steffen, S., ElKasmi, J., Barth, G.M., Meerkerk, G.-J. & Batra, A. (2012). Faktorielle Struktur der deutschen Version der Compulsive Internet Use Scale (CIUS) nach konfirmatorischer Faktorenanalyse. *Zeitschrift für Klinische Psychologie und Psychotherapie,* 41, 101–108.

Pies, R. (2009). Should DSM-V designate «Internet Addiction» a mental disorder? *Psychiatry,* 2, 31–37.

Rehbein, F., Kleimann, M. & Mößle, T. (2010). Computerspielabhängigkeitsskala KFN-CSAS-II. In T.R. Mücken (Hrsg.), *Prävention, Diagnostik und Therapie von Computerspielabhängigkeit* (S. 205–211). Lengerich: Pabst Science Publishers.

Rumpf, H.-J., Meyer, C., Kreuzer, A., John, U. & Merkeerk, G.-J. (2011). *Prävalenz der Internetabhängigkeit – Bericht an das Bundesministerium für Gesundheit.* Universität Lübeck, Klinik für Psychiatrie und Psychotherapie. Greifswald/Lübeck.

Schuhler, P. & Vogelgesang, M. (2012). Pathologischer PC- und Internetgebrauch – Eine Therapieanleitung. Göttingen: Hogrefe.

Shaffer, H., Hall, M. & Bilt, J.V. (2000). Computer addiction: A critical consideration. *American Jounal of Orthopsychiatry,* 70, 162–168.

Shapira, N.A., Goldsmith, T.D., Keck Jr, P.E., Khosla, U.M., & McElroy, S.L. (2000). Psychiatric features of individuals with problematic internet use. *Journal of Affective Disorders,* 57, 267–272.

te Wildt, B., Putzig, I., Drews, M., Lampen-Imkamp, S., Zedler, M., Wiese, B. … Detlef-Ohlmeier, M. (2010). Pathological Internet use and psychiatric disorder: A cross-sectional study on psychiatric phenomenology and clinical relevance of Internet dependency. *European Journal of Psychiatry,* 24, 136–145.

te Wildt, B. & Vukicevic, A. (2013). Komorbide Störungen bei Internet- und Computerspielabhängigkeit. In G.-M. Walter (Hrsg.), *Psychische Störungen und Suchterkrankungen – Diagnostik und Behandlung von Doppeldiagnosen* (S. 202–211). Stuttgart: Kohlhammer.

te Wildt, B., Wölfling, K. & Müller, A. (2013). Nicht substanzgebundene Abhängigkeit – Verhaltenssüchte. *Psychotherapie – Psychosomatik – Medizinische Psychologie,* 64, 1–10.

Teske, A., Theis, P. & Müller, K.W. (2013). Internetsucht – Symptom, Impulskontrollstörung oder Suchterkrankung. *Psychotherapeutenjournal,* 12, 19–26.

Wölfling, K., Jo, C., Bengesser, I., Beutel, M.E. & Müller, K.W. (2013). *Computerspiel- und Internetsucht – Ein kognitiv-behaviorales Behandlungsmanual* (Reihe Störungsspezifische Psychotherapie). Stuttgart: Kohlhammer.

Wölfling, K., Müller, K.W., Giralt, S. & Beutel, M.E. (2011). Emotionale Befindlichkeit und dysfunktionale Stressverarbeitung bei Personen mit Internetsucht. *SUCHT – Zeitschrift für Wissenschaft und Praxis,* 57, 27–37.

Wölfling, K., Thalemann, R. & Grusser-Sinopoli, S. (2008). Computerspielsucht: Ein psychopathologischer Symptomkomplex im Jugendalter. *Psychiatrische Praxis,* 35, 226–232.

Yen, J., Ko, C., Yen, C., Wu, H. & Yang, M. (2007). The comorbid psychiatric symptoms of Internet addiction: Attention deficit and hyperactivity disorder (ADHD), depression, social phobia, and hostility. *Journal of Adolescent Health,* 41, 93–98.

Young, K.S. (1999). Internet addiction: Evaluation and treatment. *Student BMJ,* 7, 394–436.

Zimmerl, H.D., Panosch, B. & Masser, J. (1998). Internetsucht – Eine neumodische Krankheit. *Wiener Zeitschrift für Suchtforschung,* 21, 19–34.

22. Risiken im Web 2.0: Cybermobbing und Cyberbullying

Julia Fluck und Claudia Stelter

Der folgende Beitrag widmet sich dem Thema Cyberbullying (auch Cybermobbing genannt) unter Schülerinnen und Schülern. Dieses Phänomen kann nur verstanden werden, wenn man sich der allgegenwärtigen Präsenz Neuer Medien in der Lebenswelt von Heranwachsenden bewusst ist. Daher wird in einem ersten Teilkapitel auf die Verbreitung neuer Technologien eingegangen und darauf, welche Rolle diese im Leben von Jugendlichen spielen. Danach gehen wir auf Definitionen und Erscheinungsformen von Cybermobbing ein, wobei insbesondere auf die speziellen Eigenschaften in Abgrenzung zu traditionellem (Schulhof-) Bullying hingewiesen wird. Informationen zu Entstehungsbedingungen sind knapp, hier können jedoch Erkenntnisse aus der Forschung zu traditionellem Bullying zum Teil übertragen werden. Die Frage nach dem Schweregrad von Cybermobbing wird anschließend anhand der Prävalenzrate und den Folgen angegangen. Das letzte Teilkapitel beschäftigt sich mit der zurzeit noch recht dünnen Befundlage zu Präventionsansätzen.

Neue Medien im Alltag von Jugendlichen

Moderne Medien und deren Gebrauch sind fest im Alltag Jugendlicher in Deutschland verankert. Unter Neuen Medien versteht man dabei

> *diejenigen Medien (mit Texten, Bildern und Tönen) und Informations- und Kommunikationstechniken, die durch die Nutzung von Digitalisierung, Speicherung und algorithmischer Verarbeitung die Verknüpfung und Übermittlung beliebig großer Datenmengen in kürzester Zeit erlauben (Ständige Konferenz der Kultusminister der Länder der Bundesrepublik Deutschland, 1997, S. 3),*

wie etwa das World Wide Web, E-Mails oder MP3-Player. Im Folgenden wird der Umgang Jugendlicher mit dem Internet und mit Neuen Medien beschrieben. Im Fokus stehen dabei die Medienausstattung sowie deren Verwendung und Bedeutung im medialen Alltag Heranwachsender.

Medienausstattung Jugendlicher

Die Langzeitstudie JIM – Jugend, Information, (Multi-)Media – informiert jährlich über die Mediennutzung und den Medienumgang Jugendlicher (Medienpädagogischer Forschungsverbund [mpfs], 2013). 96 % der Jugendlichen zwischen 12 und 19 Jahren besitzen ein eigenes Handy. Mittlerweile entfallen davon 72 % auf sogenannte Smartphones wie zum Beispiel das iPhone. Der Besitz von Smartphones ist damit im Vergleich zum Vorjahr um 25 % gestiegen. 88 % der Jugendlichen können von ihrem Zimmer aus über einen Laptop oder Desktop-PC auf das Internet zugreifen. Circa vier Fünftel besitzen einen eigenen Computer oder Laptop. Auch in der Ausstattung Jugendlicher mit Tablet-PCs ist eine Steigerung zu verzeichnen. Waren es 2012 noch 7 % der 12- bis 19-Jährigen, welche angaben, einen eigenen Tablet-PC zu besitzen, sind es 2013 bereits 14 % (mpfs, 2012; 2013).

Im Hinblick auf die tägliche Nutzung verschiedener Medien ergeben sich klare Favorisierungen. Die höchste Relevanz für Jugendliche besitzt mit 81 % das Handy, gefolgt vom Internet, mit dem sich 73 % der 12- bis19-Jährigen täglich beschäftigen. Platz drei belegt das Fernsehen mit 62 %. Mit 62 % und 69 % gehört das Musikhören über MP3-Player oder Radio ebenfalls zur täglichen Freizeitbeschäftigung (mpfs, 2013).

Bezüglich der Dauer ist eine deutliche Zunahme der Internetnutzung zu verzeichnen. Nach eigenen Angaben sind Jugendliche im Alter von 12 bis 19 Jahren an einem durchschnittlichen Tag 179 Minuten online (mpfs, 2013). Im Vergleich dazu betrug im Jahr 2012 die gesamte durchschnittliche Nutzungsdauer 131 Minuten. Dieser Anstieg ist neben dem gesteigerten Umfang in der Nutzung des Internets beispielsweise mit dem vermehrten Besitz von Smartphones zu erklären. Dabei benutzen Heranwachsende häufig sogar mehre Neue Medien gleichzeitig, zum Beispiel Handy- oder Tabletnutzung während des Fernsehens – ein Phänomen, das auch als *Second Screen* bezeichnet wird (Frees & van Eimeren, 2013).

Nutzung und Faszination Neuer Medien

Das Internet dient Jugendlichen in erster Linie als Ort der Kommunikation. 45 % der Zeit, die sie im Internet verbringen, entfällt auf kommunikative Tätigkeiten. Dabei steht die Nutzung sozialer Netzwerke an erster Stelle. 77 % der Jugendlichen besuchen täglich oder mehrmals pro Woche Plattformen wie beispielsweise Facebook (mpfs, 2013). Die aktuelle ARD/ZDF-Studie verzeichnet unter Einbezug seltener Nutzung privater Netzwerke 87 % der 14- bis 19-Jährigen (Busemann, 2013). Das Verschicken von Nachrichten (82 %) und das Chatten (76 %) zählen zu den häufigsten Aktivitäten innerhalb des sozialen Onlinenetzwerkes, gefolgt von Zustimmungsbekundungen in Form des Gefällt-mir-Buttons (69 %) und dem Stöbern in anderen Profilen (44 %). Weitere relevante kommunikative Aktivitäten sind das Lesen und Schreiben von E-Mails (48 %) sowie die Nutzung von Chatrooms (33 %). Instant Messenger dagegen finden nur noch bei 13 % der 12- bis 19-Jährigen regelmäßig Anwendung (mpfs, 2013).

Medien und ihre Anwendungen sind unmittelbar mit jugendlichen Entwicklungsaufgaben verbunden, wie etwa der Suche nach der eigenen Identität oder dem Aufbau und der Pflege von Beziehungen zur Gruppe der Gleichaltrigen. Die Entwicklung der eigenen Identität findet sowohl in sozialen Face-to-Face-Kontakten als auch in medialen Interaktionen statt (Vogelgesang, 2014). Besonders Soziale Netzwerk-Seiten (Social Network Sites, SNS) bieten Jugendlichen Raum, ihre eigene Persönlichkeit zu präsentieren, beispielsweise anhand von eingestellten Fotos oder persönlichen Informationen wie Interessen, Gruppenzugehörigkeiten oder Statusmeldungen. Gleichzeitig eröffnen sie die Möglichkeit, die Wirkung der eigenen Selbst(re)präsentation auf andere zu testen und das Selbstbild dementsprechend zu festigen oder zu revidieren (Schmidt, Paus-Hasenbrink & Hasenbrink, 2011).

Eng verbunden mit der Identitätsfindung Jugendlicher ist die Gestaltung der Beziehungen zur Peergruppe. Jugendliche definieren sich häufig über die Zugehörigkeit und Anerkennung in der Gleichaltrigen-Gruppe. Diverse Funktionen Neuer Medien ermöglichen es, die Kommunikation mit anderen schnell und unkompliziert zu gestalten. Schmidt, Paus-Hasebrink und Hasebrink (2011) stellten fest, dass Onlinebeziehungsgeflechte, wie beispielsweise in sozialen Netzwerken, in hohem Maße denen des realen Lebens in der Offlinewelt entsprechen. So werden bestehende soziale Beziehungen zum engeren Freundeskreis beispielsweise im virtuellen Raum fortgeführt. Darüber hinaus wird so die Pflege, Organisation und Kommunikation zu einmaligen Kontakten oder weit entfernten Bekannten erreicht (Schmidt, Paus-Hasebrink & Hasebrink, 2011). Eine hohe Anzahl an Kontakten und Freunden spielt sowohl für die Selbst- als auch die Fremdwahrnehmung häufig eine wichtige Rolle. So verweist doch gerade die Menge an Kontakten auf den Beliebtheitsgrad und die Stellung in der Peergruppe an.

Fazit zu Neuen Medien

Die Gewichtigkeit Neuer Medien im Alltag Jugendlicher ist unumstritten. Ein Dauerzustand aus On- und Offlineaktivitäten prägt die Lebenswelt und Entwicklung der Heranwachsenden. Kommunikationsbeziehungen und Interaktionen finden häufig im virtuellen Raum statt oder werden dort fortgeführt. Somit ist es nicht verwunderlich, dass Heranwachsende dort auch unangenehme Situationen erleben. Beispielsweise verlagern sich Auseinandersetzungen und Konflikte in elektronische Medien, wobei durch die Speicherung und Weiterverbreitung persönlicher Daten eine ganz neue Dimension erreicht wird, welche leicht außer Kontrolle geraten kann. In diesem Zusammenhang wird häufig von *Cybermobbing* gesprochen. Dieses Phänomen soll im Folgenden näher erläutert werden.

Begriffsbestimmungen

Cybermobbing (im internationalen Kontext auch als Cyberbullying oder Onlinebullying bezeichnet; Kowalski & Limber, 2008; Ybarra & Mitchell, 2004) ist eine spezielle Form von Bullying unter Schülerinnen und Schülern. Die Gemeinsamkeiten, aber auch die spezifischen Eigenschaften von Cyberbullying werden im Folgenden dargestellt. In Deutschland ist statt Bullying eher der Begriff Mobbing geläufig, beide Ausdrücke werden hier synonym verwendet.

Traditionelles Bullying

Traditionelles (offline) Bullying ist bei Heranwachsenden eine Form von Gewalt im schulischen Kontext. Von Bullying beziehungsweise Mobbing spricht man allerding nur dann, wenn tatsächlich alle vier von Olweus (1993) formulierten *Definitionskriterien* erfüllt sind.

- *Verletzende Absicht:* Der Täter wendet mit Absicht Gewalt an, sprich: Er ist sich sowohl der Unangemessenheit als auch der Konsequenzen seines Handels bewusst. Das Leiden des Opfers ist kein versehentlicher Nebeneffekt, sondern das ausdrückliche Ziel seines Handelns.
- *Ungleichgewicht der Kräfte:* Täter und Opfer sind nicht gleich stark, sondern das Opfer ist seinen Angreifern deutlich unterlegen. Die Überlegenheit kann in Bezug auf körperlicher Stärke bestehen, aber auch auf Intelligenz, sozialen Status oder ähnlichem (Monks & Smith, 2006; Patchin, 2006).
- *Wiederholung:* Aggressives und gewalttätiges Verhalten unter Schülerinnen und Schülern bezeichnen wir nur dann als Bullying, wenn Angriffe mehrfach und über eine längere Zeit hinweg auftreten. Olweus (1993) spezifiziert jedoch weder die Dauer noch die Anzahl der Angriffe genauer. Hierin liegt eine Schwierigkeit bei der Definition – und als Resultat – auch bei der Messung von Bullying vor.
- *Hilflosigkeit:* Bullying ist in der Regel ein Gruppenphänomen, in das neben Täter und Opfer oftmals auch der Rest der Schulklasse mit einbezogen ist. Die Mitschülerinnen und Mitschüler wirken entweder selbst unterstützend mit oder dulden doch zumindest stillschweigend das Geschehen. Das Opfer ist dadurch innerhalb der Klassengemeinschaft isoliert und hat niemanden, an den es sich hilfesuchend wenden kann. Dieser Umstand – gepaart mit der bereits beschriebenen Unterlegenheit – führt zu einem anhaltenden Gefühl der Aussichtslosigkeit.

Bullying in der Schule kann ganz unterschiedliche Gesichter haben: Die Attacken können in erster Linie körperlicher Natur sein, verbal erfolgen oder relationale Formen von Gewalt annehmen. Bei dieser dritten Art der Aggression zielen die Machenschaften des Täters oder der Täter darauf ab, das Ansehen der Person nachhaltig zu schädigen (z. B. durch das Verbreiten von Gerüchten) (Coyne, Archer & Eslea, 2006; Owens, Shute & Slee, 2000).

Zusätzlich wird mitunter dahingehend unterschieden, ob der Täter oder die Täterin das Opfer (direkt) angreift, oder ob die Angriffe eher verdeckt sind (z. B. indem die Klasse gegen eine Person aufgehetzt wird) (Smith, 2009).

In der Regel werden Mobbingopfer auf mehrere Arten angegangen. Die konkreten Verhaltensweisen, die hier berichtet werden, sind (in absteigender Häufigkeit) Beschimpfungen, Spott, Drohungen, das Verbreiten von Gerüchten und Ausschluss von gemeinsamen Aktivitäten (Seals & Young, 2004; Sharp & Smith, 1991).

Cyberbullying

Während traditionelles Bullying bereits seit über 30 Jahren Gegenstand wissenschaftlicher Untersuchungen ist (Smith & Brain, 2000), ist Cyberbullying ein noch relativ neues Phänomen. Anfang der 2000er-Jahre tauchten zunehmend Berichte über eine neue Form von Gewalt unter Schülerinnen und Schülern auf, die in den Medien unter dem Stichwort Cyberbullying (Belsey, 2006) zusammengefasst wurden, um zu verdeutlichen, dass es sich hierbei um virtuelle Attacken handelt, die nicht im «richtigen Leben» beziehungsweise im sozialen Kontakt in der Offlinewelt erfolgen, sondern über Computer oder Handy. Im deutschsprachigen Raum erschienen die ersten wissenschaftlichen Untersuchungen ab dem Jahr 2008 (Katzer, 2008; Riebel, 2008), in anderen Ländern teilweise etwas früher (Beran & Li, 2005; Ybarra & Mitchell, 2004).

In Anlehnung an traditionelles Bullying wird Cyberbullying definiert als

> *ein absichtlich ausgeführter aggressiver Akt, der von einem Individuum oder einer Gruppe wiederholt und über eine längere Zeit hinweg mit Hilfe elektronischer Kommunikationsmittel an einem wehrlosen Opfer ausgeübt wird (Smith et al., 2008, S. 376).*

Die Kriterien für Cyberbullying entsprechen weitgehend denen für traditionelles Mobbing, lediglich der Wiederholungsaspekt wird in diesem Zusammenhang teilweise anders aufgefasst (Menesini et al., 2012). Das Moment der Wiederholung kann im Web 2.0 eine andere Dimension annehmen – ein Schmähvideo muss nur ein einziges Mal im Internet hochgeladen werden, doch jedes Mal, wenn eine weitere Person sich dieses Video ansieht, wird der oder die Gefilmte erneut zum Opfer (Ortega-Ruiz, Mora-Merchán & Jäger, 2007).

Mehrere der frühen Studien zeigen, dass es eine große Überschneidung zwischen traditionellem und virtuellem Bullying gibt: Wer im richtigen Leben andere mobbt, tut dies häufig auch mithilfe Neuer Medien. Ebenso sind typische Opfer oftmals sowohl von Cyberbullying als auch von traditionellem Mobbing betroffen (Katzer, Fetchenhauer & Belschak, 2009; Riebel, Jäger & Fischer, 2009; Vandebosch & van Cleemput, 2010).

Trotz aller Gemeinamkeiten werden in der Literatur eine ganze Reihe von Unterschieden formuliert, in denen die besonderen Eigenschaften von Cyberbullying hervorgehoben werden.

Aus Perspektive der Gesundheitskommunikation ist hierbei besonders ein Phänomen von Interesse, das Willard (2007) mit «I can't see you –You can't see me» umschrieben hat und das zwei Komponenten umfasst:

- Das Opfer (Cybervictim) kann den Täter (Cyberbully) nicht sehen: Das Internet ermöglicht es mehr als alle anderen Medien, auf anonymem Wege zu kommunizieren. Dies ermöglicht es dem Täter zu agieren, ohne eine direkte Konsequenz fürchten zu müssen – das Opfer kann sich im richtigen Leben gegen den unbekannten Täter weder selbst wehren noch die Person bei Eltern oder Lehrkräften anzeigen.
- Der Täter kann das Opfer nicht sehen: Begegnen sich Täter und Opfer im richtigen Leben, so ist die Kommunikation automatisch zweiseitig. Auch ein passives Opfer sendet (z. B. dadurch, dass es weint oder am Boden liegt) Signale an den Täter (z. B. dass es am Ende ist). Im Cyberspace fehlt diese Form der Rückmeldung, vielmehr erfordert die Situation ein Sichhineinversetzen in eine nicht anwesende Person. Da bei Bullys ohnehin ein Mangel an Empathiefähigkeit vorzuherrschen scheint, ist die Kombination mit fehlender Rückmeldung besonders kritisch (siehe Ang & Goh, 2010; Kowalski & Limber, 2008).

Als weiterer bedeutender Unterschied wird die Tatsache genannt, dass Inhalte auf Webseiten, Videoplattformen oder Sozialen Netzwerk-Seiten einer weitaus größeren Zielgruppe zugänglich gemacht werden können und dem Opfer somit auch ein größerer Schaden entstehen kann. Außerdem endet bei Cyberbullying die Macht der Täterin, des Täters oder der Täter nicht an der Haustür des Opfers – die sogenannte Always-on-Generation (Belsey, 2006) ist nicht nur immer online, sondern auch immer anfällig für virtuelle Attacken (Patchin & Hinduja, 2011; Kowalski & Limber, 2008).

Fazit zu Definitionen

Obwohl Cyberbullying als neuartiges Phänomen allgemeine Bekanntheit erlangt hat, wird es bezogen auf Heranwachsende in der Fachwelt in der Regel im Kontext von traditionellem Bullying untersucht und diskutiert. Definitionen überschneiden sich ebenso wie die Personengruppen der Betroffenen zu großen Teilen. Dennoch sind beide nicht völlig deckungsgleich.

In der Folge entsteht daher der Bedarf, Erkenntnisse aus dem Bereich des traditionellen Mobbings nur dann auf die virtuelle Variante zu übertragen, wenn deren Gültigkeit auch für Cybermobbing nachgewiesen werden konnte.

Erscheinungsformen von Cybermobbing

Ähnlich wie traditionelles Bullying in verschiedene Formen unterteilt wird, wurde auch bei Cyberbullying von Beginn an versucht, eine Kategorisierung vorzunehmen und verschiedene Arten von Cyberbullying zu beschreiben. Hierzu existieren mehrere Ansätze (Nocentini et al., 2010), am bekanntesten ist die Kategorisierung nach der Art des Angriffs (*type of action*) und die nach der Art des Mediums (*type of medium*).

Taxonomie nach Art des Angriffs

Willard (2007) beschreibt in ihrem Pionierwerk zu Cyberbullying zunächst sieben verschiedene Formen von sozialer Grausamkeit im Internet (*online social cruelty*). Nicht alle dieser Formen (z. B. das gegenseitige wüste Beschimpfen zweier gleichstarker Personen, das sogenannte *Flaming*) erfüllen die oben genannten Definitionskriterien von Cyberbullying, sodass am Ende vier relevante Verhaltensweisen resultieren:

- *Harassment* (dt. Bedrohung, Belästigung): Das Opfer erhält Bedrohungen oder Beleidigungen per Handy (Telefon), E-Mail, Chat, Instant Messenger, SMS oder über andere elektronische Kommunikationswege.
- *Denigration* (dt. Verunglimpfung): Im Gegensatz zum Harassment geschieht Denigration möglicherweise vor einem weitaus größeren Publikum. Hierbei werden Gerüchte oder für das Opfer peinliche Bilder/Videos über das Internet verbreitet. Dies kann bis zu der Einrichtung von Hass-Webseiten gehen.
- *Outing & Trickery* (dt. in etwa Vertrauensbruch): Ähnlich wie bei der Denigration geht es hier um das Verbreiten kompromittierender Texte, Bilder oder Videos. Der Unterschied besteht allerdings darin, dass diese hier ursprünglich vom Opfer stammen. Dieses gibt Informationen im Vertrauen darauf weiter, dass diese vom Empfänger für sich behalten werden.
- *Exclusion* (dt. Ausschluss): Das Ausschließen von gemeinsamen Aktivitäten (Gruppenchats, Onlinespiele, Foren etc.) ist vergleichbar mit Mobbing im realen Leben, wenn beispielsweise bestimmte Schülerinnen und Schüler vom Rest der Klasse von gemeinsamen Unternehmungen ausgeschlossen werden.

Die Kategorisierung mittels der Art des Angriffs wird zum Teil unverändert (Riebel et al,. 2009), zum Teil in veränderter Version (Ang & Goh, 2010; Erdur-Baker, 2010) eingesetzt. In einer qualitativen Studie konnten Riebel und Jäger (2009) zeigen, dass die Taxonomie sich als disjunkt und exhaustiv erweist, dass sich also jeder von den Opfern beschriebene Fall von Cybermobbing genau einer Kategorie zuweisen lässt.

Taxonomie nach Art des Mediums

Deutlich weiter verbreitet ist die Taxonomie nach der Art des verwendeten Mediums, die von Smith und Kollegen (2008) formuliert wurde und folgende Kommunikationswege unterscheidet: Mobbing über Telefon, Textnachricht (SMS), E-Mail, Bild beziehungsweise Videoclip, Instant Messenger, Webseite oder Chat.

Der Nachteil dieser Taxonomie liegt jedoch auf der Hand: Neue Technologien sind ständig im Wandel. Von der Konstruktion eines Fragebogens bis zur Berichtslegung kann sich das bevorzugte Kommunikationsmedium von Jugendlichen längst wieder verschoben haben. Dieses Problem macht die Erforschung von Cyberbullying besonders komplex.

Neue Technologien entwickeln sich aber nicht nur schnell, sie verschmelzen auch zunehmend miteinander. Die sechs von Smith et al. (2008) vorgegebenen Formen sind inzwischen alle mit einem einzigen Gerät, dem Smartphone, umsetzbar.

Dies mag einer der Gründe sein, warum auch diese Taxonomie in der Praxis häufig adaptiert wird. So beschränken sich zum Beispiel Slonje und Smith (2008) auf nur vier Kategorien und Ortega-Ruiz, Calmaestra und Mora-Merchàn (2008) differenzieren lediglich zwischen *Internet Bullying* und *Phone Bullying*.

Fazit zu Erscheinungsfomen

Die oben beschriebenen Taxonomien haben jeweils Vor- und Nachteile. Es empfiehlt sich daher, in Fragebogenstudien beide Arten der Kategorisierung einzusetzen und sowohl nach der Art des Angriffs als auch nach der Art des Mediums zu fragen (Riebel et al., 2009).

In der Praxis werden jedoch häufig entweder ganz neue Kategorisierungen entwickelt (Vandebosch & van Cleemput, 2010) oder Mischformen aus den existierenden gebildet (Nocentini et al., 2010), was die Vergleichbarkeit von Forschungsergebnissen deutlich beeinträchtigt (Calvete et al., 2010).

Entstehung von Cybermobbing

Da das Phänomen Cyerbullying erst seit einer vergleichsweise kurzen Zeit existiert, gibt es bis dato keine gesicherten Erkenntnisse hierüber. Die ersten Studien beschäftigten sich vornehmlich mit Prävalenzen und einigen soziodemografischen Eigenschaften der Täter und Opfer; erst in neuerer Zeit sind auch weitere, vor allem psychologische Determinanten von Cyberbullying in den Fokus des Interesses gerückt (Pabian & Vandebosch, 2013).

Selbst bei traditionellem Mobbing existieren aufgrund ethischer und moralischer Beweggründe keine Experimentaldaten, weshalb Erkenntnisse auch hier bruchstückhaft und korrelativ bleiben und einer theoretischen Fundierung häufig komplett entbehren. Im Folgenden werden die existierenden Informationen im Überblick dargestellt, wobei auf relevante soziodemografische und motivationale Aspekte sowie auf Persönlichkeitsfaktoren eingegangen wird. Im Anschluss werden einige Studien zu proximalen Entstehungsbedingungen diskutiert.

Soziodemografische Aspekte

Während beim traditionellen Bullying Geschlechterunterschiede recht gut untersucht sind, sind die Befunde bei Cyberbullying noch äußerst widersprüchlich.

Einige Studien (z. B. Slonje & Smith, 2008; Ybarra & Mitchell, 2004) finden diesbezüglich keine Unterschiede, Li (2006) wies dagegen eine höhere Anzahl an männlichen Tätern nach. Theoretische Begründungen lassen sich allerdings für alle drei denkbaren Szenarien finden und führen an dieser Stelle ins Leere. In einem Review kommen Dooley, Pyżalski und Cross (2009) daher zu dem Schluss, dass die Befundlage aktuell noch unklar sei und weiterer Aufklärung bedürfe. Möglicherweise spielen hier auch die oben aufgeführten Arten von Cyberbullying eine Rolle, da es Methoden geben dürfte, die eher von Mädchen praktiziert, und Varianten, die eher von Jungen präferiert werden.

Auch zu Altersunterschieden liegen derzeit keine gesicherten Erkenntnisse vor. Es lässt sich nur spekulieren, dass sich der Verlauf an dem des traditionellen Bullying unter Heranwachsenden orientiert. Hier sind unter den 13- bis-15-Jährigen die höchsten Täter- und Opferzahlen zu verzeichnen (Scheithauer, Hayer & Petermann, 2003), in höheren Altersstufen sind die Quoten wieder rückläufig (Kowalski & Limber, 2008; Ortega-Ruiz et al., 2009; Sakellariou, Caroll & Houghton, 2012; Ševcíková & Šmahel, 2009; Smith et al., 2008). Einen Überblick über die gesammelten Befunde zu Alters- und Geschlechterunterschieden gibt Tokunaga (2010).

Motivationale Aspekte

In der Literatur werden einige mögliche Motive für Bullying und auch Cyberbullying genannt, so zum Beispiel das Bedürfnis nach Gruppenzugehörigkeit (Pronk & Zimmer-Gembeck, 2009), Dominanz (Pellegrini & Bartini, 2001) oder Erhaltung des Selbstwertes (Salmivalli, Kaukianinen & Lagerspetz, 1999), allerdings fehlt es bisher an einer Systematisierung von Motiven.

Möglich wäre hier die Orientierung an der aus der Aggressionsforschung bekannten Unterscheidung in proaktive versus reaktive Aggression (Little et al., 2003), wobei unterschieden wird, ob der Täter auf eine irgendwie geartete Provokation reagiert oder lediglich aus kalter Berechnung agiert.

Fluck (2013) schlägt eine Orientierung an der Taxonomie nach Baumeister (2001) vor, die die Dimensionen instrumentelles (ein bestimmtes Ziel verfolgendes) Bullying, Rache, Ideologie, Macht/Beziehungen und Sadismus/Langeweile enthält.

Insbesondere bei Cyberbullying spielt Rache eine besonders große Rolle, da ein Teil der im Internet mobbenden Personen im richtigen Leben Opfer ist und sich die Anonymität und das verschobene Machtgefälle des Internets zunutze macht, um sich bei den Peinigern zu rächen (König, Gollwitzer & Steffgen, 2010).

Cyberbullying und Persönlichkeit

Tani und Kollegen (2003) untersuchten den Zusammenhang zwischen Rollen innerhalb der Schulklasse (Mobbingopfer, Unterstützer des Bullys und Verteidiger der Opfer) und Persönlichkeitsmerkmalen anhand der *Big Five* (Fünf-Faktoren-Modell, FFM). Sowohl die Unterstützer als auch die Opfer wiesen eine hohe emotionale Instabilität und eine eher geringe Verträglichkeit auf, Opfer zudem eine geringere Gewissenhaftigkeit. Die Verträglichkeit war erwartungsgemäß bei den Verteidigern besonders hoch ausgeprägt. Fraglich bleibt vorerst noch, inwieweit diese Befunde sich auf Cyberbullying übertragen lassen und ob diese Unterschiede in der Persönlichkeit auch wiederum Auswirkungen auf weitere Aspekte von (Cyber-)Mobbing – zum Beispiel auf die Art und Weise, wie Personen mit dem Erlebten umgehen – haben.

Schultze-Krumbholz und Scheithauer (2010) fassen eine Reihe von Merkmalen sowie Risiko- und Schutzfaktoren von Cyberbullying aus diversen Studien zusammen, die in **Tabelle 22-1** dargestellt sind.

Einige Studien konnten Verbindungen zwischen bestimmten Faktoren, – beispielsweise Empathiefähigkeit (Steffgen et al., 2011), Häufigkeit der Internetnutzung (Erdur-Baker, 2010) oder physiologischer und psychologischer Gesundheit (Kowalski & Limber, 2013) – und einer Beteiligung an Cyberbullying herstellen. Die meisten Studien lassen jedoch keine Aussagen über wechselseitige oder kausale Zusammenhänge zu, da keine längsschnittlichen Ergebnisse vorliegen. Eine erste Langzeitstudie über einen kürzeren Zeitraum von sechs Monaten (Sticca et al., 2013) ermittelte antisoziales Verhalten und häufige Internetnutzung als längerfristiges Risiko für eine Beteiligung als Cybertäter. In zukünftigen Studien gilt es, weitere solcher Risikofaktoren und deren Wirkungsrichtungen zu ermitteln.

Neuere Ansätze zur Erklärung von Cyberbullying

Einige wenige Autoren bemühen sich gezielt darum, theoretische Untermauerungen zum Verständnis von Cyberbullying heranzuziehen und greifen hierbei auf bereits bekannte psychologische Theorien aus der Grundlagen- und Anwendungsforschung zurück. Diese Bemühungen sind besonders zu begrüßen, da sich die Forschung um Cyberbullying noch mehr als die um traditionelles Bullying – wie Smith (2010) zurecht bemerkt – im fast theorielosen Raum bewegt.

Zum einen ist hier die Arbeit von Patchin und Hinduja (2011) zu nennen. Die Autoren ziehen die Frustrations-Aggressions-Hypothese heran, um die Entstehung sowohl von traditionellem als auch von virtuellem Bullying zu erklären. Bisherige Studien beschäftigen sich mit Belastungen ausschließlich als Folge von Bullying in der Schule,

Tabelle 22-1: Korrelate und Risiko- und Schutzfaktoren (Schultze-Krumbholz & Scheithauer, 2010)

	Cybervictims	Cyberbullys
demografische Merkmale	• Alter (Mittelschule) • Geschlecht (inkonsistente Muster)	• Alter (Mittelschule) • Geschlecht (inkonsistente Muster)
individuelle Merkmale, medienbezogenes Verhalten	• häufige Internetnutzung • Internetabhängigkeit/-sucht • antisoziales Onlineverhalten • geringe Beliebtheit in Chaträumen	• häufige Internetnutzung • gute Fähigkeit im Umgang mit Computer und Internet • Handynutzung • antisoziales Onlineverhalten
individuelle Merkmale, soziale Kompetenzen/ Sozialverhalten	• soziale Ängstlichkeit • Kontakte, die ausschließlich online sind (keine «echten» Kontakte)	• hohes Maß an sozialer Intelligenz • hohes Maß an relationaler Aggression • Problemverhalten, Delinquenz • Mangel an Empathie
individuelle Merkmale, andere	• Status als traditionelles Opfer • depressive Symptome • negatives Selbstkonzept	• Status als traditioneller Bully • Status als traditionelles Opfer • positive Einstellung gegenüber Gewalt • moralische Befürwortung von Bullying und negativem Verhalten von «Zuschauern»
Merkmale des Schulkontextes	• überdurchschnittliche Schulnoten	• hohe Beliebtheit • überdurchschnittliche Schulnoten • Schulschwänzen • negatives Schulklima • Wahrnehmung von negativer Unterstützung unter Gleichaltrigen
Merkmale des Familienkontextes		• geringes Maß an elterlicher Überwachung • geringe Beteiligung der Eltern • negative emotionale Eltern-Kind-Beziehung

wohingegen hier die Belastung als Ausgangspunkt betrachtet wird. Dass Cyberbullying eine Möglichkeit ist, negative Gefühle wie Angst, Wut oder Frustration loszuwerden, wurde auch an anderer Stelle bereits thematisiert (König et al., 2010).

Ein anderes Beispiel stellt eine belgische Studie dar (Pabian & Vandebosch, 2013), in der die aus der Gesundheitspsychologie bekannte Theorie des geplanten Verhaltens (Theory of Planned Behavior; Ajzen, 1991) herangezogen wird, um die Entstehung von Cyberbullying zu erklären. Die Autoren konnten zeigen, dass die unter dem Faktor Haltung subsumierten erwarteten negativen (z. B. Strafe durch Eltern) und positiven (z. B. höheres Ansehen bei Peers) Folgen von Cyberbullying den größten Einfluss darauf hatten, ob jemand zum Täter wird. Die wahrgenommene Verhaltenskontrolle (z. B. Vertrauen in die eigene Medienkompetenz) hatte jedoch keinen signifikanten Einfluss. Bei den sozialen Normen ist der Druck der Peergruppe der wichtigste Einflussfaktor.

Hieraus lassen sich Konsequenzen für die Intervention ziehen: Der als am bedeutendsten eingeschätzte Faktor, der Cyberbullying begünstigt, ist das Ablassen von Frust, Wut oder anderen negativ bewerteten Emotionen. Dies legt nahe, Schülerinnen und Schülern andere, adäquatere Bewältigungsstrategien zu vermitteln. Auf der anderen Seite ist der größte Hinderungsgrund die moralische Überlegung in Bezug auf Verletzung des Opfers, was wiederum den bereits bekannten Ansatz zur Förderung der Empathiefähigkeit stützt.

Fazit zu Entstehungsbedingungen

Gerade die Gesundheitspsychologie könnte auch in der Zukunft Modelle bereitstellen, die für die Erforschung von Bullying und Cyberbullying von Interesse sein können. Dies betrifft sowohl die Täter- als auch die Opferseite. Gesundheitsverhaltensmodelle wie die Theorie des geplanten Verhaltens (Theory of Planned Behavior) können erklären, wie es zu einem – aus Sicht der Gesellschaft – unerwünschten Verhalten kommt, welches für den Ausführenden, insbesondere aber für Dritte, gesundheitliche Konsequenzen haben kann. Auf der Opferseite sind es Themen wie Coping und Stressbewältigung, die zur Erklärung beitragen können, warum manche Mobbingopfer gesundheitliche Schäden bis hin zu Depression und Selbstmord erleiden und andere die gleichen Attacken ohne gravierende Spätfolgen verkraften können.

Des Weiteren sollte nicht außer Acht gelassen werden, dass Bullying als Gruppenprozess zu verstehen ist und nicht allein als dyadische Beziehung zwischen Täter und Opfer. Gilt dies auch für Cyberbullying? Eine unbeliebte Person virtuell zu mobben kann ebenso den Status in der Peergruppe erhöhen wie traditionelles Bullying (Festl, Scharkow & Quandt, 2013). Trotzdem gilt es noch zu untersuchen, ob die Gruppendynamik im Kontext von Cyberbullying die gleiche oder eine etwas andere Rolle spielt.

Schweregrad

Eine Krankheit ist aus der Perspektive des betroffenen Individuums dann ein schwerwiegendes Problem, wenn sie die Person stark und eventuell sogar nachhaltig beeinträchtigt. Andererseits kann aber auch eine für das einzelne Individuum weniger schwere Erkrankung ein Problem darstellen, wenn diese zwar im Allgemeinen harmlos ist, sich aber über große Teile der Bevölkerung ausbreitet und so zum Beispiel aus einer volkswirtschaftlichen Perspektive die Gemeinschaft beeinträchtigt.

Diese beiden Aspekte finden sich – wenn auch unter anderen Überschriften – in der Forschung zu Bullying und Cyberbullying wieder und nehmen dort sogar zentrale Positionen ein. Das erstgenannte Problem betrifft die Kurz- und Langzeitfolgen für die Opfer, aber auch für die Täter von Mobbing, das zweite betrifft die Frage nach der Prävalenzrate.

Prävalenz

Die Schätzung der Prävalenz von Cybermobbing stellt sich als äußerst schwieriges Unterfangen dar. Wie auch bei traditionellem Bullying ist die auf Basis der Studiendaten gemessene/hochgeschätzte Prävalenz von unterschiedlichen Faktoren abhängig (Riebel, 2008): An welcher Stichprobe (berücksichtigte Altersgruppen, Schularten und Regionen) wurden die Daten gewonnen? Welche Fragebögen kamen zum Einsatz? Wo wurde die kritische Marke gesetzt, die den Wiederholungsaspekt operationalisiert? Wurde überhaupt zwischen Bullying und nur vereinzelten aggressiven Akten unterschieden?

Daher ist es wenig verwunderlich, dass die in unterschiedlichen Studien berichteten Prävalenzraten ganz erheblich voneinander abweichen. Sowohl für die Täter- als auch für die Opferzahlen schwanken diese in der Bundesrepublik je nach Studien zwischen 2% und circa 80% (Görzig, 2011; König, Gollwitzer & Steffgen, 2010; Staude-Müller, Hansen & Voss, 2012; Wachs & Wolf, 2011). International verhält es sich ähnlich: Tokunaga (2010) berichtet Schwankungen zwischen 20% und 40% bei Cyberopfern, Calvete et al. (2010) berichten Ergebnisse aus repräsentativen Studien zwischen 4% und knapp 40%. Für einen Überblick zu Prävalenzraten und den zugrundeliegenden Erhebungsinstrumenten siehe Petermann und von Marées (2013).

Allzu hohe Prävalenzraten kommen allerdings in erster Linie durch den in der Befragung gewählten Indikator zustande. In einigen Studien wird bereits ein einzelner Vorfall als Cyberbullying klassifiziert, was dem Kriterium der Wiederholung widerspricht und zu einer äußerst verzerrten Schätzung führen kann. Durch diese erhebliche Spannweite sind die Zahlen dementsprechend weitgehend nichtssagend. Riebel et al. (2009) beschränken sich daher auf die Aussage, dass die Prävalenzrate zumindest signifikant von null verschieden sei. Cyberbullying stelle daher in Deutschland offensichtlich ein Problem dar, unbekannt bleibe jedoch vorerst, wie groß das Ausmaß dieses Problems letztlich sei.

Folgen

Bisherige Studien deuten darauf hin, dass die Folgen von Cyberbullying denen von traditionellem Bullying ähnlich sind (Campbell, 2005). Berichtet werden psychosomatische Probleme, vermehrter Alkohol- und Tabakkonsum, schlechte Noten, Beeinträchtigung des Selbstwertgefühls und Essstörungen sowie insbesondere Depression bis hin zu Suizidgedanken und -versuchen (Kiriakidis & Kavoura, 2010; Perren et al., 2012; Patchin, 2006).

Gleichzeitig existieren jedoch bisher wenige Befunde, wie groß die Anzahl der Opfer ist, die tatsächlich negative Beeinträchtigungen davontragen. Bei Raukaskas und Stoltz (2007) geben 93 % der Internetopfer an, von Cyberbullying beeinträchtigt zu sein. Patchin (2006) berichtet jedoch von 44 %, die angeben, sie könnten die Vorfälle «abschütteln» und empfänden keine nachhaltigen negativen Beeinträchtigungen. Des Weiteren bleibt die Frage offen, inwieweit die berichteten Folgen als Langzeitfolgen zu verstehen sind; das heißt, bestehen diese auch dann noch fort, wenn das Mobbing längst nicht mehr stattfindet? Selbst bei traditionellem Bullying mangelt es an echten Langzeitstudien. Erkenntnisse beruhen daher in erster Linie auf retrospektiven Studien, wie beispielweise der von Kidscape (1999). Diese zeichnen ein recht düsteres Bild mit lebenslangen dramatischen Folgen in Bezug auf Selbstwert, Angst und Depression.

Fazit zum Schweregrad

Allzu hohe Prävalenzraten kommen in erster Linie durch den in einer Studie für Cybermobbing gewählten Indikator zustande. In einigen Studien wird bereits ein einzelner Vorfall als Cyberbullying klassifiziert, was zu einer deutlichen Überschätzung der Prävalenz führt.

Tatsächlich ist aber wohl nur ein geringer Prozentsatz der Schülerinnen und Schüler ein Mobbingopfer, das unter den dargestellten Folgen leidet. Diesen Personen erweist man keinen Gefallen, wenn das Problem in den Medien überdramatisiert wird, denn die Beeinträchtigung des Einzelnen wird dadurch paradoxerweise noch verharmlost.

Nach dem aktuellen Kenntnisstand stellen die Folgen von Bullying und auch Cyberbullying für die Betroffenen eine – zumindest während der Zeit des Mobbings andauernde – deutliche Beeinträchtigung von Gesundheit, Wohlbefinden und Lebensqualität dar. Dies spricht dafür, das Phänomen tatsächlich auch als ein schwerwiegendes Problem zu erachten und entsprechende Maßnahmen präventiver Art in die Wege zu leiten.

Prävention von Cybermobbing

Wie bereits angemerkt, existieren große Überschneidung zwischen traditionellem Bullying und Cyberbullying. Oftmals gehen die typischen Opfer- und Täterrollen über den schulischen Alltag hinaus und finden sich im medialen Raum wieder. Daher wird es als sinnvoll erachtet, auf bereits bestehende Maßnahmen zur Prävention und Intervention von traditionellem Bullying aufzubauen und Cyberbullying in existierende Programme oder Lehrpläne zu integrieren (Slonje, Smith & Frisen, 2012).

Cyberbullying sollte schulumfassend angegangen werden, was bedeutet, präventive Maßnahmen auf mehreren Ebenen zu gestalten (Perren et al., 2012). Neben der Förderung von Medienkompetenz, der Sensibilisierung für ein verantwortungsvolles Miteinander im medialen Raum und ein ausgeprägtes Sicherheitsbewusstsein sowie der Vermittlung von Kenntnissen über mögliche Gefahren ist es wichtig, ein Bewusstsein für das Problem Cybermobbing zu schaffen. Kindern und Jugendlichen sollte in der Schule Wissen über das Phänomen Cyberbullying, seine Formen und Auswirkungen vermittelt werden. Darüber hinaus sollten Schüler und Schülerinnen technische Fertigkeiten für konkrete Situationen besitzen, wie optimale Privatsphäre- und Sicherheitseinstellungen oder beispielsweise das Blockieren von Personen oder das Löschen von Nachrichten. Um dies zu gewährleiten, sollten gezielte Fortbildungen des Schulpersonals durchgeführt werden, um eine Sensibilisierung von Lehrkräften für das Thema Cybermobbing zu erreichen sowie ihnen Handlungsalternativen im konkreten Falle von Cybermobbing aufzuzeigen (Campbell, 2005).

Da Cyberbullying häufiger außerhalb der Schule erfahren wird (Smith et al., 2008), ist es zudem wichtig, Eltern mit Informationen über Merkmale und Anzeichen sowie Handlungsmöglichkeiten auszustatten und ihnen die Bedeutung und potenziellen Risiken elektronischer Mediennutzung für Heranwachsende zu verdeutlichen. Schulen könnten Eltern zu diesem Zweck unterstützen, um mit ihren Kindern über einen sicheren und verantwortungsvollen Umgang mit Neuen Medien zu sprechen. Auf diese Weise werden sich junge Menschen darüber bewusst, dass Erwachsene Wissen und Unterstützung anbieten können (Campbell, 2005). Wissen und Kompetenzen Erwachsener im Umgang mit Cybermobbing können allerdings nur wirksam werden, wenn Jugendliche das Gefühl haben, sich mit ihren Problemen an diese wenden zu können und Unterstützung zu finden. Oftmals ist jedoch das Gegenteil der Fall. Jugendliche wenden sich bei Cybermobbing-Attacken nicht an ihre Lehrer oder Eltern, da sie der Meinung sind, dass diese sich mit dem Problem nicht auskennen und keine Hilfe anbieten können (Slonje & Smith, 2008) oder generell nichts dagegen getan werden kann, um Cyberbullying zu verhindern (Smith et al., 2008). Häufig fürchten sie auch negative Konsequenzen wie eine Einschränkung der Nutzung elektronischer Medien. Gerade Opfer von Cybermobbing könnten dies als Strafe empfinden. Präventionsprogramme sollten hier ansetzen und Jugendlichen offene Diskussions- und Unterstützungsräume anbieten. Im schulischen Alltag sollten sich Schüler und Schülerinnen bei Problemen an das Personal wenden können. Im familiären Umfeld ist neben einer warmen und vertrauensvolle Kommunikationsumgebung in der Familie elterliche Kontrolle der Mediennutzung wichtig (Perren et al., 2012). Eine übermäßig häufige Mediennutzung gilt als Risikofaktor für Cybermobbing und kann mittels elterlicher Aufsicht eingeschränkt werden.

Petermann und von Marées (2013) unterstreichen die Bedeutung sozialer und emotionaler Kompetenzen im Rahmen von Präventionsmaßnahmen. Faktoren wie erhöhte Empathiefähigkeit (Steffgen et al., 2011) oder gesteigertes Selbstwertgefühl (Patchin & Hinduja, 2010) können dazu beitragen, Cyberbullying zu reduzieren.

Da der Schritt, sich jemand anderem anzuvertrauen, für Jugendliche oftmals schwer ist, können anonyme Hilfs- und Unterstützungsangebote helfen (wie z. B. die Initiative www.klicksafe.de), über die Jugendliche informiert werden sollten.

Für Lehrer, Eltern und Jugendliche werden mittlerweile diverse Materialien online angeboten. Wenige davon sind theoretisch fundiert (Jäger et al., 2012) oder auf ihre Wirksamkeit hin evaluiert worden. Dennoch bieten sie einen guten Startpunkt, um sich mit dem Problem vertraut zu machen und das Bewusstsein für die Problematik zu erhöhen.

Fazit zu Prävention

Es wurde deutlich, dass bereits eine Reihe erfolgreicher Maßnahmen aus der traditionellen Bullyingforschung existiert, die zur Reduzierung von Cyberbullying genutzt werden können. In jedem Fall ist ein aktives Mitwirken der jugendlichen Zielgruppe selbst sowie die Unterstützung und Hilfe durch Lehrer und Eltern nötig. Aufgrund der Spezifität von Cybermobbing sind jedoch auch gezielte Maßnahmen wie beispielsweise Informationen über eine verantwortungsvolle Mediennutzung, Internetsicherheit und die Vermittlung technischer Fertigkeiten nötig. Es besteht weiterer Forschungsbedarf über die Wirksamkeit von präventiven Maßnahmen aus der traditionellen Mobbingforschung im Cyberkontext sowie über weitere Faktoren, die zur Reduzierung von Cyberbullying beitragen können. Es wurden erste Schritte unternommen, Cyberbullying in bereits bestehende Anti-Bullying-Programme oder -Maßnahmen zu integrieren

(Salmivalli, Kärna & Poskiparta, 2011) oder spezielle Cyberbullying-Maßnahmen zu schaffen (Schultze-Krumbholz et al., 2012). Dennoch ist weitere Aufklärungsarbeit und Integration des Themas in bestehende Unterrichtspläne und Elterninformationsveranstaltungen nötig.

Fazit

Noch steckt die Forschung zu Cyberbullying in den Kinderschuhen. Einheitliche Erhebungsinstrumente sind ebenso ein Mangel wie allgemeingültige Definitionskriterien. So werden Personen, die nur ein- oder zweimal eine beleidigende Nachricht erhalten haben, mit anderen, die über Jahre hinweg schwerem Psychoterror ausgesetzt sind, gemeinsam unter dem Stichwort Cyberopfer gefasst. Daher wundert es wenig, wenn Ergebnisse zu Eigenschaften der Betroffenen, Motivlagen und Folgen sich zum Teil widersprechen (Tokunaga, 2009). Zusammenfassend lassen sich jedoch folgende Punkte festhalten:

- Cyberbullying ist ein Problem, das in den westlichen Ländern nachweislich existiert und zumindest einem Teil der Betroffenen Schaden zufügt.
- Diese Beeinträchtigungen auf der Ebene körperlicher und psychischer Gesundheit können im Extremfall gravierende und womöglich dauerhafte Schäden hervorrufen. Kommt es zu drastischen Einzelfällen (wie Selbstmord oder Amoklauf als Reaktion auf (Cyber-)Bullying), hat dies auch massive Folgen für die Schule und das soziale Umfeld (Kiriakidis & Kavoura, 2010).
- Cybermobbing ist daher ein Thema für die Präventionsarbeit an Schulen. Hier können bewährte Ansätze aus der Gesundheitsförderung Anwendung finden. Speziell zur Prävention von Cyberbullying liegen bisher keine nachweislich erfolgreichen Ansätze vor (Perren et al., 2012).

Der wohl wichtigste nächste Schritt ist daher – neben der systematischen Erforschung von Entstehungsbedingungen und Risikofaktoren – die Identifikation wirksamer Interventionsstrategien.

Literatur

Ajzen, I. (1991). The theory of planned behavior. *Organizational Behavior and Human Decision Processes,* 50, 179–211.

Ang, R.P. & Goh, D.H. (2010). Cyberbullying among adolescents: The role of affective and cognitive empathy, and gender. *Child Psychiatry and Human Development,* 41, 387–397.

Baumeister, R.F. (2001). *Evil: Inside human violence and cruelty* (1st ed.). New York: Henry Holt.

Belsey, B. (2006). Cyberbullying: An emerging threat to the «always on» generation. Abgerufen von: http://www.bullying.org (17.02.14).

Beran, T. & Li, Q. (2005). Cyber-harassment: A new method for an old behavior. *Journal of educational computing research,* 32, 265–277.

Busemann, K. (2013). Wer nutzt was im Social Web? Ergebnisse der ARD/ZDF-Onlinestudie 2013. *Media Perspektiven,* o. Jg., 391–398.

Calvete, E., Orue, I., Estévez, A., Villardón, L. & Padilla, P. (2010). Cyberbullying in adolescents: Modalities and aggressors' profile. *Computers in Human Behavior,* 26, 1128–1135.

Campbell, M.A. (2005). Cyber bullying: An old problem in a new guise? *Australian Journal of Guidance and Counselling,* 15, 68–76.

Coyne, S.M., Archer, J. & Eslea, M. (2006). «We're not friends anymore! Unless...»: The frequency and harmfulness of indirect, relational, and social aggression. *Aggressive Behavior,* 32, 294–307.

Dooley, J.J., Pyżalski, J. & Cross, D. (2009). Cyberbullying versus face-to-face bullying. *Zeitschrift für Psychologie/Journal of Psychology,* 217, 182–188.

Erdur-Baker, O. (2010). Cyberbullying and its correlation to traditional bullying, gender and frequent and risky usage of internet-mediated communication tools. *New Media & Society,* 12, 109–125.

Festl, R., Scharkow, M. & Quandt, T. (2013). Peer influence, internet use and cyberbullying: A comparison of different context effects among German adolescents. *Journal of Children and Media,* 7, 1–17.

Fluck, J. (2013). *Taxonomies of cyberbullying.* Poster presented at the XVIII. Workshop Aggression, Bielefeld.

Frees, B. & van Eimeren, B. (2013). Multioptionales Fernsehen in digitalen Medienumgebungen. Ergebnisse der ARD/ZDF-Onlinestudie 2013. *Media Perspektiven,* o. Jg., 373–385.

Görzig, A. (2011). Who bullies and who is bullied online? A study of 9–16 year old internet users in 25 European countries. London: EU Kids Online Network.

Jäger, T., Stelter, C., Kimmel, B. & Tatsch, I. (Hrsg.). (2012). *Aktiv gegen Cybermobbing – Ein Trainingsmanual für die Arbeit mit Eltern.* Landau: Empirische Pädagogik. Abgerufen von: http://ct4p.zepf.eu/CT4P_Training_manual_DE.pdf (17.02.2014).

Katzer, C. (2008). Tatort Internet: Cyberbullying und sexuelle Viktimisierung von Kindern und Jugendlichen in Chatrooms. Forum Kriminalprävention, o. Jg., 26–33.

Katzer, C., Fetchenhauer, D. & Belschak, F. (2009). Cyberbullying: Who are the victims? *Journal of Media Psychology: Theories, Methods, and Applications,* 21, 25–36.

Kiriakidis, S. P. & Kavoura, A. (2010). Cyberbullying: A review of the literature on harassment through the internet and other electronic means. *Family & Community Health,* 33, 82–93.

König, A., Gollwitzer, M. & Steffgen, G. (2010). Cyberbullying as an act of revenge? *Australian Journal of Guidance and Counselling,* 20, 210–224.

Kowalski, R. M. & Limber, S. P. (2008). Electronic bullying among middle school students. *Journal of Adolescent Health,* 41, S22–S30.

Kowalski, R. M. & Limber, S. P. (2013). Psychological, physical, and academic correlates of cyberbullying and traditional bullying. *Journal of Adolescent Health,* 53, S13–S20.

Li, Q. (2006). Cyberbullying in schools: a research of gender differences. *School Psychology International,* 27, 157–170.

Little, T., Henrich, C., Jones, S. & Hawley, P. (2003). Disentangling the «whys» from the «whats» of aggressive behaviour. *International Journal of Behavioral Development,* 27, 122–133.

Medienpädagogischer Forschungsverbund Südwest (Hrsg.). (2012). *JIM 2012. Jugend, Information, (Multi-)Media. Basisstudie zum Medienumgang 12- bis 19-Jähriger in Deutschland.* Abgerufen von: http://www.mpfs.de/fileadmin/JIM-pdf12/JIM2012_Endversion.pdf (17.02.2014).

Medienpädagogischer Forschungsverbund Südwest (Hrsg.). (2013). *JIM 2013. Jugend, Information, (Multi-)Media. Basisstudie zum Medienumgang 12- bis 19-Jähriger in Deutschland.* Abgerufen von: http://www.mpfs.de/fileadmin/JIM-pdf13/JIMStudie2013.pdf (17.02.2014).

Menesini, E., Nocentini, A., Palladino, B. E., Frisén, A., Berne, S., Ortega-Ruiz, R. ... Smith, P. K. (2012). Cyberbullying definition among adolescents: A comparison across six European countries. *Cyberpsychology, Behavior, and Social Networking,* 15, 455–463.

Monks, C. P. & Smith, P. K. (2006). Definitions of bullying: Age differences in understanding of the term, and the role of experience. *British Journal of Developmental Psychology,* 24, 801–821.

Nocentini, A., Calmaestra, J., Schultze-Krumbholz, A., Scheithauer, H., Ortega-Ruiz, R. & Menesini, E. (2010). Cyberbullying: Labels, behaviors and definition in three Europoean countries. *Australian Journal of Guidance and Counselling,* 20, 129–142.

Olweus, D. (1993). *Bullying at school. What we know and what we can do.* Oxford, UK; Cambridge, USA: Blackwell.

Ortega-Ruiz, R., Calmaestra, J. & Mora Merchán, J. (2008). Cyberbullying. *International Journal of Psychology and Psychological Therapy,* 8, 123–192.

Ortega-Ruiz, R., Elipe, P., Mora-Merchán, J., Calmaestra, J. & Vega, E. (2009). The emotional impact on victims of traditional bullying and cyberbullying – A study of Spanish adolescents. *Zeitschrift für Psychologie/Journal of Psychology,* 217, 197–204.

Ortega-Ruiz, R., Mora-Merchán, J. A. & Jäger, T. (Hrsg.). (2007). Acting against school bullying and violence. The role of media, local authorities and the Internet [E-Book]. Landau: Empirische Pädagogik.

Owens, L., Shute, R. & Slee, P. (2000). «Guess what I just heard!»: Indirect aggression among teenage girls in Australia. *Aggressive Behavior,* 26, 67–83.

Pabian, S. & Vandebosch, H. (2014). Using the theory of planned behavior to understand cyberbullying: The importance of beliefs for developing interventions. *European Journal of Developmental Psychology,*11, 1–15.

Patchin, J. W. (2006). Bullies move beyond the schoolyard: A preliminary look at cyberbullying. *Youth Violence and Juvenile Justice,* 4, 148–169.

Patchin, J. W. & Hinduja, S. (2010). Cyberbullying and self-esteem. *Journal of School Health,* 80, 614–621.

Patchin, J. W. & Hinduja, S. (2011). Traditional and nontraditional bullying among youth: A test of General Strain Theory. *Youth & Society,* 43, 727–751.

Pellegrini, A. D. & Bartini, M. (2001). Dominance in early adolescent boys: Affiliative and aggressive dimensions and possible functions. *Merrill-Palmer Quarterly,* 47, 142–163.

Perren, S., Corcoran, L., Cowie, H., Dehue, F., Garcia, D., McGuckin, C., Sevcikova, A., Tsatsou, P. & Völlink, T. (2012). Tackling cyberbullying: Review of empirical evidence regarding successful responses by students, parents, and schools. *International Journal of Conflict and Violence,* 6, 283–293.

Petermann, F. & von Marées, N. (2013). Cyber-Mobbing: Eine Bestandsaufnahme. *Kindheit und Entwicklung,* 22, 145–154.

Pronk, R. E. & Zimmer-Gembeck, M. J. (2009). It's «mean», but what does it mean to adolescents? Relational aggression described by victims, aggressors, and their peers. *Journal of Adolescent Research,* 25, 175–204.

Raukaskas, J. & Stoltz, A. D. (2007). Involvement in traditional and electronic bullying among adolescents. *Developmental Psychology,* 43, 564575.

Riebel, J. (2008). Spotten, Schimpfen, Schlagen ... Gewalt unter Schülern – bullying und cyberbullying. Landau: Empirische Pädagogik.

Riebel, J. & Jäger, R. (2009). Klassifikation von Cyberbullying. *Diskurs Kindheits- und Jugendforschung*, 4, 233–240.

Riebel, J., Jäger, R.S. & Fischer, U. (2009). Cyberbullying in Germany – an exploration of prevalence, overlapping with real life bullying and coping strategies. *Psychology Science Quarterly*, 51, 298–314.

Sakellariou, T., Carroll, A. & Houghton, S. (2012). Rates of cyber victimization and bullying among male Australian primary and high school students. *School Psychology International*, 33, 533–549.

Salmivalli, C., Kärna, A., & Poskiparta, E. (2011). Counteracting bullying in Finland: The KiVA Program and its effects on different forms of being bullied. *International Journal of Behavioural Development*, 35, 405–411.

Salmivalli, C., Kaukianinen, L. & Lagerspetz, K. (1999). Self-evaluated self-esteem, peer-evaluated-self-esteem, and defensive egotism as predictors of adolescents' participtazion in bullying situations. *Personality and Social Psychology Bulletin*, 25, 1268–1278.

Scheithauer, H., Hayer, T. & Petermann, F. (2003). Bullying unter Schülern. Erscheinungsformen, Risikobedingungen und Interventionskonzepte. Göttingen: Hogrefe.

Schmidt, J., Paus-Hasenbrink, I. & Hasenbrink, U. (2011). *Heranwachsen mit dem Social Web. Zur Rolle von Web 2.0-Angeboten im Alltag von Jugendlichen und jungen Erwachsenen* (Schriftenreihe Medienforschung der LfM, Band 62). Berlin: Vistas.

Schultze-Krumbholz, A. & Scheithauer, H. (2010). Cyberbullying unter Kindern und Jugendlichen – Ein Forschungsüberblick. *Psychosozial*, 33, 79–90.

Schultze-Krumbholz, A., Zagorscak, P., Siebenbrock, A. & Scheithauer, H. (2012). *Medienhelden: Unterrichtsmanual zur Förderung von Medienkompetenz und Prävention von Cybermobbing*. München: Reinhardt.

Seals, D. & Young, Y. (2004). Bullying and victimization: Prevalence and relationship to gender, grade level, ethnicity, self-esteem and depression. *Adolescence*, 38, 735–747.

Ševčíková, A. & Šmahel, D. (2009). Online harassment and cyberbullying in the Czech Republic: Comparison across age groups. *Zeitschrift für Psychologie/Journal of Psychology*, 217, 227–229.

Sharp, S. & Smith, P.K. (1991). Bullying in the UK schools: The DES Sheffield bullying project. *Early Child Development and Care*, 77, 47–55.

Slonje, R. & Smith, P.K. (2008). Cyberbullying: Another main type of bullying? *Scandinavian Journal of Psychology*, 49, 147–154.

Slonje, R, Smith, P.K. & Frisen, A. (2012). The nature of cyberbullying, and strategies for prevention. *Computers in Human Behavior*, 29, 26–32.

Smith, P.K. (2009). Cyberbullying. *Zeitschrift für Psychologie/Journal of Psychology*, 217, 180–181.

Smith, P.K. (2010). Cyberbullying: the European perspective. In J. Mora-Merchán & T. Jäger (Hrsg.), *Cyberbullying. A cross-national comparison* (S. 7–19). Landau: Empirische Pädagogik.

Smith, P.K. & Brain, P. (2000). Bullying in schools: Lessons from two decades of research. *Aggressive Behavior*, 26, 1–9.

Smith, P.K., Mahdavi, J., Carvalho, M., Fisher, S., Russell, S. & Tippett, N. (2008). Cyberbullying: Its nature and impact in secondary school pupils. *Journal of Child Psychology and Psychiatry*, 49, 376–385.

Ständige Konferenz der Kultusminister der Länder der Bundesrepublik Deutschland (1997). *Neue Medien und Telekommunikation im Bildungswesen*. Beschluss der Kultusministerkonferenz vom 28.02.1997.

Staude-Müller, F., Hansen, B. & Voss, M. (2012). How stressful is online victimization? Effects of victim's personality and properties of the incident. *European Journal of Developmental Psychology*, 9, 260–274.

Steffgen, G., König, A., Pfetsch, J. & Melzer, A. (2011). Are cyberbullies less empathic? Adolescents' cyberbullying behavior and empathic responsiveness. *Cyberpsychology, Behavior, and Social Networking*, 14, 643–648.

Sticca, F., Ruggieri, S., Alsaker, F. & Perren, S. (2013). Longitudinal risk factors for cyberbullying in adolescence. *Journal of Community & Applied Social Psychology*, 23, 52–67.

Tani, F., Greenman, P.S., Schneider, B.H. & Fregoso, M. (2003). Bullying and the Big Five: A study of childhood personality and participant roles in bullying incidents. *School Psychology International*, 24, 131–146.

Tokunaga, S.R. (2010). Following you home from school: A critical review and synthesis of research on cyberbullying victimization. *Computers in Human Behavior*, 26, 277–287.

Wachs, S. & Wolf, K.D. (2011). Correlates between bullying and cyberbullying. First results of a self-report study. *Praxis der Kinderpsychologie und Kinderpsychiatrie*, 60, 735–744.

Willard, N.E. (2007). Cyberbullying and cyberthreats. Responding to the challenge of online social aggression, threats, and distress. Champaign, Ill: Research Press.

Vandebosch, H. & van Cleemput, K. (2010). Cyberbullying among youngsters: profiles of bullies and victims. *New Media & Society*, 11, 1349–1371.

Vogelgesang, W. (2013). Digitale Medien – Jugendkulturen – Identität. In: K.-U. Hugger (Hrsg.), *Digitale Jugendkulturen. Digitale Kultur und Kommunikation*, Band 2 (S. 137–154). Wiesbaden: Springer.

Ybarra, M.L. & Mitchell, K.J. (2004). Online aggressor/targets, aggressors and targets: A comparison of associated youth characteristics. *The Journal of Child Psychology and Psychiatry*, 35, 1308–1316.

Teil 5:

Anbieter- und Angebotsperspektiven der Gesundheitskommunikation

23. Akteure der Gesundheitskommunikation und ihre Zielgruppen

Reinhold Roski

Gesundheitskommunikation umfasst die gesamte interne und externe Kommunikation des Gesundheitssystems. Sie ist geprägt von dem für das Gesundheitssystem typischen Zielmix. Für nachhaltigen Erfolg sind der Aufbau und die Pflege von Vertrauen entscheidend. Die Akteure kommunizieren mit ihren Stakeholder-Zielgruppen zum einen als Teil ihrer Routinetätigkeiten und zum anderen mit zusätzlichen Maßnahmen ihrer Kommunikationspolitik. Effektivität und Effizienz der Kommunikation können durch die Unterscheidung von Teil-Zielgruppen (Segmentierung) und durch zielgruppengerechte Ansprache wesentlich gesteigert werden.

Gesundheitssystem und Kommunikation

Kommunikation gehört zu den Kernaktivitäten des Gesundheitswesens. Sie ist im Gesundheitssystem, das aus komplexen sozialen Beziehungen und Interaktionen, aus medizinischen Diagnosen und Therapien sowie aus ökonomischen Transaktionen besteht, ein wesentlicher Erfolgs- und Effizienztreiber. Kommunikation ist sowohl Teil des Zustandekommens der gesundheitlichen Leistungserbringung als auch Teil der Funktionsweise des Gesundheitssystems und seiner Teilsysteme. Die gesamte Kommunikation im Gesundheitssystem sowie die Kommunikation des Systems mit seinem Umsystem wird im Folgenden als Gesundheitskommunikation betrachtet (Hurrelmann & Leppin, 2001; Roski, 2009a).

Gesundheitskommunikation lässt sich auf drei Ebenen beschreiben (Signitzer, 2001, S. 326–330; Schnabel, 2009, S. 35–39). Die *interpersonelle Mikro-Ebene* besteht aus der direkten Kommunikation zwischen Personen. Dabei handelt es sich zum Beispiel um Arzt-Patient-Gespräche, Beratungen von Patientinnen und Patienten durch Mitarbeiterinnen und Mitarbeiter einer Arztpraxis, die Kommunikation in einer Selbsthilfegruppe oder um die persönliche Betreuung von Versicherten durch Mitarbeiter der Krankenversicherung. Auf der *Mikro-Ebene* können auch *intrapersonelle psychische Prozesse* im Umgang mit Gesundheit und Krankheit fokussiert werden. Hier geht es um Persönlichkeitstypen, Rollenbilder und Ähnliches (Signitzer, 2001, S. 327). Die intrapersonelle Ebene wird im Folgenden bei den psychografischen Kriterien der Segmentierung betrachtet. Diese Segmentierungsüberlegungen lassen sich nicht nur für die Zielgruppen insgesamt, sondern auch für die einzelnen Akteure anstellen.

Die *Meso-Ebene* betrachtet die *Kommunikation zwischen Organisationen*, zum Beispiel Krankenkassen, Leistungserbringern, Selbstverwaltung, Partnern in der Integrierten Versorgung und Pharmaunternehmen. Hierbei kann es um Einzelbeziehungen, aber auch um komplexe Netzwerke gehen.

Die *Makro-Ebene* bildet die Kommunikation im und mit dem Gesundheitssystem auf der Ebene der Gesamtgesellschaft. Das betrifft zum Beispiel die Einflussnahme auf die Gesundheitspolitik durch Interessengruppen, Verbände und Lobbying, durch persönliche Hintergrundgespräche und Verhandlungen, die Presse- und Öffentlichkeitsarbeit der gesundheitspolitischen Akteure, Kommunikation zur Umsetzung von Gesetzen und Vorschriften, Fachpublizistik, Gesundheitskampagnen und Gesundheitsportale (Fischer, 2011).

Die Kombination des direkten Zugangs zur Zielgruppe und des indirekten Weges über Medien ist auf allen Ebenen üblich (Fromm, Baumann & Lampert, 2011).

Als Akteure auf der Mikro-Ebene werden einzelne *Personen* analysiert, auf der Meso-Ebene *Organisationen* und *Institutionen* und auf der Makro-Ebene die *gesellschaftlichen Akteure.* Alle Akteure im Gesundheitssystem agieren in der Regel sowohl als Sender als auch als Empfänger, sie können sowohl als Absender als auch als Zielgruppe der Kommunikation gesehen werden. Kommunikation ist ein gegenseitiger und häufig ein Netzwerkprozess.

Dabei durchdringt die Kommunikation die Ebeneneinteilung, die darum nur cum grano salis gilt. Personen kommunizieren nicht nur mit anderen Personen, sondern auch mit Organisationen, der Öffentlichkeit und der Politik. Organisationen kommunizieren nicht nur mit anderen Organisationen, sondern auch mit einzelnen Personen und Personengruppen und versuchen, ihre Stimme gesellschaftlich und politisch wirksam werden zu lassen. Und immer haben auch die Öffentlichkeit, die Wissenschaft und die Politik sowohl einzelne Personen als auch Organisationen im Blick.

Im Folgenden sollen die Akteure und ihre Zielgruppen betrachtet werden. Für eine zielgruppengerechte Kommunikation ist es dabei oft erfolgsentscheidend, auch Teilzielgruppen mit ihren jeweils unterschiedlichen Bedürfnissen, Erwartungen und Gewohnheiten zu berücksichtigen.

Einflusssphären des Gesundheitssystems und Akteure

Für die Gesundheit wirken die Sphären Gesellschaft und Politik, Medizin, Gesundheitsversorgung und Gesundheitswissenschaften (Hurrelmann & Razum, 2012), Volks- und Betriebswirtschaft mit ihren unterschiedlichen gesundheitlich-medizinischen, wissenschaftlichen, sozialen, politischen und ökonomischen Leitbildern, Zielsetzungen, Ansprüchen und jeweils unterschiedlichen Kommunikationsweisen und -kulturen zusammen (Roski, 2009b, S. 8, siehe **Abbildung 23-1**). Patienten und Versicherte, Sozialwesen, Medizin, Wirtschaft und Politik müssen darum mit zahlreichen Konflikten und Kompromissen umgehen. Zu deren Aushandlung und Lösung ist in der Regel umfangreiche Kommunikation innerhalb der Akteursgruppen und zwischen ihnen nötig. Diese Mischung aus unterschiedlichen Zielen (Zielmix) wird oft nicht transparent kommuniziert, aber immer im Hintergrund mitgedacht. Dadurch ist ein großer Teil der Kommunikation im Gesundheitswesen durch gegenseitiges Misstrauen geprägt. Dies wird jedoch kaum offen thematisiert.

Die Beteiligten im Gesundheitssystem sind die *Akteure.* Der Begriff Akteur betont den handelnden Charakter, zu dem auch die Kommunikation

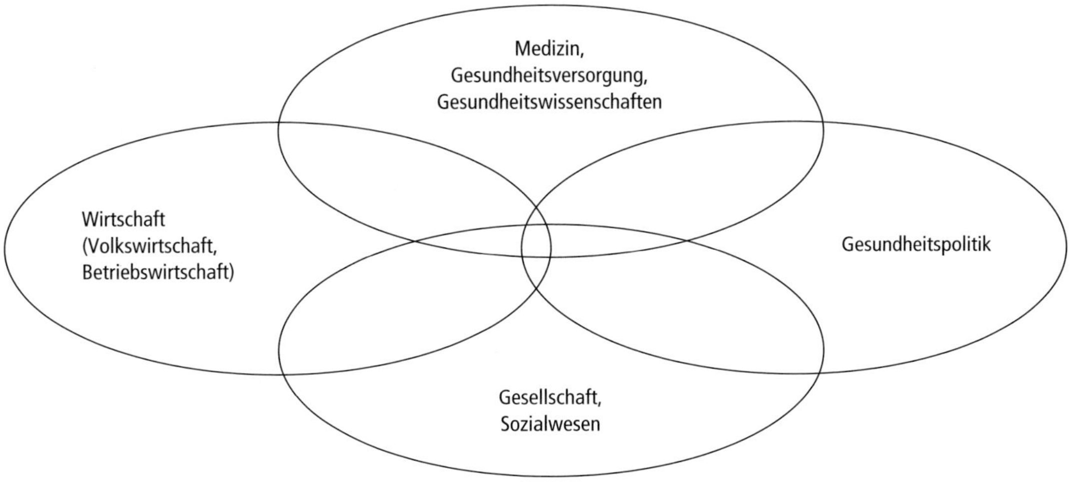

Abbildung 23-1: Sphären des Gesundheitssystems

gehört. Akteure können Einzelpersonen sein, die großen Akteure sind jedoch Organisationen, Körperschaften, Institutionen und Unternehmen. In den Organisationen wiederum agieren natürlich einzelne Personen, außerdem sind die Akteure in der Regel eingebunden in Interessenvertretungen, Verbände, Netzwerke und Gruppen, die dann selbst kommunikativ aktiv sind.

Die Akteure lassen sich grob gliedern in Leistungsempfänger, Leistungserbringer, Kostenträger und staatliche Körperschaften. Dazu kommen zahlreiche Interessenvertreter, zum Beispiel Branchen- und Dachverbände, Patientenverbände und Selbsthilfeorganisationen, Berufsverbände sowie die beteiligten Wissenschaften mit ihren Fachgesellschaften.

Eine besondere Stellung unter den Akteuren nehmen die Pharmaunternehmen ein, weil ihnen unterstellt wird, dass sie (fast) ausschließlich aus ökonomischen Motiven heraus tätig sind, während bei anderen Akteuren soziale Motive viel stärker seien. Deswegen schlägt Pharmaunternehmen, nicht nur aufgrund von Erfahrungen, sondern auch als Vorurteil, besonders großes Misstrauen entgegen. Tatsächlich sind aber alle Akteure mit einer Mischung von gesundheitlichen, sozialen und ökonomischen Zielen tätig. Diese Mischung von Zielen, Geschäftsinteressen, sozialen, medizinischen und politischen Motiven stellt ein zentrales Problem für die Glaubwürdigkeit der Kommunikation im Gesundheitswesen dar. So sind auch Leistungsanbieter, Krankenversicherungen oder Patientenselbsthilfeorganisationen mit Misstrauen bezüglich ihrer ökonomischen Motive konfrontiert. Die nicht offen thematisierte Gesundheitsökonomie ist insgesamt wohl die schwerwiegendste Ursache für ein Grundmisstrauen, das das Gesundheitssystem vergiftet. Allerdings haben Pharmaunternehmen wahrscheinlich den größten Anlass, strategische Kommunikationsmaßnahmen zum Aufbau von Vertrauen zu starten.

Die Zielgruppen der Kommunikation der Akteure sind ihre unterschiedlichen Stakeholder. Stakeholder sind die Gruppen, mit denen die Akteure Beziehungen haben, die Ansprüche an sie haben und mit denen sie deshalb kommunizieren. Die Akteure kommunizieren immer gleichzeitig mit einer Vielzahl sehr unterschiedlicher Stakeholder-Zielgruppen, in der Regel über mehrere Stufen und in vielen Medien. Insgesamt handelt es sich um sehr komplexe Kommunikationsvorgänge (siehe **Tabelle 23-1**).

Kommunikation von Akteuren

Im Folgenden soll exemplarisch die Kommunikation eines Akteurs aus dem Bereich der Leistungserbringer und eines Akteurs der Kostenträger betrachtet werden.

Die Kommunikation erfolgt zum einen während des alltäglichen Arbeitsprozesses, zum anderen durch besondere Kommunikationsmaßnahmen. Die Kommunikation während der alltäglichen Zusammenarbeit wird häufig nicht explizit zur Gesundheitskommunikation gezählt, ist aber für Vertrauensaufbau und Erfolg entscheidend. Hier muss bewiesen werden, was in der Kommunikationspolitik ausgesagt wird. Die Kommunikationsinstrumente reichen vom direkten Kontakt in persönlichen Begegnungen, über direkte Medien (Briefe, E-Mails, Telefongespräche und Ähnliches) zu Zielgruppenkommunikation durch Öffentlichkeitsarbeit, Messen, Tagungen und andere Events, über die Kommunikation in Onlinemedien (Internetseiten, Social Media, Apps) bis hin zur in der Regel nur beschränkt möglichen Werbung.

Kommunikation der Leistungserbringer

Als Leistungserbringer-Akteur kann man etwa an ein Krankenhaus, eine Klinik, ein Medizinisches Versorgungszentrum (MVZ), ein Pflegedienstleister oder eine Arzt-/Therapeuten-Praxis denken. Die Stakeholder beziehungsweise Zielgruppen eines Leistungserbringers lassen sich grob gruppieren in:

- Patientinnen und Patienten/Angehörige
- Mitarbeiterinnen und Mitarbeiter
- Einweiser, Partner, Fach- oder Netzwerkkolleginnen und -kollegen

Tabelle 23-1: Stakeholder eines Akteurs (Roski, 2009b, S. 11–13)

Stakeholder/Anspruchsgruppen		
intern		Eigentümer
		(Top-)Management
		Mitarbeiter (gegliedert z. B. in unterschiedliche Fachgebiete, Hierarchiestufen)
extern		Kontrollorgane
		Versicherte und Patienten (aktuell und potentiell)
		Lieferanten
		Absatzpartner
	Netzwerke	
		Netzwerkpartner
		Infrastrukturpartner (z. B. IT)
		Managementgesellschaft
	Branche	
		Wettbewerber
	Politik, Wissenschaft und Gesellschaft	
		Politik
		Behörden
		Gemeinden/Kreise/Bezirke
		Interessengruppen (z. B. Ärzteverbände, Patientengruppen, Verbände der Pharmabranche)
		Arbeitgeber der aktuellen und potenziellen Versicherten und Patienten
		Wissenschaft (z. B. Medizin, Versorgungsforschung, Volks- und Betriebswirtschaftslehre, Soziologie)
		Kirchen, Religionsgemeinschaften, Philosophie/Ethik
		Medien (Fachmedien, Special Interest Medien, Publikumsmedien)
		Fachöffentlichkeiten
		Öffentlichkeit/Gesellschaft

- Kostenträger und deren Beauftragte
- Meinungsführer/Multiplikatoren
- Politik und gegebenenfalls
- Förderer.

Mit diesen unterschiedlichen Zielgruppen und ihren Teilgruppen muss der Akteur gleichzeitig kommunizieren. Durch Streuwirkungen haben die meisten Kommunikationsmaßnahmen für eine Zielgruppe dabei auch einen Teileinfluss auf andere.

Die *Patienten und ihre Angehörigen* sind die Hauptzielgruppe, für die der Akteur arbeitet und die der Arbeit ihren Sinn gibt. Hier dominiert die persönliche Kommunikation. Sie findet wesentlich während der Leistungserbringung statt und ist Teil des Beratungs-, Diagnose-, und Behandlungsprozesses (sprechende Medizin).

Die direkt-persönliche Kommunikation kann durch indirekte medienvermittelte Formen ergänzt und erweitert werden. Auch ist die Kommunikationsaufgabe des Arztes zum Teil an andere Mitarbeiter des Betreuungsteams delegierbar, sodass der Arzt entlastet wird und für andere medizinische Aufgaben mehr Zeit gewinnt. Insgesamt wirkt die Kommunikation des gesamten Teams, nicht nur die des Arztes.

Bei ergänzender Kommunikation ist an schriftliches Informationsmaterial zu Indikationen, an Hilfen bei der Organisation der Krankheit (auch für die Angehörigen) sowie Kontakte zu Patientenvertretungen und Selbsthilfegruppen zu denken. Auch Beratungen per Telefon oder E-Mail, Informationsangebote auf Webseiten und Kommunikation über soziale Medien oder Apps werden erprobt. Hier können viele Verbesserungen ansetzen. Insbesondere Apps bieten durch die Erfassung, Analyse und den Austausch individueller Daten vielversprechende Ansatzpunkte für individuelle Betreuung.

Dies gilt insbesondere bei der Versorgung chronischer Krankheiten zur Stärkung der Compliance beziehungsweise Adherence und geht bis zum Coaching. Die typischen Versorgungsprobleme sollten insgesamt durch verbesserte integrierte Versorgung angegangen werden. Wesentlicher Bestandteil dieser übergreifenden Versorgung ist eine abgestimmte Kommunikation zwischen den beteiligten Leistungserbringern und mit der Patientin oder dem Patienten sowie gegebenenfalls deren Angehörigen. Die Leistungserbringer agieren immer in einem Netzwerk (Amelung, Sydow & Windeler, 2009; von Kardorff, 2011). Die Integrierte Versorgung rückt dieses Netzwerk in den Fokus. Das Netzwerk übernimmt für Compliance, Adherence und Coaching wesentliche Kommunikationsaufgaben. Die verantwortlichen Stellen und Personen können bei einem der beteiligten Leistungserbringer, einer Managementgesellschaft oder einem speziell dafür zuständigen Netzwerkpartner liegen.

Hier liegen große Aufgaben einer Weiterentwicklung der Gesundheitsversorgung in Richtung ganzheitlicherer Patientenbetreuung. Allerdings geht es in den für Gesundheitsmanagement vorgeschlagenen Konzepten und Plänen oft hauptsächlich um IT- und andere Infrastrukturlösungen. Der Inhalt und die beste Art der Kommunikation im Gesundheitsmanagement müssen mehr Aufmerksamkeit bekommen, evaluiert und auf das Versorgungsergebnis (Outcome) hin erforscht werden.

Zusätzlich zu den Kommunikationsaktivitäten, die zur Leistungserstellung gehören, sind Aktivitäten für die *Zielgruppe der Patienten, Angehörigen und Besucher* üblich, die zur Öffentlichkeitsarbeit gerechnet werden. Dazu gehören etwa Patientenbroschüren, die die Praxis, das Krankenhaus und ihre Organisation vorstellen. Sie sollen als Wegweiser zu den medizinischen und Serviceleistungen dienen und nützliche Informationen bieten. Dies kann durch Krankenhaus- oder Praxiszeitschriften für aktuelle und variable Informationen ergänzt werden (Schreyögg, 2000). Selbstverständlich können diese Informationen auch in anderen Medien, etwa als Newsletter, Video, interner Fernseh- oder Radiokanal, als Webseite, in den sozialen Medien oder als App angeboten werden. Onlinemedien bieten den Vorteil, dass direktes Feedback integriert werden kann.

Patientenwerbung ist für Leistungserbringer stark eingeschränkt, kann aber in ihren rechtlichen Grenzen genutzt werden. Auch die Ausstattung der Krankenhaus-/Praxisräume sendet eine kommunikative Botschaft (Organisations- und Unternehmenskultur).

Die interne Kommunikation richtet sich an die *Zielgruppe Mitarbeiterinnen und Mitarbeiter.* Hier spielt die Corporate Identity ebenfalls eine große Rolle, denn die Motivation der Mitarbeiter hängt in der Regel entscheidend von der Unternehmenskultur, der Außenwirkung und dem Image einer Praxis oder eines Krankenhauses ab. Für die Mitarbeiter kann es interne Medien, eine Mitarbeiterzeitschrift, interne Webseiten (Intranet) und Versammlungen für die direkte Kommunikation geben, in denen über aktuelle Interna, Probleme oder Innovationen informiert wird. Die Mitarbeiter sind so besser informiert, sie nehmen stärker an den aktuellen Planungen und Realisationsschritten von Projekten und der Gesamtentwicklung teil. Dadurch werden Identifikation und Zufriedenheit mit dem Unternehmen oder der Organisation gefördert. Zufriedenheit, Motivation und Engagement des haupt- und ehrenamtlich tätigen Personals sind sehr wichtig, weil die Mitarbeiter die Qualität der Leistungserbringung und der Outcomes entscheidend beeinflussen.

Viele dieser Maßnahmen zielen auch auf potenzielle Mitarbeiter, indem die Attraktivität des Akteurs als Arbeitgeber gestärkt wird (Arbeitgeber-Marketing).

Den Hauptteil der Kommunikation bildet auch für die Zielgruppe Mitarbeiter die direkte Kommunikation im Arbeitsprozess mit Vorgesetzten, Kolleginnen und Kollegen sowie Patientinnen und Patienten. Hier zeigt sich die Kultur des Akteurs im alltäglichen Verhalten, erweist sich – im positiven Fall – als glaubwürdig, sodass im Laufe der Zeit Vertrauen und Motivation aufgebaut werden. Bei all diesen Maßnahmen ist es meist sinnvoll, verschiedene Mitarbeitergruppen zu differenzieren, etwa nach fachlicher Gruppe, nach Hierarchiestufen, nach Arbeitsgebiet oder Ähnlichem.

Die Kommunikation mit der Zielgruppe der *Einweiser, Überweiser und Netzwerkpartner* kann den Erfolg des Akteurs entscheidend beeinflussen (Toepler, 2012). Hier handelt es sich um die Aufgabe, die relevanten Fachkollegen vom Angebot und der Qualität der eigenen Leistungserbringung und der Qualität der Zusammenarbeit zu überzeugen. Entscheidend wichtig ist ein gemeinsames Grund- und Selbstverständnis des übergeordneten Sinns des gemeinschaftlichen Zusammenwirkens für den Patientennutzen, der über wirtschaftliche Interessen hinausgeht.

Für die Kommunikation mit dieser Zielgruppe ist zunächst einmal ein Überblick über die bestehenden eingewiesenen Krankheitsfälle und die gegenwärtigen Einweiser nötig. Zusätzlich kann eine Datenbank potenzieller Einweiser angelegt werden. Für diese verschiedenen Fachkollegen können dann jeweils passende Kommunikationsangebote gemacht und Einladungen zu Veranstaltungen verschickt werden. So können zum Beispiel Ärzteforen als regelmäßige Veranstaltungen oder Newsletter organisiert werden, in denen Ärztinnen und Ärzte sowie Chefärztinnen und Chefärzte in Vorträgen oder Artikeln Behandlungsmethoden präsentieren und über das Angebot des Akteurs informieren. Dies ist oft ein wirksames Mittel zur Bekanntmachung und Positionierung der betreffenden Praxis, des Krankenhauses oder Netzes, die die fachliche Expertise unterstreicht und langfristig Renommee begründet. Nicht zu vergessen ist dabei die Funktion des Forums als Anlass für persönliche Begegnungen und Netzwerkbildung. Die Aussagen dieser Kommunikationsmaßnahmen müssen sich dann in der normalen Zusammenarbeit beweisen.

Den größten Teil der Zielgruppe *Kostenträger* bilden die Krankenkassen. Zusätzlich ist auch an andere Versicherungsarten zu denken und bei Investitionen an Banken oder die öffentliche Hand. Auch hier ist die Kommunikation während des normalen Zusammenarbeitsprozesses entscheidend, zum Beispiel bei Abrechnungen. In der Regel ist dafür eine enge fachlich-organisatorische Verzahnung mit der IT-Struktur und den organisatorischen Abläufen gegeben. Verbesserungen in diesem funktionellen Bereich sind häufig wichtige Kommunikationsmaßnahmen für eine transparentere, partizipativere, vertrauensvollere Zusammenarbeit. Dadurch entsteht eine permanente Kontaktpflege der am Prozess Beteiligten. Sie sollte, soweit möglich, unterstützt und verbessert werden. Auch Treffen auf höherer Hierarchieebene können helfen. Gegebenenfalls kann man Anlässe für zusätzliche Begegnungen schaffen wie Projektmeetings oder gemeinsame Tagungen.

Besondere Ereignisse sind Verhandlungen über Verträge, Konditionen und neue Projekte. Hier lernen sich die beteiligten Personen direkt-persönlich kennen und können Beziehungen und Vertrauen aufbauen. Die Verhandlungsführung ist dabei sehr wichtig für die künftige Zusammenarbeit. Verhandlungsführung, ebenso wie Konfliktmanagement und Mediation, sind in der Literatur zur Gesundheitskommunikation jedoch selten angesprochene Kommunikationsformen, obwohl sie wichtige Erfolgsfaktoren für das Gelingen der Kooperation sind. Der professionelle, partnerschaftliche Umgang mit unterschiedlichen Interessen und Konflikten sollte in der interprofessionellen Kommunikation unter Kooperationspartnern im Gesundheitssystem, die oft einfach auf Harmonie setzt und Antagonismen ausblendet, obwohl es erbitterten Streit zwischen Gegnern gibt, intensiver behandelt und verbessert werden.

Die Zielgruppe der *Meinungsführer und Multiplikatoren* umfasst die Schlüsselpersonen, die über mehrere Kommunikationsstufen und in unterschiedlichem Maß die Informationen und Einstellungen der Öffentlichkeit beeinflussen. Dabei ist die Öffentlichkeit in verschiedenen Teilgruppen mit unterschiedlichen Interessen und Kompetenzen zu sehen: wissenschaftliche und Fachöffentlichkeit, Entscheider und allgemeine Öffentlichkeit. Medienvertreter nehmen hierbei als Mittler eine besonders wichtige Rolle ein. Hier ist regelmäßiger Kontakt, Kenntnisse darüber, welche Themen in der jeweiligen Teilöffentlichkeit wichtig, aktuell und interessant sind sowie die mediengerechte Aufbereitung der jeweils interessierenden Informationen wichtig. Häufig werden diese Aufgaben vom Akteur nur zum Teil selbst übernommen, übergreifendere Themen werden an Interessenvertretungen und Verbände delegiert.

Die Zielgruppe *Politik, Kommune und Staat* ist für Förderungen, Regelungen und Kontrollen zuständig. Die Kommunikation mit dieser Zielgruppe dient der Interessenvertretung und dem Risikomanagement der Kostenträger und der Beratung für die Politik. Hierzu gehört auch das Lobbying als direkte Beeinflussung von politischen Entscheidungsprozessen. Die Kommunikation spielt sich an der Schnittstelle von öffentlicher Gesundheit, Wirtschaft, Politik, Recht und Medien ab und gehört in den Bereich *Public Affairs* (Althaus, 2007).

Kurzfristige (Last-minute-) Aktionen haben sehr begrenzten Erfolg, es geht um langfristige Strategien, regelmäßige Kommunikation und Zusammenarbeit. Dazu gehört der Überblick zu Vorschlägen und Entwürfen für Gesetze, Richtlinien und Verordnungen in Entscheidungsgremien und Behörden (Recherche, Analyse und Prognose), um ein Monitoring zur Entwicklung der entsprechenden Themen in Unternehmen und Verbänden, um Interessenvertretung bei Entscheidern auf lokaler, regionaler, Bundes- und EU-Ebene, bei Ministerien und Regulierungsbehörden, um die Mitwirkung in gesundheitspolitischen Communitys (Konferenzen, Fachveranstaltungen, Verbänden, Parteien), Aufbau und Koordination von Allianzen mit Partnern mit ähnlichen Problemen und Interessen (Althaus, 2007, S. 798). Diese Kommunikationsaufgaben werden in der Regel durch die oberste Hierarchieebene der Kostenträger geleistet oder in enger Absprache. Dabei muss die Kommunikation nach außen durch eine interne Kommunikation zu diesen Themen ergänzt werden. Die Bedeutung der internen Kommunikation in diesem Zusammenhang wird häufig unterschätzt.

Public Affairs nutzen neben direkten Kontakten zu Meinungsführern, Experten und Entscheidern vor allem die Medien, um gesundheitspolitische Themen in Fach-Communitys und der allgemeinen Öffentlichkeit zu platzieren und zu beeinflussen. Pressearbeit und der Kontakt mit Fachautoren und Journalisten sind dabei der entscheidende Erfolgsfaktor.

Ein Großteil der übergeordneten Kommunikationsaufgaben wird von *Verbänden und Interessenvertretungen* übernommen. Innerhalb der Verbände und Vertretungen geht es für den einzelnen Kostenträger darum, die eigenen Standpunkte in der Gesamtstimme gebührend zur Geltung zu bringen.

Eventuell kann zusätzlich eine Zielgruppe von *Förderern* existieren, die durch Sponsoring, Spenden und andere Förderungen unterstützend wirken. In der Kommunikation mit ihnen ist es wichtig herauszustellen, warum der Leistungserbringer für den Förderer passend und attraktiv ist. Persönliche Beziehungen sind dabei oft entscheidend. Sie können durch durchdachtes Beziehungsmanagement unterstützt werden. Auf der anderen Seite ist der Öffentlichkeit gegenüber häufig Transparenz über die Förderer und mögliche Interessenkonflikte herzustellen.

Entsprechende Überlegungen können für die Kommunikation der Interessenvertretungen und Vereinigungen der Leistungserbringer angestellt werden.

Kommunikation von Kostenträgern

Kostenträger sind die gesetzlichen und privaten Krankenversicherungen, darüber hinaus auch die anderen Versicherungen (Unfall-, Pflege-, Rentenversicherung usw.). Die Kommunikation mit den Zielgruppen findet auch hier zu einem großen Teil während der Routinetätigkeit statt. Ihre Qualität hat entscheidenden Einfluss auf das Ergebnis für Patientinnen und Patienten sowie Versicherte. Zusätzlich gibt es Maßnahmen der Kommunikationspolitik, deren Aussagen von den Zielgruppen in der alltäglichen Versorgung beziehungsweise in der Zusammenarbeit geprüft werden. Hier müssen die Aussagen der Kommunikationspolitik bewiesen werden und sich als glaubwürdig erweisen. Nur dann ist nachhaltiger Erfolg möglich.

Versicherte und Patienten sind die Primärzielgruppe der Kostenträger. Bestmögliche Versorgung und das Wirtschaftlichkeitsgebot sind die in der Arbeit der Versicherung miteinander konkurrierenden Zielsetzungen. Ziel der Kommunikation ist es, Vertrauen aufzubauen, Zufriedenheit zu fördern und sowohl den gesunden Versicherten Sicherheit zu geben als auch den erkrankten Patienten zu helfen. Krankenkassen können eine Wegweiserfunktion im Gesundheitssystem wahrnehmen. Mit Organisationshilfen und Beratungsangeboten kann die Krankenkasse wesentlichen zusätzlichen Nutzen stiften und ihren Versicherten eine große Hilfe sein. Hierzu zählen auch Angebote Integrierter Versorgung oder zum Gesundheitsmanagement. Wegen des Wirtschaftlichkeitsgebotes ist die Glaubwürdigkeit dabei oft ein Problem.

Zusätzlich versucht die Krankenkasse, ihren Versicherten durch Zeitschriften, Bücher und Internet Aufklärungs- und Informationsmaterial zu bieten, um Einstellungen und Verhaltensweisen zu beeinflussen, um Krankheitsrisiken zu vermeiden und Gesundheitsressourcen zu fördern. Social Media und Apps bieten hier Möglichkeiten zu individualisierter Kommunikation mit Versicherten und Patienten, die Nutzen stiftet und die Beziehung zur Kasse stärken kann.

Krankenkassen sehen Kommunikation zunehmend als Chance der Positionierung im Wettbewerb (Felder, 2009; Scherenberg, 2011). Für *potenzielle Versicherte* betreibt die Krankenversicherung Businessmarketing mit allen zugehörigen Kommunikationsmaßnahmen. Dabei ist es das Ziel, möglichst attraktive und passende Versicherte zu gewinnen.

Die Zusammenarbeit mit den *Leistungserbringern* erfolgt in eingespielten organisatorischen Strukturen. Der Großteil der Kommunikation erfolgt im normalen Arbeitsprozess. Höhepunkte dabei sind persönliche Verhandlungen und Vertragsabschlüsse. Hier gibt es viele Aufgaben für Verbesserungen in der täglichen Arbeit, aber auch für die Arbeitsstrukturen und -prozesse selbst. Eine verbesserte, auf Partnerschaftlichkeit gerichtete Strategie kann Vertrauen schaffen und Effizienzreserven heben. Hier spiegeln sich die Kommunikationsbedürfnisse und -aufgaben der Kostenträger mit denen der Leistungserbringer.

Interne Kommunikation mit den *Mitarbeitern* ist auch bei den Kostenträgern wesentlich für Identifikation, Motivation und Zufriedenheit. Da die Mitarbeiterinnen und Mitarbeiter das Gesicht der Versicherung gegenüber den Versicherten sind, liegt hier ein wesentlicher Erfolgsfaktor. Besonders glaubwürdig ist die Mitarbeiterkommunikation, wenn sie sich aus einer attraktiven Unternehmenskultur heraus ergibt. Auch hier spielt sich die wesentliche Kommunikation in der alltäglichen Zusammenarbeit zwischen Mitarbeitern, Kollegen und Vorgesetzten ab. Darüber hinaus sind die Maßnahmen der internen Kommunikation zu nennen, wie Mitarbeiterzeitschriften, Intranet, Events und Ähnliches.

Weitere wichtige Stakeholder der Kostenträger sind *Selbstverwaltung*, *Aufsichtsgremien* sowie *Verbände*, die als Vertreter der Versicherten, als Kontrolle oder als verstärkende Stimme nach außen agieren. Die Kommunikation dient hier dem Ziel der nachhaltigen und langfristigen Interessenvertretung. Die Form sind persönliche Kontakte und Direktmedien.

Die Kommunikation der Kostenträger mit diesen *Meinungsführern und Multiplikatoren* entsprechend ihrer Bedeutung und ihren Anforderungen ist ähnlich wie bei den Leistungserbringern. Es bieten sich Möglichkeiten zur Positionierung und Differenzierung zu Fachthemen und auch in der breiten Öffentlichkeit.

Die Kommunikation mit *Politik* und *Staat* dient dem Einfluss auf die Gesundheitspolitik und auf die Rahmenbedingungen des eigenen Handelns als Kostenträger. Eine wichtige Institution ist hier beispielsweise der Gemeinsame Bundesausschuss, das höchste Gremium der gemeinsamen Selbstverwaltung. Public Affairs spielen im Gesundheitssystem eine große Rolle und stellen natürlich eine wesentliche Kommunikationsaufgabe insbesondere für Verbände, Dachverbände und Bundesvereinigungen dar, die für entsprechende Interessenvertretungen auch intensive Lobbyarbeit seitens der Kostenträger erfordert. Neben dem Einfluss auf Öffentlichkeit und Politik ist die Kommunikation mit den eigenen Mitgliedern eine wesentliche Verbandsaufgabe.

Die Analyse der Kommunikation der verschiedenen Akteure mit ihren Zielgruppen lässt sich für jeden einzelnen Akteur systematisch und tiefer in die Einzelheiten gehend durchführen. Und auch für die Kommunikation der Interessenvertretungen, Verbände und Vereinigungen der Kostenträger lässt sich eine entsprechende Analyse durchführen.

Kommunikation im Social Marketing

Kommunikationsmaßnahmen im Social Marketing, die manchmal als das Kerngebiet der Gesundheitskommunikation angesehen werden, sind Kampagnen zu Gesundheitsförderung und Krankheitsprävention. Diese können sowohl von den bereits genannten Akteuren als auch von Stiftungen, Behörden und Interessenvertretungen durchgeführt werden. Zunehmend beteiligen sich hier auch Unternehmen, zum Beispiel im Zuge des Gesundheitsmanagements von Arbeitgebern oder als Sponsoring-Unterstützung von Kampagnen, Aktionen und Organisationen.

Es handelt sich um Maßnahmen, die zusätzlich zu den oben geschilderten Kommunikationsbeziehungen mit den Stakeholdern beziehungsweise Zielgruppen gestartet werden.

Kampagnen sind systematisch geplante Kombinationen von Maßnahmen und Einzelprojekten zur Erreichung gesundheitsbezogener Ziele in der Gesamtbevölkerung oder für definierte Zielgruppen. Hierfür gibt es ein erprobtes Instrumentarium zu Zielen, Rahmenbedingungen, Strategien und Inhalten, eingesetzten Instrumenten und Medien, zur Umsetzung und zur Evaluation (Bonfadelli & Friemel, 2010; Schnabel & Bödeker, 2012; Rossmann, & Ziegler, 2013).

Segmentierung der Zielgruppen

Eines der grundlegenden Marketinginstrumente ist die Aufteilung einer Gesamt-Zielgruppe in Teilzielgruppen, um Teilgruppen dann zielgruppengerechter und damit effizienter und effektiver ansprechen zu können. Dazu gehört eine Analyse, in der die Segmente identifiziert (*Segmentierung*), bewertet und ausgewählt (*Targeting*) werden. Danach können die Marketinginstrumente spezifisch und zielgruppengerecht eingesetzt werden (*Positionierung*).

Der eine Extremfall von Segmentierung ist ein einziges Segment (*Massenkommunikation*), der andere Extremfall wären Segmente, die nur aus einer Person bestehen (*Individualkommunikation*). Dazwischen liegen die üblichen Methoden, einige genügend große Segmente zu identifizieren, auszuwählen und mit den für sie speziell passenden Maßnahmen anzusprechen (*Zielgruppenkommunikation*) (Roski, 2009b, S. 22–27).

Die in der Gesundheitskommunikation üblichste Segmentierung sind Patientengruppen mit derselben Indikation. Die Indikationen werden manchmal noch in Altersstufen oder nach Geschlecht unterschiedlich angesprochen (*physiologisch-medizinische Kriterien*). Diese Art der Segmentierung ergibt sich aus der für das Gesundheitswesen typischen medizinischen Herangehensweise.

Aus der Zuständigkeit des jeweiligen Akteurs kommt oft ein regionaler Bezug hinzu (*geografische Kriterien*). Kaum genutzt werden *soziologische Kriterien* wie soziale Schicht (Beruf, Ausbildung), Milieu oder Sozialisation (Kultur, Religion). Noch schwerer zu erfassen sind *psychografische Kriterien* wie Motive, Einstellungen, Involvement beim Thema Gesundheit, Risikowahrnehmung, Risikoeinstellung, Lebensziel oder die Rolle in der sozialen Gruppe, zum Beispiel der Familie. Kriterien des *beobachtbaren Verhaltens* wie die Inanspruchnahmehäufigkeit, Mediennutzung oder Health

Literacy (Ishikawa & Kiuchi, 2010) werden ebenfalls wenig angewendet.

Das liegt vor allem daran, dass die Akteure kaum Daten zu diesen Merkmalen haben. Allerdings lassen sich durch vertiefte Analysen der zum Beispiel bei Krankenkassen oder Leistungsanbietern vorhandenen Daten sicher eine Reihe von Fortschritten erzielen. Insbesondere könnte man durch die Kombination mehrerer Segmentierungskriterien (*hybride Segmentierung*) Gruppen herausarbeiten mit typischen psychischen Eigenschaften und Kennzeichen wie Bildung und Schicht, Werten, Einstellungen und Mediengewohnheiten, sodass sich so etwas wie *Gesundheitstypen* oder *Gesundheitsmilieus* ergeben. Hier liegen große Chancen für die als Big Data zusammengefassten Analysemethoden.

Als Ersatz für die häufig unbekannten weiteren Kriterien und Persönlichkeitsmerkmale werden häufig *Settingansätze* gewählt. Das heißt, man nutzt soziale Kontexte wie Kitas, Schulen oder den Arbeitsplatz, um Zielgruppen mit ähnlichen Bedürfnissen, Wünschen und Gewohnheiten anzusprechen. Hier lassen sich Stakeholder und auch Meinungsführer oft wirkungsvoll einbinden.

Bei Gesundheitskommunikation geht es häufig um *Verhaltensänderungen*. Dabei ist es ausschlaggebend, die Zielgruppe entsprechend der jeweiligen Phase im Entscheidungs-, Präventions- oder Therapieprozess anzusprechen. Hier sind Segmentierungen hilfreich, die sich dynamisch an den Phasen des Prozesses orientieren, um nachhaltige Erfolge zu erzielen. Gesundheitsmanagement-Strategien sind häufig nach diesem Konzept aufgebaut. Durch Apps beispielsweise, mit denen die Verbindung gehalten werden kann und mit denen der Nutzer selbst seinen Prozess verfolgen kann, ergeben sich nützliche Ansatzpunkte für Feedback und Kommunikationskontakte.

Bei den stark auf Vertrauen basierenden Beziehungen im Gesundheitswesen bietet sich auch die Strategie der *Beziehungskommunikation* (relationship communication) an. Der Akteur begleitet seine Zielgruppe über einen längeren Zeitraum hinweg, lernt sie besser kennen und nutzt im Zeitablauf verschiedene Segmentierungen (*dynamische Segmentierung*), um sie entsprechend ihrer jeweiligen Gegebenheiten (Gesundheitszustand, Interesse an Gesundheit, Handlungsmöglichkeiten) jeweils unterschiedlich, aber dadurch jeweils zielgruppengerecht anzusprechen.

Segmentierungsüberlegungen werden am häufigsten in Gesundheitskampagnen eingesetzt. Sie lassen sich aber auf alle Kommunikationsformen und -kanäle übertragen und für alle Stakeholder und Zielgruppen einsetzen. Dies geschieht im persönlichen Kontakt sehr oft intuitiv, so dass hier ein Teil *Individualkommunikation* mit all ihren Vorteilen betrieben werden kann. Insgesamt ergeben sich durch Zielgruppensegmentierung viele Möglichkeiten für Verbesserungen und Fortschritte in der Effizienz und Effektivität. Dies dient nicht nur den Akteuren, sondern nutzt vor allem den Zielgruppen, indem sie die für sie gerade passenden Informationen in der für sie zu diesem Zeitpunkt richtigen Form der Kommunikation bekommen.

Segmentierung im Gesundheitswesen kann allerdings auch zu ethischen Problemen führen, weil eine Konzentration auf Teilzielgruppen vielleicht eine Vernachlässigung anderer Gruppen impliziert. Auch bei vulnerablen Zielgruppen (Kinder, Jugendliche, Personen mit schlechter Bildung oder in Notlagen) ist darauf zu achten, die Kommunikation so anzupassen, dass die Schwächen dieser Gruppen nicht vernachlässigt oder gar ausgenutzt werden. Oft ist ebenfalls eine Abwägung zwischen den Interessen der Gesellschaft und den persönlichen Interessen der Zielgruppenmitglieder zu treffen.

Fazit

Das Gesundheitssystem beruht auf Kommunikation. Kommunikation ist entscheidender Teil der Gesundheitsleistungen und wesentlich für deren Outcomes. Darüber hinaus ist Kommunikation für die Zusammenarbeit im System und für seine Wirkung nach außen unerlässlich.

Typisch für das Gesundheitssystem ist eine Mischung aus gesundheitlich-medizinischen, wissenschaftlichen, sozialen, politischen und ökonomischen Zielen (Zielmix). Dadurch sind alle Akteure ständig mit gemischten Ansprüchen konfrontiert. Auch zur Aushandlung von sich widersprechenden Ansprüchen und zur Findung von angemessen Kompromissen ist Kommunikation entscheidend. Hier wird im Gesundheitssystem vieles nicht offen angesprochen. Das stört vertrauensvolle Kommunikation und schafft in vielen Beziehungen eine Atmosphäre des Misstrauens.

Jeder Akteur kommuniziert laufend mit seinen Stakeholdern. Zielgruppen sind nicht nur die Patientinnen und Patienten sowie die Versicherten. Sondern alle Beteiligten des Gesundheitssystems stehen in einem Netzwerk vielfältiger Kommunikationsbeziehungen miteinander (Sydow, 2001). Dabei agieren alle Beteiligten sowohl als Sender als auch als Empfänger von Kommunikation.

Die wichtigen Gruppen im Gesundheitssystem werden als Akteure (Gesundheitsakteure) bezeichnet. Sie stehen in Kommunikationsbeziehungen mit vielen, sehr unterschiedlichen Stakeholdern mit ganz verschiedenen Ansprüchen. Ein Großteil der Kommunikation mit den Stakeholdern findet während der täglichen Zusammenarbeit und in Routinetätigkeiten statt. Diese Kommunikation wird häufig nicht genügend gewürdigt, ist aber für den Aufbau von Vertrauen und Nachhaltigkeit entscheidend. Dies gilt insbesondere in den Netzwerken der Integrierten Versorgung. Hier geht es häufig auch darum, die tägliche Arbeit und das Geschäft mit einem versorgerischen, medizinisch-therapeutischen und ethischen gemeinsamen Grundverständnis zu unterlegen. Auf dieser gemeinsamen organisationskulturellen Basis läuft die Zusammenarbeit dann meist deutlich vertrauensvoller und konfliktfreier ab.

Hinzu kommen Kommunikationsmaßnahmen der Kommunikationspolitik im Rahmen eines Marketingmix. Dabei handelt es sich um eine Mischung aus Business und Social Marketing. Durch die richtige Kommunikationspolitik kann sich der Akteur erfolgreich von Wettbewerbern differenzieren (Wettbewerbsvorteil Kommunikation). Außerdem kann er durch bessere Kommunikation für seine Patientinnen und Patienten sowie Versicherten eine bessere Versorgung erreichen.

Ein wichtiges Werkzeug zur Verbesserung von Effizienz und Effektivität ist die Zielgruppensegmentierung. Die Gesamtzielgruppe sollte in Teilzielgruppen unterschieden werden, die verschiedene Erwartungen, Wünsche und Gewohnheiten haben, um die Teilzielgruppen dann genauer, zielgruppengerechter und damit wirksamer ansprechen zu können. Diese Segmentierung ist in der Gesundheitskommunikation noch nicht weit fortgeschritten. Es dominieren medizinische Segementierungskriterien, andere werden wenig einbezogen. Durch die Berücksichtigung und Kombination weiterer psychografischer, soziologischer und Verhaltensmerkmale sind hier große Fortschritte möglich.

So können das Gesundheitssystem und die Gesundheitsversorgung durch eine transparentere, am Patientennutzen orientierte Kommunikation der verschiedenen Anspruchssphären und eine zielgruppengerechtere Ansprache der verschiedenen Stakeholderzielgruppen deutlich verbessert werden (Porter & Guth, 2012).

Literatur

Althaus, M. (2007). Public Affairs und Lobbying. In M. Piwinger & A. Zerfaß (Hrsg.), *Handbuch Unternehmenskommunikation* (S. 797– 816). Wiesbaden: Gabler.

Amelung, V. E., Sydow, J. & Windeler A. (2009). Vernetzung im Gesundheitswesen im Spannungsfeld von Wettbewerb und Kooperation. In V. E. Amelung, J. Sydow & A. Windeler (Hrsg.), *Vernetzung im Gesundheitswesen. Wettbewerb und Kooperation* (S. 9–18). Stuttgart: Kohlhammer.

Bonfadelli, H. & Friemel, T. N. (2010). *Kommunikationskampagnen im Gesundheitsbereich. Grundlagen und Anwendungen* (2. Aufl.). Konstanz: UVK.

Felder, W. (2009). Zielgruppen-Marketing der AOK-Berlin – Die Gesundheitskasse. In R. Roski (Hrsg.), *Zielgruppengerechte Gesundheitskommunikation. Akteure – Audience Segmentation – Anwendungsfelder* (S. 133–151). Wiesbaden: VS Verlag für Sozialwissenschaften.

Fischer, C. (2011). Advocacy und Lobby im Gesundheitswesen. In P. Hensen & C. Kölzer (Hrsg.), *Die gesunde Gesellschaft* (S. 149–159). Wiesbaden: VS Verlag für Sozialwissenschaften.

Fromm, B., Baumann, E. & Lampert, C. (2011). *Gesundheitskommunikation und Medien. Ein Lehrbuch.* Stuttgart: Kohlhammer.

Hurrelmann, K. & Lepin, A. (Hrsg.). (2001). *Moderne Gesundheitskommunikation. Vom Aufklärungsgespräch zur E-Health.* Bern: Huber.

Hurrelmann, K. & Razum, O. (Hrsg.). (2012). *Handbuch Gesundheitswissenschaften* (5. Aufl.). Weinheim, Basel: Beltz Juventa.

Ishikawa, H. & Kiuchi, T. (2010). Health literacy and health communication. *BioPsychoSocial Medicine,* 4, 18.

Porter, M. E. & Guth, C. (2012). *Chancen für das deutsche Gesundheitssystem. Von Partikularinteressen zu mehr Patientennutzen.* Wiesbaden: Gabler.

Roski, R. (Hrsg.). (2009a). *Zielgruppengerechte Gesundheitskommunikation. Akteure – Audience Segmentation – Anwendungsfelder.* Wiesbaden: VS Verlag für Sozialwissenschaften.

Roski, R. (2009b). Akteure, Ziele und Stakeholder im Gesundheitswesen – Business Marketing, Social Marketing und Zielgruppensegmentierung. In R. Roski (Hrsg.), *Zielgruppengerechte Gesundheitskommunikation. Akteure – Audience Segmentation – Anwendungsfelder* (S. 3–31). Wiesbaden: VS Verlag für Sozialwissenschaften.

Rossmann, C. & Ziegler, L. (2013). Gesundheitskommunikation: Medienwirkungen im Gesundheitsbereich In W. Schweiger & A. Fahr (Hrsg.), *Handbuch Medienwirkungsforschung* (S. 385–400). Wiesbaden: VS Verlag für Sozialwissenschaften.

Scherenberg, V. (2011). *Nachhaltigkeit in der Gesundheitsvorsorge – Wie Krankenkassen Marketing und Prävention erfolgreich verbinden.* Wiesbaden: Gabler.

Schnabel, P.-E. (2009). Kommunikation im Gesundheitswesen – Problemfelder und Chancen. In R. Roski (Hrsg.), *Zielgruppengerechte Gesundheitskommunikation. Akteure – Audience Segmentation – Anwendungsfelder* (S. 33–55). Wiesbaden: VS Verlag für Sozialwissenschaften.

Schnabel, P.-E. & Bödeker, M. (2012). *Gesundheitskommunikation. Mehr als das Reden über Krankheit.* Weinheim, Basel: Beltz Juventa.

Schreyögg, J. (2000). *Möglichkeiten der Öffentlichkeitsarbeit für Krankenhäuser. Organisationsberatung – Supervision – Clinical Management,* 2, 185–192.

Signitzer, B. (2001). Ansätze und Forschungsfelder der Health Communication. In K. Hurrelmann & A. Lepin (Hrsg.), *Moderne Gesundheitskommunikation* (S. 22–35). Bern, Göttingen, Toronto, Seattle: Huber. Nachgedruckt in: F. Rest, A. Spatzier & S. Wehmeier (Hrsg.). (2013). Organisationskommunikation: Benno Signitzer – Von erlebbarem Wissen und Verwissenschaftlichung (S. 317–337). Wiesbaden: Springer VS.

Sydow, J. (Hrsg.). (2001). *Management von Netzwerkorganisationen.* Wiesbaden: Gabler.

Toepler, E. (2012). Erfolgsfaktoren für die Zusammenarbeit in einem Netzwerk. *Trauma und Berufskrankheit,* 14, 140–143.

von Kardorff, E. (2011). Soziale Netzwerke in der Rehabilitation und im Gesundheitswesen. In C. Stegbauer & R. Häßling (Hrsg.), *Handbuch Netzwerkforschung* (S. 715–724). Wiesbaden: VS Verlag für Sozialwissenschaften.

24. Gesundheitskampagnen

Heinz Bonfadelli

Der Beitrag gibt aus einer kommunikationswissenschaftlichen Perspektive eine Übersicht zum Thema mediale Gesundheitskampagnen, wobei diese als Spezialfall öffentlicher Kommunikationskampagnen verstanden und sowohl gegenüber weiteren Formen der Kommunikation wie Werbung, Public Relations oder Massenmedien als auch gegenüber anderen Strategien gesellschaftlicher Problemlösung wie Technik, Geld oder Gesetze abgegrenzt werden. Vor dem Hintergrund eines systematischen Bezugsrahmens für Kommunikationskampagnen werden sodann wichtige Ansätze und theoretische Perspektiven skizziert, aber auch der empirische Forschungsstand der Kampagnenforschung bilanziert und Fragen der Evaluation von Gesundheitskampagnen angesprochen.

Einleitung

Die Initiierung, Planung, Realisation und Evaluation öffentlicher Kommunikationskampagnen zu gesellschaftlichen *Gesundheitsproblemen* wie Prävention von AIDS, Bekämpfung von Alkohol-, Tabak-, Drogenabhängigkeit, aber auch zu Themen aus anderen Bereichen wie Erhöhung von *Verkehrs- und Arbeitsplatzsicherheit*, Sensibilisierung gegenüber *Umweltproblemen* oder Problematisierung der *Benachteiligung und Diskriminierung sozialer Gruppen* (Frauen, Arme, Migranten) hat speziell in den westlichen Gesellschaften eine lange Tradition. Erinnert sei hier nur an das frühe Engagement des kirchlich-gemeinnützigen Vereins Blaues Kreuz im Kampf gegen Alkohol in Europa wie in den USA (Rice & Atkin 2013a).

Allerdings sind Gesundheitskampagnen von staatlichen Instanzen wie der Bundeszentrale für gesundheitliche Aufklärung in Deutschland (BZgA), dem Bundesamt für Gesundheit (BAG) in der Schweiz oder dem Bundesministerium für Gesundheit in Österreich, welche sich mit professionellen öffentlichen Kommunikationskampagnen an verschiedenste Zielgruppen der Öffentlichkeit wenden, erst als Reaktion auf *gesellschaftliche Folgeprobleme* der modernen mobilen Konsum- und Risikogesellschaft durch den *Wohlfahrtsstaat* als soziale Aufgabe stärker institutionalisiert und auf Dauer eingerichtet worden. Aber auch *parastaatliche und Non-Profit-Organisationen* (NPOs) wie Gesundheitsligen, Kirchen, Umweltgruppen oder Entwicklungshilfeorganisationen benutzen regelmäßig Medienkampagnen zur Problematisierung und Sensibilisierung der Öffentlichkeit für ihre Anliegen (Bonfadelli & Friemel 2011, S. 35 ff.).

In der Folge hat sich auch die *Kommunikationswissenschaft* sowohl auf theoretischer Ebene als auch in Form empirischer Evaluationsforschung mit dem Phänomen Kommunikationskampagnen systematischer zu befassen begonnen. Seit den 1980er-Jahren sind dazu in den USA theoriebasierte und praxisorientierte *Lehrbücher* (z. B. Salmon, 1989; Maibach & Parrott, 1995; Corcoran, 2011; Cho, 2012; Rice & Atkin, 2013a) entstanden und *Übersichtsartikel* erschienen (Rogers & Storey, 1987; Brown & Einsiedel, 1990; Rice & Atkin, 2002; Salmon & Atkin, 2003; Edgar, Freimuth & Hammond, 2003; Murray-Johnson & Witte, 2003; Dutta-Bergmann, 2005; Noar, 2006; Finnegan & Viswanath, 2008; Rice & Atkin, 2009; Atkin & Salmon, 2010; Rice & Atkin, 2013b); und mit Verspätung reagierte im deutschsprachigen Raum auch die *Kommunikationswissenschaft* (Windahl, Signitzer & Olson, 2009; Bonfadelli & Friemel, 2010; Rossmann & Ziegler, 2013; Schneider Stingelin 2014) respektive *Public-Health-Forschung* (Jazbinsek, 2001; Rossmann, 2010) sowie *Gesundheitspsychologie* (Fromm, Baumann & Lampert, 2011, S. 128 ff.).

Definition, Abgrenzung und Differenzierung

Was versteht man unter öffentlichen Kommunikations- beziehungsweise Medienkampagnen im Allgemeinen oder Präventions- und Gesundheitskampagnen im Speziellen, und wie lassen sich diese von anderen Strategien der gesellschaftlichen Problemlösung nach außen und nach innen gegenüber anderen Formen der Gesundheitskommunikation abgrenzen?

Definition

Die einzelnen Komponenten des Begriffs *öffentliche Kommunikationskampagne* bringen bereits wesentliche Aspekte des Gegenstands zum Ausdruck (Bonfadelli & Friemel, 2010, S. 15 ff.): Zum einen impliziert *Kommunikations*kampagne im Unterschied zu *Informations*kampagne, dass es sich nicht nur um die Vermittlung von (Gesundheits-) Information, sondern im Kontext von Internet und Social Media vor allem auch um *wechselseitige Kommunikationsprozesse* handelt. Zum anderen beinhaltet der Begriff *Kampagne* eine gewisse Intensität, Systematik und Zielgerichtetheit der Kommunikation. So definiert Röttger (2007, S. 383) PR-Kampagnen knapp als «zielgerichtete, dramaturgisch angelegte, thematisch begrenzte, zeitlich befristete kommunikative Strategien zur Erzeugung öffentlicher Aufmerksamkeit». Die Betonung von «öffentlich» wiederum meint, dass es sich um Kommunikation (1) von öffentlichen Akteuren wie staatlichen Organisationen als Auftraggeber, (2) im öffentlichen Auftrag, das heißt mit gemeinnützigem Anliegen, und (3) im öffentlichen Raum beziehungsweise gegenüber der Öffentlichkeit handelt.

In den gängigen *Definitionen* (Rogers & Storey, 1987, S. 818; Bonfadelli & Friemel, 2010, S. 16; Rice & Atkin, 2002, S. 427; Rice & Atkin, 2013a, S. 3) werden öffentliche Kommunikationskampagnen meist verstanden als (1) Konzeption, Durchführung und Evaluation von (2) systematischen und zielgerichteten sowie (3) zeitlich befristeten (4) Kommunikationsaktivitäten (5) zur Verbreitung von Information und Förderung von Wissen, zur Erzeugung von Motivation und zur Beeinflussung von Einstellungen sowie Verhaltensweisen (6) bei festgelegten Zielgruppen, und zwar (7) im positiven, das heißt gesellschaftlich erwünschten Sinn. Gesundheitskampagnen sind enger definiert als Anwendung von öffentlichen Kommunikationskampagnen in Bezug auf Gesundheitsprobleme im Gesundheitsbereich.

Abgrenzungen

Weil sich Kommunikations- und Medienkampagnen wachsender Beliebtheit sowohl im Bereich der Wirtschaft als auch in der Politik erfreuen (Röttger, 2006) sind diese *nach innen*, das heißt gegenüber anderen Formen der Kommunikation, abzugrenzen:

- *Werbung:* Bei Werbekampagnen stehen einzelne Produkte oder Dienstleistungen im Zentrum, deren Absatz im Interesse des Unternehmens bei Zielgruppen gefördert werden soll. Ähnlichkeiten zu öffentlichen Kommunikationskampagnen bestehen insofern, als diese meist von Werbeagenturen produziert werden und neben anderen Kanälen auch im Werberaum der Medien platziert werden.
- *Public Relations:* PR-Kampagnen werden von Stakeholdern aus der Wirtschaft oder Politik geplant und in Auftrag gegeben, wobei diese interessegeleitet ein möglichst gutes Image der entsprechenden Organisation in der Öffentlichkeit erzeugen sollen. Während bei *Image-PR* die Reputation einer Firma im Zentrum steht, fokussiert *Issue-PR* politisch umstrittene Themen (Issues), welche die Interessen von Organisationen und Verbänden tangieren und darum im eigenen Interesse in der Öffentlichkeit gegenüber der Wählerschaft und anderen Stakeholdern beeinflusst werden sollen. NPOs fokussieren in ihren Kampagnen im Sinne von PR oft nur nebenbei auf Sachthemen, sondern auf die Organisation selbst mit dem Ziel der Spendengenerierung.
- *Sozialmarketing:* Aus der Perspektive der Ökonomie wurde von Wiebe (1951, S. 679) schon

zu Beginn der 1950er-Jahre rhetorisch gefragt: «Why can't you sell brotherhood and rational thinking like you sell soap?» Neuere Ansätze verstehen vor diesem Hintergrund öffentliche Kommunikations- oder Sozialkampagnen als *soziales Marketing* (Kotler, Roberto & Lee, 2002; Storey, Saffitz & Rimón, 2008; Pott, 2009), mit dem die Bedürfnisse der Zielgruppen als Anspruchsgruppen ins Zentrum gerückt werden. Als Einflussfaktoren von Einstellungen und Verhaltensweisen werden Produkt, Preis, Platz als Distribution und Promotion als Werbung analysiert, und auf dieser Grundlage wird das Marketingkonzept strategisch geplant und realisiert.

- *Medien- und interpersonale Kommunikation:* Schließlich stellt sich die Frage der Abgrenzung von Kampagnen gegenüber medienvermittelter Kommunikation, in der Gesundheitsthemen an Relevanz gewonnen haben. Medien berichten im redaktionellen Teil auch über Gesundheitskampagnen und unterstützen diese meist. Sie sind aber wegen ihrer redaktionellen Unabhängigkeit von öffentlichen Kommunikationskampagnen abzugrenzen. Während Kampagnen interessengeleitet sind und dabei persuasive Ziele verfolgen, erfüllt journalistische Berichterstattung neben der Informations- auch eine Kritik- und Kontrollfunktion, im Zuge derer Kampagnen im Einzelfall durchaus öffentlich kritisieret oder gar ablehnt werden. Umgekehrt versuchen moderne Gesundheitskampagnen durch das *Inszenieren von Medienevents* Aufmerksamkeit bei Journalisten zu erzielen, um ihre Sichtbarkeit zu steigern. *Interpersonale Kommunikation* in Form von Gesprächen wiederum wird in vielen Gesundheitskampagnen eingeplant und gezielt eingesetzt, um deren Wirksamkeit zu erhöhen; aktuelle Gesundheitskampagnen zum Beispiel mit provokativen Inhalten können so Folgekommunikation bei Laien anstoßen.

In einer *zeitlichen Perspektive* lassen sich im Rückblick idealtypisch verschiedene Formen der gesellschaftlichen Problemlösung auch im Gesundheitsbereich beobachten, welche auf je spezifischen *Ressourcen* basieren, und Gesundheitskampagnen *nach außen* abgrenzen:

- *Technik:* In einer Frühphase der 1960er-Jahre wurden Folgeprobleme der wirtschaftlichen Entwicklung, des Konsums und der Mobilität meist mit technischen Strategien zur Prävention oder Folgebekämpfung angegangen, so etwa im Gesundheitsbereich durch Impfung zur Grippe-Prävention oder rehabilitativ durch Anwendung von Medikamenten.
- *Gesetze:* In den 1970er-Jahren gelangten juristische Strategien in Form von Geboten und Verboten (z.B. Rauchverbote in öffentlichen Räumen oder Impfzwang) zur Anwendung.
- *Geld:* In den 1980er-Jahren wurden vermehrt finanzielle Lenkungsstrategien diskutiert und eingesetzt: zum Beispiel Reduktion von Krankenkassenprämien für Nichtraucher als positiver Anreiz oder Tabaksteuer als negative Sanktion für Raucher.
- *Information und Kommunikation:* Gesundheitskampagnen, welche mit Information die Bevölkerung für Gesundheitsanliegen zu sensibilisieren und mittels Kommunikation zur Gesundheitsprävention und zu gesundem Verhalten zu motivieren versuchen, wurden schon seit den 1960er-Jahren realisiert, werden aber erst seit der öffentlichen Diskussion über AIDS in den 1980er-Jahren systematisch und nachhaltig von öffentlichen Organisationen wie der BZgA in Deutschland oder dem BAG in der Schweiz eingesetzt.

Bilanzierend muss festgehalten werden, dass Gesundheitskampagnen, basierend auf den Ressourcen von Information und Kommunikation, vielfach in Kombination mit den anderen oben genannten Strategien der gesellschaftlichen Problemlösung konzipiert und realisiert werden, dies nicht zuletzt darum, weil sich Information meist nicht quasi automatisch in Verhalten umsetzt. Soziales Handeln basiert zwar auf rationaler Einsicht (Kunz, 2004), ist aber zusätzlich beeinflusst durch Motivation und soziale Normen einerseits, aber auch durch soziale Barrieren oder ökonomische Kosten beziehungsweise Nutzen andererseits.

Differenzierungen, Modalitäten und Funktionen

Nachfolgend werden weitere Differenzierungen vorgestellt und diskutiert, die bei der konkreten Initiierung, Planung und Durchführung von Kampagnen ganz allgemein und speziell im Gesundheitsbereich von Belang sind:

- *Selbstverständnis:* Auftraggeber und Planer von Gesundheitskampagnen gehen oft unhinterfragt von einem kommunikatorzentrierten Verständnis von Kommunikation als *Top-down-Prozess* aus. In dieser Perspektive werden Kampagnen aufgrund von Problemanalysen des jeweiligen Auftraggebers geplant, und zwar meist ohne die entsprechenden Zielgruppen oder weitere Stakeholder einzubeziehen. Dieses Verständnis von Kampagnen als instrumentell einsetzbarer Sozialtechnologie hat mitunter zur Folge, dass Zielgruppen sich als stigmatisierte Opfer diskriminiert fühlen, oder dass involvierte Stakeholder (z.B. Wirte und deren Verbände bei Alkoholkampagnen) sich in ihren (ökonomischen) Interessen bedroht fühlen. Im Gegensatz dazu verfolgen beispielsweise Kampagnen von Non-Profit-Organisationen stärker eine *Bottom-up-Strategie*, indem die Situation und Interessen der anzusprechenden Zielgruppen frühzeitig und stärker bei der Kampagnenplanung einbezogen werden. So können allfällig bestehende Konflikte zwischen den involvierten Stakeholdern vermieden werden (Bonfadelli & Friemel, 2010, S. 35ff.).
- *Kommunikationsverständnis:* Der klassischen Medienwirkungsforschung (Bonfadelli & Friemel, 2011, S. 26ff.) unterlag lange Zeit ein eher mechanistisches *Stimulus-Response-Verständnis* von unidirektionalen Medienwirkungen. Auf Gesundheitskampagnen übertragen heißt dies zu fragen, welche *Input-Faktoren,* wie zum Beispiel Furchtappelle, den *Output einer Kampagne* bei der Zielgruppe als Wirkung bestimmen (McGuire, 2001). Neuere *transaktionale* Perspektiven versuchen demgegenüber ebenso die Perspektive der Anspruchs- und Zielgruppen zu berücksichtigen, indem die Frage gestellt wird, ob beispielsweise Konsonanz bezüglich der Definition des Problems, der relevanten Ursachen und der in der Kampagne propagierten erfolgversprechenden Lösungen besteht und warum allenfalls nicht.
- *Normativität:* Den Anstoß zu öffentlichen Kommunikationskampagnen von Behörden geben nicht zuletzt Problemanalysen, welche mehr oder weniger objektiv die Schwere und Kosten eines bestehenden Gesundheitsproblems belegen. Bei der Konzeption einer Gesundheitskampagne als Problemlösung sind bezüglich der definierten Ziele und der segmentierten Zielgruppen *normative Überlegungen* handlungsleitend, welche *potenzielle Wertkonflikte* implizieren (Salmon, 1989) und zu öffentlichen Auseinandersetzungen führen können. So kritisieren etwa kirchliche Kreise AIDS-Kampagnen, weil diese den Gebrauch von Kondomen anstatt Keuschheit propagieren.
- *Funktionalität:* Grundsätzlich werden dem Instrument der öffentlichen Kommunikations- oder Gesundheitskampagne verschiedene Funktionen im Sinne von positiv bewerteten *Leistungen für die Gesellschaft* zugeschrieben, wobei (1) die *Lautsprecher- beziehungsweise Agenda-Setting-Funktion* an erster Stelle steht: Medienkampagnen erreichen mit ihren zentral produzierten Botschaften breite Publika vergleichsweise kostengünstig und ermöglichen so die Aufmerksamkeit und Sensibilisierung der Bevölkerung in Bezug auf gesundheitliche Themen. (2) Als *Katalysatoren* und *Beschleuniger* sollen Kampagnen ihre Zielgruppen zum Handeln anregen, bestehende Entwicklungen beschleunigen und deren Nachhaltigkeit verstärken. (3) Kampagnen sollen als *Gleichmacher* zudem bestehende gesundheitliche Benachteiligungen ausgleichen. (4) Schließlich haben Kampagnen eine *Legitimationsfunktion*, indem sie eine Orientierung über gesundheitliche Initiativen und Maßnahmen von Staat und Behörden geben.

Ein Systemmodell von Kampagnen

Die praktische Initiierung, Konzeption, Realisation und Evaluation von modernen öffentlichen Kommunikations- beziehungsweise Gesundheitskampagnen basiert meist auf ähnlichen, aber je anders akzentuierten *Strategiemodellen* (Simmons, 1990, S. 5 ff.), *Social Marketing-Theorien* (Kotler, Roberto & Lee, 2002) oder *Systemansätzen* (Bonfadelli & Friemel 2010: 24 ff.), welche auf folgenden Basiselementen beruhen: (1) Problemanalyse, (2) Segmentierung von Zielgruppen, (3) Definition von Zielen, (4) Wahl von Strategien, (5) Botschaften, (6) Kampagnenkanäle und (7) Kampagnenevaluation (siehe **Abbildung 24-1**).

Die praxisorientierte Kampagnenforschung hat zu den verschiedenen Elementen des Systemmodells von Kampagnen aufgrund empirischer Evaluationsforschung Hinweise für erfolgreiche Kampagnenpraxis synthetisiert und in Form von *Good-Practice-Empfehlungen*, aber auch Gefahren und Herausforderungen bilanziert (Dutta-Bergmann, 2005; Noar, 2006; Finnegan & Viswanath, 2008; Bonfadelli & Friemel, 2010, S. 139–177; Cho, 2012):

Analyse des Problems

Gesundheitskampagnen sind dann erfolgreich, wenn sie aufgrund einer vorgängig durchgeführten, objektiven und sozialwissenschaftlich basierten empirischen Analyse des zugrundeliegenden Problems bezüglich Ausmaß, beteiligten (Risiko-) Gruppen, Ursachen und Lösungsstrategie sowohl auf individueller als auch auf gesellschaftlicher Ebene konzipiert werden. Dabei kommen unterschiedliche Methoden und Designs zum Einsatz wie Sekundäranalysen vorhandener Studien, problemzentrierte Leitfadengespräche oder repräsentative Surveys. Nicht zuletzt wird abgeklärt, ob es sich tatsächlich um ein Problem handelt, das durch Kommunikati-

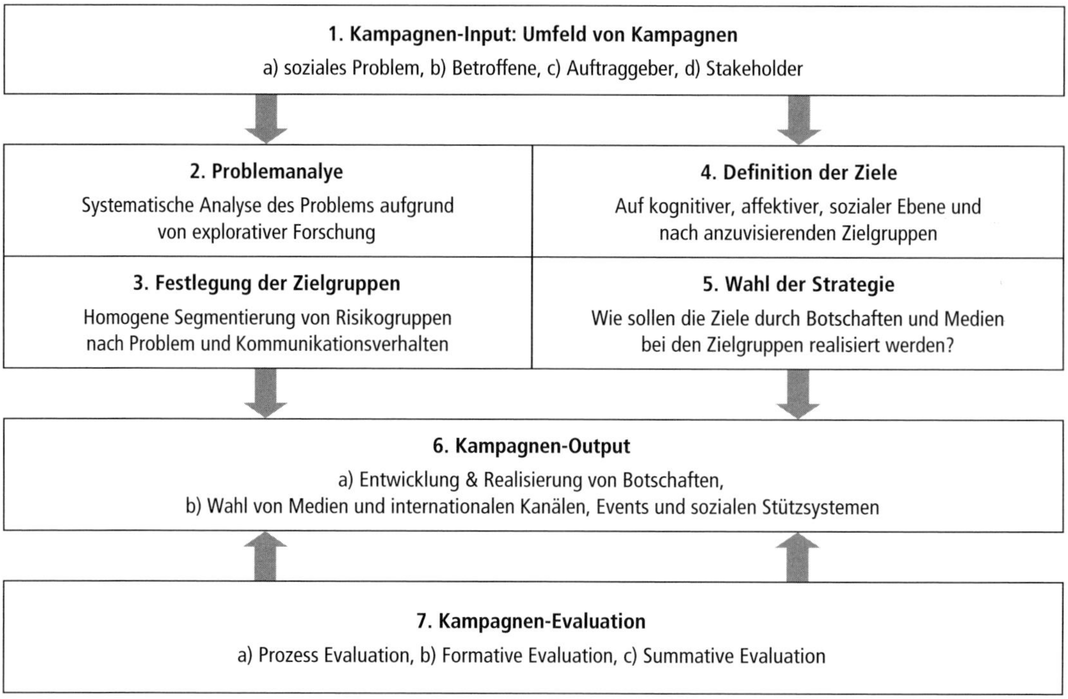

Abbildung 24-1: Systemmodell von Kommunikationskampagnen (Bonfadelli & Friemel, 2010, S. 25)

on erfolgversprechend angegangen werden kann. Eine Gefahr besteht etwa dann, wenn Symptome des Problems für reale Ursachen gehalten werden, oder wenn das Problem einseitig nur aus der Perspektive des Auftraggebers angegangen wird. Kampagnen scheitern auch, wenn während der Laufzeit der Kampagne in der Öffentlichkeit konfligierende Ansichten bezüglich der Dringlichkeit des Problems, der gewählten Lösungsansätze oder unvereinbarer Werthaltungen aufbrechen.

Festlegung der Zielgruppen

Moderne Kommunikationskampagnen wenden sich an möglichst explizit definierte und segmentierte Zielgruppen. Weil Medienkampagnen ihre Ziele mittels vorgängig festgelegter Botschaften realisieren müssen, meist ohne Feedback durch die adressierten Personen, ist eine Ausrichtung und möglichst optimale Konzeption der Botschaften (Tailoring) auf *homogene (Teil-)Zielgruppen* (Targeting) unumgänglich (Grunig, 1989; Slater, 1996; Noar, 2006; Hawkins et al. 2008; Corcoran, 2011, S. 59 ff.). Zudem ist das Kommunikationsverhalten der Zielgruppen für die optimale Medienwahl entscheidend (Baumann, 2006), beispielsweise bei jungen Menschen (Bonfadelli, 2011a).

Segmentierung allein aufgrund *soziodemografischer Kriterien* wie Alter, Geschlecht, Bildung oder Lebensstil hat sich als unzureichend herausgestellt. Vielmehr sollten die Zielgruppen aus einer *situationalen beziehungsweise problemzentrierten Perspektive* angesprochen werden (Dervin & Frenette, 2001; Dervin & Foreman-Wernet, 2013). Für die Strategie der Kampagne und die Konzeption der Botschaften ist zentral, wie die anvisierte Zielgruppe durch das Problem betroffen ist und dieses je spezifisch wahrnimmt, beispielsweise als nicht oder nur indirekt betroffen, als schon sensibilisiert oder schon veränderungswillig.

Unterschieden werden muss schließlich ganz allgemein zwischen den anzusprechenden beziehungsweise zu erreichenden Zielgruppen und den durch die Kampagnenbotschaften tatsächlich erreichten Zielgruppen als Aufgabe der Evaluation der Kampagne.

Definition der Ziele

Bezogen auf die segmentierten Zielgruppen müssen einer Kampagne immer möglichst explizit und konkret formulierte Ziele unterliegen. Eine klare Definition der Zielsetzung ist zudem für die Wahl einer optimalen Strategie entscheidend. Ziele können auf drei verschiedenen Ebenen verortet werden:

- *Kognitive Ebene*: Steigern der Problemwahrnehmung und Sensibilisieren der Zielgruppe für ein gesundheitliches Anliegen oder eine neue Sichtweise des Problems vermitteln.
- *Affektive Ebene*: Akzeptanz für das in der Kampagne empfohlene Verhalten schaffen und zur Ausführung des Verhaltens motivieren.
- *Verhaltensebene*: Bestehende Verhaltensweisen verstärken (z. B. Nichtrauchen), diese kanalisieren, das heißt in eine bestimmte Richtung lenken, oder abschwächen (z. B. mit Rauchen aufzuhören versuchen); neue Verhaltensweisen stimulieren (z. B. Sport treiben).

Rogers und Storey (1987, S. 823) kategorisieren Kampagnenziele idealtypisch nach drei Dimensionen: (1) *Ebene der Ziele:* Informieren versus Mobilisieren; (2) *Ort der Veränderung:* Individuum versus Gesellschaft; (3) *Ort des Nutzens:* Auftraggeber versus Zielgruppe. Praxisorientiert (Randolph & Viswanath, 2004) wird in der Forschung darauf hingewiesen, dass Ziele möglichst konkret und realistisch formuliert werden sollten, und zwar so, dass diese durch die Zielgruppe in erreichbaren Teilschritten umgesetzt werden können.

Wahl der Strategie

Kampagnenplanerinnen und -planer benutzen meist eine bestimmte Strategie, um die definierten Ziele bei der gewählten Zielgruppe zu realisieren. Diese basiert neben der *Problemanalyse* auf einem idealtypischen *Menschenbild*, das sich wiederum in den gewählten Kampagnenbotschaften äußert.

Kognitive Strategien gehen davon aus, dass Menschen vernünftige Wesen sind und sich in ihrem Handeln von rationaler Einsicht leiten lassen. Für die Konzeption der Botschaften heißt dies, dass Information über das Kampagnenproblem (z. B. Rauchen schadet der Gesundheit) hinreichend ist für eine entsprechende Verhaltensänderung.

Affektive Strategien basieren auf der Prämisse, dass Menschen Gratifikationen zu maximieren versuchen und gleichzeitig Aversionen und Sanktionen zu vermeiden trachten. Gerade für junge Menschen spielen starke sensorische Eindrücke (Sensation Seeking) eine wichtige Rolle, auch wenn ein Verhalten durchaus als Risiko gesehen wird (Kim & Kim, 2012; Zuckerman, 1990). Nach dem Rational-Choice-Ansatz (Kunz, 2004, S. 123 ff.) sind Gesundheitskampagnen dann erfolgreich, wenn einerseits (symbolische) Belohnungen im Zentrum stehen, andererseits mit (moderaten) Furchtappellen gearbeitet wird.

Soziale Strategien gehen davon aus, dass Menschen soziale Wesen sind und sich in ihrem Handeln mit anderen vergleichen, indem sie sich sowohl an perzipierten Gruppennormen orientieren als auch auf Gruppendruck reagieren. Das haben verschiedenste Gesundheitskampagnen bei US-Studenten bezüglich des Rauschtrinkens (engl. binge drinking) gezeigt (z. B. Yanovitzky & Stryker, 2000; Smith et al., 2006). Gesundheitskampagnen arbeiten darum in ihren Kampagnenbotschaften mit positiven Vorbildern, aber auch Gruppendruck, indem etwa Ablehnung durch die Gruppe bei Nichtbefolgen der Botschaften thematisiert wird (Cialdini, 2006, S. 151 ff.).

Konzeption der Botschaften

Die Botschaften (engl. messages) von Gesundheitskampagnen werden durch verschiedenste Kanäle im öffentlichen Raum verbreitet, sind darum öffentlich besonders sichtbar und symbolisieren die Kampagne. Sie sollen den Kontakt zur Zielgruppe herstellen und von dieser wahrgenommen, aufmerksam rezipiert und verstanden werden.

Als Medienstimuli stehen sie im Zentrum der Wirkungsforschung. Es überrascht darum nicht, dass auch in der Kampagnenforschung zur Entwicklung und Realisierung von Kampagnenbotschaften besonders viele empirische (Evaluations-) Studien speziell auf der Basis von Experimenten durchgeführt worden sind (Devine & Hirt, 1989; Maibach & Parrott, 1995; Murrey-Johnson & Witte, 2003; Cho, 2012), welche die Effektivität unterschiedlicher Kampagnenbotschaften testen sollen.

Die Forschung konzentrierte sich lange Zeit auf die Effektivität von *emotionalen Furchtappellen* (Witte, 2001; Witte & Allen, 2000), während in jüngerer Zeit in der praxisorientierten Kampagnenliteratur – analog zur Werbung – empfohlen wird, vorab *positiv konnotierte Botschaften* beispielsweise in Form von *Humor* (Erbeldinger & Kochhan, 1998; Oppliger, 2003; Eisend, 2009) zu verwenden oder mit positiv besetzten *Fallbeispielen (exemplification)* konkrete Evidenz zu vermitteln (Zillmann, 2006).

Theoriebasiert wird das Konzept *Messageframing* verwendet, wobei zwischen *Gain-Frames* und *Loss-Frames* unterschieden wird. Erstere betonen den *Nutzen* beziehungsweise *Gewinn* des in der Kampagnenbotschaft propagierten erwünschten Verhaltens, während *Verlustframes* auf die *Kosten* fokussieren, die für die Zielgruppe bei Ablehnung und Nichtübernahme entstehen. Allerdings zeigen die empirischen Studien kein konsonantes Bild, welche Framingstrategie wirksamer ist (Salovey & Williams-Piehota, 2004; Rothman et al., 2006; Hastall & Sukalla, 2013).

Ebenfalls entscheidend für die Akzeptanz von Kampagnen sind die *Glaubwürdigkeit sowie Attraktivität der Quellen* durch den Einsatz von Experten oder Celebrities (Cho, 2012).

Wahl der Medien

Gesundheitskampagnen verwenden unterschiedlichste Massenmedien, aber auch interpersonale Kommunikation, zum Beispiel via Meinungsführer als *Distributionskanäle*, um ihre Zielgruppen möglichst umfassend zu erreichen (Corcoran, 2011, S. 77 ff.). Dabei wird zwischen den *Paid Media* unterschieden, wobei die Kampagnenbotschaften im Werbeteil der Medien analog zur

Werbung platziert werden, und den *Free Media*, indem Initianten und Auftraggeber von Gesundheitskampagnen versuchen, im redaktionellen Teil der Medien beachtet und mit wohlwollenden Berichten bedacht zu werden. In der amerikanischen Kampagnenliteratur wird auch *Media Advocacy* diskutiert. Darunter wird die Strategie verstanden, für öffentliche beziehungsweise gesundheitliche Anliegen Journalismus und Medien quasi als engagierte «Anwälte» zu gewinnen, und zwar vor allem in Bezug auf die Zielgruppe Politiker (Dorfman & Wallack, 2013; Holder & Treno, 1997).

Dominierten lange Zeit die klassischen Kampagnenmedien Broschüren, Plakate, Inserate in der Presse, Radio- und TV-Spots, so sind heute das *Internet* und *Social Media* zu wichtigen Verbreitungswegen der Kampagnenbotschaften avanciert. Allerdings ist deren Reichweite nach wie vor relativ beschränkt (Ritterband & Tate, 2009; Webb et al., 2010; Bonfadelli, 2011b; Kristiansen & Bonfadelli, 2013). Auch die sogenannte *Entertainment-Education* als gezieltes Platzieren von narrativen Gesundheitsbotschaften (z.B. Empfängnisverhütung) in populäre Radio- und TV-Serien wird seit einiger Zeit in der Kampagnenforschung analysiert und als erfolgversprechend empfohlen (Singhal & Rogers, 2001; Arendt, 2013).

Als *Best Practice* gilt der konsentierte Grundsatz, die Medienkanäle im Sinne eines *Mediamix* möglichst optimal zu kombinieren. In der sogenannten *Mediaplanung* werden zum einen rezipientenorientiert die *Reichweiten* der verschiedenen Medien bei der gewählten Zielgruppe berücksichtigt, und zum anderen spielen die je spezifischen *medialen Charakteristika der Werbeträger* wie Kosten, Nutzungsfunktion, Glaubwürdigkeit, Vertiefungsgrad, Nutzungssituation, Auswahl- und Darstellungsmöglichkeiten eine wichtige Rolle (Salmon & Atkin, 2003, S. 462). Als *Herausforderung* stellt sich bei der Medienwahl die Aufgabe, dass nicht nur die interessierten und schon sensibilisierten Personen der Zielgruppe erreicht werden und sich bestehende Wissensklüfte so weiter vergrößern, sondern durch die Gesundheitskampagne eingeebnet werden (Freimuth, 1990).

Evaluation von Kampagnen

Die Professionalisierung von Planung und Realisation der Gesundheitskampagnen hatte zur Folge, dass Evaluation heute zum integralen Bestandteil jeder Kampagne zählt (Bonfadelli & Friemel, 2010, S. 33). Nur eine evidenzbasierte und nach wissenschaftlichen Standards auf der Basis von Panels, Surveys und/oder Experimenten durchgeführte Evaluation erlaubt zum einen die Dokumentation des Erfolgs einer Kampagne durch die Auftraggeber im Sinne der Legitimation nach außen und zum anderen die Verbesserung allfälliger Schwachpunkte und Defizite. Damit eine Kampagne überhaupt evaluiert werden kann, braucht es allerdings explizit festgelegte und objektivierbare Ziele und Zielgruppen.

Unterschieden wird zwischen verschiedenen *Formen der Evaluation* (Valente, 2002; Valente & Kwan, 2013) wie *formative Evaluation* zur optimalen Gestaltung der Botschaften, *Prozess-Evaluation* zur Optimierung und Kontrolle des gesamten Kampagnenprozesses und *summative Evaluation* zur Abschätzung der Effektivität der Kampagne, wobei bei letzterer zwischen *Outcome-Evaluation* (Wer wird durch die Kampagne erreicht und wie wird diese bewertet?) und *Impact-Evaluation* (Welche Wirkungen hat die Kampagne auf Ebene von Wissen, Einstellungen, Verhalten?) unterschieden wird.

Mit der Wirkung von Medien im Allgemeinen (Rossmann & Ziegler, 2013) und von Kommunikationskampagnen im Speziellen (Bonfadelli & Friemel, 2010) beschäftigt sich seit langem die *Medienwirkungsforschung* (Bonfadelli & Friemel, 2011). Ausgangspunkt ist die Unterscheidung von verschiedenen *Wirkungsphänomenen*:

- Die Begriffe *Effekte* oder *Wirkungen* meinen umfassend alle intendierten, aber auch nicht beabsichtigten kurz- beziehungsweise längerfristigen Veränderungen im Denken, Fühlen und Verhalten, die auf eine Kommunikationskampagne direkt oder indirekt zurückgeführt werden können.
- Mit *Effektivität* werden im engeren Sinn jene Effekte einer Kampagne als deren Wirksamkeit verstanden, die intendiert als Ziele bei der Ziel-

gruppe der Kampagne erreicht werden sollen. Kampagnen können also durchaus auch nicht intendierte dysfunktionale Effekte zeitigen (Cho & Salmon, 2007).

- Schließlich wird bei der Evaluation mit dem Konzept *Effizienz* die Wirtschaftlichkeit einer Kampagne abgeschätzt, das heißt das Verhältnis von aufgewendeten Ressourcen und erzielten intendierten Wirkungen.

Wirkungen und Wirksamkeit von Kampagnen

Zur Wirksamkeit von Kampagnen wurde im Rückblick ein wechselnder Diskurs darüber geführt, ob Medien im Allgemeinen und Medienkampagnen im Speziellen überhaupt wirksam sind beziehungsweise wirksam sein können.

In einem frühen und einflussreichen Artikel mit dem Titel «Some Reasons Why Information Campaigs Fail» haben Hyman und Sheatley (1947) argumentiert, dass Kampagnen wegen des Vorhandenseins einer Gruppe von Ignoranten, zusammen mit kognitiven Mechanismen der selektiven Zuwendung, Wahrnehmung und Interpretation, tendenziell nicht effektiv sein könnten. Diese pessimistische Haltung dominierte bis in die frühen 1970er-Jahre in der Kommunikationswissenschaft. Im Jahr 1973 leitete dann Mendelson (1973) einen Paradigmenwechsel ein, indem er unter dem Titel «Some Reasons Why Information Campaigns Can Succeed» betonte, dass für das Scheitern vieler Kampagnen nicht das Verhalten der Zielgruppen verantwortlich sei, sondern meist Fehler der Verantwortlichen bei deren Planung und Durchführung.

Heute besteht in der Kommunikationswissenschaft ein Konsens in der Hinsicht, dass (Gesundheits-)Kampagnen durchaus wirksam sein und Erfolg haben können, sofern sie unter Berücksichtigung des vorhandenen wissenschaftlichen Wissens geplant, realisiert und evaluiert werden. *Metaanalysen* der Evaluationen von Kampagnen (Snyder & Hamilton, 2002; Derzon & Lipsey, 2002; Snyder & LaCroix, 2013) belegen beispielsweise, dass amerikanische Gesundheitskampagnen eine durchschnittliche Reichweite von knapp 40 % erzielten und eine Effektstärke von +9 %; Reichweiten und Effektivität allerdings variieren in Abhängigkeit von Faktoren wie Dauer, Thema und Ziel der Kampagnen (z. B. Neubildung von Verhalten vs. Verhaltensänderung) beträchtlich.

In der Literatur werden verschiedenste Gründe diskutiert, wieso Medienkampagnen keine starken Wirkungen haben, nicht zuletzt wegen der Herausforderung, mit meist beschränkten Mitteln und zu kurzer zeitlicher Dauer die Zielgruppe überhaupt zu erreichen und deren Aufmerksamkeit zu erzielen.

Theoretische Perspektiven für die Kampagnenpraxis

In den Disziplinen Sozialpsychologie, Public Health und Wirkungsforschung gibt es eine Vielzahl und Vielfalt an Modellen und theoretischen Perspektiven, welche Zuwendung zu, Verarbeitung von und Auswirkungen auf das Verhalten von Medienkampagnen aufgrund unterschiedlichster Prozesse und Einflussfaktoren zu erklären versuchen (siehe **Abbildung 24-2**).

Kampagnenbotschaften: Aufmerksamkeit, Rezeption und Lernen

Sowohl in der Kampagnenliteratur als auch Kampagnenpraxis wird die *sozialkognitive Lerntheorie* von Albert Bandura (1986, 1989), formuliert in den 1960er-Jahren, nach wie vor häufig zitiert, aber noch mehr angewendet. Prämisse ist, dass Menschen stellvertretend über Medien lernen (*vicarious learning*), indem sie über Prozesse der Aufmerksamkeit, Beobachtung und symbolischen Modellbildung neue Verhaltensmuster aufnehmen und im Verhalten umsetzen. Für die Modellbildung sind *Merkmale der Medienstimuli*, das heißt der Kampagnenbotschaften, wie Salienz, affektive Valenz, Komplexität, Prävalenz und funktionaler Wert entscheidend, und aufseiten des *Mediennutzers* spielen Aspekte wie Aktivierung, Identifikation, kognitive Fähigkeiten, aber auch

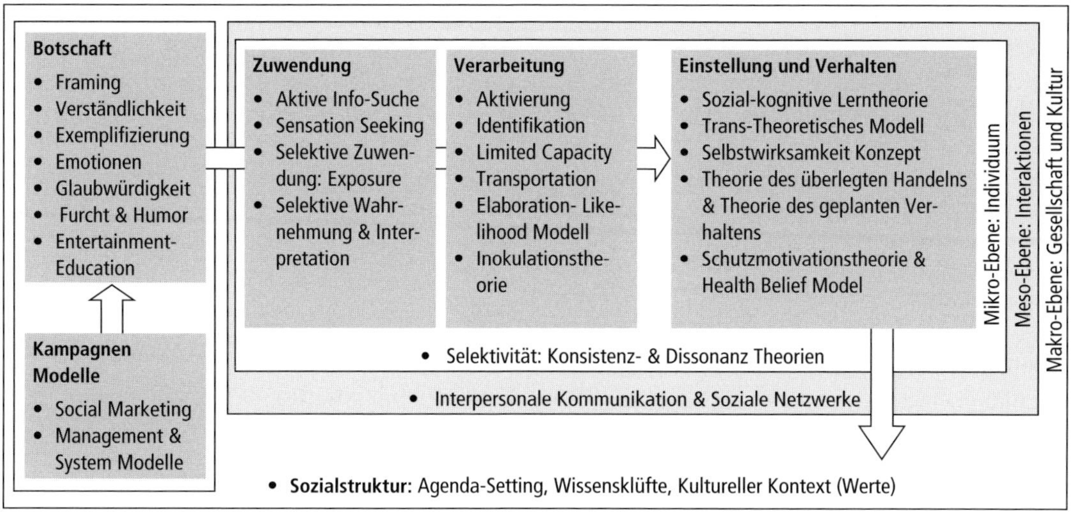

Abbildung 24-2: Theoretische Perspektiven der Kampagnenforschung (nach Bonfadelli & Friemel, 2010, S. 52)

limitierte Kapazität, Erregungsniveau und Wertepräferenzen eine wichtige Rolle. Für die Wirkung von Kampgenen relevant ist zudem die Trennung zwischen *Aneignung* als Lernprozess und konkreter *Ausführung*, welche von Motivationsprozessen wie externer, stellvertretender beziehungsweise Selbstbekräftigung abhängig ist.

In der Weiterentwicklung wurde das *Konzept der Selbstwirksamkeit* (engl. self-efficacy) in die Lerntheorie integriert. Damit ist gemeint, dass Menschen selbst davon überzeugt sein müssen, ein gelerntes neues Verhalten auch selbst ausführen zu können (Pajares et al., 2009). Fehlende Selbstwirksamkeitsüberzeugungen können unter Umständen den Kampagnenerfolg beeinträchtigen.

Zudem werden aus der *Medienwirkungsforschung* verschiedene theoretische Perspektiven angewendet, welche die Zuwendung zu und Rezeption von, aber auch die Wissensvermittlung durch Kampagnenbotschaften erklären.

Das Konzept der *Informationssuche* (Hastall, 2011; Johnson & Case, 2012) geht davon aus, dass Zielgruppen nicht nur quasi passiv durch Kampagnen angesprochen werden, sondern dass Menschen mehr oder weniger aktiv Informationen über für sie wichtige Gesundheitsfragen in den klassischen Medien und im Internet oder auch in sozialen Netzwerken suchen.

Das *Elaborations-Wahrscheinlichkeitsmodell* (Elaboration Likelihood Model) von Petty und Cacioppo (1986) unterscheidet idealtypisch zwischen zwei *Modalitäten der Informationsverarbeitung* von Kampagnenbotschaften und zwar in Abhängigkeit der persönlichen *Involviertheit*: Bei der *zentralen Route* ist ein Mediennutzer motiviert und fähig, sich mit den zentralen Argumenten der Kampagnenbotschaft auseinanderzusetzen, während bei der *peripheren Route* der Rezipient kognitiv nicht fähig und/oder nicht motiviert genug ist; die Rezeption der Botschaften bleibt darum flüchtig und oberflächlich, was typisch für Werbung ist. Trotzdem können (kurzfristige) Kampagneneffekte auch bei geringer Aufmerksamkeit erzeugt werden, beispielsweise durch Visualisierung, Emotionalisierung und Dramatisierung der Botschaften.

Die *Diffusions-Innovationstheorie* (Rogers, 1987; Dearing, 2004; 2009) und die *Wissenskluft-Perspektive* (Freimuth, 1990; Bonfadelli, 2008; Buchthal et al., 2011) befassen sich mit der gesellschaftlichen Verbreitung von Innovationen auch im Gesundheitsbereich und mit der Vermittlung von Wissen darüber durch Medien und Kommunikationskampagnen. Im Kontext von Entwicklungsländern werden die den Kampagnen unterliegenden *Normen und Werte* aus einer *kritischen Kulturperspektive* (Kreuter & McClure, 2004; Dutta & de Souza, 2008) thematisiert. Die Wissenskluft-Perspektive betont speziell aus einer *sozialen Sicht*, dass Medieninformation und Kampagnen die schon sensibilisierten und besser gebildeten Personen erreichen und von diesen schneller angeeignet werden, was bestehende Wissensklüfte tendenziell verstärkt. Daneben spielen für die Verbreitung von Gesundheitsinformationen und deren Akzeptanz auch *interpersonale Netzwerke* oder der Miteinbezug von *Stützsystemen* auf sozialer Ebene (z. B. Community Engagement) eine wichtige Rolle (Bonfadelli & Friemel, 2010, S. 73 ff.).

Kampagneneffekte: Einstellung und Verhalten

Zur Analyse der Umsetzung von Medienstimuli in Medien- und Kampagneneffekte wurde lange Zeit das lineare Input-Output-Prozessmodell (McGuire, 2001; 2013) benutzt und ist in Form der sogenannten AIDA-Formel (Attention → Interest → Desire → Action) in der Werbung auch heute noch populär. Erst in den 1970er-Jahren wurden in der Sozialpsychologie differenziertere theoretische Perspektiven entwickelt, welche in der *Persuasionsforschung* die Umsetzung von Medienkontakt, Lernen und Wissen in konkretes Verhalten zu erklären (O'Keefe, 2009). Die von Ajzen und Fishbein (1980) beziehungsweise Fishbein und Ajzen (2010) entwickelte *Theorie des überlegten Handelns* (Theory of Reasoned Action), welche eine Weiterentwicklung der *Theorie des geplanten Verhaltens* (Theory of Planned Behavior; Ajzen, 1991) darstellt, hat nicht zuletzt auch im Kampagnenbereich weite Verbreitung gefunden (z. B. Rossmann, 2012). Beide Theorien gehen davon aus, dass die *Einstellung gegenüber einem Verhalten*, das beispielsweise durch eine Gesundheitskampagne propagiert wird, die *Verhaltensabsicht* und in einem weiteren Schritt die Ausübung des konkreten Verhaltens beeinflusst. Neben der Verhaltenseinstellung spielen zwei weitere Einflussfaktoren eine wichtige Rolle: (1) Die *subjektive Norm* meint, ob Personen einer Zielgruppe davon ausgehen, dass andere Personen ihrer sozialen Umwelt ein entsprechendes Verhalten erwarten oder nicht. (2) Der erst in der Theorie des geplanten Verhaltens integrierte Einflussfaktor der *wahrgenommenen Verhaltenskontrolle* bezieht sich analog zur Selbstwirksamkeit darauf, ob eine Person der Überzeugung ist, das geplante Verhalten auch tatsächlich ausüben zu können.

Gesundheitsverhalten: Schutzmotivation und integrales Phasenmodell

Verschiedene für Kampagnen relevante Ansätze sind im Forschungsbereich Public Health beziehungsweise in der Gesundheitspsychologie (Knoll, Scholz & Rieckmann, 2005) entwickelt worden. So auch die *Theorie der Schutzmotivation* (Witte, 2001), welche zur Erklärung der kognitiven Verarbeitung der in (Gesundheits-)Kampagnen häufig verwendeten Furchtappelle formuliert wurde. Sie geht davon aus, dass die symbolische Bedrohung durch Kampagnenbotschaften (z. B. Rauchen verursacht Krebs) einerseits zu affektiven und andererseits kognitiven Reaktionen der Gefahreneinschätzung führt, wobei verschiedene mediatisierende Prozesse relevant sind. (1) Die *Bedrohungseinschätzung* ist abhängig vom Schweregrad der wahrgenommenen Bedrohung (z. B. Rauchen erzeugt Krebs), multipliziert mit der wahrgenommenen Wahrscheinlichkeit des Schadenseintritts (Vulnerabilität), wobei die intrinsische und extrinsische Belohnung durch das gesundheitsschädliche Verhalten (z. B. Rauchen entspannt oder ist cool) eine abschwächende Rolle spielen. (2) Die *Bewältigungseinschätzung* wiederum wird beeinflusst durch Faktoren wie Handlungswirksamkeit, Selbstwirksamkeit und die Kosten der Handlung. Die persönliche Einschätzung der Bedrohung bilden zusammen mit der Einschätzung der Bewältigungsmöglichkeiten (3) die *Basis der Schutzmotivation*, welche schließlich zu (4) *adaptivem Verhalten* führt oder auch nicht.

Für den Einsatz von *Furchtappellen* in Kampagnen bedeutet dies, dass die symbolisch in den Botschaften präsentierte Furcht glaubhaft, aber auch nicht zu hoch sein darf (Gefahr eines sogenannten Bumerang-Effekts) und zudem das explizit propagierte furcht-reduzierende Verhalten der Zielgruppe als wirksam und auch als ausführbar erscheint. Ähnlich versucht das in den 1960er-Jahren entwickelte *Modell gesundheitlicher Überzeugungen* (Health Belief Model) die Wahrscheinlichkeit von Verhaltensänderungen zu erklären, indem Faktoren der wahrgenommenen Gesundheitsbedrohung mit der wahrgenommenen Wirksamkeit des Gesundheitsverhaltens kombiniert werden (Rosenstock, 1974; Knoll et al., 2005, S. 32 ff.).

Schließlich ist das *Transtheoretische Phasenmodell* (Prochaska & DiClemente, 1981) in der Kampagnenpraxis stark rezipiert worden und von Slater (1999) zu einem integralen Modell der angewandten Kampagnenwirkung weiterentwickelt worden. Das Phasenmodell der Verhaltensänderung ist für die Kampagnenpraxis darum relevant, weil es postuliert, dass die anzusprechenden Zielgruppen sich jeweils in unterschiedlichen Phasen der Verhaltensänderung (z. B. vom Rauchen bis zum Ausstieg aus dem Rauchen) befinden, und diese bei der Planung von effizienten Kampagnenbotschaften zu berücksichtigen sind. Folgende sechs Phasen der Verhaltensänderung werden unterschieden: (1) *Präkontemplation* (Verhaltensänderung ist noch kein Thema), (2) *Kontemplation* (Problembewusstsein und Verhaltensänderung werden thematisiert), (3) *Vorbereitung* zum Handeln, (4) *Handlung*, (5) *Aufrechterhaltung* als erfolgreiche Verhaltensänderung und (6) *Termination*.

Fazit

Gesundheitskampagnen sind zu einem in der Kommunikationswissenschaft und Evaluationsforschung theoretisch und empirisch intensiv bearbeiteten Forschungsgegenstand geworden. Als Folge haben auch praxisorientierte transdisziplinäre Veröffentlichungen stark zugenommen, was nicht zuletzt der Professionalisierung der Kampagnenpraxis dienlich war und auch hierdurch angeregt wurde.

Noar (2006) bilanziert in seinem Forschungsrückblick folgende Prinzipen effektiver Kampagnendesigns: (1) Führe formative Forschung bei der Zielgruppe durch. (2) Verwende Theorie als konzeptionelle Basis der Kampagne. (3) Segmentiere nach Zielgruppen. (4) Benutze ein zielgruppenorientiertes Design für die Botschaften. (5) Platziere die Botschaften strategisch in Kanälen, welche durch die Zielgruppe benutzt werden. (6) Führe als Monitoring eine Prozessevaluation der Implementation der Kampagne durch. (7) Verwende eine sensitive Outcome-Evaluation, die valide und kausale Schlussfolgerungen zu den Effekten der Kampagne erlaubt.

Literatur

Ajzen, I. (1991). The theory of planned behavior. *Organizational Behavior and Human Decision Processes, 50*, 179–211.

Ajzen, I. & Fishbein, M. (1980). *Understanding attitudes and predicting social behavior.* Englewood Cliffs, NJ: Prentice-Hall.

Arendt, K. (2013). Gesunde Ernährung im Unterhaltungsformat. Potentiale der Entertainment-Education-Strategie für die Gesundheitsförderung bei Kindern. In C. Rossmann & M. R. Hastall (Hrsg.), *Medien und Gesundheitskommunikation* (S. 131–146). Baden-Baden: Nomos.

Atkin, C. & Salmon, C. T. (2010). Communication campaigns. In C. Berger, M. E. Roloff & D. R. Roskos-Ewoldsen (Hrsg.), *The handbook of communication science* (S. 419–435). Los Angeles, London, New Delhi, Singapor: Sage.

Bandura, A. (1986). Social foundation of thought and action: A social cognitve theory. Englewood Cliffs, NJ: Prentice Hall.

Bandura, A. (1989). Die sozial-kognitive Lerntheorie der Massenkommunikation. In J. Groebel & P. Winterhoff-Spurk (Hrsg.), *Empirische Medienpsychologie* (S. 7–32). München: Psychologie Verlags Union.

Baumann, E. (2006). Auf der Suche nach der Zielgruppe – Das Informationsverhalten hinsichtlich Gesundheit und Krankheit als Grundlage erfolgreicher Gesundheitskommunikation. In J. Böcken, B. Braun, R. Amhof & M. Schnee (Hrsg.), *Gesundheitsmonitor 2006. Gesundheitsversorgung und Gestaltungsoptionen aus der Perspektive von Bevölkerung und Ärzten* (S. 117–152). Gütersloh: Bertelsmann Stiftung.

Bonfadelli, H. (2008). Die Wissenskluft-Perspektive. Theoretische Perspektive, methodische Umsetzung, empirischer Ertrag. In M. Schenk (Hrsg.), *Medienwirkungsforschung* (S. 614–647). Tübingen: Mohr.

Bonfadelli, H. (2011a). Jugendliche gezielt ansprechen: Strategien für erfolgreiche Kommunikationskampagnen. In KKH-Allianz (Hrsg.), *Gesund jung?! Herausforderungen für die Prävention und Gesundheitsförderung bei Jugendlichen und jungen Erwachsenen – Weißbuch Prävention 2010/2011* (S. 125–134). Berlin, Heidelberg: Springer.

Bonfadelli, H. (2011b). Zwischen Euphorie und Skeptizismus – Empirische Evidenzen zur Gesundheitskommunikation via Internet. In BZgA (Hrsg.), *Web 2.0 und Social Media in der gesundheitlichen Aufklärung. Werkstattgespräche der BZgA mit Hochschulen* (S. 69–93). Köln: BZgA.

Bonfadelli, H. & Friemel, T. (2010). Kommunikationskampagnen im Gesundheitsbereich. Grundlagen und Anwendungen. Konstanz: UVK.

Bonfadelli, H. & Friemel, T. (2011). *Medienwirkungsforschung*. Konstanz: UVK.

Brown, J. & Einsiedel, E.F. (1990). Public health campaigns: Mass media strategies. In E.B. Ray & L. Donohew (Hrsg.), *Communication and health: systems and applications* (S. 153–170). Hillsdale, NJ: Erlbaum.

Buchthal, O.V., Doff, A.I., Hsu, L.A., Silbanuz, A., Heinrich, K.M. & Maddock, J.E. (2011). Avoiding a knowledge gap in a multiethnic statewide social marketing campaign: Is cultural tailoring sufficient? *Journal of Health Communication*, 16, 314–327.

Cho, H. (Hrsg.). (2012). *Health communication message design. Theory and practice.* Thousand Oaks, London, New Delhi, Singapore: Sage.

Cho, H. & Salmon, C.T. (2007). Unintended effects of health campaigns. *Journal of Communication*, 57, 293–317.

Cialdini, R.B. (2006). Die Psychologie des Überzeugens. Ein Lehrbuch für alle, die ihren Mitmenschen und sich selbst auf die Schliche kommen wollen. Bern: Huber.

Corcoran, N. (2011). *Working on health communication.* Thousand Oaks, London, New Delhi, Singapore: Sage.

Dearing, J.W. (2004). Improving the state of health programming by using diffusion theory. *Journal of Health Communication*, 9, 21–36.

Dearing, J.W. (2009). Applying diffusion of innovation theory to intervention development. *Research of Social Work Practice*, 19, 503–518.

Dervin, B. & Foreman-Wernet, L. (2013): Sense-making methodology as an approach to understanding and designing for campaign audiences. In R. Rice & C. Atkin (Hrsg.), *Public communication campaigns* (S. 147–162). Thousand Oaks, London, New Delhi, Singapore: Sage.

Dervin, B. & Frenette, M. (2001). Sense-making methodology: Communicating communicatively with campaign audiences. In R. Rice & C. Atkin (Hrsg.), *Public communication campaigns* (S. 69–87). Thousand Oaks, London, New Delhi: Sage.

Derzon, J.H. & Lipsey, M.W. (2002). A meta-analysis of the dffectiveness of mass-communication for changing substance-use knowledge, attitudes and behavior. In W.D. Crano & M. Burgoon (Hrsg.), *Mass media and drug prevention: Classic and contemporary theories and research* (S. 231–258). Mahwah, NJ, London: Erlbaum.

Devine, P.G. & Hirt, E.R. (1989). Message strategies for information campaigns: A social-psychological analysis. In C.T. Salmon (Hrsg.), *Information campaigns: Balancing social values and social change* (S. 229–258). Newbury Park, London, New Delhi: Sage.

Dorfman, L. & Wallack L. (2013). Putting policy into health communication: The role of media advocacy. In R. Rice & C. Atkin (Hrsg.), *Public communication campaigns* (S. 335–348). Thousand Oaks, London, New Delhi, Singapore: Sage.

Dutta, M.J. & de Souza, R. (2008). The past, present, and future of health development campaigns: Reflexivity and the critical-cultural approach. *Health Communication*, 23, 326–339.

Dutta-Bergmann, M.J. (2005). Theory and practice in health communication campaigns: A critical interrogation. *Health Communication*, 18, 103–122.

Edgar, T., Freimuth, V. & Hammond, S.L. (2003). Lessons learned from the field on prevention and health campaigns. In T.L. Thompson, A.M. Dorsey, K.I. Miller & R. Parrott (Hrsg.), *Handbook of health communication* (S. 625–636). Mahwah, NJ: Erlbaum.

Eisend, M. (2009). A meta-analysis of humor in advertising. *Journal of the Academy Marketing Science*, 37, 191–203.

Erbeldinger, H. & Kochhan, C. (1998). Humor in der Werbung. Chancen und Risiken. In M. Jäckel, (Hrsg.), *Die umworbene Gesellschaft. Analysen zur Entwicklung der Werbekommunikation* (S. 141–177). Opladen, Wiesbaden: VS Verlag für Sozialwissenschaften.

Finnegan, J.R. & Viswanath, K. (2008). Communication theory and health behavior change. The media studies framework. In K. Glanz, B. Rimer & K. Viswanath (Hrsg.), *Health behavior and health education. Theory, research, and practice* (S. 363–387). San Francisco: Wiley.

Fishbein, M. & Ajzen, I. (2010). *Predicting and changing behavior: The reasoned action approach.* New York: Taylor & Francis.

Freimuth, V. (1990). The chronically uninformed: Closing the knowledge gap in health. In E.B. Ray & L. Donohew (Hrsg.), *Communication and health: systems and applications* (S. 171–186). Hillsdale NJ: Erlbaum.

Fromm, B., Baumann, E. & Lampert, C. (2011). *Gesundheitskommunikation und Medien.* Ein Lehrbuch. Stuttgart: Kohlhammer.

Grunig, J. E. (1989). Publics, audiences, and market segments: Segmentation principles for campaigns. In C. T. Salmon (Hrsg.), *Information campaigns: Balancing social values and social change* (S. 199–228). Newbury Park, London: Sage.

Hastall, M. R. (2011). Kommunikation von Gesundheitsrisiken in Massenmedien. Der Einfluss von Informations- und Rezipientenmerkmalen auf die Botschaftszuwendung und -vermeidung. Baden-Baden: Nomos.

Hastall, M. R. & Sukalla, F. (2013). Multiples Framing in der Gesundheitskommunikation: Annahmen und Befunde. In C. Rossmann & M. R. Hastall (Hrsg.), *Medien und Gesundheitskommunikation. Befunde, Entwicklungen, Herausforderungen* (S. 201–218). Baden-Baden: Nomos.

Hawkins, P., Kreuter, M., Resnicow, K., Fishbein, M., Dijkstra, A. (2008). Understanding tailoring in communicating about health. *Health Education Research*, 23 (3), 454–466.

Holder, H. D. & Treno, A. J. (1997). Media advocacy in community prevention: news as a means to advance policy change. *Addiction*, 92, 189–199.

Hyman, H. & Sheatsley, P. B. (1947). Some reasons why information campaigns fail. *Public Opinion Quarterly*, 11, 412–423.

Jazbinsek, D. (2001). Public Health & Public Opinion. Die Ansätze der empirischen Kommunikationsforschung aus Sicht der Gesundheitswissenschaften. In K. Hurrelmann & A. Leppin (Hrsg.), *Moderne Gesundheitskommunikation. Vom Aufklärungsgespräch zur E-Health* (142–163). Bern: Huber.

Johnson, J. D. & Case, D. O. (2012). *Health information seeking*. New York.: Peter Lang.

Kim, J. -H. & Kim, K. S. (2012). The role of sensation seeking, perceived peer pressure, and harmful alcohol use in riding with an alcohol impaired driver. *Accident Analysis and Prevention*, 48, 326–334.

Knoll, N., Scholz, U. & Rieckmann, N. (2005). *Einführung in die Gesundheitspsychologie*. München: Reinhardt.

Kotler, P., Roberto, N. & Lee, N. (2002). *Social marketing. Improving the quality of life*. Thousand Oaks, London, New Delhi: Sage.

Kreuter, M. W. & McClure, S. M. (2004). The role of culture in health communication. *Annual Review of Public Health*, 25, 439–455.

Kristiansen, S. & Bonfadelli, H. (2013): E-Health: Gesundheit im Internet. In C. Rossmann & M. R. Hastall (Hrsg.), *Medien und Gesundheitskommunikation. Befunde, Entwicklungen, Herausforderungen* (S. 237–255). Baden-Baden: Nomos.

Kunz, V. (2004). *Rational choice*. New York, Frankfurt a. M.: Campus.

Maibach, E. & Parrott, R. L. (Hrsg.). (1995). *Designing health messages. Approaches from communication theory and public health practice*. Thousand Oaks, London, New Delhi: Sage.

McGuire, W. (2001). Input and output variables currently promising constructing persuasion. In R. Rice & C. Atkin (Hrsg.), *Public communication campaigns* (S. 22–48). Thousand Oaks, London, New Delhi: Sage.

McGuire, W. (2013). McGuire's classic input-output framework for constructing persuasive messages. In Rice, R. E. & C. K. Atkin (Hrsg.), *Public Communication Campaigns* (S. 133–145). Thousand Oaks, London, New Delhi, Singapore: Sage.

Mendelson, H. (1973). Some reasons why information campaigns can succeed. *Public Opinion Quarterly*, 37, 50–61.

Murray-Johnson, L. & Witte, K. (2003). Looking toward the future: Health message design strategies. In T. L. Thompson, A. M. Dorsey, K. I. Miller & R. Parrott (Hrsg.), *Handbook of health communication* (S. 473–495). Mahwah, NJ: Erlbaum.

Noar, S. M. (2006). A 10-qear retrospective of research in health mass media campaigns: Where we go from here? *Journal of Health Communication*, 11, 21–42.

O'Keefe, D. J. (2009). Theories of persuasion. In R. L. Nabi & M. B. Oliver (Hrsg.), *The SAGE handbook of media processes and effects* (S. 269–282). Los Angeles, London, New Delhi, Singapore: Sage.

Oppliger, P. A. (2003). Humor and learning. In J. Bryant & D. Roskos-Ewoldsen (Hrsg.), *Communication and emotion. Essays in honor of Dolf Zillmann* (S. 255–273). Mahwah, NJ: Erlbaum.

Pajares, F., Prestin, A., Chen, J. & Nabi, R. L. (2009). Social cognitive theory and media effects. In R. L. Nabi & M. B. Oliver (Hrsg.), *The SAGE handbook of media processes and effects* (S. 283–297). Los Angeles, London, New Delhi, Singapore: Sage.

Petty, R. & Cacioppo, J. T. (1986). The elaboration likelihood model of persuasion. In L. Berkowitz (Hrsg.), *Advances in experimental social psychology* (S. 123–205). New York: Academic Press.

Pott, E. (2009). Social Marketing und Kampagnen in der Prävention und Gesundheitsaufklärung. In R. Roski (Hrsg.), *Zielgruppengerechte Gesundheitskommunikation. Akteure – Audience Segmentaton – Anwendungsfelder* (S. 199–217). Wiesbaden: VS Verlag für Sozialwissenschaften.

Prochaska, J. O. & DiClemente, C. C. (1981): Stages and processes of self-change of smoking. Towards an integrative model of change. *Journal of Consulting and Clinical Psychology*, 51, 390–395.

Randolph, W. & Viswanath, K. (2004). Lessons learned from public health mass media campaigns: Marketing health in a crowded world. *Annual Review of Public Health*, 25, 419–437.

Rice, R. & Atkin, C. (2002). Communication campaigns: Theory, design, implementation, and evaluation. In

J. Bryant & D. Zillmann (Hrsg.), *Media effects. Advances in theory and research* (S. 427–451). Mahwah, NJ: Erlbaum.

Rice, R. & Atkin, C. (2009). Public communication campaigns: Theoretical principles and practical applications. In J. Bryant & M.B. Oliver (Hrsg.), *Media effects. Advances in theory and research* (S. 436–468). New York, London: Routledge.

Rice, R.E. & Atkin, C. (Hrsg.). (2013a). *Public communication campaigns.* Thousand Oaks, London, New Delhi, Singapore: Sage.

Rice, R.E. & Atkin, C. (2013b). Theory and principles of public communication campaigns. In R.E. Rice & C. Atkin (Hrsg.). *Public communication campaigns* (S. 3–19). Thousand Oaks, London, New Delhi, Singapore: Sage.

Ritterband, L.M. & Tate, D.F. (2009). The science of internet interventions. *Annals of Behavioral Medicine,* 38, 1–3.

Röttger, U. (Hrsg.). (2006). *PR-Kampagnen. Über die Inszenierung von Öffentlichkeit.* Wiesbaden: VS Verlag für Sozialwissenschaften.

Röttger, U. (2007). Kampagnen planen und steuern: Inszenierungsstrategien in der Öffentlichkeit. In M. Piwinger & A. Zerfaß (Hrsg.), *Handbuch Unternehmenskommunikation* (S. 381–396). Wiesbaden: Gabler.

Rogers, E. (1987). The diffusion of innovations perspective. In N.L. Weinstein (Hrsg.) *Taking care. Understanding and encouraging self-protective behavior* (S. 79–94). Cambridge: University Press.

Rogers, E. & Storey, D. (1987). Communication campaigns. In C.R. Berger & S. Chaffee (Hrsg.), *Handbook of communication science* (S. 817–846). Beverly Hills, London, New Delhi: Sage.

Rosenstock, I.M. (1974). The health belief model and preventive health behavior. *Health Education Monographs,* 2, 354–386.

Rossmann, C. (2010). Zur theorie- und evidenzbasierten Fundierung massenmedialer Gesundheitskampagnen. *Public Health Forum,* 18, 16.e1-16.e3.

Rossmann, C. (2012). «Gemeinsam ist leichter» – Zur Relevanz der Psychologie und Kommunikationswissenschaft für die Planung einer Kampagne zur Förderung körperlicher Aktivität. In S. Fengler, T. Eberwein & J. Jorch (Hrsg.), *Theoretisch praktisch!? Anwendungsoptionen und gesellschaftliche Relevanz der Kommunikations- und Medienforschung* (S. 255–260). Konstanz: UVK.

Rossmann, C. & Ziegler, L. (2013). Gesundheitskommunikation: Medienwirkungen im Gesundheitsbereich. In W. Schweiger & A. Fahr (Hrsg.), *Handbuch Medienwirkungsforschung* (S. 385–400). Wiesbaden: Springer.

Rothman, A.J., Bartels, D., Wlaschin, J., Salovey, P. (2006). The Strategic use of gain- and loss-framed messages to promote healthy behavior: How theory can inform practice. *Journal of Communication,* 56, S202–S220.

Salmon, C.T. (Hrsg.). (1989). *Information campaigns: Balancing social values and social change.* Newbury Park, London, New Delhi: Sage.

Salmon, C. & Atkin, C. (2003). Using media campaigns for health promotion. In T.L. Thompson, A.M. Dorsey, K. Miller & R. Parrott (Hrsg.), *Handbook of health communication* (S. 449–472). Mahwah, NJ: Erlbaum.

Salovey, P. & Williams-Piehota, P. (2004). Field experiments in social psychology: Message framing and the promotion of health protective behaviors. *American Behavioral Scientist,* 47, 488–505.

Schneider Stingelin, C. (2014). *Gesundheitskampagnen in der Schweiz. Integriertes Kampagnenmanagement mit theoretischer Fundierung und Evaluation.* Konstanz, München: UVK.

Simmons, R.E. (1990). Communication campaign management. A systems approach. New York, London: Longman.

Singhal, A & Rogers, E. (2001). The entertainment-education strategy in communication campaigns. In R. Rice & C. Atkin (Hrsg.), *Public communication campaigns* (S. 343–356). Thousand Oaks, London, New Delhi: Sage.

Slater, M.D. (1996). Theory and method in health audience segmentation. *Journal of Health Communication,* 1, 335–354.

Slater, M.D. (1999). Integrating application of media effects, persuasion, and behavior change theory to communication campaigns: A stages-of-change framework. *Health Communication,* 11, 335–354.

Smith, S.W., Atkin, C.K., Martell, D., Allen, R. & Hembroff, L. (2006). Social judgment theory approach to conducting formative research in a social norms campaign. *Communication Theory,* 16, 141–152.

Snyder, L. & Hamilton, M. (2002). A meta-analysis of U.S. health campaign effects on behavior: Emphasize enforcement, exposure and new information, and beware the secular trend. In R.C. Hornik (Hrsg.), *Public health communication. Evidence for behavior change* (S. 357–383). Mahwah, NJ: Erlbaum.

Snyder, L. & J.M. LaCroix (2013). How effective are mediated health campaigns? A synthesis of meta-analyses. In Rice, R.E. & C.K. Atkin (Hrsg.), *Public communication campaigns* (S. 113–129). Thousand Oaks, London, New Delhi, Singapore: Sage.

Storey, J.D., Saffitz, G.D. & Rimón, J.G. (2008): Social marketing. In K. Glanz, B.K. Rimer & K. Viswanath (Hrsg.), *Health behavior and health education* (S. 435–464). San Francisco: Jossey-Bass.

Valente, T.W. (2002). *Evaluating health promotion programs.* Oxford: University Press.

Valente, T.W. & Kwan, P.P. (2013). Evaluating communication campaigns. In R.E. Rice & C.K. Atkin

(Hrsg.), *Public communication campaigns* (S. 83–97). Los Angeles, London, New Delhi, Singapore: Sage.
Webb, T. L., Joseph, J., Yardley, L. & Michie, S. (2010). Using the internet to promote health behavior change: A systematic review and meta-analysis of the impact of theoretical basis, use of behavior change techniques, and mode of delivery on efficacy. *Journal of Medical Internet Research*, 12, e4.
Wiebe, G. D. (1951). Merchandising commodities and citizenship on television. *Public Opinion Quarterly*, 15, 679–691.
Windahl, S., Signitzer, B. & Olson, J. T. (2009). Using communication theory. An introduction to planned communication. Los Angeles, London, New Delhi, Singapore: Sage.
Witte, K. (2001). Creating fear in a risky world. Generating effective health risk messages. In R. Rice & C. Atkin (Hrsg.), *Public communication campaigns* (S. 88–102). Thousand Oaks, London, New Delhi: Sage.
Witte, K. & Allen, M. (2000). A meta-analysis of fear appeals: Implications for effective public health campaigns. *Health Education & Behavior*, 27, 591–615.
Yanovitzky, I. & Stryker, J. (2000). Mass media, social norms, and health promotion efforts. A longitudinal study of media effects on youth binge drinking. *Communication research*, 27, 208–239.
Zillmann, D. (2006). Exemplification effects in the promotion of safety and health. *Journal of Communication, 56*, 221–237.
Zuckerman, M. (1990). The psychophysiology of sensation seeking. *Journal of Personality*, 58, 313–345.

25. Gesundheitsmarketing

Uta Schwarz, Robert Mai und Stefan Hoffmann

Das Gesundheitsmarketing befasst sich mit der Frage, wie Konsumenten zu einem gesundheitsförderlichen (Kauf-)Verhalten zu bewegen sind und wie die unterschiedlichen Akteure des Gesundheitssektors den Bedürfnissen von Konsumenten, die gesundheitsbewusst und proaktiv leben möchten, mit entsprechenden Produkten und Dienstleistungen gerecht werden können. Das Gesundheitsmarketing nutzt dazu Prinzipien und Instrumente des kommerziellen Marketings und baut zugleich auf Erkenntnisse der Gesundheitspsychologie auf. Vorliegender Beitrag zeigt zunächst die Zielstellung und die strategische Orientierung im Gesundheitsmarketing auf. Der Schwerpunkt liegt auf der Beschreibung, wie die Marketinginstrumente (die «7 P») im Gesundheitssektor ausgeprägt sein können.

Einführung

Das Gesundheitsmarketing beschäftigt sich mit der Frage, was Konsumenten zu gesundheitsförderlichem Verhalten motiviert, wie sich mehr oder weniger gesundheitsbewusste Zielgruppen identifizieren lassen und wie die Akteure des Gesundheitssektors die Bedürfnisse gesundheitsorientierter Konsumenten mit entsprechenden Produkten und Dienstleistungen befriedigen können. Die Auseinandersetzung mit diesen zentralen Fragestellungen ist sowohl aus individueller als auch aus gesellschaftlicher Sicht relevant. Das Bewusstsein, selbst für die eigene Gesundheit verantwortlich zu sein, ist zwar in der Bevölkerung zunehmend vorhanden, dennoch ist weltweit ein Anstieg lebensstilbedingter Krankheiten zu verzeichnen. Immer mehr Menschen leiden an Herz-Kreislauf-Erkrankungen, Typ-2-Diabetes, Muskel- und Skeletterkrankungen sowie bestimmten Krebserkrankungen, die zumindest teilweise auf Risikoverhaltensweisen wie eine unausgewogene Ernährung, zu wenig Bewegung, Stress und einen zu hohen Nikotin- und Alkoholkonsum zurückzuführen sind. Diese Entwicklung führt einerseits zu einer starken Belastung der Gesundheitssysteme (siehe Bagust et al., 2002). Andererseits beeinträchtigen lebensstilbedingte Krankheiten die individuelle Lebensqualität. Schätzungen US-amerikanischer Forscher gehen sogar davon aus, dass sich in absehbarer Zeit die Lebenserwartung verkürzen wird, wenn sich der Anstieg lebensstilassoziierter Krankheiten ungebremst fortsetzt (siehe Olshansky et al., 2005).

Vor diesem Hintergrund verwundert es nicht, dass der Gesundheitssektor weltweit zu den größten und besonders schnell wachsenden Märkten gehört. In Deutschland hat sich der Markt für gesundheitsbezogene Produkte und Dienstleistungen mit einem Volumen von 260 Milliarden Euro in den letzten Jahren zum größten Wirtschaftszweig entwickelt (siehe DIHK, 2011). Gewachsen ist insbesondere der *Zweite Gesundheitsmarkt*, das heißt der Markt für all jene Leistungen, für die die gesetzlichen und privaten Krankenversicherungen nicht aufkommen (z. B. rezeptfreie Medikamente). Mit einem Umsatz von derzeit 60 Milliarden Euro sind derartige Leistungen ein wichtiger Wirtschaftsfaktor.

Das steigende Angebot an Gesundheitsprodukten und -dienstleistungen hat zu einer Ausdifferenzierung des Gesundheitsmarktes geführt. Sowohl die Akteure auf der Anbieterseite als auch potenzielle Zielgruppen sind breit gefächert und stark ausdifferenziert. So agieren auf dem Gesundheitsmarkt neben den privaten und staatlichen Krankenversicherungen auch Gesundheitsbetriebe (z. B. Krankenhäuser, Arztpraxen), kommerzielle Anbieter (z. B. Pharmaindustrie, Unternehmen aus dem Tourismus-, Sport- und Lebensmittelsektor) sowie nicht-kommerzielle Akteure (z. B. Bundeszentrale für gesundheitliche Aufklärung,

Deutsche Gesellschaft für Ernährung, Deutsche Darmkrebsstiftung).

Auf der Seite der Nachfrager hat sich mit dem Segment der *LOHAS* (Lifestyle of Health and Sustainability) eine besonders attraktive Zielgruppe für kommerzielle Anbieter von Gesundheits- und Wellnessprodukten herausgebildet. Als LOHAS werden Konsumenten bezeichnet, die sowohl gesundheitsorientiert als auch nachhaltig denken, naturverbunden sind und zugleich einen hedonistischen Lebensstil bevorzugen. In den USA verkörpert dieser Typus mit einem Umsatz von jährlich etwa 300 Milliarden US-Dollar ein wichtiges Konsumentensegment (siehe Cohen, 2007). In Deutschland bewegt sich das Marktpotenzial der LOHAS gemäß Schätzungen einschlägiger Marktforschungsinstitute zwischen 20 und 30 % (siehe Kreeb, Motzer & Schulz, 2008; Soyez, Thielow & Gurtner, 2012).

Betrachtet man die nicht-kommerziellen Akteure, die sogenanntes Sozialmarketing oder *Non-Profit-Marketing* betreiben, so sind die Zielgruppen noch vielfältiger. Im Präventionsbereich tätige Akteure etwa versuchen, Personengruppen mit einem bestehenden Krankheitsrisiko frühzeitig zu erkennen und zu adressieren, während gesetzliche Krankenversicherungen Maßnahmen fördern, die sich an die breite Öffentlichkeit richten. Nicht zu vernachlässigen ist, dass das Gesundheitsmarketing häufig auch *indirekte Zielgruppen* adressiert beziehungsweise diese berücksichtigen muss. Um beispielsweise Maßnahmen zur betrieblichen Gesundheitsförderung in einem Unternehmen zu etablieren, gilt es zunächst, die Führungsebene zu überzeugen. Bei Maßnahmen in Kindertagesstätten zählen nicht nur die Kinder zur Zielgruppe, vielmehr kommt Erziehern und Eltern eine entscheidende Multiplikatorfunktion zu, wenn es darum geht, gesunde Lebensweisen im Alltag zu etablieren.

Nicht nur in der Praxis hat das Thema Gesundheitsmarketing aufgrund seiner wirtschaftlichen und gesellschaftlichen Implikationen an Bedeutung gewonnen, auch die wissenschaftliche Auseinandersetzung hat sich in den letzten Jahren intensiviert, wie zahlreiche Lehrbücher, Fachartikel und Herausgeberbände belegen (für einen Überblick siehe Hoffmann, Schwarz & Mai, 2012). Ziel des vorliegenden Beitrages ist es, das in diesen Publikationen vermittelte Wissen komprimiert aufzuarbeiten. Der Beitrag orientiert sich dabei an der Begriffsabgrenzung des Gesundheitsmarketings von Mai, Schwarz und Hoffmann (2012) und Hoffmann (2013). Demnach ist im Gesundheitsmarketing eine Unterscheidung zwischen der konzeptionellen Marketingplanung und der operativen Ausgestaltung konkreter Marketinginstrumente notwendig. Dies soll im Folgenden beschrieben werden. Ein Schwerpunkt liegt dabei auf der Ausgestaltung der «7 P», der sieben Marketinginstrumente im Gesundheitssektor.

Definition Gesundheitsmarketing

Meffert, Burmann und Kirchgeorg (2008, S. 3) zufolge lässt sich Marketing ganz allgemein als die Beschäftigung «mit der effizienten und bedürfnisgerechten Gestaltung von Austauschbeziehungen» beschreiben. Im Zentrum stehen die systematische Bearbeitung von Märkten und die Bedürfnisbefriedigung der relevanten Marktteilnehmerinnen und Marktteilnehmer (Kunden und andere Interessengruppen).

Die ursprünglich für kommerzielle Business-to-Consumer-Märkte entwickelten Marketingprinzipien lassen sich auch auf andere Anwendungsfelder übertragen, wie das Hochschulmarketing, das Personalmarketing, das politische Marketing und das Gesundheitsmarketing. Betrachtet man das Gesundheitsmarketing aus ausschließlich nicht-kommerzieller Sicht, so ist es Teil des sogenannten *Sozialmarketing* (z. B. Kotler & Zaltmann, 1971). Anders als beim klassischen Marketing, welches primär kommerzielle Ziele verfolgt, dient Sozialmarketing der Vermittlung gesellschaftlicher Anliegen (siehe Murphy, Laczniak & Lusch, 1978). Im weitesteten Sinne trägt das Gesundheitsmarketing aus dieser Perspektive dazu bei, Menschen mithilfe von Marketingtechniken über Gesundheitsrisiken aufzuklären sowie das Bewusstsein für einen gesunden und proaktiven Lebensstil zu schaffen, um individuelle Verhaltensänderungen herbeizuführen.

In den vergangenen Jahren kann eine *branchenspezifische Annäherung* an das Thema Gesundheitsmarketing beobachtet werden (siehe Mai, Schwarz & Hoffmann, 2012). Die Vermarktung der Leistungen von Krankenkassen und von Gesundheitsbetrieben (Ärztinnen und Ärzte, Krankenhäuser, Rehabilitationseinrichtungen) ist ebenso dem Gesundheitsmarketing zuzuordnen wie das Bewerben von Pharmaprodukten oder von Leistungen der Bereiche Wellness, Sport und gesunde Ernährung.

Fasst man die verschiedenen Sichtweisen zusammen, so ist das Gesundheitsmarketing dadurch gekennzeichnet, dass «bewährte Marketingmethoden und -techniken auf den Gesundheitsmarkt übertragen werden» (siehe Hoffmann & Müller, 2010, S. 9f.). Mai, Schwarz & Hoffmann (2012) betonen überdies die *fächerübergreifende Perspektive* des Gesundheitsmarketings. Neben den aus dem Marketing beziehungsweise der Betriebswirtschaftslehre stammenden Strategien und Methoden prägen unter anderem die Erkenntnisse der Medizin, der Gesundheitsökonomie und der Gesundheitspsychologie dieses interdisziplinäre Feld. Aufbauend auf einer Synthese dieser Überlegungen definieren Mai, Schwarz & Hoffmann (2012, S. 11) den Begriff des Gesundheitsmarketings als

> *die Gesamtheit an Maßnahmen, mit denen gesundheitsförderliches Verhalten gesteigert und/oder gesundheitspositionierte Produkte und Dienstleistungen entwickelt, bepreist, vertrieben und kommuniziert werden, wobei bei der Entwicklung und Umsetzung dieser Maßnahmen bewusst gesundheitspsychologische Rahmenbedingungen, d. h. die Beweggründe für gesundheitsbewusstes Verhalten, sowie gesundheitsökonomische Rahmenbedingungen, d. h. regulierende Maßnahmen des Staates auf dem Markt für gesundheitsbezogene Produkte und Dienstleistungen, Berücksichtigung finden (Mai, Schwarz & Hoffmann, 2012, S. 11).*

Die Marketingkonzeption

Ein systematisches Marketingmanagement setzt sich aus den Phasen der Planung, der Umsetzung und der Erfolgskontrolle zusammen (siehe Meffert et al. 2008, S. 20ff.). In der Phase der Planung gilt es zunächst, die Ausgangssituation zu analysieren. Dies umfasst die Analyse des Marktes bei einer geplanten Produktneueinführung (z. B. eines laktosefreien Milchproduktes) ebenso wie die Identifikation möglicher Zielpersonen (z. B. gesundheitsorientierte Konsumenten, Personen mit bestimmten Risikofaktoren) oder die Bewertung der organisationalen Voraussetzungen in einem Setting (z. B. Schule, Betrieb). Hierbei gilt zu berücksichtigen, dass unterschiedliche psychografische (z. B. Selbstwirksamkeit, Gesundheitsbewusstsein), soziodemografische (z. B. Alter, Geschlecht) und sozioökonomische (z. B. Bildung, Einkommen, Ethnie) Kriterien zu erklären vermögen, warum Menschen unterschiedlich motiviert sind, sich gesundheitsbewusst zu verhalten (siehe z. B. Prasad, Strijnev & Zhang, 2008). Um diesen Unterschieden gerecht zu werden und jeweils spezielle Programme und Maßnahmen entwickeln zu können, ist es für das Gesundheitsmarketing wichtig, die verschiedenen Motive der jeweiligen Zielgruppen zu kennen. An die Erhebung der Ist-Situation schließt sich die Formulierung konkreter Marketingziele an. Zu den Zielgrößen kommerzieller Akteure zählen zunächst nicht-ökonomische Kriterien, wie das Schaffen eines positiven Images oder die Verbesserung produktbezogener Einstellungen. Ein typisches Marketingziel von Gesundheitsbetrieben, wie Krankenhäusern und Arztpraxen, ist die Stabilisierung und Verbesserung der Arzt-Patient-Beziehung. Von nicht-kommerziellen Akteuren initiierte Kampagnen zielen hingegen vorrangig darauf ab, Bewusstsein für die Gefahren bestimmter gesundheitsgefährdender Verhaltensweisen zu schaffen und Menschen zu Einstellungs- und Verhaltensänderungen zu bewegen.

Die Festlegung von Zielen und Zielgruppen bildet das Koordinatensystem der operativen Umsetzung. Dabei kann auf ein breites Spektrum von Maßnahmen zurückgegriffen werden. Im klassischen Marketing haben sich vier abstrakte Kategorien von Instrumenten etabliert, die auch als «4 P» des Marketings bezeichnet werden und gemeinsam den Marketingmix bilden (siehe Borden, 1965): *Produktpolitik* (*product*), *Preispolitik* (*price*),

Distributionspolitik (*place*) und *Kommunikationspolitik* (*promotion*). Verschiedene Autorinnen und Autoren (z. B. Meffert & Bruhn, 2009) erweiterten diesen Ansatz, da insbesondere für das Marketing von Dienstleistungen, welche anders als Produkte zumeist nicht transportfähig, immateriell und intangibel sind, weitere Faktoren eine gewichtige Rolle spielen. Zu den erweiterten «7 P» des Marketings zählen neben zuvor genannten Politiken auch die *Personalpolitik* (*Personal*), die *Ausstattungspolitik* (*physical facilities*) und die *Prozesspolitik* (*process*). Gerade für das Gesundheitsmarketing ist diese erweiterte Sichtweise besonders hilfreich, da häufig Dienstleistungen (z. B. Beratungen) oder sogenannte hybride Produkte (Bündel aus Sach- und Dienstleistungen) im Vordergrund stehen. Das folgende Kapitel zeigt auf, wie die «7 P» im Gesundheitsbereich ausgestaltet werden können.

Die «7 P» im Gesundheitssektor

Produkt- beziehungsweise Leistungspolitik

Unter der Produkt- beziehungsweise Leistungspolitik werden alle Maßnahmen zusammengefasst, welche sich unmittelbar auf die Entwicklung und Pflege der am Markt angebotenen Produkte beziehungsweise Dienstleistungen beziehen (siehe Meffert et al., 2008, S. 397). Im klassischen Marketing zählen hierzu Maßnahmen wie die Produktneuentwicklung, die Verpackungsgestaltung oder auch die Entwicklung von Markennamen und Logos. Um sich am Markt behaupten zu können, sollte es einem Anbieter gelingen, ein Produkt oder eine Dienstleistung zu schaffen, das/die gegenüber den Angeboten der Konkurrenz einen einzigartigen Verkaufsvorteil (*Unique Selling Proposition, USP*) aufweist. Im Gesundheitsbereich können dies etwa neue Therapiemöglichkeiten, Interventionen oder Medikamente sein (z. B. Vakratsas & Kolsarici, 2008). Häufig resultiert der Verkaufsvorteil nicht aus der eigentlichen *Kernleistung* des Angebots (z. B. medizinische Behandlung beim Arzt), sondern vielmehr aus dem Zusatznutzen (z. B. angenehm gestalteter Warteraum mit Wasserspender und Zeitschriftenauswahl). Auch spezifische Merkmale wie eine starke Marke und ein ausgefallenes Design (siehe Levin & Levin, 2010) oder ein Gütesiegel können dem Nachfrager einen Zusatznutzen bieten (z. B. Bio-Siegel; Lee, Shimizu & Wansink, 2013). Eine Abgrenzung von den Wettbewerbern über die Zusatzleistungen gewinnt insbesondere in Gesundheitsbereichen an Bedeutung, bei denen die Grundleistung nicht variiert werden kann. Beispielsweise sind bei den gesetzlichen Krankenkassen die meisten der angebotenen Kernleistungen durch gesetzliche Regelungen festgelegt. Um sich dennoch im Wahrnehmungsraum der Zielgruppe zu positionieren, ist eine Abgrenzung über *Zusatzleistungen* (z. B. Bonusprogramme) oder Werbekommunikation notwendig.

Preispolitik

Ziel der Preispolitik ist es, angemessene Bestimmungen über das Entgelt von Produkten und Dienstleistungen festzulegen sowie mögliche Rabatte, Finanzierungsmöglichkeiten und Zahlungsbedingungen zu definieren. Krankenversicherungen und Gesundheitsbetriebe verfügen aufgrund der gesetzlichen Vorgaben nur über relativ begrenzte Möglichkeiten der Preisgestaltung. Gewisse Gestaltungsspielräume eröffnen sich jedoch durch Zusatzbeiträge und das Angebot von Bonusprogrammen, in denen häufig materielle Anreize eingesetzt werden, um die Mitglieder zu einem gesundheitsförderlichen Verhalten zu motivieren. Bei der Gestaltung preispolitischer Maßnahmen stellt es sich als Herausforderung dar, dass ein festgesetzter Preis sowohl aus objektiv, mathematischer Sicht als auch aus psychologischer Perspektive wahrgenommen werden kann. Dies eröffnet zum einen Chancen für kommerzielle Anbieter, weil beispielsweise Personen mit geringem Produktwissen einen hohen Preis häufig auch mit einer hohen Qualität assoziieren. Generell konnten Studien belegen, dass gesundheitsbewusste Haushalte weniger preissensibel sind (z. B. Prasad et al., 2008). Anbieter funktioneller

Lebensmittel profitieren beispielsweise davon, dass gerade gesundheitsbewusste Konsumentinnen und Konsumenten häufig bereit sind, für den zusätzlichen Gesundheitsnutzen der Produkte einen finanziellen Mehraufwand in Kauf zu nehmen. Der Preis stellt häufig aber auch eine wesentliche Barriere gesundheitsbewussten Verhaltens dar (siehe Mueller-Loose, 2012), weil ein ungesunder Lebensstil (z. B. Kauf von Fertigprodukten mit hohem Zucker- und/oder Fettanteil) oftmals mit geringerem finanziellen Aufwand realisierbar ist als der Kauf gesunder Lebensmittel (z. B. Bio-Lebensmittel, frisches Obst und Gemüse). Eine Langzeitstudie über 14 Wochen in einem Restaurant konnte die große Effektivität preispolitischer Maßnahmen belegen (siehe Horgen & Brownell, 2002). Wie erwartet steigerten Preisnachlässe für gesunde Produkte den Absatz. Bemerkenswert ist aber, dass eine Preisreduktion alleine effektiver ist als eine Kombination aus Preisnachlass und einer Gesundheitsbotschaft, da im letzteren Fall aufgrund der «unhealthy = tasty»-Intuition nachteilige Geschmacksassoziationen entstanden.

Distributions- beziehungsweise Vertriebspolitik

Die Distributions- beziehungsweise Vertriebspolitik schließt alle Überlegungen zu der Frage ein, wie ein Produkt beziehungsweise eine Dienstleistung vom Anbieter zum Abnehmer gelangt. Im Produktbereich ist die Distributions- und Vertriebspolitik durch ein Zusammenspiel von Herstellern, Abnehmern, Absatzmittlern (Handel) und Absatzhelfern (z. B. Spediteure) geprägt (siehe Meffert, et al. 2008, S. 562 ff.). Übernimmt der Handel die direkte Kommunikation mit den Endabnehmern, spricht man vom *indirekten Vertrieb* (z. B. Apotheken beim Verkauf von Arzneimitteln, Discountmärkte beim Verkauf von Lebensmitteln). Dem *direkten Vertrieb* sind hingegen alle Maßnahmen zuzuordnen, bei denen der Hersteller selbst mit dem Endabnehmer in Kontakt tritt (z. B. Direktvertrieb im Internet, Werksverkauf, Lieferung einer «Grünen Kiste» vom Bio-Hof). In vielen Fällen hat der Handel (z. B. Apotheken bei der Verbreitung medizinischer Produkte) eine hohe Handelsmacht, da er entscheiden kann, welche Produkte gelistet (d. h. in den Regalen angeboten) werden und damit für die Kundin oder den Kunden präsent sind (siehe Vakratsas & Kolsarici, 2008).

Eine moderne Form der medizinischen Distribution ist die *Telemedizin.* Gerade bei der Behandlung chronischer Krankheiten können telemedizinische Dienste dazu beitragen, Patientinnen und Patienten kontinuierlich über eine räumliche Distanz hinweg zu betreuen. Positive Effekte der Telemedizin lassen sich aus der Studie von Clealand et al. (2005) ableiten. Die Autoren zeigen, dass bei Patienten mit Herzinsuffizienz durch den Einsatz von Telemedizin die Dauer des Krankenhausaufenthaltes und die Mortalität gesenkt werden konnten. Der Einsatz von Telemedizin als Distributionsweg von Gesundheitsleistungen weist Berührungspunkte zu anderen «P's» des Marketingmix auf. So scheitert die flächendeckende Einführung telemedizinischer Anwendungen bisher nicht zuletzt daran, dass die Kosten für ein telemedizinisches Gerät nicht von den gesetzlichen Krankenversicherungen übernommen werden und dementsprechend bei den Patienten eine gewisse Zahlungsfähigkeit und -bereitschaft vorhanden sein muss. Zudem tangiert die Telemedizin auch die Prozesspolitik, da die Akzeptanz telemedizinischer Anwendungen immer auch von der Arzt-Patient-Beziehung abhängig ist.

Distributionsmaßnahmen können schließlich aber auch genutzt werden, um den Konsumenten anzuregen, ein bestimmtes Gesundheitsverhalten zu zeigen. So helfen ausgeklügelte *Entscheidungsarchitekturen*, Konsumenten zur Wahl gesünderer Alternativen zu bewegen, ihn anzustoßen (*nudging*; siehe Thaler & Sunstein, 2008). Es gibt zahlreiche kreative Vorschläge um indirekt Veränderungen zu bewirken, wie etwa die Verwendung kleinerer Gläser (Alkohol), die Ausschilderung vorhandener Treppen statt des Aufzugs (Bewegung) oder Salat anstelle von Pommes Frites als die Standardbeilage beim Essen (Adipositas). Aktuelle verhaltenswissenschaftliche Untersuchungen untermauern dies empirisch. Sie zeigen, dass selbst kleinere Veränderungen im Umfeld einer

Person (z. B. die Art und Weise der Präsentation von Lebensmitteln) das Gesundheitsverhalten (z. B. die Lebensmittelwahl) beeinflussen (siehe Johnson et al., 2012; Marteau, Hollands & Fletcher, 2012; van Kleef, Otten & van Trijp, 2012).

Kommunikationspolitik

Ziel der Kommunikationspolitik ist es, werberelevante Information auf verschiedenen Kommunikationswegen (z. B. Print-, TV-, Plakat- und Funkwerbung, Events, Internet, Außenwerbung) an die Zielgruppe zu übermitteln. Es ist zu beachten, dass persuasive Maßnahmen einiger Akteure im Gesundheitssektor gesetzlich reguliert sind (für einen Überblick siehe Frodl, 2011). Dennoch gilt, dass die Kommunikationspolitik nicht nur für kommerzielle Akteure ein besonders wichtiges Instrument ist, wenn es darum geht, Interesse zu wecken, Einstellungen zu prägen und Kaufabsichten zu wecken. Auch für Institutionen und Vereine ist eine zielgerichtete Ausgestaltung der Kommunikationsmaßnahmen maßgeblich für Erfolg oder Misserfolg etwa einer Präventionskampagne. Eine zentrale Rolle spielt die Frage, welche *Werbetechniken* speziell in der Gesundheitskommunikation eine große Wirkung entfalten. Ein wesentliches Kriterium ist dabei die Tonalität der Botschaft. Eine neuere Untersuchung zeigt, dass Krankenkassen in ihrem kommunikativen Auftritt eher positive Aspekte herausstellen, um Konsumenten für ihre Leistungen zu gewinnen (z. B. Qualität, Preis-Leistungs-Verhältnis, Familie, Humor), während Institutionen, die Präventionskampagnen realisieren, primär eine die Risiken betonende Kommunikation betreiben und deshalb auch verstärkt Furchtappelle einsetzen (siehe Reifegerste, Schwarz & Niemand, 2012). *Furchtappelle* sind «Botschaften, die durch eine starke Betonung der negativen Folgen bestimmter Handlungen beziehungsweise Nichthandlungen bei den Rezipienten Verhaltens- oder Einstellungsänderungen erzielen möchten» (Hastall, 2012, S. 201). Ein Beispiel ist der auffällige Warnhinweis «Rauchen kann zu einem langsamen und schmerzhaften Tod führen» oder das Foto einer tumordurchsetzten Lunge auf Zigarettenschachteln. Die persuasive Wirksamkeit von Furchtappellen wird jedoch zunehmend infrage gestellt, da Rezipienten dazu neigen, sich mit unterschiedlichen Abwehrreaktionen der wahrgenommenen Bedrohung zu widersetzen (siehe Hastall, 2012). Ein Ansatzpunkt, um diese negativen Effekte zu umgehen, sehen Mukherjee & Dubé (2012) in der Verbindung von Furchtappellen mit positiven Emotionen. Im Rahmen einer experimentellen Untersuchung von fiktiven Printanzeigen für ein Sonnenschutzmittel können sie zeigen, dass ein Werbeappell mit hohem Furchtlevel vor allem dann Erfolg verspricht, wenn in der Botschaft gleichzeitig humorvolle Elemente enthalten sind.

Auf großes Forschungsinteresse sind in der Vergangenheit auch die sogenannten *Framingeffekte* der Kommunikation gestoßen. Demnach kann die Präsentationsform einer inhaltlich identischen Werbebotschaft zu unterschiedlichen Effekten bei einer Rezipientin oder einem Rezipienten führen. So werden Risikowahrnehmung und Verhaltensabsicht durch Fallbeispiele, die die Wirksamkeit des Verhaltens veranschaulichen, eher gesteigert als durch die Angabe statistischer Informationen (siehe Zillmann, 2006), und der Verweis auf negative soziale Konsequenzen beeinflusst das Verhalten stärker als die Betonung gesundheitlicher Risiken (siehe Keller & Lehmann, 2008). Zudem sollten im Zusammenhang mit einer gesundheitsfördernden Maßnahme eher die gesundheitlichen Gewinne betont werden, als dass die Verluste kommunikativ herausgestellt werden, die bei einer Unterlassung gesundheitsbewussten Verhaltens drohen (siehe Gallagher & Updegraff, 2012).

Wie in allen Bereichen des Marketings zeigt sich aber auch hier, dass es keinen Königsweg gibt, sondern, dass die Kommunikation auf die Zielgruppe zugeschnitten sein sollte. Etwa gilt zu beachten, welcher *regulatorische Fokus* (Verhinderung negativer Konsequenzen oder Erreichen positiver Ziele) für den Rezipienten subjektiv relevant ist. Die *zielgruppenspezifische Ausrichtung* der Kommunikation betrifft sowohl die Medienselektion als auch die konkrete Ausgestaltung des Präventionsappells. Marstedt (2010) befragte 1789 Menschen im Alter von 18 bis 79 Jahren zu ihrer Mediennutzung im Zusammenhang mit Gesundheitsthemen. Er zeigt, dass ältere Menschen häufiger als andere Altersgruppen kostenlose Apotheken- und Krankenkassenzeitschriften lesen, wohingegen jüngere und höher gebildete Menschen das Internet und Bücher als Informationsquelle nutzen. Ein Beispiel, wie zielgruppenspezifische Kommunikation inhaltlich aussehen kann, liefert Reifegerste (2012). Sie empfiehlt, in der an Jugendliche gerichteten Gesundheitskommunikation auf Risikoappelle zu verzichten und stattdessen funktionale Alternativen aufzuzeigen (z. B. dass das Rauchen Falten und gelbe Zähne verursacht).

Personalpolitik

Der Gesundheitssektor ist durch einen hohen Dienstleistungsanteil gekennzeichnet. Das heißt, viele der angebotenen Leistungen entstehen in der Interaktion zwischen Personal und Patientin oder Patient beziehungsweise Kundin oder Kunde. Aus diesem Grund kommt der Personalpolitik eine tragende Rolle zu. Ärzte, Pflegekräfte, Apotheker, Arzthelfer etc. stehen täglich in engem Kontakt mit ihren Patienten. Sie nehmen unmittelbar Einfluss darauf, wie zufrieden die Patientin oder der Patient mit der Dienstleistung ist, und ob sie oder er die Leistung wieder in Anspruch nehmen beziehungsweise weiterempfehlen wird. Die Stabilisierung und Verbesserung der *Patientenorientierung* hat sich daher zu einer wesentlichen Stellschraube entwickelt, um auf lange Sicht wettbewerbsfähig bleiben zu können (siehe Frodl, 2011). Es ist zudem notwendig darauf hinzuweisen, dass sich das Vertrauen von Konsumenten oder Patienten nicht nur direkt aus den Handlungen des Gegenübers oder der Qualität der empfangenen Leistung (z. B. Beratung, medizinischer Eingriff) ableitet. Aufgrund des in der Regel geringen Fachwissens, oder weil bislang nur wenige oder keine Erfahrungen mit dem Gegenüber gemacht wurden, greifen Menschen auf Ersatzinformationen zurück. Diese beeinflussen die Wahrnehmungen und Einschätzungen des Gegenübers nicht unerheblich. Dass es dabei auch zu fundamentalen Wahrnehmungsverzerrungen kommen kann, liegt auf der Hand. Etwa konnte ein Experiment von Ray und Zahn (1999) belegen, dass Ärzte, die eine medizinische Diagnose stellen, kompetenter wahrgenommen werden, wenn sie in der Standardsprache (z. B. Hochdeutsch) sprechen und nicht etwa Lokalkolorit pflegen.

Gerade der wechselseitige Austausch zwischen Kunde und Anbieterseite ist ein wesentlicher Erfolgsfaktor. Im Kontext der Arzt-Patient-Beziehung zielen Maßnahmen zur Steigerung der Stärkung der Eigenverantwortung (*Patientencompliance*) darauf ab, den Patienten über einen längeren Zeitraum hinweg regelmäßig zur Einhaltung seiner Therapievorgaben zu bewegen. Als zentrale Einflussgrößen der Patientencompliance konnten in der empirischen Forschung eine offene Kommunikation zwischen Arzt und Patient, ein angemessenes Rollenverständnis, die Motivation des betroffenen Patienten sowie dessen Therapiefähigkeit identifiziert werden (siehe Dellande, Gilly & Graham, 2004). Nimmt etwa die Ärztin oder der Arzt die Rolle eines Belehrenden ein, ist die Bereitschaft des Patientenvergleichsweise gering (z. B. Hausman, 2001), sich entsprechend seiner Anweisungen zu verhalten (Compliance). Gibt sich die Medizinerin oder der Mediziner hingegen offen, hört aktiv zu und geht auf den Patienten ein, ist die Erfolgsaussicht seiner Verschreibungen oder Anordnungen deutlich höher. Bislang dominiert in der Complianceforschung die Arzt-Patient-Interaktion, das heißt die Ärztin oder der Arzt wird als zentrale Schnittstelle betrachtet, wenn es darum geht, Einfluss auf den Patienten auszuüben. Forschungsbedarf besteht derzeit aber auch bei der Frage, wie Unternehmen selbst Einfluss auf die Stärkung der Patientencompliance nehmen können und ob es prozessseitige Stellhebel gibt.

Prozesspolitik

Die Prozesspolitik knüpft an die Produktpolitik an, wobei sie den Umstand berücksichtigt, dass Dienstleistungen angesichts ihres prozessualen Charakters anders vermarktet werden müssen als Konsumgüter. Die Prozesspolitik bezieht sich auf die Organisation und den Ablauf einer Dienstleistung und versucht, den Erstellungsprozess der Dienstleistung möglichst kundenfreundlich zu gestalten. So sollten bei der Gestaltung von Bewegungsangeboten die unterschiedlichen körperlichen Voraussetzungen der Teilnehmerinnen und Teilnehmer berücksichtigt werden. Bei älteren Menschen ist es beispielsweise ratsam, Verhaltensänderungen langsam und sukzessive herbeizuführen, so dass sich der Körper darauf einstellen kann. Die Prozesspolitik muss weiterhin berücksichtigen, dass potenzielle Programmteilnehmer häufig beruflich und familiär stark eingespannt sind. Für die Teilnahme an Präventionsmaßnahmen steht ihnen oft nur ein begrenztes Zeitkontingent zur Verfügung. Damit die Umsetzung einer Verhaltensintention in tatsächliches Verhalten nicht an zeitlichen Barrieren scheitert, gilt es, Workshoptermine flexibel festzulegen und Kurseinheiten mit einem angemessenen zeitlichen Umfang zu konzipieren. In diesem Zusammenhang bietet auch die Optimierung von Wartezeiten einen Ansatzpunkt zur Verbesserung der Kundenorientierung, da kurze Wartezeiten die Kundenzufriedenheit verbessern und Kundenbindung und Weiterempfehlungsabsicht steigern können (siehe Feddock et al., 2005).

Von besonderer Relevanz ist die Prozesspolitik für das Marketing von Gesundheitsbetrieben. Ein Kunde/Patient kann die Qualität der erbrachten Leistung deshalb erst einschätzen, nachdem er diese in Anspruch genommen hat (*Erfahrungsgut*, z.B. Zahnreinigung). In bestimmten Situationen ist der Kunde/Patient auch gar nicht in der Lage, die erhaltene Leistung zu bewerten (*Vertrauensgut*, z.B. Richtigkeit einer Diagnose). Eine zentrale Aufgabe von Gesundheitsbetrieben besteht deshalb darin, das Potenzial, den Prozess und das voraussichtliche Ergebnis der Dienstleistung dem Nachfrager in geeigneter Form zu kommunizieren (siehe Fischer, 2014; Meffert & Bruhn, 2009; Frodl, 2011). Ein Gesundheitsbetrieb könnte sein Leistungspotenzial durch die Kompetenz (z.B. Qualifikation des Personals), Erfahrungen (z.B. Anzahl ähnlicher Behandlungen, die bereits durchgeführt wurden) und vertrauensbildende Indikatoren (z.B. Anzahl zufriedener Patienten bzw. deren Berichte) bereitstellen.

Ausstattungspolitik

Die Ausstattungspolitik beschäftigt sich mit der Gestaltung und Ausstattung von Räumlichkeiten und der angebotenen Infrastruktur von Gesundheitsbetrieben. Sie bietet unter anderem Möglichkeiten zur Verbesserung der Kundenorientierung. Hierzu zählt beispielsweise eine freundlichere Gestaltung von Behandlungszimmern in Arztpraxen oder Krankenhäusern. Ähnlich wie das Personal zieht die Konsumentin oder der Konsument die Ausstattung als Schlüsselinformation heran, um sich einen ersten Eindruck über die zu erwartende Leistung zu verschaffen (siehe Fottler et al., 2000). Weiterhin hebt ein ansprechendes Ambiente die Stimmung des Kunden, welche auf die anstehende Interaktion und deren Erfolg ausstrahlt. Eine Feldstudie von Swan, Richardson und Hutton (2003) etwa untersuchte den Einfluss eines ansprechenden Krankenzimmers auf das Patientenurteil, das heißt die Sauberkeit des Zimmers, der Zustand der Möbel und des Equipments, die Temperatur und die Nachtruhe. Sie konnten dabei nachweisen, dass die Ausstattung nicht nur die Wahrnehmung der verantwortlichen Ärzte und der Krankenschwestern verbessert, sondern auch die Beurteilung der empfangenen Behandlung positiv beeinflusst. Mehr noch: Die Bereitschaft zur erneuten Nutzung und zur Weiterempfehlung ist bei einem ansprechenden Zimmer deutlich höher als bei einem durchschnittlichen Zimmer. In diesem Zusammenhang sollte auch nicht die mediierende Rolle der Zufriedenheit des Mitarbeiters vernachlässigt werden. Eine angenehme Atmosphäre und gute Arbeitsbedingungen wirken sich auf die Servicequalität aus und steigern die Bereitschaft von Mitarbeitern, Leistungen nach einer misslungenen Interaktion zu verbessern (siehe Ashill, Carruthers & Krisjanous, 2005).

Fazit

Dieser Beitrag hat aufgezeigt, dass sich das Gesundheitsmarketing im Zuge einer Ausdifferenzierung des klassischen Marketings vom speziellen Anwendungsfall weiterentwickelt und mittlerweile als eigenständiges Forschungsfeld etabliert hat. Aufgrund großer gesellschaftlicher Herausforderungen (z. B. Anstieg lebensstilbedingter Krankheiten und Überlastung der Gesundheitssysteme) gewinnt das Feld in Forschung und Praxis stark an Relevanz. In dem Beitrag ist deutlich geworden, dass das Gesundheitsmarketing wesentlich komplexer ist als manch andere Anwendungsfelder des Marketings, da es von einer Vielzahl unterschiedlicher Akteure getragen wird, denen unterschiedliche Zielgruppen gegenüberstehen. Diese Vielfältigkeit zeigt sich auch an der Fülle von Branchen, die direkt oder indirekt betroffen sind. Unabhängig vom Branchenbezug legt dieser Beitrag aber ein strukturiertes und systematisches Vorgehen bei der Planung und konkreten Ausgestaltung der Marketingpolitiken nahe. Es wurden die verschiedenen Stufen der Marketingkonzeption diskutiert und mit Beispielen und aktuellen Befunden aus der Forschung untermauert. Es gilt allerdings zu beachten, dass bei der Überführung dieses idealtypischen Prozesses des Gesundheitsmarketings auf den Einzelfall bestimmte Rahmenbedingungen zu berücksichtigen sind, die Anpassungen nötig machen könnten (z. B. gesetzliche Vorschriften für die Kommunikation von Gesundheitsbetrieben; Besonderheiten der Preispolitik für Krankenversicherer; dienstleistungsspezifische Politiken für Gesundheitsdienstleistungen). Grundsätzlich bietet der in diesem Beitrag vorgestellte Marketingansatz sowohl Anknüpfungspunkte für kommerzielle Anbieter, die gesundheitspositionierte Leistungen vertreiben, als auch für Non-Profit-Anbieter, die im Sinne des Sozialmarketing gesundheitsbewusste Verhaltensweisen steigern möchten (z. B. über Präventionskampagnen). Nicht zuletzt wird mit dem Dienstleistungscharakter ein wesentliches Merkmal für die Umsetzung des Gesundheitsmarketings herausgestellt, was es notwendig macht, die klassischen vier Politiken des Marketingmix zu erweitern.

Literatur

Ashill, N. J., Carruthers, J. & Krisjanous, J. (2005). Antecedents and outcomes of service recovery performance in a public health-care environment. *Journal of Services Marketing*, 19, 293–308.

Bagust, A., Hopkinson, P. K., Maslove, L. & Currie, C. J. (2002). The projected health care burden of Type 2 diabetes in the UK from 2000 to 2060. *Diabetic Medicine*, 19, 1-5.

Borden, N. (1965). The concept of the marketing mix. In G. Schwartz (Hrsg.), *Science in Marketing* (S. 259–295). New York: Wiley.

Clealand, J. G. F., Louis, A. A., Rigby, A. S., Balk, A. & Janssens, U. (2005). Noninvasive home telemonitoring for patients with heart failure at high risk of recurrent admission and death: The Trans-European Network-Home-Care Management System (TEN-HMS) study. *Journal of the American College of Cardiology*, 45, 1654–1664.

Cohen, M. J. (2007). Consumer credit, household financial management, and sustainable consumption. *International Journal of Consumer Studies*, 31, 57–65.

Dellande, S., Gilly, M. C. & Graham, J. L. (2004). Gaining compliance and losing weight: The role of the service provider in health care services. *Journal of Marketing*, 68, 78–91.

DIHK, Deutscher Industrie- und Handelskammertag (2011). *DIHK-Report Gesundheitswirtschaft*. Berlin, Brüssel: Deutscher Industrie- und Handelskammertag e. V.

Feddock, C. A., Hoellein, A. R., Griffith, C. H., Wilson, J. F., Bowerman, J. L., Becker, N. S. & Caudill, T. S. (2005). Can physicians improve patient satisfaction with long waiting times? *Evaluation & The Health Professions*, 28, 40–52.

Fischer, S. (2014). Hospital positioning and integrated hospital marketing communications: State-of-the-art review, conceptual framework, and research agenda. *Journal of Nonprofit & Public Sector Marketing*, 26, 1–34.

Fottler, M. D., Ford, R. C., Roberts, V., Ford, E. W. & Spears Jr, J. D. (2000). Creating a healing environment: The importance of the service setting in the new consumer-oriented healthcare system. *Journal of Healthcare Management*, 45, 91–107.

Frodl, A. (2011). *Marketing im Gesundheitsbetrieb*. Wiesbaden: Gabler.

Gallagher, K. M. & Updegraff, J. A. (2012). Health message framing effects on attitudes, intentions, and behavior. A meta-analytic review. *Annals of Behavioral Medicine*, 43, 101–116.

Hastall, M. R. (2012). Abwehrreaktionen auf Gesundheitsappelle: Forschungsstand und Praxisempfehlungen. In S. Hoffmann, U. Schwarz & R. Mai (Hrsg.), *Angewandtes Gesundheitsmarketing* (S. 281–296). Wiesbaden: Gabler.

Hausman, A. (2001). Taking your medicine: Relational steps to improving patient compliance. *Health marketing quarterly*, 19, 49–71.

Hoffmann, S. (2013). Gesundheitsmarketing. In E.-W. Luthe (Hrsg.), *Kommunale Gesundheitslandschaften* (S. 151–164). Wiesbaden: Springer.

Hoffmann, S. & Müller, S. (2010). Gesundheitsmarketing: Gesundheitspsychologie & Prävention. Bern: Huber.

Hoffmann, S., Schwarz, U. & Mai, R. (2012). *Angewandtes Gesundheitsmarketing.* Wiesbaden: Gabler.

Horgen, K. B. & Brownell, K. D. (2002). Comparison of price change and health message interventions in promoting healthy food choices. *Health Psychology*, 21, 505–512.

Johnson, E. J., Shu, S. B., Dellaert, B. G. C., Fox, C., Goldstein, D. G., Häubl, G., Weber, E. U. (2012). Beyond nudges: Tools of choice architecture. *Marketing Letters*, 23, 487–504.

Keller, P. A. & Lehmann, D. R. (2008). Designing effective health communications: A meta-analysis. *Journal of Public Policy & Marketing*, 27, 117–130.

Kotler, P. & Zaltman, G. (1971). Social marketing: An approach to planned social change. *Journal of Marketing*, 35, 3–12.

Kreeb, M., Motzer, M. & Schulz, W. F. (2008). LOHAS als Trendsetter für das Nachhaltigkeitsmarketing. In M. Kreeb, W. F. Schulz & C. Schwender (Hrsg.), *Medialisierung der Nachhaltigkeit – Das Forschungsprojekt balance [f]: Emotionen und Ecotainment in den Massenmedien* (S. 303–314). Marburg: Metropolis.

Lee, J. W. C., Shimizu, M. & Wansink, B. (2013). You taste what you see: Do organic labels bias taste perceptions? *Food Quality and Preference*, 29, 33–39.

Levin, A. M. & Levin, I. P. (2010). Packaging of healthy and unhealthy food products for children and parents: The relative influence of licensed characters and brand names. *Journal of Consumer Behaviour*, 9, 393–402.

Mai, R., Schwarz, U. & Hoffmann, S. (2012). Gesundheitsmarketing: Schnittstelle von Marketing, Gesundheitsökonomie und Gesundheitspsychologie. In S. Hoffmann, U. Schwarz & R. Mai (Hrsg.), *Angewandtes Gesundheitsmarketing* (S. 3–14). Wiesbaden: Gabler.

Marstedt, G. (2010). Information und Wissen der Bürger in Gesundheitsfragen. In J. Böcken, B. Braun & J. Landmann (Hrsg.), *Gesundheitsmonitor 2010* (S. 43–90). Bertelsmann Stiftung.

Marteau, T. M., Hollands, G. J. & Fletcher, P. C. (2012). Changing human behavior to prevent disease: The importance of targeting automatic processes. *Science*, 337, 1492–1495.

Meffert, H. & Bruhn, M. (2009). Dienstleistungsmarketing: Grundlagen – Konzepte – Methoden. Wiesbaden: Gabler.

Meffert, H., Burmann, C. & Kirchgeorg, M. (2008). *Marketing: Grundlagen marktorientierter Unternehmensführung.* Konzepte – Instrumente – Praxisbeispiele (10. Aufl.). Wiesbaden: Gabler.

Mueller-Loose, S. (2012). Der Preis als Kaufbarriere? Eine Analyse der Preisbereitschaft für gesunde Lebensmittel. In S. Hoffmann, U. Schwarz & R. Mai (Hrsg.), *Angewandtes Gesundheitsmarketing* (S. 209–222). Wiesbaden: Gabler.

Mukherjee, A. & Dubé, L. (2012). Mixing emotions: The use of humor in fear advertising. *Journal of Consumer Behaviour*, 11, 147–161.

Murphy, P., Laczniak, G. & Lusch, R. (1978). Ethical guidelines for business and social marketing. *Journal of the Academy of Marketing Science*, 6, 195–205.

Olshansky, S. J., Passaro, D. J., Hershow, R. C., Layden, J., Carnes, B. A., Brody, J. … Ludwig, D. S. (2005). A potential decline in life expectancy in the United States in the 21st century. *New England Journal of Medicine*, 352, 1138–1145.

Prasad, A., Strijnev, A. & Zhang, Q. (2008). What can grocery basket data tell us about health consciousness? *International Journal of Research in Marketing*, 25, 301–309.

Ray, G. B. & Zahn, C. J. (1999). Language attitudes and speech behavior New Zealand English and Standard American English. *Journal of Language and Social Psychology*, 18, 310–319.

Reifegerste, D. (2012). Zielgruppenspezifische Präventionsbotschaften. Implikationen evolutionärer Motive jugendlichen Risikoverhaltens. Baden-Baden: Nomos.

Reifegerste, D., Schwarz, U. & Niemand, T. (2012). Werbeappelle und Werbetechniken im Gesundheitsmarketing. In S. Hoffmann, U. Schwarz & R. Mai (Hrsg.), *Angewandtes Gesundheitsmarketing* (S. 255–266). Wiesbaden: Gabler.

Soyez, K., Thielow, N. & Gurtner, S. (2012). Lifestyle of Health and Sustainability: Ein wachsendes Segment gesundheitsbewusster Konsumenten. In S. Hoffmann, U. Schwarz & R. Mai (Hrsg.), *Angewandtes Gesundheitsmarketing* (S. 75–86). Wiesbaden: Gabler.

Swan, J. E., Richardson, L. D. & Hutton, J. D. (2003). Do appealing hospital rooms increase patient evaluations of physicians, nurses, and hospital services? *Health Care Management Review*, 28, 254–264.

Thaler, R. H. & Sunstein, C. R. (2008). *Nudge: improving decisions about health, wealth, and happiness.* New Haven: Yale University Press.

Vakratsas, D. & Kolsarici, C. (2008). A dual-market diffusion model for a new prescription pharmaceutical. *International Journal of Research in Marketing*, 25, 282–293.

van Kleef, E., Otten, K. & van Trijp, H. C. M. (2012). Healthy snacks at the checkout counter: A lab and field study on the impact of shelf arrangement and assortment structure on consumer choices. *BMC Public Health*, 12, 1072–1081.

Zillmann, D. (2006). Examplification effects in the promotion of safety and health. *Journal of Communication*, 56, 221–237.

26. Krankenkassenkommunikation

Viviane Scherenberg

Die gesetzlichen Krankenversicherungen (GKVn) tragen mit ihrer Gesundheits- beziehungsweise Präventions- sowie Marketing- beziehungsweise Kommunikationspolitik eine enorme gesellschaftliche Verantwortung. Indes führt der aktuelle Wettbewerbsdruck zu einem Dilemma, bei dem die GKVn die wirtschaftlichen Interessen mit der gesetzlichen Leistungsverpflichtung (§ 1 SGB V) vereinen müssen. Der nachfolgende Beitrag zeigt die Herausforderungen, die Möglichkeiten, Grenzen sowie aktuellen Trends der Krankenkassenkommunikation auf.

Bedeutung der Kommunikation(spolitik) für gesetzliche Krankenkassen

Zwischen den Jahren 1970 und 2013 sank die Zahl der gesetzlichen Kassenversicherungen (GKVn) von 1815 auf 134 (Bandelow, 2006, S. 163; GKV-Spitzenverband, 2014, S. 1 ff.). Marktanteilverschiebungen sind in diesem Verdrängungswettbewerb hauptsächlich durch Kundenabwerbung möglich und führen dazu, dass die Bedeutung der kurzfristigen Zufriedenheit der (potenziellen) Kunden immer mehr in das Zentrum der Marketingaktivitäten rückt. Der Fokus auf kurzfristige Vorteilsstrategien löste einen Preis- und Bedingungswettbewerb statt eines qualitativen Differenzierungswettbewerbs aus (Hujber, 2005, S. 75). Dies geschieht auch vor dem Hintergrund, dass der klassischen Produktpolitik (bzw. Angebots- und Leistungspolitik) enge Grenzen gesetzt sind. Denn der einheitliche Leistungskatalog bedingt, dass Kernleistungen der GKVn zu rund 95 % festgelegt (Höppner et al., 2005, S. 42) und damit qualitative Angebots- und Leistungsunterschiede für (potenzielle) Kunden nur schwer wahrnehmbar sind. Produktspezifische Differenzierungsmöglichkeiten der GKVn beschränken sich daher in erster Linie auf Mehrleistungen (d. h. Satzungs- und Ermessensleistungen) beispielsweise in den Bereichen Gesundheitsförderung und Prävention, Rehabilitation, häusliche Krankenpflege, Haushaltshilfe oder alternative Heilmethoden (Bogner & Loth, 2004, S. 73) sowie auf spezielle Serviceleistungen (z. B. 24-Stunden-Notfalldienste für Gesundheitsfragen, besondere Reha- und Kurmöglichkeiten sowie virtuelle Coachingangebote). Stell(t)en kassenspezifische Zusatzbeiträge und unterschiedliche Beitragssätze in der Vergangenheit weitere (preispolitische) Differenzierungsmöglichkeiten dar, so sind es mit Inkrafttreten des GKV-Modernisierungsgesetzes (GMG) zum 1. Januar 2004 zudem Angebotsformen wie Bonusprogramme, Selbstbehalte oder Wahltarife. Verschärft wird der Preiswettbewerb durch zahlreiche Gütesiegel (z. B. Auszeichnungen wie der Beste Geld-zurück-Tarif 2013 oder die Top Bonus-/Vorteilsprämie 2013 des Magazins *Focus Money*) sowie Rankings in Vergleichsportalen (z. B. www.krankenkasseninfo.de, www.krankenkassen.de), die auf geldwerte Vorteile einzelner Kassen und deren Instrumentarien verweisen. So existierten allein für den Krankenkassenbereich im Jahr 2011 73 Gütesiegel, Rankings und Produkttests, die sich überwiegend an ökonomischen Kriterien orientierten (Scherenberg, 2011, S. 210). Da *absolute Geldvorteile* (im Vergleich zu relativen Geldvorteilen z. B. ehemals Beitragssatzänderungen) eine stärkere psychologische Signalwirkung aufweisen, erhöht sich im Aufmerksamkeitskampf um die Versicherten die Wettbewerbsintensität und führt dazu, dass die GKVn zur Existenzsicherung nach immer kurzfristigeren Wettbewerbsvorteilen streben, ihre Planungshorizonte verkürzen und ihre Marketing- beziehungsweise Kommunikationsstrategie permanent hinterfragen müssen. Die Versicherten suchen angesichts der damit verbundenen ungewohnten Komplexität erklärungsbedürftiger Produkte verstärkt nach Stabilität und Sicherheit. Denn die hohe Marktkomplexität ruft eine kognitive Überforderung beziehungsweise Verunsicherung und Irritation (engl. customer confusion) hervor, die in eine kategorische Ablehnung beziehungsweise Reaktanz (engl. customer resignation) münden kann (Kroeber-Riel & Weinberg, 2003, S. 207). Kognitive Überlastungen haben zur Folge, dass wesentlichen Aspekten geringere Beachtung geschenkt wird, die Entscheidungsqualität sinkt und die Wahrscheinlichkeit simplifizierter Entscheidungen steigt (Payne, Bettman & Johnson, 1993, S. 2). Nicht verwunderlich ist daher, dass die Kommunikationspolitik und besonders das Markenimage der GKVn an Bedeutung gewinnen, da gerade die Marke aus der Versichertenperspektive zahlreiche komplexe Informationen (engl. information chrunk) verdichtet (Jakoby, Szybillo & Busato-Schach, 1977, S. 209, S. 214) und so eine Orientierung bietet (Esch & Möll, 2004, S. 133).

Klassischerweise zählen zu den Instrumenten der Kommunikationspolitik die Öffentlichkeitsarbeit, das Sponsoring, die Verkaufsförderung, die Werbung, der persönliche Verkauf, das Direktmarketing und das Eventmarketing (Bogner & Loth, 2004, S. 83). Im Gegensatz zum erwerbswirtschaftlichen Bereich beschränkt sich die Kommunikationspolitik der GKVn indes nicht darauf, Kassenleistungen optimal zu vermarkten. Vielmehr sind Kommunikationsleistungen ein *gesetzlich vorgeschriebener Bestandteil des Leistungsprogramms*, da die Kassen laut § 1 SGB V verpflichtet sind, durch Aufklärung und Beratung auf gesunde Lebensverhältnisse der Versicherten hinzuwirken. Damit kann die Kommunikationspolitik, sofern sie sich auf die Leistungserstellung bezieht und einen Beitrag zur Prävention und Gesundheitsförderung leistet, nicht nur als Performancepolitik, sondern auch als aktivierende Unterstützungspolitik tituliert werden, da sie eine einsparungsrelevante Zusatzleistung darstellt (Meffert & Bruhn, 2006, S. 396). Die Grenzen zwischen sachlicher Information (also der Versichertenaufklärung, -information und -beratung) und eigennutzorientierter Werbung der GKVn (also der Vermittlung von Kenntnissen über neue Dienstleistungen der Kasse) sind aufgrund der veränderten Wettbewerbsbedingungen allerdings in der Praxis oft fließend.

Veränderter Rahmen: Krankenkassen zwischen Zweckbestimmung und Wettbewerb

Angesichts des zunehmenden Wettbewerbsdrucks befinden sich die GKVn in einem durch *Zieldivergenzen* gekennzeichnetem Dualismus zwischen der gesetzlichen Erfüllung des Unternehmenszwecks (nach SGB V) und der eigenen Existenzsicherung am Markt. Der daraus resultierende Kampf um Marktanteile hat zur Folge, dass die GKVn verstärkt gezwungen sind, eher kurzfristigen ökonomischen Positionierungsvorteilen (Marketing) den Vorrang vor langfristig gesellschaftlich wertvollen Beiträgen (wie Prävention und Gesundheitsförderung) zu geben. Bedeutende Hürden aus Kassensicht, die einer gesellschaftlichen Langfristperspektive im Bereich Prävention und Gesundheitsförderung entgegenwirken, sind:

> *Wechselbewegungen der Versicherten, die dazu beitragen, dass Präventionsbemühungen nicht honoriert und mögliche Einsparungseffekte nicht ausgeschöpft werden können. Jahresorientierte Haushaltsplanung der Kassen verhindert längerfristige Planungshorizonte (und nachhaltige Lerneffekte), die bei Präventionsinterventionen notwendig sind (Scherenberg, 2011, S. 41).*

Die daraus resultierenden sozialökonomischen Dilemmata, bei denen eher eigennutzorientierte (kurzfristige) statt gemeinnutzorientierte (langfristige) Ziele anvisiert werden, bezeichnet der amerikanische Psychologe John Platt auch als *social traps.* Diese sozialen Fallen werden bildhaft mit Fischreusen verglichen, von denen eine soghafte Wirkkraft ausgeht, in die alle hineinschwimmen und erst zu spät zu sehen, dass es kein Entrinnen gibt (Platt, 1973, S. 641). Kennzeichnend für dieses Dilemma ist, dass Erfolge individualisiert (d. h. dem eigenen Vermögen zugerechnet) und Misserfolge sozialisiert (d.h. der Gemeinschaft aufgebürdet) werden (Spada & Opwis, 1985, S. 63). Oft haben in solchen Dilemmata die schwächsten Mitglieder der Gemeinschaft das Nachsehen. Sogenannte *schlechte Risiken* der GKVn und damit gesundheitlich vulnerable Versichertengruppen aus eher unteren Sozialschichten bieten hingegen das größte Erschließungspotenzial für präventive Einsparungsmöglichkeiten, da zwischenzeitlich empirisch unbestritten ist, dass besonders die sozioökonomische Lage negative Folgen für den Gesundheitszustand hat (Mielck, 2000, S. 361). Nicht ohne Grund ist eines der gesetzlich verankerten Ziele der GKVn, einen Beitrag zur Reduzierung sozial bedingter Ungleichheiten von Gesundheitschancen (§ 20 SGB V) zu leisten. Zudem stellen Versicherte aus produktionstheoretischer Sicht Produktionsfaktoren (*Prosumer*) dar, da Einsparungen nicht nur durch die Senkung von Verwaltungskosten und die Kürzung von Mehrleistungen, sondern angesichts hoher Krankheitskosten durch Prävention zu erzielen sind. Zu konstatieren ist, dass trotz des verbesserten morbiditätsorientierten Risikostrukturausgleichs (Morbi-RSA, § 268 SGB V) zwischen den GKVn kein vollständiger Finanzausgleich möglich ist. Zwar sollte mit der Änderung der Risikostrukturausgleichsverordnung (RSAV) im Jahre 2009 der Morbi-RSA den Wettbewerbsfaktor Morbidität zur Vermeidung von Risikoselektion beitragen, allerdings kann auch das neue Umverteilungsverfahren unter Einbeziehung «80 eng abgrenzbarer, chronisch-kostenintensiver und schwerwiegender Krankheiten» (§ 31 Abs. 1 RSAV) keinen vollständigen Ausgleich aller Krankheiten samt ihrer Schweregrade und des damit verbundenen Leistungsbedarfs vornehmen (Scherenberg & Greiner, 2008, S. 36; Wasem et al., 2008, S. 21). So hat die eingeführte Morbiditätsorientierung zwar die Zielgenauigkeit von Zuweisungen verbessert, allerdings wurden Investitionsanreize in nicht Morbi-RSA-relevanten Krankheitsgruppen sowie primäre, sekundäre und tertiäre Präventionsaktivitäten geschmälert (Busse et al., 2007, S. 65; Glaeske, 2008, S. 190; SVRG, 2009, S. 890). Damit bleiben aus ökonomischer Sicht der Anreiz zur Risikoselektion und das stärkere Interesse an attraktiven Zielgruppen (z.B. jungen freiwilligen Versicherten ohne Kinder) bestehen. Kassen, die sich besonders um die Belange von (Hoch-)Risikogruppen kümmern, werden faktisch bestraft. Denn richten GKVn ihr soziales Engagement (und damit ihre Kommunikationsstrategie) verstärkt auf (Hoch-)Risikogruppen aus, kann sich ihre Versichertenstruktur verschlechtern, da automatisch mehr – aus GKV-Sicht – schlechte Risiken angezogen werden. Andererseits ist zu beachten, dass das Verhalten der Kassen einen bedeutenden Einfluss darauf ausübt, wie eigennützig das Verhalten der Versicherten (z.B. Mundpropaganda, Verantwortungsübernahme) und damit wie reziprok die Beziehung zwischen den Versicherten und den Krankenkassen ausfällt. Denn stärker als Wirtschaftsunternehmen verlieren GKVn bei *nicht erwartungsgemäßen Handlungsweisen* an Glaubwürdigkeit, da ihnen aufgrund ihrer Funktion mehr Vertrauen geschenkt wird (Sturm, 2001, S. 224). Wahrgenommene Diskrepanzen (als unmittelbare Ursache für Vertrauensverlust) können nicht nur die Übernahme von Eigenverantwortung negativ beeinflussen, sondern auch das Kassenimage schädigen, da Diskrepanzen in usergenerierten Erfahrungsberichten online (bspw. www.gutefrage.de, www.dooyoo.de) längst der breiten Öffentlichkeit zugänglich gemacht werden.

Relevanz: Gesundheitskommunikation als Schlüssel zu Prävention und Gesundheitsförderung

Beschränkte sich die Gesundheitskommunikation innerhalb des Versorgungssystems anfänglich noch stark auf die Arzt-Patient-Interaktion, stellt sie heute im Zuge vielfältiger präventiver Unterstützungsangebote auch einen bedeutenden Teil der *Kassen-Versicherten-Interaktion* dar. In der Praxis schließt Gesundheitskommunikation die gesundheitliche Aufklärung, Beratung, Bildung, Erziehung sowie die Gesundheitsberichterstattung mit ein (Hurrelmann, 2006, S. 199). Für die Versicherten gewinnen diese Informationsangebote und Austauschprozesse aufgrund der zunehmenden Komplexität des Gesundheitswesens und durch den gesteigerten Umfang zugewiesener Eigenverantwortung und damit der gesetzlichen Mitwirkungspflicht (§ 1 SGB V) an Bedeutung. Dabei setzt eine freiwillige Verantwortungsübernahme intrinsische Motive (z. B. Einsicht, Überzeugung) sowie eine soziale und materielle Sicherheit voraus, da gerade bei der Überwindung fest verankerter behavioraler Risikofaktoren (z. B. Rauchen) intrinsische Anreize und nicht die extrinsisch orientierte Androhung möglicher finanzieller Belastungen unabdingbar sind (Neumann, Faust & Werner, 2005, S. 70). Denn während gut gebildete und ökonomisch abgesicherte Menschen die Mitwirkungspflicht als Autonomiezuwachs und Selbstverständlichkeit ansehen, können gerade Menschen aus bildungsfernen, einkommensschwachen und sozial benachteiligten Schichten dies als Lebensunsicherheit verstehen, was sich mitunter sogar in (physischen und psychischen) Krankheiten manifestieren kann. In der heutigen dynamischen Risiko- und Unsicherheitsgesellschaft sollten daher an die Eigenverantwortung appellierende (Kommunikations-)Interventionen die Freiheit von Existenzangst anstreben und keine Verlagerung selbstverursachter Krankheitskosten auf die Betroffenen (siehe § 52 SGB V) androhen, da dies als Bedrohung empfunden werden kann (Wolf, 2009, S. 270). Da zudem vielschichtige soziokulturelle und sozioökonomische Aspekte einen Einfluss auf das Gesundheitsverhalten haben, würde es zu einer unberechtigten Verantwortungsübertragung auf das Opfer (Giesecke & Müters, 2006, S. 339 f.) und damit einer Schuldzuweisung gleich kommen (engl. blaming the victim) (Crawford, 1977, S. 163 ff.). Andererseits stellt der allgemeine Bedeutungsverlust von Pflicht- und Akzeptanzwerten sowie das gesteigerte Anspruchsdenken der Versicherten dann eine zentrale Herausforderung der Gesundheitskommunikation dar, wenn die neue Rolle zwar wahrgenommen, aber nicht mit dem eigenen Handeln verknüpft wird. Damit setzt die gesetzlich geforderte Eigenverantwortung (1) ein Einsehen der Notwendigkeit zum selbstverantwortlichen Handeln und (2) die Kompetenzstärkung zu adäquaten gesundheitsförderlichen Handlungen voraus. Dies bedeutet aber auch, dass die Mitwirkungspflicht nur bis zu einem bestimmten Grad möglich ist und mithilfe solidarischer Hilfe gefördert werden muss (Lampert, 2004, S. 451 ff.). Gelingt es durch geeignete Kommunikationsmaßnahmen, die Versicherten davon zu überzeugen, ihrer gesetzlichen Mitwirkungspflicht (§ 1 SGB V) nachzukommen, profitieren sowohl die GKVn als auch die gesamte Gesellschaft.

Krankenkassenperspektive: Wandel von der Egozentrierung zur Alterozentrierung

Eine bedeutende Entwicklung des Marketings stellt der Wandel von der Ego- zur Alterozentrierung in der Marketingplanung dar (Diller, 1995, S. 8 ff.). Während das Marketingdenken in den vergangenen vierzig Jahren noch von einer egozentrierten und damit am Gewinnstreben orientierten Anbieterperspektive dominiert war, wird heute die konsequente Orientierung am Kunden angestrebt. Die Abkehr von der transaktionsorientierten Sichtweise des klassischen Marketing-Mix hin zu einer beziehungsorientierten Perspektive stellt den gesamten Lebenszyklus der Austauschbeziehung zwischen Versicherten und Kassen in den Fokus. Im Gegensatz zur klassischen *Inside-Out-Orientierung* des (Transaktions-)Marketings, wird beim *Outside-In-orientierten Beziehungsmarketing* jede Kundenbeziehung dynamisch und nicht nur statisch betrachtet (Meffert & Bruhn, 2006, S. 73). Ziel ist es, auf Basis eines Dialogs mit den Versicherten ihre Bedürfnisse zu erheben und zu berücksichtigen, um eine Stabilisierung, Intensivierung und Wiederaufnahme von Versichertenbeziehungen zum gegenseitigen Nutzen zu generieren (Bruhn, 2001, S. 9). Der langfristige Beziehungsaufbau mit den Versicherten soll dazu beitragen, eigennutzorientiertes, opportunistisches Verhalten zu minimieren und Informationsasymmetrien und Unsicherheiten durch die in andauernden Beziehungen gesammelten positiven Erfahrungen zu reduzieren (Göbel, 2002, S. 108; Meffert & Bruhn, 2006, S. 82 ff.). Die daraus resultierende Zufriedenheit der Versicherten, die stabile Beziehungsqualität und das verstärkte Vertrauen beeinflussen zudem das Aktivitätsniveau (und die Eigenverantwortung) der Versicherten positiv (Bruhn, 1997, S. 8). Kritisch anzumerken ist, dass eine vollständige Kundenorientierung aufgrund bestehender Marktstrukturen grundsätzlich nie ganz realisiert werden kann, da sie den wirtschaftlichen Interessen der Initiatoren und damit der Krankenkassen zuwiderläuft. Hürden, die in diesem Zusammengang bestehen, sind eine nur *partielle Bedürfnisbefriedigung* und *begrenzte Sichtweisen* des herkömmlichen Marketings, die dazu führen, dass Bedürfnisse der Versicherten nur kurzfristig und teilweise berücksichtigt werden, ohne kollektive – und damit gesamtgesellschaftliche – langfristige Bedürfnisse einzubeziehen (Hansen & Stauss, 1983, S. 80 ff.). Gelingt es nicht, eine alterozentrierte, also gesellschaftsorientierte Verhaltensweise zu entwickeln, die zu einem spürbaren Nutzen für die Mitwelt führt, können die negativen Folgen des kommerziellen Marketings dazu führen, dass eine marktwirtschaftliche durch eine staatliche Steuerung ersetzt wird (Raffée, 1991, S. 29 f.). Eine alterozentrierte und gesellschaftsfreundliche Marketingpolitik von Kassen baut nicht nur Dissonanzen, Friktionen und Reaktanz bei den (potenziellen) Versicherten ab, sondern kann mitunter sogar einen Einfluss auf die Wertestruktur der Gesellschaft nehmen. Dabei ist unklar, ob Kommunikationsaktivitäten der GKVn eher die Gesellschaft mitprägen oder diese eher ein Spiegelbild aktueller Werte und Bedürfnisse der Gesellschaft darstellen (Fuchs & Unger, 2005, S. 43). Zwar ist davon auszugehen, dass es sich um ein Wechselspiel handelt (Usunier & Walliser, 1993, S. 209), nichtsdestotrotz bleibt die gesamte Marketingkommunikation der Kassen nicht ohne gesamtgesellschaftliche Folgen und setzt damit ein hohes Verantwortungsbewusstsein bei den Entscheidern voraus. Zweifelsohne hängt die Bedeutung, die die Gesellschaft der Prävention und Gesundheitsförderung beimisst, stark von der Art und Weise der (kommunikativen) Aktivitäten der Kassen ab.

Versichertenperspektive: Wandel von der Problem- zur Lösungs- und Ressourcenorientierung

In der Vergangenheit herrschte bei Kommunikationsmaßnahmen im Bereich der Prävention und Gesundheitsförderung eine stark *defizit- und problemorientierte Sichtweise* vor. Grund hierfür war die verbreitete Präventionslogik, bei der eine Krankheits- über die Gesundheitsvermutung und damit eine Kompetenz- über die Inkompetenzvermutung gestellt wurde (Lindner & Freund 2001, S. 76). Indes ignoriert diese misstrauens- und verdachtsgeleitete Perspektive vorhandene Stärken der Versicherten und vernachlässigt, dass Menschen ihren gesundheitsschädigenden Lebensstil durchaus ändern wollen. Eine *lösungs-, ressourcen- und kompetenzorientierte Sichtweise* hingegen ermutigt die Versicherten und weist auf Lernstrategien hin. Zudem ist aus neurowissenschaftlicher Sicht bekannt, dass eine emotionale Beteiligung für Lernvorgänge wesentlich ist (Damasio, 1994, S. 228). Denn je nachdem, ob aus Lust beziehungsweise Begeisterung oder unter Angst gelernt wird, erfolgt die kognitive Verarbeitung und Speicherung des Gelernten in unterschiedlichen Bereichen des menschlichen Gehirns. Die Folge ist, dass ein erneuter Abruf der Lernvorgänge nur in Verbindung mit dem jeweiligen Lust- oder Angstkontext abgerufen wird. Unter Freude gelernte Vorgänge werden zudem in Gehirnarealen abgespeichert, deren Inhalte mit kreativen, entwicklungs- und wachstumsorientierten Aspekten verknüpft sind (Spitzer, 2004, S. 9). Anzumerken ist, dass Menschen immer nach Lustgewinn und Unlustvermeidung streben. Beiden Bedürfnissen liegen unabhängige Motivationssysteme zugrunde (Bamberger, 2005, S. 286), bei denen das gesundheitliche Verhalten und Erleben von Annäherungs- oder Vermeidungszielen positiv oder negativ begünstigt wird (Grosse Holtforth & Grawe, 2000, S. 170 f.). So steigern bei positiv assoziierten Annäherungszielen (z. B. «Ich werde frei von der Sucht sein und mehr Geld haben.») positiv erzeugte Vorstellungsbilder die Erfolgswahrscheinlichkeit, dass die erwünschte Verhaltensänderung stattfindet. Werden hingegen negativ assoziierte Vermeidungsziele («Ich werde keine schädlichen Zigaretten mehr rauchen.») formuliert, steigt die Wahrscheinlichkeit, dass (Versagens-)Ängste gefördert werden, die Lebenszufriedenheit leidet und ein dauerhaft schlechtes Gewissen eintritt (Gollwitzer & Moskowitz, 1996, S. 367; Elliot &

Sheldon, 1997, S. 182). Die Ursache liegt in den negativen Begleiterscheinungen von Vermeidungszielen: Denn alles, was vermieden werden soll, wird im Gehirn zuvor repräsentiert beziehungsweise verbildlicht (z. B. Zigaretten) (Damasio, 1994, S. 130), sodass bei einem Vermeidungsziel eher das Nicht-Gewollte handlungsrelevant wird. Die Schlussfolgerung daraus ist, dass nicht mithilfe von (defizit- und problemorientierten) Fakten und Daten, sondern mit (positiven) Gefühlen und (lösungs- und kompetenzorientierten) Geschichten anderer Menschen der gewünschte Einfluss eher einhergeht (Spitzer, 2002, S. 160). Die Annahme, dass Kauf- und Gesundheitsverhalten allein durch erweitertes Wissen (Vernunftappelle) gesteuert wird, gilt als überholt (Süss, von Arx & Marxer, 2002, S. 72). Da (gute) Gefühle als Schlüssel zum Unterbewusstsein angesehen werden, ist bei der Kommunikation darauf zu achten, dass für die Versicherten emotional bedeutsame positive Botschaften ausreichend berücksichtigt werden (Scheier, 2008, S. 311).

Strategien der kommunikativen Unterstützung von Prävention und Gesundheitsförderung

Ansätze der kommunikativen Unterstützung

Strategien der kommunikativen Unterstützung seitens der GKVn in Form von reinen Informationen bis hin zu konkreten Hilfestellungen haben zum Ziel, einen positiven Beitrag zur Veränderung gesundheitlicher Lebensführung zu leisten. Die Zielsetzung kann sich dabei sowohl auf die Sensibilisierung möglicher Risikofaktoren, die Qualifizierung beziehungsweise Kompetenzentwicklung zur Modifikation von gesundheitsschädlichen Verhaltensweisen als auch auf die Stabilisierung gesundheitsbewusster Verhaltensweisen beziehen. Auch wenn die einzelnen Unterstützungsformen (Gesundheitsinformation, -beratung, -bildung und -erziehung) in der Kassenpraxis stark miteinander verschmelzen und gegenseitig ergänzen (siehe **Abbildung 26-1**), wird im Folgenden aufgrund der unterschiedlichen Interaktionsmöglichkeiten und bevorzugten Medien bewusst auf die einzelnen Bereiche eingegangen.

Gesundheitsinformation. Die Gesundheitsinformation stellt eine eindimensionale beziehungsweise unidirektionale *Vermittlung gesundheitsrelevanten Wissens* über Massenmedien dar. Die Bandbreite der von den Kassen eingesetzten Maßnahmen reicht von Prospekten, Informationsblättern und Vorträgen bis hin zu Filmen zur gesundheitlichen Aufklärung. Gerade das Internet bietet den Kassen eine kostengünstige Möglichkeit, ihren Versicherten aktuelle Gesundheitsinformationen bereitzustellen. Die Versicherten bestimmen selbst, wann und wie oft sie die angebotenen Informationen orts- und zeitunabhängig konsumieren. Zum Download stellen die GKVn der interessierten Öffentlichkeit umfangreiche *Gesundheitsbroschüren und -ratgeber* zu unterschiedlichsten Themen (Schwangerschaft, Allergien, Stress etc.) zur Verfügung. Systematische Informationen über Gesundheitsverhalten (Tabak- oder Alkoholkonsum etc.), Gesundheitsbewusstsein (Einstellung zum Gesundheitsverhalten etc.) sowie den Gesundheitszustand der Bevölkerung oder bestimmter Bevölkerungsgruppen werden auch von den GKVn in Form von *Gesundheitsberichten* (GEK-Gesundheitsbe-

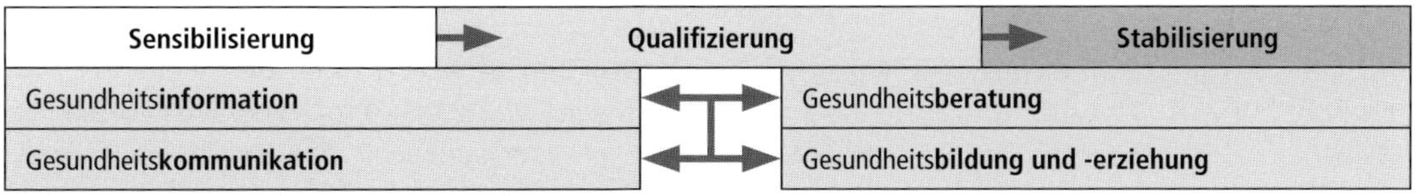

Abbildung 26-1: Dimensionen präventiver Unterstützungsformen der GKV

richt, DAK-Gesundheitsreport etc.) der breiten Öffentlichkeit zur Verfügung gestellt. Weitere Gesundheitsinformationen der Kassen, die auf den Internetseiten zu finden sind, stellen *Onlinelexika* dar, angefangen von Gesundheitslexika (z.B. BKK Bertelsmann, BKK24), Sozialversicherungslexika (z.B. BKK Wirtschaft und Finanzen) bis hin zu medizinischen Fremdsprachenlexika (z.B. DAK). Als neuere digitale Ansätze sind *Gesundheits-Podcasts* (z.B. BIG direkt, Schwenninger BKK) oder *Gesundheits-Videos* zu nennen, die auf den Internetseiten der Kassen (z.B. BKK web-TV) oder auf den YouTube-Kanälen der Kassen (z.B. Barmer GEK, Techniker Krankenkasse) bereitgestellt werden. Dabei ist anzumerken, dass die Versicherten ihrer Mitwirkungspflicht als Koproduzent der eigenen Gesundheit nur dann nachkommen können, wenn sie die Gesundheitsinformationen auch vorfinden und nutzen und die Angebote nicht nur optisch und emotional positiv ansprechend gestaltet, sondern auch verständlich und relevant sind. Denn gerade Gesundheitsinformationen in Neuen Medien richten sich an eine breite und heterogene Zielgruppe mit unterschiedlichen Wissens- und Erfahrungshorizonten sowie Informationsbedürfnissen und -kontexten (Beckers & Sembritzki, 2006, S. 467). Daher sollte die Gestaltung von Gesundheitsinformationen eher an sogenannten Light-Usern mit wenig Vorerfahrung und nicht an Heavy-Usern ausgerichtet werden. Denn trotz zunehmender Überwindung der sogenannten digitalen Kluft (engl. digital divide) ist davon auszugehen, dass Neue Medien von sozial benachteiligten und älteren Menschen weniger genutzt werden und damit gut gebildete und ökonomisch abgesicherte Schichten allein aus informationstechnologischen Gründen und damit aufgrund ihres leichteren Zugangs zu Informationen einen Partizipationsvorsprung haben. Der Austausch im Sinne einer optimierten Verständigung und verstärkten Teilhabe ist auch bei digitalen Gesundheitsinformationen dann nicht möglich, wenn im Informationsangebot der Kommunikationsprozess nur einseitig angelegt ist, also keine Feedbackoptionen z.B. durch Kommentarfunktionen oder E-Mail-Kontakt integriert sind.

Gesundheitskommunikation. Im Gegensatz zur Gesundheitsinformation ist die *Gesundheitskommunikation* in der Regel auf *Wechselseitigkeit* beziehungsweise Multidirektionalität in Form einer Zwei-Weg- beziehungsweise *Mehr-Weg-Kommunikation mit Dialogmöglichkeit* ausgelegt. Denn während Gesundheitsbroschüren, Gesundheits-Podcasts oder -Videos eine klassische Ein-Weg-Kommunikation darstellen, werden bei der Gesundheitskommunikation Responsemittel eingesetzt, um einen Dialog mit den (potenziellen) Kundinnen und Kunden einleiten zu können. Die Voraussetzung für solche, auf Push-Marketing basierende Aktivitäten, die auf zuvor generierte Datenbestände zugreifen, setzt ein ausdrückliches Einverständnis (Permission) voraus. Die Möglichkeit der Zwei- oder Mehr-Weg-Kommunikation, die sowohl synchron (zeitgleich, z.B. Chat, Webkonferenzen) als auch asynchron (zeitversetzt, z.B. E-Mail, Diskussionsforen, Blogs) erfolgen kann, wird besonders durch den Einsatz Neuer Medien erleichtert. Angebote, bei denen die Versicherten von sich aus in Aktion treten müssen (Pull-Angebote), werden zunehmend von Push-Angeboten ergänzt. Erinnerungsdienste für Vorsorge-Untersuchungen (sogenannte Vorsorgeplaner, z.B. der IKK Nord, BKK Mobil Oil) sind präventive Push-Angebote, die von den GKVn angeboten werden. Spezifische Kassenportale (z.B. mit Experten-Foren), die einen marketingstrategischen Charakter aufweisen und sich eher an junge Zielgruppen richten, weisen hohe Unterhaltungsinhalte (z.B. Proberaum, BKK pronova; Startklar, DAK) auf. Gerade bei Angeboten, die einen präventiven und gesundheitsfördernden Zweck verfolgen, werden oft unterhaltsame Elemente mit pädagogischen Aspekten eingebunden. Solche Projekte versuchen auf spielerische Weise gesundheitliche Inhalte zu vermitteln und werden unter den Termini *Health Edutainment* oder *Healthtainment* zusammengefasst. Kritisiert wird beim Einsatz von Edutainment (engl. education und entertainment) und Infotainment (engl. information und entertainment), dass statt einer tatsächlichen Informiertheit oft eine Informiertheitsillusion stattfindet, da überdosierte Unterhaltungseffekte von Inhalten ablenken und so die ursprüngliche Intention verfehlt wird (Sacher, 1997, S. 12). Neben Onlinespielen (z. B. «Besiegen Sie den inneren Schweinehund», www.game.barmer-gek.de), sollen praktische Checklisten, Fragebögen sowie Selbsttests (z. B. Herzinfarkt-Risikobewertung, Body-Mass-Index- oder Rauch-Rechner) die Versicherten für mögliche Risikofaktoren sensibilisieren. Sogenannte Smokulatoren (z. B. Vereinigte BKK) berechnen dabei nicht nur die gesundheitliche Belastung (z. B. bisher aufgenommenes Nikotin), sondern vor allem ökonomische und zeitliche Einsparungspotenziale sowie körperliche Verbesserungen und damit potenzielle *persönliche Gewinne* (z. B. Gewinn-Rechner des AOK-Nichtraucherprogramms, www.ich-werde-nichtraucher.de). Damit folgen die GKVn der lösungs-, ressourcen- und kompetenzorientierten Logik, die allerdings zwingend informative und methodische Unterstützung und damit neben der Vermittlung positiver Botschaften konkrete Handlungsempfehlungen zur Verhaltensmodifikation einschließen muss.

Gesundheitsbildung und -erziehung. Während die *Gesundheitsbildung* sich insbesondere an Erwachsene richtet und der organisierten Erwachsenenbildung zugeordnet wird, stellt das altersspezifische Gegenstück (für Kinder und Jugendliche) die *Gesundheitserziehung* dar (Wulfhorst, 2013, S. 732). Dabei werden die Begriffe Gesundheitsbildung und -erziehung im anglo-amerikanischen Raum dem Begriff *Health Education* subsumiert (Wulfhorst, 2013, S. 734), der die *Vermittlung relevanter Kenntnisse und Methoden* beispielweise rund um die Bereiche Bewegung, Entspannung, Ernährung, Drogenentwöhnung über unterschiedlichste mediale Wege darstellt (Scherenberg, 2011, S. 215):

- *Face-to-Face-Education:* Bei der Face-to-Face-Education werden aktuelle Probleme und Fragestellungen in einem persönlichen Gespräch behandelt. Dies ist oft mit einem hohen personellen, organisatorischen und finanziellen Aufwand verbunden. Die direkte Form der *Education* (z. B. persönliches Coaching) trägt dazu bei, relevantes Hintergrundwissen zu vermitteln und durch die in der Präsenzsituation gegebene soziale Nähe einen positiven Beitrag zum Beziehungs- und Vertrauensaufbau zwischen den Versicherten und der Kasse zu schaffen.
- *Internetgestützte Schulung (Online Education):* Internetgestützte Schulungen ermöglichen mit vertretbarem personellen, organisatorischen und finanziellen Aufwand, eine Vielzahl an Versicherten ortsunabhängig zu erreichen. Zudem können Lernzeitpunkt, -dauer und -geschwindigkeit weitgehend von den Versicherten selbst bestimmt werden, da die Kommunikation synchron (zeitgleich, z. B. Experten-Chats) oder asynchron (mit zeitlicher Verzögerung, z. B. E-Mails etc.) erfolgen kann. Online-Selbsttests können zur Sensibilisierung und stärkeren Wahrnehmung des eigenen Gesundheitsverhaltens und -bewusstseins beitragen.
- *Selbststudium (Distance Education):* Beim Selbststudium wird mithilfe der Zusendung spezieller Informationsmaterialien versucht, das für eine selbstgesteuerte Verhaltensmodifikation erforderliche Wissen sowie entsprechende Kompetenzen zu vermitteln. Dies setzt voraus, dass die Informationsunterlagen eine hohe Bedürfnisorientierung an den Belangen der Versicherten aufweisen. Der Nachteil der isolierten Auseinandersetzung ohne direkte Rückkopplungsmöglichkeit kann durch zusätzliche Interaktionen (z. B. Einsatz eines Callcenters) aufgefangen werden.

Zunehmender Beliebtheit erfreuen sich von den dargestellten Schulungsformen *virtuelle Coachingangebote*. So bieten besonders große Kassen auf eigenen Plattformen oder über ihre Internet-Filialen ihren Versicherten umfangreiche Online-Kursangebote (z. B. AOK: «Abnehmen mit Genuss», «Stress im Griff», «Laufen in Form», «Ich werde Nichtraucher» «liveonline-coaching»; Barmer GEK: Abnehm-Coach; DAK Gesundheit: «Smarter leben», «EAT-Mail», «move-on!», «Raucherstopp»; TK: Antistress-, Burnout-, Diabetes, Ernährungs-, Fitness-, Motivations-, Nichtraucher- und Walking-Coach) an. In der Regel sind diese Onlineangebote für Mitglieder kostenlos oder in Abhängigkeit des Aktivitätsgrades teilnehmender Mitglieder kostenermäßigt und zudem mit den jeweiligen Bonusprogrammen (Prämien) der Kasse gekoppelt. Da es um Partizipationsprozesse und die Steigerung des Empowerments geht, kann zwischen der Teilnahmestrategie und der Teilhabestrategie unterschieden werden (Sachs-Pfeiffer, zitiert nach Lenz, 2002, S. 18 f.). Die *Teilnahmestrategie* basiert auf einem Top-down-Ansatz, bei dem die Ziele und Probleme der Versicherten von den Experten anhand einer Analyse mit einer anschließenden Auswahl an Lösungsmöglichkeiten und Handlungsempfehlungen ausgewählt werden können. Die *Teilhabestrategie* hingegen beruht auf einem Bottom-up-Ansatz, bei dem die Versicherten von Beginn an die komplette Verantwortung übernehmen und die Experten die Rolle des Begleiters einnehmen. Virtuelle Gesundheits-Coaches der GKVn sind häufig nach der Teilnahmestrategie aufgebaut, denn die Analyse des aktuellen Gesundheitsverhaltens und -status erfolgt anhand eines Onlinefragebogens und eines auf dieser Grundlage generierten Profils mit dazugehörigen Handlungsempfehlungen. Ob solche Maßnahmen Früchte tragen, hängt somit auch von der Gewissenhaftigkeit, Ehrlichkeit und Vollständigkeit der Eingabe mitunter sensibler persönlicher Daten ab. Ängste, Schuldgefühle, mangelndes Vertrauen oder ein reaktionsschnelles und damit oft unaufmerksames Klickverhalten (im Vergleich zu Printfragebögen mit Unterschrift) können indes zu einem Nutzerprofil führen, dass nicht der Realität entspricht. Anonymisierte Erhebungen steigern die Wahrscheinlichkeit einer wahrheitsgemäßen Eingabe.

Gesundheitsberatung. Parallel zu der klassischen *Gesundheitsberatung* beim niedergelassenen Arzt findet in diesem Bereich ein hohes Engagement von Kassen, Verbänden und sonstigen Institutionen des Sozialwesens und der Sozialhilfe statt, um auf diese Weise eine positive Beeinflussung von Wissen und Einstellungen, individuellen Verhaltensweisen und sozialen Lebensbedingungen der Ratsuchenden zu erwirken (Hurrelmann, 2006, S. 220 f.). Dabei kann auch hier die gesundheitliche Beratung persönlich, telefonisch oder virtuell erfolgen. Im Wesentlichen konzentriert sich die Face-to-Face-Beratung auf gesundheitsbezogene Settings (wie z. B. die betriebliche Gesundheitsförderung in Unternehmen, Beratung in Schulen), während das populationsbezogene Beratungsgeschehen in erster Linie über regionale und lokale Veranstaltungen (z. B. Gesundheitsmessen) und über telefonische Angebote sowie verstärkt über virtuelle Wege vorgenommen wird. **Abbildung 26-2** zeigt exemplarisch, welche unterschiedlichen Unterstützungsformen – im Hinblick auf den Anonymitätsgrad und den Grad der möglichen Zielgruppenerreichung – deutschlandweit existieren.

Die dargestellten Unterstützungsstrategien zeigen, dass die Ansätze kommunikativer Unterstützungsformen oft fließend sind und stark ineinandergreifen. Eine starke Dominanz an Onlinemedien in der Krankenkassenkommunikation, die zunehmend durch sogenannte Apps (mobile Applikationen) ergänzt werden, ist deutlich zu erkennen.

Trends: Neue Kommunikationswege

Kommunikationsaktivitäten über *mobile Endgeräte* können als neuer Trend angesehen werden, der gerade im Zuge der gesteigerten Marktpenetration von Smartphones und Tablets an Bedeutung gewinnt. Denn schon heute besitzen hierzulande fast die Hälfte aller Bundesbürger über 14 Jahre (49 %) ein Smartphone (BVDW, 2013), von denen 83 % (21 Millionen Bundesbürger) mindestens eine App installiert haben (BITKOM, 2013). Jeder Fünfte von ihnen nutzt laut einer im Auftrag des AOK-Bundesverbands durchgeführten Forsa-Umfrage bereits *Gesundheits-Apps* (AOK-Bundesverband, 2013). Eigenrecherchen über Google Play, im Apple Store sowie auf den Internetseiten der GKVn mit den kassen- und gesundheitsbezogenen Suchbegriffen (Keywords: AOK, TK, DAK, Barmer GEK, BKK, IKK, Vorsorge, Ernährung, Bewegung, Stress, Diabetes etc.) zufolge, können derzeit 56 Krankenkassen-Apps identifiziert werden (Stand 01.08.2013, siehe www.healthon.de). 40 dieser Apps haben einen eindeutigen Gesundheitsbezug (z. B. Vorsorgeplaner, Fitness-Apps, Ernährungs-Apps), wobei sich neun Apps zielgruppenspezifisch an junge Familien und Schwangere, Kinder (Zahngesundheit), pflegende Angehörige sowie türkische

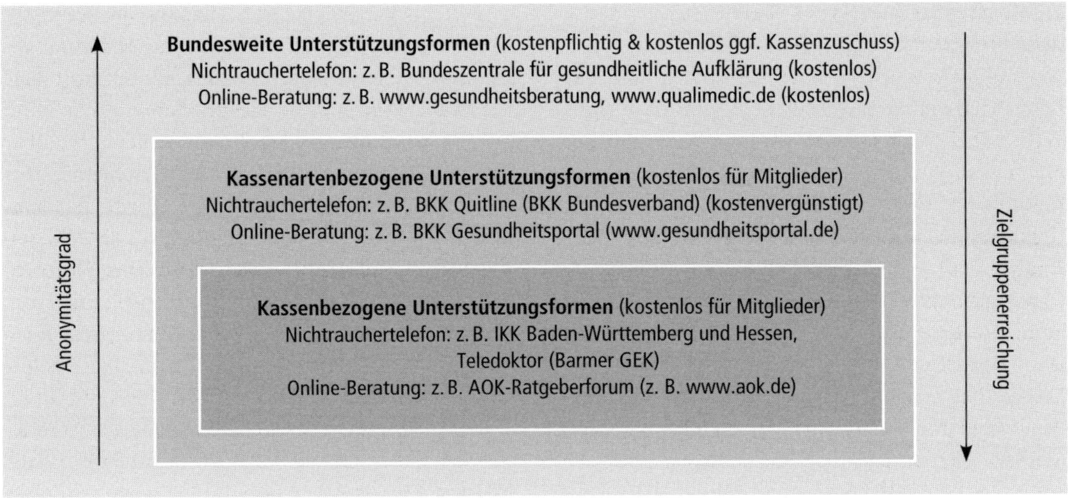

Abbildung 26-2: Dimensionen unterschiedlicher Unterstützungsformen

Mitbürgerinnen und Mitbürger (Vorsorge) richten, während der Großteil der Apps universell ausgerichtet ist. Apps, die keinen direkten Gesundheitsbezug aufweisen, richten sich eher an junge Menschen (z. B. CampusGuide für Studierende). Im Vergleich zur Pharmaindustrie wird deutlich, dass sich die GKVn stark im Bereich der universell ausgerichteten Primärprävention engagieren, während sich die Pharmaindustrie eher als Partner für das Management bestimmter Krankheitsbilder sieht (z. B. Asthma, Allergien) (Scherenberg & Kramer, 2013, S. 116). Somit scheint es der Pharmaindustrie eher um direkte Ansprachemöglichkeiten von Patientengruppen in ihrem Produktumfeld und den Kassen um *präventive Einsparungsmöglichkeiten und Möglichkeiten der Gewinnung von Neukunden* zu gehen. Auffällig ist, dass die GKVn für die zum Beispiel rund 7 % in Deutschland lebenden Diabetikerinnen und Diabetiker (Heidemann et al., 2013, S. 670) keine App-gestützten Alltagshilfen (Diabetesmanagement) anbieten. Diabetiker sind offenbar entweder keine interessante Zielgruppe oder es wird vermutet, dass sie die neue Kommunikationstechnologie nicht nutzen. Für Typ-1-Diabetiker, in erster Linie Jugendliche und junge Erwachsene, trifft dies nicht zu (van Eimeren & Frees, 2014, S. 363). Auch für andere Versichertengruppen mit Risikofaktoren (z. B. Nichtraucher-Apps) konnten, trotz der Tatsache, dass die Kosten des Rauchens auf ca. 31,3 Milliarden Euro pro Jahr (2008) beziffert werden (Wacker et al., 2013, S. 6), keine Apps identifiziert werden. Zu konstatieren ist, dass bei diesen (Hoch-)Risikogruppen immer die Gefahr besteht, eine Klientel anzuziehen, die aus Kassensicht wenig attraktiv erscheint.

Ob Gesundheits-Apps als neue mediale Kommunikationswege langfristig in der Lage sind eine Gesundheitsbeeinflussung einzuleiten und damit präventive Rationalisierungspotenziale auszuschöpfen, und jene zu erreichen, die bisher kein gutes Gesundheitsverhalten aufweisen (Stichwort: Präventionsdilemma), darüber *fehlen wissenschaftliche Langzeitstudien.* Erste Studien offenbaren, dass Apps durchaus motivieren können: So zeigte eine Studie zur mobilen Anwendung eines digitalen Ernährungstagebuches, dass gerade Jugendliche im Vergleich zu Erwachsenen Apps nutzen, um ihr Ernährungsverhalten zu kontrollieren (Daugherty et al., 2012, S. 13). Die *Selbstvermessungs-Bewegung* sämtlicher Körperfunktionen und -bedürfnisse (engl. self tracking) hat Deutschland längst erfasst (siehe http://quantifiedself.com) und scheint einer Forsa-Umfrage zufolge besonders männliche Nutzer zu motivieren. Diese gaben zu 42 % an, dass sich ihr Gesundheitsverhalten positiv durch Gesundheits-Apps verbessert hat, während es bei Frauen nur 30 % waren (AOK-Bundesverband, 2013). In Amerika wandelt sich das Bild: Hier sind es laut «Mobil Health Report» nicht mehr (eher technikaffine) Männer, sondern eher Frauen (unter 50 Jahre und mit einem hohen Bildungsstatus und Haushaltsnettoeinkommen), die Gesundheits-Apps nutzen und bei denen innerhalb der letzten zwölf Monate eine Veränderung im Gesundheitszustand aufgetreten ist (Fox & Duggan, 2012, S. 12). Der persönliche Leidensdruck und das generelle Interesse an Gesundheitsthemen scheinen demnach auch bei neuen Technologien persönliche Motive dafür zu sein, ob Apps genutzt werden oder nicht. Ob Apps langfristig die Motivation steigern und das Gesundheitsverhalten und den Gesundheitsstatus positiv beeinflussen, darüber fehlen bisher Langzeitstudien. Erste Untersuchungen zeigen nur, dass rund ein Drittel der Apps schon nach drei Monaten nicht mehr genutzt werden (Purcell, Entner & Henderson, 2010, S. 23) oder oft nur zu Testzwecken installiert und direkt wieder gelöscht werden (van Eimeren & Frees, 2012, S. 367).

Quintessenz: Grenzen und Ausblick

Der vorliegende Beitrag hat gezeigt, dass die Krankenkassenkommunikation selbst einen wesentlichen Beitrag dafür leisten kann, wie die Kasse in der Öffentlichkeit als verantwortungsvoll handelndes Gesellschaftsmitglied wahrgenommen wird (Bruhn, 2003, S. 343). Dabei scheint der dominierende Einsatz neuer Kommunikationstechnologien bezogen auf eine hohe Zielgruppenerreichung (aus Marketingsicht) kosteneffizient. Eine hohe Effektivität der Gesundheitskommunikation kann aus Präventionssicht hingegen nur dann erzielt werden, wenn besonders (Hoch-)Risikogruppen und damit auch sozial benachteiligte und ältere Menschen kommunikativ gezielt und zielgruppenadäquat angesprochen werden. Neben der Unsicherheit über die nachgewiesene Effektivität und Effizienz neuer Kommunikationstechnologien (wie beispielsweise Gesundheits-Apps) kann die unüberschaubare Angebotsdynamik auch zu einer Präzisionsverringerung führen (Vermeer, 2006, S. 119). Dieses als *globale Beschleunigungskrise* bekannte Phänomen besagt, dass mit der Zahl an Neuerungen zeitgleich die Zahl neuer Probleme ansteigt. Zwar können innovative Ansätze der Krankenkassenkommunikation zweifelsohne einen bedeutenden Beitrag dazu leisten, positive Einstellungen und Verhaltensweisen bei den Versicherten zu fördern. Allerdings werfen der aktuelle Wettbewerbsdruck und die damit suboptimale Ausschöpfung von Präventionspotenzialen (durch die Vernachlässigung sozial bedingter gesundheitlicher Chancengleichheiten) die noch ungelöste Frage auf, wie eine gesellschaftsorientierte Anreizumkehrung gelingt, bei der jene Kassen belohnt und nicht bestraft werden, die den größten Beitrag zum gesundheitlichen Wohlergehen der Gesellschaft leisten.

Literatur

AOK-Bundesverband (2013). *Prävention bei Männern muss digital sein: Jeder Fünfte nutzt bereits Gesundheits-Apps.* Pressemeldung vom 1. März 2013. Abgerufen von: http://www.aok-bv.de/presse/pressemitteilungen/2013/index_09735.html (12.02.2014).

Bamberger, G. G. (2005). *Lösungsorientierte Beratung* (3. Aufl.). Weinheim, Basel: Beltz.

Bandelow, N. C. (2006). Gesundheitspolitik: Zielkonflikte und Politikwechsel trotz Blockaden. In M. G. Schmidt & R. Zohlnhöfer (Hrsg.), *Regieren in der Bundesrepublik Deutschland* (S. 159–176). Wiesbaden: VS Verlag für Sozialwissenschaften.

Beckers, R. & Sembritzki, J. (2006). Gesundheitstelematik. In K. Hurrelmann, U. Laaser & O. Razum (Hrsg.), *Handbuch Gesundheitswissenschaften* (4. Aufl., S. 437–479). Weinheim, München: Juventa.

BITKOM (2013). *Zahlungsbereitschaft von Apps steigt,* Pressemeldung vom 4. Februar 2013. Abgerufen von: http://www.bitkom.org/files/documents/BITKOM-Presseinfo_Bezahl-Apps_04_02_2013.pdf(12.02.2014).

Bogner, T. & Loth, J. (2004). Marketing für Krankenkassen – Der Weg zur Aufsteigerkasse. Bern: Huber.

Bruhn, M. (1997). *Wirtschaftlichkeit des Qualitätsmanagements. Qualitätscontrolling für Dienstleistungen.* Berlin: Springer.

Bruhn, M. (2001). *Relationship Management: Das Management von Kundenbeziehungen.* München: Franz Vahlen.

Bruhn, M. (2003). *Kommunikationspolitik – Systematischer Einsatz der Kommunikation für Unternehmen.* München: Franz Vahlen.

Bundesverband Digitale Wirtschaft e. V. (BVDW) (2013). *Die Digitale Wirtschaft in Zahlen von 2008 bis 2014.* Abgerufen von: http://www.bvdw.org/mybvdw/media/download/studie-mafo-die-digitale-wirtschaft-in-zahlen-von-2008-bis-2014-01.pdf (12.02.2014).

Busse, R., Drösler, S., Glaeske, G., Greiner, G., Schäfer, T. & Schrappe, M. (2007). *Wissenschaftliches Gutachten für die Auswahl von 50-80 Krankheiten zur Berücksichtigung im morbiditätsorientierten Risikostrukturausgleich.* Abgerufen von: http://www.zes.uni-bremen.de/ccm/cms-service/stream/asset/?asset_id=1647368 (12.02.2014).

Crawford, R. (1977). You are dangerous to your health: The ideology and politics of victim blaming. *International Journal of Health Services*, 7, 663–680.

Damasio, A. R. (1994). *Descartes' Irrtum – Fühlen, Denken und das menschliche Gehirn.* München: List.

Daugherty, B. L., Schap, T. E., Ettienne-Gittens, R., Zhu, F. M., Bosch, M., Delp, E. J., Ebert, D. S. ... Boushey, C. J. (2012). Novel technologies for assessing dietary intake: Evaluating the usability of a mobile relephone food record among adults and adolescents. *Journal of Medical Internet Research*, 14, 13.

Diller, H. (1995). Entwicklungspfade des Marketing-Managements. In H. H. Bauer & H. Diller (Hrsg.), *Wege des Marketing* (S. 3–30). Berlin: Duncker & Humblot.

Elliot, A. J. & Sheldon, K. M. (1997). Avoidance achievement motivation: A personal goal analysis. *Journal of Personality and Social Psychology*, 73, 171–185.

Esch, F. R., Möll, T. (2004). Mensch und Marke – Neuromarketing als Zugang zur Erfassung der Wirkung von Marken. In A. Gröppel-Klein (Hrsg.), *Konsumentenverhaltensforschung im 21. Jahrhunderts* (S. 67–98). Wiesbaden: DVU.

Fox, S. & Duggan, M. (2012). *Mobile Health 2012.* Abgerufen von: http://pewinternet.org/~/media/Files/Reports/2012/PIP_MobileHealth2012.pdf (12.02.2014).

Fröhlich, W. D. (2005). *Psychologie.* München: dtv.

Fuchs, F. & Unger, W. (2005). *Management der Marketingkommunikation.* Berlin: Springer.

Giesecke, J. & Müters, S. (2006): Strukturelle und verhaltensbezogene Faktoren gesundheitlicher Ungleichheit: Methodische Überlegungen zur Ermittlung der Erklärungsanteile. In M. Richter & K. Hurrelmann (Hrsg.), *Gesundheitliche Ungleichheiten: Grundlagen, Probleme, Perspektiven* (S. 339–352). Wiesbaden: VS Verlag für Sozialwissenschaften.

GKV Spitzenverband (2014). *Krankenkassenliste.* Abgerufen von: http://www.gkv-spitzenverband.de/krankenkassenliste.pdf (12.02.2014).

Glaeske, G. (2008). Vom RSA zum Morbi-RSA: Mehr Rationalität im Finanzausgleich? *Die Krankenversicherung*, o. Jg., 188–192.

Göbel, E. (2002). *Neue Institutionenökonomik: Konzeption und betriebswirtschaftliche Anwendung.* Stuttgart: Lucius & Lucius.

Gollwitzer, P. M. & Moskowitz, G. (1996). Goal effects on action and cognition. In E. T. Higgins & A. W. Kruglanski (Hrsg.), *Social psychology: Handbook of basic principles* (S. 361–399). New York: Guilford Press.

Grosse Holtforth, M. & Grawe, K. (2000). Fragebogen zur Analyse Motivationaler Schemata (FAMOS). *Zeitschrift für Klinische Psychologie und Psychotherapie*, 29, 170–179.

Hansen, U. & Stauss, B. (1983). Marketing als marktorientierte Unternehmenspolitik oder als deren integrativer Bestandteil. *Marketing Zeitschrift für Forschung und Praxis*, 5, 77–86.

Heidemann, C., Du, Y., Schubert, I., Rathmann, W. & Schneidt-Nave, C. (2013). Prävalenz und zeitliche Entwicklung des bekannten Diabetes mellitus – Ergebnisse der Studie zur Gesundheit Erwachsener in Deutschland (DEGS1). *Bundesgesundheitsblatt*, 56, 668–677.

Höppner, K., Buitkamp, M., Braun, B., Greß, S., Rothgang, H. & Wasem, J. (2005). *Grenzen und Dysfunktionalität des Kassenwettbewerbs in der GKV: Theorie und Empirie der Risikoselektion in Deutschland.* ZeS-Arbeitspapier Nr. 4/2005. Bremen: Zentrum für Sozialpolitik, Universität Bremen.

Hujber, T. (2005). *Werbung von Versicherungsunternehmen.* Wiesbaden: DVU.

Hurrelmann, K. (2006). *Gesundheitssoziologie – Eine Einführung in sozialwissenschaftliche Theorien von Krankheitsprävention und Gesundheitsförderung* (6. Aufl.). Weinheim, München: Juventa.

Jacoby, J., Szybillo, G. J. & Busato-Schach, J. (1977). Information acquisition behavior in brand choice situations. *Journal of Consumer Research*, 3, 209–216.

Kroeber-Riel, W. & Weinberg, P. (2003). *Konsumentenverhalten* (8. Aufl.). München: Franz Vahlen.

Lampert, H. (2004). *Lehrbuch der Sozialpolitik* (7. Aufl.). Berlin: Springer.

Lenz, A. (2002). Empowerment und Ressourcenaktivierung – Perspektiven für die psychosoziale Praxis. In A. Lenz & W. Stark (Hrsg.), *Empowerment. Neue Perspektiven für psychosoziale Praxis und Organisation* (S. 13–53). Tübingen: dgvt.

Lindner, W. & Freund, T. (2001). Der Prävention vorbeugen? In T. Freund & W. Lindner (Hrsg.), *Prävention – Zur kritischen Bewertung der Prävention in der Jugendarbeit* (S. 69–96). Opladen: Leske und Budrich.

Meffert, H. & Bruhn, M. (2006). *Dienstleistungsmarketing* (5. Aufl.). Wiesbaden: Gabler.

Mielck, A. (2000). *Soziale Ungleichheit und Gesundheit. Empirische Ergebnisse, Erklärungsansätze, Interventionsmöglichkeiten.* Bern: Huber.

Neumann, V., Faust, J. F. & Werner, M. (2005). *Wertimplikationen von Allokationsregeln, -verfahren und -entscheidungen im deutschen Gesundheitswesen (mit Schwerpunkt auf dem Bereich der GKV).* Gutachten im Auftrag der Enquête-Kommission «Ethik und Recht der Modernen Medizin» des Deutschen Bundestages, 15. Legislaturperiode. Abgerufen von: http://www.micha-h-werner.de/gutachten.pdf (12.02.2014).

Payne, J. W., Bettman, J. R. & Johnson, E. J. (1993). *The adaptive decision maker.* Cambridge: Cambridge University Press.

Platt, J. (1973). Social traps. *American Psychologist,* 28, 641–651.

Purcell, K., Entner, R. & Henderson, N. (2010). *The rise of apps culture, PIP-report.* Abgerufen von: http://pewinternet.org/~/media//Files/Reports/2010/PIP_Nielsen%20Apps %20Report.pdf (12.02.2014).

Raffée, H. (1991). *Marketing und Umwelt* (2. Aufl.). Stuttgart: Schäffer-Poeschel.

Sacher, W. (1997). Zur Förderung der Selbständigkeit von Schülern. In W. Sacher & D. Poschardt (Hrsg.), *Beiträge zur schulischen Selbständigkeitserziehung. Schulpädagogische Untersuchungen Nr. 2.* (S. 2–24). Nürnberg: Lehrstuhl für Pädagogik; Friedrich-Alexander-Universität.

Scheier, C. (2008). Neuromarketing – Über den Mehrwert der Hirnforschung für das Marketing, In R. T. Kreutzer & W. Merkle (Hrsg.), *Die neue Macht des Marketing* (S. 305–323). Wiesbaden: Gabler.

Scherenberg, V. (2011). *Nachhaltigkeit in der Gesundheitsvorsorge – Krankenkassen Marketing und Prävention erfolgreich vereinen (können).* Wiesbaden: Gabler.

Scherenberg, V. & Greiner, W. (2008). *Präventive Bonusprogramme – Auf dem Weg zur Überwindung des Präventionsdilemmas.* Bern: Huber.

Scherenberg, V. & Kramer, U. (2013). Schöne neue Welt: Gesünder mit Health-Apps? Hintergründe, Handlungsbedarf und schlummernde Potenziale. In P. Strahlendorf (Hrsg.), *Jahrbuch Healthcare Marketing 2013* (S. 115–119). Hamburg: New Business.

Spada, H. & Opwis, K. (1985). Ökologisches Handeln im Konflikt: Die Allmende-Klemme. In P. Day, U. Fuhrer & U. Laucken (Hrsg.), *Umwelt und Handeln: Ökologische Anforderungen und Handeln im Alltag, Festschrift zum 60. Geburtstag von Gerd Kaminski* (S. 63–85). Tübingen: Attempto.

Spitzer, M. (2002). *Lernen: Gehirnforschung und die Schule des Lebens.* Heidelberg, Berlin: Spektrum Akademischer Verlag.

Spitzer, M. (2004). Einführung – Gehirnforschung für lebenslanges Lernen. In OECD (Hrsg.), *Wie funktioniert das Gehirn? Auf dem Weg zu einer neuen Lernwissenschaft* (S. 1–20). Stuttgart: Schattauer.

Sturm, H. (2001). Was haben Krankenkassen mit Non-Profit-Organisationen zu tun? In A. Alexander & T. Rath (Hrsg.), *Krankenkassen im Wandel – Organisationsentwicklung als Herausforderung* (S. 211–233), Wiesbaden: DVU.

Süss, D., Arx von, C. & Marxer, M. (2002). *Gesundheitsförderung – Eine Studie zur optimalen Gestaltung von Botschaften in Gesundheitsförderungskampagnen,* Studie der Hochschule für Angewandte Psychologie, Zürich. Abgerufen von: http://www.hapzh.ch/download/Schlussbericht.pdf (12.02.2014).

SVRG (2009). Koordination und Integration – Gesundheitsversorgung in einer Gesellschaft des längeren Lebens, Sondergutachten 2009. Abgerufen von: http://www.svr-gesundheit.de/Gutachten/Uebersicht/GA2009-LF.pdf (12.02.2014).

Usunier, J. C. & Walliser, B. (1993). *Interkulturelles Marketing.* Wiesbaden: Gabler.

van Eimeren, B. & Frees, B. (2012). 76 Prozent der Deutschen online – neue Nutzungssituationen durch mobile Endgeräte. Ergebnisse der ARD/ZDF-Onlinestudie 2012. *Media Perspektiven,* o. Jg., 362–379.

van Eimeren, B. & Frees, B. (2013). Rasanter Anstieg des Internetkonsums – Onliner fast drei Stunden täglich im Netz. *Media Perspektiven,* o. Jg., 358–372.

Vermeer H. J. (2006). *Versuch einer Intertheorie der Translation.* Berlin: Verlag für wissenschaftliche Literatur.

Wacker, M., Holle, R., Heinrich, J., Ladwing, K. H., Peters, A., Leidl, R. & Menn, P. (2013). The association of smoking status with healthcare utilisation, productivity loss and resulting costs: Results from the population-based KORA F4 study. *BMC Health Services Research,* 13, 278.

Wasem, J., Lux, G., Schillo, S., Staudt, S. & Jahn, R. (2008). Morbiditätsorientierter Risikostrukturausgleich – Ausgestaltung und Perspektiven für die Versorgung. *Gesundheit und Sozialpolitik,* 62, 15–22.

Wolf, S. (2009). *Das moralische Risiko der GKV im Spannungsfeld zwischen Solidarität und Eigenverantwortung.* Frankfurt: Peter Lang.

Wulfhorst, B. (2013). Gesundheitserziehung und Gesundheitsbildung. In K. Hurrelmann & O. Razum (Hrsg.), *Handbuch Gesundheitswissenschaften* (5. Aufl., S. 729–756). Weinheim, Basel: Beltz.

27. Persuasions- und Botschaftsstrategien

Matthias R. Hastall

Definitionen des Begriffs Gesundheitskommunikation beinhalten häufig den Aspekt der Beeinflussung einer Zielgruppe durch Botschaften, um positive gesundheitliche Effekte zu bewirken (Schiavo, 2007). Solche strategisch initiierte Kommunikation mit dem Ziel, «beim Empfänger einer Botschaft Einstellungen beziehungsweise Verhaltensweisen gegenüber einem Thema (Einstellungsobjekt) zu formen, zu verstärken oder zu ändern», wird als *Persuasion* bezeichnet (Janetzko, 2007, S. 298; siehe auch Wirth & Kühne, 2013). Die Frage, wie Botschaften gestaltet sein müssen, um überzeugend zu sein, wird seit Jahrhunderten debattiert. In diesem Kapitel werden wichtige botschaftsbasierte Persuasionsstrategien vorgestellt und Empfehlungen für ihren Einsatz in der Praxis herausgearbeitet. Zuvor jedoch erfolgen einige einleitende Überlegungen zur effektiven Persuasion mittels Gesundheitsbotschaften.

Botschaftswirkungen: Arten und Randbedingungen

Grundsätzlich lässt sich unterscheiden, ob mit einer Gesundheitsbotschaft eine vom Kommunikator *intendierte* gesundheitsrelevante (d.h. persuasive) Wirkungsabsicht verbunden ist und ob der Kontakt mit der Botschaft *keine, gesundheitsförderliche, gesundheitsschädliche* oder *sowohl gesundheitsförderliche als auch -schädliche* Wirkungen auf die Rezipientinnen und Rezipienten hatte (Fromm, Baumann & Lampert, 2011, S. 122). Zu den wichtigsten intendierten Wirkungen der Gesundheitskommunikation, die eine jeweils angepasste Botschaftsstrategie erfordern können, zählen insbesondere:

- die Sensibilisierung für Gesundheitsrisiken
- die Wissenszunahme bezüglich Risiken und Schutzmöglichkeiten
- die Änderungen von Einstellungen zum Risiko- und Schutzverhalten
- die Intention zur weiteren Informationssuche
- die Intention zur Änderung des Gesundheitsverhaltens
- die Änderung des Gesundheitsverhaltens (z.B. reduzierte Ausübung von Risikoverhalten, Ausführung von Schutzverhalten, Erwerb gesundheitsförderlicher Produkte oder Dienstleistungen).

Als nichtintendierte Effekte sind insbesondere Abwehrreaktionen wie z.B. Reaktanz, Botschaftsvermeidung oder Bumerangeffekte zu nennen (Hastall, 2012), die eine Verschlechterung des Gesundheitsverhaltens bewirken können. Eine Vermeidung negativer Effekte sollte explizites Ziel jeder Kommunikationsplanung sein und insbesondere bei der Wahl der Botschaftsstrategie berücksichtigt werden.

Zuwendung als Grundlage persuasiver Botschaftswirkungen

Damit eine Botschaft ihr persuasives Potenzial entfalten kann, muss sie zunächst von der Zielperson wahrgenommen werden. Es bedarf also eines *initialen Kontakts* zwischen Botschaft und Empfänger, was eine sorgfältige Mediaplanung erfordert (Unger et al., 2007). Der reine Kontakt reicht allerdings nicht, da Menschen vielfältige Möglichkeiten haben, unangenehmen oder irrelevanten Botschaften auszuweichen und davon bei der täglichen Medienzuwendung intensiv Gebrauch machen. Aufmerksamkeit von der Zielgruppe zu erhalten ist oft herausfordernd, da «jene, die (noch) keine gesundheitlichen Probleme haben, kein ausgeprägtes Interesse an gesundheits- und krankheitsbezogenen Themen aufweisen» (Fromm, Baumann & Lampert, 2011, S. 128). Aufmerksamkeit und persuasive Wirkung stehen zueinander oft in einem gewissen Spannungsverhältnis – inhaltlich überzeugende Botschaften sind nicht automatisch aufmerksamkeitsstark und aufmerksamkeitsstarke Botschaften wie drastische Furchtappelle nicht zwangsläufig persuasiv. Eine *effektive Gesundheitsbotschaft* im Sinne dieses Kapitels ist damit eine, die aufgrund ihrer spezifischen inhaltlichen und formalen Gestaltung (1) ein Mindestmaß an selektiver Zuwendung und mentaler Verarbeitung durch die Zielgruppe erfährt, und als Resultat hiervon (2) die intendierten gesundheitsförderlichen Effekte auslöst, (3) ohne dabei nennenswerte negative Effekte hervorzurufen. Konsequenterweise sollten diese drei Aspekte als separat zu testende beziehungsweise zu berücksichtigende Aspekte der Effektivität von Botschaftsmerkmalen betrachtet werden, was bislang aber kaum erfolgt.

Sichtweisen auf Botschaftswirkungen

Frühe Forschungsarbeiten der Persuasionsforschung basierten oft auf der Annahme eines «mechanistischen Stimulus-Response-Modell[s] von unidirektionalen Medienwirkungen» (Bonfadelli, 2000, S. 103). Dieser Sichtweise zufolge rufen Botschaften bei allen Botschaftsempfängern direkt – also ohne zwischengeschaltete Prozesse – identische und starke Effekte hervor. Schnell zeigte sich, dass Menschen unterschiedlich auf identische Botschaften reagieren, weswegen heute überwiegend «multiple, komplexe, mediatisierende und moderierende Prozesse» als entscheidend für Botschaftswirkungen angesehen werden (Wirth & Kühne, 2013, S. 314). Die Nutzung, Verarbeitung und Wirkung von Botschaften lässt sich als dynamische Interaktion mehrerer Einflussfaktoren auffassen:

- *Merkmale der Botschaft:* zum Beispiel inhaltliche und formale Eigenschaften der Botschaft sowie Spezifika des Distributionskanals
- *Merkmale der Rezipientinnen und Rezipienten:* zum Beispiel demografische Merkmale, dispositionelle Persönlichkeitsmerkmale wie Ängstlichkeit, Fähigkeit und Motivation zur Verarbeitung von Botschaften, bereichsspezifisches Vorwissen, bisheriges Gesundheitsverhalten, subjektive Bedeutung des Risikoverhaltens, Mediennutzungsverhalten sowie Einschätzung der Handlungskompetenz
- *Merkmale der Rezeptionssituation:* zum Beispiel normative Sichtweisen auf die Ausübung von Risiko- und Schutzverhalten, Verfügbarkeit von Möglichkeiten zur Umsetzung des empfohlenen Verhaltens, Anzahl und Art parallel verfügbarer Botschaften sowie sozialer Druck zur Umsetzung oder Nichtbeachtung empfohlener Verhaltensänderungen
- *Merkmale des Gesundheitsrisikos:* zum Beispiel die Art des Risikos oder die Wahrscheinlichkeit und Schwere kurz- und langfristiger Konsequenzen
- *Merkmale des propagierten Schutzverhaltens:* zum Beispiel Einfachheit, soziale Akzeptanz, Effektivität und aufzubringende Kosten.

Streng genommen sind verallgemeinernde Aussagen über die Effektivität von Botschaftsstrategien ohne exakte Spezifizierung der jeweiligen Randbedingungen unzulässig, zumindest potenziell irreführend. Allerdings liegen bislang für kaum eine Strategie ausreichend Forschungsarbeiten vor, um entsprechend spezifische Aussagen treffen zu können. Vor dem Einsatz der nachfolgend diskutierten Strategien ist daher stets zu prüfen, inwieweit verfügbare Untersuchungen tatsächlich dafür sprechen, dass der jeweilige persuasive Ansatz bei der Zielgruppe, dem thematisierten Gesundheitsrisiko und dem kommunizierten Zielverhalten erfolgversprechend ist.

Zugänge zum strategischen Botschaftsdesign

Gesundheitsbotschaften können sehr *unterschiedliche Formen* annehmen – das Spektrum reicht von Broschüren, Aufklebern, Newslettern, Plakaten oder Informationsbriefen über Zeitschriftenartikel, Fernsehspots, virale Internetvideos und Fernsehserien bis hin zu Arzt-Patient-Gesprächen und Informationsständen. Jeder Distributionskanal bietet spezifische Vor- und Nachteile, die bei der

Gestaltung der Botschaft berücksichtigt werden sollten (Salmon & Atkin, 2003). Eine Gesundheitsbotschaft besteht zudem aus vielen *formalen und inhaltlichen Elementen*, deren komplexes Zusammenspiel über die Selektion und Wirkung entscheidet. Slogans, Jingles, Logos, Schriftarten, Farben, Bildmotive, Wortwahl, Attraktivität und Glaubwürdigkeit abgebildeter Personen, Überschriften, nonverbale Signale, Vertrauenswürdigkeit der Botschaftsquelle, Musikuntermalung, Größe und Anordnung der Elemente – viele Aspekte können die Zuwendung, Verarbeitung und persuasiven Wirkungen einer Botschaft beeinflussen (Armstrong, 2010; Larson, 2013). Grundsätzlich bietet sich daher ein ganzheitlicher – also ein alle potenziell einflussreichen Elemente und ihre spezifischen Interaktionen berücksichtigender – Blick auf persuasive Botschaftsstrategien an. In konzeptioneller Hinsicht ist es zudem wichtig, klar zwischen *Merkmalen einer Botschaft* und den (intendierten, antizipierten oder tatsächlichen) *Effekten bei den Rezipientinnen und Rezipienten* zu unterscheiden (O'Keefe, 2003). Merkmale von Botschaften sind in der Regel eindeutig bestimmbar. Ein direkter Schluss von Botschaftseigenschaften auf Effekte der Rezipienten ist jedoch unzulässig – die tatsächlich ausgelösten Muster aus Emotionen und Kognitionen sind kaum sicher prognostizierbar. Aussagenlogisch sowie für die Kommunikationspraxis am relevantesten erscheint es daher zu analysieren, welche klar definierbaren Merkmale der Botschaften unter welchen Randbedingungen bei welchen Rezipienten welche intendierten sowie unbeabsichtigten Wirkungen auslösen.

Nachfolgend stehen *inhaltliche* Botschaftsstrategien im Vordergrund, die aber durchaus durch formale Merkmale der Botschaft umgesetzt oder unterstützt werden können. Basis derartiger kommunikativer Interventionen ist die Erkenntnis, dass bereits kleine inhaltliche Änderungen an Botschaften Unterschiede in der Zuwendung und Überzeugungskraft bewirken können. Der Begriff *Framing* bezeichnet eine solche «Betonung bestimmter thematischer Aspekte der Realität auf Kosten anderer» (Schemer, 2013, S. 157). Mehrere entsprechende Strategien werden nachfolgend kurz vorgestellt. Unterstellt wird bei der Diskussion stets, dass grundlegende Qualitätskriterien von Botschaften wie die Korrektheit der Rechtschreibung, der Grammatik, des Ausdrucks und der dargestellten Fakten gegeben sind und die Botschaft insgesamt glaubwürdig und professionell gestaltet anmutet. Zudem sollte jede Botschaft möglichst so zielgruppenspezifisch wie möglich gestaltet sein (Kreuter & Wray, 2003), was allerdings substanzielles Wissen über relevante Eigenschaften der Rezipienten voraussetzt. Hierzu zählt auch eine realistische Einschätzung der Zielgruppe bezüglich deren Motivation zur Abwehr des Kontakts oder zu einer inhaltlichen Auseinandersetzung mit dem Botschaftsinhalt (Hastall, 2012).

Klassische Botschaftsstrategien der Gesundheitskommunikation

Die bislang vorliegenden Systematisierungen zu Botschaftsstrategien (z. B. Cho, 2011; Keller & Lehmann, 2008; Maibach & Parrott, 1995; Sellnow et al., 2009; Witte, Meyer & Martell, 2001) sind überwiegend stark disziplinär geprägt. Nachfolgend wird zunächst ein Überblick über Strategien gegeben, die bislang am häufigsten im Kontext der Gesundheitskommunikation sowie der Gesundheitspsychologie erforscht wurden. Im Anschluss werden Zugänge aus anderen Disziplinen angesprochen, deren stärkere Berücksichtigung im Kontext der Gesundheitskommunikation vielversprechend erscheint.

Konsequenzen des Gesundheitsverhaltens

Viele Gesundheitskampagnen werden mit dem Ziel initiiert, eine *Gesundheitsbedrohung* abzuwenden oder deren Folgen zu minimieren. Dementsprechend naheliegend mag es sein, diese Gefahr in der Botschaft klar zu kommunizieren; ein Extremfall hiervon wird später unter dem Stichwort Furchtappell noch separat diskutiert. Die Frage, welche Arten von Verhaltenskonsequenzen auf welche Weise kommuniziert werden sollten, wird in verschiedenen Forschungstraditionen kontrovers diskutiert.

Gewinn-Verlust-Framing. Eine grundsätzliche Unterscheidung betrifft die Frage, ob Gesundheitsbotschaften (1) drohende Verluste eines Ignorierens der empfohlenen Verhaltensänderung oder stattdessen (2) mögliche Gewinne bei deren Befolgen betonen. Relativ viele Untersuchungen haben die relative Effektivität von Botschaften mit einem *Gewinnframe* (Gain-Frame, z. B. «Nichtraucher sind fitter!») und einem *Verlustframe* (Loss-Frame, z. B. «Raucher sterben 15 Jahre früher») verglichen. Die Befunde mehrerer Metaanalysen (O'Keefe & Jensen, 2006, 2007, 2008, 2009; O'Keefe & Nan, 2012) sprechen dafür, dass keiner der Frames dem jeweils anderen generell überlegen ist. Die Wirksamkeit scheint stattdessen vom Gesundheitsrisiko, der Art der propagierten Verhaltensänderung und von Persönlichkeitsmerkmalen der Rezipientinnen und Rezipienten abzuhängen. Verlustframes erscheinen persuasiver, wenn ein Detektionsverhalten (z. B. Früherkennung) empfohlen wird. Gewinnframes sind überzeugender, wenn Präventionsverhalten (z. B. gesündere Ernährung) motiviert werden soll und scheinen auch eine stärkere Beschäftigung mit Gesundheitsbotschaften zu bewirken. Relativ gut bestätigt ist, dass Gewinnframes überzeugender als Verlustframes sind bei Rezipienten mit einer hohen Sensitivität für belohnende Reize – und vice versa (Mann, Sherman & Updegraff, 2004; Yan, Dillard & Shen, 2012). Zudem scheint ihre Wirksamkeit von den Ausprägungen anderer Botschaftsmerkmale abhängig zu sein (Hastall & Sukalla, 2013).

Arten der dargestellten Konsequenzen. Angesichts der bei vielen Akteuren der Gesundheitskommunikation anzutreffenden biomedizinischen Sichtweise auf Gesundheit und Krankheit (Lippke & Renneberg, 2006) überrascht kaum, dass sich die in Botschaften betonten Konsequenzen überwiegend auf *körperliche beziehungsweise biologische Zustände* beziehen. Das Spektrum möglicher – positiver wie negativer – Konsequenzen ist allerdings wesentlich umfangreicher. Zu nennen wären beispielsweise Konsequenzen für *kognitive Zustände* (z. B. Unsicherheit, Wissenszuwachs), *emotionale Zustände* (z. B. Angst, Besorgnis, Stolz, Wohlbefinden), den *sozialen Status* (z. B. Ablehnung vs. Bewunderung durch andere Personen), *Freiheit und Mobilität* (z. B. Einschränkungen durch Krankenhausaufenthalte oder Verbesserungen durch erhöhte Fitness), den *rechtlichen Status* (z. B. Verurteilungen oder Vorstrafen für bestimmte Arten des Risikoverhaltens), *zeitliche und finanzielle Ressourcen*, das *Aussehen* und die *körperliche Attraktivität* beziehungsweise die *Attraktivität für potenzielle Sexualpartner* sowie das *Selbstwertgefühl*. Bislang fehlen noch Forschungsarbeiten, in denen die Wirksamkeit einer Betonung dieser Konsequenzen für verschiedene Zielgruppen und Gesundheitsrisiken systematisch verglichen wurden. Häufiger kontrastiert wurden lediglich die Betonung körperlicher versus sozialer Konsequenzen; hier zeigen die Befunde, dass insbesondere bei jugendlichen Zielgruppen eine Betonung sozialer Konsequenzen wirksamer sein kann als der alleinige Fokus auf körperliche Gefahren (Keller & Lehmann, 2008; Reifegerste, 2013).

Vermeidungstendenzen und Konsequenzen der Rezeption. Nicht nur die Übernahme beziehungsweise Nicht-Übernahme der empfohlenen Verhaltensänderung hat relevante Konsequenzen für die Rezipientinnen und Rezipienten, sondern bereits die vorgelagerte Stufe einer *Entscheidung über die Rezeption oder Vermeidung der Gesundheitsbotschaft*. Hierbei können insbesondere antizipierte Kosten (z. B. Zeitaufwand, mentale Energie), Kognitionen (z. B. Sorgen bezüglich des Gesundheitszustandes, Abwägen der Risiken) oder Gefühlszustände (Furcht, Ekel, Gefühle der Verletzlichkeit oder Manipulierbarkeit) eine Rolle spielen. In der Summe ergeben sich so individuelle und komplexe Konstellationen antizipierter Chancen und Gefahren, deren Kenntnis für ein Verständnis des Umgangs mit strategischen Botschaften essenziell erscheint.

Determinanten von Verhaltensänderungen

Im Rahmen der stark gesundheits- beziehungsweise verhaltenspsychologisch geprägten Forschung zu Determinanten des Gesundheitsverhaltens wurden viele Botschaftsmerkmale identifiziert, die adaptive Verhaltensänderungen fördern. Gleich mehrere Ansätze stimmen darin überein, dass die (1) *Einschätzung der Bedrohlichkeit eines Risikos* und die (2) *Einschätzung der eigenen Bewältigungsmöglichkeiten* – neben weiteren Faktoren – hierfür entscheidend sind (z. B. Lazarus & Folkman, 1984; Maddux & Rogers, 1983; Schwarzer, 2008; Witte, 1992). Dem *Extended Parallel Process Model* (EPPM; Witte, 1992) sowie der revidierten *Protection Motivation Theory* (PMT; Maddux & Rogers, 1983) zufolge ist die Bedrohlichkeit eine Funktion des *wahrgenommenen Schweregrads* einer Bedrohung und der *wahrgenommenen persönlichen Betroffenheit* davon. Die Bewältigungseinschätzung wiederum ist als Funktion der *Selbstwirksamkeitserwartung* (d. h. der Überzeugung der Rezipienten, die empfohlene Verhaltensänderung ausführen zu können) und der *Ergebniserwartung* (d. h. der wahrgenommenen Effektivität der empfohlenen Verhaltensänderung zur Abwendung der Bedrohung) konzipiert. Ohne Wahrnehmung einer Bedrohung kommt es dem EPPM zufolge zu keiner Reaktion. Adaptive Verhaltensänderungen wiederum sind nur zu erwarten, wenn eine Bedrohung wahrgenommen wird und die Einschätzung der eigenen Selbstwirksamkeit zur Bewältigung positiv ausfällt. Werden die Bewältigungsmöglichkeiten hingegen als ungenügend beurteilt, sind Botschaftsabwehrprozesse wahrscheinlich. Die empirischen Befunde stützen die Annahmen des EPPM, insbesondere die Bedeutung einer hohen Selbstwirksamkeitswahrnehmung für adaptive Verhaltensänderungen (Peters, Ruiter & Kok, 2013; Witte & Allen, 2000). Überdies zeigen Metaanalysen zum Health Belief Model, dass die wahrgenommenen *Vorteile (Benefits)* und *Barrieren* ebenso sehr starke Prädiktoren zur Übernahme von Verhaltensänderungen sind (Carpenter, 2010; Janz & Becker, 1984), weswegen sie bei der Konstruktion strategischer Gesundheitsbotschaften berücksichtigt werden sollten.

Emotionale Appelle

Emotionale Appelle setzen zur Erreichung ihres persuasiven Zieles nicht primär auf Einsicht oder Wissen der Rezipientinnen und Rezipienten, sondern auf das Erzeugen spezifischer Gefühlszustände. Abgesehen von Arbeiten zu Furchtappellen gelangten emotionale Appelle erst jüngst wieder verstärkt in den Fokus der Gesundheitskommunikation – nicht zuletzt, weil der große Einfluss affektiver Zustände auf Entscheidungen und Verhaltensweisen immer deutlicher wird (Das, 2012; Keer et al., 2013). Ein grundsätzliches Problem ist, dass es selbst für Expertinnen und Experten so gut wie unmöglich ist, sicher zu prognostizieren, welche Botschaft welche emotionalen Reaktionen – oder welche parallelen Emotionen – in welcher Stärke auslöst, was ganz besonders für negativen Affekt zu gelten scheint (Dillard & Peck, 2000; Dillard et al., 1996).

Negativer Affekt. Für Rezipientinnen und Rezipienten ist die Konfrontation mit einem Gesundheitsrisiko oder einer Krankheit fast immer eine unangenehme Information. Entsprechend sind negative emotionale Reaktionen auf Risikoinformationen (d. h. Botschaften über ein potenziell relevantes Gesundheitsrisiko) wahrscheinlicher als positive Reaktionen. Viele strategische Botschaften versuchen, negative Emotionen hervorzurufen oder zu verstärken, um ihr persuasives Ziel zu erreichen. Fünf damit verbundene Probleme seien gleich vorab angesprochen: Erstens werden negative Emotionen als unangenehm und belastend erlebt, wodurch Botschaftsvermeidung wahrscheinlicher wird (Case et al., 2005). Zweitens können stark emotionale Botschaften als zu manipulativ erlebt werden, was ebenso Ablehnung (Brehm, 1966) oder Bumerangeffekte (Byrne & Hart, 2009) bewirken kann. Drittens gibt es Hinweise darauf, dass stark negative emotionale Appelle wie Furchtappelle psychische Probleme bei den Rezipienten verursachen oder verstärken können (z. B. Hyman & Tansey, 1990). Viertens sind negative Abstrahlungseffekte auf das Image der kommunizierenden Institution zu erwarten. Und fünftens können rechtliche Einschränkungen für das Erzeugen von Furcht und

Angst zu Werbezwecken zu beachten sein (Gelbrich & Schröder, 2008).

Furchtappelle. Furchtappelle sind

> *persuasive Botschaften, die Einstellung und Verhalten zu beeinflussen versuchen, indem sie – durch Androhung negativer Konsequenzen – die Emotion Furcht hervorrufen und dann eine Handlungsempfehlung zur Abwendung der Bedrohung aussprechen (Gelbrich & Schröder, 2008, S. 2).*

Die Überzeugung durch Furcht gehört zu den ältesten Überzeugungsstrategien, allerdings auch zu den umstrittensten (siehe Hastall, in Druck). Furchtappelle werden zwar intuitiv von vielen Personen für überzeugend gehalten (ten Hoor et al., 2012), die seit den 1950er-Jahren aktive Furchtappellforschung kommt aber zu einem weniger eindeutigen Fazit. Ihre Wirksamkeit scheint von einer Reihe weiterer Einflussfaktoren abzuhängen und ist relativ schwierig prognostizierbar. Positive Wirkungen auf gesundheitliche Einstellungen und Verhaltensweisen sind am wahrscheinlichsten, wenn bei den Rezipientinnen und Rezipienten eine sehr starke Selbstwirksamkeitswahrnehmung bezüglich des empfohlenen Schutzverhaltens vorliegt. Ist dies nicht der Fall oder werden die Appelle aus anderen Gründen für zu bedrohlich, abstoßend oder manipulativ gehalten, sind negative Wirkungen wie Reaktanz, Botschaftsabwehr und Bumerangeffekte sehr wahrscheinlich (Peters et al., 2013; Witte & Allen, 2000). Da sowohl negative wie positive Wirkungen gut dokumentiert sind, sollte der Einsatz nur nach sorgfältiger Kosten-Nutzen-Abwägung erfolgen und idealerweise von einem fortlaufenden Monitoring zur schnellen Identifikation unerwünschter Effekte begleitet sein. In konzeptioneller Hinsicht herausfordernd ist zudem, dass Furchtappelle eine ganze Reihe von Emotionen anstelle oder zusätzlich zu Furcht auslösen können (Witte & Allen, 2000, S. 604f.) und dass auch Gesundheitsbotschaften Furcht auslösen, die von Expertinnen und Experten nicht als Furchtappell klassifiziert worden wären (Dillard & Peck, 2000).

Sonstige negativ-emotionale Appelle. Vergleichsweise selten wurden im Kontext der Gesundheitskommunikation Appelle untersucht, die bei den Botschaftsempfängern *Scham-* oder *Schuldgefühle, Ekel, Verärgerung, Wut* oder *Hass* auslösen sollen. Auch hier gilt, dass der Einsatz vorsichtig erfolgen sollte, da unerwünschte Botschaftseffekte möglich sind. Schuldgefühle haben sich insbesondere zur Motivation altruistischen Verhaltens als hilfreich erwiesen, Scham hingegen scheint eher negative Effekten wie Verärgerung oder eine Bewertung der Botschaften als stark manipulativ zu bewirken (Armstrong, 2010; Boudewyns, Turner & Paquin, 2013). Ein Auslösen von Ekel gilt in der Werbung als problematisch, scheint aber in einigen Fällen die Persuasionskraft von Furchtappellen zu erhöhen (Morales, Wu & Fitzsimons, 2012). Ein strategisches Auslösen von Verärgerung, Wut oder Hass gilt zwar in der politischen Kommunikation als effektiv (Armstrong, 2010; Larson, 2013), ist im Kontext der Gesundheitskommunikation aber kaum untersucht und vermutlich nur für wenige Anwendungsfälle sinnvoll einsetzbar (z.B. bei Protestkampagnen gegen Genitalverstümmelungen).

Positiver Affekt. Das Erzeugen positiver Emotionen und Assoziationen ist in der kommerziellen Werbung weit verbreitet, mag im Kontext der Kommunikation bedrohlicher Gesundheitsrisiken jedoch zunächst schwierig umsetzbar oder kontraproduktiv anmuten. Bei näherer Betrachtung finden sich jedoch mehrere Ansatzpunkte dafür, beispielsweise durch ein Betonen der vielfältigen kurz- wie langfristigen positiven Konsequenzen des Ausübens vieler Schutzverhalten. Positive Emotionen gerieten erst jüngst wieder verstärkt in den Fokus der Gesundheitskommunikation und erscheinen hier aus mehreren Gründen interessant. Positive affektive sowie insbesondere Humor-Appelle erzielen relativ viel Aufmerksamkeit und wenig Abwehr, zudem werden die entsprechenden Inhalte eher an andere Personen weitergeleitet oder in interpersonalen Gesprächen thematisiert (Campo et al., 2013). Eine positive Stimmung fördert auch eine weniger kritische Informationsverarbeitung – die Rezipientinnen und Rezipienten werden «weniger zwischen stichhaltigen und weniger stichhaltigen Argumenten differenzieren; insgesamt besteht eine Tendenz zur Vereinfachung kognitiver Verarbeitungsprozesse» (Becker, 1998, S. 11). Das Erzeugen positiver Stimmungen beziehungsweise Emotionen erwies sich zudem als hilfreich, um im Anschluss eine weniger verzerrte und weniger defensive Verarbeitung bedrohlicher Gesundheitsbotschaften zu erreichen (Das, 2012). Allerdings gilt auch hier, dass Menschen sehr individuell auf vermeintlich positive oder amüsante Botschaften reagieren können. In der Summe spricht jedoch viel dafür, das Potenzial positiver beziehungsweise emotional bestärkender affektiver Strategien anstelle oder gegebenenfalls in Ergänzung negativer emotionaler Schlüsselreize weiter zu explorieren.

Normative Appelle

Da menschliches Verhalten stark von gesellschaftlichen Normen geprägt ist, erscheint es naheliegend, passende soziale Normen zum Erzielen adaptiver Verhaltensänderungen in Botschaften zu betonen. Dabei sollten *injunktive Normen* (Überzeugung, was moralisch richtig bzw. falsch ist) und *deskriptive Normen* (Überzeugung, was die meisten Menschen tun bzw. was normal oder üblich ist) unterschieden werden (Paek, Oh & Hove, 2012). Die empirischen Befunde zur persuasiven Wirksamkeit normativer Appelle sind allerdings inkonsistent, weswegen ihre generelle Effektivität und die dafür förderlichen Randbedingungen noch debattiert werden (Paek et al., 2012; White & Simpson, 2013; siehe auch Bonfadelli & Friemel, 2010).

Art der Evidenz

Eine Botschaft wird normalerweise persuasiver, wenn sie belastbare *Belege* für ihre Aussagen anführt. Der Begriff Evidenzart bezieht sich auf spezifische

Belege für Aussagen, mit denen eine Gesundheitsbotschaft beispielsweise Aspekte wie die Schwere und Relevanz eines Gesundheitsrisikos, die Wahrscheinlichkeit einer Betroffenheit oder die Effektivität empfohlener Schutzmaßnahmen illustriert oder argumentativ unterstützt (Hastall, 2011, S. 141).

Viele der nachfolgend genannten Evidenzarten bieten sich zudem für eine *kulturelle Adaption* der Botschaft an Spezifika der Zielgruppe an (Kreuter, 2008) sowie für die Demonstration, dass das empfohlene Verhalten *sozialer Konsens* ist: «Show that many, many people are doing it, thinking it, wanting it» (Knowles & Linn, 2004, S. 120).

Statistiken versus Fallbeispiele. In der kommunikationswissenschaftlich geprägten Gesundheitskommunikation werden zumeist zwei Klassen von Evidenz unterschieden: *Statistische Evidenz* wie «Zahlen, Daten und Fakten» (Daschmann & Brosius, 1997, S. 487) gilt als vergleichsweise valide Informationsquelle, da sie auf Basis größerer Fallzahlen Sachverhalte repräsentiert, andererseits aber auch als wenig ansprechend und leicht fehlinterpretierbar. *Fallbeispiel-Evidenz* wie «Zitate oder Schilderungen von Einzelfällen, deren Präsentation dazu dient, eine über die Einzelfälle hinausgehende quantitative oder probabilistische Aussage über einen realen Sachverhalt zu formen oder zu veranschaulichen» (Daschmann, 2001, S. 85) sind naturgemäß keine repräsentativen Abbilder der Realität, dafür aber konkreter, emotionaler und leichter verständlich als statistische Informationen. Trotz nicht völlig konsistenter Forschungslage wird überwiegend davon ausgegangen, dass sich Fallbeispiele besser als Statistiken eignen, Menschen auf Risiken aufmerksam zu machen und zu einer Verhaltensänderung zu motivieren (Covello, 2003; Zillmann, 2006).

Narrationen und Anekdoten. Als weitere Form von Evidenz lassen sich *Narrationen* beziehungsweise Anekdoten auffassen. Im Unterschied zu Fallbeispielen, die lediglich aus einem Zitat einer betroffenen Person bestehen können, wird hier die Geschichte einer betroffenen Person erzählt. Dies erlaubt intensivere Einblicke in die Welt, Motive und Gefühle der Charaktere, die zudem als Rollenmodelle dienen können, und bewirkt oft eine deutlich stärkere Identifikation und Involviertheit. Aufgrund der Immersion (Transportation) in die

Geschichte werden persuasive Absichten schlechter bemerkt, wodurch es zu weniger Abwehrprozessen kommt. Da die Rezeption von Geschichten als unterhaltsam erlebt wird, wird dieser Evidenzform ein sehr großes Potenzial zur Beeinflussung von gesundheitsrelevanten Einstellungen und Verhaltensweisen zugesprochen (Green, 2006; Hinyard & Kreuter, 2007). Im Rahmen von Entertainment-Education-Ansätzen finden strategisch konzipierte Geschichten bereits intensiv Verwendung (Singhal & Rogers, 2001).

Testimonials. Personen, die eine direkte Empfehlung für ein kommuniziertes Produkt oder ein Gesundheitsverhalten geben, werden als Testimonials bezeichnet. Drei Gruppen lassen sich unterscheiden: *Prominente*, *Experten* und *Vertreter der Zielgruppe* (z. B. Armstrong, 2010; Becker, 1998). Aus Befunden der Werbeforschung lässt sich ableiten, dass (glaubwürdige) Expertinnen und Experten die Überzeugungskraft einer Botschaft erhöhen können. Vertreter der Zielgruppe (z. B. der typische Kunde) können die wahrgenommene Relevanz der Botschaft stärken. Prominente Testimonials wiederum erhöhen zwar die Aufmerksamkeit für Botschaften, aber nicht unbedingt die Persuasion: Der Einsatz prominenter Testimonials wird nur empfohlen, wenn diese glaubwürdig sowie relevant für das Produkt wie für den Zielmarkt sind, bei starken Argumenten wird vom Einsatz potenziell ablenkender Prominenter sogar eher abgeraten (Armstrong, 2010). Systematische Vergleiche der Effektivität verschiedener Arten von Testimonials für Gesundheitsbotschaften fehlen allerdings noch.

Weitere Formen von Evidenz. In der Werbeliteratur finden sich weitere Strategien zur Präsentation von Evidenz, die im Kontext strategischer Gesundheitsbotschaften allerdings noch nicht systematisch untersucht sind. So können sich konkrete *Vergleiche* beziehungsweise *Kontrastierungen* anbieten, mit denen die Überlegenheit eines Produkts oder Schutzverhaltens im Vergleich zu Alternativen veranschaulicht wird. Genauso kann es Szenarien geben, in denen *kostenlose Produktproben, unverbindliche Tests* und belastbare *Garantien* wie z. B. Geld-zurück-Garantien sinnvoll sind (Armstrong, 2010).

Direktheit und Explizitheit der Manipulationsabsicht

Direkte, explizite Aufforderungen zur Verbesserung des Gesundheitsverhaltens erzeugen oft automatisch Reaktanz (Brehm, 1966). Durch mehrere Strategien lässt sich erreichen, dass die Rezipientinnen und Rezipienten sich länger kognitiv mit der Botschaft auseinandersetzen und dadurch idealerweise deren Empfehlungen annehmen (Armstrong, 2010; Larson, 2013). Insbesondere beim Vorliegen starker Argumente für das empfohlene Verhalten, einer intensiven Botschaftsdistribution und einer höher gebildeten Zielgruppe bieten sich Strategien der *indirekten Schlussfolgerung* an. Anstelle einer Aussage kann die Hauptbotschaft auch als *Frage* formuliert werden. Eine Auseinandersetzung mit der Botschaft wird auch dadurch gefördert, dass die Hauptaussage unklar oder doppeldeutig bleibt (*strategische Vagheit* bzw. *strategische Ambiguität*). Beide Strategien erhöhen allerdings die Gefahr, dass die zentrale Botschaft nicht oder falsch verstanden wird. Rechtlich nicht erlaubt und bezüglich ihrer Effektivität kontrovers diskutiert sind *sublimale Beeinflussungsversuche*, also unterschwellige Botschaften, die von den Rezipienten nicht bewusst wahrgenommen werden. Eine andere Strategie zur Minimierung der Nachteile expliziter Aufforderungen besteht in einem *Wechsel des Bezugspunktes* beziehungsweise *Einbezug des Umfelds*: Beispielsweise können Kampagnen zum Schutz von Nichtrauchern oder Kindern vor den Gefahren des Rauchens erfolgreicher sein als Kampagnen, die sich direkt an Raucher wenden, um sie zum Nichtrauchen zu motivieren (Bonfadelli & Friemel, 2010).

Einseitige versus zweiseitige Argumentation

Sollte eine Botschaft lediglich auf die Vorteile des empfohlenen Verhaltens eingehen (*einseitige Argumentation*) oder zusätzlich mögliche Nachteile thematisieren (*zweiseitige Argumentation*), oder vice versa? Die Präsentation von Gegenargumenten kann die Überzeugungskraft einer Gesundheitsbotschaft schwächen, weswegen zweiseitige Argumentationen nur in bestimmten Konstellationen einen persuasiven Vorteil haben. Hierzu zählen Situationen, in denen die Gegenargumente der Zielgruppe bereits bekannt sind, in denen diese schlüssig widerlegt werden oder in denen eine vergleichsweise intensive Informationsverarbeitung der Rezipientinnen und Rezipienten zur Abwägung der Argumente erwünscht ist (Allen, 1998).

Weitere persuasionsstrategische Ansätze

In diesem Abschnitt werden einige ausgewählte Zugänge zur Persuasion vorgestellt, die bislang vergleichsweise selten in Arbeiten der Gesundheitskommunikation Erwähnung oder Anwendung fanden. Sowohl die dahinter liegenden theoretischen Annahmen als auch die Befunde können jedoch Hinweise auf effektive und kontraproduktive Überzeugungsstrategien liefern.

Entwicklungs- und Wachstumsmotivation

Die humanistisch geprägte *Self-Determination Theory* (Deci & Ryan, 2000) zählt zu den einflussreichsten modernen Motivationstheorien und sieht drei angeborene, universale Grundbedürfnisse als entscheidend dafür an, dass Menschen sich zu Verhaltensänderungen und deren Aufrechterhaltung motivieren können: Ein Bedürfnis nach (1) *Autonomie* im Sinne einer Selbstbestimmung des eigenen Handelns, nach (2) *Kompetenz* im Sinne von wahrgenommener Selbstwirksamkeit oder Handlungserfolgen sowie nach (3) *sozialer Eingebundenheit.* Mehrere Studien zeigen, dass eine Befriedigung beziehungsweise Adressierung dieser drei Bedürfnisse durch eine entsprechende Botschaftsstrategie adaptive Veränderungen des Gesundheitsverhaltens motivieren kann (Ryan et al., 2008).

Todessalienz

Forschungsarbeiten im Rahmen der *Terror Management Theory* (Goldenberg & Arndt, 2008) zeigen, dass es einen großen Unterschied machen kann, ob Botschaften die Möglichkeit des Todes der Rezipientinnen und Rezipienten thematisieren. Der Theorie zufolge lösen Gedanken an den eigenen Tod bewusste und unbewusste Defensivprozesse aus, mit denen Rezipienten Gedanken an die Sterblichkeit und daraus resultierende Bedrohungen für das Selbstwertgefühl abwehren. In Übereinstimmung mit den theoretischen Annahmen wurde wiederholt gezeigt, dass ein Drohen mit dem Tod für Risikoverhalten, das eng mit dem Selbstwertgefühl einer Person verknüpft ist, das Gegenteil des intendierten Ziels erreicht – nämlich eine Verschlechterung des Gesundheitsverhaltens (z. B. noch riskanteres Autofahren; Goldenberg & Arndt, 2008; Jessop et al., 2008). Die Annahmen und Befunde der *Terror Management Theory* verdeutlichen damit die Problematik persuasiver Strategien, die auf bedrohlichen Motiven und dem Auslösen negativen Affekts beruhen und liefern damit auch einen wichtigen Beitrag zur Erklärung der inkonsistenten Befunde für Furchtappelle und Verlustframes.

Konsonanz- und Dissonanz-Informationen

Dissonanztheoretische Ansätze wie die Theorie der kognitiven Dissonanz (Festinger, 1957) postulieren, dass Menschen eine gewisse Übereinstimmung (*Konsonanz*) zwischen ihren Gedanken, Einstellungen, Gefühlen und Verhaltensweisen anstreben. Widersprüche (*Dissonanzen*) hingegen werden hiernach als unangenehm erlebt und rufen eine Motivation zur Beendigung dieser Zustände hervor. Im Falle eines Rauchers, der mit den negativen Konsequenzen des Rauchens konfrontiert wird, könnte das beispielsweise in eine Veränderung des Verhaltens (z. B. reduzierter Zigarettenkonsum) münden, um das durch die Dissonanz zwischen seinem Verhalten und der Information ausgelöste Unbehagen zu reduzieren. Wesentlich weniger aufwendig und dementsprechend wahrscheinlicher sind allerdings Versuche der Konsonanzherstellung durch Anpassungen der Kognitionen (z. B. Selbstversicherung, dass man schon nicht an Lungenkrebs erkranken werde), eine selektive Informationszuwendung (z. B. selektive Vermeidung von Informationen über Lungenkrebs durch das Abdecken der Warnhinweise auf Zigarettenschachteln sowie Suche nach bestärkenden Informationen) oder durch eine selektive Interpretationen entsprechender Botschaften. Die Theorie der kognitiven Dissonanz hat eine sehr hohe Zahl an Untersuchungen inspiriert. Obgleich sich die Ursprungsannahmen als zu simpel erwiesen, ließen sich viele der postulierten Effekte nachweisen (Cooper, 2007; Smith, Fabrigar & Norris, 2008). Für die Gesundheitskommunikation scheinen dissonanz- beziehungsweise konsonanztheoretische Überlegungen in mehrfacher Hinsicht relevant. Einerseits verlangen viele strategische Gesundheitsbotschaften von ihrer Zielgruppe Veränderungen der Einstellungen oder Verhaltensweisen, was Dissonanzen hervorrufen kann, die eine Vermeidung der Botschaft motivieren können. Andererseits lässt sich das Wissen nutzen, um mögliche Dissonanzen argumentativ zu minimieren oder um eine Übereinstimmung der empfohlenen Verhaltensänderung mit dem Selbstbild der Zielgruppe zu betonen – als mutmaßliches Beispiel sei die Präventionskampagne «Echte Männer sind Checker!» des BKK-Landesverbandes Baden-Württemberg genannt. Genauso lassen sich Dissonanzen strategisch nutzen, etwa indem man Jugendlichen – also einer Personengruppe mit einem starken Streben nach Unabhängigkeit – verdeutlicht, in welchem Ausmaß sie durch die Tabakindustrie manipuliert und abhängig gemacht werden (Bonfadelli & Friemel, 2010).

Evolutionäre Signalreize

In der kommerziellen Werbung finden sich oft Schlüsselreize, die bei den Rezipientinnen und Rezipienten «biologisch vorprogrammierte Reaktionen» auslösen (Kroeber-Riel & Gröppel-Klein, 2013, S. 81), insbesondere Aufmerksamkeit und Aktivierung. Die bekanntesten Schlüsselreize sind das *Kindchenschema* sowie Abbildungen der *Augen* und *Mimik* von Personen sowie des *weiblichen Busens*. Ihre Wirkung auf Erwachsene gilt im Vergleich zu anderen Reizen als relativ universell, also unabhängig von Eigenschaften der Botschaftsempfänger. Allerdings besteht insbesondere bei *erotischen Reizen* die Gefahr, dass sie von der eigentlichen Botschaft ablenken (Kroeber-Riel & Gröppel-Klein, 2013).

Eine Auseinandersetzung mit evolutionären Motiven erscheint auch sinnvoll, um den Umgang mit Risikoinformationen insbesondere von Hochrisikogruppen besser verstehen und beeinflussen zu können (Reifegerste, 2012). Aus evolutionärer Perspektive lassen sich mehrere adaptive Probleme unterscheiden, deren Lösung eine erfolgreiche Reproduktion fördert (Buss, 2008, S. 66) und deren Adressierung in strategischen Gesundheitsbotschaften daher sinnvoll sein kann:

- *Probleme des Überlebens und Wachstums*, um reproduktionsfähig zu werden.
- *Probleme der Paarung*, wozu die Auswahl, die Anziehung und die Sicherung eines Partners sowie die erfolgreiche Reproduktion zählen.
- *Probleme der Nachwuchspflege*, um das Überleben und Wachstum eigener Nachkommen zum Erreichen von deren Reproduktionsfähigkeit zu sichern.
- *Probleme der Unterstützung naher Verwandter*, um dadurch die Reproduktion der eigenen Gene zu unterstützen.

Aus der evolutionspsychologischen Forschung lassen sich somit Hinweise auf Signalreize ableiten, die je nach Geschlecht und Alter der Rezipienten einen evolutionären Vorteil suggerieren (z. B. *körperliche Attraktivität, sozialer Status, Ressourcen, Stärke, Mut, Verlässlichkeit*, aber auch *Gesundheit*; Buss, 2008). Diese Aspekte lassen sich in Gesundheitsbotschaften beispielsweise als mögliche Gewinne oder Verluste thematisieren. Diese Perspektive kann auch erklären, warum insbesondere im Jugendalter das Ausüben von Risikoverhalten funktional sein kann (z. B. zur Erhöhung des sozialen Status in der Peergruppe sowie der Attraktivität für potenzielle Sexualpartner) und gibt Hinweise auf spezifische Gewinne und Verluste, deren Erwähnung effektiver sein kann als der klassische Verweis auf rein gesundheitliche Vor- oder Nachteile (Reifegerste, 2012).

Strategien der Werbe- und Verkaufspsychologie

Die im Folgenden angeführten Strategien finden sich in vielen Überblickswerken der Werbe- und Verkaufspsychologie (z. B. Armstrong, 2010; Larson, 2013; Schönbach, 2013) und gelten als relativ effektiv. In der Werbung und in Verkaufsgesprächen finden sie häufig Verwendung, in der Gesundheitskommunikation hingegen kaum – was auch ihrem oftmals offensichtlicheren Manipulationsansatz geschuldet sein mag. Detaillierte Beschreibungen ihrer Effektivität für spezifische Persuasionsszenarien finden sich in den genannten Überblickswerken, nachfolgend soll lediglich die Grundidee expliziert werden.

Bei der *Foot-in-the-door-Technik* werden die Rezipientinnen und Rezipienten zunächst um einen relativ kleinen und leicht ausführbaren Gefallen gebeten, der die Wahrscheinlichkeit erhöht, dass nachfolgende Bitten um größere Commitments positiv beantwortet werden. Die *Door-in-the-face-Technik* besteht darin, zunächst einen extrem überzogenen Gefallen zu fordern, der garantiert abgelehnt wird, um danach um etwas Geringeres zu bitten – nämlich die eigentliche Forderung, die nun eine viel größere Chance auf Erfolg hat. Die *Yes-yes-Technik* beruht darauf, durch gut gewählte Fragen die Zielperson dazu zu bewegen, dass sie mehrfach zustimmt und erst im Anschluss nach dem eigentlich interessierenden Commitment zu fragen. Bei der *Don't-ask-if, ask-which-Strategie* wird den Botschaftsempfängern sofort eine möglichst kleine Auswahl möglicher Optionen präsentiert (z. B. zwei Arten des effektiven Sonnenschutzes), um einen Abwägungsprozess über die Optionen einzuleiten anstatt über die Frage, ob man überhaupt entsprechend handeln möchte. Die *Disruption-then-reframe-Technik* setzt auf eine kurzzeitige und schnell wieder aufgelöste Verwirrung, die ebenso von den Nachteilen oder Kosten einer Empfehlung ablenkt und so das Generieren von Gegenargumenten erschwert. Irritationen lassen sich z. B. durch ungewöhnliche Wortwahlen (z. B. mouthpaste statt toothpaste) oder Basiseinheiten (z. B. 100 Eurocents) hervorrufen, die schnell aufgelöst werden (z. B. «nur [...] ein Euro, also ein Schnäppchen»; Schönbach, 2013, S. 133). Die *I-owe-you-Taktik* nutzt das Bedürfnis nach Reziprozität, der Motivation zu einer Gegenleistung als Reaktion auf beispielsweise eine kostenlose Hilfeleistung oder Produktprobe. Bei der *Scarcity-Technik* wird den Rezipienten suggeriert, dass eine bestimmte Option nur zeitlich oder mengenmäßig begrenzt verfügbar ist, wodurch sie attraktiver erscheint. Angesichts der erwiesenen Effektivität dieser Strategien in spezifischen Werbe- und Verkaufskontexten erscheint eine stärkere Auseinandersetzung mit ihrem Potenzial für verschiedene Kontexte der Gesundheitskommunikation sehr vielversprechend.

Fazit und Ausblick

Das persuasive Potenzial einer Botschaft beziehungsweise einer Botschaftsstrategie sollte verstanden werden als das durch ihre inhaltliche und formale Gestaltung produzierte (1) Ausmaß an Aufmerksamkeit und kognitiver Verarbeitung durch die Zielgruppe, der (2) Stärke der daraus resultierenden intendierten Effekten sowie der (3) Stärke unerwünschter Nebenwirkungen. In der Literatur lassen sich sehr vielfältige und teilweise widersprüchliche Zugänge zur Persuasion finden. Zudem hängt die Wirkung von Botschaften von vielen Randbedingungen ab, wozu insbesondere Merkmale der Rezipientinnen und Rezipienten, des thematisierten Risikoverhaltens und der empfohlenen Verhaltensalternative zählen. Es ist daher nicht unproblematisch, allgemeingültige Empfehlungen abzugeben.

Vergleichsweise eindeutig erfolgversprechend erscheint eine Betonung der Einfachheit und Effektivität eines empfohlenen Verhaltens sowie der möglichst vielfältigen daraus resultierenden positiven Effekte (Benefits). Als Evidenz bieten sich Fallbeispiele, Testimonials oder Narrationen an – gelegentlich können allerdings auch ansprechend aufbereitete, eindeutige und sofort verständliche Statistiken überzeugend sein. Ganz grundsätzlich erscheinen eine positiv-bestärkende, nicht belehrende und selbstwertförderliche

Grundstimmung oder der Einsatz von Humor wesentlich unproblematischer als ein versuchtes Auslösen negativer Emotionen wie Furcht, Angst, Ekel oder Schuld. Anstelle eines Einsatzes offensiver und sehr direkter Forderungen an Rezipientinnen und Rezipienten, die schnell Reaktanz auslösen, sollte auf Strategien gesetzt werden, die eine kognitive Beschäftigung mit dem Botschaftsinhalt fördern und nicht als unangemessene Einschränkung der persönlichen Freiheit empfunden werden.

Für die wissenschaftliche Erforschung der Effektivität von Botschaftsstrategien bleibt noch viel zu tun. Viele wurden erst selten oder nur für sehr wenige Gesundheitsrisiken oder Zielgruppen getestet. Interaktionen mehrerer parallel eingesetzter Botschaftsstrategien sind noch weitgehend unerforscht, genauso wie der Einfluss bestimmter Strategien auf die selektive Zuwendung oder Vermeidung von Botschaften durch die Zielgruppe. Akzeptiert man die Prämisse, dass Wirkungen von Gesundheitsbotschaften stark von kulturellen Eigenschaften und Vorstellungen der Zielgruppe abhängen (Kreuter, 2008), stellt sich die Frage nach dem Grad der Übertragbarkeit von Forschungsbefunden aus dem asiatischen und angloamerikanischen Sprachraum auf deutschsprachige Rezipientinnen- und Rezipientengruppen. Zu diskutieren wäre auch, inwieweit es angesichts der Adaptionsfähigkeit menschlicher Abwehrstrategien eine ideale Persuasionsstrategie über einen längeren Zeitraum überhaupt geben kann – zumal es nicht unwahrscheinlich ist, dass die kommerzielle Werbung sie umgehend für den effektiveren Verkauf gesundheitsschädlicher Produkte einsetzen würde.

Der aktuelle Boom an einschlägigen Forschungsarbeiten gibt jedenfalls großen Anlass zur Hoffnung, dass viele der hier aufgeworfenen Fragen bald besser beantwortet sind und auf der Basis umfangreicher Metaanalysen präzisere evidenzbasierte Empfehlungen für oder gegen die Verwendung bestimmter Persuasionsstrategien für spezifische Kommunikationssettings vorliegen.

Literatur

Allen, M. (1998). Comparing the persuasive effectiveness of one and two-sided messages. In M. Allen & R.W. Preiss (Hrsg.), *Persuasion: Advances through meta-analysis* (S. 175–188). Cresskill, NJ: Hampton Press.

Armstrong, J.S. (2010). *Persuasive advertising: Evidence-based principles.* New York: Palgrave Macmillan.

Becker, W. (1998). *Beeinflussungstechniken in Werbung und Verkauf: Zur Psychologie persuasiver Kommunikation.* München: Profil.

Bonfadelli, H. (2000). *Medienwirkungsforschung II: Anwendungen in Politik, Wirtschaft und Kultur.* Konstanz: UVK.

Bonfadelli, H. & Friemel, T. (2010). *Kommunikationskampagnen im Gesundheitsbereich: Grundlagen und Anwendungen.* Konstanz: UVK.

Boudewyns, V., Turner, M.M. & Paquin, R.S. (2013). Shame-free guilt appeals: Testing the emotional and cognitive effects of shame and guilt appeals. *Psychology & Marketing,* 30, 811–825.

Brehm, J.W. (1966). *A theory of psychological reactance.* New York: Academic Press.

Buss, D.M. (2008). *Evolutionary psychology: The new science of the mind.* Boston, MA: Pearson.

Byrne, S. & Hart, P.S. (2009). The «boomerang» effect: A synthesis of findings and a preliminary theoretical framework. In C.S. Beck (Hrsg.), *Communication Yearbook 33* (S. 3–38). Mahwah, NJ: Erlbaum.

Campo, S., Askelson, N.M., Spies, E.L., Boxer, C., Scharp, K.M. & Losch, M.E. (2013). «Wow, that was funny»: The value of exposure and humor in fostering campaign message sharing. *Social Marketing Quarterly,* 19, 84–96.

Carpenter, C.J. (2010). A meta-analysis of the effectiveness of health belief model variables in predicting behavior. *Health Communication,* 25, 661–669.

Case, D.O., Andrews, J.E., Johnson, J.D. & Allard, S.L. (2005). Avoiding versus seeking: The relationship of information seeking to avoidance, blunting, coping, dissonance, and related concepts. *Journal of the Medical Library Association,* 93, 353–362.

Cho, H. (2011). Health communication message design: Theory and practice. Thousand Oaks, CA: Sage.

Cooper, J. (2007). Cognitive dissonance: Fifty years of a classic theory. London, UK: Sage.

Covello, V.T. (2003). Best practices in public health risk and crisis communication. *Journal of Health Communication,* 8, 5–8.

Das, E. (2012). Rethinking the role of affect in health communication. *The European Health Psychologist,* 14, 27–31.

Daschmann, G. (2001). Der Einfluß von Fallbeispielen auf Leserurteile: Experimentelle Untersuchungen zur Medienwirkung. Konstanz: UVK.

Daschmann, G. & Brosius, H.-B. (1997). Ist das Stilmittel die Botschaft? Fallbeispiele in deutschen Fernsehmagazinen. *Rundfunk und Fernsehen,* 45, 486–504.

Deci, E. L. & Ryan, R. M. (2000). The «what» and «why» of goal pursuits: Human needs and the self-determination of behavior. *Psychological Inquiry,* 11, 227.

Dillard, J. P. & Peck, E. (2000). Affect and persuasion: Emotional responses to public service announcements. *Communication Research,* 27, 461–495.

Dillard, J. P., Plotnick, C. A., Godbold, L. C., Freimuth, V. S. & Edgar, T. (1996). The multiple affective outcomes of AIDS PSAs: Fear appeals do more than scare people. *Communication Research,* 23, 44–72.

Festinger, L. (1957). *A theory of cognitive dissonance.* Stanford, CA: Stanford University Press.

Fromm, B., Baumann, E. & Lampert, C. (2011). *Gesundheitskommunikation und Medien: Ein Lehrbuch.* Stuttgart: Kohlhammer.

Gelbrich, K. & Schröder, E.-M. (2008). *Werbewirkung von Furchtappellen: Stand der Forschung.* Ilmenau: proWiWi.

Goldenberg, J. L. & Arndt, J. (2008). The implications of death for health: A terror management health model for behavioral health promotion. *Psychological Review,* 115, 1032–1053.

Green, M. C. (2006). Narratives and cancer communication. *Journal of Communication,* 56, S163–S183.

Hastall, M. R. (in Druck). Wirkung von Furchtappellen in der Werbung. In G. Siegert, W. Wirth, P. Weber & J. Lischka (Hrsg.), *Handbuch Werbewirkungsforschung.* Wiesbaden: Springer VS.

Hastall, M. R. (2011). Kommunikation von Gesundheitsrisiken in Massenmedien: Der Einfluss von Informations- und Rezipientenmerkmalen auf die Botschaftszuwendung und -vermeidung. Baden-Baden: Nomos.

Hastall, M. R. (2012). Abwehrreaktionen auf Gesundheitsappelle: Forschungsstand und Praxisempfehlungen. In S. Hoffmann, U. Schwarz & R. Mai (Hrsg.), *Angewandtes Gesundheitsmarketing* (S. 281–296). Wiesbaden: Springer Gabler.

Hastall, M. R. & Sukalla, F. (2013). Multiples Framing in der Gesundheitskommunikation: Annahmen und Befunde. In C. Rossmann & M. R. Hastall (Hrsg.), *Medien und Gesundheitskommunikation: Befunde, Entwicklungen, Herausforderungen* (S. 201–218). Baden-Baden: Nomos.

Hinyard, L. J. & Kreuter, M. W. (2007). Using narrative communication as a tool for health behavior change: A conceptual, theoretical, and empirical overview. *Health Education & Behavior,* 34, 777–792.

Hyman, M. R. & Tansey, R. (1990). The ethics of psychoactive ads. *Journal of Business Ethics,* 9, 105–114.

Janetzko, D. (2007). Psychologische Beiträge zum Verhältnis von Medien und Politik. In B. Batinic & M. Appel (Hrsg.), *Medienpsychologie* (S. 293–312). Heidelberg: Springer.

Janz, N. K. & Becker, M. H. (1984). The health belief model: A decade later. *Health Education & Behavior,* 11, 1–47.

Jessop, D. C., Albery, I. P., Rutter, J. & Garrod, H. (2008). Understanding the impact of mortality-related health-risk information: A terror management theory perspective. *Personality and Social Psychology Bulletin,* 34, 951–964.

Keer, M., van den Putte, B., de Wit, J. & Neijens, P. (2013). The effects of integrating instrumental and affective arguments in rhetorical and testimonial health messages. *Journal of Health Communication,* 18, 1148–1161.

Keller, P. A. & Lehmann, D. R. (2008). Designing effective health communications: A meta-analysis. *Journal of Public Policy & Marketing,* 27, 117–130.

Knowles, E. S. & Linn, J. A. (2004). Approach-avoidance model of persuasion: Alpha and omega strategies for change. In E. S. Knowles & J. A. Linn (Hrsg.), *Resistance and persuasion* (S. 117–148). Mahwah, NJ: Erlbaum.

Kreuter, M. W. (2008). Culture and health communication. In W. Donsbach (Hrsg.), *The international encyclopedia of communication* (S. 1133–1137). Boston, MA: Blackwell.

Kreuter, M. W. & Wray, R. J. (2003). Tailored and targeted health communication: Strategies for enhancing information relevance. *American Journal of Health Behavior,* 27, S227–S232.

Kroeber-Riel, W. & Gröppel-Klein, A. (2013). *Konsumentenverhalten.* München: Vahlen.

Larson, C. U. (2013). *Persuasion: Reception and responsibility.* Boston, MA: Wadsworth.

Lazarus, R. S. & Folkman, S. (1984). *Stress, appraisal, and coping.* New York: Springer.

Lippke, S. & Renneberg, B. (2006). Konzepte von Gesundheit und Krankheit. In B. Renneberg & P. Hammelstein (Hrsg.), *Gesundheitspsychologie* (S. 8–12). Heidelberg: Springer Medizin.

Maddux, J. E. & Rogers, R. W. (1983). Protection motivation and self-efficacy: A revised theory of fear appeals and attitude change. *Journal of Experimental Social Psychology,* 19, 469–479.

Maibach, E. W. & Parrott, R. L. (Hrsg.) (1995). Designing health messages: Approaches from communication theory and public health practice. Thousand Oaks, CA: Sage.

Mann, T., Sherman, D. & Updegraff, J. (2004). Dispositional motivations and message framing: A test of the congruency hypothesis in college students. *Health Psychology, 23,* 330–334.

Morales, A. C., Wu, E. C. & Fitzsimons, G. J. (2012). How disgust enhances the effectiveness of fear appeals. *Journal of Marketing Research,* 49, 383–393.

O'Keefe, D.J. (2003). Message properties, mediating states, and manipulating checks: Claims, evidence, and data analysis in experimental persuasive message effects research. *Communication Theory,* 13, 251–274.

O'Keefe, D.J. & Jensen, J.D. (2006). The advantages of compliance or the disadvantages of noncompliance? A meta-analytic review of the relative persuasive effectiveness of gain-framed and loss-framed messages. In C.S. Beck (Hrsg.), *Communication yearbook 30* (S. 1–43). Mahwah, NJ: Erlbaum.

O'Keefe, D.J. & Jensen, J.D. (2007). The relative persuasiveness of gain-framed and loss-framed messages for encouraging disease prevention behaviors: A meta-analytic review. *Journal of Health Communication,* 12, 623–644.

O'Keefe, D.J. & Jensen, J.D. (2008). Do loss-framed persuasive messages engender greater message processing than do gain-framed messages? A meta-analytic review. *Communication Studies,* 59, 51–67.

O'Keefe, D.J. & Jensen, J.D. (2009). The relative persuasiveness of gain-framed and loss-framed messages for encouraging disease detection behaviors: A meta-analytic review. *Journal of Communication,* 59, 296–316.

O'Keefe, D.J. & Nan, X. (2012). The relative persuasiveness of gain- and loss-framed messages for promoting vaccination: A meta-analytic review. *Health Communication,* 27, 776–783.

Paek, H.-J., Oh, H.J. & Hove, T. (2012). How media campaigns influence children's physical activity: Expanding the normative mechanisms of the theory of planned behavior. *Journal of Health Communication,* 17, 869–885.

Peters, G.-J.Y., Ruiter, R.A.C. & Kok, G. (2013). Threatening communication: A critical re-analysis and a revised meta-analytic test of fear appeal theory. *Health Psychology Review,* 7, S8–S31.

Reifegerste, D. (2012). Zielgruppenspezifische Präventionsprogramme: Implikationen evolutionärer Motive jugendlichen Risikoverhaltens. Baden-Baden: Nomos.

Reifegerste, D. (2013). Gesundheit ist das Wichtigste – oder nicht? Die Bedeutung sozialer Motive für die Kampagnenplanung. In C. Rossmann & M.R. Hastall (Hrsg.), *Medien und Gesundheitskommunikation: Befunde, Entwicklungen, Herausforderungen* (S. 183–199). Baden-Baden: Nomos.

Ryan, R.M., Patrick, H., Deci, E.L. & Williams, G.C. (2008). Facilitating health behaviour change and its maintenance: Interventions based on self-determination theory. *The European Health Psychologist,* 10, 2–5.

Salmon, C.T. & Atkin, C. (2003). Using media campaigns for health promotion. In T.L. Thompson, A.M. Dorsey, K.I. Miller & R. Parrott (Hrsg.), *Handbook of health communication* (S. 449–472). Mahwah, NJ: Erlbaum.

Schemer, C. (2013). Priming, Framing, Stereotype. In W. Schweiger & A. Fahr (Hrsg.), *Handbuch Medienwirkungsforschung* (S. 153–169). Wiesbaden: VS Verlag für Sozialwissenschaften.

Schiavo, R. (2007). *Health communication: From theory to practice.* San Francisco, CA: Jossey-Bass.

Schönbach, K. (2013). *Verkaufen, Flirten, Führen: Persuasive Kommunikation – Ein Überblick.* Wiesbaden: Springer VS.

Schwarzer, R. (2008). Modeling health behavior change: How to predict and modify the adoption and maintenance of health behaviors. *Applied Psychology,* 57, 1–29.

Sellnow, T.L., Ulmer, R.R., Seeger, M.W. & Littlefield, R.S. (2009). *Effective risk communication: A message-centered approach.* New York: Springer.

Singhal, A. & Rogers, E.M. (2001). The entertainment-education strategy in communication campaigns. In R.E. Rice & C.K. Atkin (Hrsg.), *Public communication campaigns* (S. 343–356). Thousand Oaks, CA: Sage.

Smith, S.M., Fabrigar, L.R. & Norris, M.E. (2008). Reflecting on six decades of selective exposure research: Progress, challenges, and opportunities. *Social and Personality Psychology Compass,* 2, 464–493.

ten Hoor, G.A., Peters, G.-J.Y., Kalagi, J., de Groot, L., Grootjans, K., Huschens, A. … Kok, G. (2012). Reactions to threatening health messages. *BMC Public Health,* 12, 1011.

Unger, F., Durante, N.-V., Gabrys, E., Koch, R. & Wailersbacher, R. (2007). *Mediaplanung: Methodische Grundlagen und praktische Anwendungen.* Heidelberg: Springer.

White, K. & Simpson, B. (2013). When do (and don't) normative appeals influence sustainable consumer behaviors? *Journal of Marketing,* 77, 78–95.

Wirth, W. & Kühne, R. (2013). Grundlagen der Persuasionsforschung: Konzepte, Theorien und zentrale Einflussfaktoren. In W. Schweiger & A. Fahr (Hrsg.), *Handbuch Medienwirkungsforschung* (S. 313–332). Wiesbaden: VS Verlag für Sozialwissenschaften.

Witte, K. (1992). Putting the fear back into fear appeals: The extended parallel process model. *Communication Monographs,* 59, 329–349.

Witte, K. & Allen, M. (2000). A meta-analysis of fear appeals: Implications for effective public health campaigns. *Health Education & Behavior,* 27, 591–615.

Witte, K., Meyer, G. & Martell, D.P. (2001). *Effective health risk messages: A step-by-step guide.* Thousand Oaks, CA: Sage.

Yan, C., Dillard, J.P. & Shen, F. (2012). Emotion, motivation, and the persuasive effects of message framing. *Journal of Communication,* 62, 682–700.

Zillmann, D. (2006). Exemplification effects in the promotion of safety and health. *Journal of Communication,* 56, S221–S237.

Teil 6:

Patienten- und Nutzerperspektiven der Gesundheitskommunikation

28. Wahrnehmung und Verarbeitung von Gesundheitsrisiken

Hannah Früh

Ein wesentliches Anliegen der Gesundheitskommunikation ist es, Menschen zu gesundheitsbewusstem beziehungsweise gesundheitsförderlichem Verhalten zu bewegen (Fromm, Baumann & Lampert, 2011, S. 19–36; Rossmann & Ziegler, 2013). Trotz der persuasiven Absicht vieler Gesundheitsbotschaften sollte darauf geachtet werden, die Rezipientin oder den Rezipienten nicht zu entmündigen, sondern ihnen eine eigenverantwortliche, kompetente (Verhaltens-)Entscheidung zu ermöglichen (Turner, Skubisz & Rimal, 2011, S. 147), was etwa in den Konzepten des *Informed Decision-Making* und des *Empowerment* (Arnold, 2003, S. 80; Fromm et al., 2011) zum Ausdruck kommt. Um eine optimale Kommunikation über gesundheitliche Risiken zu gewährleisten, die den individuellen Bedürfnissen und Eigenschaften der Adressaten von Gesundheitsbotschaften gerecht wird, ist die Betrachtung individueller *Risikowahrnehmungen* (und damit eine Berücksichtigung individueller Bedürfnisse, Motive und Verarbeitungsstrategien etc.) notwendig. Ausgehend von einer Eingrenzung des Risikowahrnehmungsbegriffs gibt der folgende Beitrag einen Überblick über einzelne Perspektiven auf die Risikowahrnehmung; anschließend wird ihre Rolle in den häufig in der Gesundheitskommunikation verwendeten Modellen zur Erklärung und Prognose gesundheitsbezogener Verhaltensweisen exemplarisch dargestellt.

Begriffsbestimmung

Mit Turner et al. (2011, S. 146–147) wird hier ein weiter *Risikobegriff* verwendet, der die Antizipation eines mehr oder weniger wahrscheinlichen negativen Ereignisses mit möglicherweise gravierenden Folgen beschreibt. Bezüglich des Wahrnehmungsbegriffs im Zusammenhang mit Risiken lassen sich drei Konnotationen unterscheiden (Fisk, 2001, S. 134): Die *sensorische Wahrnehmung* meint die Reaktion menschlicher Sinnesorgane auf äußere Reize wie Licht oder Geräusche. Die *kognitive Wahrnehmung* umfasst alle kognitiven (Denk-)Prozesse, die an der Konstruktion beziehungsweise Berechnung von Risiken beteiligt sind, etwa Wahrscheinlichkeitsberechnungen für einzelne Risiken oder ein Abwägen von Handlungsoptionen. Das etwas vagere *Erfassen* beziehungsweise *Abschätzen* von Risiken bezieht sich demgegenüber auf diffusere Einschätzungen von Risiken, die häufig im Zusammenhang mit kaum wahrnehmbaren, abstrakten oder allgemein schwer determinierbaren Risiken vorkommen. Alle Konnotationen des Wahrnehmungsbegriffs beinhalten eine Informationsverarbeitungsperspektive, zumindest wenn man sie in den Prozess der Risikoinformationsverarbeitung integriert. Dieser Beitrag beschäftigt sich vor allem mit kognitiven Wahrnehmungen und Abschätzungen.

Perspektiven der Risikowahrnehmungsforschung

Mit Blick auf die Konzeption von gesundheitsbezogenen Persuasionsstrategien geht es bei einer Betrachtung von Risikowahrnehmungen meist um die individuellen, situativen und kulturspezifischen kontextuellen Bedingungen, die Aufmerksamkeit, Wahrnehmung und Verarbeitung von Risikoinformationen des Individuums lenken (Slovic, 2000; van de Poel & Fahlquist, 2012). Eine typische Fragestellung gilt hier der Richtigkeit von Risikoeinschätzungen durch Laien im Vergleich zu Risikoberechnungen durch Experten (Fischhoff, Bostrom & Quadrel, 1993). Zur Beantwortung derartiger Fragestellungen gibt es verschiedene (methodische) Verfahren. Im *Mental Models Approach* (Johnson-Laird, 1980; Morgan et al., 2002) werden die intuitiven Theorien über Risiken und damit verknüpfte kognitive Assoziationen von Laien und Experten fokussiert (Fischhoff et al., 1993). Die Abweichungen der relativ frei in mehreren Schritten erfassten mentalen Modelle liefern einen Anhaltspunkt für die jeweils unterschiedlichen Auffassungen über Risiken (Fischhoff et al., 1993). Ein anderer Ansatz, der individuelle Risikowahrnehmungsmuster im Vergleich zu Experteneinschätzungen betrachtet, ist das *Psychometric Paradigm* (Fischhoff et al., 1978; Slovic, 1992). Dieser Ansatz fokussiert einzelne, vorab definierte Dimensionen individueller Risikowahrnehmungen, etwa die Freiwilligkeit, mit der man sich einem Risiko aussetzt, die gerechte Verteilung von Risiken, den Schweregrad der befürchteten Folgen, den Bekanntheitsgrad der Ursachen, Folgen von Risiken, die Zahl derer, die im Schadensfall auf einmal (oder im Laufe der Zeit insgesamt) zu Schaden kämen oder auch die Kontrollierbarkeit und dabei Verantwortlichkeit menschlicher Entscheidungsträger (Bennett, 2001, S. 6). Häufig werden als Determinanten dieser *Fright Factors* evolutionspsychologische sowie kulturelle Faktoren angenommen (Kasperson et al., 2003; Renn, 2010, S. 93–94).

In beiden Ansätzen wird ein vergleichsweise genereller Blick auf subjektive Risikowahrnehmungs*muster* geworfen; die Bedeutung individueller Perspektiven, etwa individueller Risikoagenden, wird hierdurch vernachlässigt (Frewer, 2001; Sjöberg, 2000). Frewer (2001, S. 21) plädiert daher zur Untersuchung individueller Wahrnehmungen insbesondere für eine Berücksichtigung von (1) *Wahrnehmungsphänomenen,* etwa dem *Unrealistischen Optimismus (Unrealistic Optimism;* Weinstein, 1980), sowie für eine Betrachtung des (2) Prozesses der *individuellen Informationsverarbeitung von Individuen,* zum Beispiel heuristische Informationsverarbeitungsprozesse. Hinzufügen ließen sich noch (3) *spezifische Rezipienteneigenschaften,* zum Beispiel Persönlichkeitsfaktoren, Religiosität oder Konservatismus, die allgemeine Risikosensibilität einer Person sowie generelle Einstellungen gegenüber spezifischen Risiken oder Themen (Anderson et al., 2014; Druckman & McDermott, 2008; Slovic, 2000).

Wahrnehmungsphänomene

Ein Wahrnehmungsphänomen, das insbesondere im Bereich von Gesundheitsrisiken eine große Rolle spielt, ist das Konzept des *Unrealistischen Optimismus* (Brewer et al., 2004; Helweg-Larsen & Shepperd, 2001; Klein & Helweg-Larsen, 2002; Weinstein, 1980). Es bezeichnet die Tendenz von Menschen, sich im Vergleich zu anderen als unverwundbar zu betrachten (Weinstein, 1980, S. 806). Im Unterschied zum bereits beschriebenen *Mental Models Approach* beziehungsweise dem *Psychometric Paradigm* handelt es sich beim Unrealistischen Optimismus allerdings nicht um die Beschreibung einer individuellen Fehleinschätzung von Risiken im Vergleich zu Experteneinschätzungen, sondern um eine allgemeine Wahrnehmungstendenz: Menschen haben demnach generell die Neigung, andere als (noch) stärker betroffen anzusehen, unabhängig davon, ob sie die subjektive Betroffenheit durch ein Risiko tatsächlich realistisch oder im Vergleich zu einer Norm richtig einschätzen. Dies gilt sowohl für positive als auch für negative Ereignisse (Weinstein, 1980, S. 814). Eine wichtige Funktion dieses Wahrnehmungsphänomens wird vor allem in der Erhöhung des eigenen Selbstwertgefühls vermutet (Wei, Lo & Lu, 2007, S. 665), insbesondere wegen der Verbindung des Unrealistischen Optimismus mit einer hohen Kontrollüberzeugung (Klein & Helweg-Larsen, 2002), die wiederum eine große Bedeutung im Zusammenhang mit der Bewältigung von Unsicherheit in Risikosituationen hat (Bandura, 2004; Rimal & Real, 2003).

Informationsverarbeitungsprozesse

Eine andere Perspektive auf Risikowahrnehmungen beleuchtet den Prozess der individuellen kognitiven Wahrnehmung und Verarbeitung von Risikoinformationen (Gigerenzer & Gaissmaier, 2011; Volz & Gigerenzer, 2012) beziehungsweise den Prozess der Entscheidungsfindung in riskanten Situationen (Kahneman & Tversky, 1984). Besondere Bedeutung haben hier Ansätze, die sich mit *Heuristiken* beschäftigen (Gigerenzer & Brighton, 2011; Gigerenzer & Gaissmaier, 2011; Tversky & Kahneman, 1974). Zuzuordnen sind hier ebenso Ansätze, die sich mit *Emotionen* und deren Einfluss auf die Wahrnehmung und Verarbeitung von Risiken beschäftigen (Turner et al., 2011; Witte, 1994; Witte & Allen, 2000; Yang et al., 2012), sofern man eine Prozessdefinition von Emotionen zugrundelegt (z. B. Scherer, 2001) beziehungsweise wenn man den Einfluss von Emotionen auf den Prozess der Informationsverarbeitung betrachtet (Witte, 1994).

Heuristiken. Wie bereits eingangs beschrieben, unterscheiden sich Laienwahrnehmungen über Risiken häufig von Risikoberechnungen durch Experten. Geht man davon aus, dass sowohl Laien als auch Experten Risiken wahrnehmen, um beispielsweise eine möglichst gewinnversprechende Handlungsalternative zu wählen, legen Abweichungen von Laien- und Experteneinschätzungen derselben Risiken nahe, dass (1) Laien und Experten unterschiedliche Kriterien bei der Risikowahrnehmung anwenden beziehungsweise dass (2) Risikoinformationen jeweils unterschiedlich verarbeitet werden. Vor allem die letztgenannte Annahme liegt beispielsweise dem *Heuristics-and-Biases*-Programm von Tversky and Kahneman (1974) zugrunde: Danach sind die für die Informationsverarbeitung von Laien typischen Heuristiken für ihre fehlerhafte beziehungsweise verzerrte Risikowahrnehmung im Vergleich zu Expertinnen und Experten verantwortlich. Im Wesentlichen unterscheiden Kahneman und Tversky drei verschiedene Arten von Heuristiken: *Repräsentativitäts-* beziehungsweise Ähnlichkeitsheuristiken (engl. representativeness; Tversky & Kahneman, 1974, S. 1124–1127) beschreiben die Tendenz von Menschen, die Wahrscheinlichkeit für ein Ereignis nicht anhand seiner Eintrittswahrscheinlichkeit insgesamt, sondern lediglich anhand von Ähnlichkeiten der Ereignisattribute mit einer Klasse von Ereignissen einzuschätzen. Gemäß *Verfügbarkeitsheuristiken* (engl. availability; Tversky & Kahneman, 1974, S. 1127–1128) neigen Menschen dazu, auf Basis von im Gedächtnis leicht verfügbaren Informationen zu urteilen. *Ankerheuristiken* (engl. adjustment from an anchor; Tversky & Kahneman, 1974, S. 1128–1130) beziehen sich auf die Beobachtung, dass Menschen in ihrem Urteil besonders von ihren Zielvorstellungen beeinflusst werden: Derselbe Sachverhalt wird unterschiedlich bewertet, je nachdem, ob man einen drohenden Verlust vor Augen hat oder ob man sich einen Gewinn erhofft. Diese heuristischen Grundtypen fließen beispielsweise in die *Prospect Theory* (Kahneman & Tversky, 1979) ein, die auch in der Gesundheitskommunikation eine besondere Bedeutung hat. Sie ist eine um Heuristiken ergänzte Erwartungs-Wert-Theorie (Kahneman & Tversky, 1979, S. 263), das heißt sie erweitert Ansätze der *Utility Theory* (Friedman & Savage, 1948; von Neumann & Morgenstern, 1944) um die Komponente der situativen, selektiven Wahrnehmung von Individuen, indem sie, beispielsweise gemäß der bereits beschriebenen Ankerheuristik (Tversky & Kahneman, 1974, S. 1128–1130) davon ausgeht, dass die Entscheidung einer Person wesentlich davon beeinflusst wird, ob sie einen drohenden Verlust oder einen möglichen Gewinn vor Augen hat. Wesentliche Elemente der Prospect Theory sind der *Certainty Effect*, der *Reflection Effect* sowie der *Isolation Effect* (Kahneman & Tversky, 1979, S. 263).

Der *Certainty Effect* (Kahneman & Tversky, 1979, S. 265–269) beschreibt die Tendenz, sicher erscheinende Gewinne stets zu bevorzugen (Allais-Paradoxon, Allais, 1953). Umgekehrt sind Menschen in potenziellen Verlustsituationen risikobereiter (*Reflection Effect*, Kahneman & Tversky, 1979, S. 268–269). Somit ist die Wahrscheinlichkeit des Eintretens eines Ereignisses in einer Entscheidungssituation weniger relevant als die Fokussierung möglicher Gewinne oder Verluste (und damit die Situationsdefinition). Der *Isolation Effect* (Kahneman & Tversky, 1979, S. 272–273) bezieht sich als drittes zentrales Element der *Prospect Theory* auf den Vergleich von Risikooptionen und damit unmittelbar auf den Prozess der Risikowahrnehmung. Hiernach werden beim Vergleich zweier Optionen lediglich deren Unterschiede betrachtet, während Gemeinsamkeiten vernachlässigt werden. In der Gesundheitskommunikation spielt die *Prospect Theory* insbesondere in Form des hieraus abgeleiteten *Gain-* beziehungsweise *Loss-Framings* eine bedeutende Rolle (Nan, Xie & Madden, 2012; O'Keefe & Jensen, 2007).

Auch wenn das *Heuristics-and-Biases*-Programm von Tversky and Kahneman (1974) mit seiner Perspektive eines wahrnehmungsverzerrenden Charakters von Heuristiken im Bereich der persuasiven Kommunikation (etwa im *Elaboration Likelihood Model;* Petty & Cacioppo, 1986), insbesondere auf dem Feld der Gesundheitskommunikation, große Beachtung gefunden hat, handelt es sich um eine kontrovers diskutierte Perspektive. Vor allem die normative Komponente (Kahneman & Tversky, 1984) dieses Ansatzes wurde heftig kritisiert, denn die Betrachtung der Abweichungen zwischen Laien- und Expertenwahrnehmungen als *Bias* oder *Fallacy* (Tversky & Kahneman, 1974, S. 1130) unterstellt, dass es sich bei dieser Form von Wahrnehmungen im Vergleich zu Experteneinschätzungen um unangemessene Risikowahrnehmungen handelt (Gigerenzer & Gaissmaier, 2011). Etwas abstrakter gesprochen liegen dem *Heuristics-and-Biases-Ansatz* also ein spezifisches Rationalitätskonzept, insbesondere ökonomisch orientierte *Rational-Choice-(RC)*-Überlegungen, zugrunde (Gigerenzer & Selten, 2001, S. 1–12). Einen alternativen Vorschlag unterbreiten beispielsweise Gigerenzer and Selten (2001), die auf der Grundlage von *Bounded-Rationality*-Vorstellungen (*BR;* Simon, 1957) für eine nicht-normative Bewertung dieser Differenzen plädieren: Wenn sich Laien- und Expertenwahrnehmungen von Risiken unterscheiden, weise dies lediglich darauf hin, dass sie jeweils anderen Rationalitätsvorstellungen folgten. Inwiefern diese Vorstellungen angemessen seien, ließe sich nicht generell, sondern nur unter Berücksichtigung des spezifischen Kontexts entscheiden. Sie verweisen als Beleg auf empirische Studien, wonach heuristische Informationsverarbeitungsprozesse unter den kontextuellen Bedingungen, unter denen Laien normalerweise Risiken wahrnehmen, zu besseren Entscheidungen führen als mathematisch-algorithmische Informationsverarbeitungsprozesse, die üblicherweise von Experten zur Risikoberechnung verwendet werden (Todd, 2001). Die Unterschiede, die sich durch eine spezifische Rationalitätsperspektive auf Risikowahrnehmungen ergeben, lassen sich exemplarisch an einem Bereich darstellen, der insbesondere für die Gesundheitskommunikation wichtig ist, nämlich die Vermittlung numerischer Informationen (Lipkus, 2008): Bei Zahlen, Zahlenverhältnissen oder Wahrscheinlichkeiten handelt es sich um vergleichsweise abstrakte Informationen, die ein hohes Maß an Präzision und Wissenschaftlichkeit suggerieren. Auch wenn sie sich gut eignen, wissenschaftliche Befunde zu Risiken neutral und transparent darzustellen, wird immer wieder die Beobachtung gemacht, dass Laien, die vorzugsweise Risikoinformationen heuristisch verarbeiten, diese leicht fehlinterpretieren (Lipkus, 2008). Folgt man den Rationalitätsvorstellungen von *RC-Theorien* (etwa dem *Heuristics-and-Biases-Ansatz*), gelangt man zum Schluss, dass man Menschen besser schulen müsste, um sie zu einer weniger heuristischen Risikowahrnehmung zu befähigen, oder man verzichtet ganz auf numerische Informationen zugunsten plastischer Fallbeispiele (Zillmann, 1999), die allerdings naturgemäß weniger neutrale beziehungsweise transparente Darstellungen von Risiken enthalten. Folgt man hingegen den Rationalitätsvorstellungen der *BR*, so müsste man sich darum bemühen, die numerischen Informationen den Risikowahrnehmungsprozessen von Laien anzupassen (Gigerenzer & Edwards, 2003). Gigerenzer & Hoffrage (1995) schlagen daher vor, beispielsweise auf Risikoinformationen in Form von bedingten Wahrscheinlichkeiten (etwa Prozentwerte) zu verzichten und stattdessen natürliche Häufigkeiten zu verwenden. Hierdurch werden bedingte Wahrscheinlichkeiten in einfache, verständliche Häufigkeitsverhältnisse, etwa 10 von 100 Frauen anstelle von 10 Prozent der Frauen übersetzt (Gigerenzer & Hoffrage, 1995).

Emotionen. Betrachtet man Emotionen als Informationsverarbeitungsprozesse (z. B. Scherer, 2001) oder untersucht man ihren Einfluss auf den Prozess der Informationsverarbeitung (Witte, 1994), so kann man auch Emotionen unter einer Prozessperspektive als Risikowahrnehmungen fassen. Witte und Allen (2000) ermitteln in ihrer Metaanalyse vier Ansätze, die sich mit Emotionen und Risikowahrnehmungen beschäftigen, nämlich *Drive Theories* (Janis, 1967), *Parallel Response Models* (Leventhal, 1970), *Subjective Expected Utility (SEU) Models* (Rogers & Mewborn, 1976) sowie *Extended Parallel Process Models* (Witte, 1994). Insbesondere Letztere werden häufig im Bereich der Gesundheitskommunikation verwendet. Sie integrieren Aspekte der anderen erwähnten Ansätze und beruhen hauptsächlich auf der Annahme, dass die emotionale Reaktion auf einen emotionalisierenden (d.h. meist furchterregenden) Stimulus die Handlungsintention einer Person wesentlich beeinflusst. Eine wichtige Rolle spielen hier auch Personenvariablen, insbesondere Selbstwirksamkeitserwartungen. Dies betrifft sowohl die selbst eingeschätzten Umgangsmöglichkeiten mit der dargestellten Bedrohung und ihren Folgen als auch die Umgangsmöglichkeiten mit den eigenen, durch die Darstellung hervorgerufenen emotionalen Reaktionen (Witte & Allen, 2000, S. 594–595). Insgesamt zeigt sich, dass stark furchterregende Appelle in Kombination mit hohen Selbstwirksamkeitserwartungen die Handlungsmotivation von Menschen erhöhen können (Witte & Allen, 2000, S. 591).

Spezifische Personeneigenschaften

Eine wiederum andere Perspektive auf Risikowahrnehmungen nimmt Personenfaktoren wie die Persönlichkeit von Menschen oder ihre Einstellung gegenüber Risiken in den Fokus (Anderson et al., 2014; Druckman & McDermott, 2008; Sjöberg, 2000, 2003; Slovic, 2000). Angesichts der Einstellungen zu Risiken besteht allerdings Uneinigkeit darüber, ob es sich dabei um generelle Risikoeinstellungen handelt, mit denen sich situationsübergreifend Einschätzungen von Risiken beziehungsweise die individuelle Risikobereitschaft erklären lassen oder ob Risikoeinstellungen spezifischer Natur sind und je nach Risiko variieren (im Überblick Weber, Blais & Betz, 2002). Ein Beispiel für einen Ansatz, der sich mit spezifischen Einstellungen gegenüber einzelnen Risiken beschäftigt, ist das *Risk Perception Attitude Framework (RPA)* (Rimal & Juon, 2010; Turner et al., 2006). Das RPA-Framework findet insbesondere in der Gesundheitskommunikation viel Beachtung (Turner et al., 2006, S. 131–132). Es baut auf der *Sozialkognitiven Theorie* von Bandura (2004), insbesondere dem hieraus entnommenen *Self-Efficacy-Konzept* (Bandura, 2004, S. 143) sowie dem bereits beschriebenen *Extended Parallel Process Model (EPPM)* von Witte (1994) auf. Zusammengenommen lassen sich im RPA-Framework verschiedene Grundtypen (*Groups*) im Umgang mit Risikoinformationen modellieren, nämlich «responsive (high risk, high efficacy), avoidance (high risk, low efficacy), proactive (low risk, high efficacy), and indifference (low risk, low efficacy)» (Rimal & Juon, 2010, S. 287).

Damit sind nicht alle Personentypen mit Gesundheitsbotschaften gleichermaßen zu erreichen: Selbst wenn die Darstellung eines Risikos eine erhöhte Risikowahrnehmung nahelegt, muss dies – beispielsweise im Fall einer niedrigen Selbstwirksamkeitswahrnehmung – nicht bedeuten, dass die Rezipientin oder der Rezipient dieser Botschaft sich zu einer risikominimierenden Handlung motiviert fühlt.

Ein weiterer Ansatz, der zwar ursprünglich nicht im Kontext der Risikokommunikation entwickelt wurde, der aber häufig herangezogen wird, um die generelle Neigung mancher Personen zu riskantem Verhalten zu erklären, ist das *Sensation-Seeking*-Konzept von Zuckerman (Horvath & Zuckerman, 1993). Hiermit lässt sich beispielsweise die Neigung zu riskantem Fahrverhalten erklären (Holte, 2012). Auch Sjöberg (2000) betont die Bedeutung von Personenfaktoren für die Risikowahrnehmung. Er geht davon aus, dass insbesondere generelle Risikoeinstellungen (*risk attitudes*) sowie personenspezifische Risikosensibilitäten (*risk sensitivity*) die individuellen Risikowahrnehmungen beeinflussen.

Risikowahrnehmung und Verhalten

Eingangs wurde die Relevanz von Risikowahrnehmungen für die Gesundheitskommunikation und ihre Bedeutung für (gesundheitsbezogene) Handlungsintentionen beziehungsweise Handlungen (Brewer et al., 2004) begründet. Grundsätzlich lassen sich nach Brewer et al. (2004) drei verschiedene Modelle für den Zusammenhang von Risikowahrnehmungen und Verhalten unterscheiden: Die (1) *Accuracy Hypothesis* (Brewer et al., 2004, S. 126) unterstellt, dass Risikowahrnehmungen (korrekter) Ausdruck des Risikoverhaltens sind, dass Wahrnehmungen und Verhaltensweisen also unmittelbar miteinander einhergehen. Diese Hypothese nimmt im Vergleich zu (2) und (3) keine kausale Prozessperspektive ein und unterscheidet daher auch nicht zwischen Verhaltensintentionen und Verhalten. Die (2) *Behavior Motivation Hypothesis* (Brewer et al., 2004, S. 126–127) wiederum nimmt an, dass Risikowahrnehmungen zu Verhaltensänderungen führen. Generell wird dabei unterstellt, dass eine Verhaltensänderung umso wahrscheinlicher wird, je größer das wahrgenommene (subjektive) Risiko ist. Als dritte Variante des Zusammenhangs zwischen Risikowahrnehmungen und Verhalten lässt sich auch noch ein umgekehrter Zusammenhang vermuten, bei dem eine Verhaltensänderung – etwa eine erfolgte Impfung – eine verminderte Risikowahrnehmung nach sich zieht. Dies besagt die (3) *Risk Reappraisal Hypothesis* (Brewer et al., 2004, S. 127). Brewer et al. (2004) betonen, dass aus einer Prozessperspektive heraus betrachtet die Hypothesen (2) und (3) gleichzeitig zutreffen können: Eine erhöhte Risikowahrnehmung führt zu einem spezifischen Präventionsverhalten, das wiederum eine verminderte Risikowahrnehmung bewirkt. Insbesondere (2) und (3) finden sich in viel zitierten Modellen des Gesundheitsverhaltens wieder: Typische gesundheitsbezogene Verhaltensmodelle, die davon ausgehen, dass Verhaltensänderungen auch durch Risikowahrnehmungen hervorgerufen werden (*Behavior Motivation Hypothesis*; Brewer et al., 2004, S. 126–127), sind etwa das Modell gesundheitlicher Überzeugungen (*Health Belief Model;* Rosenstock, 1974), der *Health Action Process Approach* (Schwarzer, 2008) oder auch das *Extended Parallel Process Model* (Witte, 1994):

Das *Health Belief Model (HBM)* ist eines der am häufigsten verwendeten Modelle zur Erklärung gesundheitsbezogener Verhaltensweisen (Champion & Skinner, 2008, S. 45). Es wurde bereits in den 1950er-Jahren (Hochbaum, 1958; Rosenstock, 1960, 1974) entwickelt und ist im Wesentlichen ein psychologisches Modell, in dem Risikowahrnehmungen und Kognitionen – insbesondere Erwartungs-Wert-Einschätzungen – eine zentrale Rolle bei der Erklärung beziehungsweise Prognose gesundheitsrelevanter Verhaltensweisen spielen (Champion & Skinner, 2008, S. 46). In seiner heutigen Form sind im HBM vor allem folgende Risikowahrnehmungen relevant (Champion & Skinner, 2008, S. 47–49): die subjektiv wahrgenommene individuelle Betroffenheit (*Perceived Susceptibility*), der wahrgenommene Schweregrad der Folgen einer Bedrohung, der erwartete Gewinn verschiedener Handlungsoptionen, wahrgenommene Hemmnisse sowie die Selbstwirksamkeitserwartung einer Person. Empirisch betrachtet erweisen sich im HBM insbesondere die wahrgenommenen Hemmnisse, die subjektiv wahrgenommene individuelle Betroffenheit sowie der erwartete Nutzen verschiedener Handlungsoptionen als besonders verhaltensmotivierend (Champion & Skinner, 2008, S. 50).

Ein weiteres Modell, das die Bedeutung von Risikowahrnehmungen als Erklärung für Verhaltensänderungen ansieht, ist der *Health Action Process Approach* (*HAPA;* Schwarzer, 2008). Risikowahrnehmungen spielen hier insbesondere bei der Anbahnung von Verhaltensintentionen eine bedeutende Rolle: Eine erhöhte Risikowahrnehmung verstärkt demnach Verhaltensintentionen, die wiederum im weiteren Prozess, den das Modell skizziert, Verhalten erklären können. Da dieses Modell allerdings insbesondere die Transformation von Verhaltensintentionen in Verhalten fokussiert (Lippke & Renneberg, 2006), spielen hier Risikowahrnehmungen zwar eine bedeutende Rolle im Prozess der Verhaltenserklärung; sie genügen im HAPA jedoch nicht, um zu erklären, wie aus Intentionen ein Verhalten wird, sondern hier sind auch noch weitere Faktoren wichtig, insbesondere die in vielen (risikobezogenen) Verhaltens- und Entscheidungsmodellen erwähnte wahrgenommene Selbstwirksamkeitserwartung sowie strategische Planungen (Schwarzer, 2008).

Dem Modelltypus gesundheitsbezogener Verhaltensweisen, die Risikowahrnehmungen als Determinante von Verhaltensintentionen beziehungsweise Verhaltensweisen sehen, ist auch das bereits erwähnte *Extended Parallel Process Model* (EPPM; Witte, 1994) zuzuordnen. Im Unterschied zu den anderen bereits dargestellten Modellen konzentriert es sich insbesondere auf die Rolle von (vorwiegend durch Furchtappelle hervorgerufene negative) Emotionen und Selbstwirksamkeitserwartungen, um Verhaltensintentionen beziehungsweise Verhaltensweisen zu erklären. Da dem EPPM eine appraisaltheoretische Emotionsdefinition zugrundeliegt, spielen Risikowahrnehmungen hier insbesondere bei der Entstehung von Emotionen eine bedeutende Rolle (Witte, 1994).

Ein Beispiel für die Darstellung des umgekehrten Zusammenhangs von Risikowahrnehmungen und Verhalten (*Risk Reappraisal Hypothesis*, Brewer et al., 2004, S. 127) stellt das Transtheoretische Modell der Gesundheitsverhaltensänderung (*Transtheoretical Model of Behavior Change, TTM;* Prochaska, Redding & Evers, 2008) dar. Risikowahrnehmungen sind hier ein wichtiger Teil der Hintergrundfaktoren der verschiedenen Stadien der Verhaltensänderung und können sich somit auch ändern – im Rahmen der einzelnen durchlaufenen Stadien. Auch dieses Modell ist integrativ, da es Aspekte verschiedener gesundheitsbezogener Verhaltenstheorien vereint. Die Besonderheit des Modells liegt in der Annahme, dass sich Verhaltensintentionen beziehungsweise Verhalten über verschiedene Stadien hinweg entwickeln: Je nach Stadium spielen unterschiedliche Risikowahrnehmungen und Kognitionen eine Rolle für nachfolgende Wahrnehmungen, Entscheidungen und Verhaltensweisen. Es berücksichtigt somit, dass sich Risikowahrnehmungen, beispielsweise das Abschätzen der Bedrohlichkeit eines Ereignisses, im Laufe der Zeit auch wandeln können (Prochaska et al., 2008).

Schlussbemerkungen

Insgesamt dient der vorliegende Beitrag einem Überblick über die Bedeutung und Verwendung des Begriffs der Risikowahrnehmung, der auch für die Erklärung und Prognose der Wirkung gesundheitsbezogener Kommunikation von zentraler Bedeutung ist und für die Planung erfolgreicher Kommunikationsstrategien entscheidend sein kann. Hierzu kann man entweder eine makrotheoretisch orientierte Perspektive auf Risikowahrnehmungen in der Tradition des *Psychometric Paradigm* (Siegrist, Keller & Kiers, 2005; Slovic, 1992) einnehmen oder eine vergleichsweise mikrotheoretische Konzeption psychologischer Risikowahrnehmungen vornehmen. Darüber hinaus wurde exemplarisch anhand der Einteilung zur Rolle von Risikowahrnehmungen in Verhaltensansätzen von Brewer et al. (2004) dargestellt, welche Rolle Risikowahrnehmungen in einzelnen verhaltensbezogenen Modellen des Gesundheitsverhaltens spielen. Implizit steht hinter all diesen Konzeptionen die Annahme, dass Menschen stets bestrebt sind, Risiken ihren Möglichkeiten gemäß optimal wahrzunehmen, um letztlich eine gut durchdachte Entscheidung treffen zu können. Allenfalls am Rande wurde erwähnt, dass es sicherlich etliche Situationen gibt, in denen Menschen bewusst Risiken *nicht* wahrnehmen möchten oder auch (mehr oder weniger bewusst) Risiken in einer Weise selektiv wahrnehmen, die es ihnen ermöglicht, *keine* Verhaltensweise ergreifen zu müssen, wie es beispielsweise in der *Theorie der kognitiven Dissonanzvermeidung* (Festinger, 1957) zum Ausdruck kommt: Demzufolge kann es für die Gesundheitskommunikation vielversprechend sein, sich differenziert mit Risikowahrnehmungen im Prozess gesundheitsbezogener Verhaltensweisen beziehungsweise -anbahnungen zu befassen und verschiedene Optionen des individuellen Umgangs mit Wahrnehmungen erhöhter oder verminderter Risiken auseinanderzusetzen. Dies leitet auch zum nächsten Gedanken über, denn abschließend sei auch noch darauf hingewiesen, dass Unsicherheitssituationen, die mit Risiken verbunden sind, nicht immer als unangenehm empfunden werden müssen. Wie beispielsweise Studien zu riskantem Fahrverhalten oder auch dem Erleben der Schwangerschaft nahelegen, bestimmen Nervenkitzel oder Vorfreude eine sehr selektive Wahrnehmung von Risiken, die keineswegs in einem Risikovermeidungsverhalten mündet (Brashers, 2001).

Literatur

Allais, M. (1953). Le Comportement de l'Homme Rationnel devant le Risque, Critique des Postulats et Axiomes de L'Ecole Américaine. *Econometrica, 21*, 503–546.

Anderson, A. A., Brossard, D., Scheufele, D. A., Xenos, M. A. & Ladwig, P. (2014). Crude comments and concern: Online incivility's effect on risk perceptions of emerging technologies. *Journal of Computer-Mediated Communication, 19*, 373–387.

Arnold, L. B. (2003). Delivering empowerment: Women's narratives about the role of pregnancy bulletin boards. *Qualitative Research Reports in Communication, 4*, 45–52.

Bandura, A. (2004). Health promotion by social cognitive means. *Health Education & Behavior, 31*, 143–164.

Bennett, P. (2001). Understanding responses to risk: Some basic findings. In P. Bennett & K. Calman (Hrsg.), *Risk communication and public health* (S. 3–19). Oxford: Oxford University Press.

Brashers, D. E. (2001). Communication and uncertainty management. *Journal of Communication, 51*, 477–497.

Brewer, N. T., Weinstein, N. D., Cuite, C. L. & Herrington, J. E. (2004). Risk perceptions and their relation to risk behavior. *Annals of Behavioral Medicine, 27*, 125–130.

Champion, V. L. & Skinner, C. S. (2008). The health belief model. In K. Glanz, B. K. Rimer & K. Viswanath (Hrsg.), *Health behavior and health education. Theory, research, and practice* (S. 45–66). San Francisco: Jossey-Bass.

Druckman, J. N. & McDermott, R. (2008). Emotion and the framing of risky choice. *Political Behavior, 30*, 297–321.

Festinger, L. (1957). *A theory of cognitive dissonance.* Stanford: Stanford University Press.

Fischhoff, B., Bostrom, A. & Quadrel, M. J. (1993). Risk perception and communication. *Annual Review of Public Health, 14*, 183–203.

Fischhoff, B., Slovic, P., Lichtenstein, S., Read, S. & Combs, B. (1978). How safe is safe enough? A psychometric study of attitudes towards technological risks and benefits. *Policy Sciences, 8*, 127–152.

Fisk, D. (2001). Perception of risk – is the public probably right? In P. Bennett & K. Calman (Hrsg.), *Risk communication and public health* (S. 133-139). Oxford: Oxford University Press.

Frewer, L. J. (2001). Public risk perceptions and risk communication. In P. Bennett & K. Calman (Hrsg.), *Risk communication and public health* (S. 20–32). Oxford: Oxford University Press.

Friedman, M. & Savage, L. J. (1948). The utility analysis of choices involving risks. *Journal of Political Economy, 56*, 279–304.

Fromm, B., Baumann, E. & Lampert, C. (2011). *Gesundheitskommunikation und Medien. Ein Lehrbuch.* Stuttgart: Kohlhammer.

Gigerenzer, G. & Brighton, H. (2011). Homo heuristicus: Why biased minds make better inferences. In G. Gigerenzer, R. Hertwig & T. Pachur (Hrsg.), *Heuristics. The Foundations of Adaptive Behavior.* Oxford: Oxford.

Gigerenzer, G. & Edwards, A. (2003). Simple tools for understanding risks: from innumeracy to insight. *British Medical Journal, 327*, 741–744.

Gigerenzer, G. & Gaissmaier, W. (2011). Heuristic decision making. *Annual Review of Psychology, 62*, 451–482.

Gigerenzer, G. & Hoffrage, U. (1995). How to improve Bayesian reasoning without instruction: Frequency formats. *Psychological Review, 102*, 684–704.

Gigerenzer, G. & Selten, R. (Hrsg.). (2001). *Bounded rationality. The adaptive toolbox.* Cambridge, London: MIT Press.

Helweg-Larsen, M. & Shepperd, J. A. (2001). Do moderators of the optimistic bias affect personal or target risk estimates? A review of the literature. *Personality and Social Psychology Review, 5*, 74–95.

Hochbaum, G. M. (1958). *Public participation in medical screening programs: A socio-psychological study.* Washington DC: U.S. Dept. of Health, Education, and Welfare.

Holte, H. (2012). *Einflussfaktoren auf das Fahrverhalten und Unfallrisiko junger Fahrerinnen und Fahrer* (Berichte der Bundesanstalt für Straßenwesen Mensch und Sicherheit, M 229). Bremerhaven: Wirtschaftsverlag NW.

Horvath, P. & Zuckerman, M. (1993). Sensation seeking, risk appraisal, and risky behavior. *Personality and Individual Differences, 14*, 41–52.

Janis, I. L. (1967). Effects of fear arousal on attitude change: Recent developments in theory and experimental research. In L. Berkowitz (Hrsg.), *Advances in experimental social psychology* (S. 166–225). New York: Academic Press.

Johnson-Laird, P. N. (1980). Mental models in cognitive science. *Cognitive Science, 4*, 71–115.

Kahneman, D. & Tversky, A. (1979). Prospect theory: An analysis of decision under risk. *Econometrica, 74*, 263–291.

Kahneman, D. & Tversky, A. (1984). Choices, values, and frames. *American Psychologist, 39*, 341–350.

Kasperson, X. J., Kasperson, R. E., Pidgeon, N. & Slovic, P. (2003). The social amplification of risk: Assessing fifteen years of research and theory. In N. Pidgeon, R. E. Kasperson & P. Slovic (Hrsg.), *The social amplification of risk* (S. 13–46). Cambridge: Cambridge University Press.

Klein, C. & Helweg-Larsen, M. (2002). Perceived control and the optimistic bias: A meta-analytic review. *Psychology and Health, 17*, 437–446.

Leventhal, H. (1970). Findings and theory in the study of fear communications. In L. Berkowitz (Hrsg.), *Advances in experimental social psychology* (S. 119–186). New York: Academic Press.

Lipkus, I. M. (2008). Risk perceptions. In W. Donsbach (Hrsg.), *The international encyclopedia of communication* (S. 4420–4424). Malden, Oxford, Carlton: Blackwell.

Lippke, S. & Renneberg, B. (2006). Theorien und Modelle des Gesundheitsverhaltens. In B. Renneberg & P. Hammelstein (Hrsg.), *Gesundheitspsychologie* (S. 35–60). Heidelberg: Springer.

Morgan, M. G., Fischhoff, B., Bostrom, A. & Atman, C. J. (2002). *Risk communication. A mental models approach.* Cambridge u. a.: Cambridge University Press.

Nan, X., Xie, B. & Madden, K. (2012). Acceptability of the H1N1 vaccine among older adults: The interplay of message framing and perceived vaccine safety and efficacy. *Health Communication,* 27, 559–568.

O'Keefe, D. J. & Jensen, J. D. (2007). The relative persuasiveness of gain-framed loss-framed messages for encouraging disease prevention behaviors: A meta-analytic review. *Journal of Health Communication,* 12, 623–644.

Petty, R. E. & Cacioppo, J. T. (1986). Communication and persuasion: Central and peripheral routes to attitude change. New York: Springer.

Prochaska, J. O., Redding, C. A. & Evers, K. E. (2008). The transtheoretical model and stages of change. In K. Glanz, B. K. Rimer & K. Viswanath (Hrsg.), *Health behavior and health education. Theory, research, and practice* (S. 97–122). San Francisco: Jossey-Bass.

Renn, O. (2010). *Risk governance. Coping with uncertainty in a complex world.* London u. a.: Earthscan.

Rimal, R. N. & Juon, H.-S. (2010). Use of the risk perception attitude framework for promoting breast cancer prevention. *Journal of Applied Social Psychology,* 40, 287–310.

Rimal, R. N, & Real, K. (2003). Perceived risk and efficacy beliefs as motivators of change. Use of the risk perception attitude framework to understand health behaviors. *Human Communication Research,* 29, 370–399.

Rogers, R. W. & Mewborn, C. R. (1976). Fear appeals and attitude change: Effects of a threat's noxiousness, probability of occurrence, and the efficacy of the coping responses. *Journal of Personality and Social Psychology,* 34, 54–61.

Rosenstock, I. M. (1960). What research in motivation suggests for public health. *American Journal of Public Health Communication,* 50, 295–302.

Rosenstock, I. M. (1974). The health belief model and preventive health behavior. *Health Education Monographs,* 2, 354–386.

Rossmann, C. & Ziegler, L. (2013). Gesundheitskommunikation: Medienwirkungen im Gesundheitsbereich. In W. Schweiger & A. Fahr (Hrsg.), *Handbuch Medienwirkungsforschung* (S. 385–400). Wiesbaden: VS Verlag für Sozialwissenschaften.

Scherer, K. R. (2001). The nature and study of appraisal. A review of the issues. In K. R. Scherer, A. Schorr & T. Johnstone (Hrsg.), *Appraisal process in emotion* (S. 369–391). New York, Oxford: Oxford University Press.

Schwarzer, R. (2008). Modeling health behavior change: How to predict and modify the adoption and maintenance of health behaviors. *Applied Psychology,* 57, 1–29.

Siegrist, M., Keller, C. & Kiers, H. A. L. (2005). A new look at the psychometric paradigm of perception of hazards. *Risk Analysis,* 25, 211–222.

Simon, H. A. (1957). *Models of man.* New York: Wiley.

Sjöberg, L. (2000). Factors in risk perception. *Risk Analysis,* 20, 1–11.

Sjöberg, L. (2003). Distal factors in risk perception. *Journal of Risk Research,* 6, 187–211.

Slovic, P. (1992). Perception of risk: Reflections on the psychometric paradigm. In S. Krimsky & G. Golding (Hrsg.), *Social theories of risk* (S. 117–152). Westport u. a.: Praeger.

Slovic, P. (2000). *The perception of risk.* London: Earthscan.

Todd, P. T. (2001). Fast and frugal heuristics for environmentally bounded minds. In G. Gigerenzer & R. Selten (Hrsg.), *Bounded rationality: The adaptive toolbox* (S. 51–70). Cambridge: MIT Press.

Turner, M. M., Rimal, R. N., Morrison, D. & Kim, H. (2006). The role of anxiety in seeking and retaining risk information: Testing the risk perception attitude framework in two studies. *Human Communication Research,* 32, 130–156.

Turner, M. M., Skubisz, C. & Rimal, R. N. (2011). Theory and practice in risk communication. A review of the literature and visions for the future. In T. L. Thompson, R. Parrott & J. F. Nussbaum (Hrsg.), *Handbook of health communication* (S. 146–164). Mahwah, NJ u. a.: Routledge.

Tversky, A. & Kahneman, D. (1974). Judgement under uncertainty: Heuristics and biases. *Science,* 185, 1124–1131.

van de Poel, I. & Fahlquist, J. N. (2012). Risk and responsibility. In S. Roeser, R. Hillerbrand & P. Sandin (Hrsg.), *Handbook of risk theory* (S. 877–907). Dordrecht u. a.: Springer.

Volz, K. G. & Gigerenzer, G. (2012). Cognitive processes in decisions under risk are not the same as in decisions under uncertainty. *Frontiers in Neuroscience,* 6, 1–6.

von Neumann, J. & Morgenstern, O. (1944). *Theory of games and economic behavior.* Princeton: Princeton University Press.

Weber, E. U., Blais, A.-R. & Betz, N. E. (2002). A domain-specific risk-attitude scale: Measuring risk per-

ceptions and risk behaviors. *Journal of Behavioral Decision Making,* 15, 263–290.
Wei, R., Lo, V.-H. & Lu, H.-Y. (2007). Reconsidering the relationship between the third-person perception and optimistic bias. *Communication Research,* 34, 665–684.
Weinstein, N. D. (1980). Unrealistic optimism about future life events. *Journal of Personality and Social Psychology,* 39, 806–820.
Witte, K. (1994). Fear control and danger control: A test of the extended parallel process model (EPPM). *Communication Monographs,* 61, 113–134.
Witte, K. & Allen, M. (2000). A meta-analysis of fear appeals: Implications for effective public health campaigns. *Health Education & Behavior,* 27, 591–615.
Yang, Z. J., McComas, K. A., Gay, G. K., Leonard, J. P., Dannenberg, A. J. & Dillon, H. (2012). Comparing decision making between cancer patients and the general population: Thoughts, emotions, or social influence? *Journal of Health Communication,* 17, 477–494.
Zillmann, D. (1999). Exemplification theory: Judging the whole by some of its parts. *Media Psychology,* 1, 69–94.

29. Risikokompetenz von Ärzten und Patienten

Astrid Kause, Roman Prinz[1], Wolfgang Gaissmaier und Odette Wegwarth

Um informierte und selbstbestimmte Entscheidungen von Patientinnen und Patienten möglich zu machen, brauchen wir risikokompetente Ärzte und Ärztinnen sowie eine risikokompetente Öffentlichkeit: Beides kann zum einen durch bessere Fähigkeiten Einzelner im Umgang mit Gesundheitsstatistiken und zum anderen durch transparente Kommunikation solcher Zahlen erreicht werden.

Einleitung

Das Oberlandesgericht Hamm verurteilte im August 2013 einen Arzt zu 220 000 Euro Schmerzensgeld. Angeblich hatte er einen groben Behandlungsfehler begangen: Ihm wurde eine unterlassene Früherkennungsmammografie zur Last gelegt. Der vom Gericht bestellte Gutachter argumentierte, die Mammografie-Untersuchung sei die einzig sichere Vorsorgemaßnahme zur Senkung des Brustkrebsrisikos. Allerdings ist schon das Wort Vorsorge an dieser Stelle irreführend, da es impliziert, dass die Mammografie einer Brustkrebserkrankung vorbeugt. Das ist jedoch nicht der Fall, denn es handelt sich um ein Früherkennungsverfahren – sprich: Die Brustkrebserkrankung ist bereits vorhanden und eine Mammografie dient allein dazu, diese Krankheit rechtzeitig zu erkennen. Des Weiteren spricht die klinische Evidenz kaum für Mammografien als effiziente Vorsorgemaßnahme (Miller et al., 2014).War das Urteil also berechtigt oder nicht? Es wirft zumindest Fragen danach auf, wie es zu Einschätzungen solcher Vorsorgemaßnahmen durch Laien und Experten kommt und wann mangelnde Risikokompetenz zu Fehlurteilen führt. Dies möchten wir im Folgenden aufzeigen.

1996 wurden die Ergebnisse von vier randomisierten Studien zur Mammografie-Früherkennung veröffentlicht. An diesen Studien nahmen insgesamt circa 280 000 Frauen teil (Nyström et al., 1996). Es zeigte sich, dass von je 1000 Frauen, die über zehn Jahre an der Früherkennung teilnahmen, drei Frauen an Brustkrebs starben. Von je 1000 Frauen, die über diesen Zeitraum nicht an der Früherkennung teilnahmen, starben vier an Brustkrebs. Neuere Analysen zeigten Ähnliches: Während von je 1000 Frauen in der Gruppe mit Mammografie vier Frauen an Brustkrebs verstarben, waren es fünf Frauen in der Gruppe ohne Mammografie (Nyström et al., 2002). Ein 2006 veröffentlichter Cochrane-Review, in dem diese und weitere Studien mit insgesamt etwa 500 000 Frauen zusammengefasst wurden, kam zu einer noch geringeren Risikoreduktion: In der Gruppe derjenigen, die an der Früherkennung teilnahmen, starb nur noch eine Frau von jetzt je 2000 weniger an Brustkrebs (Gøtzsche & Nielsen, 2006). Erstmals wurde hier auch der Schaden der Mammografie beziffert: Für jede Frau, die vor dem Brustkrebstod bewahrt wird, werden zehn Frauen, die sich einer Mammografie unterziehen, fälschlicherweise mit Brustkrebs diagnostiziert und überbehandelt. Ähnliches zeigten Miller et al. (2014): Die Mammografie senkte hier die Sterblichkeitsrate nicht. 22 % der in ihrer Studie per Mammografie diagnostizierten Krebse waren auf Überdiagnosen durch das Screening zurückzuführen. Das entspricht einer Überdiagnose von einer Frau pro 424 Frauen, die an der Mammografie teilnahmen. Überwiegt der Nutzen einer Mammografie also einen potenziellen Schaden?

Um mehr über das Wissen von Gynäkologinnen und Gynäkologen zu Nutzen und Schaden der Mammografie zu erfahren, riefen Wegwarth und Gigerenzer (2011) im Jahr 2008 Gynäkologen verschiedener Städte in ganz Deutschland an. Sie

1 Astrid Kause und Roman Prinz haben gleichermaßen beigetragen.

baten jene um die Einschätzung einer 55-jährigen Patientin, die weder familiär vorbelastet war noch Brustkrebssymptome aufwies. Von den 20 Gynäkologinnen und Gynäkologen, die bereit waren, mit den Wissenschaftlern zu sprechen, empfahlen 17 die Mammografie mit Nachdruck und betonten, dass sie eine sichere und wissenschaftlich fundierte Methode sei. Nur sieben konnten Zahlen zum erfragten Nutzen nennen. Diese reichten wiederum von 20 % bis 50 %. Während die 50 % nicht durch Studien gestützt werden, korrespondieren die 20 % mit einer Risikoreduktion von fünf auf vier Frauen je 1000 (Nyström et al., 2002). Nach dem potenziellen Schaden befragt, wussten noch weniger Gynäkologen Bescheid: Keiner von ihnen erwähnte das Risiko der Überdiagnose oder Überbehandlung. Die Mehrzahl von ihnen beschrieb die Nachteile als vernachlässigbar. Nur drei nannten Zahlen für spezifische Nachteile – zwei dieser Angaben waren falsch. Unwissenheit aufseiten der Ärztinnen und Ärzte beeinträchtigt direkt das Wissen der Patientinnen und Patienten (Gigerenzer, Mata & Frank, 2009). Gigerenzer, Mata und Frank (2009) baten Frauen, den Nutzen von Mammografie zu bewerten. Über 90 % der Frauen überschätzten diesen um mindestens das Zehnfache oder kannten ihn überhaupt nicht.

Mangelnde Statistikkompetenz ist ein kollektives Problem (Gigerenzer, 2002; Gigerenzer et al., 2007, Reyna et al., 2009), bei Laien ebenso wie bei Expertinnen und Experten wie Ärzten, Politikern und Journalisten. Dabei ist der Grund hierfür oft weder Unwillen noch mangelnde Klugheit. Es ist ein Bildungsproblem, das in medizinischen Fakultäten und in Schulen angesiedelt ist. Grundlegendes statistisches Wissen wird hier nicht vermittelt, obwohl es Voraussetzung für informierte Entscheidungen ist. Selbst wenn Arzt und Patient mit gutem Willen in den Entscheidungsprozess hineingehen, können informierte Entscheidungen an mangelndem Wissen scheitern, denn für diese Entscheidung müssen beide Seiten die Vor- und Nachteile verschiedener Behandlungsoptionen verstehen können. Vor allem Ärztinnen und Ärzte werden gemeinhin als diejenigen gesehen, die zu wenig Zeit für einzelne Patientinnen und Patienten aufbringen, nicht zuhören oder Informationen vorenthalten – aber selten wird hier mangelndes statistisches Wissen betrachtet (z. B. Berwick, Fineberg & Weinstein, 1981; Rao, 2008). Schließlich kommt noch ein weiteres Defizit hinzu: Es gelingt den Ärztinnen und Ärzten oftmals nicht, Zahlen transparent zu kommunizieren (Gaissmaier, Anderson & Schulkin, 2014).

Wir werden auf drei Aspekte statistischen Unwissens näher eingehen: Zunächst werden wir einen Überblick geben, welches Ausmaß und welche Facetten statistisches Unwissen hat. Dann zeigen wir, dass die Ursachen nicht nur in unseren kognitiven Fähigkeiten, sondern auch in unserer Umwelt zu finden sind. Schließlich diskutieren wir, welche Lösungen bereitstehen.

Illusion der Gewissheit

Um die Bedeutung von Gesundheitsstatistiken einzuschätzen, müssen Patienten und Ärzte zunächst verstehen, dass es so etwas wie Gewissheit oder Sicherheit nicht gibt. Benjamin Franklin (1789) sagte dazu treffend: «Nichts in dieser Welt ist sicher, außer dem Tod und den Steuern». Aber es kann außerordentlich schwierig sein, mit Ungewissheit zu leben, wenn es um Gesundheitsstatistiken geht. Der Ausdruck *Illusion der Gewissheit* beschreibt das emotionale Bedürfnis nach Sicherheit, wo diese nicht existiert. Dieses Gefühl kann mit Testergebnissen verknüpft sein, die als absolut sicher verstanden werden und mit Behandlungen, die scheinbar Heilung garantieren. Man möchte meinen, dass Ärzte ihre Patienten routinemäßig darüber informieren, dass sogar die besten Tests nicht unfehlbar sind und dass daher jedes Untersuchungsergebnis mit Vorsicht interpretiert werden muss. Allerdings teilen Kliniker ihren Patientinnen und Patienten solche Unsicherheit, das heißt, Risiken und Nutzen von Behandlungen, tatsächlich nur selten mit (Braddock et al., 1999).

In einer 2006 durchgeführten bundesweiten Studie wurden 1000 Deutsche über 18 Jahre gefragt: «Welche der folgenden Tests sind absolut sicher?» Während nur 4 % glaubten, dass ein von Experten erstelltes Horoskop absolut sichere Ergebnisse liefern könne, gab eine Mehrzahl der Befragten an, dass HIV-Tests (63 %), Fingerabdrücke (63 %) und DNA-Tests (78 %) sicher seien, obwohl dies für *keines* der Verfahren zutrifft (Gigerenzer et al., 2007). Mithilfe einer Mammografie werden etwa 10 % der erkrankten Frauen nicht identifiziert (aufgrund eines falsch-negativen Testergebnisses). Außerdem führt die Untersuchung bei einem ähnlich hohen Anteil gesunder Frauen zu einem falschen Alarm (falsch-positives Testergebnis). Nichtsdestotrotz wurde sie von 46 % der Frauen und 42 % der Männer als «absolut sicher» eingestuft. Bessere Allgemeinbildung bietet nur geringen Schutz: Ein Drittel der Frauen mit Universitätsabschluss glaubte ebenfalls, dass eine Mammografie absolut zuverlässig ist. Wissen und akzeptieren wir allerdings, dass Gewissheit illusionär ist, liegt die nächste Herausforderung darin, Statistiken zu *verstehen*, mit denen Risiken ausgedrückt werden.

Statistikkompetenz von Patienten und Ärzten

Wie gut können Patientinnen und Patienten sowie Ärztinnen und Ärzte tatsächlich mit Statistiken umgehen? Um dies besser zu verstehen, entwickelten Schwartz und Kollegen (1997) drei einfache Fragen. Mithilfe der ersten wird überprüft, ob Personen Prozente in absolute Zahlen umwandeln können. Die zweite Frage testet das Gegenteil, das heißt, die Umrechnung von absoluten Zahlen in Prozente. Mit der dritten wird grundlegendes Wissen über Zufallsereignisse abgefragt. Einer Zufallsstichprobe aus weiblichen Veteranen in England wurden alle drei Fragen vorgelegt. Von diesen hatten 96 % einen dem Abitur vergleichbaren Abschluss. Die Frauen waren im Schnitt 68 Jahre alt. 64 % beantworteten die erste Frage falsch; das heißt, sie konnten 1 % nicht in 10 von 1000 umwandeln. 46 % konnten die dritte Frage zu den Zufallsereignissen nicht richtig beantworten. Die Anzahl korrekter Antworten wies überdies einen starken Zusammenhang mit der Fähigkeit, die Vor- und Nachteile von Mammografie zu verstehen, auf: 6 % der Frauen, die nur eine Frage richtig beantworteten, interpretierten danach auch Zahlen zur Mammografie richtig. Von den Frauen, die alle drei Fragen richtig beantworteten, verstanden immerhin 40 % diese Zahlen richtig.

Repräsentative Stichproben mit US-amerikanischen und deutschen Erwachsenen wurden hinsichtlich ihrer Schwierigkeiten mit der Umrechnung kleiner Häufigkeiten in Prozente untersucht. Nur 25 % der US-Bürgerinnen und -Bürger rechneten 1 von 1000 korrekt in 0,1 % um. Selbst in Gruppen mit hohem Bildungsgrad lag dieser Prozentsatz bei lediglich 27 %. In einer anderen Studie wurde gezeigt, dass nur 21 % der gut ausgebildeten Erwachsenen dies korrekt berechnen konnten (Lipkus, Samsa & Riemer, 2001). Vergleichbare Ergebnisse hatte eine weitere Studie mit repräsentativen Stichproben in den Vereinigten Staaten und in Deutschland. Der Bildungsstand war in beiden Ländern ein wichtiger Faktor zur Vorhersage der Rechenkenntnisse. Darüber hinaus waren die Unterschiede zwischen Personen mit niedrigem und hohem Bildungsstand in den USA größer als in Deutschland (Galesic & Garcia-Retamero, 2010). Solche grundlegenden Rechenkenntnisse sind jedoch ein elementarer Bestandteil informierter Entscheidungen.

Wie ist es um die Ärztinnen und Ärzte bestellt? Im amerikanischen Dartmouth Hitchcock Medical Center wurden ihre grundlegenden Rechenfähigkeiten ebenfalls mit den drei Fragen (siehe oben) getestet. Im Vergleich zur Allgemeinbevölkerung konnten sie besser mit Zahlen umgehen. Trotzdem beantworteten nur 76 % alle drei Fragen richtig. Am schwierigsten war auch für sie die erste Frage: Einer von vieren lag hier falsch (Schwartz & Woloshin, 2000). Ähnliche Ergebnisse fanden auch Estrada und Kollegen (1999). Nur 60 % der Teilnehmerinnen und Teilnehmer konnten alle drei Fragen richtig beantworten.

Verstehen Ärztinnen und Ärzte relative Risikoreduktion?

Es gibt verschiedene statistische Formate, um medizinische Risiken darzustellen: (1) als *relative Risikoreduktion* (RRR), (2) als *absolute Risikoreduktion*

(ARR) oder (3) als die Anzahl notwendiger Behandlungen um einen Krankheits- oder Todesfall zu vermeiden (*Number Needed to Treat* [NNT], entspricht: 1/ARR). Nehmen wir zum Beispiel das Medikament Lipitor® zur Reduktion des Schlaganfallrisikos (Gigerenzer et al., 2007). Der Nutzen, den die vierjährige Einnahme des Medikaments mit sich bringt, ist in **Tabelle 29-1** in den drei verschiedenen Formaten dargestellt.

Während die ARR typischerweise eine kleine Zahl ist, erscheint die korrespondierende RRR groß, insbesondere, wenn die Basisrate einer Erkrankung (hier: eines Schlaganfalls) niedrig ist. Als Konsequenz führt das Format der RRR oft dazu, dass Laien und Ärzte den Nutzen von medizinischen Interventionen überschätzen.

Das Problem relativer Risiken ist, dass sie – im Gegensatz zu absoluten Risiken – die Basisrate aussparen. So kann zum Beispiel eine Risikoreduktion von 50 % eine Reduktion von 2 auf 1 von je 100 000 Menschen bedeuten. Allerdings kann es auch eine Reduktion von 20 000 auf 10 000 von je 100 000 Menschen bedeuten, was ein sehr viel relevanterer Effekt wäre.

Wie beeinflussen Informationen, dargestellt als RRR beziehungsweise ARR, die wahrgenommene Behandlungswirksamkeit? Dies illustriert das folgende Beispiel: Eine Gruppe von 160 deutschen Gynäkologinnen und Gynäkologen wurde im Rahmen eines Kurses zur Risikokommunikation gebeten, die Bedeutung der 25%igen Risikoreduktion durch Mammografie zu erklären und Folgendes gefragt (Gigerenzer et al., 2007; **Tabelle 29-2**): «Mammografie-Früherkennung reduziert die Brustkrebsmortalität um circa 25 %. Nehmen Sie an, dass 1000 Frauen im Alter von 40 Jahren und älter an Mammografie-Früherkennung teilnehmen. Wie viel weniger Frauen werden vermutlich an Brutkrebs sterben?». **Tabelle 29-2** enthält in der linken Spalte die Antworten, zwischen denen gewählt werden konnte und von denen nur eine richtig war.

Tabelle 29-1: Der Nutzen des Medikaments Lipitor® zur Reduktion des Schlaganfallrisikos in drei verschiedenen Formaten zur Präsentation klinischer Evidenz

Format	Beispiel Lipitor®
Relative Risikoreduktion (RRR)	Lipitor® reduziert das Risiko eines Schlaganfalls um 48 %
Absolute Risikoreduktion (ARR)	Lipitor® reduziert das Risiko eines Schlaganfalls von 28 pro 1000 auf 15 pro 1000 (d. h. um 13 aus 1000 oder um 1,3 Prozentpunkte)
Numbers Needed to Treat (NNT)	Um *einen* Schlaganfall zu vermeiden, müssen 77 Menschen Lipitor® einnehmen

Tabelle 29-2: Antworthäufigkeiten von Gynäkologen, die nach relativer Risikoreduktion gefragt wurden

Antwortmöglichkeit (Anzahl Frauen von 1000)	Anzahl der Antworten von Gynäkologinnen/Gynäkologen in %
1	66 %
25	16 %
100	3 %
250	15 %

Antworthäufigkeiten in Gigerenzer et al. (2007) auf die Frage an Gynäkologinnen und Gynäkologen (n = 150), was eine 25 %ige Risikoreduktion durch Mammografie bedeute. Auf keine der Antworten kann allein aufgrund der gegebenen Information geschlossen werden. Weiß man allerdings, dass die Mortalität 5 von 1000 Frauen beträgt, ist die erste Antwort korrekt.

Die rechte Spalte zeigt den Prozentsatz der Gynäkologinnen und Gynäkologen, die die entsprechende Antwort wählten. Zwei Drittel wussten, dass die richtige Antwort 1 von 1000 ist.

Eine Vielzahl anderer Studien zeigt ebenfalls, dass RRR als Format viele Expertinnen und Experten im Gesundheitssystem dazu verleitet die Risikoreduktion zu überschätzen. Naylor, Chen und Strauss (1992) fanden, dass Ärztinnen und Ärzte die Effektivität einer Behandlung höher bewerteten, wenn der Nutzen in Form einer RRR beschrieben wurde («Eine medizinische Intervention reduzierte die Inzidenz von tödlichem und nichttödlichem Myokardinfarkt um 34 %.») als bei Präsentation der ARR-Werte («Eine medizinische Intervention reduzierte die Inzidenz von tödlichen und nichttödlichen Myokardinfarkten um 1,4 % : 2,5 % vs. 3,9 %.») oder NNT-Werten («77 Personen müssen für einen Zeitraum von knapp über fünf Jahren behandelt werden, um 1 Schlaganfall zu vermeiden»).

Britische Forscher baten Prüfer der Gesundheitsbehörde von Anglia und Oxford Anträge für die Finanzierung eines Früherkennungsprogramms für Brustkrebs und die eines Rehabilitationsprogramms für Herzkrankheiten zu bewerten. Diese Anträge waren bis auf unterschiedliche Risikoformate identisch – allerdings bemerkten dies nur drei der 140 Prüferinnen und Prüfer. War der Nutzen als RRR beschrieben, waren 79 % (bei Brustkrebs) beziehungsweise 76 % (bei Herzkrankheiten) bereit, den Antrag finanziell zu fördern. War der Nutzen jedoch als ARR beschrieben, stimmten nur noch 38 % beziehungsweise 56 % einer Finanzierung zu. Absolute Häufigkeiten oder NNT-Werte führten zu ähnlich niedrigen Werten (Fahey, Griffiths & Peters, 1995). In einer Metaanalyse zu verschiedenen statistischen Präsentationsformaten fasste Covey (2007) jene Studien zusammen, in denen entweder Ärztinnen und Ärzte, sonstige Beschäftigte im Gesundheitswesen, Studierende oder Patientinnen und Patienten untersucht wurden. Über alle 31 Studien hinweg bewirkten unterschiedliche Präsentationen des Behandlungseffektes unterschiedliche Einschätzungen gesundheitlicher Risiken.

Fünf-Jahres-Überlebensraten

Ein weiteres verbreitetes Präsentationsformat sind Fünf-Jahres-Überlebensraten, um zum Beispiel den Nutzen von Krebs-Früherkennungsmaßnahmen herauszustellen. Eine höhere Fünf-Jahres-Überlebensrate bedeutet jedoch nicht zwingend, dass eine Patientin oder ein Patient länger lebt. Da der Zeitpunkt der Diagnosestellung die Berechnung der Fünf-Jahres-Überlebensraten automatisch beeinflusst, führt ein zeitliches Vorverlegen des Diagnosezeitpunkts in der Lebensspanne zu einer höheren Fünf-Jahres-Überlebensrate. Tatsächlich sind bei der Früherkennung Veränderungen der Fünf-Jahres-Überlebensraten und entsprechende Sterberaten unkorreliert (Welch, Schwartz & Woloshin, 2000). Die Krebsfrüherkennung macht Zellabnormalitäten oft schon zu einem sehr frühen Zeitpunkt sichtbar. Dies kann dazu führen, dass lediglich der Zeitpunkt vorgezogen wird, an dem ein Tumor entdeckt wird, und damit die Zeit bis zum Tod künstlich verlängert wird, ohne diesen jedoch faktisch hinauszuzögern (Vorlaufzeit-Bias, engl. lead-time bias). Außerdem werden durch die Früherkennung Zellabnormalitäten entdeckt, die zwar einer Definition von Krebs entsprechen, aber nicht so schnell voranschreiten, dass sie bei Patientinnen und Patienten zu Symptomen oder gar zum Tod führen (Überdiagnose-Bias, engl. overdiagnosis bias). Da nichtprogressiver Krebs per definitionem nicht zum Tode führt, hebt auch dies die Überlebensraten an, ohne jedoch die Gesamtsterblichkeitsrate zu reduzieren.

Führen Fünf-Jahres-Überlebensraten Ärztinnen und Ärzte in die Irre? Wegwarth et al. (2012) ließen Hausärzte in den USA einen Vergleich zwischen zwei nur scheinbar unterschiedlichen Tests anstellen. In einer Bedingung präsentierten sie hierzu die Fünf-Jahres-Überlebensraten (Anstieg von 65 auf 99 %). In einer anderen verwendeten sie Sterblichkeitsraten (Reduktion von 2 auf 1,6 Personen von 1000). Beide Statistiken beschrieben den Effekt ein und desselben PSA-Tests für Prostatakrebs-Früherkennung. 69 % aller Ärztinnen und Ärzte, die Überlebensraten präsentiert bekamen, hätten ihren Patienten diesen Test definitiv empfohlen. Wenn Sterblichkeitsraten präsentiert wurden, reduzierte sich die Zahl der definitiven Empfehlungen auf 23 %. Eingehender zur Qualität solcher Statistiken befragt, konnten die Ärzte nicht zwischen der adäquaten und der inadäquaten Statistik zur Beurteilung von Früherkennung unterscheiden. So gaben sie an, dass beide Kennzahlen zeigen würden, dass die Tests Leben retten. Deutsche Ärztinnen und Ärzte waren ähnlich unwissend (Wegwarth, Gaissmaier & Gigerenzer, 2011).

Untersuchungsergebnisse verstehen

Unwissenheit über die Bedeutung eines positiven Testergebnisses aufseiten der Ärztin oder des Arztes kann zu Überdiagnose, Überbehandlung, unnötiger Angst, im schlimmsten Fall sogar zu Selbstmord der Patientin oder des Patienten führen (Gigerenzer, 2002). Stellen wir uns eine Frau vor, die gerade ein positives Testergebnis beim Mammografie-Screening erhalten hat und nun ihre Ärztin oder ihren Arzt fragt, ob sie mit Sicherheit Brustkrebs habe oder, wenn nicht, wie wahrscheinlich es sei, dass bei ihr Brustkrebs vorliegt (positiver Vorhersagewert). Man möchte meinen, dass jede Gynäkologin und jeder Gynäkologe die Antwort wüsste – aber wie schon das oben beschriebene Beispiel illustrierte, scheinen nur wenige Ärztinnen und Ärzte allgemein in der Lage zu sein, den positiven Vorhersagewert eines Tests korrekt zu bestimmen (Ghosh & Ghosh, 2005).

Patientinnen und Patienten in den USA wurden zu Standardtests wie der Streptokokken-Infektion des Hals-Rachen-Bereichs, zu HIV und zu akutem Myokardinfarkt befragt (Hamm & Smith, 1998). Jeder Patient bewertete die Wahrscheinlichkeit, dass (1) eine Person die Krankheit hat, bevor sie getestet wird (*Prävalenz* oder *Grundanteil*), (2) eine erkrankte Person positiv getestet wird (*Sensitivität*), (3) eine Person, die nicht an dieser Krankheit leidet, negativ getestet wird (*Spezifität*) und (4) eine Person mit einem positiven Testergebnis die Krankheit tatsächlich hat (*positiver Vorhersagewert*). Die meisten Patienten schätzten die vier Wahrscheinlichkeiten als sehr ähnlich ein – unabhängig davon, ob der Grundanteil hoch oder niedrig oder der Test präzise oder nicht war. Dies lässt vermuten, dass ihre Ärztinnen und Ärzte ihnen diese Risiken entweder gar nicht erklärt oder nur unzureichend erläutert hatten. Studierende hatten ebenfalls Schwierigkeiten, aus Sensitivitäten und Spezifitäten Schlüsse zu ziehen (Gigerenzer & Hoffrage, 1995).

Ein Grund für dieses undifferenzierte Verständnis ist, dass Informationen – zum Beispiel die Chance, eine Krankheit zu entdecken – normalerweise als bedingte Wahrscheinlichkeiten kommuniziert werden (z. B. als Sensitivitäten und Spezifitäten). Es lasse sich etwa ein heterosexueller Mann, der in einer monogamen Beziehung ist und keine intravenösen Drogen konsumiert, auf HIV testen. Dieser Mann gehört zu der Niedrig-Risiko-Gruppe. Während der Beratung im Gesundheitsamt, die vor HIV-Tests Pflicht ist, wird ihm gesagt, dass die Wahrscheinlichkeit eines positiven Testergebnisses, wenn er tatsächlich HIV-infiziert ist – also die Sensitivität –, bei über 99 % liegt. Dies wird häufig mit dem positiven Vorhersagewert verwechselt. Das ist natürlich nicht dasselbe und lässt sich auch an einem alltagsnäheren Beispiel verdeutlichen: Bis heute war jeder amerikanische Präsident männlich. Das heißt, die Wahrscheinlichkeit, männlich zu sein, wenn man Präsident der Vereinigten Staaten ist, war 100 %. Der umgekehrte Fall trifft offensichtlich nicht zu: Für jeden einzelnen Mann ist die Chance, Präsident der Vereinigten Staaten zu sein, doch eher gering.

Zurück zum HIV-Test: Wie kommt man von der Sensitivität des Tests zum positiven Vorhersagewert, also der tatsächlich gewünschten Information? Dazu sind zwei weitere Informationen erforderlich. Erstens muss man die *Basisrate* der Krankheit kennen. Für heterosexuelle Männer in der Niedrig-Risiko-Gruppe liegt diese Rate bei etwa 0,01 %. Zweitens muss man die *Falsch-Positiv-Rate* des Tests kennen, das heißt, die Wahrscheinlichkeit eines positiven Ergebnisses, wenn der Mann *nicht* mit HIV infiziert ist. Diese liegt bei etwa 0,0004 %. Sensitivität, Basisrate und Falsch-Positiv-Rate können kombiniert werden, um den positiven Vorhersagewert durch Anwendung der Bayes'schen Regel zu berechnen. Allerdings haben sowohl Ärztinnen und Ärzte als auch Laien häufig Schwierigkeiten hiermit.

In **Abbildung 29-1** ist ein einfacherer Weg dargestellt, um den positiven Vorhersagewert zu ermitteln: Bäume, deren einzelne Zweige Wahrscheinlichkeiten eines bestimmten Ereignisses repräsentieren. Anstatt dass bedingte Wahrscheinlichkeiten wie Sensitivitäten und Falsch-Positiv-Raten kombiniert werden, sind hier konkrete Fälle dargestellt. Von den 250 000 Männern in der Niedrig-Risiko-Gruppe erwarten wir bei 25 eine vorhandene HIV-Infektion (0,01 % Basisrate); die übrigen 249 975 Männer sind nicht betroffen. Von den 25 Männern, die HIV-infiziert sind, erwarten wir für 25 (24,92) ein positives Testergebnis (99,7 % Sensitivität). Von den übrigen 249 975 Männern wird etwa 1 Mann ebenfalls ein (falsch-) positives Testergebnis bekommen (0,0004 % Falsch-Positiv-Rate). Also erhalten 26 Männer ein positives Testergebnis, von denen 25 tatsächlich HIV-infiziert sind. Daher beträgt die Wahrscheinlichkeit, dass ein Mann bei positivem Testergebnis HIV hat – der positive Vorhersagewert – etwa 25 von 26, das heißt 96 % (Prinz et al., in Druck).

Menschen können die Wahrscheinlichkeit einer Krankheit bei positivem Testergebnis (oder einer beliebigen anderen a-posteriori-Wahrscheinlichkeit) besser schätzen, wenn natürliche Häufigkeiten statt bedingter Wahrscheinlichkeiten kommuniziert werden. Das gilt für Studierende (z. B. Gigerenzer & Hoffrage, 1995, 1999) ebenso wie für Ärztinnen und Ärzte (Hoffrage & Gigerenzer, 1998) und Senioren (Galesic, Gigerenzer, & Straubinger, 2009b). Selbst Fünftklässler können mit natürlichen Häufigkeiten Bayes'sche Probleme lösen (Zhu & Gigerenzer, 2006).

Zusammengefasst sind relative Risiken und bedingte Wahrscheinlichkeiten für die Patientinnen und Patienten eher verwirrend, wohingegen ihnen absolute Risiken (und NNT) ebenso wie natürliche Häufigkeiten helfen, Vor- und Nachteile von Behandlungen besser zu verstehen. Wenn es diese einfach verständlichen Formate bereits gibt, warum werden statistische Informationen nicht häufiger in medizinischen Fachjournalen und Patienteninformationen genau so dargestellt?

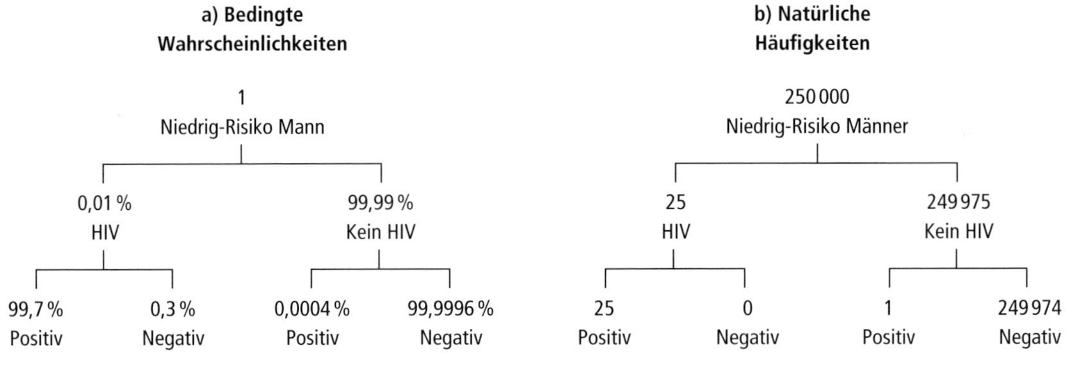

$$p(\text{HIV}|\text{Test positiv}) = \frac{0{,}0001 \cdot 0{,}997}{0{,}0001 \cdot 0{,}0997 + 0{,}999996 \cdot 0{,}000004}$$

$$p(\text{HIV}|\text{Test positiv}) = \frac{25}{25 + 1}$$

Ein Mann aus der Niedrig-Risiko-Gruppe erhält einen positiven HIV-Test. Wie hoch ist die Wahrscheinlichkeit, dass er tatsächlich HIV-infiziert ist? Die Information in (a) ist in bedingten Wahrscheinlichkeiten ausgedrückt und die Formel ist als Bayes'sche Regel bekannt. Die Information in der untersten Zeile von (b) ist in natürlichen Häufigkeiten ausgedrückt, die die Berechnung vereinfachen.

Abbildung 29-1: Baumdiagramme bedingter Wahrscheinlichkeiten (a) und natürlicher Häufigkeiten (b) für den HIV-Test

Ursachen

Politische Agenden, mediale Aufmerksamkeit, der Verkauf eines neuen Medikaments oder eine breite Zustimmung zu Screeningverfahren – im Gesundheitsbereich können verschiedenste Interessen der Beteiligten eine Rolle spielen. Dementsprechend können Statistiken entweder bewusst manipuliert oder aber überhaupt erst gar nicht verstanden werden. Wie die bisherigen Beispiele gezeigt haben, gibt es numerische Formate, die sowohl für Laien als auch für Expertinnen und Experten schwer verständlich sind. Medizinische Fachzeitschriften, Broschüren, Patienteninformationen, Einladungen zu Vorsorgeuntersuchungen sowie Websites und Medienberichte enthalten häufig intransparente Informationen. Diese führen oft zu *mehr* Verwirrung, anstatt diese auszuräumen.

Medizinische Fachzeitschriften

Nuovo, Melnikow und Chang (2002) analysierten 359 Zeitschriftenartikel, die in den Fachzeitschriften *Annals of Internal Medicine, British Medical Journal (BMJ), Journal of the American Medical Association (JAMA), The Lancet* und *The New England Journal of Medicine* publiziert wurden. Nur in 25 Artikeln wurden die Ergebnisse als absolute Risikoreduktion dargestellt. 14 von 25 enthielten die NNT. In insgesamt nur 7 % aller Artikel wurden die Ergebnisse transparent kommuniziert. Die gleichen Zeitschriften wurden 2003/2004 wieder untersucht (zusätzlich zum *Journal of the National Cancer Institute;* Schwartz et al., 2006). Von den nun untersuchten 222 Artikeln enthielten 68 % keine Angaben in ARR (zusätzlich zu den RRR in der vorangehenden Zusammenfassung). Die Hälfte enthielt immerhin im Artikel selbst absolute Risiken. In einer anderen Analyse der Ausgaben von *BMJ, JAMA* und *The Lancet* aus den Jahren 2004 bis 2006 wurde gezeigt, dass in der Hälfte aller Artikel keinerlei Ergebnisse in absoluten Risiken oder vergleichbar transparenten Formaten berichtet wurden (Sedrakyan & Shih, 2007; Gigerenzer, Feufel & Wegwarth, 2010).

Die häufige Verwendung von relativen Risiken und *Odds Ratios* wird manchmal damit begründet, dass diese leicht auf verschiedene Populationen übertragbar seien, die verschiedene Basisraten von Krankheiten aufweisen. Odds Ratios enthalten jeweils Aussagen über zwei Wahrscheinlichkeiten. Allerdings sind diese Eigenschaften gleichzeitig eine Schwäche, denn sie vermitteln der Leserin oder dem Leser keine absolute Risiken. Relative Risiken sind wenig informativ und verhindern, dass wir begreifen, wie hoch bestimmte Auftretenswahrscheinlichkeiten von Nutzen und Schaden tatsächlich sind. Selbst wenn Ärztinnen und Ärzte relative Risiken als Format verstehen, können sie deren klinische Bedeutung nur mithilfe absoluter Risiken abschätzen. Randomisierte Studien enthalten in der klinischen Forschung die wertvollsten Informationen. Doch solange ihre Ergebnisse nicht adäquat dargestellt werden, ist es schwierig bis unmöglich, sie zu interpretieren.

Warum also wird von Herausgeberinnen und Herausgebern medizinischer Fachzeitschriften nicht vorausgesetzt, dass eingereichte Artikel transparent dargestellte Ergebnisse enthalten? Eine Antwort hierauf sind sicher die unterschiedlichen Interessen verschiedener Beteiligter. Ein Drittel der im *BMJ* veröffentlichten Versuchsanordnungen und zwischen zwei Drittel und drei Viertel aller in großen nordamerikanischen Zeitschriften publizierten Studien sind von der Industrie finanziert (Egger, Bartlett & Jüni, 2001). Es liegt in deren Interesse, dass die Ergebnisse so aufbereitet sind, dass sie die Leserinnen und Leser beeindrucken – zuallererst Ärztinnen und Ärzte. Ergebnisse, dargestellt als relative Risikoreduktion, die den Nutzen eines Medikaments als scheinbar sehr groß darstellt, sind also ein wirksames Mittel zum Zweck. «Journals have devolved into information laundering operations for the pharmaceutical industry», kritisierte dies der Herausgeber des *Lancet,* Richard Horton, im Jahr 2004.

Wie korrekt sind Arztbroschüren?

Broschüren der Pharmaindustrie zeigen vergleichbare Schwächen, obwohl sie doch eine wichtige

Informationsquelle für Ärztinnen und Ärzte sind. Das deutsche Institut für Qualität und Wirtschaftlichkeit im Gesundheitswesen (IQWiG) verglich die Zusammenfassungen in 175 Broschüren mit den Originalstudien, auf denen sie basierten (Kaiser et al., 2004). In 92 % der Broschüren waren die Kernergebnisse der Originalstudien systematisch verzerrt, wichtige Details ausgelassen, die Originalstudien nicht zitiert oder nur schwer bis gar nicht zu finden. Basisraten und Risikoreduktion wurden übertrieben, Zeiträume, in denen Medikamente eingenommen wurden, verlängert oder schwerwiegende Nebenwirkungen von Medikamenten, auf die in Originalstudien sehr wohl hingewiesen wurde, verschwiegen. Eine eher harmlose Illustration hierfür ist etwa eine Broschüre des Unternehmens Bayer, in der behauptet wurde, dass das Potenzmittel Levitra® (Vardanafil) bis zu fünf Stunden wirkt – ohne gleichzeitig zu erwähnen, dass diese Statistik auf Studien mit betäubten Hasen beruhte.

Können Patientinnen und Patienten transparente Informationen finden?

Patientinnen und Patienten verlassen sich häufig auf ihre Ärztin oder ihren Arzt und auf Informationen, die einem Laienpublikum zugänglich sind. Wir wollen die entstehenden Probleme am Beispiel von Patienteninformationen zur Brustkrebsfrüherkennung veranschaulichen und konzentrieren uns auf drei Quellen: Einladungsschreiben zur Früherkennung für Frauen im entsprechenden Alter, Broschüren und Webseiten. Erstere sind, neben Ärzten, die wichtigste Informationsquelle in Ländern mit öffentlich finanzierter Früherkennung. Sie wären eine ideale Gelegenheit, Patientinnen mit ausgewogenen transparenten Informationen zu versorgen.

Jørgensen und Gøtzsche (2004) untersuchten solche Einladungen in sieben Ländern mit öffentlich finanzierten Früherkennungsprogrammen: Australien, Kanada, Dänemark, Neuseeland, Norwegen, Schweden und dem Vereinigten Königreich. Die meisten der Einladungen (97 %) sagten aus, dass der wesentliche Nutzen der Früherkennung in der Reduktion der Brustkrebs-Sterblichkeitsraten liege. Die wenigen, die auch die Größe des Nutzens bezifferten, taten dies immer in Form von RRR anstatt von ARR. Keine der Einladungen enthielt Informationen über den potenziellen Schaden oder den positiven Vorhersagewert.

Stattdessen zielten sie darauf ab, Frauen zu überzeugen und eine Teilnahme einfach zu gestalten. In medizinischen Broschüren wiederum werden sehr häufig gar keine Zahlen genannt und wenn, dann werden diese fast ausschließlich als RRR angegeben. Viele dieser Informationsquellen schweigen sich auch über den potenziellen Schaden aus. Immerhin führen einige deutsche und österreichische Broschüren Informationen über Schäden durch Röntgenstrahlen an, auch wenn dies hauptsächlich in der Absicht erfolgt, die Patientinnen und Patienten dahingehend zu beruhigen, dass diese vernachlässigbar seien (Rásky & Groth, 2004). In fast keiner Broschüre wird erklärt, was ein positives Testergebnis tatsächlich bedeutet.

Angesichts dessen ist es wahrscheinlich nicht überraschend, dass in neun europäischen Ländern Personen, die angaben, manchmal oder oft Gesundheitsinformationen in Broschüren nachzulesen, nicht mehr verstanden als andere, die dies nicht taten (Gigerenzer et al., 2009): In Deutschland, wo Broschüren mit einer Rekordzahl von 41 % der Öffentlichkeit zurate gezogen werden, überschätzten jene, die diese manchmal oder oft zur Hand nahmen, den Nutzen von Behandlungen häufiger, als Personen, die dies nicht taten. Auf Websites – insbesondere von Interessensverbänden und Regierungseinrichtungen (24 insgesamt) – wurde Früherkennung häufig empfohlen und wurden bevorzugt Informationen bereitgestellt, die ein positives Licht auf die Früherkennung warfen. Nur wenige erwähnten Überdiagnose und Überbehandlung als die wichtigsten potenziellen Schäden. Drei Internetseiten hatten eine ausgewogenere Perspektive und informierten über Nutzen und Schaden gleichermaßen. Diese Ergebnisse sind alarmierend angesichts dessen, dass viele Menschen Informationen zu Gesundheitsthemen aus dem Internet beziehen. In der EU waren dies 2004 bereits 23 % (Jørgensen & Gøtzsche, 2004).

Die britischen Medien berichteten 1995 zur neuen Antibabypille, dass sie das Thromboserisiko verdoppele – mit der Folge, dass sich im Folgejahr die eigentlich stetig sinkende Abtreibungsrate blitzartig um 13 000 Personen erhöhte. Tatsächlich waren es nun zwei statt eine von 7000 Frauen, die eine Thrombose bekamen (Furedi, 1999). Dies illustriert, dass klinische Evidenz, die in Printmedien wiedergegeben wird, die gleichen Schwächen aufweist, indem oftmals relative Risiken anstatt absoluter Risiken berichtet werden. Am Beispiel der Impfung gegen humane Pappillomaviren (die als eine Ursache von Gebärmutterhalskrebs gelten) zeigten Bodemer und Kollegen (2012) auf, dass nur in der Hälfte aller untersuchten Artikel in deutschen Zeitungen Nutzen und Schaden vermittelt wurden. Weniger als ein Zehntel enthielt überhaupt Informationen zur klinischen Evidenz.

Insgesamt erfüllen wenige der Informationen in den Medien die Anforderungen an das für eine informierte Entscheidung erforderliche Wissen, wie dies in den Richtlinien zur Patienteninformation des General Medical Council (britische Ärztekammer) von 1998 spezifiziert ist. Dieses Defizit ist nicht nur auf Informationen über Krebs beschränkt, sondern wurde auch für andere Krankheiten aufgezeigt (Impiccatore et al., 1997; Rigby et al., 2001; Kurzenhäuser, 2003).

Ausblick: Wie kann die Situation verbessert werden?

Die bisher aufgeführten Fakten mögen entmutigend sein. Es scheint, als würden viele Akteure im Gesundheitsbereich Transparenz und vollständige Berichterstattung aktiv vermeiden – von den führenden medizinischen Fachzeitschriften über Regierungen und Gesundheitsorganisationen bis hin zu den Medien. Dies bedeutet jedoch nicht, dass nichts getan werden kann. Wichtig ist, der Öffentlichkeit statistisches Denken beizubringen und Gesundheitsdienstleistern sowie Journalistinnen und Journalisten in transparenter Informationskommunikation zu schulen.

Statistik unterrichten

Statistisches Denken ist der nützlichste Teil der Mathematik für das Leben nach der Schulzeit. Allerdings wird in den meisten Ländern fast die gesamte verfügbare Zeit im Klassenzimmer mit der Mathematik der Sicherheit zugebracht – von Algebra über Geometrie bis zur Trigonometrie. Wenn Kinder auf spielerische Weise lernen würden, mit einer ungewissen Welt umzugehen, wäre ein großer Teil des kollektiven Mangels an Statistikkompetenz Geschichte. Der US-amerikanische National Council of Teachers of Mathematics (NCT) hat sich dazu verpflichtet, Datenanalyse und Wahrscheinlichkeit vom Vorkindergarten bis zur 12. Klasse zu unterrichten (NCTM, 2000). Der Council erklärte Datenanalyse und Wahrscheinlichkeit zu seinem «beruflichen Entwicklungsfokus des Jahres» mit Bereitstellung zusätzlicher Ressourcen und Fortbildungen. Der NCTM schrieb in das Vorwort seiner Prinzipien eine einfache Wahrheit: «Kleine Kinder werden kein statistisches Denken lernen, wenn es nicht im Lehrplan enthalten ist».

Heute beinhaltet der Lehrplan für Mathematik in vielen Ländern Wahrscheinlichkeit und Statistik. Jedoch hat Forschung zum Effekt dieses Unterrichts gezeigt, dass Schülerinnen und Schüler zwar lernen, wie formale Angaben zu Durchschnittswerten und Variabilität zu berechnen sind, aber dass selbst jene mit guten Noten selten verstehen, was diese Statistiken repräsentieren oder was ihre Relevanz und Verbindung zu anderen Konzepten ist (Garfield & Ben-Zvi, 2007). Wenige können Statistik in der Schule mit der realen Welt verbinden. Doch genau damit könnte man die Aufmerksamkeit von Schülerinnen und Schülern fesseln: durch das Unterrichten von realen Problemstellungen und nicht durch das Werfen von Münzen und Würfeln. Jugendliche lieben Fußballstatistiken, wollen etwas über HIV erfahren, haben etwas von Regenwahrscheinlichkeiten gehört oder machen sich über das Risiko eines Atomumfalls Sorgen. Und wenn sie älter werden, interessieren sie sich für Aktienkurven und Gesundheitsrisiken. Persönliche Relevanz ist das, was Statistik so interessant macht. Bereits im Jahr 1937 bemerkte ein Leitartikel in *The Lancet*, dass der Gebrauch (oder Missbrauch) von Statistiken tendenziell eine starke emotionale Reaktion bei nicht mathematischen Gemütern hervorruft. Es wurde geklagt, dass für die meisten von uns Zahlen auf einen blinden Punkt treffen, was schade ist, weil einfache statistische Methoden uns viel stärker betreffen als viele der Dinge, die wir im Laufe unserer Schullaufbahn lernen. Seitdem hat sich hier kaum etwas verändert.

Transparente und vollständige Information

Patientinnen und Patienten haben ein Recht darauf zu lernen, wie groß Nutzen und Schaden einer Behandlung sind. Ärztinnen und Ärzte müssen wissen, wie sie dies verständlich kommunizieren können. Allerdings sind rein verbale Beschreibungen von Risiken per se undeutlich und führen zu Missverständnissen (Steckelberg et al., 2005; Trevena et al., 2006). Eine Mehrzahl der Patientinnen und Patienten bevorzugt numerische Informationen (Hallowell et al., 1997; Wallsten et al., 1993). Es gibt einfache Wege, Zahlen leichter verständlich zu machen. **Tabelle 29-3** stellt transparente und intransparente Formate, so wie sie in diesem Kapitel diskutiert wurden, noch einmal gegenüber. Wir haben vier davon angesprochen: (1) die Verwendung absoluter Risiken statt relativer Risiken, (2) die Verwendung von Sterblichkeitsraten statt Überlebensraten, (3) die Verwendung natürlicher Häufigkeiten statt bedingter Wahrscheinlichkeiten und (4) die Spezifizierung der Referenzklasse anstatt von Einzelfallwahrscheinlichkeiten.

Zu Transparenz gehört mehr, als hier erwähnt wurde: Grafische Repräsentationen können das Verständnis von Zahlen erleichtern (Galesic & Garcia-Retamero, 2011; Galesic, Garcia-Retamero & Gigerenzer, 2009a; Garcia-Retamero & Cokely, 2013; Hawley et al., 2008; Kurz-Milcke, Gigerenzer & Martignon, 2008; Lipkus, 2007; Okan et al., 2012a; Paling, 2003; Zikmund-Fisher et al., 2008a; Zikmund-Fisher et al., 2008b). Jedoch verstehen nicht alle Menschen grafische Abbildungen gleich gut (Gaissmaier et al., 2012), und auch hier gibt es Prinzipien um Missverständnissen vorzubeugen (Okan et al., 2012b). Eine weitere Möglichkeit, für Laien oftmals schwer verständliche medizinische Konzepte zu erklären, sind Analogien (Galesic & Garcia-Retamero, 2013).[1]

Wir wollen schließlich an einem Beispiel aufzeigen, wie Informationen transparent kommuniziert werden können. Ein Format, das entwickelt wurde, ist die sogenannte *Faktenbox*, eine einfache, tabellarische Zusammenfassung klinischer Evidenz (Schwartz, Woloshin & Welch, 2007, 2009). Wichtig ist, dass hier jeweils Bezugsgruppen mit und ohne ein bestimmtes medizinisches Verfahren (z. B. Screening, Therapie) miteinander verglichen werden. Statt Wahrscheinlichkeiten werden natürliche Häufigkeiten verwendet. **Abbildung 29-2** zeigt beispielhaft eine solche Faktenbox zur Früherkennung von Prostatakrebs. Früherkennung wird üblicherweise durch die Kombination eines Bluttests zur Bestimmung des PSA-Wertes einer Person (PSA steht für Prostataspezifisches Antigen) mit einer rektalen Tastuntersuchung durchgeführt. Die wichtigsten Maße sind hier die Gesamtsterblichkeitsrate und die Prostatakrebs-Sterblichkeitsrate: Männer, die an Früherkennung teilnehmen, sterben nicht seltener an Prostatakrebs als Männer, die nicht teilnehmen, wenn man alle verfügbaren Studienergebnisse zusammenfasst; die Ergebnisse einzelner Studien schwanken zwischen diesem Nullunterschied bis hin zu einem Unterschied von 1 in je 1000 Männern, die weniger an Prostatakrebs sterben. Die Gesamtsterblichkeit unterscheidet sich in keiner Studie zwischen beiden Gruppen. Gleichzeitig verursacht Früherkennung Schaden durch falsch-positive Ergebnisse, die unnötige Biopsien und Behandlungen nach sich ziehen und damit zu Inkontinenz und/oder Impotenz führen können. Gerade bei der häufig sehr emotional geführten Debatte um Krebsfrüherkennung könnte eine

2 Bunge, Mühlhauser und Steckelberg (2010) bieten einen Überblick über evidenzbasierte Patienteninformationen und Trevena et al. (2013) fassen den Erkenntnisstand zur Vermittlung quantitativer Information zusammen.

Tabelle 29-3: Transparente und intransparente Risikoformate im Überblick (entnommen aus Bodemer & Gaissmaier, 2012, S. 621–660)

Intransparente Risikokommunikation	Transparente Risikokommunikation
Relative Risikoreduktion Lipitor® reduziert das Risiko eines Schlaganfalls um 48 %.	**Absolute Risikoreduktion** Lipitor® reduziert das Risiko eines Schlaganfalls von 28 pro 1000 auf 15 pro 1000 (d. h. um 13 aus 1000 oder 1,3 Prozentpunkte).
Bedingte Wahrscheinlichkeiten Wie hoch ist die Wahrscheinlichkeit, dass eine 40-jährige Frau mit positivem Mammogramm tatsächlich Brustkrebs hat? • Die Wahrscheinlichkeit für eine 40-jährige Frau, die an regelmäßigen Screenings teilnimmt, Brustkrebs zu haben, beträgt 1 %.Wenn eine Frau tatsächlich Brustkrebs hat, beträgt die Wahrscheinlichkeit, ein positives Mammogramm zu bekommen, 90 %. • Wenn eine Frau keinen Brustkrebs hat, beträgt die Wahrscheinlichkeit für ein positives Mammogramm 9 %.	**Natürliche Häufigkeiten** Angenommen, eine repräsentative Stichprobe von 1000 Frauen nimmt am Mammografie-Screening teil. Wie viele der Frauen mit einem positivem Mammogramm haben tatsächlich Brustkrebs? • 10 von 1000 40-jährigen Frauen, die am Mammografie-Screening teilnehmen, haben Brustkrebs (Basisrate oder Prävalenz). • Von diesen 10 Frauen bekommen 9 ein positives Mammogramm (Sensitivität oder Trefferrate). • Von den 990 Frauen, die keinen Brustkrebs haben, bekommen 89 ebenfalls ein positives Mammogramm (Falsch-Positiv-Rate)
Fünf-Jahres Überlebensrate Die 5-Jahres-Überlebensrate für Personen, denen Brustkrebs diagnostiziert wird, ist in den USA 98 % und 71 % in Großbritannien.	**Jahres-Sterblichkeitsrate** In Amerika sterben pro 100 000 Männer 26 an Prostatakrebs. In Großbritannien sind dies 27 von insgesamt 100 000 Männern.
Einzelfallwahrscheinlichkeiten Wenn man Prozac nimmt, ist die Wahrscheinlichkeit, eine Störung der Sexualität zu erfahren, 30–50 % (oder: 30–50 Fälle von 100)	**Häufigkeiten** Von 10 meiner Patienten, die Prozac nehmen, erfahren 3 bis 5 eine Störung ihrer Sexualität.

solche nüchterne, transparente Darstellung einen wichtigen Beitrag zur Versachlichung leisten (Arkes & Gaissmaier, 2012).

Ein demokratisches Ideal

Allein ein Mehr an Informationen scheint keine Abhilfe zu sein. Dies zeigt sich vor allem, wenn Nutzen und Schaden von Behandlungen evaluiert oder Testergebnisse bewertet werden müssen. In der Literatur wird mangelnde Statistikkompetenz häufig diskutiert, als sei sie zu weiten Teilen allein eine Konsequenz unserer kognitiven Fähigkeiten (Kahneman, Slovic & Tversky, 1982). Wenn aber «Wahrscheinlichkeitsblindheit» allein durch eine fehlerhafte mentale Software verursacht würde, müssten wir eben mit einem falsch verdrahteten Gehirn leben. Einige sehen die einzige Abhilfe dafür in einer Art Paternalismus, der darin besteht, Menschen wichtige Grundsatzentscheidungen abzunehmen und sie stattdessen in eine Richtung zu lenken, die von Expertinnen und Experten für richtig befunden wird (Thaler & Sunstein, 2008). Die meisten von uns besprochenen Gründe für mangelnde Statistikkompetenz sind aber in der externen Umgebung zu finden. Die Mehrheit der für Patientinnen und Patienten gedachten Informationen sind entweder unvollständig, intransparent oder beides. Folglich ist die einfachste

Prostatakrebs-Früherkennung

HARDING CENTER FOR RISK LITERACY

durch PSA-Test und Tastuntersuchung der Prostata

Zahlen für Männer ab 50 J., Vergleich Nichtteilnahme mit 11-jähriger Teilnahme

Nutzen	1000 Männer ohne Früherkennung	1000 Männer mit Früherkennung
Wie viele Männer sind an Prostatakrebs gestorben?	7*	7
Wie viele Männer sind insgesamt gestorben?	210	210
Schaden		
Wie viele Männer haben nach einer Gewebeentnahme erfahren, dass ihr PSA-Test falsch positiv war?	–	160
Wie viele Männer sind unnötig mit Prostatakrebs diagnostiziert und behandelt worden**?	–	20

* Das bedeutet: Von 1000 Männern (Alter: 50+) ohne Früherkennung sind innerhalb von 11 Jahren etwa 7 an Prostatakrebs gestorben.

** Z. B. operative Entfernung der Prostata oder Strahlentherapie, was zu Inkontinenz oder Impotenz führen kann.

Quelle: Ilic et al. (2013) *Cochrane Database of Systematic Reviews*, Art. No.: CD004720.

Abbildung 29-2: Faktenbox zur Darstellung der verfügbaren medizinischen Evidenz zum Nutzen und Schaden von Prostatakrebsfrüherkennung

und effektivste Abhilfe, Gesundheitsinformationen transparent zu kommunizieren – zum Beispiel durch absolute Risiken und natürliche Häufigkeiten. Dies sollte zusammen mit einer Veränderung im Lehrplan der Schulen erfolgen, so dass die nächste Generation besser dafür gerüstet ist, mit Risiken und Ungewissheiten umzugehen. Eine aufgeklärte Gesellschaft muss wissen, welche Fragen zu stellen sind, welche Informationen fehlen und wie intransparente Statistiken in transparente umzuwandeln sind. Eine so gebildete Gesellschaft wird Veränderungen vorantreiben, indem sie mit Nachdruck vollständige und transparente Informationen einfordert. Wir glauben deswegen, dass Statistikkompetenz zur Bildung von Bürgerinnen und Bürgern einer funktionierenden Demokratie notwendigerweise dazugehört.

Literatur

Arkes, H. & Gaissmaier, W. (2012). Psychological research and the prostate cancer controversy. *Psychological Science*, 23, 547–553.

Berwick, D.M., Fineberg, H.V. & Weinstein, M.C. (1981). When doctors meet numbers. *The American Journal of Medicine*, 71, 991–998.

Bodemer, N. & Gaissmaier, W. (2012). Risk communication in health. In S. Roeser, R. Hillerbrand, P. Sandin & M. Peterson (Hrsg.), *Handbook of risk theory* (pp 621–660). Dordrecht: Springer Netherlands.

Bodemer, N., Müller, S.M., Okan, Y., Garcia-Retamero, R. & Neumeyer-Gromen, A. (2012). Do the media provide transparent health information? A cross-cultural comparison of public information about the HPV vaccine. *Vaccine*, 30, 3747–3756.

Braddock, C.H., Edwards, K.A., Hasenberg, N.M., Laidley, T.L. & Levinson, W. (1999). Informed decision making in outpatient practice: Time to get back to basics. *Journal of the American Medical Association,* 282, 2313–2320.

Bunge, M., Mühlhauser, I. & Steckelberg, A. (2010). What constitutes evidence-based patient information? Overview of discussed criteria. *Patient Education and Counseling,* 78, 316–328.

Covey, J. (2007). A meta-analysis of the effects of presenting treatment benefits in different formats. *Medical Decision Making,* 27, 638–654.

Egger, M., Bartlett, C. & Jüni, P. (2001). Are randomised controlled trials in the BMJ different? *British Medical Journal,* 323, 1253.

Estrada, C., Barnes, V., Collins, C. & Byrd, J.C. (1999). Health literacy and numeracy. *Journal of the American Medical Association,* 282, 527–527.

Fahey, T., Griffiths, S. & Peters, T. (1995). Evidence based purchasing: understanding results of clinical trials and systematic reviews. *British Medical Journal,* 311, 1056–1059.

Force, US Preventive Services Task Force (2002). Guide to clinical preventive services: Report of the U.S. preventive services task force. Baltimore: Williams and Wilkins.

Furedi, A. (1999). Social consequences. The public health implications of the 1995 »pill scare». *Human Reproduction Update,* 5, 621–626.

Franklin, B. (1789). *Letter to Jean-Baptiste Leroy.*

Gaissmaier, W., Anderson, B.L., & Schulkin, J. (2014). How do physicians provide statistical information about antidepressants to hypothetical patients? *Medical Decision Making,* 34, 206–215.

Gaissmaier, W., Wegwarth, O., Skopec, D., Müller, A.-S., Broschinski, S. & Politi, M.C. (2012). Numbers can be worth a thousand pictures: Individual differences in understanding graphical and numerical representations of health-related information. *Health Psychology,* 31, 286–296.

Galesic, M., Garcia-Retamero, R. & Gigerenzer, G. (2009a). Using icon arrays to communicate medical risks: Overcoming low numeracy. *Health Psychology,* 28, 210–216.

Galesic, M. & Garcia-Retamero, R. (2010). Statistical numeracy for health: A cross-cultural comparison with probabilistic national samples. *Archives of Internal Medicine,* 170, 462–468.

Galesic, M. & Garcia-Retamero, R. (2011). Graph literacy – A cross-cultural comparison. *Medical Decision Making,* 31, 444–457.

Galesic, M. & Garcia-Retamero, R. (2013). Using ananlogies to communicate information about health risks. *Applied Cognitive Psychology,* 27, 33–42.

Galesic, M., Gigerenzer, G. & Straubinger, N. (2009b). Natural frequencies help older adults and people with low numeracy to evaluate medical screening tests. *Medical Decision Making,* 29, 368–371.

Garcia-Retamero, R. & Cokely, E. (2013).Communicating health risks with visual aids. *Current Directions in Psychological Science,* 22, 392–399.

Garfield, J. & Ben–Zvi, D. (2007). How students learn statistics revisited: A current review of research on teaching and learning statistics. *International Statistical Review,* 75, 372–396.

Ghosh, A.K. & Ghosh, K. (2005). Translating evidence-based information into effective risk communication: Current challenges and opportunities. *Journal of Laboratory and Clinical Medicine,* 145, 171–180.

Gigerenzer, G. (2002). Calculated risks: How to know when numbers deceive you. New York: Simon and Schuster.

Gigerenzer, G., Gaissmaier, W., Kurz-Milcke, E., Schwartz, L.M. & Woloshin, S. (2007). Helping doctors and patients make sense of health statistics. *Psychological Science in the Public Interest,* 8, 53–96.

Gigerenzer, G. & Hoffrage, U. (1995). How to improve Bayesian reasoning without instruction: Frequency formats. *Psychological Review,* 102, 684–704.

Gigerenzer, G. & Hoffrage, U. (1999). Overcoming difficulties in Bayesian reasoning: A reply to Lewis and Keren (1999) and Mellers and McGraw (1999). *Psychological Review,* 106, 425–430.

Gigerenzer, G., Mata, J. & Frank, R. (2009). Public knowledge of benefits of breast and prostate cancer screening in Europe. *Journal of the National Cancer Institute,* 101, 1216–1220.

Gigerenzer, G., Wegwarth, O. & Feufel, M.A. (2010). Misleading communication of risk. *British Medical Journal,* 341, 791–792.

Gøtzsche, P.C. & Nielsen, M. (2006). Screening for breast cancer with mammography. *Cochrane Database of Systematic Reviews.* doi: 10.1002/14651858. CD001877.pub2

Hallowell, N., Statham, H., Murton, F., Green, J. & Richards, M. (1997). «Talking about chance»: The presentation of risk information during genetic counseling for breast and ovarian cancer. *Journal of Genetic Counseling,* 6, 269–286.

Hamm, R.M. & Smith, S.L. (1998). The accuracy of patients' judgments of disease probability and test sensitivity and specificity. *The Journal of Family Practice,* 47, 44–52.

Hawley, S.T., Zikmund-Fisher, B., Ubel, P., Jancovic, A., Lucas, T. & Fagerlin, A. (2008). The impact of the format of graphical presentation on health-related knowledge and treatment choices. *Patient Education and Counseling,* 73, 448–455.

Hoffrage, U. & Gigerenzer, G. (1998). Using natural frequencies to improve diagnostic inferences. *Academic Medicine,* 73, 538–540.

Ilic, D., Neuberger, M.M., Djulbegovic M. & Dahm P. (2013). Screening for prostate cancer (Review). *Cochrane Database of Systematic Reviews,* 1, CD004720.

Impicciatore, P., Pandolfini, C., Casella, N. & Bonati, M. (1997). Reliability of health information for the public on the World Wide Web: Systematic survey of advice on managing fever in children at home. *British Medical Journal*, 314, 1875–1879.

Jørgensen, K. J. & Gøtzsche, P. C. (2004). Presentation on websites of possible benefits and harms from screening for breast cancer: Cross sectional study. *British Medical Journal*, 328, 148.

Kahneman, D., Slovic, P. & Tversky, A. (Hrsg.). (1982). *Judgment under uncertainty: heuristics and biases*. New York: Cambridge University Press.

Kaiser, T., Ewers, H., Waltering, A., Beckwermert, D., Jennen, C. & Sawicki, P. T. (2004). Sind die Aussagen medizinischer Werbeprospekte korrekt? *Arznei Telegramm*, 35, 21–23.

Kurz-Milcke, E., Gigerenzer, G. & Martignon, L. (2008). Transparency in risk communication. *Annals of the New York Academy of Sciences*, 1128, 18–28.

Kurzenhäuser, S. (2003). Welche Informationen vermitteln deutsche Gesundheitsbroschüren über die Screening-Mammographie? *Zeitschrift für Ärztliche Fortbildung und Qualität im Gesundheitswesen*, 97, 53–57.

Lipkus, I. M., Samsa, G. & Rimer, B. K. (2001). General performance on a numeracy scale among highly educated samples. *Medical Decision Making*, 21, 37–44.

Lipkus, I. M. (2007). Numeric, verbal, and visual formats of conveying health risks: suggested best practices and future recommendations. *Medical Decision Making*, 27, 696–713.

The Lancet (1937). Mathematics and Medicine. *The Lancet*, i31.

Miller, A. B., Wall, C., Baines, C. J., Sun, P., To, T. & Narod, S. A. (2014). Twenty five year follow-up for breast cancer incidence and mortality of the Canadian National Breast Screening Study: Randomised screening trial. *British Medical Journal*, 348, 11-14.

Naylor, C. D., Chen, E. & Strauss, B. (1992). Measured enthusiasm: Does the method of reporting trial results alter perceptions of therapeutic effectiveness? *Annals of Internal Medicine*, 117, 916–921.

NCTM. (2000). *Principles and standards for school mathematics*. Reston: National Council of Teachers of Mathematics.

Nuovo, J., Melnikow, J. & Chang, D. (2002). Reporting number needed to treat and absolute risk reduction in randomized controlled trials. *Journal of the American Medical Association*, 287, 2813–2814.

Nyström, L., Andersson, I., Bjurstam, N., Frisell, J., Nordenskjöld, B. & Rutqvist, L. E. (2002). Long-term effects of mammography screening: Updated overview of the Swedish randomised trials. *The Lancet*, 359, 909–919.

Nyström, L., Larsson, L.-G., Wall, S., Rutqvist, L. E., Andersson, I., Bjurstam, N. … Tabár, L. (1996). An overview of the Swedish randomised mammography trials: Total mortality pattern and the representivity of the study cohorts. *Journal of Medical Screening*, 3, 85–87.

Okan, Y., Garcia-Retamero, R., Cokely, E. & Maldonado, A. (2012a). Individual differences in graph literacy: Overcoming denominator neglect in risk comprehension. *Journal of Behavioral Decision Making*, 25, 390–401.

Okan, Y., Garcia-Retamero, R., Galesic, M. & Cokely, E. (2012b). When higher bars are not higher quantities: On individual differences in the use of spatial information in graph comprehension. *Spatial Cognition and Computation: An Interdisciplinary Journal*, 12, 195–218.

Paling, J. (2003). Strategies to help patients understand risks. *British Medical Journal*, 327, 745–748.

Prinz, R., Feufel, M., Gigerenzer, G. & Wegwarth, O. (in Druck). What do counselors tell low-risk clients about test performance? *Current HIV Research*.

Rao, G. (2008). Physician numeracy: Essential skills for practicing evidence-based medicine. *Family Medicine*, 40, 354.

Rásky, É. & Groth, S. (2004). Informationsmaterialien zum Mammographiescreening in Österreich: Unterstützen sie die informierte Entscheidung von Frauen? *Sozial- und Präventivmedizin*, 49, 301–397.

Reyna, V. F., Nelson, W. L., Han, P. K. & Dieckmann, N. F. (2009). How numeracy influences risk comprehension and medical decision making. *Psychological Bulletin*, 135, 943–973.

Rigby, M., Forsström, J., Roberts, R. & Wyatt, J. (2001). Verifying quality and safety in health informatics services. *British Medical Journal*, 323, 552–556.

Schwartz, L. M., Woloshin, S., Black, W. C., & Welch, G. H. (1997). The role of numeracy in understanding the benefit of screening mammography. *Annals of Internal Medicine*, 127, 966–971.

Schwartz, L. M., Woloshin, S. & Welch, H. G. (1999a). Misunderstandings about the effects of race and sex on physicians' referrals for cardiac catheterization. *The New England Journal of Medicine*, 341, 279–283.

Schwartz, L. M. & Woloshin, S. (2000). *Physician grand round survey* (unveröffentlichte Daten). Siehe Gigerenzer, G., Gaissmaier, W., Kurz-Milcke, E., Schwartz, L. M. & Woloshin, S. (2007). Helping doctors and patients make sense of health statistics. *Psychological Science in the Public Interest*, 8, 53–96.

Schwartz, L. M., Woloshin, S., Dvorin, E. L. & Welch, H. G. (2006). Ratio measures in leading medical journals: structured review of accessibility of underlying absolute risks. *British Medical Journal*, 333, 1248–1252.

Schwartz, L. M., Woloshin, S. & Welch, H. G. (2007). The drug facts box: providing consumers with simple tabular data on drug benefit and harm. *Medical Decision Making*, 27, 655–662.

Schwartz, L., Woloshin, S. & Welch, H.G (2009). Using drug facts boxes to communicate drug benefits and harms. *Annals of Internal Medicine*, 150, 516–527.

Sedrakyan, A. & Shih, C. (2007). Improving depiction of benefits and harms: Analyses of studies of well-known therapeutics and review of high-impact medical journals. *Medical Care*, 45, 523–528.

Steckelberg, A., Berger, B., Köpke, S., Heesen, C. & Mühlhauser, I. (2005). Kriterien für evidenzbasierte Patienteninformationen. *Zeitschrift für Ärztliche. Fortbildung und Qualität im Gesundheitswesen*, 99, 343–351.

Thaler, R. H. & Sunstein, C. R. (2008). *Nudge: Improving decisions about health, wealth, and happiness.* Yale University Press.

Trevena, L. J., Barratt, A., Butow, P. & Caldwell, P. (2006). A systematic review on communicating with patients about evidence. *Journal of Evaluation in Clinical Practice*, 12, 13–23.

Trevena, L., Zikmund-Fisher, B. J., Edwards, A., Gaissmaier, W., Galesic, M., Han, P. K. J. … Woloshin, Steven (2013). Presenting quantitative information about decision outcomes: A risk communication primer for patient decision aid developers. *Medical Informatics and Decision Making*, 13, S7.

Wallsten, T. S., Budescu, D. V., Zwick, R. & Kemp, S. M. (1993). Preferences and reasons for communicating probabilistic information in verbal or numerical terms. *Bulletin of the Psychonomic Society*, 31, 135–138.

Wegwarth, O., Gaissmaier, W. & Gigerenzer, G. (2011). Deceiving numbers survival rates and their impact on doctors' risk communication. *Medical Decision Making*, 31, 386–394.

Wegwarth, O. & Gigerenzer, G. (2011). «There is nothing to worry about»: Gynecologists' counseling on mammography. *Patient Education and Counseling*, 84, 251–256.

Wegwarth, O., Schwartz, L. M., Woloshin, S., Gaissmaier, W. & Gigerenzer, G. (2012). Do physicians understand cancer screening statistics? A national survey of primary care physicians in the United States. *Annals of Internal Medicine*, 156, 340–349.

Welch, H., Schwartz, L. M. & Woloshin, S. (2000). Are increasing 5-year survival rates evidence of success against cancer? *Journal of the American Medical Association*, 283, 2975–2978.

Zhu, L. & Gigerenzer, G. (2006). Children can solve Bayesian problems: The role of representation in mental computation. *Cognition*, 98, 287–308.

Zikmund-Fisher, B. J., Fagerlin, A. & Ubel, P. A. (2008a). Improving understanding of adjuvant therapy options by using simpler risk graphics. *Cancer*, 113, 3382–3390.

Zikmund-Fisher, B. J., Ubel, P. A., Smith, D. M., Derry, H. A., McClure, J. B., Stark, A. … Fagerlin, A. (2008b). Communicating side effect risks in a tamoxifen prophylaxis decision aid: the debiasing influence of pictographs. *Patient Education and Counseling*, 73, 209–214.

30. Gesundheitskompetenz

Nicola Diviani und Anne-Linda Camerini

Der nachfolgende Überblicksaufsatz widmet sich dem für die Gesundheitskommunikation zentralen Konzept der Gesundheitskompetenz. Er geht auf die vier folgenden Fragen ein: Warum Gesundheitskompetenz? Wie wird Gesundheitskompetenz definiert? Wie wird Gesundheitskompetenz gemessen? Und wohin gehen wir? Dabei werden verschiedene Sichtweisen innerhalb des Forschungs- und Anwendungsfelds Gesundheitskompetenz gegenübergestellt.

Warum Gesundheitskompetenz?

Die Einführung und Verbreitung neuer Kommunikationstechnologien, und allen voran des Internets Ende der 1990er-Jahre, hat dazu geführt, dass wir heute täglich und überall Zugang zu einer noch nie dagewesenen Menge von Informationen über verschiedene Themen haben (Webster, 2006). In diesem Zusammenhang wird häufig von einer Informationsüberflutung gesprochen, bei der wir Schwierigkeiten haben, für uns nützliche Informationen herauszufiltern und die Glaubwürdigkeit ihrer Quellen zu bewerten. Oft fehlen uns die nötigen Kompetenzen, um Informationen zu verarbeiten und zielgerichtet anzuwenden (Hall & Walton, 2004). Dieses Problem wird besonders deutlich Zusammenhang mit gesundheitsrelevanten Informationen, die uns bei Entscheidungen und Verhaltensweisen für ein gesundes Leben unterstützen sollen. Dabei fehlt die Rolle des Gatekeepers, denn Gesundheitsfachleute wie zum Beispiel Ärztinnen und Ärzte, Pflegepersonal oder Apothekerinnen und Apotheker sind längst nicht mehr die einzige Quelle von Informationen über unsere Gesundheit (Rains, 2007). Wir erhalten gesundheitsrelevante Informationen von der Familie, Freunden, Arbeitskolleginnen und -kollegen, aber auch aus den traditionellen Medien: Fast jede Zeitung, Zeitschrift, Radiostation und fast jeder Fernsehkanal hat eine Rubrik oder eine Sendung, die sich ausschließlich mit dem Thema Gesundheit beschäftigt. Schließlich ist das Internet als eine der meistgenutzten Quellen für Informationen rund um das Thema Gesundheit zu nennen (Fox & Duggan, 2013). Das Internet verdient besondere Aufmerksamkeit, denn Studien zum Inhalt gesundheitsrelevanter Internetseiten haben gezeigt, dass es große Unterschiede in der Qualität der verbreiteten Informationen gibt (Purcell, Wilson & Delamothe, 2002). Dabei beinhalten qualitativ minderwertige Internetseiten nicht nur unvollständige, sondern auch falsche und damit potenziell schädliche Informationen über gesundheitsrelevante Themen (Berland et al., 2001; Eysenbach et al., 2002; Eysenbach, 2003; Stvilia, Mon & Yi, 2009). Maßnahmen wie zum Beispiel eine durch Fachleute durchgeführte Qualitätskontrolle der Inhalte vor der Verbreitung im Internet sind kaum umsetzbar, da jeder Internetnutzer Informationen nicht nur abrufen, sondern auch selbst ins Internet stellen kann (Bernstam et al., 2008; Hardey, 2001; Peterson & Fretz, 2003). Es liegt daher an uns selbst, die nutzergenerierten Informationen unter Berücksichtigung unserer persönlichen Situation abzuwägen und anzuwenden. Dies ist umso wichtiger, wenn wir aktiv in Entscheidungen im Zusammenhang mit unserer Gesundheit eingebunden werden. In den letzten Jahrzehnten hat sich ein Paradigmenwechsel vollzogen von einem paternalistischen Ansatz, bei dem Gesundheitsfachleute die dominante Rolle in der Arzt-Patient-Beziehung innehaben, zu einem eher *patientenorientierten Ansatz*, der durch eine wechselseitige Beziehung zwischen Arzt und Patient geprägt ist (Roter & Hall, 2006; Laine & Davidoff, 1996). Letzterer verlangt, dass wir als Patientinnen und Patienten besser informiert sind und eine aktivere Rolle im Entscheidungsprozess rund um unsere Gesundheit einnehmen. Dies gilt nicht nur für den konkreten medizinischen Kontext, sondern für alle gesundheitsrelevanten Lebensbereiche. Dafür benötigen wir Fähigkeiten und Kenntnisse, die unter dem Begriff *Gesundheitskompetenz* zusammengefasst sind und einen wichtigen Bestandteil des Forschungs- und Anwendungsfelds Gesundheitskommunikation bilden.

Wie wird Gesundheitskompetenz definiert?

Der Begriff Gesundheitskompetenz ist im deutschsprachigen Raum inzwischen die gebräuchliche Übersetzung von *Health Literacy* (Soellner et al., 2009). Er ist aus der Evolution des allgemeinen Kompetenzbegriffs hervorgegangen, unter dem alle Fähigkeiten zusammengefasst werden, die es uns ermöglichen, unser Wissen zu erweitern, unsere Ziele zu verwirklichen und uns in unserer Gemeinschaft einzubringen (Kirsch et al., 1993). Die eingangs beschriebenen Entwicklungen haben zu einem veränderten Verständnis des Kompetenzbegriffs geführt, indem es nun nicht mehr ausreicht, Kompetenz als Sammelbegriff aller Fähigkeiten zu verwenden, unabhängig vom Kontext und den damit verbundenen Anforderungen (Lankshear et al., 1997). Verschiedene persönliche Umstände, kollektive Strukturen und kulturelle Prozesse verlangen ebenso verschiedene Kompetenzen. Folglich sind in den letzten Jahrzehnten unter stärkerer Berücksichtigung des Kontexts neue Definitionen und Konzepte von Kompetenz entwickelt worden (Diviani, 2011). Es wird nun nicht mehr von Kompetenz im Singular gesprochen, sondern von verschiedenen Arten von Kompetenzen (Anstey & Bull 2006; Mackey 2007; Coiro et al. 2010; Nutbeam 2009). Dazu zählen unter anderem Medienkompetenz, kulturelle Kompetenz, politische Kompetenz und eben Gesundheitskompetenz.

Der Begriff Gesundheitskompetenz ist im Jahr 1974 das erste Mal im Tagungsbeitrag einer Konferenz zum Thema gesundheitliche Erziehung verwendet worden, in dem gesundheitliche Erziehung als sozialpolitische Aufgabe diskutiert wurde (Simonds, 1974). Seither ist das Interesse an Gesundheitskompetenz kontinuierlich gewachsen, was sich unter anderem in der stets wachsenden Anzahl wissenschaftlicher Publikationen zum Thema äußert (siehe **Abbildung 30-1**).

Obwohl das Konzept seinen Ursprung in der allgemeinen gesundheitlichen Erziehung hat, ist Gesundheitskompetenz anfangs vor allem im medizinischen Bereich berücksichtigt worden (Peerson & Saunders, 2009; Sørensen et al., 2012). Unter dem Begriff *Patientenkompetenz* (engl. medical literacy) umfasst Gesundheitskompetenz alle Fähigkeiten, die es uns als Patientinnen und Patienten ermöglichen, im Gesundheitssystem funktionieren zu können. Dazu zählen grundlegende Lese-, Schreib- und Rechenfähigkeiten, um Packungsbeilagen von Medikamenten, ärztliche Terminkärtchen oder andere wichtige gesundheitsrelevante Informationen zu verstehen[1] (American Medical Association, 1999, S. 552). Patientenkompetenz ist demnach eine aufgabenspezifische Form der Gesundheitskompetenz (Sommerhalder & Abel, 2007), die gleichwohl als funktionale Gesundheitskompetenz verstanden wird. Dem medizinischen Ansatz steht der *Public-Health-Ansatz* gegenüber (Pleasant & Kuruvilla, 2008). Dieser fasst unter Gesundheitskompetenz alle Fähigkeiten, die wir benötigen, um in verschiedenen Lebensbereichen gesundheitsrelevante Informationen und Angebote zu erhalten, zu verarbeiten und zu verstehen, um auf deren Basis angemessene Entscheidungen für unsere Gesundheit treffen zu können[2] (Ratzan & Parker, 2000, S. ix). Dieses erweiterte Verständnis von Gesundheitskompetenz hat eine Vielzahl von Definitionen hervorgebracht,

1 Originaltext: «[Health literacy is] a constellation of skills, including the ability to perform basic reading and numeric skills required to function in the health care environment. […] ability to read and comprehend prescription bottles, appointment slips, and other essential health-related materials.» (American Medical Association, 1999, S. 552)

2 Originaltext: «[Health literacy is] the degree to which individuals have the capacity to obtain, process, and understand basic health information and services needed to make appropriate health decisions.» (Ratzan & Parker, 2004: S. ix)

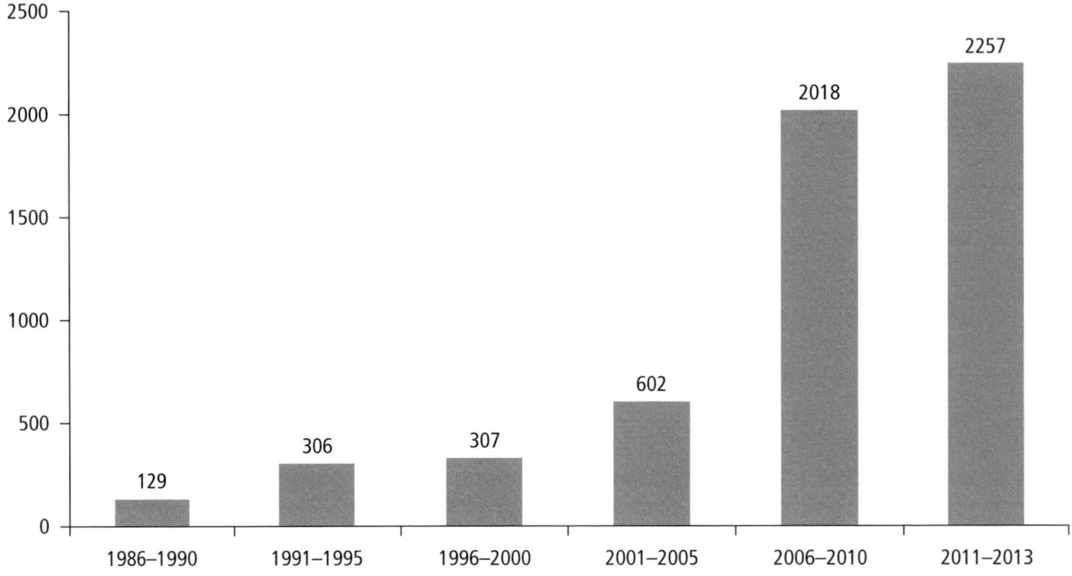

Abbildung 30-1: Anzahl englischsprachiger Publikationen zum Thema Gesundheitskompetenz in MEDLINE/PubMed

die über die rein funktionalen Fähigkeiten hinausgehen. In einem 2012 veröffentlichten Review haben Sørensen und Kollegen 17 verschiedene Definitionen von Gesundheitskompetenz zusammengetragen, darunter auch die Definition der Weltgesundheitsorganisation in ihrem Glossar zur Gesundheitsförderung. Darin heißt es:

Gesundheitskompetenz umfasst alle kognitiven und sozialen Fähigkeiten, die die Motivation und das Können jedes Einzelnen bestimmen, Informationen zu erhalten, zu verstehen, und so anzuwenden, dass die eigene Gesundheit gefördert oder erhalten bleibt.[3] (WHO, 1998, S. 10)

Eine eher auf die Gemeinschaft bezogene Definition von Gesundheitskompetenz ist von Freedman und Kollegen vorgeschlagen worden, die Gesundheitskompetenz als das Ausmaß definieren, in dem jeder Einzelne und ganze Gruppen Informationen erhalten, verarbeiten, verstehen, bewerten und auf deren Basis sie handeln können, um gesundheitsrelevante Entscheidungen zu treffen, von der schließlich die gesamte Gemeinschaft profitiert[4] (Freedman et al., 2009, S. 448). Neben 17 Definitionen haben Sørensen und Kollegen zwölf verschiedene *multidimensionale Konzepte* und Modelle von Gesundheitskompetenz zusammengetragen. Darunter auch das vielzitierte Konzept von Nutbeam (2000), das zwischen drei Dimensionen von Gesundheitskompetenz unterscheidet:

- *Funktionale Gesundheitskompetenz* umfasst basale kognitive Fähigkeiten (einschließlich Lese- und Schreibfähigkeiten), die es uns ermöglichen, gesundheitsrelevante Informationen zu verstehen und umzusetzen.

3 Originaltext: «Health literacy represents the cognitive and social skills which determine the motivation and ability of individuals to gain access to, understand and use information in ways which promote and maintain good health.» (WHO, 1998, S. 10)

4 Originaltext: «[Health literacy is] the degree to which individuals and groups can obtain process, understand, evaluate, and act upon information needed to make public health decisions that benefit the community.» (Freedman et al., 2009, S. 448)

- *Interaktive Gesundheitskompetenz* umfasst fortgeschrittene kognitive und soziale Fähigkeiten, die es uns ermöglichen, eine aktive Rolle im gesellschaftlichen Umfeld in Bezug auf unsere Gesundheit einzunehmen.
- *Kritische Gesundheitskompetenz* umfasst fortgeschrittene kognitive Fähigkeiten, mit deren Hilfe wir Informationen und Anweisungen kritisch beurteilen und Entscheidungen in Bezug auf unsere Gesundheit sorgfältig abwägen können.

Sowohl die Definition der WHO als auch das dreidimensionale Konzept von Nutbeam implizieren, dass Gesundheitskompetenz eine Voraussetzung für *Empowerment* ist, das heißt mit eigenverantwortlichem gesundheitsfördernden Verhalten einhergeht (WHO, 1998). Dieser linearen Sichtweise in der Forschung zur Gesundheitskompetenz steht ein alternativer Ansatz gegenüber, der Gesundheitskompetenz von Empowerment trennt und beide Konzepte als voneinander unabhängige, jedoch gleichermaßen bedeutsame Einflussfaktoren gesundheitsrelevanten Verhaltens betrachtet (Schulz & Nakamoto, 2013a). Demzufolge ist es möglich, dass *empowerte* Personen mit unzureichender Gesundheitskompetenz sich so verhalten, dass ihre Gesundheit gefährdet ist. Schulz und Nakamoto (2013b) sprechen in diesem Zusammenhang von gefährlicher Gesundheitskompetenz (engl. dangerous literacy) und weisen auf damit verbundene Gefahren beim Umgang mit gesundheitsrelevanten Informationen im Internet hin (Allam, Schulz & Nakamoto, 2014).

In den letzten Jahren ist ein Trend zu noch *kontextspezifischeren Konzepten* von Gesundheitskompetenz zu beobachten, um Fähigkeiten in verschiedenen Bereichen – wie den Umgang mit bestimmten Krankheiten – besser berücksichtigen können. Darunter zählen zum Beispiel die *Cancer Literacy* (Diviani & Schulz, 2011; 2012), *Diabetes Literacy* (Wolff et al., 2009) oder *Mental Health Literacy* (Jorm et al., 2000). Diese Konzepte schließen häufig krankheitsspezifisches Wissen über Symptome, Behandlungen oder den täglichen Umgang mit der Krankheit ein. Dabei kann zwischen *deklarativem Wissen* (Faktenwissen) und *prozeduralem Wissen* (Know-how) unterschieden werden. Deklaratives Wissen umfasst zum Beispiel alles Wissen über Symptome, Behandlungsmöglichkeiten oder gesundheitliche Folgen einer bestimmten Krankheit, das verbal geäußert werden kann. Prozedurales Wissen hingegen umfasst Wissen darüber, wie mit der Krankheit umgegangen werden soll, ohne dass die Betroffenen dies explizit erklären können (Schulz & Nakamoto, 2005).

Des Weiteren wird Gesundheitskompetenz zunehmend als ein *dynamisches Konzept* verstanden. Die Gesundheitskompetenz jedes Einzelnen kann je nach medizinischem Problem, dem behandelnden Gesundheitspersonal oder dem Gesundheitssystem variieren (Baker, 2006). Gesundheitskompetenz ist demnach nicht nur ein Sammelbegriff für kontextspezifische Fähigkeiten und Kenntnisse jedes Einzelnen, sondern auch durch immer höhere Ansprüche geprägt, die sich aus den eingangs beschriebenen technischen und gesellschaftlichen Entwicklungen ergeben (Parker & Ratzan, 2010).

Wie wird Gesundheitskompetenz gemessen?

Die Definition von Gesundheitskompetenz als multidimensionales, kontextspezifisches und dynamisches Konzept stellt eine große Herausforderung für dessen Operationalisierung dar, die bis zum heutigen Zeitpunkt nicht zufriedenstellend bewältigt wurde. Die Mehrheit empirischer Studien zur Gesundheitskompetenz verwendet noch immer validierte Tests für die Messung rein funktionaler Fähigkeiten im medizinischen Bereich. Zu den meistgenutzten Tests zählen der *Rapid Estimate of Adult Literacy in Medicine* (REALM; Davis et al., 1991) und der *Test of Functional Health Literacy in Adults* (TOFHLA; Parker et al., 1995). Während der REALM ein medizinischer Worterkennungstest ist, misst der TOFHLA Lese- und Rechenfähigkeiten mittels Lückentest und fiktiven ärztlichen Anweisungen, ebenfalls im medizinischen Bereich. Laut eines 2005 erschienenen systematischen Reviews wurden der REALM oder der TOFHLA in 58 von insgesamt 85 untersuchten

Studien verwendet, um den Zusammenhang zwischen funktionaler Gesundheitskompetenz und gesundheitsrelevantem Verhalten beziehungsweise gesundheitlichen Folgen zu untersuchen (Paasche-Orlow et al., 2005). Beide Tests sind verhältnismäßig umfangreich und zeitintensiv. Daraufhin wurden kurze Versionen wie der REALM-R (Bass, Wilson & Griffith, 2003), der REALM-SF (Arozullah et al., 2007) und der S-TOFHLA (Baker et al., 1999) entwickelt. Darüber hinaus sind mit dem steigenden Interesse an Gesundheitskompetenz außerhalb des nordamerikanischen Raums vor allem der TOFHLA und der S-TOFHLA in verschiedene Sprachen übersetzt und validiert worden, darunter Spanisch (Parker et al., 1995), Hebräisch (Baron-Epel et al., 2007), Deutsch, Französisch und Italienisch (Connor et al., 2013).

Dem multidimensionalen Charakter von Gesundheitskompetenz wird mit diesen als Goldstandard verwendeten Messinstrumenten jedoch nicht Rechnung getragen. Es gibt nur wenige empirische Belege für den Einfluss fortgeschrittener kognitiver Fähigkeiten von Gesundheitskompetenz auf gesundheitsrelevantes Verhalten beziehungsweise gesundheitliche Folgen (DeWalt et al., 2004; Mancuso, 2009). Ein Grund dafür sind Uneinigkeiten darüber, welche Fähigkeiten über die basalen Lese-, Schreib- und Rechenfähigkeiten hinaus in das theoretische Konzept von Gesundheitskompetenz aufgenommen werden sollen (Baker, 2006). Zudem bleibt die Frage, ob der Trend zu kontextspezifischeren multidimensionalen Definitionen von Gesundheitskompetenz mit der Entwicklung von universellen objektiven Messinstrumenten über die funktionale Kompetenz hinaus vereinbar ist, oder ob er nicht notwendigerweise die Entwicklung *kontextspezifischer objektiver Messinstrumente* mit sich bringt. Deklaratives Wissen kann mithilfe spezifischer Wissenstests für chronische Krankheiten wie zum Beispiel Asthma (Mancuso, Sayles & Allegrante, 2009), Diabetes (Fitzgerald et al., 1998) oder Rückenschmerzen (Maciel et al., 2009) getestet werden. Solche Richtig/Falsch- oder Multiple-Choice-Tests sind unabhängig von der Forschung zur Gesundheitskompetenz entstanden. Eine Studie von Gazmararian und Kollegen (2003) mit chronisch kranken Patientinnen und Patienten hat gezeigt, dass unter Berücksichtigung verschiedener soziodemografischer Variablen die funktionale Gesundheitskompetenz, gemessen mit dem S-TOFHLA, signifikant positiv mit dem Wissen über chronische Krankheiten korreliert. Das Ergebnis deutet darauf hin, dass kontextspezifische Wissenstests eine sinnvolle Ergänzung zu objektiven Messinstrumenten funktionaler Fähigkeiten sind. Darüber hinaus gibt es erste Bestrebungen, weitere fortgeschrittene kognitive Fähigkeiten wie zum Beispiel die Kritikfähigkeit mithilfe situations- und krankheitsspezifischer Urteilstests zu messen (Dubowicz & Schulz, 2013). Solche Tests stecken jedoch noch immer in den Kinderschuhen und bedürfen weiterer Validierungsstudien. Schließlich haben kontextspezifische objektive Messinstrumente fortgeschrittener kognitiver Fähigkeiten unweigerlich den Nachteil, dass sie nicht nur umfangreich sind, sondern die damit erhobenen Daten kaum über den spezifischen Kontext hinaus vergleichbar und generalisierbar sind.

Als Alternative wurden deshalb *subjektive Screeninginstrumente* entwickelt. Sie messen Gesundheitskompetenz mithilfe von Fragen oder Aussagen, bei denen Befragte gebeten werden, die eigenen Fähigkeiten im Umgang mit gesundheitsrelevanten Informationen und Angeboten selbst einzuschätzen. Einige dieser Screeninginstrumente messen einzelne Fähigkeiten (z. B. Chew, Bradley & Boyko, 2004; Wallace et al., 2006; Steckelberg et al., 2009), andere decken mehrere Dimensionen von Gesundheitskompetenz ab (z. B. McCormack et al., 2010; Ishikawa, Takeuchi & Yano, 2008; Chinn & McCarthy, 2013; HLS-EU Consortium, 2012; Abel et al., 2014). Des Weiteren unterscheiden sich die Instrumente dahingehend, dass einige allgemein formuliert sind (z. B. Chew et al., 2004) und andere auf eine bestimmte Krankheit bezogen sind (z. B. Diabetes; Ishikawa et al., 2008). Ein nicht auf eine Krankheit, sondern auf ein bestimmtes Medium bezogenes Screeninginstrument ist zum Beispiel die *eHealth Literacy Scale* (eHEALS) (Norman & Skinner, 2006a, 2006b). Sie erfasst Kompetenzen im Zusammenhang mit dem Erwerb, Verarbeiten, Bewerten und Anwenden von Gesundheitsinformationen aus dem Internet.

Der Vorteil gegenüber objektiven Messinstrumenten liegt darin, dass Screeninginstrumente mit wenigen Fragen beziehungsweise Aussagen verschiedene Dimensionen von Gesundheitskompetenz über rein funktionale Fähigkeiten hinaus erfassen können. Zudem vermeiden sie unangenehme Situationen, die sich für Befragte mit geringer Gesundheitskompetenz durch das unmittelbare Bewusstwerden ihrer Grenzen während der Messung mittels objektiver Instrumente ergeben können (Parikh et al., 1996). Auf der anderen Seite haben Screeninginstrumente den Nachteil, dass sie nicht die tatsächlichen, sondern die wahrgenommenen Fähigkeiten der Befragten messen. Die erhobenen Daten werden demnach durch das Selbstvertrauen und die Fähigkeit zur kritischen Selbsteinschätzung der Befragten beeinflusst (Ishikawa & Yano, 2008; Frisch et al., 2012). Als Chew und Kollegen (2004) die externe Validität ihrer entwickelten Screeningfrage «Wie sicher sind Sie beim Ausfüllen medizinischer Formulare?»[5] getestet haben, konnten 20 % der Befragten mit unzureichender Gesundheitskompetenz, welche mit dem S-TOFHLA ermittelt wurde, aufgrund ihrer falschen Selbsteinschätzung nicht korrekt eingestuft werden. Weitere Einschränkungen in der Validität von Screeninginstrumenten ergeben sich dann, wenn sie nicht die tatsächlichen Fähigkeiten im Umgang mit gesundheitsrelevanten Informationen erfassen, sondern vergangenes Verhalten. Ein Beispiel hierfür ist das von Ishikawa und Kollegen (2008) entwickelte Item: «Seit Sie mit Diabetes diagnostiziert worden sind, haben Sie Informationen aus verschiedenen Quellen eingeholt.»[6] Studien zum Informationsverhalten im Gesundheitsbereich haben gezeigt, dass Personen trotz ihrer Fähigkeiten im Umgang mit gesundheitsrelevanten Informationen aktive Informationsverweigerer sein können, wenn Informationen besorgniserregend sind oder sie keine weiteren Informationen benötigen, da sie sich allein auf die Informationen des Gesundheitspersonals verlassen (Brashers, Goldsmith & Hsieh, 2002; Ramanadhan & Viswanath, 2006). Die Gesundheitskompetenz kompetenter Informationsverweigerer würde in dem Fall nicht richtig erfasst werden. Letztlich bleibt bei subjektiven Screeninginstrumenten offen, ob die Befragten tatsächlich in der Lage sind, die Qualität gesundheitsrelevanter Informationen zu bewerten. Im Gegensatz zu objektiven Messinstrumenten, bei denen Informationen unterschiedlicher Qualität vorgeben sind, wird bei subjektiven Screeninginstrumenten allgemein auf gesundheitsrelevante Informationen verwiesen, mit denen die Befragten in der ein oder anderen Weise konfrontiert worden sind. Am Beispiel der eHEALS haben van der Vaart und Kollegen (2011) in zwei verschiedenen Studien keinen signifikanten positiven Zusammenhang zwischen der eHEALS und einem objektiven Test zum Umgang mit dem Internet ermitteln können.

Für das Forschungs- und Anwendungsfeld Gesundheitskompetenz sind valide Messinstrumente von Gesundheitskompetenz als multidimensionales Konzept unabdingbar, die auf der einen Seite die Besonderheiten bestimmter Situationen beziehungsweise Kontexte berücksichtigen, auf der anderen Seite jedoch vergleichbare Daten mithilfe prägnanter Fragen oder Aussagen erheben. Ihre Entwicklung ist nur eine von mehreren Herausforderungen, vor denen Forschende und Praktizierende zum Thema Gesundheitskompetenz stehen.

Wohin gehen wir?

Betrachtet man die Entwicklungen im Forschungs- und Anwendungsfeld Gesundheitskompetenz, zeichnen sich zwei Perspektiven ab. Beide begründen sich in den negativen Auswirkungen unzureichender Gesundheitskompetenz auf individueller und gesellschaftlicher Ebene (Berkman et al., 2011). Auf individueller Ebene haben Studien gezeigt, dass Personen mit unzureichender Gesundheitskompetenz seltener Vorsorgeuntersu-

5 Originaltext: «How confident are you filling out medical forms by yourself?» (Chew et al., 2004, S. 591)

6 Originaltext: «Since being diagnosed with diabetes, you have collected information from various sources.» (Ishikawa et al., 2008, S. 876)

chungen und Präventionsmaßnahmen wahrnehmen (Scott et al., 2002). Zudem suchen sie ärztliches Fachpersonal erst im späteren Krankheitsverlauf auf (Bennett et al., 1998) und haben damit eine größere Wahrscheinlichkeit, ins Krankenhaus eingeliefert zu werden (Baker et al., 1998). Des Weiteren haben Personen mit geringer Gesundheitskompetenz größere Probleme, Handlungsanweisungen zu verstehen und zu befolgen (Schillinger et al., 2002; Osborn et al., 2011), mit der Folge, dass ihr allgemeiner Gesundheitszustand schlechter ist (Howard, Sentell & Gazmararian, 2006) und sie eine erhöhte Sterblichkeit haben (Sudore et al., 2006; Baker et al., 2007). Auf gesellschaftlicher Ebene geht eine geringe Gesundheitskompetenz mit erhöhten direkten und indirekten Gesundheitskosten etwa durch den Ausfall von Arbeitskräften einher (Eichler, Wiesler & Brügger, 2009; Franzen et al., 2013). Die beiden Forschungsperspektiven zur Gesundheitskompetenz unterscheiden sich dahingehend, dass die erste Perspektive ihren Fokus auf die medizinischen Risiken legt, die mit geringer Gesundheitskompetenz verbunden sind, während die zweite Perspektive Gesundheitskompetenz als Kapital betrachtet und die allgemeine Gesundheitsförderung in den Vordergrund stellt (Nutbeam, 2008).

Anhänger der ersten Perspektive mit *Fokus auf medizinische Risiken* sind der Meinung, dass das immer komplexere Angebot von Gesundheitsinformationen und -dienstleistungen an das Kompetenzniveau seiner Nutzerinnen und Nutzer angepasst werden muss (Rudd, 2003; U.S. Institute of Medicine, 2004). Um dies zu erreichen, sollten Richtlinien für die Verwendung einer einfachen Sprache bei schriftlichen Informationen verwendet werden, wie die der Plain Language Association International oder der American Medical Association (Winker et al., 2000). Im Hinblick auf die Arzt-Patient-Kommunikation sind Handlungsempfehlungen für medizinisches Fachpersonal entwickelt und in Ausbildungsprogramme integriert worden. Dazu zählen neben der Vermeidung von medizinischem Fachjargon die Verwendung von *Teach-back-* oder *Show-me-Techniken*, bei denen Patientinnen und Patienten gebeten werden, medizinische Anweisungen zu wiederholen oder vorzuführen, um sicherzugehen, dass diese richtig verstanden wurden (Doak et al., 1998; Williams et al., 2002). Anhänger der zweiten Perspektive teilen dagegen die Ansicht, dass die *Gesundheitskompetenz als Kapital* eines jeden Menschen verbessert werden muss, um ihm auf diese Weise mehr Eigenverantwortung und Kontrolle über die eigene Gesundheit zu ermöglichen. Um dies zu erreichen, bedarf es sowohl einer kontinuierlichen Bildung und Aufklärung über die obligatorischen Schuljahre hinaus als auch Änderungen im Gesundheitssystem (Department of Health, 2001; Anderson & Funnell, 2005; Lorig & Holman, 2003).

Beide Perspektiven innerhalb des Forschungs- und Anwendungsfelds Gesundheitskompetenz stehen vor denselben Herausforderungen, die hier abschließend zusammengefasst werden:

- *Entwicklung einer allgemein akzeptierten Definition von Gesundheitskompetenz*: Für die angemessene Operationalisierung sowie die Entwicklung und Evaluation von Maßnahmen zur Förderung von Gesundheitskompetenz bedarf es eines geteilten Verständnisses über die Dimensionen, die in das Konzept aufgenommen werden sollen. Dabei kann die Forschung zur Gesundheitskompetenz von anderen Kompetenzbereichen lernen. In einem kritischen Review von zum Beispiel (neuer) Medienkompetenz, Informationskompetenz, kultureller Kompetenz, Wissenschaftskompetenz sowie politischer Kompetenz wurden sieben verschiedene Dimensionen ermittelt, von denen funktionale Fähigkeiten, deklaratives Wissen, prozedurales Wissen, Bewusstsein und Kritikfähigkeit in fast allen Kompetenzbereichen als wichtige Bestandteile des Kompetenzbegriffs wiederzufinden waren (Frisch et al., 2012). Bei der Entwicklung einer allgemein akzeptierten Definition von Gesundheitskompetenz gilt es dabei, die Vielfalt der Anforderung und die damit verbundenen Fähigkeiten zu berücksichtigen, ohne jedoch eine zu holistische Perspektive zu haben.
- *Entwicklung von Richtlinien für die Operationalisierung von Gesundheitskompetenz*: Neben einer allgemein akzeptierten Definition von

Gesundheitskompetenz ist dessen Operationalisierung die zweite große Herausforderung. Dabei gilt es, sich auf Richtlinien zu einigen, die bei der Entwicklung und Validierung von kontextspezifischen Messinstrumenten zu den identifizierten Dimensionen beachtet werden müssen. Nur dadurch ist es möglich, valide und vergleichbare Forschungsergebnisse über die Prävalenz und den Einfluss von Gesundheitskompetenz auf gesundheitsspezifisches Verhalten beziehungsweise gesundheitliche Folgen zu erzielen und die Effektivität von konkreten Maßnahmen zur Förderung von Gesundheitskompetenz adäquat bewerten zu können.

- *Entwicklung allgemein akzeptierter Richtlinien für Maßnahmen zur Förderung von Gesundheitskompetenz*: Die Entwicklung und Evaluation von Maßnahmen zur Gesundheitskompetenzförderung sollte theoriegeleitet sein (Camerini, Camerini & Schulz, 2013) und allgemein akzeptierten Richtlinien folgen. Dabei profitiert vor allem die Entwicklung von Maßnahmen – seien es vereinfachte Informationsangebote oder umfassende Patientenbildungsprogramme – von klar definierten Dimensionen von Gesundheitskompetenz, an die sich die Maßnahmen richten, während die Evaluation derselben eine adäquate Operationalisierung der Dimensionen voraussetzt.

Um die genannten Herausforderungen anzugehen, wurde zwischen 2009 und 2012 das «*European Health Literacy Project*» realisiert. Im Rahmen des Projekts haben sich Forschende verschiedener Länder und Disziplinen auf ein gemeinsames Konzept von Gesundheitskompetenz geeinigt und ein mehrdimensionales Screeninginstrument dazu entwickelt (HLS-EU Consortium, 2012). Darüber hinaus wurden im Rahmen des Projekts Daten zur Gesundheitskompetenz von etwa 8000 Befragten in insgesamt acht EU-Mitgliedsländern erhoben und miteinander verglichen. Dabei kam zum Vorschein, dass etwa jede beziehungsweise jeder zweite Befragte eine unzureichende Gesundheitskompetenz hat und zum Teil große Unterschiede zwischen den Ländern bestehen.

Während das Projekt einen bedeutenden Beitrag zur Entwicklung einer allgemein akzeptierten Definition und Operationalisierung von Gesundheitskompetenz geleistet hat, bedarf es weiterer Bemühungen, allgemein akzeptierte Richtlinien für effektive Maßnahmen zur Förderung von Gesundheitskompetenz festzulegen. Wenn auch dies gelingt, kann das Forschungs- und Anwendungsfeld Gesundheitskompetenz einen wertvollen Beitrag leisten, allen voran dem Forschungs- und Anwendungsfeld Gesundheitskommunikation.

Literatur

Abel, T., Hofmann, K., Ackermann, S., Bucher, S., & Sakarya, S. (2014). Health literacy among young adults: A short survey tool for public health and health promotion research. *Health Promotion International.* doi: 10.1093/heapro/dat096

Allam, A., Schulz, P. J. & Nakamoto K. (2014). The impact of search engine selection and sorting criteria on vaccination beliefs and attitudes: Two experiments manipulating Google output. *Journal of Medical Internet Research,* 16, e100.

American Medical Association (1999). Health literacy: Report of the council on scientific affairs. *Journal of the American Medical Association,* 281, 552–557.

Anderson, R.M. & Funnell, M.M. (2005). Patient empowerment: Reflections on the challenge of fostering the adoption of a new paradigm. *Patient Education and Counseling,* 57, 153–157.

Anstey, M. & Bull, G. (2006). *Teaching and learning multiliteracies: Changing times, changing literacies.* Newark, DE: International Reading Association.

Arozullah, A.M., Yarnold, P.R., Bennett, C.L., Soltysik, R.C., Wolf, M.S., Ferreira, R.M. ... Davis, T. (2007). Development and validation of a short-form, rapid estimate of adult literacy in medicine. *Medical Care,* 45, 1026–1033.

Baker, D.W. (2006). The meaning and the measure of health literacy. *Journal of General Internal Medicine,* 21, 878–883.

Baker, D.W., Parker, R.M., Williams, M.V., & Clark, W.S. (1998). Health literacy and the risk of hospital admission. *Journal of General Internal Medicine,* 13, 791–798.

Baker, D.W., Williams, M.V., Parker, R.M., Gazmararian, J.A. & Nurss, J. (1999). Development of a brief test to measure functional health literacy. *Patient Education and Counseling,* 38, 33–42.

Baker, D.W., Wolf, M.S., Feinglass, J., Thompson, J.A., Gazmararian, J.A. & Huang, J. (2007). Health literacy and mortality among elderly persons. *Archives of Internal Medicine,* 167, 1503–1509.

Baron-Epel, O., Balin, L., Daniely, Z. & Eidelman, S. (2007). Validation of a Hebrew health literacy test. *Patient Education and Counseling,* 67, 235–239.

Bass, P.F., Wilson, J.F. & Griffith, C.H. (2003). A shortened instrument for literacy screening. *Journal of General Internal Medicine,* 18, 1036–1038.

Bennett, C.L., Ferreira, M.R., Davis, T.C., Kaplan, J., Weinberger, M., Kuzel, T. ... Sartor, O. (1998). Relation between literacy, race, and stage of presentation among low-income patients with prostate cancer. *Journal of Clinical Oncology,* 16, 3101–3104.

Berkman, N.D., Sheridan, S.L., Donahue, K.E., Halpern, D.J. & Crotty, K. (2011). Low health literacy and health outcomes: An updated systematic review. *Annals of Internal Medicine,* 155, 97–107.

Berland, G.K., Elliott, M.N., Morales, L.S., Algazy, J.I., Kravitz, R.L., Broder, M.S. ... McGlynn, E.A. (2001). Health information on the Internet: Accessibility, quality, and readability in English and Spanish. *Journal of the American Medical Association,* 285, 2612–2621.

Bernstam, E.V., Walji, M.F., Sagaram, S., Sagaram, D., Johnson, C.W. & Meric-Bernstam, F. (2008). Commonly cited website quality criteria are not effective at identifying inaccurate online information about breast cancer. *Cancer,* 112, 1206–1213.

Brashers, D.E., Goldsmith, D.J. & Hsieh, E. (2002). Information seeking and avoiding in health contexts. *Human Communication Research,* 28, 258–271.

Camerini, L., Camerini, A.L. & Schulz, P.J. (2013). Do participation and personalization matter? A model-driven evaluation of an Internet-based patient education intervention for fibromyalgia patients. *Patient Education and Counseling,* 92, 229–234.

Chew, L.D., Bradley, K.A. & Boyko, E.J. (2004). Brief questions to identify patients with inadequate health literacy. *Family Medicine,* 36, 588–594.

Chinn, D. & McCarthy, C. (2013). All aspects of health literacy scale (AAHLS): Developing a tool to measure functional, communicative and critical health literacy in primary healthcare settings. *Patient Education and Counseling,* 90, 247–253.

Coiro, J., Knobel, M., Lankshear, C. & Leu, D.J. (Hrsg.). (2010). *Handbook of research on new literacies.* Mahwah, NJ: Erlbaum.

Connor, M., Mantwill, S. & Schulz, P.J. (2013). Functional health literacy in Switzerland: Validation of a German, Italian, and French health literacy test. *Patient Education and Counseling,* 90, 12–17.

Davis, T.C., Crouch, M.A., Long, S.W., Jackson, R.H., Bates, P., George, R.B., Bairnsfather, L.E. (1991). Rapid assessment of literacy levels of adult primary care patients. *Family Medicine,* 23, 433–435.

Department of Health (2001). The expert patient: A new approach to chronic disease management for the 21st century. London: Department of Health.

DeWalt, D.A., Berkman, N.D., Sheridan, S., Lohr, K.N. & Pignone, M.P. (2004). Literacy and health outcomes. *Journal of General Internal Medicine,* 19, 1228–1239.

Diviani, N. (2011). Expanding research on health literacy: Lessons from traditional literacy studies. *Studies in Communication Sciences,* 11, 85–98.

Diviani, N. & Schulz, P.J. (2011). What should laypersons know about cancer? Towards an operational definition of cancer literacy. *Patient Education and Counseling,* 85, 487–492.

Diviani, N. & Schulz, P.J. (2012). First insights on the validity of the concept of cancer literacy: A test in a sample of Ticino (Switzerland) residents. *Patient Education and Counseling,* 87, 152–159.

Doak, C.C., Doak, L.G., Friedell, G.H. & Meade, C.D. (1998). Improving comprehension for cancer patients with low literacy skills: Strategies for clinicians. *CA: A Cancer Journal for Clinicians,* 48, 151–162.

Dubowicz, A. & Schulz, P.J. (2013). Medical assessments of patient decisions and health literacy. A scenario-based measure of judgment skills. *Patient Education and Counseling,* 93, 224–229.

Eichler, K., Wieser, S. & Brügger, U. (2009). The costs of limited health literacy: A systematic review. *International Journal of Public Health,* 54, 313–324.

Eysenbach, G. (2003). Qualität von Gesundheitsinformationen im World Wide Web. *Bundesgesundheitsblatt – Gesundheitsforschung – Gesundheitsschutz,* 46, 292–299.

Eysenbach, G., Powell, J., Kuss, O. & Sa, E.R. (2002). Empirical studies assessing the quality of health information for consumers on the World Wide Web: A systematic review. *Journal of the American Medical Association,* 287, 2691–2700.

Fitzgerald, J.T., Funnell, M.M., Hess, G.E., Barr, P.A., Anderson, R.M., Hiss, R.G. & Davis, W.K. (1998). The reliability and validity of a brief diabetes knowledge test. *Diabetes Care,* 21, 706–710.

Fox, S. & Duggan, K. (2013). *Health online 2013.* Washington, DC: Pew Research Center.

Franzen, J., Mantwill, S., Rapold, R. & Schulz, P.J. (2013). The relationship between functional health literacy and the use of the health system by diabetics in Switzerland. *The European Journal of Public Health.* doi: 10.1093/eurpub/ckt202

Freedman, D.A., Bess, K.D., Tucker, H.A., Boyd, D.L., Tuchman, A.M. & Wallston, K.A. (2009). Public health literacy defined. *American Journal of Preventive Medicine,* 36, 446–451.

Frisch, A.L., Camerini, L., Diviani, N. & Schulz, P.J. (2012). Defining and measuring health literacy: How can we profit from other literacy domains?. *Health Promotion International,* 27, 117–126.

Gazmararian, J.A., Williams, M.V., Peel, J. & Baker, D.W. (2003). Health literacy and knowledge of chronic disease. *Patient Education and Counseling,* 51, 267–275.

Hall, A. & Walton, G. (2004). Information overload within the health care system: A literature review. *Health Information & Libraries Journal,* 21, 102–108.

Hardey, M. (2001). «E-health»: The Internet and the transformation of patients into consumers and producers of health knowledge. *Information, Communication & Society,* 4, 388–405.

HLS-EU Consortium. (2012). Comparative report of health literacy in eight EU member states. The European health Literacy Survey HLS-EU. Maastricht: HLS-EU Consortium.

Howard, D.H., Sentell, T. & Gazmararian, J.A. (2006). Impact of health literacy on socioeconomic and racial differences in health in an elderly population. *Journal of General Internal Medicine,* 21, 857–861.

Ishikawa, H., Takeuchi, T. & Yano, E. (2008). Measuring functional, communicative, and critical health literacy among diabetic patients. *Diabetes Care,* 31, 874–879.

Ishikawa, H. & Yano, E. (2008). Patient health literacy and participation in the health care process. *Health Expectations,* 11, 113–122.

Jorm, A.F., Korten, A.E., Jacomb, P.A., Christensen, H., Rodgers, B. & Pollitt, P. (2000). Mental health literacy. *British Journal of Psychiatry,* 177, 396–401.

Kirsch, I.S., Jungeblut, A., Jenkins, L. & Kolstad, A. (1993). *Adult literacy in America: A first look at the results of the National Adult Literacy Survey.* Washington, DC: National Center for Education Statistics.

Laine, C. & Davidoff, F. (1996). Patient-centered medicine: A professional evolution. *Journal of the American Medical Association,* 275, 152–156.

Lankshear, C., Gee, J.P., Knobel, M. & Searle, C. (1997). *Changing literacies.* Levittown, PA: Open University Press.

Lorig, K.R. & Holman, H.R. (2003). Self-management education: History, definition, outcomes, and mechanisms. *Annals of Behavioral Medicine,* 26, 1–7.

Maciel, S.C., Jennings, F., Jones, A. & Natour, J. (2009). The development and validation of a low back pain knowledge questionnaire-LKQ. *Clinics,* 64, 1167–1175.

Mackey, M. (2007). Mapping recreational literacies: Contemporary adults at play. New York: Peter Lang.

Mancuso, J.M. (2009). Assessment and measurement of health literacy: An integrative review of the literature. *Nursing & Health Sciences,* 11, 77–89.

Mancuso, C.A., Sayles, W. & Allegrante, J.P. (2009). Development and testing of the asthma self-management questionnaire. *Annals of Allergy, Asthma & Immunology,* 102, 294–302.

McCormack, L., Bann, C., Squiers, L., Berkman, N.D., Squire, C., Schillinger, D. ... Hibbard, J. (2010). Measuring health literacy: A pilot study of a new skills-based instrument. *Journal of Health Communication,* 15, 51–71.

Norman, C.D. & Skinner, H.A. (2006a). eHEALS: The eHealth literacy scale. *Journal of Medical Internet Research,* 8, e27.

Norman, C.D. & Skinner, H.A. (2006b). eHealth literacy: Essential skills for consumer health in a networked world. *Journal of Medical Internet Research,* 8, 5.

Nutbeam, D. (2000). Health literacy as a public health goal: A challenge for contemporary health education and communication strategies into the 21st century. *Health Promotion International,* 15, 259–267.

Nutbeam, D. (2008). The evolving concept of health literacy. *Social Science & Medicine,* 67, 2072–2078.

Nutbeam, D. (2009). Defining and measuring health literacy: What can we learn from literacy studies? *International Journal of Public Health,* 54, 303–305.

Osborn, C.Y., Cavanaugh, K., Wallston, K.A., Kripalani, S., Elasy, T.A., Rothman, R.L. & White, R.O. (2011). Health literacy explains racial disparities in diabetes medication adherence. *Journal of Health Communication,* 16, 268–278.

Paasche Orlow, M.K., Parker, R.M., Gazmararian, J.A., Nielsen Bohlman, L.T., Rudd, R.R. (2005). The prevalence of limited health literacy. *Journal of General Internal Medicine,* 20, 175–184.

Parikh, N.S., Parker, R.M., Nurss, J.R., Baker, D.W. & Williams, M.V. (1996). Shame and health literacy: The unspoken connection. *Patient Education and Counseling,* 27, 33–39.

Parker, R.M., Baker, D.W., Williams, M.V. & Nurss, J.R. (1995). The test of functional health literacy in adults. *Journal of General Internal Medicine,* 10, 537–541.

Parker, R. & Ratzan, S.C. (2010). Health literacy: A second decade of distinction for Americans. *Journal of Health Communication,* 15, 20–33.

Peerson, A. & Saunders, M. (2009). Health literacy revisited: What do we mean and why does it matter? *Health Promotion International,* 24, 285–296.

Peterson, M.W. & Fretz, P.C. (2003). Patient use of the Internet for information in a lung cancer clinic. *CHEST,* 123, 452–457.

Pleasant, A. & Kuruvilla, S. (2008). A tale of two health literacies: Public health and clinical approaches to health literacy. *Health Promotion International,* 23, 152–159.

Purcell, G.P., Wilson, P. & Delamothe, T. (2002). The quality of health information on the Internet: As for any other medium it varies widely; Regulation is not the answer. *British Medical Journal,* 324, 557.

Rains, S.A. (2007). Perceptions of traditional information sources and use of the World Wide Web to seek health information: Findings from the Health Information National Trends Survey. *Journal of Health Communication,* 12, 667–680.

Ramanadhan, S. & Viswanath, K. (2006). Health and the information nonseeker: A profile. *Health Communication,* 20, 131–139.

Ratzan, S. C. & Parker, R. M. (2000). Introduction. In C. Selden, M. Zorn, S.C., Ratzan, & Parker, R.M. (Hrsg.), *National library of medicine current bibliographies in medicine: Health literacy* (S. ix). Bethesda, MD: National Institutes of Health, U. S. Department of Health and Human Services.

Roter, D. & Hall, J. A. (2006). *Doctors talking with patients/patients talking with doctors: Improving communication in medical visits* (2. Aufl.). Westport, CT: Praeger.

Rudd, R. E. (2003). Objective 11–12. Improvement of health literacy. In U.S. Department of Health and Human Services (Hrsg.), *Communicating health: Priorities and strategies for progress* (S. 35–60). Washington DC: The National Academies Press.

Schillinger, D., Grumbach, K., Piette, J., Wang, F., Osmond, D., Daher, C. ... Bindman, A. B. (2002). Association of health literacy with diabetes outcomes. *Journal of the American Medical Association,* 288, 475-482.

Schulz, P. J. & Nakamoto, K. (2005). Emerging themes in health literacy. *Studies in Communication Sciences,* 5, 1–10.

Schulz, P. J. & Nakamoto, K. (2013a). Health literacy and patient empowerment in health communication: The importance of separating conjoined twins. *Patient Education and Counseling,* 90, 4–11.

Schulz, P. J. & Nakamoto, K. (2013b). Patient behavior and the benefits of artificial intelligence: The perils of «dangerous» literacy and illusory patient empowerment. *Patient Education and Counseling,* 92, 223–228.

Scott, T. L., Gazmararian, J. A., Williams, M. V. & Baker, D. W. (2002). Health literacy and preventive health care use among medicare enrollees in a managed care organization. *Medical Care,* 40, 395–404.

Simonds, S. K. (1974). Health education as social policy. *Health Education Monographs,* 2, 1–25.

Soellner, R., Huber, S., Lenartz, N. & Rudinger, G. (2009). Gesundheitskompetenz: Ein vielschichtiger Begriff. *Zeitschrift für Gesundheitspsychologie,* 17, 105–113.

Sommerhalder, K. & Abel, T. (2007). *Gesundheitskompetenz: Eine konzeptuelle Einordnung.* Bern: Arbeitspapier im Auftrag des Bundesamtes für Gesundheit.

Sørensen, K., van den Broucke, S., Fullam, J., Doyle, G., Pelikan, J., Slonska, Z. & Brand, H. (2012). Health literacy and public health: A systematic review and integration of definitions and models. *BMC Public Health,* 12, 80.

Steckelberg, A., Hülfenhaus, C., Kasper, J., Rost, J., & Mühlhauser, I. (2009). How to measure critical health competences: development and validation of the Critical Health Competence Test (CHC Test). *Advances in health sciences education,* 14, 11-22.

Stvilia, B., Mon, L. & Yi, Y. J. (2009). A model for online consumer health information quality. *Journal of the American Society for Information Science and Technology,* 60, 1781–1791.

Sudore, R. L., Yaffe, K., Satterfield, S., Harris, T. B., Mehta, K. M., Simonsick, E. M. ... Schillinger, D. (2006). Limited literacy and mortality in the elderly: The health, aging, and body composition study. *Journal of General Internal Medicine,* 21, 806–812.

U. S. Institute of Medicine (2004). *Health literacy: A prescription to end confusion.* Washington, DC: The National Academies Press.

van der Vaart, R., van Deursen, A. J., Drossaert, C. H., Taal, E., van Dijk, J. A., & van de Laar, M. A. (2011). Does the eHealth Literacy Scale (eHEALS) measure what it intends to measure? Validation of a Dutch version of the eHEALS in two adult populations. *Journal of Medical Internet Research,* 13, e86.

Wallace, L. S., Rogers, E. S., Roskos, S. E., Holiday, D. B. & Weiss, B. D. (2006). Brief report: Screening items to identify patients with limited health literacy skills. *Journal of General Internal Medicine,* 21, 874–877.

Webster, F. (2006). The information society revisited. In L. A. Lievrouw & S. Livingstone (Hrsg.), *The handbook of new media* (S. 443–457), London: Sage.

Williams, M. V., Davis, T., Parker, R. M. & Weiss, B. D. (2002). The role of health literacy in patient-physician communication. *Family Medicine,* 34, 383–389.

Winker, M. A., Flanagin, A., Chi-Lum, B., White, J., Andrews, K., Kennett, R. L. ... Musacchio, R. A. (2000). Guidelines for medical and health information sites on the internet: Principles governing AMA web sites. *Journal of the American Medical Association,* 283, 1600–1606.

Wolff, K., Cavanaugh, K., Malone, R., Hawk, V., Gregory, B. P., Davis, D. ... Rothman, R. L. (2009). The diabetes literacy and numeracy education toolkit (DLNET) materials to facilitate diabetes education and management in patients with low literacy and numeracy skills. *The Diabetes Educator,* 35, 233–245.

World Health Organisation (1998). *Health promotion glossary.* Geneva: WHO.

31. Nutzung von Gesundheitsinformationen

Eva Baumann und Matthias R. Hastall

Gesundheitsinformationen können nur wirken, wenn sie von der Zielgruppe wahrgenommen werden. Ob eine Person den verfügbaren Informationen Interesse entgegenbringt und sich entscheidet, diese zu rezipieren, ob sie über die nötigen Ressourcen verfügt, aktiv nach Informationen über Gesundheits- und Krankheitsthemen zu suchen oder aber den Kontakt mit solchen Botschaften sogar gezielt vermeidet, kann sowohl für den Erfolg strategischer Gesundheitskommunikation als auch für das Gesundheitsverhalten der entsprechenden Personen Konsequenzen haben. In diesem Kapitel werden Grundlagen, theoretische Annahmen und Befunde zur Nutzung von Gesundheitsinformationen vorgestellt. Dabei werden die Perspektiven zweier Forschungstraditionen integriert, in deren Rahmen ein Großteil der bislang vorliegenden Erkenntnisse entstand: die *Information-Seeking-Tradition*, in deren Kontext vor allem untersucht wird, unter welchen Bedingungen und wie Personen Informationen suchen oder vermeiden (z. B. Johnson & Case, 2012), sowie die *Selective-Exposure-Tradition*, die primär der Frage nachgeht, welche konkreten Eigenschaften von Gesundheitsinformationen eine Selektion oder Vermeidung dieser Botschaften fördern (z. B. Hastall & Knobloch-Westerwick, 2013).

Einleitung und Begriffsbestimmungen

Spätestens seit der Etablierung des Internets als Massenmedium mit einer Gesamtreichweite von über 75 % in Deutschland (van Eimeren & Frees, 2012) sind gesundheitsbezogene Informationen in einer längst nicht mehr überschaubaren Anzahl – und in sehr unterschiedlicher Qualität – rund um die Uhr verfügbar. Ein Wandel ist auch bezüglich der Rollenverständnisse der Akteure des Gesundheitssystems bemerkbar: Von Patientinnen und Patienten wird eine höhere Eigenverantwortung und Initiative bezüglich ihrer Gesundheitsvorsorge und -versorgung erwartet (z. B. Dieterich, 2007), von Ärzten hingegen eine patientenorientierte und professionellere Kommunikation (z. B. Frank, 2010; Kölfen, 2013). Ein fundiertes Wissen darüber, nach welchen Kriterien Menschen Gesundheitsinformationen suchen, zur Rezeption auswählen oder vermeiden, erscheint in mehrfacher Hinsicht relevant: Es hilft nicht nur, das Informationsverhalten der jeweiligen Zielgruppe besser zu verstehen und prognostizieren zu können, sondern auch dabei, diese Zielgruppe mit bedarfsgerechten Angeboten effektiver zu erreichen und unerwünschte Botschaftswirkungen zu reduzieren.

Information und Informationsverhalten

Als *Information* gilt ein Kommunikations- beziehungsweise Medieninhalt, der als «objektives Element [...] [eine] jeweils festgelegte Bedeutung [hat], die durch Kommunikation zwischen zwei oder mehr Individuen vermittelt werden kann» (Beck, 2013, S. 122). Wir verwenden die Begriffe Information und *Botschaft* nachfolgend als Synonyme für entsprechende kommunikative Elemente, die einen Gesundheitsbezug aufweisen. Dabei kann es sich um Informationen zu Krankheiten, ihren Ursachen, Symptomen und Behandlungsmöglichkeiten, zu Gesundheitsrisiken, gesundheitsförderlichen Verhaltensaspekten, gesundheitsbezogenen Produkten und Serviceangeboten oder auch um Informationen zum Gesundheitssystem und seinen Akteuren handeln. Entscheidend ist der direkte oder indirekte Bezug zum Themenfeld Gesundheit oder Krankheit allgemein oder zur Gesundheit der Rezipientinnen und Rezipienten beziehungsweise ihnen nahestehender Personen. Inwieweit ein solcher Gesundheitsbezug gegeben ist, lässt sich sowohl aus der Perspektive des Kommunikators als auch der Perspektive der Botschaftsempfänger bestimmen, die diesbezüglich zu inkonsistenten Einschätzungen gelangen können (siehe O'Keefe, 2003).

In der Literatur lassen sich unterschiedliche definitorische Zugänge zum *Gesundheitsinformationsverhalten* beziehungsweise zum *Health Information Seeking Behavior* ausmachen (Lambert & Loiselle, 2007): Aus einem primär *technisch-kanalorientierten Blickwinkel* steht die absichtsvolle Auswahl und aktive Nutzung ausgewählter Informationsträger im Mittelpunkt[1] (Johnson & Case, 2012, S. 31). Es werden dabei interpersonale, medienvermittelte und massenmediale *Kanäle* (*channels*) unterschieden, die in ihrer Eigenschaft als Träger der Botschaft den technischen Weg der Informationsvermittlung (z. B. Schallwellen, Postversand) und die Art bestimmen, wie Informationen verpackt werden (z. B. akustisch, visuell). Innerhalb jedes Kanals (z. B. Internet) findet sich eine Vielzahl an *Quellen* (*sources*) unterschiedlicher Absender/Kommunikatoren (z. B. Internetseiten), und jede Quelle kann eine Vielzahl an Informationen oder *Botschaften* (*messages*) bieten.

Ein anderer Definitionsansatz fokussiert den Aspekt einer *gezielten Problemlösung durch Informationsaneignung*. Hiernach wird das Informationsverhalten verstanden als ein verbales oder nonverbales Kommunikationshandeln, das situationsspezifisch dazu dient, neue Informationen zu einem Gesundheitsthema zu erhalten, Fragen zu klären oder das eigene Wissen zu bestätigen[2] (Conley, 1998, S. 132). Es finden sich auch Zugänge, in denen die *gezielte Regulation von Emotionen durch die Suche nach oder Vermeidung von Informationen* im Vordergrund steht[3] (Galarace, Ramanadhan & Viswanath, 2011, S. 171). Schlussendlich lässt sich das Informationsverhalten auch im Sinne einer *rationalen Kosten-Nutzen-Abwägung* auffassen als

> *a self-regulatory strategy that patients use to organize transactions between the self and health-related settings with the goal of balancing instrumental benefits and subjective costs stemming from informational outcome (Loiselle, 1995, S. 9, zit. n. Lambert & Loiselle, 2007, S. 1008).*

Wie die Variabilität der definitorischen Zugänge verdeutlicht, handelt es sich beim Gesundheitsinformationsverhalten um einen komplexen und nicht selten mehrstufigen Prozess, der unterschiedliche Ursachen haben, vielfältige Formen annehmen, auf verschiedenen Ebenen beschrieben werden sowie von diversen Einflussfaktoren abhängig sein kann. Ein entscheidender Faktor ist beispielsweise der *Zugang* zu entsprechenden Informationen, der je nach Bevölkerungsgruppe unterschiedlich ausfallen kann und stark von kognitiven (Wissen über verfügbare Quellen) und finanziellen Ressourcen sowie von der Kompetenz und Bereitschaft zur Informationssuche abhängt (Viswanath & Kreuter, 2007). In Deutschland besteht zudem die Besonderheit, dass ärztliche Beratungen oder Behandlungen über Neue Medien rechtlich stark eingeschränkt sind (siehe Almer, 2008).

Formen des Informationsverhaltens

Mehrere *Formen des Informationsverhaltens* lassen sich unterscheiden. Atkin (1973) differenziert beispielsweise folgende fünf Strategien:

(1) *Informationssuche* (engl. information search) und (2) *Informationsvermeidung* (engl. information avoidance) sind aktiv initiierte Formen des Informationsverhaltens und erfordern das höchste Maß an Rezipientenaktivität und Ressourcenaufwendung.

Als (3) *Informationsempfänglichkeit* (engl. information receptivity) wird der Zustand einer gewissen Aufnahmebereitschaft während des Scannens verfügbarer Informationsangebote be-

---

1 Im Original: «[...] the purposive acquisition of information from selected information carriers» (Johnson & Case, 2012, S. 31).

2 Im Original: «[...] verbal or nonverbal behavior used to obtain, clarify, or confirm knowledge or information about a specific event or situation» (Conley, 1998, S. 132).

3 Im Original: «Therefore, avoiding and seeking health information can be understood as intentional attempts to minimize negative emotions.» (Galarace, Ramanadhan & Viswanath, 2011, S. 171).

zeichnet, ohne dass eine zielgerichtete Suche nach diesen Informationen vorlag.

Im Unterschied hierzu ist (4) *Informationstoleranz* (engl. information yielding) primär dadurch gekennzeichnet, dass sich Menschen einer Information von geringem Wert oder mit unangenehmem Inhalt (z. B. Werbung oder Botschaften mit subjektiv unangenehmen Implikationen) nur deswegen aussetzen, weil die Kosten einer Vermeidung (z. B. Wegsehen, Umschalten, Verpassen anderer wichtiger Informationen) als zu hoch empfunden werden.

Im Falle einer (5) *Informationsignoranz* (engl. information ignoring) erfolgt keine aktive Zuwendung, weil die in Relation zum antizipierten Informationsgewinn hierfür nötigen Aufwendungen als zu hoch angesehen werden, selbst wenn die Information potenziell von Interesse sein kann.

Diese Unterteilung soll verdeutlichen, dass eine dichotomische Sichtweise (z. B. Nutzung versus Nichtnutzung) zu kurz greifen kann. Eine noch detailliertere Differenzierung des Aspekts der Nichtnutzung beziehungsweise Vermeidung wird in einem späteren Abschnitt vorgestellt.

Suche nach Gesundheitsinformationen

Wie bereits skizziert, handelt es sich beim gesundheitsbezogenen Informationsverhalten um einen komplexen und oft mehrstufigen Prozess, der sich auf unterschiedliche Themen bezieht, verschiedene motivationale Hintergründe hat, vielfältige Formen annehmen, über verschiedene Kanäle erfolgen und zu unterschiedlichen Folgen führen kann. In diesem Abschnitt wird ein Überblick über einige relevante Facetten der aktiven Informationssuche gegeben, bevor im Anschluss der Aspekt der Nichtnutzung beziehungsweise Vermeidung ausführlicher thematisiert wird.

Themen

Das Spektrum interessierender Themenbereiche im Kontext von Gesundheit und Krankheit ist breit und geht deutlich über spezifische Gesundheitsrisiken und Behandlungsmöglichkeiten hinaus. Besonders stark rezipiert werden Informationen zu gesunder Lebensweise und Wohlbefinden sowie zu Präventionsmöglichkeiten. Dahinter folgen Informationen über Krankheiten und Behandlungsmöglichkeiten, Informationen über das Gesundheitssystem und – mit etwas Abstand – Informationen über Akteure und Institutionen der Gesundheitsversorgung (siehe Roski & Schikorra, 2009; Baumann, 2006).

Motive

Die Suche nach Gesundheitsinformationen kann unterschiedliche motivationale Hintergründe haben. Die Suchvorgänge haben dementsprechend einen stark situationsabhängigen Charakter und sind zudem eng mit individuellen Erfahrungen, Erwartungen und Zielen der Rezipientinnen und Rezipienten verbunden (Rayburn & Palmgreen, 1984).

Einerseits können sie dem *Wissenserwerb* dienen. Atkin (1973) unterscheidet in diesem Kontext (1) *Überblickswissen* zum Bemerken und Verstehen potenziell relevanter Ereignisse der Umwelt (erfordert *surveillance information*), (2) *Orientierungswissen* zur emotionalen Einordnung von Ereignissen oder dem Treffen von Entscheidungen (erfordert *guidance information*), (3) *Aktionswissen* zur Unterstützung von Verhaltensänderungen (erfordert *performance information*) und (4) *Bestätigungswissen* zur Versicherung, richtig bewertet, entschieden oder gehandelt zu haben (erfordert *reinforcement information*).

Während die drei erstgenannten Informationsarten einer Erweiterung des Kenntnisstandes dienen, wodurch der Neuigkeitswert einer Information im Vordergrund steht, ist die vierte Variante darauf gerichtet, bestehende Orientierungen zu bestätigen, das heißt, eigene Einstellungen durch konforme Informationen zu bestätigen, vor allem um kognitive Dissonanzen zu reduzieren oder zu vermeiden (Festinger, 1957).

Auf einer stärker *emotionalen* beziehungsweise *subjektiv-sinnstiftenden Ebene* dient die Informationssuche dazu, mit Gefühlen von *Unsicherheit* umzugehen (Brashers, 2001; Barbour et al., 2011), relevanten Ereignissen einen *Sinn* zu geben (Dervin, Nilan & Jacobson, 1982; Dervin & Frenette, 2001), *Ängste* vor unklaren oder bedrohlichen Situationen abzubauen (Krohne, 1976) oder um die *Stimmung* zu regulieren (Zillmann, 2000).

Weitere Gründe können in der wahrgenommenen staatsbürgerlichen Selbstverantwortung liegen oder in dem grundsätzlichen Anspruch, über aktuelle Ereignisse informiert zu sein (McCombs & Poindexter, 1983). Aus einer *themenspezifischen Perspektive* kann es auch um die Suche nach Unterstützung zum Umgang mit einer Erkrankung und um den Kontakt zu anderen Betroffenen gehen (Eysenbach et al., 2004). *Kognitiv-rationale* Motive lassen sich damit ebenso identifizieren wie *soziale* oder *emotionale* Beweggründe, die eine Suche nach subjektiv und situativ relevanter Unterstützung in Gesundheitsfragen motivieren können.

In der Literatur finden sich mehrere Klassifikationen von Nutzungsmotiven; beispielhaft sei die von Powell et al. (2011) zur Nutzung des Internets für Gesundheitsfragen angeführt. Danach lassen sich vier Motivkategorien unterscheiden: (1) Bedürfnis nach Rückversicherung, (2) Wunsch nach einer zweiten Meinung, um andere Informationen zu prüfen, (3) Wunsch nach ergänzenden Informationen zur Vertiefung und Ergänzung vorhandener Informationen sowie (4) wahrgenommene Zugangsbarrieren zu anderen traditionellen Informationsquellen.

Kanäle

Für Gesundheitsinformationen stehen verschiedene Kanäle und Quellen zur Verfügung, die sich bezüglich ihrer Zugänglichkeit, Vertrauenswürdigkeit, Verlässlichkeit und Attraktivität unterscheiden (Galarce, Ramanadhan & Viswanath, 2011). Dem Nutzen- und Belohnungsansatz (*Uses-and-Gratifications-Ansatz*) zufolge greifen Menschen gern auf Bewährtes zurück, das heißt, ihre Wahl basiert auf eigenen oder stellvertretenden positiven wie negativen Erfahrungen mit dieser oder einer vergleichbaren Quelle in analogen Problemlagen (Rayburn & Palmgreen, 1984). Häufig werden gleich mehrere Quellen konsultiert (siehe Lambert & Loiselle, 2007). Deren *Komplementarität* kann sich nicht nur auf die jeweils bereitgehaltenen Informationsinhalte beziehen, sondern auch auf sonstige Charakteristika. Der *Channel Complementarity Theory* zufolge werden Informationskanäle aufgrund relevanter (Nutzungs-)Eigenschaften gewählt und kombiniert (siehe Ruppel & Rains, 2012). Die Wahl und Kombination der Kanäle ist von der konkreten *Situation* und gegebenenfalls dem *Stadium* einer Erkrankung abhängig, wobei der Zugang zu medizinischer Expertise, die Individualisierbarkeit der Informationen, die Möglichkeit zur Wahrung von Anonymität sowie die Bequemlichkeit und der Aufwand der Informationssuche eine Rolle spielen.

Dutta-Bergman (2004; 2005) schlägt eine Differenzierung zwischen (1) *Unterhaltungs-* versus *Informationskanälen,* (2) *aktiven* versus *passiven* Kanälen und (3) *gesundheitsfördernden* versus *gesundheitsschädigenden* Kanälen vor. Gesundheitsbewusste Personen nutzen eher informationsorientierte und aktive Kanäle wie zum Beispiel das Internet, während weniger gesundheitsbewusste Menschen eher über Unterhaltungsmedien erreicht werden, in denen die Botschaften einen vergleichsweise geringen kognitiven Aufwand zur Verarbeitung erfordern. Dem Fernsehen wird insgesamt ein eher gesundheitsschädigender Charakter attestiert, zumindest insofern, als dass bei der Rezeption typischerweise ein hohes Maß an Werbeinhalten oder Unterhaltungsformaten mit positiver Rahmung gesundheitsschädigender Verhaltensmuster konsumiert wird.

Studien zu präferierten Informationsquellen kommen je nach Stichprobe, thematischem Kontext, Frageformulierung und Antwortalternativen zu divergierenden Ergebnissen, wodurch die Befunde kaum generalisierbar sind. Insgesamt zeichnet sich ab, dass sich Massenmedien neben Ärztinnen und Ärzten und anderen Health Professionals als wichtige Informationsquelle etabliert haben (z.B. Baumann, 2006; Brechtel, 2004; Roski & Schikorra, 2009). Unter den medialen Quellen wird Onlineangeboten ein herausragender und weiterhin wachsender Stellenwert beigemessen (für einen Überblick siehe z. B. Cline & Haynes, 2001; Higgins et al., 2011; Rossmann, 2010). Dem Internet wird mitunter bereits der Status eines Leitmediums der Gesundheitsinformation zugeschrieben (MSL, 2012).

Folgen

Die Art und Intensität, in der sich Menschen über Gesundheit und Krankheit informieren, stehen in einem engen Zusammenhang zu ihrem Gesundheitsbewusstsein und -verhalten – und damit oft auch zu ihrer gesundheitlichen Lage (z. B. Anker, Reinhart & Feeley, 2011). Einigkeit besteht dahingehend, dass Information einen (ersten) wichtigen Schritt in Richtung einer Veränderung des Gesundheitsverhaltens darstellen können und dass der Kontakt mit und die Suche nach Informationen auf vielen Ebenen gesundheitsrelevant sind (Galarace, Ramanadhan & Viswanath, 2011). Als einen bedürfnisorientierten und konstruktiven Aneignungs- und Deutungsprozess des Individuums verstanden, erfüllt das gesundheitsbezogene Informationsverhalten in den meisten Fällen einen *instrumentellen Nutzen* und kann jene Unterstützung liefern, die für die Reduktion von Unsicherheit und Angst (Unsicherheitsmanagement bzw. *Uncertainty Management*; siehe Brashers, 2001; Barbour et al., 2011), zur Sinnstiftung und situativen Bewältigung gesundheitlicher Problemlagen (*Sense Making*; siehe Dervin, Nilan & Jacobsen, 1982) und zur *Entscheidungsfindung* in Gesundheitsfragen (*Decision Making*, z. B. Hibbard, Slovic & Jewett, 1997; Mühlhauser & Steckelberg, 2009) erforderlich ist.

Lambert und Loiselle (2007) systematisieren in einem Review des Forschungsstandes die individuellen gesundheitsbezogenen Folgen des Gesundheitsinformationsverhaltens entlang (1) *kognitiver Effekte* (z. B. Wissen, informierte Entscheidung oder wahrgenommene Kontrollüberzeugungen), (2) *verhaltensbezogener Effekte* (z. B. Besprechung der Informationen mit dem Arzt, Therapietreue, Verhaltensänderungen), (3) *körperlicher Effekte* (z. B. körperliches Wohlbefinden) und (4) *affektiver Effekte* (z. B. Stress- und Angstreduktion, Hoffnung, Empowerment).

Eine perfekte Übereinstimmung zwischen den Motiven und tatsächlichen Effekten der Informationssuche ist keineswegs der Normalfall. Stattdessen wird die Informationslage aus Sicht von Patientinnen und Patienten sowie Angehörigen oft als nicht zufriedenstellend beschrieben und unerwünschte Folgen wie Stress, Besorgnis, Verunsicherung, Fehlinformation oder Fehlverhalten sind gut dokumentiert (im Überblick z. B. Johnson & Case, 2012). Wenn Menschen mit diesen unangenehmen Informationsfolgen bereits Erfahrungen machten oder diese antizipieren, oder wenn sie aus anderen Gründen kein hohes Interesse an Informationen verspüren, ist es wahrscheinlich, dass es zu einer Nichtnutzung oder sogar einer aktiven Vermeidung von Gesundheitsinformationen kommt.

Nichtnutzung und Vermeidung von Gesundheitsinformationen

Gesundheitsbotschaften können uns mit gerne verdrängten Gedanken an Krankheit und Tod konfrontieren, unangenehme Gefühle und Assoziationen auslösen, indem sie das bisherige Gesundheitsverhalten als problematisch darstellen, schwierige Verhaltensänderungen verlangen und manipulativ wirken. Vor diesem Hintergrund kann es kaum überraschen, dass insbesondere Risikogruppen nur schwer durch strategische Botschaften erreichbar sind. Diese mangelnde Zuwendung zu verfügbaren Informationen gilt als Hauptgrund für die geringe Effektivität vieler Gesundheitskampagnen (Hornik, 2002).

Nichtnutzung, Vermeidung und Abwehr

Sechs distinkte Konstellationen der Nichtnutzung, Vermeidung oder Abwehr von Gesundheitsbotschaften lassen sich zunächst unterscheiden:

- *Fehlender physischer Kontakt:* Eine Botschaft gelangt gar nicht erst in die Nähe und damit nicht

in den Wahrnehmungsbereich einer Zielperson.
- *Prä-attentive Nichtnutzung:* Eine Botschaft kommt in physischen Kontakt mit dem Sinnessystem der Zielperson, wird aber von einer vorbewussten neuronalen Selektionsinstanz für irrelevant gehalten und deswegen nicht der bewussten Verarbeitung zugeführt.
- *Prä-attentive Vermeidung:* Eine Botschaft wird von dem vorbewussten Selektionsmechanismus für zu (selbstwert-)bedrohlich gehalten und deswegen nicht ins Bewusstsein der Person weitergeleitet.
- *Passives Ignorieren:* Die Existenz der Botschaft wird einer Person bewusst, allerdings erscheinen die zur Rezeption erforderlichen Ressourcen (z. B. Zeitaufwand, antizipierte Emotionen und Kognitionen) als zu hoch in Relation zum erwarteten Gewinn, weswegen die Rezeption unterbleibt.
- *Aktive Botschaftsvermeidung:* Der Kontakt mit einer Botschaft wird intentional und unter Aufwendung von Ressourcen (z. B. Energie zur körperlichen Abwendung, Umschalten oder Verdecken von Inhalten) vermieden.
- *Abwehr des Botschaftsinhalts:* Der Kontakt mit der Botschaft kam zustande beziehungsweise ließ sich nicht vermeiden, eine bewusste Auseinandersetzung mit dem Inhalt wird jedoch intentional und/oder mittels spezifischer psychologischer Abwehrprozesse (z. B. Gegenargumentieren, Reaktanz) verhindert.

Fehlender physischer Kontakt ist oft die Konsequenz einer suboptimalen Distributionsstrategie, kann aber auch technischen Vorkehrungen der Nutzerinnen und Nutzer wie aktivierten Werbeblockern in Webbrowsern geschuldet sein. Eine aktive Abwehr spezifischer Botschaften liegt dabei in der Regel nicht vor, genauso wenig wie bei der prä-attentiven Nichtnutzung und dem passiven Ignorieren. Die prä-attentive Nichtnutzung beruht auf der geringen wahrgenommenen Relevanz einer Botschaft, welche sich durch bestimmte formale oder inhaltliche Schlüsselreize leicht erhöhen lässt. Beim passiven Ignorieren hingegen erscheinen die Kosten einer Rezeption zu hoch im Vergleich zum antizipierten Nutzen, was aus Kommunikatorsicht dafür spricht, mögliche Gewinne besonders herauszustellen. Solche Gewinne können, ebenso wie Verluste beziehungsweise Bedrohungen, viele Formen annehmen und sollten nicht auf körperliche Aspekte reduziert werden. Bei der prä-attentiven Vermeidung, der aktiven Botschaftsvermeidung und der Abwehr des Botschaftsinhalts wiederum ist davon auszugehen, dass die Botschaft als zu bedrohlich eingeschätzt wurde, was vor allem bei schockierenden Furchtappellen wahrscheinlich ist (Hastall, 2012). In der Regel ist damit nicht die thematisierte physische Gefahr, sondern die Bedrohung des Selbstwertgefühls, des Wohlbefindens, der Einstellungen oder der Stimmung gemeint (Das, 2012). Antizipierte Bedrohungen sind daher, analog zu wahrgenommenen Gewinnen, höchst subjektiv und können interindividuell stark variieren, wodurch sie schwierig prognostizierbar sein können.

Für die Rezeption von Gesundheitsbotschaften scheint damit grundsätzlich dasselbe zu gelten, was in anderen Themenbereichen seit Jahrzehnten gut dokumentiert ist: Unangenehmen, die Stimmung verschlechternden, die eigenen Ansichten infrage stellenden, manipulierenden oder bedrohlichen Botschaften weichen Rezipientinnen und Rezipienten gern aus, um ihr körperliches und mentales Wohlbefinden zu schützen (z. B. Brehm, 1966; Festinger, 1957; Lazarsfeld, Berelson & Gaudet, 1944; Zillmann, 2000). Das heißt jedoch nicht, dass Menschen prinzipiell jede Botschaft vermeiden, die eine Bedrohung thematisiert – ganz im Gegenteil nehmen wir *akute Gefahren* in unserer Umwelt aufgrund evolutionärer Adaptionsprozesse vermutlich sogar prioritär wahr (Shoemaker, 1996). Das kann so weit gehen, dass es gelegentlich (z. B. beim Anblick eines Autounfalls) einer gewissen Anstrengung bedarf, um den Blick wieder abzuwenden.

Der vermeintliche Widerspruch zwischen der Beobachtung, dass Menschen einerseits an Informationen über Bedrohungen in ihrer Umwelt aufrichtig interessiert sind und andererseits vielen Gesundheitsbotschaften weniger Aufmerksamkeit als gewünscht schenken oder diese gar vermeiden, lässt sich leicht auflösen: Typische Gesundheitsbotschaften beschreiben keine akute Gefahr, die durch sofortiges Handeln sicher abgewehrt werden kann, sondern Risiken, die in der Zukunft eintreten können und dessen negative Folgen sich nur durch oft aufwendige Lebensänderungen eventuell vermeiden lassen. Zudem handelt es sich typischerweise um Botschaften, deren beeinflussende beziehungsweise manipulative Natur offensichtlich ist. Zudem enthalten sie oftmals keine tatsächlich neuen Informationen – die geforderten Verhaltensänderungen, deren Ausübung körperliche, psychische, soziale, finanzielle oder zeitliche Kosten mit sich bringen kann, unterblieb bislang vermutlich nicht aus Unkenntnis, sondern aus bestimmten Gründen wie z. B. aus Bequemlichkeit, aufgrund von Verhaltensroutinen oder aus der Scheu vor Veränderungen. Eine Übernahme der empfohlenen Verhaltensänderungen kann zudem bedeuten sich einzugestehen, dass man – vielleicht über Jahrzehnte – falsch oder fahrlässig gehandelt und das Risiko einer Erkrankung vergrößert hat. Die komplexen akuten Bedrohungen für das Selbstwertgefühl und das körperliche wie seelische Wohlbefinden der Botschaftsempfänger durch die Rezeption einer Gesundheitsbotschaft können somit leicht als größer eingeschätzt werden als das darin thematisierte Gesundheitsrisiko beziehungsweise die entsprechende Handlungsrelevanz.

Abwehr und Resistenz

Da eine dauerhafte Vermeidung unerwünschter Botschaften in der Realität schwierig realisierbar sein kann, verfügen Menschen über weitere Mechanismen zur Vermeidung einer bewussten Auseinandersetzung mit unliebsamen Informationen (siehe für einen Überblick Hastall, 2012). Alle der im Folgenden beschriebenen Prozesse sind als mögliche Reaktionen auf als bedrohlich wahrgenommene Gesundheitsbotschaften gut dokumentiert (Cramer, 2000; Liberman & Chaiken, 1992; van't Riet & Ruiter, 2013; Wiebe & Korbel, 2003).

Ego-Schutzmechanismen. In diese Kategorie fallen unbewusste Abwehrprozesse, die auf der Basis einer verzerrten Wahrnehmung und Informationsverarbeitung dafür sorgen, dass Bedrohungen möglichst nicht bewusst werden oder weniger beunruhigend erscheinen (Cramer, 2000). Hierzu zählen die *Verleugnung* der Existenz bedrohlicher Risiken, die *Verdrängung* bedrohlicher Realitätsaspekte durch eine Verschiebung ins Unterbewusste sowie die *Rationalisierung*, also das Erfinden vermeintlich vernünftiger, aber lediglich vorgeschobener Erklärungen zur Rechtfertigung bedrohlicher Gedanken, Gefühle oder Verhaltensweisen. Auch der weit verbreitete *Unrealistische Optimismus* bezüglich der Wahrscheinlichkeit, von negativen Ereignissen potenziell selbst betroffen zu sein, lässt sich als solch ein Schutzmechanismus auffassen.

Angriffe auf Botschaftsinhalte und -sender. Die Konfrontation mit einer Botschaft kann auch direkte Angriffe auf ihren Inhalt oder den Kommunikator auslösen. Häufig beobachtet wurden beispielsweise die *selektive Interpretation* des Botschaftsinhalts, das Generieren von *Gegenargumenten, Aggression* gegenüber dem Kommunikator oder die *Abwertung* der Quelle (Jacks & Cameron, 2003). Viele dieser Prozesse werden auch unter dem Oberbegriff *Reaktanz* in der Literatur diskutiert. Hierbei handelt es sich um eine spezifische Kombination negativer Emotionen und Kognitionen, die bei der Wahrnehmung einer Einschränkung der persönlichen Freiheit automatisch ausgelöst wird. Häufige Folgen sind Versuche, die Freiheit wiederherzustellen, wozu zum Beispiel eine erhöhte Attraktivität des beanstandeten Risikoverhaltens oder sogar Bumerangeffekte zählen (Rains, 2013).

Abwehrverhalten wird auch wahrscheinlich, wenn die Auseinandersetzung mit einem Thema als *unangenehm*, eine Botschaft als *zu bedrohlich* wahrgenommen wird oder sie den eigenen Einstellungen und Verhaltensdispositionen stark entgegen steht und somit *kognitive Dissonanz* (Festinger, 1957) erzeugen würde. Wie bereits erwähnt, sind die in der Botschaft thematisierten Gesundheitsrisiken hierfür oft weniger entscheidend als *wahrgenommene Bedrohungen* des Selbstwerts oder Wohlbefindens der Rezipientinnen und Rezipienten. Angsterzeugende Botschaften, direkte Angriffe auf individuelle Überzeugungen, Versuche der Einschränkung der persönlichen Freiheiten sowie die Erzeugung starker kognitiver Dissonanz durch Gesundheitsbotschaften erscheinen vor diesem Hintergrund besonders problematisch. Aber auch Aspekte wie eine geringe *wahrgenommene Nützlichkeit* oder eine *wenig vertrauenswürdige Quelle* fördern die Nichtnutzung von Botschaften.

Erklärungsansätze

In diesem Abschnitt wird zunächst ein Überblick über Determinanten des Gesundheitsinformationsverhaltens gegeben, anschließend werden theoretische Ansätze zur Erklärung des Gesundheitsinformationsverhaltens vorgestellt.

Determinanten der Informationssuche

In der Literatur werden die Einflussfaktoren auf das Gesundheitsinformationsverhalten meist grob nach *personenbezogenen Faktoren* und *Kontextmerkmalen* differenziert, die miteinander interagieren und die Suche beziehungsweise Vermeidung von Gesundheitsinformationen sowie das Gesundheitsverhalten und dessen Folgen beeinflussen (z.B. Lambert & Loiselle, 2007). Insbesondere die kognitiven und affektiven Folgen der Rezeption wirken ihrerseits auf das Informationsverhalten zurück, also auf die Zuwendung zu und Verarbeitung von Gesundheitsinformationen oder auf deren Vermeidung. Dementsprechend stehen die Determinanten des Informationsverhaltens und die Folgen hiervon in einer bidirektionalen Beziehung zueinander (Galarace, Ramanadhan & Viswanath, 2011).

Soziodemografische Faktoren. Soziale Unterschiede schlagen sich nicht nur in Unterschieden des Gesundheitsverhaltens nieder, sondern auch in kommunikativen Differenzen – und damit in der Suche nach Gesundheitsinformationen (Viswanath & Kreuter, 2007). Unter soziodemografischen Gesichtspunkten zeichnen sich Frauen als durchweg stärker an Gesundheitsinformationen interessiert ab, ein mittleres Alter scheint das Interesse zu begünstigen, während sich ein niedriger sozioökonomischer Status als eher ungünstig für ein aktives Informationsverhalten erweist (z.B. Borch & Wagner, 2009). Galarace, Ramanadhan und Viswanath (2011) fassen den Forschungsstand wie folgt zusammen: «Being white, young, female, well-educated, and in a good financial position will favor the chances of someone being an active information seeker» (S. 174). Bezogen auf die Suche nach Informationen im Internet zeichnet sich ein ähnliches Muster ab (z.B. Higgins et al., 2011; Fox, 2011) – auch hier ist das Informationsverhalten abhängig vom *Gesundheitszustand* (eher schlecht), vom *Geschlecht* (eher weiblich), von der Bildung beziehungsweise vom *sozioökonomischen Status* (eher hoch) sowie von *technischen* Voraussetzungen (schneller und mobiler Internetzugang).

Vor allem der sozioökonomische Status, der eng mit gesundheitlichen und kommunikativen Ungleichheiten assoziiert ist, hängt stark mit der Bereitschaft und Fähigkeit einer aktiven Suche und Nutzung von Gesundheitsinformationen zusammen (Ramanadhan & Viswanath, 2006). Gesundheitlich und sozial unterprivilegierte Bevölkerungsgruppen profitieren oft weniger von verfügbaren Informationsangeboten, da ein erfolgreiches bedürfnis- und zielorientiertes Informations- und Kommunikationshandeln nur möglich ist, wenn die Personen über entsprechende *Gesundheitskompetenzen* verfügen. Hierzu zählen die erforderlichen kognitiven und sozialen Fähigkeiten, um sich Zugang zu entsprechenden Informationen zu verschaffen sowie die Kompetenz, diese zu verstehen, zu nutzen, kritisch zu hinterfragen und auf dieser Grundlage zu handeln (Berkman, Davis & McCormack, 2010; Nutbeam, 2000; Kickbusch, 2001). Die häufig gerade in Risikogruppen anzutreffenden sozialstrukturellen und gesundheitlichen Benachteiligungen, gepaart mit einer geringeren Bereitschaft und Fähigkeit zur aktiven und kompetenten Nutzung von Informationsquellen in Gesundheitsfragen, führen zu einer Verstärkung sozialer Ungleichheiten. Dieses Phänomen, bei dem eine *Wissenskluft* in der Bevölkerung – bezogen auf Onlinemedien digitale Kluft (*Digital Divide)* – mit gesundheitlicher Ungleichheit interagiert, ist in zahlreichen Studien dokumentiert (siehe Cotton & Gupta, 2004; Dobranski & Hargittai, 2011; Fox, 2011; Koch-Weser et al., 2010; Lorence, Park & Fox, 2006; Viswanath & Kreuter, 2007).

Psychosoziale Faktoren. Zu psychosozialen Faktoren, die bei der Suche und Vermeidung von Gesundheitsinformationen eine Rolle spielen, zählen vor allem *dispositionelle Persönlichkeitseigenschaften* (*Traits*). Unter den Stichworten *Repression/Sensitization* und *Monitoring/Blunting* wird die Tendenz von Personen beschrieben, auf bedrohliche Reize entweder mit Zuwendung oder Vermeidung zu reagieren (Sparks, Pellechia & Irvine, 1999). Auch die Sensitivität für belohnende oder bestrafende Reize spielt bei der Suche nach oder Vermeidung von Gesundheitsinformationen eine Rolle (Mann, Sherman & Updegraff, 2004). Abwehrprozesse sind zu erwarten, wenn Menschen sich außerstande sehen, die empfohlenen Verhaltensänderungen umzusetzen oder diese für wirkungslos halten (Witte, 1992).

Darüber hinaus beeinflussen ebenso die in verschiedenen Modellen des Gesundheitsverhaltens (im Überblick z. B. Armitage & Conner, 2000) als Determinanten der Verhaltensintention postulierten Faktoren wie *Selbstwirksamkeit*, *Kontrollüberzeugungen* und *Normvorstellungen* den Umgang mit Informationen. Diese lassen sich nicht nur auf das Ausüben eines Gesundheitsverhaltens beziehen, sondern auch auf das Informationsverhalten als solches – etwa als wahrgenommene Fähigkeit zur erfolgreichen Gesundheitsinformationssuche oder als Einschätzung, wie leicht oder schwierig diese Suche sein wird. Zudem spielen gesundheitsbezogene *Vorstellungen* und *Einstellungen* sowie Aspekte der *Risikowahrnehmung*, die ihrerseits durch die Ausprägung der individuellen Gesundheitskompetenz (einschließlich der Informationskompetenz) beeinflusst werden, hierbei eine wichtige Rolle (im Überblick siehe Galarace, Ramanadhan & Viswanath, 2011).

Situations- und Kontextmerkmale. Die aktive Suche nach Gesundheitsinformationen ist *problem-* beziehungsweise *situationsabhängig* und steht meist in einem direkten Zusammenhang mit einem konkreten Gesundheitsproblem beziehungsweise dem Behandlungsprozess. Sie erfolgt daher häufig in Ergänzung – etwa im Vorfeld oder Nachgang – zu Gesprächen mit Ärztinnen und Ärzten oder dem Pflegepersonal (z. B. Borch & Wagner, 2009). So gehören auch konkrete, die eigene Person betreffende Krankheitsbilder und -diagnosen zu den relevantesten Themen, zu denen die Deutschen Information und Beratung in Gesundheitskontexten suchen (Prognos, 2009). Dies wird vor allem in Lebensphasen relevant, in denen sich – zum Beispiel durch eine gravierende Diagnose (z. B. Krebs) und die damit verbundene Entscheidungsnotwendigkeit hinsichtlich der Wahl einer Therapie oder die Pflegebedürftigkeit von Angehörigen – die Lebensumstände nachhaltig verändern. Menschen suchen daher nicht nur nach Informationen für die eigene Person, sondern auch für Angehörige. Die dahinterstehenden Informationsbedürfnisse resultieren aus einem problembezogenen wahrgenommenen *Informationsdefizit*, aber auch aus der *Unzufriedenheit* mit vorhandenen Informationen. Zudem spielen vor allem das *Involvement*, also die subjektive Relevanz des Themas, die *Risikowahrnehmung* sowie der Einfluss des *sozialen Umfeldes* eine Rolle für Informationsbedürfnisse (siehe Ter Huurne & Gutteling, 2008).

Neben den skizzierten personenbezogenen (soziodemografischen und psychosozialen) Faktoren sind soziokulturelle beziehungsweise sozialstrukturelle *Kontextmerkmale* wichtige Einflussgrößen für die Suche oder Vermeidung von Gesundheitsinformationen (Brashers, Goldsmith & Hsieh, 2002). Hierzu gehören das soziale Umfeld und persönliche Netzwerk sowie die informationelle Unterstützung im Familien- und Freundeskreis. Weitere Kontextmerkmale beziehen sich auf die Verfügbarkeit und die Zugangsmöglichkeiten zu geeigneten Informationsquellen (im Überblick z. B. Lambert & Loiselle, 2007).

Theorien und Modelle des Gesundheitsinformationsverhaltens

Bislang wurden erst wenige spezifische Ansätze zu Determinanten der Suche, Nutzung oder Vermeidung von Gesundheitsinformationen vorgeschlagen (für eine Übersicht siehe Johnson & Case,

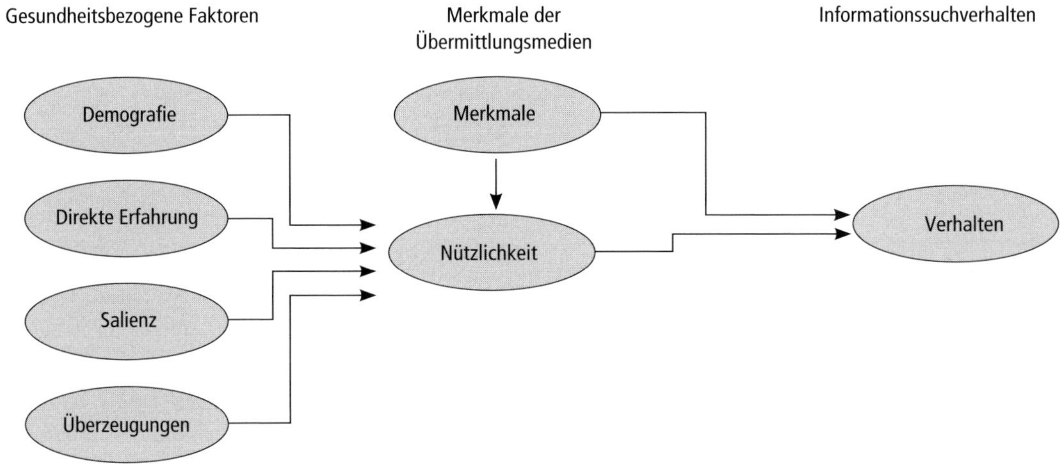

Abbildung 31-1: Comprehensive Model of Information Seeking (nach Johnson & Meischke, 1993, S. 345; Grafik aus Hastall, 2011, S. 80)

2012). Die Hauptannahmen von drei vergleichsweise einflussreichen theoretischen Zugängen werden nachfolgend vorgestellt.

Comprehensive Model of Information Seeking (CMIS). Das von Johnson und Meischke (1993) vorgeschlagene CMIS (siehe **Abbildung 31-1**) verknüpft Elemente des *Uses-and-Gratifications-Ansatzes* (Blumler & Katz, 1974) mit Annahmen des *Health Belief Models* (Rosenstock, Strecher & Becker, 1988). Demografische Merkmale der Rezipientinnen und Rezipienten, direkte Erfahrungen mit dem thematisierten Risiko, das Bedrohungspotenzial (Salienz) und der Glaube an die Wirksamkeit der empfohlenen Gegenmaßnahmen bestimmen danach in Kombination mit Eigenschaften der Medienangebote (z. B. wahrgenommene Glaubwürdigkeit, Persuasionsabsicht, Qualität der Botschaften) die Nützlichkeit von Botschaften. Die Informationssuche wird als Funktion dieser Charakteristika sowie der Nützlichkeit von Botschaften verstanden.

Die Annahmen des CMIS wurden mehrfach in verschiedenen Kontexten getestet (Johnson & Case, 2012). Die Befunde sind nicht völlig konsistent und sprechen dafür, dass die postulierten Einflussfaktoren insbesondere bei Autoritäten wie Ärztinnen und Ärzten als Botschaftsquelle oder im Kontext der Organisationskommunikation das Informationsverhalten beeinflussen.

Risk Information Seeking and Processing (RISP) Model. In diesem von Griffin, Dunwoody und Neuwirth (1999) vorgeschlagenen Ansatz werden Annahmen des *Heuristisch-Systematischen Modells* (Eagly & Chaiken, 1993) mit Postulaten der *Theorie des geplanten Verhaltens* (Theory of Planned Behavior; Ajzen, 1991) kombiniert. Die zentralen Annahmen sind in **Abbildung 31-2** dargestellt.

Als direkte Einflussfaktoren auf die Informationszuwendung und -verarbeitung werden die wahrgenommene Informiertheit, die wahrgenommene Kapazität zur Informationsaufnahme sowie Eigenschaften des Medienangebots angesehen. Diese drei Faktoren wiederum sind als direkte oder indirekte Effekte diverser Rezipientenmerkmale konzipiert. Die wahrgenommene Informiertheit ist zudem eine Folge der wahrgenommenen Bedrohung, der dadurch ausgelösten affektiven Reaktionen sowie subjektiver Informationsnormen. Die Bedrohlichkeit ist ihrerseits konzipiert als Funktion mehrerer Aspekte wie der Einschätzungen der Schwere der Bedrohung, der persönlichen Betroffenheit oder der wahrgenommenen Kontrollmöglichkeiten.

Angesichts der Komplexität der Annahmen sind vollständige Modelltests aufwendig. Eine Me-

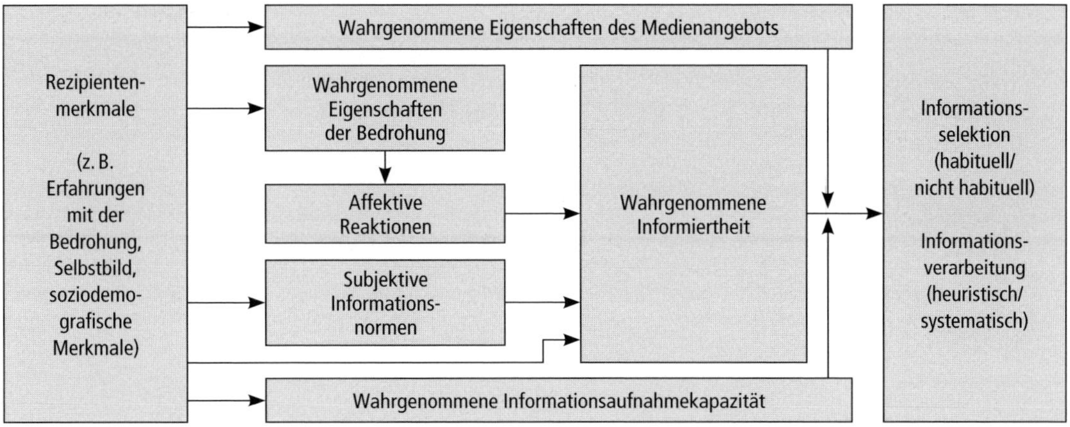

Abbildung 31-2: Risk Information Seeking and Processing Model (nach Griffin et al., 1999, S. S232; Grafik aus Hastall, 2011, S. 118)

taanalyse von 13 entsprechenden Studien (Yang, Aloe & Feeley, 2014) zeigt, dass insbesondere zwei Faktoren – das Vorwissen der Rezipientinnen und Rezipienten sowie subjektive Informationsnormen – einen Großteil des Informationsverhaltens erklären, während die anderen Modellfaktoren einen fast zu vernachlässigenden Anteil daran haben.

Risk Perception Attitude (RPA) Framework. Im Vergleich zum CMIS und RISP wirken die Annahmen des RPA-Frameworks (Rimal & Real, 2003) eher simpel: Vorgeschlagen wird eine Kategorisierung der Rezipientinnen und Rezipienten nach ihrer Risiko- und Selbstwirksamkeitseinschätzung in vier Gruppen (siehe **Tabelle 31-1**), für die ein je unterschiedliches Informationsverhalten postuliert wird.

In früheren Arbeiten wurde für diese vier Gruppen eine jeweils unterschiedliche Motivation zur Informationssuche postuliert (siehe Rimal & Real, 2003; Turner et al., 2006). Die empirischen Befunde blieben allerdings inkonsistent, was vielleicht ein Grund dafür ist, dass in einer jüngeren Modellbeschreibung (Turner, Skubisz & Rimal, 2011) nur noch zwei Gruppen kontrastiert werden: Personen mit einer niedrigen Risiko- und Selbstwirksamkeitswahrnehmung (Indifferente) sollen am geringsten motiviert sein, adaptive Verhaltensänderungen durchzuführen, wozu auch die Suche nach entsprechenden Informationen zählt. Im Unterschied hierzu soll beim Vorliegen einer hohen Risiko- und Selbstwirksamkeitswahrnehmung (Responsive) die stärkste Motivation zu Verhaltensänderungen entstehen. Damit allerdings geht das RPA kaum über die Annahmen des populären *Extended Parallel Process Models* (Witte, 1992) hinaus.

Fazit und Ausblick

Beim Gesundheitsinformationsverhalten handelt es sich um einen relativ komplexen Prozess, der aus ganz unterschiedlichen – und bewussten wie unbewussten – Motiven heraus initiiert und gestoppt werden kann. Daher ist es bereits als Fortschritt zu deuten, dass das Informationsverhalten und die Nutzung beziehungsweise Vermeidung von Gesundheitsinformationen als relevantes Forschungsfeld in der Gesundheitskommunikation theoretisch und empirisch zunehmend mitgedacht wird.

Vor dem Hintergrund der verschiedenen Forschungsperspektiven lässt sich das Informationsverhalten sowohl aus einer *rezipientenzentrierten*

Tabelle 31-1: Rezipientenklassifikation des Risk Perception Attitude Frameworks (siehe Rimal, 2001; Rimal & Real 2003)

	Geringe Risikowahrnehmung	Hohe Risikowahrnehmung
Geringe Selbstwirksamkeits-erwartung	**Indifferente** Geringste Gesundheitsorientierung und Informationsmotivation; inaktives Informationsverhalten, geringe Präventionsorientierung	**Vermeider** Vermeiden Informationen, die Dissonanzen erhöhen und Risikovorstellung verstärken
Hohe Selbstwirksamkeits-erwartung	**Proaktive** Mittlerer Aktivitätsgrad; Suche nach Gesundheitsinformationen motiviert durch Streben nach Gesunderhaltung	**Responsive** Höchste Gesundheitsorientierung und Informationsmotivation; aktives Informationsverhalten, ausgeprägtes Präventionsverhalten

Perspektive als ein Streben nach instrumentellem Informationsnutzen, subjektiver Sinnstiftung oder Emotionsregulation als auch aus *Angebotsperspektive* als Folge des Einflusses unterschiedlicher Botschaftsmerkmale interpretieren. Das gesundheitsbezogene Informationsverhalten materialisiert sich in individuum- und situationsspezifischen Nutzungsvorgängen beziehungsweise Vermeidungsstrategien und kann dementsprechend zu sehr unterschiedlichen Effekten auf Wissen, Gedanken, Einstellungen, Emotionen, Verhaltensweisen und Gesundheitszustände führen. Dieser Prozess ist stark von Randbedingungen wie Charakteristika der verfügbaren Informationsquellen, Botschaften, Rezipienten und situationalen Faktoren abhängig. Zudem handelt es sich um einen dynamischen Prozess: Die jeweils gewählte Such- oder Vermeidungsstrategie wird stark davon abhängen, wie zielführend oder dysfunktional bisherige Erfahrungen in analogen Situationen ausfielen. Die folgende Übersicht fasst die zentralen Einflussfaktoren und ihre wechselseitigen Bezüge noch einmal zusammen (siehe **Abbildung 31-3**).

Bislang liegen erst relativ wenige spezifische Theorieansätze zum Gesundheitsinformationsverhalten vor, die überwiegend komplex – und damit schwierig testbar – ausfallen. Angesichts der großen Bedeutung der Informationsnutzung und -vermeidung für die Gesundheit und das Wohlbefinden der Rezipientinnen und Rezipienten sowie für den Erfolg oftmals aufwendiger Informations- und Marketingkampagnen ist als Forschungsdesiderat festzuhalten, dass dieser Themenbereich verstärkt in den Fokus der Gesundheitskommunikation gelangen sollte. Die zunehmende Verfügbarkeit von Gesundheitsinformationen auf mobilen Endgeräten wie Smartphones sowie die starke Verbreitung technischer Applikationen (Apps) zur Optimierung und Dokumentation des Gesundheitsverhaltens wird den Umgang der Rezipienten mit entsprechenden Informationen kurz wie langfristig vermutlich weiterhin stark ändern. Hier wie in vielen weiteren Anwendungskontexten ergeben sich spannende Forschungsfragen, deren Beantwortung helfen wird, einen funktionalen Umgang mit Gesundheitsinformationen zu fördern und negative Effekte zu minimieren.

Literatur

Ajzen, I. (1991). The theory of planned behavior. *Organizational Behavior and Human Decision Processes,* 50, 179–211.

Almer, S. (2008). Das Fernbehandlungsverbot als rechtliche Grenze im Einsatz Neuer Medien in der psychosozialen Versorgung. In S. Bauer & H. Kordy (Hrsg.), *E-Mental-Health: Neue Medien in der psychosozialen Versorgung* (S. 14–17). Heidelberg: Springer Medizin.

Anker, A.E., Reinhart, A.M. & Feeley, T.H. (2011). Health information seeking: A review of measures and methods. *Methodology in Health Communication Research,* 82, 346–354.

Armitage, C.J. & Conner, M. (2000). Social cognition models and health behaviour: A structured review. *Psychology & Health,* 15, 173–189.

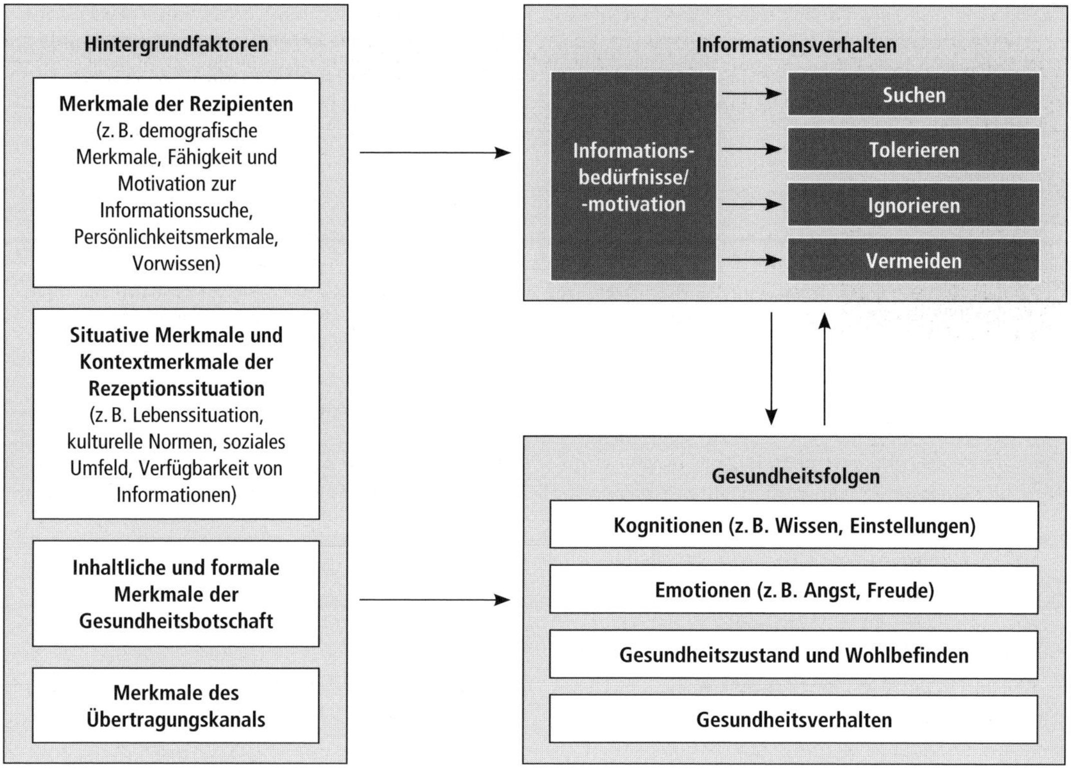

Abbildung 31-3: Determinanten und Effekte Gesundheitsinformationsverhaltens (eigene Darstellung)

Atkin, C. K. (1973). Instrumental utilities and information seeking. In P. Clarke (Hrsg.), *New models for mass communication research* (S. 205–242). Beverly Hills, CA: Sage.

Barbour, J. B., Rintamaki, L. S., Ramsey, J. A. & Brashers, D. E. (2011). Avoiding health information. *Journal of Health Communication,* 17, 212–229.

Baumann, E. (2006). Auf der Suche nach der Zielgruppe – Das Informationsverhalten über Gesundheit und Krankheit als Grundlage erfolgreicher Gesundheitskommunikation. In J. Böcken, B. Braun, R. Amhof & M. Schnee (Hrsg.), *Gesundheitsmonitor 2006. Gesundheitsversorgung und Gestaltungsoptionen aus der Perspektive von Bevölkerung und Ärzten* (S. 117–153). Gütersloh: Verlag Bertelsmann Stiftung.

Beck, K. (2013). Information. In G. Bentele, H.-B. Brosius & O. Jarren (Hrsg.), *Lexikon Kommunikations- und Medienwissenschaft* (2. Aufl., S. 122–123). Wiesbaden: Springer VS.

Berkman, N. D., Davis, T. C. & McCormack, L. (2010). Health literacy: What is it? *Journal of Health Communication,* 15, 9–19.

Blumler, J. G. & Katz, E. (Hrsg.) (1974). *The uses of mass communications: Current perspectives on gratifications research.* Beverly Hills, CA: Sage.

Borch, S. & Wagner, S. J. (2009). Motive und Kontext der Suche nach Gesundheitsinformationen – Theoretische Überlegungen und empirische Befunde anhand des telefonischen Gesundheitssurveys. In R. Roski (Hrsg.), *Zielgruppengerechte Gesundheitskommunikation* (S. 59–87). Wiesbaden: VS Verlag für Sozialwissenschaften.

Brashers, D. E. (2001). Communication and uncertainty management. *Journal of Communication,* 51, 477–497.

Brashers, D. E., Goldsmith, D. J. & Hsieh, E. (2002). Informations seeking and avoiding in health contexts. *Human Communication Research,* 28, 258–271.

Brechtel, T. (2004). Elektronische Gesundheitsinformationen, oder: Wofür nutzen Versicherte das Internet? *Gesundheitsmonitor. Ein Newsletter der Bertelsmann Stiftung,* o. Jg., 2–5.

Brehm, J. W. (1966). *A theory of psychological reactance.* New York: Academic Press.

Cline, R. J. W. & Haynes, K. M. (2001). Consumer health information seeking on the Internet: The state of the art. *Health Education Research,* 16, 671–692.

Conley, V. M. (1998). Beyond knowledge deficit to a proposal for information-seeking behaviors. *International Journal of Nursing Terminologies and Classifications,* 9, 129–135.

Cotton, S. R. & Gupta, S. S. (2004). Characteristics of online and offline health information seekers and factors that discriminate between them. *Social Science & Medicine,* 59, 1795–1806.

Cramer, P. (2000). Defense mechanisms in psychology today: Further processes for adaptation. *American Psychologist,* 55, 637–646.

Das, E. (2012). Rethinking the role of affect in health communication. *The European Health Psychologist,* 14, 27–31.

Dervin, B. & Frenette, M. (2001). Sense-making methodology: Communicating communicatively with campaign audiences. In R. E. Rice & C. K. Atkin (Hrsg.), *Public communication campaigns* (S. 69–87). Thousand Oaks, London, New Delhi: Sage Publications.

Dervin, B., Nilan, M. S. & Jacobson, T. L. (1982). Improving predictions of information use: A comparison of predictor types in health communication setting. In M. Buirgoon (Hrsg.), *Communication yearbook* (Bd. 4, S. 807–830). New Brunswick, London: Transaction Books.

Dieterich, A. (2007). Arzt-Patient-Beziehung im Wandel: Eigenverantwortlich, informiert, anspruchsvoll. *Deutsches Ärzteblatt,* 104, A2489–A2491.

Dobransky, K. & Hargittai, E. (2011). Inquiring minds acquiring wellness: Uses of online and offline sources for health information. *Health Communication, 27,* 331–343.

Dutta-Bergman, M. J. (2004). Primary sources of health information: Comparisons in the domain of health attitudes, health cognitions, and health behaviors. *Health Communication,* 16, 273–288.

Dutta-Bergman, M. J. (2005). Developing a profile of consumer intention to seek out additional information beyond a doctor: The role of communicative and motivation variables. *Health Communication,* 17, 1–16.

Eagly, A. H. & Chaiken, S. (1993). *The psychology of attitudes.* San Diego, CA: Harcourt Brace.

Eysenbach, G., Powell, J., Englesakis, M., Rizo, C. & Stern, A. (2004). Health related virtual communities and electronic support groups: Systematic review of the effects of online peer to peer interactions. *British Medical Journal,* 328, 1166–1172.

Festinger, L. (1957). *A theory of cognitive dissonance.* Stanford, CA: Stanford University Press.

Fox, S. (2011). *Health Topics.* Abgerufen von: http://pewinternet.org/Reports/2011/HealthTopics.aspx (23.01.2014).

Frank, M. (2010). *Meine Arztpraxis – erfolgreich im neuen Gesundheitsmarkt: Die besten Strategien, Ideen und Konzepte.* Berlin: Springer.

Galarce, E. M., Ramanadhan, S. & Viswanath, K. (2011). Health information seeking. In T. L. Thompson, R. Parrott & J. F. Nussbaum (Hrsg.), *The Routledge handbook of health communication* (2. Aufl., S. 167–180). New York: Routledge.

Griffin, R. J., Dunwoody, S. & Neuwirth, K. (1999). Proposed model of the relationship of risk information seeking and processing to the development of preventive behaviors. *Environmental Research, 80,* S230–S245.

Hastall, M. R. (2011). *Kommunikation von Gesundheitsrisiken in Massenmedien. Der Einfluss von Informations- und Rezipientenmerkmalen auf die Botschaftszuwendung und -vermeidung.* Baden-Baden: Nomos.

Hastall, M. R. (2012). Abwehrreaktionen auf Gesundheitsappelle: Forschungsstand und Praxisempfehlungen. In S. Hoffmann, U. Schwarz & R. Mai (Hrsg.), *Angewandtes Gesundheitsmarketing* (S. 281–296). Wiesbaden: Springer Gabler.

Hastall, M. R. & Knobloch-Westerwick, S. (2013). Severity, efficacy, and evidence type as determinants of health message exposure. *Health Communication,* 28, 378–388.

Hibbard, J. H., Slovic, P. & Jewett, J. J. (1997). Informing consumer decisions in health care: Implications from decision-making research. *Milbank Quarterly,* 75, 395–414.

Higgins, O., Sixsmith, J., Barry, M. M. & Domegan, C. (2011). *A literature review on health information-seeking behaviour on the web: A health consumer and health professional perspective.* Stockholm: ECDC. Abgerufen von: http://www.webcitation.org/6IKHshPyy (27.04.2014).

Hornik, R. C. (2002). Public health communication: Making sense of contradictory evidence. In R. C. Hornik (Hrsg.), *Public health communication: Evidence for behavior change* (S. 1–19). Mahwah, NJ: Erlbaum.

Jacks, J. Z. & Cameron, K. A. (2003). Strategies for resisting persuasion. *Basic & Applied Social Psychology,* 25, 145–161.

Johnson, J. D. & Case, D. O. (2012). *Health information seeking.* New York: Peter Lang.

Johnson, J. D. & Meischke, H. (1993). A comprehensive model of cancer-related information seeking applied to magazines. *Human Communication Research,* 19, 343–367.

Kickbusch, I. S. (2001). Health literacy: Addressing the health and education divide. *Health Promotion International,* 16, 289–297.

Koch-Weser, S., Bradshaw, Y., Gualtieri, L. & Gallagher, S. (2010). The Internet as a health information source:

Findings from the 2007 health information national trends survey and implications for health communication. *Journal of Health Communication,* 15, 279–293.

Kölfen, W. (2013). *Ärztliche Gespräche, die wirken: Erfolgreiche Kommunikation in der Kinder- und Jugendmedizin.* Berlin: Springer.

Krohne, H.W. (1976). *Theorien zur Angst.* Stuttgart: Kohlhammer.

Lambert, S.D. & Loiselle, C.G. (2007). Health information-seeking behavior. *Qualitative Health Research,* 17, 1006–1019.

Lazarsfeld, P.F., Berelson, B. & Gaudet, H. (1944). *The people's choice: How the voter makes up his mind in a presidential campaign.* New York: Duell, Sloan and Pearce.

Liberman, A. & Chaiken, S. (1992). Defensive processing of personally relevant health messages. *Personality and Social Psychology Bulletin,* 18, 669–679.

Lorence, D.P., Park, H. & Fox, S. (2006). Assessing health consumerism on the web: A demographic profile of information-seeking behaviors. *Journal of Medical Systems,* 30, 251–258.

Mann, T., Sherman, D. & Updegraff, J. (2004). Dispositional motivations and message framing: A test of the congruency hypothesis in college students. *Health Psychology,* 23, 330–334.

McCombs, M. & Poindexter, P. (1983). The duty to keep informed: News exposure and civic obligation. *Journal of Communication,* 33, 88–96.

Mühlhauser, I. & Steckelberg, A. (2009). Evidenzbasierte Patienteninformation: Wünsche der Betroffenen. *Deutsches Ärzteblatt,* 106, A2554–A2556.

MSL (2012). *Wie social ist das Gesundheits-Web? Die MSL-Gesundheitsstudie 2012 – powered by SKOPOS.* Abgerufen von: http://de.slideshare.net/NI0049/mslgesundheitsstudie-2012 (24.04.2014).

Nutbeam, D. (2000). Health literacy as a public health goal: A challenge for contemporary health education and communication strategies into the 21st century. *Health Promotion International,* 15, 259–267.

O'Keefe, D.J. (2003). Message properties, mediating states, and manipulating checks: Claims, evidence, and data analysis in experimental persuasive message effects research. *Communication Theory,* 13, 251–274.

Powell, J., Inglis, N., Ronnie, J. & Large, S. (2011). The characteristics and motivations of online health information seekers: Cross-sectional survey and qualitative interview study. *Journal of Medical Internet Research,* 13, e20.

Prognos AG (2009). *Wissenschaftliche Begleitung des Modellverbundes nach § 65 b SGB V: Ergebnisse der erweiterten Nicht-Nutzer Befragung.* Abgerufen von: http://www.unabhaengige-patientenberatung.de/fileadmin/upd/handbuch/anlagen/kap-d/D13_UPD_Nicht NutzerBefragung.pdf (11.04.2014).

Ramanadhan, S. & Viswanath, K. (2006). Health and the information nonseeker: A profile. *Health Communication,* 20, 131–139.

Rains, S.A. (2013). The nature of psychological reactance revisited: A meta-analytic review. *Human Communication Research,* 39, 47–73.

Rayburn, J.D. & Palmgreen, P. (1984). Merging uses and gratifications and expectancy-value theory. *Communication Research,* 11, 537–562.

Rimal, R.N. (2001). Perceived risk and self-efficacy as motivators: Understanding individuals' long-term use of health information. *Journal of Communication,* 51, 633–654.

Rimal, R.N. & Real, K. (2003). Perceived risk and efficacy beliefs as motivators of change. *Human Communication Research,* 29, 370–399.

Rosenstock, I.M., Strecher, V.J. & Becker, M.H. (1988). Social learning theory and the health belief model. *Health Education Quarterly,* 15, 175–183.

Roski, R. & Schikorra, S. (2009). Informations- und Medienverhalten von Versicherten und Patienten – Eine Segmentierung von Barmer Versicherten. In R. Roski (Hrsg.), *Zielgruppengerechte Gesundheitskommunikation* (S. 107–130). Wiesbaden: VS Verlag für Sozialwissenschaften.

Rossmann, C. (2010). Gesundheitskommunikation im Internet: Erscheinungsformen, Potenziale, Grenzen. In W. Schweiger & K. Beck (Hrsg.), *Handbuch Online-Kommunikation* (S. 338–363). Wiesbaden: VS Verlag für Sozialwissenschaften.

Ruppel, E.K. & Rains, S.A. (2012). Information sources and the health information-seeking process: An application and extension of channel complementarity theory. *Communication Monographs,* 79, 385–405.

Shoemaker, P.J. (1996). Hardwired for news: Using biological and cultural evolution to explain the surveillance function. *Journal of Communication,* 46, 32–47.

Sparks, G.G., Pellechia, M. & Irvine, C. (1999). The repressive coping style and fright reactions to mass media. *Communication Research,* 26, 176–192.

Ter Huurne, E. & Gutteling, J. (2008). Information needs and risk perception as predictors of risk information seeking. *Journal of Risk Research,* 11, 847–862.

Turner, M.M., Rimal, R.N., Morrison, D. & Kim, H. (2006). The role of anxiety in seeking and retaining risk information: Testing the risk perception attitude framework in two studies. *Human Communication Research,* 32, 130–156.

Turner, M.M., Skubisz, C. & Rimal, R.N. (2011). Theory and practice in risk communication: A review of the literature and visions for the future. In T.L. Thompson, R. Parrott & J.F. Nussbaum (Hrsg.), *The Routledge handbook of health communication* (S. 146–164). New York: Routledge.

van Eimeren, B. & Frees, B. (2012). 76 Prozent der Deutschen online – neue Nutzungssituationen durch mobile Endgeräte. Ergebnisse der ARD/ZDF-Onlinestudie 2012. *Media Perspektiven,* o. Jg., 362–379.

van't Riet, J. & Ruiter, R.A.C. (2013). Defensive reactions to health-promoting information: An overview and implications for future research. *Health Psychology Review,* 7, S104–S136.

Wiebe, D.J. & Korbel, C. (2003). Defensive denial, affect, and the self-regulation of health threats. In L.D. Cameron & H. Leventhal (Hrsg.), *The self-regulation of health and illness behaviour* (S. 184–203). New York: Routledge.

Witte, K. (1992). Putting the fear back into fear appeals: The extended parallel process model. *Communication Monographs,* 59, 329–349.

Yang, Z.J., Aloe, A.M. & Feeley, T.H. (2014). Risk information seeking and processing model: A meta-analysis. *Journal of Communication,* 64, 20–41.

Viswanath, K. & Kreuter, M.W. (2007). Health disparities, communication inequalities, and eHealth. *American Journal of Preventive Medicine,* 32, S131–S33.

Zillmann, D. (2000). Mood management in the context of selective exposure theory. In M.E. Roloff (Hrsg.), *Communication yearbook 23* (S. 103–123). Thousand Oaks, CA: Sage.

Teil 7:

Politik- und Praxisbezüge der Gesundheitskommunikation

32. Institutionalisierte Patienten- und Nutzerberatung

Doris Schaeffer, Michael Ewers und Sebastian Schmidt-Kaehler

Die veränderte gesundheitliche Lage der Bevölkerung – ausgelöst durch die demografische Alterung sowie die Zunahme chronischer Krankheiten – hat aufseiten von Patientinnen und Patienten zu einem steigenden Bedarf an Informationen, Beratung und generell an kommunikativer Unterstützung geführt. Verstärkt wird dies durch die Ausdifferenzierung des Gesundheitswesens und die dadurch gestiegene Vielfalt an Instanzen, deren Unübersichtlichkeit es Nutzerinnen und Nutzern erschwert, sich im Versorgungswesen zu bewegen und Zugang zu den richtigen und für sie geeigneten Angeboten zu finden. Hinzu kommen gewandelte Rollenerwartungen im Gesundheitssystem. Patienten gelten nicht mehr nur als passiv-leidende Leistungsempfänger, sondern als aktive Mitproduzenten von Gesundheit, denen ein bedeutsamer Part im Behandlungs- und Versorgungsgeschehen sowie bei der Entscheidungsfindung in gesundheitlichen Belangen zugesprochen wird[1]. Doch nicht jederzeit und nicht bei allen Bevölkerungsgruppen stimmt dieses Leitbild des kompetenten und autonomen Patienten oder Nutzers mit der Realität überein. Oft müssen durch Information und Beratung erst fördernde Bedingungen dafür geschaffen werden, dass sich Personen aktiv an der Wiedererlangung und Erhaltung ihrer Gesundheit oder an Entscheidungen über ihre Versorgung beteiligen können.

In Reaktion auf diese Entwicklungen erfolgte in den vergangenen 20 Jahren ein beachtlicher *Ausbau der Patienten- und Nutzerberatung*: zunächst vor allem im Bereich der Leistungserbringer und Kostenträger, seit der Gesundheitsreform 2000 auch in Form der *unabhängigen Verbraucher- und Patientenberatung* (§ 65b SGB V). Daneben sind seit 2001 *Gemeinsame Servicestellen* der Rentenversicherungsträger entstanden (§ 22 ff. SGB IX), und es wurde mit dem Pflege-Weiterentwicklungsgesetz 2008 der Anspruch auf Pflegeberatung durch die Einführung von *Pflegestützpunkten* konkretisiert (§ 92c SGB IX). Diese Aufzählung ließe sich fortsetzen[2]. Doch auch ohne dies dürfte deutlich geworden sein, dass sich die Patienten- und Nutzerberatung in Deutschland – internationalen Vorbildern folgend – zu einem eigenen Praxisfeld entwickelt und zunehmend institutionalisiert.

Diese Form der institutionalisierten Patienten- und Nutzerberatung steht hier im Mittelpunkt, vorwiegend jedoch deren als unabhängig bezeichnete Ausprägung. Gemeint ist jener Teil der Beratungslandschaft, der nicht in (un-)mittelbarem Zusammenhang mit dem direkten Leistungs- und Kostengeschehen steht, sondern organisatorisch und finanziell unabhängig ist und daher als neutral, also als frei von Partikular- oder Eigeninteressen gilt (Schaeffer & Dierks, 2012; Schaeffer & Schmidt-Kaehler, 2012; SVR, 2012).

1 Diese Entwicklung wird auch in der Metapher vom «arbeitenden Patienten» zum Ausdruck gebracht (Boyer & Lutfey, 2010; Rieder & Giesing, 2011). Inzwischen wird in manchen Kontexten selbst der Begriff Patient als unpassend empfunden und durch alternative Bezeichnungen ersetzt, darunter auch den hier verwendeten und in der englischen Debatte gebräuchlichen Begriff Nutzer (siehe hierzu ausführlich Schaeffer, 2009).

2 2003 wurde auf Bundesebene erstmals ein(e) Beauftragte(r) für die Belange der Patientinnen und Patienten eingesetzt. Diesem Modell sind einige Bundesländer gefolgt (Berlin seit 2004; Bayern seit 2010, NRW seit 2012). Mit dem Patientenrechtegesetz wurden 2013 Informationsrechte von Patienten in einem Gesetz zusammengeführt.

Selbstverständnis

Information und Beratung sind Interventionsstrategien, die auf Kommunikation, also der intersubjektiven Verständigung nach bestimmten sozial eingespielten Regeln basieren. Obwohl meist in einem Atemzug genannt, sind sie keinesfalls identisch. *Information* ist vorwiegend kognitiv ausgerichtet und meint schlicht Unterrichtung über Daten, Fakten oder Inhalte. Sie dient der Aktualisierung oder Erweiterung individuellen Wissens. *Beratung* geht darüber hinaus und zielt als reflexiv-affektiv angelegte Interventionsstrategie auf die Unterstützung bei eigenständig nicht lösbaren Problemen oder Krisen. Beratung will in unübersichtlichen individuellen Situationen Deutungs- und Orientierungshilfen zur Verfügung stellen und Auswege sichtbar werden lassen, die Ratsuchende allein nicht erkennen können. Zugleich will sie anregen, Problemlösungen nicht nur zu sehen, sondern gedanklich durchzuspielen und womöglich auch zu erproben. Information ist oftmals ein wichtiger Bestandteil des Beratungsprozesses, der jedoch nicht auf reine Vermittlung von Daten, Fakten oder Inhalten reduziert werden darf (Petermann & Schaeffer, 2011; Schaeffer & Dewe, 2012).

Gängigen Leitprinzipien folgend ist Beratung alltags-, lebenswelt- und ressourcenorientiert sowie auf Ermächtigung (*Empowerment*) ausgerichtet. Sie zielt auf die Stärkung jener Selbstorganisationsdispositionen, die benötigt werden, um eigenständig individuelle Problemsituationen erkennen, lösen und dazu nötige Entscheidungen fällen zu können (Engel, Nestmann & Sickendiek, 2012). Dies gilt auch für die Patienten- und Nutzerberatung, wobei bei dieser institutionalisierten Form kommunikativer Unterstützung jene Kompetenzen im Zentrum stehen, die mittelbar oder unmittelbar für die Bewältigung der Herausforderungen bei bedrohter oder beeinträchtigter Gesundheit, manifester oder latenter Krankheit oder Pflegebedürftigkeit benötigt werden, oder die dazu geeignet sind, sich selbständig als Nutzerinnen und Nutzer im Gesundheitswesen zu bewegen.

Konzeptionell wird in der Patienten- und Nutzerberatung in jüngerer Zeit verstärkt an den *Health-Literacy*-Diskurs angeknüpft. Der Begriff lässt sich als *Gesundheitsalphabetisierung* übersetzen, womit jene basalen Kompetenzen angesprochen sind, die ein Individuum benötigt, um sich Zugang zu Informationen zu verschaffen, diese zu verstehen und für die Erhaltung und Steuerung der eigenen Gesundheit nutzen zu können (Kickbusch & Marstedt, 2008). Indem die Patienten- und Nutzerberatung Strukturierungs- und Orientierungshilfen anbietet und bei der Bewertung und Umsetzung von Informationen in handlungsrelevantes Wissen behilflich ist, will sie unter anderem dazu beitragen, die Gesundheitskompetenz besonders von vulnerablen Gruppen mit schlechter Ressourcenausstattung und Zugangsproblemen zur Gesundheitsversorgung zu fördern (Petermann & Schaeffer, 2011).

Bedarf

Das empirische Wissen über die quantitative und qualitative Ausprägung des Bedarfs an Patienten- und Nutzerberatung ist relativ gering. Das ist wesentlich darauf zurückzuführen, dass es in Deutschland an einer gut ausgebauten (Gesundheits-)Beratungsforschung fehlt (Bergmann, Goll & Wiltschek, 1998; Schaeffer & Dierks, 2012; SVR, 2012). Eine Orientierung über den Bedarf bieten die wenigen vorliegenden Untersuchungen zur Health Literacy (z.B. Kickbusch & Marstedt, 2008): Demnach bestehen hierzulande in der Bevölkerung zahlreiche Wissenslücken über ausgewählte Bereiche des Gesundheitswesens, deren Angebote und Qualität (z.B. auch in der Pflege; Kuhlmey et al., 2013). Auch über Patientenrechte, Beschwerdemöglichkeiten bei Behandlungsfehlern oder über Versorgungsmängel sowie Kostenfragen mangelt es an Wissen, wobei sich große Unterschiede nach Alter, Geschlecht und Sozialstatus andeuten (Horch et al., 2011). Vergleichbar ist es um das gesundheitliche Basiswissen der deutschen Bevölkerung bestellt, es ist ebenfalls verbesserungsbedürftig und durch zahlreiche Fehlinformationen geprägt (Klemperer & Dierks, 2011).

Den Ergebnissen des europäischen *Health Literacy Survey* zufolge differieren zwar Niveau und Ausmaß unter den beteiligten Ländern, aber im

Durchschnitt verfügt fast die Hälfte der Befragten (47,6 %) über ein eingeschränktes Gesundheitswissen (HLS-EU Consortium, 2012). Menschen mit niedrigem Bildungsgrad, geringen sozioökonomischen Ressourcen, doch ebenso ältere Menschen und solche mit fragiler und schlechter Gesundheit haben eine besonders schwach ausgeprägte Gesundheitskompetenz (HLS-EU Consortium, 2012, S. 55). Knapp 40 % der chronisch Kranken verfügen über ein problematisches und weitere 13 % über ein unzureichendes Health-Literary-Niveau (HLS-EU Consortium, 2012, S. 56). Anderen Untersuchungen zufolge haben sie Schwierigkeiten bei der Bewältigung ihrer Krankheitssituation und den damit verbundenen Selbstmanagementerfordernissen (z. B. Dennison et al., 2011; Federman et al., 2013). Probleme zeigen sich zum Beispiel beim Lesen und Verstehen von schriftlichen Informationsmaterialien, Verordnungen von Gesundheitsprofessionen, Terminbestätigungen oder Medikamentenbeipackzetteln (Schillinger et al., 2002; Osborn, Bains & Egede, 2010; Berkman et al., 2011).

Aus den vorliegenden empirischen Erkenntnissen kann gefolgert werden, dass der quantitative und qualitative Bedarf an institutionalisierter Patienten- und Nutzerberatung in der Bevölkerung ausgeprägt ist. Besondere Erfordernisse zeigen sich bei Patientinnen und Patienten sowie Nutzerinnen und Nutzern mit niedrigem Bildungsgrad, geringen sozioökonomischen Ressourcen und gering ausgeprägtem Gesundheitskompetenzniveau. Das ist umso nachhaltiger zu unterstreichen, als sie zugleich zu den schwer erreichbaren Zielgruppen gehören. Um Zugang zu ihnen zu finden, sind offenbar besondere Formen und Strategien der Ansprache und speziell auf sie zugeschnittene, passgenaue Unterstützungsangebote erforderlich – eine Herausforderung, der sich die institutionalisierte Patienten- und Nutzerberatung stellen muss (Rosenbrock, 2002).

Aufgaben

Den bisherigen Ausführungen war zu entnehmen, dass der institutionalisierten Patienten- und Nutzerberatung eine Reihe an Aufgaben zufällt. Ein erster Versuch, die Aufgabenvielfalt zu systematisieren, schreibt der als unabhängig klassifizierten Form der Patienten- und Nutzerberatung folgende Kernfunktionen zu (Ewers & Schaeffer, 2012):

- *Anlauf- und Kontaktstellenfunktion*: Niederschwellig angelegt steht die Patienten- und Nutzerberatung als Anlaufstelle bei allen Gesundheitsfragen zur Verfügung. Sie bietet zudem Klärungs- und Orientierungshilfe und dient der Einordnung und Bewertung von allgemein zugänglichen, zuweilen aber widersprüchlichen Informationen (z. B. aus dem Internet).
- *Wegweiser- und Vermittlungsstellenfunktion:* Die Patienten- und Nutzerberatung bietet Navigationshilfen im Dickicht des Gesundheitssystems, vermittelt einen nicht durch partikulare Interessen überlagerten Zugang zu seinen vielfältigen Instanzen und Angeboten und hilft im Einzelfall bei der Entscheidungsfindung in Fragen der Inanspruchnahme gesundheitsrelevanter Dienste (z. B. individuellen Gesundheitsleistungen, IGeL).
- Wie zuvor beschrieben, kommt der Patienten- und Nutzerberatung zudem die Funktion der *Unterstützung bei der Suche nach Lösungen bei eigenständig nicht lösbaren Gesundheitsproblemen* und dem dazu nötigen Erwerb von Gesundheitskompetenz und -information zu.
- *Clearing- und Beschwerdestellenfunktion*: Einerseits neutral gegenüber den Interessen von Leistungsanbietern und Kostenträgern, andererseits parteilich für die Patienten und Nutzer leistet die institutionalisierte Patienten- und Nutzerberatung zudem Interessenausgleich in Streit- und Konfliktfällen. Sie nimmt Beschwerden entgegen und hilft insbesondere vulnerablen Patienten und Nutzern dabei, berechtigte Interessen durchzusetzen.

Angesichts der spezifischen Form der Aufgabenwahrnehmung in Form freiwilliger, anlassbezogener und kurzfristig angelegter kommunikativer Unterstützung sind der institutionalisierten Patienten- und Nutzerberatung auch strukturelle Grenzen auferlegt. Beispielsweise ist ihr eine langfristige Begleitung von chronisch kranken Menschen ebenso wenig möglich wie handfeste Unterstützung bei der Krankheitsbewältigung und Versorgungsnutzung. Auch dem zuweilen an sie herangetragenen Ansinnen, der stellvertretenden Entscheidungsübernahme und damit der Entlastung der Patientinnen und Patienten oder Nutzerinnen und Nutzer von individuellen Entscheidungszwängen kann sie nicht nachkommen. Grenzen sind ihr auch bei der Förderung von Gesundheits- und Selbstmanagementkompetenzen und Partizipationschancen gesetzt – insbesondere bei besonders vulnerablen Bevölkerungsgruppen. Hier wird die institutionalisierte Patienten- und Nutzerberatung durch Angebote zur Patientenedukation und Selbstmanagementförderung (Petermann & Schaeffer, 2011; Müller-Mundt, 2012), zielgruppenspezifischer Gesundheitsbildung (Dierks, 2009) oder quartiersbezogener Gesundheitsförderung (z. B. Trojan et al., 2013) ergänzt werden müssen.

Erscheinungsformen

Skizzieren wir nun, welche Erscheinungsformen die institutionalisierte Patienten- und Nutzerberatung in Deutschland konkret angenommen hat, wobei wir uns – dies zur Erinnerung – auf die als unabhängig bezeichneten Angebote konzentrieren. Ein Anspruch, die Beratungslandschaft umfassend abbilden zu wollen, wird nicht erhoben.

Verbraucherzentralen

Seit mehr als zwanzig Jahren sind die Verbraucherzentralen in der Patienten- und Nutzerberatung tätig (Kranich, 2012). Der Verbraucherzentrale-Bundesverband (vzbv) bildet die Dachorganisation der insgesamt 41 Verbraucherverbände, bestehend aus 16 Landesverbraucherzentralen und 25 verbraucherpolitisch ausgerichteten Verbänden. Diese unterhalten bundesweit rund 200 regionale Beratungsstellen. Ein Teil von ihnen bietet Rechtsberatung für Patientinnen und Patienten an, medizinische Fragen werden nicht behandelt (vzbv, 2013; vzbv, 2014).

Die Beratungstätigkeit verfolgt grob zwei Ziele: Zum einen leistet sie kommunikative Unterstützung und Information über Angebote und Leistungen des Gesundheitswesens, zum anderen nimmt sie Aufgaben der anwaltschaftlichen Interessenvertretung wahr – dies sowohl auf individueller Ebene (etwa in konkreten Streitfällen; Kranich, 2012) wie auch auf kollektiver Ebene (etwa im Rahmen des Engagements im Gemeinsamen Bundesausschuss (GBA), in dem der vzbv Mitberatungs- und Antragsrecht hat). Der vzbv ist zudem einer der drei Gesellschafter der Unabhängigen Patientenberatung Deutschland (UPD).

Zentrale Anliegen sind verbesserte (rechtliche) Vorgaben auf dem größer werdenden Markt der von Verbrauchern privat zu tragenden Leistungen (u. a. bei IGeL-Leistungen), eine Stärkung der Patientenrechte sowie die Verbesserung der Transparenz über Versorgungsangebote und ihre Qualität. Dies betrifft die Transparenz über die erzielte Qualität in den Versorgungssektoren ebenso wie Informationen über die von Krankenkassen mit einzelnen Leistungsanbietern abgeschlossenen Selektivverträge oder angebotene Satzungsleistungen.

Patientenstellen

Bundesweit haben sich 13 Beratungsstellen, die von gemeinnützigen Vereinen (Gesundheitsläden, Gesundheitszentren) getragen werden, zur Bundesarbeitsgemeinschaft der *PatientInnenstellen und -initiativen* (BAGP) zusammengeschlossen (Stand 12/2012). Die Beratungsthemen reichen von Aufklärung über Patientenrechte, Beratung bei Beschwerden über Mängel im Gesundheitssystem, Hilfe bei Verdacht auf Behandlungsfehler, Vermittlung von Kontakten Betroffener bis hin zur Orientierungshilfe im Gesundheitssystem (BAGP, 2014). Viele Patientenstellen werden seit 2001 gemäß § 65b SGB V gefördert und gehören dem UPD-Verbund an. Darüber hinaus fungiert die BAGP im Rahmen der Patientenbeteiligungsverordnung als anwaltliche Interessenvertretung durch ihr Mitberatungs- und Antragsrecht im GBA und in den Ausschüssen der Selbstverwaltung der Kassen- und Vertragsärzte auf Landesebene. Die BAGP ist eng vernetzt mit Organisationen der gesundheitlichen Selbsthilfe, aber auch mit den Kritikern der Ökonomisierung und Korruption im Gesundheitswesen. Sie versteht sich als Teil der (patienten-)politischen Gesundheitsbewegung (Schaeffer & Dierks, 2012).

Selbsthilfegruppen und -vereinigungen

Auch die Selbsthilfegruppen und -vereinigungen sind auf dem Gebiet der Patienten- und Nutzerberatung aktiv. Sie sind seinerzeit als Reaktion auf Defizite im Gesundheitswesen entstanden und genießen mittlerweile hohe Akzeptanz in der Bevölkerung (Borgetto, 2004; Marstedt & Klemperer, 2009). Ein großer Teil von ihnen widmet sich Gesundheits- und Krankheitsthemen, wobei sich Aufgaben, Handlungsfelder, Organisationsstrukturen sowie die finanzielle und personelle Situation zum Teil erheblich unterscheiden. Schätzungen zufolge existieren zwischen 70 000 und 100 000 Selbsthilfegruppen (SHG) mit etwa drei Millionen aktiven Mitgliedern, die zu mehr als 1100 gesundheitsbezogenen und psychosozialen Themen arbeiten (Thiel, 2013). Auf Bundesebene sind rund 300 Selbsthilfevereinigungen aktiv, die in der Regel als Verein organisiert sind und mehrheitlich auch Nicht-Mitglieder beraten und unterstützen (NAKOS, 2013). Zudem gewinnen in jüngerer Zeit mediengestützte Selbsthilfeformen zum Beispiel in Internetforen an Bedeutung (Hundertmark-Mayser & Walther, 2013).

Selbsthilfegruppen und -vereinigungen werden heute in Versorgungsfragen beratend einbezogen (z. B. nach § 140f SGB V zum Leistungskatalog der gesetzlichen Krankenversicherung). Dadurch wird die Selbsthilfe als Ansprechpartner und Zielgruppe im Gesundheitsmarkt zunehmend attraktiv – allerdings auch für Unternehmen, bei denen eine große Nähe zwischen dem Thema der Selbsthilfegruppe beziehungsweise -vereinigung und deren Produkten oder Dienstleistungen besteht. Hierdurch drohen Interessenkonflikte und Risiken für die Vertrauenswürdigkeit (Helms, 2013). Um dem zu begegnen, wurden «Leitsätze der Selbsthilfe für die Zusammenarbeit mit Personen des privaten und öffentlichen Rechts, Organisationen und Wirtschaftsunternehmen, insbesondere im Gesundheitswesen» (BAG Selbsthilfe, 2012) verfasst. Dennoch gerät die Selbsthilfe immer wieder in Verdacht, durch die pharmazeutische Industrie oder andere kommerzielle Anbieter im Gesundheitswesen infiltriert zu werden. Um dem «bruchstückhafte[n] Wissen über den Umfang der Einflussnahme auf die Selbsthilfe» (Klemperer, 2009, S. 71) zu begegnen, doch auch um den Beitrag der Selbsthilfe zur institutionalisierten Patienten- und Nutzerberatung, zum Erfahrungsaustausch und zur Peer-to-Peer-Edukation einschätzen zu können, ist eine intensivere Forschung erforderlich.

Unabhängige Patientenberatung Deutschland (UPD)

Eine besondere Bedeutung kommt der Unabhängigen Patientenberatung (UPD) nach § 65b SGB V zu. Sie wurde im Jahr 2001 zunächst modellhaft etabliert und durch gesetzliche Neuregelung in 2010 nach einer zehnjährigen Modellphase in die Regelversorgung überführt. Bis heute wird die UPD wissenschaftlich begleitet und evaluiert und ist somit ein Entwicklungsfeld, in dem sich die institutionalisierte Patienten- und Nutzerberatung im Sinne eines lernenden Systems kontinuierlich weiterentwickelt (Rosenbrock, 2002; Schaeffer et al., 2005; Schmidt-Kaehler, 2005; Prognos, 2010; BMG, 2012; Schaeffer & Dierks, 2012; IGES, 2013).

Mit 21 regionalen Beratungsstellen, einem bundesweiten Beratungstelefon in drei Sprachen und einer Onlineberatung, die ebenfalls mehrsprachig angeboten wird (deutsch, russisch, türkisch), berät die UPD pro Jahr kostenfrei rund 80 000 Ratsuchende, deren Anliegen anonym ausgewertet und in einem jährlichen Bericht an den Patientenbeauftragten der Bundesregierung übermittelt werden (UPD, 2013). Die gemeinnützige Beratungsarbeit der UPD wird durch den Spitzenverband Bund der Krankenkassen (GKV-Spitzenverband)

Beratungsthemen in der Unabhängigen Patientenberatung Deutschland (UPD)

Das Themenspektrum der UPD ist breit gefächert und umfasst medizinische, rechtliche und psychosoziale Problemstellungen rund um das Thema Gesundheit. Die lückenlose anonyme Erfassung aller Beratungsgespräche der UPD ermöglicht dabei eine sehr differenzierte Auswertung der Themen und Anfragekonstellationen, die an die Beratenden herangetragen werden. Häufig werden seitens der Ratsuchenden keine schlichten beziehungsweise unmittelbar zu beantwortenden Fragen formuliert, vielmehr kommen sie mit langjährigen Versorgungskarrieren und komplexen Problemkonstellationen in die Beratung (UPD, 2013). Auf Grundlage der Auswertung von 75 000 Beratungsgesprächen (April 2012 bis März 2013) lassen sich fünf thematische Schwerpunkte identifizieren:

- *Patientenrechte* (10 563 Beratungskontakte): Einsichtnahme in Krankenunterlagen, unangemessene Verhaltensweisen, Gewährung notwendiger Behandlungen, Zweitmeinung, Aufklärung, Selbstbestimmungsrecht, freie Arztwahl, Datenschutz
- *Behandlungsfehler* (6781 Beratungskontakte): Beratung zumeist im Zusammenhang mit einer stationären Krankenhausbehandlung, vor allem bei Behandlungen der Arthrose von Hüft- und Kniegelenken
- *Zahngesundheit* (5101 Beratungskontakte): Prüfung der Rechtmäßigkeit von Geldforderungen (Mehrkostenvereinbarungen, inhaltliche Richtigkeit einer Rechnung, Erläuterung von Heil- und Kostenplänen), Behandlungsfehler, medizinische Fragen zur Zahngesundheit, insbesondere Zahnersatz
- *Krankengeld* (4761 Beratungskontakte): sozialmedizinische Beurteilung der Arbeitsunfähigkeit, Dauer und Aussteuerung bei Krankengeldbezug, Anspruchsvoraussetzungen Krankengeld, Möglichkeiten und Erfolgsaussichten zur Durchsetzung von Ansprüchen auf Krankengeld gegenüber Krankenkassen, Schnittstellenproblematik
- *Psychische Erkrankungen* (2184 Beratungskontakte): Diagnostik und Therapieoptionen, Anspruchsvoraussetzungen gegen Kostenträger, Gutachten und/oder Eignung von Gutachtern, Krankengeld und Wartezeit.

finanziert, Teilangebote auch durch den Verband der Privaten Krankenversicherung (PKV). Beiden ist gesetzlich untersagt, Einfluss auf den Inhalt oder den Umfang der Beratungstätigkeit zu nehmen[3].

Alle Beratungsstellen sind telefonisch, persönlich und online erreichbar und mit einem qualifizierten multidisziplinären Team besetzt. In speziellen Fällen greift die UPD auf sogenannte Kompetenzstellen in den Bereichen Zahngesundheit, Hilfsmittel, interkulturelle Kompetenz und Arzneimittel zurück. Basis der Beratungsarbeit sind evidenzbasierte wissenschaftliche Erkenntnisse, einschlägige gesetzliche Grundlagen und die aktuelle Rechtsprechung.

Ein inhaltlicher Fokus der Arbeit der UPD liegt auf der gezielten Ansprache und Beratung vulnerabler Zielgruppen. Die besondere Bedeutung, die diesem Arbeitsfeld beigemessen wird, zeigt sich in der Einrichtung einer Stabsstelle für Zielgruppenarbeit. Dabei werden Instrumente und Arbeitshilfen erstellt, Patienteninformationen in leicht verständlicher Sprache produziert und Netzwerkbeziehungen zu Multiplikatoren gepflegt. Neben speziellen Beratungsangeboten für Erwerbslose ist die muttersprachliche Beratung auf russisch und türkisch besonders erwähnenswert: Seit 2011 werden türkisch- und russischsprachige Menschen von muttersprachlichen Beraterinnen und Beratern kostenfrei in den vier Städten Nürnberg, Dortmund, Berlin und Stuttgart sowie bundesweit am Telefon beraten (Horn & Schaeffer, 2013).

---

3 Die Unabhängigkeit der UPD gewährleisten ihre drei in der Patientenbeteiligungsverordnung als unabhängig und neutral ausgewiesenen Gesellschafter: der Sozialverband VdK Deutschland, der Verbraucherzentrale-Bundesverband und der Verbund Unabhängige Patientenberatung. Die regionalen Beratungsstellen und deren Mitarbeiter unterliegen denselben Anforderungen an Neutralität und Unabhängigkeit wie die Gesellschafter.

Um die inhaltliche Qualität der Beratung sicherzustellen, betreibt die UPD ein zentral gesteuertes Wissensmanagement. Dabei wird definiert, welche Informationen den Ratsuchenden vermittelt werden, wobei der Wissensbestand laufend aktualisiert wird. Im Rahmen von Qualitätszirkeln, Supervision und Qualifizierungsarbeit erfolgt eine fachliche Reflexion und weitere Verbesserung der Beratungsarbeit. Überprüft wird diese durch ein verbundinternes Qualitätscontrolling und eine externe Begleitforschung (z. B. durch Testberatungen). Ein weiterer Qualitätsaspekt der Beratung in der UPD ist die regionale Verankerung vor Ort. Neben der Tatsache, dass ein möglichst breites Spektrum an Beratungsformen den Zugang zur Beratung erleichtert und viele Ratsuchende ein persönliches Gespräch von Angesicht zu Angesicht bevorzugen, liefert die gute Kenntnis landesspezifischer Regelungen und regionaler Versorgungsstrukturen die Grundlage für eine gelingende Beratungsarbeit.

Gemeinsame Servicestellen (GS)

Auch im Bereich der Rehabilitation erfolgten in den vergangenen Jahren Anstrengungen zum Ausbau der Patienten- und Nutzerberatung. Mit der Einrichtung von Gemeinsamen Servicestellen (GS) wurde im Jahr 2002 das bestehende Beratungsangebot der Rehabilitationsträger um ein trägerübergreifendes und anbieterneutrales Angebot ergänzt für Menschen mit Behinderung und solche, die von Behinderung bedroht sind (§ 22 SGB IX). Zum Aufgabenspektrum gehören Informationen über Leistungsvoraussetzungen und Leistungen der Reha-Träger, Hilfe bei der Klärung des Teilhabe- und Rehabilitationsbedarfs und der Antragstellung, Beratung über besondere Hilfen im Arbeitsleben oder zur Inanspruchnahme von Leistungen sowie unterstützende Begleitung und Koordination. Des Weiteren wird zum trägerübergreifenden persönlichen Budget sowie zum betrieblichen Eingliederungsmanagement beraten (BAR, 2010).

Über diese Form der institutionalisierten Patienten- und Nutzerberatung liegen kaum empirische Daten vor. Die im Rahmen der regelmäßigen Berichterstattung (§ 24 Abs. 1 SGB IX) festgehaltenen Erkenntnisse sind wenig aussagekräftig und beinhalten weder Angaben zur Qualität der Beratungen noch zur Nutzerzufriedenheit (DRV Berlin-Brandenburg & DRV Bund, 2009; BAR, 2011; BMAS, 2011). Inhaltliche Schwerpunkte der Beratung bildeten Fragen zur Klärung von Zuständigkeiten, zu Leistungsvoraussetzungen und Leistungen der Rehabilitationsträger sowie zu sozialrechtlichen Aspekten (BAR, 2011). Genutzt werden die Gemeinsamen Servicestellen aber wohl eher zurückhaltend, was neben Akzeptanzproblemen auch dem geringen Bekanntheitsgrad dieser Angebote geschuldet sein dürfte (Dalferth, 2006)[4]. Weitere Probleme werden in der Qualifikation der Mitarbeiter, der inhaltlichen Konzentration auf sozialrechtliche Fragen, der Zielgruppenorientierung sowie der Qualität und Nutzerfreundlichkeit dieser Angebote gesehen (Pfeuffer, Enge & Engels, 2004; Dalferth, 2006).

Befunde aus Nordrhein-Westfalen zeigen, dass die GS nach wie vor einzelnen Leistungsträgern zugeordnet und oft an bestehende Einrichtungen angebunden sind. Daher scheint die Vision einer trägerübergreifenden und nutzerfreundlichen Struktur bislang nicht eingelöst zu werden (Riedel, 2008).

Pflegestützpunkte

Schließlich haben sich auch im Feld der pflegerischen Langzeitversorgung eigene Beratungsangebote herausgebildet. Dabei stellen die eingangs bereits erwähnten Pflegestützpunkte gemäß § 92c SGB XI eine vergleichsweise junge Form der institutionalisierten Patienten- und Nutzerberatung in diesem Feld dar. Gemeinsam mit der Pflegeberatung im Sinne des § 7a SGB XI konkretisieren und erweitern sie die seit Einführung der Gesetzlichen Pflegeversicherung bestehende Beratungs- und

4 So hat sich die Zahl der GS im Berichtszeitraum 2007 bis 2010 von 563 auf 493 reduziert, genutzt wurden sie von 12764 Ratsuchenden (Angaben des DRV Bund gemäß http://www.reha-servicestellen.de).

Aufklärungspflicht über alle Leistungen und Hilfen der Pflegekassen und anderer Träger (§ 7 SGB XI) sowie die bis dato bestehenden Unterstützungsangebote für Pflegebedürftige in einem wettbewerblich ausgerichteten Pflegemarkt.

Pflegestützpunkte sollen der Idee nach wohnortnahe, nutzerfreundlich organisierte und von Anbieterinteressen unabhängige Anlaufstellen sein, in denen Pflegebedürftige und ihre Angehörigen Informationen, Beratung und Betreuung erhalten und bei Bedarf auch bei der Koordinierung und Steuerung ihrer Versorgung unterstützt werden. Die Pflegeberatung soll ergänzend individuelles Fall- beziehungsweise Casemanagement beinhalten und damit inhaltlich über die allgemeine Aufklärungs- und Beratungspflicht der Pflegekassen und methodisch über kurzfristige kommunikative Unterstützung hinausgehen[5].

Ursprünglich sollte die Einführung von Pflegestützpunkten bundeseinheitlich erfolgen, ist nun aber unter Beteiligung der Pflegekassen und der örtlichen Träger der Sozialhilfe länderspezifisch geregelt. Um Parallel- und Doppelangebote zu vermeiden, wurden kommunale Beratungs- und Koordinationseinrichtungen einbezogen. Wie den wenigen empirischen Erkenntnissen zu entnehmen ist, ist die Einführung dieser Einrichtungen schleppend verlaufen (Röber & Hämel, 2011; Höhmann, 2009). Zwischen den Bundesländern zeigen sich erhebliche Unterschiede, sowohl was die Zahl der Stützpunkte als auch deren Konzeption betrifft. Insgesamt erweist sich die Implementation als schwierig – aus diversen Gründen, wie vorliegende Evaluationen und Analysen zeigen (Trilling, 2009; Röber & Hämel, 2011; GKV Spitzenverband, 2012; Michell-Auli, 2012). Ursprüngliche Zielvisionen sind im Zuge der Umsetzung in den Hintergrund geraten und mancherorts sind Doppelstrukturen entstanden, weil sich neben den Stützpunkten einige Kassen selbst als Beratungsinstanz profilieren. Tatsächlich scheint damit statt einer einheitlichen und für alle Nutzergruppen zugänglichen Struktur eine in hohem Maße fragmentierte, wenig transparente Pflegeberatungslandschaft entstanden zu sein.

Dabei gibt es aus der Pilotphase Hinweise darauf, dass die Beratungsangebote auf einen Bedarf treffen und gut genutzt werden, dass ihnen eine Türöffnerfunktion auf dem Weg zur Versorgung zukommt und sie lange Suchbewegungen verhindern helfen (Michell-Auli, 2012). Nachgefragt werden vor allem Struktur- und Transparenzinformationen sowie Unterstützung bei versorgungsorganisatorischen und sozialrechtlichen Problemen. Eine bedeutsame Rolle spielt das Thema Demenz. Herausforderungen bestehen vorliegenden Evaluationen folgend vor allem bei der Qualitätssicherung, Dokumentation und der konzeptionellen Ausgestaltung, der Qualifikation der Beratenden sowie der Wohnortnähe. Auch die Bekanntheit in der Bevölkerung, die Erreichbarkeit und die Wohnortnähe sind noch verbesserungsbedürftig (Röber & Hämel, 2011; GKV Spitzenverband, 2012; ähnlich auch die Befunde aus einzelnen Bundesländern wie z. B. Döhler & Köpke, 2011; MAFSSL Brandenburg 2011; Joost & Metzenrath, 2012; Rothgang et al., 2012; Kraehmer et al., 2013).

Herausforderungen

Die zurückliegenden Ausführungen haben verdeutlicht, dass die institutionalisierte Patienten- und Nutzerberatung in den vergangenen Jahren in Deutschland stark angewachsen ist, sich dabei zunehmend institutionalisiert und zum Teil auch professionalisiert hat. Dabei ist zu bedenken, dass hier nur ein verhältnismäßig kleiner Ausschnitt der Beratungslandschaft vorgestellt wurde[6]. Tatsächlich steht den Patientinnen und Patienten

---

5 Die privaten Kassen haben mit der COMPASS Private Pflege GmbH eigene Beratungsstrukturen geschaffen, die jedoch zugehend angelegt sind und damit einen interessanten konzeptionellen Ansatz verfolgen.

6 Anzuführen sind auch die Träger der freien Wohlfahrtsverbände und die Sozial- und Behindertenverbände, die sich zunehmend in der Patientenberatung engagieren. Sie sind besonders in der Jugend-, Sozial- oder Altenhilfe engagiert und haben vielfältige Erfahrungen in der Beratungs- und Betreuungsarbeit (RKI, 2006).

sowie Nutzerinnen und Nutzern des Gesundheitssystems heute ein umfangreiches und sich ständig erweiterndes Angebot an kommunikativen Unterstützungsangeboten zur Verfügung. Um die Potenziale dieses Praxisfeldes vollständig entfalten und Patienten sowie Nutzer künftig optimal unterstützen zu können, sind gleichwohl noch zahlreiche Herausforderungen zu bewältigen. Die aus unserer Sicht drängendsten werden hier abschließend benannt.

Sektorenübergreifende und integrierte Patienten- und Nutzerberatung

So erfreulich die expansive Entwicklung der institutionalisierten Patienten- und Nutzerberatung auch ist, so deutlich zeigen sich auch deren Schattenseiten. Dazu gehört allem anderen voran, dass mit der Vielfalt an Instanzen und Konzepten auch die Zersplitterung und Unübersichtlichkeit der Beratungsangebote gestiegen ist, sodass mittlerweile auch in diesem Praxisfeld *Integrationsbemühungen erforderlich* sind. Dazu gehört in erster Linie, dass nach Lösungen für die Aufhebung der sektoralen Fragmentierung der Patienten- und Nutzerberatung gesucht wird. Die auch hier wirksame sozialrechtliche Trennung von kurativer Versorgung (SGB V), Rehabilitation (SGB IX) und Langzeitversorgung (SGB XI), die zur Schaffung getrennter Strukturen der Information und Beratung geführt haben, erweist sich aus Nutzersicht als wenig sinnvoll[7]. Ähnlich problematisch stellt sich die mangelnde Verzahnung gesundheitsbezogener und sozial orientierter Informations- und Beratungsstellen dar. Um hier eine Veränderung zu bewirken und um die Nachteile von Strukturaddition oder thematischer Zersplitterung der Beratungslandschaft zu vermeiden, wäre aus Patienten- und Nutzersicht die Schaffung von *integrierten themen- und sektorenübergreifenden Beratungsstellen* angezeigt, in denen alle Beratungsangebote unter einem Dach gebündelt sind. Diese sollten möglichst angegliedert oder in räumlicher Nähe zu medizinischen Versorgungszentren oder eingebettet in wohnort- beziehungsweise quartiersnahe Versorgungsstrukturen sein, etwa um zusätzliche Wege oder andere Hürden der Inanspruchnahme zu vermeiden. Dabei wäre allerdings sicherzustellen, dass die Beratung neutral ist und keinen Partikularinteressen unterliegt.

Differenzierte Angebote der Patienten- und Nutzerberatung

Trotz insgesamt positiver Entwicklung der institutionalisierten Patienten- und Nutzerberatung, ist es noch nicht gelungen, zu einer flächendeckenden Angebotsstruktur zu gelangen. Nach wie vor existieren regionale Ungleichheiten und es zeichnet sich ein Stadt-Land-Gefälle ab. Dies allein durch einen weiteren Ausbau zu verändern, ist aber wenig sinnvoll. Vielmehr sind *regional differenzierte Modelle* zu entwickeln, um beispielsweise auch in bevölkerungsarmen, strukturschwachen ländlichen Regionen ein hinreichendes Angebot zu sichern. Dies könnte beispielsweise in Form mobiler, zugehender oder auch technikgestützter Patienten- und Nutzerberatung erfolgen. Im Kontext eines möglichst flächendeckenden Angebots ist vor allem dem Einsatz *verschiedener Informations- und Kommunikationswege* höhere Aufmerksamkeit zu schenken. So zeichnet sich quer durch die unterschiedlichen Felder der Beratung ab, dass der Stellenwert der telefonischen Beratung höher ist als zunächst angenommen. Somit dürfte der Ausbau dieser mediengestützten Beratung sinnvoll sein, auch um bestehende regionale Versorgungslücken zu füllen. Gleiches gilt für die internetgestützte Beratung, die durch die voranschreitende Digitalisierung der Kommunikation in modernen Gesellschaften an Bedeutung gewinnt. Darüber die direkte personale Kommunikation von Angesicht zu Angesicht zu vernachlässigen, wäre aber verfehlt. Für ältere Ratsuchende,

---

7 Diese Herausforderung stellt sich auch auf wissenschaftlicher Ebene. So beziehen sich die vorliegenden Evaluationen (Joost & Metzenrath, 2012; Rothgang et al., 2012; Kraehmer et al., 2013) lediglich auf Befunde und Literatur in ihrem Segment und reproduzieren damit die kritisierte Desintegration auf wissenschaftlicher Ebene.

solche, die Unterstützung bei (komplexen) Problemen suchen, wie auch für vulnerable Gruppen wie etwa Menschen mit Migrationshintergrund, hat sie hohe Bedeutung. Die Konzentration auf (kostengünstige) mediengestützte Beratung birgt somit immer auch das Risiko, die wichtigsten Zielgruppen und somit die eigentliche Zielsetzung der Patienten- und Nutzerberatung zu verfehlen. Dem wird nur durch eine *differenzierte, den Kommunikationsanlässen der Ratsuchenden angemessene Kombination unterschiedlicher Beratungsformen* begegnet werden können.

Professionalisierung, Qualitätsentwicklung und Evidenzbasierung

Zu den Herausforderungen der institutionalisierten Patienten- und Nutzerberatung zählt ferner, die *Professionalisierung, Qualitätsentwicklung und Evidenzbasierung des Beratungshandelns* voranzutreiben. Wenngleich in vielen Gesundheits- und Sozialberufen eine Grundausbildung in der unterstützenden Kommunikation mittlerweile zum Standard gehört, stellen sich im Bereich der Patienten- und Nutzerberatung noch einmal besondere Anforderungen. Einerseits benötigen die Beratenden solide fachliche beziehungsweise fachwissenschaftliche Kompetenzen, die in Einklang mit der inhaltlichen Schwerpunktsetzung der jeweiligen Einrichtung beziehungsweise Aufgabenstellung stehen. Andererseits brauchen sie fundierte soziale und methodische Kompetenzen, um die unterschiedlichen, in diesem Feld geforderten kommunikativ-interaktiven Interventionskonzepte anwenden und im *interprofessionellen Diskurs weiterentwickeln* zu können. In grundständigen Ausbildungs- und Studienprogrammen werden solche Kompetenzprofile selten vermittelt, weshalb es gezielter Fort- und Weiterbildungsmaßnahmen bedarf, für die es derzeit noch an bildungswissenschaftlichen Konzepten, curricularen Modellen sowie anschlussfähigen Angeboten fehlt. Entwicklungsaufgaben stellen sich auch mit Blick auf *Dokumentations- und Wissensmanagementsysteme* und ein systematisches Qualitätsmanagement – all dies zählt noch nicht durchgängig zum Standard der Arbeitsweise in diesem Praxisfeld. Auch Selbstevaluationen zur Prozessoptimierung sind keine Selbstverständlichkeit. Schließlich ist das Augenmerk auch auf die Qualität der in der Beratung eingesetzten Informationsgrundlagen zu richten. Diese sollten evidenzbasiert sein, also auf empirisch zusammengetragenen und bewerteten wissenschaftlichen Erkenntnissen beruhen, und zugleich die aktuelle Gesetzeslage und Rechtsprechung berücksichtigen. Die Kriterien für eine evidenzbasierte und aktuellen Qualitätsanforderungen entsprechende Information sind bekannt, die Arbeitsweisen und Methoden der evidenzbasierten Informationsrecherche haben aber noch nicht durchgängig Eingang in die Praxis der Patienten- und Nutzerberatung gefunden.

Ausbau komplementärer Angebote für Patienten und Nutzer

Die Patienten- und Nutzerberatung ist ein spezifisches, punktuelles und kurzfristig angelegtes Angebot der institutionalisierten kommunikativen Unterstützung, aber kein Allheilmittel. Ergänzend werden auch *längerfristig angelegte Interventionsformen* wie Begleitung, Coaching und Casemanagement (wie in den Pflegestützpunkten) etabliert und genutzt werden müssen, um insbesondere chronisch kranke Patientinnen und Patienten sowie Nutzerinnen und Nutzer in ihren Problemlagen unterstützen, als aktive Mitproduzenten von Gesundheit und eigenverantwortliche Partner im Behandlungs- und Versorgungsgeschehen einbinden und an der Entscheidungsfindung in gesundheitlichen Belangen beteiligen zu können. Diese Forderungen gelten besonders für vulnerable Bevölkerungsgruppen, deren komplexen Problemlagen mit modularen Interventionskonzepten zu begegnen sein wird. Sich dabei einzig auf kommunikative Unterstützung zu verlassen wird nicht ausreichen. Gefordert sind darüber hinaus umfassend angelegte und möglichst frühzeitig einsetzende *Anstrengungen zur Patientenbildung*, etwa zur gezielten *Förderung der Health Literacy*. Dies gilt ganz grundsätzlich für alle Bevölkerungsgruppen jeden Alters, speziell aber für chronisch kranke, hilfe- und pflegebedürftige Menschen sowie deren Angehörige. Um die oft jahrelangen, komplexen Krankheitsverläufe bei den heute vorherrschenden chronischen Krankheiten selbständig zu steuern, dabei den Alltag und die Krankheitsfolgen zu bewältigen und verantwortungsvoll die vielen dazu nötigen Entscheidungen treffen zu können, ist ein Bündel an unterschiedlichsten Fähigkeiten und Fertigkeiten gefordert. Patientenbildung hat daher sowohl für die Unterstützung des Selbstmanagements und der dazu nötigen Fähigkeiten als auch für den Erwerb von Kompetenzen für ein adäquates Nutzungshandeln im Versorgungswesen hohen Stellenwert. Daher sind Initiativen (wie beispielsweise die Patientenuniversitäten; Dierks, 2009), mit denen die *Patientenbildung in Versorgungsinstitutionen* ergänzt wird, ebenfalls weiter zu fördern und auszubauen.

Systematische Implementation, Evaluation und Forschung

Nicht zuletzt dürften die Ausführungen gezeigt haben, dass unsystematische und eher wildwüchsig angelegte Institutionalisierungsprozesse neben erwünschten auch zahlreiche unerwünschte Effekte haben – dies war insbesondere an den Gemeinsamen Servicestellen (GS) und auch den Pflegestützpunkten zu erkennen. Strukturadditionen, unzureichende Bedarfsorientierung und damit fehlende Akzeptanz in der Bevölkerung können Folgen dessen sein, und die eigentlich intendierten Wirkungen bleiben aus. Dagegen zeigt das Beispiel der Unabhängigen Patientenberatung Deutschland (UPD), dass Bemühungen um eine von Beginn an wissenschaftlich flankierte Implementation sowie *kontinuierliche datengestützte Evaluation* wichtige Erkenntnisse zu produzieren vermag, die gezielt für die Steuerung, Weiterentwicklung und Qualitätssicherung dieses Praxisfeldes genutzt werden können. Künftig sollte die systematische Implementation und Evaluation neuer Versorgungsformen und Unterstützungsangebote grundsätzlich mehr Aufmerksamkeit erfahren, um die vorhandenen Ressourcen effektiv und effizient im Interesse einer Lösung zunehmend drängender Probleme im Gesundheitssystem einsetzen zu können. Dies schließt gezielte *Investitionen in die Forschung zu patienten- und nutzerseitigen Bedarfslagen, die (Gesundheits-)Beratungsforschung und generell die Versorgungsforschung* ein, um Problemlagen und Angebotslücken frühzeitig identifizieren, durch die Anpassung bestehender oder die Entwicklung neuer Unterstützungsangebote gezielt beantworten und in ihren Wirkungen beurteilen zu können.

Literatur

BAG Selbsthilfe (2012). *Leitsätze der Selbsthilfe für die Zusammenarbeit mit Personen des privaten und öffentlichen Rechts, Organisationen und Wirtschaftsunternehmen, insbesondere im Gesundheitswesen.* Düsseldorf: Eigenverlag. (www.bag-selbsthilfe.de).

BAGP – Bundesarbeitsgemeinschaft der PatientInnenstellen und -Initiativen (2014). *Beratungsstellen der BAGP-Mitglieder, Kontaktadressen und Öffnungszeiten.* Abgerufen von: http://www.gesundheits.de/bagp/BAGP-Dokumente/kontakte.html (23.03.2013).

BAR – Bundesarbeitsgemeinschaft für Rehabilitation (Hrsg.). (2011). *Dritter Bericht für die Gemeinsamen Servicestellen nach § 24 Abs. 2 SGB IX vom 16. Februar 2011 für den Zeitraum vom 1. Juli 2007 bis 30. Juni 2010.* Frankfurt: BAR.

Bergmann, J. R., Goll, M. & Wiltschek, S. (1998). Sinnorientierung durch Beratung? Funktionen von Beratungseinrichtungen in der pluralistischen Gesellschaften. In T. Luckmann (Hrsg.), *Moral im Alltag. Sinnvermittlung und moralische Kommunikation in intermediären Institutionen* (S. 143–218). Gütersloh: Bertelsmann Stiftung.

Berkman, N. D., Sheridan, S. L., Donahue, K. E., Halpern, D. J., Viera, A., Crotty, K. … Viswanathan, M. (2011). *Health litercy interventions and outcomes: An updated systematic review.* Rockville (MD): Agency for Healthcare Research and Quality (US).

BMAS – Bundesministerium für Arbeit und Soziales (2011). *Prozesskettenanalyse im Bereich «Trägerübergreifendes persönliches Budget» und «Gemeinsame Servicestellen».* Endbericht. Forschungsbericht Sozialforschung: 416. Bonn: BMAS.

BMG – Bundesministerium für Gesundheit (2012). *Nationales Gesundheitsziel. Gesund älter werden.* Kooperationsverbund gesundheitsziele.de. Berlin.

Borgetto, B. (2004). *Selbsthilfe und Gesundheit. Analysen, Forschungsergebnisse und Perspektiven in der Schweiz und Deutschland.* Bern: Huber.

Boyer, C.A. & Lutfey, K.E. (2010). Examining critical health policy issues within and beyond the clinical encounter: Patient-provider relationships and help-seeking behaviors. *Journal of Health and Social Behavior,* 51, 80–93.

Dalferth, M. (2006). Gemeinsame Servicestellen: Plädoyer für die Besetzung der Servicestellen mit Sozialpädagogen und Sozialpädagoginnen. *Soziale Arbeit,* 55, 183–187.

Dennison, C.R., McEntee, M.L., Samuel, L., Johnson, B.J., Rotman, S., Kielty, A. & Russell, S.D. (2011). Adequate health literacy is associated with higher heart failure knowledge and self-care confidence in hospitalized patients. *The Journal of Cardiovascular Nursing,* 26, 359–367.

Dierks, M.L. (2009). Patientenuniversität – Wege zur Erhöhung der Gesundheitskompetenz und Beteiligung. In K. Mozygenda, S. Mümken, U. Krause, M. Zündel, M. Rehm, N. Höfling-Engels, D. Lüdecke & B. Qurban (Hrsg.), *Nutzerorientierung – ein Fremdwort in der Gesundheitssicherung?* (S. 93–106). Bern: Huber.

Döhler, H. & Köpke, S (2011). *Wissenschaftliche Begleitung der Pflegestützpunkte in Hamburg (PSPHH). Abschlussbericht.* Hamburg: Behörde für Soziales, Familie, Gesundheit und Verbraucherschutz (BSG).

DRV Berlin-Brandenburg/DRV Bund (2009). *Gemeinsame Servicestellen für Rehabilitation im Dialog.* Fortentwicklung der Arbeit in den Gemeinsamen Servicestellen in Berlin und Brandenburg 01.01.–31.12.2008, Abschluss-Bericht: DRV.

Engel, F., Nestmann, F., Sickendiek, U. (2012). Theoretische Konzepte der Beratung. In D. Schaeffer & S. Schmidt-Kaehler (Hrsg.), *Lehrbuch Patientenberatung* (2 Aufl., S. 25–58). Bern: Huber.

Ewers, M. & Schaeffer, D. (2012). Aufgaben der Patientenberatung. In D. Schaeffer & S. Schmidt-Kaehler (Hrsg.), *Lehrbuch Patientenberatung* (2. Aufl., S. 87–107). Bern: Huber.

Federman, A.D., Wolf, M., Sofianou, A., Wilson, E.A., Martynenko, M., Halm, E.A., Leventhal, H. & Wisnivesky, J.P. (2013). The association of health literacy with illness and medication beliefs among older adults with asthma. *Patient Education and Counseling,* 92, 273–278.

GKV Spitzenverband (Hrsg.). (2012). *Pflegeberatung.* Schriftenreihe Modellprogramm zur Weiterentwicklung der Pflegeversicherung. Band 10. Berlin: Eigenverlag.

Helms, U. (2013). Interessenkonflikte in Selbsthilfe-Netzwerken und -partnerschaften. In D. Rehwinkel & H. Fülle (Hrsg.), *Die Thementage der Woche des Bürgerschaftlichen Engagements 2013.* (Engagement macht stark. Magazin des BBE, 3, 28–30.

HLS-EU Consortium (2012). *Comparative report of health literacy in eight EU member states.* The European Health Literacy Survey HLS-EU. Abgerufen von: http://healthliteracy.ie/wp-content/uploads/2012/09/HLS-EU_report_Final_April_2012.pdf (06.04.2014).

Höhmann, U. (2009). Pflegestützpunkte als Brücken im System: Anmerkungen zu Vernetzungschancen. *Pflege & Gesellschaft,* 14, 215–236.

Horch, K., Ryl, L., Hintzpeter, B. & Dierks, M.-L. (2011). Kompetenz und Souveränität im Gesundheitswesen: Nutzerperspektive. *GBE kompakt,* Abgerufen von: www.rki.de/gbe-kompakt (02.05.2014).

Horn, A. & Schaeffer, D. (2013). Evaluation der Patienteninformation und -beratung für türkisch- und russischsprachige Migrantinnen und Migranten. *Veröffentlichungsreihe des Instituts für Pflegewissenschaft,* P13–150. Bielefeld: IPW.

Hundertmark-Mayser, J. & Walther, M. (2013). Selbsthilfe im Internet. Zwischenbilanz und Perspektiven. In NAKOS (Hrsg.), *Zahlen und Fakten 2011/2012. NAKOS Studien. Selbsthilfe im Überblick,* 3, (S. 57–62). Berlin: NAKOS.

IGES (2013). *Externe Evaluation der neutralen und unabhängigen Verbraucher- und Patientenberatung nach § 65b SGB V.* Berlin: IGES.

Joost, A. & Metzenrath, A. (2012). *Wissenschaftliche Begleitung der Implementierung der Pflegestützpunkte in Hessen.* IWAK Abschlussbericht. Frankfurt am Main: Institut für Wirtschaft, Arbeit und Kultur (IWAK).

Kickbusch, I. & Marstedt, G. (2008). Gesundheitskompetenz: Eine unterbelichtete Dimension sozialer Ungleichheit. In J. Böcken, B. Braun & R. Amhof (Hrsg.), *Gesundheitsmonitor 2008. Gesundheitsversorgung und Gestaltungsoptionen aus der Perspektive der Bevölkerung* (S. 12–28). Gütersloh: Bertelsmann Stiftung.

Klemperer, D. (2009). Interessenkonflikt der Selbsthilfe durch Pharma-Sponsoring. *Bundesgesundheitsblatt – Gesundheitsforschung – Gesundheitsschutz,* 52, 71–76.

Klemperer, D. & Dierks, M.-L. (2011). Evidenzbasierte Medizin und Qualitätssicherung medizinischer Leistungen: Erfahrungen und Einschätzungen der Bürger. In J. Böcken, B. Braun & U. Repschläger (Hrsg.), *Gesundheitsmonitor 2011: Bürgerorientierung im Gesundheitswesen* (S. 32–55). Gütersloh: Bertelsmann Stiftung.

Kraehmer, S., Bethke, B., Goetze, H.-J., Sterz, A., Schmalenberg, A. & Schmidt, S. (2013). *Wirtschaftliche Evaluation der Pflegestützpunkte in Mecklenburg-Vorpommern.* Abschlussbericht. Projektzeitraum 01.06.2013 bis 10.12.2013. Neubrandenburg: Hochschule Neubrandenburg.

Kranich, C. (2012). Patientenunterstützung in Verbraucherzentralen. In D. Schaeffer & S. Schmidt-Kaehler (Hrsg.), *Lehrbuch Patientenberatung* (2. Aufl., S. 211–219). Bern: Huber.

Kuhlmey, A., Suhr, R., Blüher, S. & Dräger, D. (2013). Das Risiko der Pflegebedürftigkeit: Pflegeerfahrungen und Vorsorgeverhalten bei Frauen und Männern zwischen 18 und 79 Jahren. *Newsletter Gesundheitsmonitor*, o. Jg., 1–11.

MAFSSL – Ministerium für Arbeit, Soziales, Frauen und Familie des Landes Brandenburg (2011). *Evaluation von Pflegestützpunkten im Land Brandenburg*. Potsdam: MAFSSL.

Marstedt, G. & Klemperer, D. (2009). Lesen Sie den Beipackzettel? Patientenwünsche zur Arzneimittelinformation. *Newsletter Gesundheitsmonitor*, o. Jg., 1–7.

Michell-Auli, P. (2012). Was leisten Pflegestützpunkte? In D. Schaeffer & S. Schmidt-Kähler (Hrsg.), *Lehrbuch Patientenberatung* (2. Aufl., S. 245–256). Bern: Huber.

Müller-Mundt, G. (2012). Patientenedukation als Aufgabe der Pflege. In D. Schaeffer & K. Wingenfeld (Hrsg.), *Handbuch* Pflegewissenschaft (Neuausgabe, S.705–726). Weinheim: Juventa.

NAKOS (Hrsg.). (2013). *Zahlen und Fakten 2011/2012* (NAKOS Studien. Selbsthilfe im Überblick 3. Berlin: NAKOS. Abgerufen von: http://www.nakos.de/site/data/NAKOS/Infomaterial2013/2013_NAKOS_Studien_3_ZF.pdf (06.04.2014).

Osborn, C.Y., Bains, S.S. & Egede, L.E. (2010). Health literacy, diabetes self-care, and glycemic control in adults with type 2 diabetes. *Diabetes Technology & Therapeutics*, 12, 913–919.

Petermann, F. & Schaeffer, D. (2011). Patientenberatung/Patientenedukation. In BZgA – Bundeszentrale für gesundheitliche Aufklärung (Hrsg.). *Leitbegriffe der Gesundheitsförderung und Prävention* (S. 413–416). Neuausgabe. Schwabenheim: Peter Sabo.

Pfeuffer, F., Enge,. H. & Engels, D. (2004). *Einrichtung und Arbeitsweise Gemeinsamer Servicestellen für Rehabilitation*. Integrierter Abschlussbericht (BMGS Forschungsbericht F316). Berlin: BMGS.

Prognos (2010). *Wissenschaftliche Begleitung des Modellverbundes nach § 65b SGB V. Unabhängige Patientenberatung in Deutschland*. 2. Zwischenbericht. Basel, Berlin: Prognos.

Riedel, H.-P. (2008). *Bericht über den Workshop «Selbstbestimmung und Selbstverantwortung in der beruflichen Rehabilitation: Leistungsberechtigte im Dialog mit Leistungsträgern und Leistungserbringern»* vom 27.–29.10.2008. Abgerufen von: www.fdst.de/aktuellesundpresse/aktuell2008/selbstbestimmungberuflicherrehabiliation/ (30.5.2012).

Rieder, K. & Giesing, M. (2011). Der arbeitende Patient. In H.-W. Hoefert & C. Klotter (Hrsg.), *Wandel der Patientenrolle. Neue Interaktionsformen im Gesundheitswesen* (S. 17–32). Bern: Huber.

Robert-Koch-Institut (2006). *Bürger- und Patientenorientierung im Gesundheitswesen*, Heft 32, Berlin: RKI.

Röber, M. & Hämel, K. (2011). Pflegestützpunkte und Nutzerorientierung – Eine langfristige Organisationsentwicklungsaufgabe. *Public Health Forum*, 19, 18–19.

Rosenbrock, R. (2002). Zur Bedeutung von Information und Beratung im Gesundheitswesen. In K. Hurrelmann, D. Schaeffer, M.L. Dierks & N. Wohlfahrt (Hrsg.), *Perspektiven für die Patienten- und Verbraucherberatung* (S. 11–19). Bielefeld: Fakultät für Gesundheitswissenschaften der Universität Bielefeld.

Rothgang, H., Bohns, S., Bauknecht, M., Sauer, S., Baumkötter, B., Naber, H., Petrick, F. & de Vasconcelos, D. (2012). *Evaluation der Pflegestützpunkte im Kontext weiterer Beratungsstellen im Land Bremen*. Abschlussbericht. Bremen: Zentrum für Sozialpolitik (ZeS).

Schaeffer, D. (2009). Chronische Krankheit und Multimorbidität im Alter. *Pflege & Gesellschaft*, 14, 306–324.

Schaeffer, D. & Dewe, B. (2012). Zur Interventionslogik von Beratung in Differenz zu Information, Aufklärung und Therapie. In D. Schaeffer & S. Schmidt-Kaehler (Hrsg.), *Lehrbuch Patientenberatung* (2. Aufl., S. 59–86). Bern: Huber.

Schaeffer, D. & Dierks, M.-L. (2012). Patientenberatung in Deutschland. In D. Schaeffer & S. Schmidt-Kaehler (Hrsg.), *Lehrbuch Patientenberatung* (2. Aufl., S. 159–183). Bern: Huber.

Schaeffer, D. & Schmidt-Kaehler, S. (Hrsg.). (2012). *Lehrbuch Patientenberatung* (2. Aufl.). Bern: Huber.

Schaeffer, D., Dierks, M.L., Hurrelmann, K., Krause, H., Keller, A., Schmidt-Kaehler, S. & Seidel, G. (2005). *Evaluation der Modellprojekte zur unabhängigen Patientenberatung und Nutzerinformation*. Bern: Huber.

Schillinger , D., Grumbach, K., Piette, J., Wang, F., Osmond, D., Daher, C., Palacios, J., Sullivan, G.D. & Bindman, A.B. (2002). Association of health literacy with diabetes outcomes. *The Journal of the American Medical Association*, 288, 475–482.

Schmidt-Kaehler, S. (2005). Patienteninformation und -beratung im Internet. Transfer medientheoretischer Überlegungen auf ein expandierendes Praxisfeld. *Medien und Kommunikationswissenschaft*, 53, 478–492.

SVR – Sachverständigenrat zur Begutachtung der Entwicklung im Gesundheitswesen (2012). *Wettbewerb an der Schnittstelle zwischen ambulanter und stationärer Gesundheitsversorgung*. Sondergutachten 2012. Bern: Huber.

Thiel, W. (2013). Reden, Handeln, Teilhabe. Das Soziale in der Selbsthilfe. In B. Hill & S. Richter (Hrsg.), *Selbsthilfe und Soziale Arbeit. Das Feld neu vermessen* (Grundlagentexte Soziale Berufe, S. 71–86). Weinheim, Basel: Beltz Juventa.

Trilling, A. (2009). Beratung im Zeichen von Pflegestützpunkt und Case Management. *Psychotherapie im Alter*, 16, 21–30.

Trojan, A., Süß, W., Lorentz, C., Wolf, K. & Nickel, S. (Hrsg.). (2013). *Quartiersbezogene Gesundheitsförderung: Umsetzung und Evaluation eines integrierten lebensweltbezogenen Handlungsansatzes*. Weinheim: Beltz Juventa.

UPD – Unabhängige Patientenberatung Deutschland – UPD GmbH (2013). *Monitor Patientenberatung 2013.* Jahresbericht der Unabhängigen Patientenberatung Deutschland (UPD) an den Beauftragten der Bundesregierung für die Belange der Patientinnen und Patienten gemäß § 65b SGB V. Berichtszeitraum 01.04.2012–31.03.2013. Berlin: UPD.

vzbv – Verbraucherzentrale Bundesverband (2013). *Die Stimme der Verbraucher.* Jahresbericht 2012/2013. Berlin: vzbv.

vzbv – Verbraucherzentrale Bundesverband (2014). *Verbraucherzentralen.* Abgerufen von: http://www.vzbv.de/Verbraucherzentralen.html (21.03.2014).

33. Politische Relevanz der Gesundheitskommunikation

Gerd Glaeske

Erfolgreiche Gesundheitskommunikation hat auch immer politische Relevanz, sie wirkt sowohl gesellschafts- als auch gesundheitspolitisch. Besonders klar erkennbar wird die politische Relevanz dann, wenn sich die Gesundheitsinformationen an die Politik selbst richten, wenn also Strategien kommuniziert werden, die zugunsten der Patientinnen und Patienten *Unter-, Über- und Fehlversorgung* vermeiden helfen sollen. Es sind bestimmte Voraussetzungen notwendig, wenn die eigene Kommunikation Erfolg haben soll, bis also Politik und Gesetzgeber gesundheitsrelevante Strategien gesetzlich umsetzen. Das Konzept der Begriffstrias *Problemstrom – Politikstrom – Lösungsstrom*, das sich auf ein *Policy Window* konzentriert, das heißt auf eine zeitlich günstige Situation für Veränderungen, wird im Folgenden am Beispiel der *Versorgungsforschung* diskutiert.

Die Vielfalt von Kommunikation

Kommunikation hat viele Aufgaben: Sie soll aufmerksam machen und informieren, sie soll Fakten erklären und Meinungen vertreten, sie soll Verbündete suchen oder auch Kritiker herausfordern, sie soll Gründe dafür bieten, die Gegenwart zu stärken oder gerichtete Veränderungen in Gang zu setzen. Dies sind nur einige Aspekte, die in der Gesundheitskommunikation eine Rolle spielen, unabhängig davon, ob die Kommunikation erfolgreich ist. Erfolgreiches Kommunizieren hängt unter anderem davon ab, wie die Kommunikation stattfindet, ob sie, trotz kritischer Inhalte, sympathisch angelegt ist, also überhaupt die richtige Zielgruppe in der richtigen Sprache, im richtigen Ton und zum richtigen Zeitpunkt anspricht. Oft verpuffen noch so gut gemeinte Kommunikationsinhalte schon deshalb, weil die Initiatoren oder Multiplikatoren es nicht schaffen, eine positive Grundstimmung zu schaffen, die doch eine Voraussetzung dafür ist, dass Menschen überhaupt in Ruhe und mit Aufmerksamkeit lesen oder zuhören.

Die Besonderheiten der politischen Kommunikation

Besonders in der Gesundheitskommunikation, die sich politisch einmischen und erfolgreich dort Positionen vertreten möchte, wo aus der Sicht der jeweiligen, als Kommunikatoren agierenden Interessensgruppen der Status quo beibehalten oder Veränderungen in Gang gesetzt werden sollen, sind die Kommunikationsmodalitäten wichtig. Am Anfang jeder politisch relevanten Gesundheitskommunikation müssen die Frage und die Entscheidung stehen, wer eigentlich der Adressat der Botschaften sein soll. In einem Gesundheitssystem mit ausgesprochen unterschiedlichen Partikularinteressen muss grundsätzlich erkennbar sein, an oder gegen wen sich die Kommunikation richten soll. Die Auswahl ist mannigfaltig: Stehen die Ärztinnen und Ärzte, Krankenhäuser, pharmazeutischen Hersteller oder andere Anbieter von Gesundheitsleistungen im Mittelpunkt? Sind es die Krankenkassen, die angesprochen werden, ist es die Politik, vertreten vor allem durch den Bundesminister für Gesundheit, sind es die bestimmenden Gremien wie zum Beispiel der Gemeinsame Bundesausschuss? Oder richtet sich die Kommunikation an die Nutzerinnen und Nutzer des Gesundheitssystems, um deren Erfahrungswelt als Patientinnen oder Patienten in den Blickwinkel zu rücken? Die politische Relevanz der Gesundheitskommunikation zeigt sich schon daran, dass es um Macht und Einfluss in einem System geht, das durch Entscheidungs- und Informationsasymmetrien gekennzeichnet ist sowie von Interessensunterschieden der Beteiligten, die von ökonomischen Anreizen und Gewinnerwartungen aufseiten der Anbieter bis zur Hilfsbedürftigkeit aufseiten der Patientinnen und Patienten reichen. Daher kann es kaum eine nach allen Seiten neutrale und unbeteiligte Kommunikation geben.

Die politische Relevanz der Gesundheitskommunikation ist auch dadurch charakterisierbar, dass sie zumeist mehr anwaltlichen als wissenschaftlichen Charakter hat oder zumindest beides miteinander verbindet. Dazu ein kurzes Beispiel, das später noch weiter ausgeführt wird: Wenn sich der Sachverständigenrat zur Begutachtung der Entwicklung im Gesundheitswesen zum Beispiel für die Förderung der Versorgungsforschung ausspricht, wohl wissend, dass Versorgungsforschung durchaus Nachteile eines zugelassenen Arzneimittels zeigen kann, die sich in klinischen Studien wegen der optimalen Behandlungsbedingungen, wegen der Ein- und Ausschlusskriterien bei den Patientinnen und Patienten und wegen des engen Monitorings durch die beteiligten Prüfärzte nicht gezeigt haben, dann gehen die Ergebnisse dieser Forschung zuungunsten der Umsatzerwartungen der Hersteller. Die Befunde belasten möglicherweise auch das Image der behandelnden Ärztinnen und Ärzte, könnten aber zugunsten der Patientinnen und Patienten wirken, weil Unter-, Über- oder Fehlversorgung und mögliche unerwünschte Wirkungen vermieden werden. Die politische Relevanz der Kommunikation solcher wissenschaftlichen Ergebnisse ist schon dadurch erkennbar, dass sie Partei ergreift und eine Art von *Gegenöffentlichkeit* fördert, die den Botschaften der Anbieter sowohl in wissenschaftlichen Zeitschriften als auch in Fortbildungsveranstaltungen, die bisher die öffentliche Kommunikation dominierten, wegen anderslautender Bewertungen entgegenstehen können (siehe viele Beispiele aus dem Arzneimittelbereich in den Büchern «Bittere Pillen» oder «Handbuch Medikamente» der Stiftung Warentest).

Gesundheitskommunikation zum demografischen Wandel

Die politische Relevanz von Gesundheitskommunikation zeigt sich aber auch in Konsequenzen oder Forderungen. Wenn zum Beispiel die Versorgungsforschung als Wert für unser Gesundheitssystem und für die Optimierung patientenorientierter Entscheidungen anerkannt wird, muss sie auch gesetzlich und institutionell verankert werden. Um dies zu erreichen, müssen auf der Basis einer Analyse des bestehenden Problems adäquate und umsetzbare Lösungen vorgeschlagen werden, die in der Politik und in der Öffentlichkeit Gehör finden. Obgleich nämlich das deutsche Gesundheitswesen im internationalen Vergleich insgesamt keineswegs schlecht abschneidet, leidet die Versorgung von Kranken an Defiziten in der Berücksichtigung und Nutzung vorhandener Evidenz. Zwar haben die Leitlinien inzwischen in der Gesundheitsversorgung einen beachtlichen Stellenwert erlangt, es gibt aber nach wie vor zum Beispiel Mängel in der Evaluierung der Patientenversorgung auf der Basis von Leitlinien und in der Erstellung von Leitlinien für Menschen mit Multimorbidität: Die Frage, wie Patientinnen und Patienten behandelt werden müssen, die gleichzeitig unter zwei oder drei Krankheiten leiden – und das sind immerhin die Hälfte aller Menschen im Alter von über 65 Jahren –, wird noch heute in keiner Leitlinie aufgegriffen oder gar beantwortet. Und da solche multimorbiden, zumeist älteren Patienten typischerweise von mehreren Ärztinnen und Ärzten behandelt werden, spielt die sektorale Koordination zwischen unterschiedlichen Arztgruppen eine zentrale Rolle. Bisher sind allenfalls gewisse Fortschritte in einzelnen Versorgungsnetzen zu verzeichnen, nach wie vor bestehen jedoch grundsätzlich noch erhebliche Schwächen beziehungsweise Verbesserungspotenziale.

Dies muss insbesondere unter dem Aspekt der *demografischen Veränderung* in Deutschland gesehen werden, die in der medizinischen Versorgung zu immer mehr älteren Menschen mit mehreren Krankheiten nebeneinander führt – die Verschiebungen des Morbiditätsspektrums erfordern zielgerichtete Veränderungen der bisherigen

Strukturen im deutschen Gesundheitswesen. Die demografische Entwicklung führt in Zukunft nicht nur zu Verschiebungen zwischen den Alterskohorten, sondern auch zu gesundheitspolitisch relevanten Veränderungen zwischen den Bundesländern sowie innerhalb dieser zwischen städtisch und ländlich geprägten Siedlungsräumen. Die flächendeckende Sicherstellung einer qualitativ hochwertigen Versorgung in ländlichen Räumen, insbesondere in den strukturschwachen Regionen der ostdeutschen Bundesländer, bildet künftig eine zentrale Herausforderung der Gesundheitspolitik. Eine wünschenswerte populationsorientierte Versorgung muss daher sowohl unter generationenspezifischen als auch unter regionalen Aspekten analysiert werden.

Versorgungsforschung ist nicht an spezifische *Versorgungssektoren* oder -schwerpunkte gebunden. Häufig ist gerade die transsektorale Betrachtung von Behandlungsabläufen erforderlich. Diese steht in Deutschland noch immer viel zu wenig im Mittelpunkt, die sektorale Betrachtung der Versorgung (ambulant, stationär, rehabilitativ) herrscht noch immer vor. Die Konsequenzen aus solchen sektororientierten Versorgungsformen sind aber häufig Ineffizienzen und Belastungen für die Patientinnen und Patienten, die zum Beispiel durch eine defizitäre Kooperation und Kommunikation zwischen den verschiedenen Sektoren zustandekommen (Schnittstellenprobleme). Aus den Ergebnissen der Versorgungsforschung können solche Defizite aufgedeckt und, wenn es erforderlich erscheint, Vorschläge für optimierte Abläufe abgeleitet werden. Die Inanspruchnahme innerhalb eines Systems ist nachgewiesenermaßen vom sozialökonomischen Status der Versicherten abhängig. Angehörige der mittleren und oberen Schichten haben häufig einen besseren Zugang zu den Angeboten des Gesundheitssystems und besitzen größere Gesundheitschancen als Versicherte aus den unteren sozialen Schichten oder Angehörige vulnerabler Gruppen (Migrantinnen und Migranten, Obdachlose, arme ältere Menschen usw.).

Eine *leitliniengestützte Versorgung* bedarf neben der Akutversorgung der Bevölkerung daher einer entsprechenden Anpassung an die (zunehmend chronische) Multimorbidität der Patientinnen und Patienten. Dies wirft die Frage nach einer generationenspezifischen Versorgung auf, die den Kriterien der Effizienz und Effektivität beziehungsweise Qualität sowie Nachhaltigkeit genügt. Eine solche Versorgung, die bereits unter anderem mit präventiven Maßnahmen im Kindesalter ansetzt, die Patienten bei den altersspezifischen Übergängen optimal begleitet und sie im hohen Alter problembezogen versorgt und betreut, steht im Mittelpunkt der zukünftig zu regelnden Probleme.

Politische Gesundheitskommunikation ist parteiisch

Gesundheitskommunikation ist politisch relevant, weil sie sich der anspruchsvollen Aufgabe stellt, Gesundheitsversorgung durch hausärztliche und fachärztliche, ambulante und stationäre sowie pflegerische Behandlungsleistungen unter Berücksichtigung von Präventionsmaßnahmen, Rehabilitation, Arzneimitteltherapie sowie von Leistungen sozialer Einrichtungen und Patientenorganisationen, ziel- und funktionsgerecht verzahnt, zukunftsweisend darzustellen. Ein Beispiel für eine politisch orientierte Gesundheitskommunikation stellt eine systemisch angelegte Analyse aus einem vorher bestimmten Blickwinkel dar, in diesem Beispiel aus dem Blickwinkel der Patientenorientierung und -versorgung. Es geht hier zum einen um die Darstellung des Ist-Zustandes, also um die Beschreibung von Problemen und Defiziten, und zum anderen um die daraus ableitbaren Konzepte und Forderungen, die sich an die Politik richten, an Anbieter wie Ärztinnen und Ärzte, Apotheken, Krankenhäuser oder die Pharmaindustrie und an die Organisatoren der Versorgung, die Krankenkassen und Selbstverwaltungsorgane.

Daher ist der politische Aspekt von Gesundheitskommunikation vor allem an ihrer Systemorientierung, an der nicht immer wissenschaftlich austarierten Sichtweise und der Darstellung von Lösungsstrategien sowie entsprechender Forderungen erkennbar. Eine politisch relevante Gesundheitskommunikation ist oftmals nicht ausgleichend, sondern parteiisch – sie will dazu beitragen, das Gesundheitssystem in eine bestimmte Richtung zu verändern. Dementsprechend sind die Richtungen durchaus verschieden, wenn Ärzte, Pharmaindustrie oder Patienten ihre Positionen kommunizieren. Die Interessen von Anbietern versus Nachfragern und von Entscheidungsträgern versus Betroffenen der Entscheidungen werden nur selten in den Inhalten der jeweiligen Gesundheitskommunikation übereinstimmen.

Das Policy Window

Die Analysen, Vorschläge und Forderungen in einer Gesundheitskommunikation können aber noch so plausibel und nachvollziehbar sein – die politische Relevanz zeigt sich erst dann, wenn die Inhalte akzeptiert und Veränderungen in Gang gesetzt werden. In diesem Zusammenhang kann das Konzept von Kingdon (2011) hilfreich sein, in dem ganz bestimmte Konstellationen die Voraussetzung für ein sogenanntes *Policy Window* sind, das einen denkbaren Wandel als Folge einer politisch relevanten Gesundheitskommunikation ermöglicht. Dabei geht es um die Trias *Problemstrom – Politikstrom – Lösungsstrom.*

Ein Problemstrom besteht aus realen Verhältnissen und aus Ereignissen, die die Aufmerksamkeit von politischen Entscheidungsträgern auf sich ziehen. Ein Lösungsstrom besteht aus – zumeist von Experten erarbeiteten – politischen Ideen und politischen Lösungsvorschlägen [z. B. im Rahmen einer politisch relevanten Gesundheitskommunikation; GG]. […] Vorschläge […] müssen […] verschiedene Kriterien erfüllen: Sie müssen technisch und finanziell machbar sein, mit dominanten Werten und mit der politischen Stimmung übereinstimmen und über eine antizipierte politische Unterstützung verfügen. Der Politikstrom setzt sich zusammen aus der öffentlichen Stimmung, der Machtbalance zwischen organisierten politischen Kräften sowie Ereignissen wie einem Regierungswechsel oder einem Wechsel in der Verwaltung. Ist also ein Problem entstanden, liegt eine Lösung vor und ist das politische Klima für einen Wandel günstig bzw. existieren keine Zwänge, die politisches Handeln behindern, so öffnet sich ein Gelegenheitsfenster für weitreichende politische Veränderungen. Werden die sich bietenden Möglichkeiten nicht genutzt, so kann es sich ebenso schnell aber auch wieder verschließen (Gerlinger 2003, S. 12).

Hinzu kommt der Interessen- und Machtbezug als wesentliche Determinante für Veränderungen: Wie groß ist das Interesse der Akteure an einer Veränderung, welche Hindernisse, zum Beispiel ausgelöst durch andere Akteure im Gesundheitssystem, sind zu beachten, wie ausgeprägt sind die Chancen, diese Hindernisse zu überwinden? Für Unternehmen im System bildet die Verbesserung der eigenen Wettbewerbsfähigkeit einen hohen Anreiz für die Umsetzung von Innovationen. Bei den Leistungsanbietern kann es zu einem Spannungsfeld von Interessen und Handlungslogiken kommen, und schließlich sind bei allen Beteiligten – auch bei den Patientinnen und Patienten – Veränderungen mit dem Ziel der individuellen Nutzenmaximierung in aller Regel zentraler Bezugspunkt des Handelns.

Es geht letztlich bei der Analyse von Veränderungsdynamiken und -blockaden um die Analyse der Interessen und der Positionen der beteiligten Akteure. Die Macht eines Akteurs wächst in dem Maße, wie er über jene Ressourcen verfügt, auf die andere Akteure angewiesen sind, wenn sie ihre eigenen Ziele erfolgreich verfolgen wollen. Diese Machtressourcen sind gerade im Gesundheitswesen unterschiedlich verteilt. Die Asymmetrie wird vor allem im Vergleich von Anbietern und Patienten erkennbar. Denkbar ist allerdings, dass sich diese Asymmetrien durch objektive Rahmenbedingungen (z. B. durch von der Politik gesetzte Rahmenbedingungen in Zeiten eines Policy Windows) oder auch individuelle Lernprozesse verändern. Die Gesundheitskommunikation kann in diesem Zusammenhang zum wichtigen und erfolgreichen Treiber von Veränderungen werden, wenn das offen stehende Policy Window mit wirksamen (engl. proven efficacy), zumindest aber erfolgversprechenden Strategien (engl. promising efficacy) zur Lösung von Problemen genutzt wird.

Beispiel: Die Entwicklung der Versorgungsforschung als Lösungsstrom

Als Beispiel soll die Entwicklung der Versorgungsforschung in Deutschland dargestellt werden. Der Sachverständigenrat zur Begutachtung der Entwicklung im Gesundheitswesen (SVR) hat in seinem Gutachten aus dem Jahr 2009 (Ziffer 12, 19) wie in den Jahren zuvor (vor allem im Gutachten 2000/2001 unter Ziffer 6 und 99; SVR, 2002) eine Aktivierung der defizitären Versorgungsforschung in Deutschland angemahnt (politisch relevante Gesundheitskommunikation). Im Gutachten 2009 heißt es in diesem Zusammenhang:

> *Der Rat hat in den vergangenen Jahren immer wieder die Intensivierung der Versorgungsforschung angemahnt, insbesondere dann, wenn neugefasste gesetzliche Rahmenbedingungen in der GKV innovative Vertrags- oder Versorgungsmöglichkeiten ermöglichten, deren Folgen schwer abschätzbar waren («Politikfolgenforschung») (SVR, 2009, S. 178).*

Der Sachverständigenrat hatte schon früh darauf hingewiesen, dass jede Form von Über-, Unter- und Fehlversorgung unwirtschaftlich und unter dem Aspekt eines patientenorientierten Nutzens inakzeptabel ist, weil der Bedarf an qualitativ guter Behandlung nur unzureichend berücksichtigt wird (Scriba, 2006). Dies beginnt bei der Arzneimitteltherapie (z.B. zu viele Antibiotika für Kinder), kann aber auch auf andere Therapieverfahren und Behandlungsstrategien angewendet werden. So wird beispielsweise die mögliche Über- und Fehlversorgung bei Kniegelenk- und Hüftersatz immer wieder diskutiert. In der praktischen Konsequenz bedeutet dies, dass die niedergelassenen Vertragsärzte im Rahmen der Behandlung gesetzlich krankenversicherter Patientinnen und Patienten, für die vorrangig das Fünfte Sozialgesetzbuch (SGB V) gilt, immer wieder aufs Neue verpflichtet sind, im Sinne einer Effizienzoptimierung zu entscheiden. Wenn ein notwendiges Therapieziel mit weniger eingesetzten Ressourcen erreicht werden kann als bisher, muss sich eine Ärztin oder ein Arzt für diese Option entscheiden. Gleichbleibende Ressourcen sollten unter effizienzoptimierenden Aspekten zu einem besseren als bisher möglichen Therapieergebnis führen.

Unter-, Über- und Fehlversorgung bedeuten in jedem Fall Grenzverletzungen der Wirtschaftlichkeit (Glaeske, 2007), das heißt, es werden nicht die Therapieentscheidungen getroffen, die dem Bedarf entsprechen. Die schon wieder erkennbar ansteigende Verordnung von Hormonpräparaten in den Wechseljahren oder die häufige und dauerhafte Verschreibung von Schlaf- und Beruhigungsmitteln gehört sicherlich zum Bereich von Über- und Fehlversorgung. Und im Bereich der Osteoporosetherapie muss von einer Unterversorgung mit Bisphosphonaten ausgegangen werden. Unterversorgung und Fehlversorgung sind auch deshalb unwirtschaftlich, weil es zu unerwünschten oder vermeidbaren Folgeleistungen kommen kann: Die Fehlversorgung mit Benzodiazepinen führt auf Dauer zu Abhängigkeit mit der Folge, dass entweder fortlaufend weitertherapiert werden muss um Entzugserscheinungen zu vermeiden, oder dass es zu einer stationären Entgiftung kommt. Eine Unterversorgung liegt zum Beispiel bei Asthmatikern vor, die zu wenig inhalierbare Kortikosteroide bekommen und deshalb häufig in Krankenhäuser eingewiesen werden müssen – mit erheblichen Folgekosten. Studien zeigten auch, dass eine ambulante Arzneimitteltherapie effizienzoptimierend wirken kann, wenn auf diesem Weg teurere stationäre Behandlungen vermieden werden können. Bisphosphonate können die Frakturhäufigkeit bei Osteoporose verringern und damit Krankenhausbehandlungen vorbeugen (Häussler et al., 2006), die Anwendung von Thrombozytenaggregationshemmern, Beta-Rezeptorenblockern und CSE-Hemmern kann einem Re-Infarkt und damit einem erneuten Krankenhausaufenthalt vorbeugen. Es gibt also auch eine evidenzorientierte Arzneimittelversorgung neben den oben erwähnten Beispielen für Über- und Fehlversorgung – Letztere sind insbesondere in einem Versicherungssystem mit begrenzten Mitteln immer Verschwendung und Belastung für die Patientinnen und Patienten, weil sie mit unnötigen Verordnungen konfrontiert sind.

Exkurs: Was soll die Versorgungsforschung leisten?

Die genannten Beispiele von angemessener Versorgung im Gegensatz zu den Beispielen für Über-, Unter- und Fehlversorgung sind erst durch Studien der Versorgungsforschung aufgedeckt worden. Trotz überzeugender Ergebnisse aus Sekundär-Datenanalysen auf der Basis von Kassendaten mangelte es über lange Zeit an politischen und öffentlichen Bekenntnissen zur Förderung der Versorgungsforschung. Versorgungsforschung wurde vielfach als methodisch ungenügend abgesicherte, anwendungsorientierte Forschung abgetan. Erst Memoranden zur Aufgabe und den methodischen Grundlagen der Versorgungsforschung haben ihre Akzeptanz in einigen Institutionen verbessert – ein Erfolg einer zielgerichteten und politisch relevanten Gesundheitskommunikation, die letztlich die Forderungen und Empfehlungen des Sachverständigenrates aufgenommen hat (Glaeske et al., 2009; Pfaff et al., 2009; Hoffmann & Glaeske, 2009). In diesen Memoranden wurden folgende Schwerpunkte der Versorgungsforschung vorgestellt:

- Beschreibung und Analyse der Versorgungssituation
- hierauf aufbauende Entwicklung von Versorgungskonzepten
- wissenschaftliche Begleitung der Umsetzung (Implementierung) neuer Versorgungskonzepte
- Evaluierung neuer und alter Versorgungskonzepte unter realen Bedingungen (medizinischer Alltag) auf der Ebene der Gesamtbevölkerung oder definierter relevanter Populationen.

Versorgungsforschung kann in diesem Zusammenhang unterschiedliche Blickrichtungen einnehmen und die Versorgung zum Beispiel aus Sicht

- der Nutzerinnen und Nutzer,
- der Anbieter (Ärzte, Apotheker, Krankenhäuser, pharmazeutische Hersteller etc.),
- der Organisatoren (gesetzliche Kranken- oder Pflegekassen [GKV, GPV] oder private Kranken- und Pflegeversicherung [PKV, PPV]),
- der Politik oder
- der Gesundheitsökonomie

analysieren.

Nach Pfaff ist Versorgungsforschung

> *eine grundlagen- und problemorientierte fachübergreifende Forschung, welche die Kranken- und Gesundheitsversorgung [in den Krankenhäusern, Arztpraxen und sonstigen Gesundheitseinrichtungen] in ihren Rahmenbedingungen [real life] beschreibt, kausal erklärt und aufbauend darauf Versorgungskonzepte entwickelt, deren Umsetzung begleitend erforscht und/oder unter Alltagsbedingungen evaluiert (Pfaff, 2003; Ergänzungen d. V.).*

Im Fokus der Versorgungsforschung stehen daher der Bedarf, die Qualität und die Verbesserung der im Alltag des Systems erbrachten Versorgung (Donner-Banzhoff, Schrappe & Lelgemann, 2007). Sie evaluiert und fördert somit die Kommunikation über die Inhalte der klinischen Studien und damit den Innovationstransfer (engl. efficacy) in die klinische Praxis (engl. effectiveness) (Schrappe & Scriba, 2006; Glaeske, 2012). Gute Versorgung ist immer evidenzbasiert, insofern prüft Versorgungsforschung die Übertragung der Erkenntnisse der evidenzbasierten Medizin im Alltag der Medizin vor allem unter dem Aspekt der Patientenorientierung und der Unter-, Über- und Fehlversorgung (Glaeske et al., 2009; Ernstmann, 2011). Wegen der bei der Einführung neuer medizinischer Methoden, Behandlungsstrategien oder Strukturen oftmals fehlenden Evidenz zum Nutzen beziehungsweise zum Zusatznutzen solcher neuen Maßnahmen, empfehlen Chalkidou et al. (2008), dass Entscheidungen zur Bewertung und zur Finanzierung neuer Technologien in der Gesundheitspolitik in einen breiteren Kontext der Gesundheitsforschung eingegliedert werden sollten. In diesem Zusammenhang gewinnt auch die Versorgungsforschung an Bedeutung.

Es gab also, um mit Kingdon (2011) zu sprechen, einen *Problemstrom* wegen der ungenügenden Evaluation der Versorgung in unserem Gesundheitssystem. Beispielhafte Analysen zeigten ein ungeordnetes und schwer erkennbares Nebeneinander von evidenzorientierter Versorgung und ein hohes Ausmaß an Über-, Unter- und Fehlversorgung. Über-, Unter- und Fehlversorgung haben letztlich nicht nur direkte Auswirkungen auf die Gesundheit der Patientinnen und Patienten, sondern auch auf die Ausgaben in der gesetzlichen Krankenversicherung. Dieser mehr und mehr in die öffentliche Diskussion Eingang findende Problemstrom verlangte nach einem *Lösungsstrom*; die Versorgungsforschung bot einen solchen Lösungsstrom an, den die Politik aufnehmen konnte, ja aufnehmen musste, da sie für die Rahmenbedingungen der Versorgung in der gesetzlichen Krankenversicherung und letztlich für die rationale und rationelle Verwendung der Versichertenbeiträge verantwortlich ist (*Politikstrom*). Dennoch war es überraschend, dass dieses Thema nach einer intensiven, politisch relevanten und wissenschaftlich orientierten Gesundheitskommunikation vor allem durch das Deutsche Netzwerk Versorgungsforschung seit dem Jahr 2006 so schnell in das offenbar vorhandene *Policy Window* passte. Im Koalitionsvertrag der CDU/CSU/FDP-Regierung aus dem Jahr 2009 wird die Versorgungsforschung explizit unter dem Titel «Mehr Forschung in der Versorgung» erwähnt:

> *Die Gesundheitsforschung trägt dazu bei, mit Innovationen die Lebensqualität von Menschen aller Lebenslagen zu erhöhen und gleichzeitig die Finanzierbarkeit des Gesundheitssystems zu sichern. Erkenntnisse über das Versorgungsgeschehen unter Alltagsbedingungen sind dabei besonders wichtig, damit die Qualität und Effizienz der Gesundheitsversorgung bei begrenzten Ressourcen weiter steigt. Daher werden wir die Versorgungsforschung systematisch ausbauen (Bundesministerium des Innern, 2009, S. 93).*

Die Themenfelder der Versorgungsforschung sind eng mit der *Patientenorientierung* verbunden. So gehören zum Beispiel die folgenden Aspekte zu den wichtigen Inhalten von Projekten der Versorgungsforschung:

- patientenorientierte Nutzenmessung diagnostischer, therapeutischer, rehabilitativer und präventiver Maßnahmen
- Fragen des Zugangs und der Inanspruchnahme aus Sicht der Nutzerinnen und Nutzer
- Leistungsmessung und Leistungsbewertung im Gesundheitswesen einschließlich der Frage der Effizienz (Benchmarking, Kosten-Nutzen-Verhältnis etc.)
- Qualitätssicherung und Qualitätsmanagement
- Innovationen in der Versorgung
- Patientensouveränität, Patientenrechte, Patienteninformation (Informed Consent, Partizipation bei der Wahl der diagnostischen und therapeutischen Strategie und der Definition des Behandlungsziels, sowohl aus Sicht der Akteure wie aus Sicht der Nutzerinnen und Nutzer).

Die Verankerung der Versorgungsforschung – ein Erfolg der Gesundheitskommunikation

Es ist Aufgabe der Versorgungsforschung, den Zusammenhang zwischen erreichten Therapieergebnissen und den eingesetzten Ressourcen zu analysieren und daraus Aussagen über die Effektivität und Effizienz sowie über Verteilungs- und Zugangsgerechtigkeit abzuleiten (Pfaff et al., 2011a; 2011b). Struktur-, Prozess- und Ergebnisqualität sowie deren Beziehungen und Folgen werden analysiert, bezogen auf zum Beispiel Honorierungs- oder Entgeltsysteme, Bedarfsplanung und -steuerung, die zu Unter-, Über- und Fehlversorgung führen können.

Diese angesprochenen Schwerpunkte (allgemeine Evaluation bis hin zur Politikfolgenforschung und die Etablierung einer Gegenöffentlichkeit gegen die Dominanz des positivistisch und individualistisch orientierten medizinisch-industriellen Komplexes) stellen sicherlich nicht den gesamten Bereich der Versorgungsforschung dar, sind aber für die dauerhafte Verankerung der Versorgungsforschung im Wissenschaftsbereich wichtig.

Die Aufgaben der Versorgungsforschung sind aber nur im Rahmen einer zuverlässigen Finanzierung umzusetzen. Der Sachverständigenrat hatte zu diesem Thema noch 2009 vorgeschlagen, alle notwendigen Veränderungen in unserem Versorgungssystem wissenschaftlich zu begleiten und zu evaluieren,

> *um die Konsequenzen für die Versicherten, für die Leistungserbringer, für die Kostenträger und für das gesamte System erkennen und bewerten zu können. Nur auf dieser Basis kann entschieden werden, ob neue Versorgungskonzepte weiter verfolgt und breit implementiert werden sollten. Studien zur Evaluation neuer Versorgungskonzepte sind zudem im Hinblick auf die Finanzierung abzusichern. Da die Ergebnisse für die Weiterentwicklung der GKV von besonderer Wichtigkeit sind, sollte den Kassen gesetzlich die Möglichkeit eingeräumt werden, solche Studien [gemeint sind Studien der Versorgungsforschung, Ergänzung d. V.] mit einem festen prozentualen Anteil der Leistungsausgaben zu finanzieren (z. B. 0,1 %) (SVR, 2009, S. 179).*

Diese Empfehlung des Sachverständigenrates wurde während der Legislaturperiode von CDU/CSU/FDP nicht umgesetzt, die Finanzierung von Projekten der Versorgungsforschung war abhängig von Förderaktivitäten einzelner Krankenkassen, allen voran zum Beispiel der Techniker Krankenkasse (beispielsweise mit der Publikation des «Innovationsreport 2013») oder der BARMER GEK (beispielsweise mit den Publikationen «Arzneimittelreport 2013», «Heil- und Hilfsmittelreport 2013» u. a.). Problemstrom und Lösungsstrom führten aber schließlich dazu, dass im Koalitionsvertrag der Großen Koalition im Jahre 2013 aus CDU/CSU/SPD eine Finanzierungszusage für die Versorgungsforschung abgegeben wurde – das offene Policy Window war durch politisch relevante Gesundheitskommunikation erfolgreich für einen Politikstrom genutzt worden. Im Kapitel 2.4 des Koalitionsvertrages unter dem Titel «Deutschlands Zukunft gestalten», der am 14. Dezember 2013 unterschrieben wurde, heißt es:

> *Zur Förderung innovativer sektorübergreifender Versorgungsformen und für die Versorgungsforschung wird ein Innovationsfonds geschaffen. Dafür werden 300 Mio. Euro von den Krankenkassen zur Verfügung gestellt; dafür erhalten die Krankenkassen 150 Mio. Euro an zusätzlichen Zuweisungen aus dem Gesundheitsfonds. Aus dem Innovationsfonds werden für Versorgungsleistungen, die über die Regelversorgung hinausgehen, Mittel in Höhe von insgesamt 225 Mio. Euro* und für Versorgungsforschung Mittel in Höhe von insgesamt 75 Mio. Euro verwendet. *Für die Vergabe der Mittel legt der Gemeinsame Bundesausschuss Kriterien fest. Die Vergabe erfolgt durch ein jährliches Ausschreibungsverfahren, das vom Gemeinsamen Bundesausschuss durchgeführt wird. Eine Evaluierung erfolgt nach vier Jahren (Deutscher Bundestag, 2013, S. 77f.).*

Auf die Ausführungsbestimmungen und Verordnungen darf man gespannt sein, die konsequente politisch relevante Gesundheitskommunikation hat aber offensichtlich Erfolg gehabt.

Die Versorgungsforschung ist im SGB V angekommen

Es gibt ein anderes Beispiel, das ebenfalls zeigt, wie eine politisch relevante Gesundheitskommunikation hilft, bestimmte Probleme mit angebotenen Lösungsstrategien zu einem guten Ergebnis zu bringen. Das Arzneimittelmarktneuordnungsgesetz AMNOG, welches am 1. Januar 2011 in Kraft trat, und dessen Ziel es ist, über eine Frühbewertung von neu auf dem Markt angebotenen Arzneimitteln den Grad des *Zusatznutzens* für Patientinnen und Patienten gegenüber den bisher vorhandenen Arzneimitteln zu prüfen, war in einem Expertengutachten (Glaeske et al., 2010) als insuffizient für solche Fälle erkannt worden, in denen bei der Zulassung noch nicht genügend Daten vorliegen, um einen zusätzlichen Patientennutzen gegenüber den vorhandenen Alternativen erkennen zu können. Da aber der Grad des Zusatznutzens auch in die Kosten-Nutzen-Bewertung einfließt, entsteht in solchen Fällen eine erhebliche Unsicherheit für die Preisverhandlungen. Bevor aber ein Nutzen nicht ausreichend sicher nachgewiesen werden kann, ist letztlich die Festsetzung eines Höchstbetrags weder sinnvoll noch möglich.

Bei bestimmten Arzneimittelgruppen, wie zum Beispiel bei Arzneimitteln in der Onkologie, stellt es eher den Regelfall dar, dass zum Zeitpunkt der Zulassung noch keine ausreichenden Daten über den therapeutischen Wert eines Mittels im medizinischen Versorgungsalltag (engl. effectiveness) und damit für eine *Kosten-Nutzen-Bewertung* von neuen und deshalb patentgeschützten onkologischen Arzneimitteln vorliegen. Solche Daten sind aber als Grundlage für eine allgemeingültige Festsetzung der Erstattung durch die GKV Voraussetzung. Die in den klinischen Studien an eher ausgesuchten Patientinnen und Patienten dokumentierte Wirksamkeit (engl. efficacy) als Voraussetzung für die Zulassung bietet keine hinreichende Basis für eine patientenorientierte Nutzenbewertung (Glaeske, 2008).

Als mögliche Lösung bietet es sich an, das Medikament bis zur validen Kosten-Nutzen-Bewertung mit einem vorläufigen Höchst- beziehungsweise Erstattungsbetrag zu belegen, der vor allem die potenzielle Höhe und die geschätzte Eintrittswahrscheinlichkeit des therapeutischen Zusatznutzens berücksichtigt. Ein fortlaufendes Monitoring, das nach vorgegebenen einheitlichen Regeln und Kriterien erfolgt, dient zur Überprüfung und Anpassung der Erstattungsbeträge. Dieses aufwendige Vorgehen zwingt zu einer Beschränkung auf Medikamente, die ein hohes Ausgabenvolumen erwarten lassen oder/und über deren gesundheitlichen Netto-Nutzen – und hier insbesondere unerwünschte Wirkungen – zum Zeitpunkt der Zulassung noch erhebliche Unklarheiten bestehen.

Im erwähnten Gutachten wurde vorgeschlagen, einerseits einen Erstattungspreis zu verhandeln und festzusetzen, andererseits aber dem Gemeinsamen Bundesausschuss das Recht einzuräumen, weitere Studien vom Hersteller zu fordern, die nach einem Zeitraum von drei Jahren eine substanziellere Kosten-Nutzen-Bewertung zulassen als im Rahmen einer Frühbewertung möglich gewesen wäre. In das AMNOG-Verfahren und in das SGB V wurde daher kurz vor dem Inkrafttreten des Gesetzes zur Kosten-Nutzen-Bewertung folgender Passus in den §35 b (2) des SGB V aufgenommen:

Der Gemeinsame Bundesausschuss kann mit dem pharmazeutischen Unternehmer Versorgungsstudien und die darin zu behandelnden Schwerpunkte vereinbaren. Die Frist zur Vorlage dieser Studien bemisst sich nach der Indikation und dem nötigen Zeitraum zur Bereitstellung valider Daten; sie soll drei Jahre nicht überschreiten. Das Nähere regelt der Gemeinsame Bundesausschuss in seiner Verfahrensordnung. Die Studien sind auf Kosten des pharmazeutischen Unternehmers bevorzugt in Deutschland durchzuführen (Bundesministerium der Justiz und für Verbraucherschutz, 2014).

In der Begründung dieses Vorschlags waren explizit die Mittel aus dem Bereich der Onkologie genannt, der Text für die Begründung war aus dem genannten Gutachten mehr oder weniger wörtlich übernommen worden. Allerdings war dort nicht von Versorgungsstudien die Rede, sondern von Studien aus der Versorgungsforschung – sicherlich ein besser geeigneter Terminus, weil damit auch der Forschungscharakter dieser nachzureichenden Studien angesprochen wurde. Aber auch für dieses Beispiel ist die «Kingdon-Kaskade» eine zutreffende Begründung: Es gab einen *Problemstrom* bei der Bewertung von Onkologika, deren Nutzen für die Patientinnen und Patienten unmittelbar nach der Zulassung nicht ausreichend sicher zu quantifizieren war, es gab einen *Lösungsstrom*, der in einer politisch relevanten und wissenschaftlich ausgewiesenen Gesundheitskommunikation vorgeschlagen worden war, und dieser *Lösungsstrom* traf auf ein geöffnetes *Policy Window*, weil die Politik und die Gremien der gesetzlichen Krankenversicherung nach einer geeigneten Ergänzung für den gesetzlichen Rahmen der Kosten-Nutzen-Bewertung suchten (Politikstrom).

Politisch relevante Gesundheitskommunikation lohnt sich!

Die hier vorgestellten Beispiele zeigen den positiven Einfluss einer Gesundheitskommunikation mit politisch relevanten Inhalten. Es gäbe weitere, die positiv ausgegangen sind, so zum Beispiel die Publikation der *PRISCUS-Liste* mit Arzneimitteln, die für ältere Menschen eher ungeeignet erscheinen und die auch deshalb besonders wichtig ist, weil der demografische Wandel in unserem Gesundheitssystem ein Umdenken erfordert – die Versorgung von älteren Menschen rückt mehr und mehr in den Mittelpunkt (Holt, Schmiedl & Thürmann, 2010). Auch in diesem Punkt hatte der Sachverständigenrat bereits 2005 angemahnt, eine Arzneimittelliste nach dem Beispiel der sogenannten Beers-Liste zu erstellen, die im angelsächsischen Bereich schon seit den 1990er-Jahren für mehr Rationalität in der Arzneimittelversorgung älterer Menschen gesorgt hatte: Der Problemstrom war also unübersehbar, ein erfolgreicher Lösungsstrom konnte angeboten werden, das Policy Window zeigte sich offen für die Implementierung einer Informationsinnovation.

Eine relevante Gesundheitskommunikation mischt sich auch vor allem da ein, wo Anbieter aufgrund ihres ökonomischen Interesses Informationen vermitteln, die den Nutzen betonen, die Risiken aber eher kleinreden. Dies ist im Arzneimittelmarkt eine oft beklagte Form der an die Öffentlichkeit gerichteten verkaufsfördernden Information. Die «Handbücher Medikamente» der Stiftung Warentest oder das Buch «Bittere Pillen» treten immer wieder an, diese oftmals verzerrte Information über eine breit wahrgenommene und von Verbraucherinnen und Verbrauchern genutzte evidenzbasierte Gesundheitskommunikation geradezurücken. Evidenzbasierte Gesundheitskommunikation ist immer auch eine politisch relevante Kommunikation, weil sie sich öffentlich zugunsten der Arzneimittelkonsumenten und ihrer Sicherheit einmischt.

Alle diese Beispiele können allerdings nicht darüber hinwegtäuschen, dass der Anteil von umgesetzten Lösungsströmen bei gegebenem Problemstrom nur etwa 25 bis 30 % beträgt. Vieles wurde nie umgesetzt, zu viele widerstrebende Interessen hielten das Policy Window geschlossen. Lösungsströme wie die Positivliste für Arzneimittel ebenso wie die qualitätsorientierte Honorierung *Pay-for-Performance* (P4P), die Veränderung der Apothekenstruktur mit Ketten, Versandapotheken oder differenzierten Verträgen in der Arzneimittellieferung ebenso wie die Veränderung der fragmentierten Struktur unseres Gesundheitssystems hin zu einer regionalisierten und populationsorientierten integrierten Organisationsform, konnten nicht zum Politikstrom werden.

Tatsache ist aber: Es lohnt sich, die politische Relevanz von Gesundheitskommunikation als eine wichtige Strategie zu berücksichtigen – insbesondere mit dem Ziel der Patientenorientierung. Damit wird eine Gegenöffentlichkeit zur allgegenwärtigen Gesundheitskommunikation der Anbieter in unserem Gesundheitssystem geschaffen, die mit großem personellen und finanziellen Aufwand ihre angeblich objektive Gesundheitskommunikation verbreiten. Die politisch relevante Gesundheitskommunikation zugunsten der Nutzerinnen und Nutzer unseres Gesundheitssystems muss gestärkt werden, das Erspüren von Problemströmen und der Vorschlag wissenschaftlich begründeter Lösungsströme kann dazu beitragen, im richtigen Moment auf ein geöffnetes Policy Window zu treffen – und damit erfolgreich die Gesundheitspolitik im Sinne der Patientenorientierung beeinflussen zu können.

Literatur

Bundesministerium des Innern (2009). *Wachstum. Bildung. Zusammenhalt. Koalitionsvertrag zwischen CDU, CSU und FDP. 17. Legislaturperiode.* Berlin. Abgerufen von: https://www.bmi.bund.de/SharedDocs/Downloads/DE/Ministerium/koalitionsvertrag.pdf?__blob=publicationFile (24.02.2014).

Bundesministerium der Justiz und für Verbraucherschutz (2014). *Das Fünfte Buch Sozialgesetzbuch – Gesetzliche Krankenversicherung* – (Artikel 1 des Gesetzes vom 20. Dezember 1988, BGBl. I S. 2477, 2482), das zuletzt durch Artikel 1 des Gesetzes vom 27. März 2014 (BGBl. I S. 261) geändert worden ist. Abgerufen von: http://www.gesetze-im-internet.de/bundesrecht/sgb_5/gesamt.pdf (8.4.2014).

Chalkidou, K., Lord, J., Fischer, A. & Littlejohns, P. (2008). Evidence-based decision making: When should we wait for more information? *Health Affairs (Project Hope)*, 27, 1642–1653.

Deutscher Bundestag (2013). *Deutschlands Zukunft gestalten. Koalitionsvertrag zwischen CDU, CSU und SPD. 18. Legislaturperiode.* Berlin. Abgerufen von: http://www.bundestag.de/dokumente/textarchiv/2013/48077057_kw48_koalitionsvertrag/index.jsp (24.02.2014).

Donner-Banzhoff, N., Schrappe, M. & Lelgemann, M. (2007). Studien zur Versorgungsforschung. Eine Hilfe zur kritischen Rezeption. *Zeitschrift für Ärztliche Fortbildung und Qualitätssicherung,* 101, 463–471.

Ernstmann, N. (2011). Zur Bedeutung der Versorgungsforschung. Ein Überblick. *Der Urologe.* Ausg. A, 50, 673–677.

Gerlinger, T. (2003). *Innovationsdynamiken und Innovationsblockaden in Public Health und Gesundheitspolitik.* Habilitationsschrift an der Universität Bremen.

Glaeske, G. (2007). Die Grenzen der Wirtschaftlichkeit – «Grenzverletzungen» in der Arzneimittelversorgung durch Strukturen und Interesse. *Zeitschrift für ärztliche Fortbildung und Qualität im Gesundheitswesen,* 101, 347–355.

Glaeske, G. (2008). Mehr Sicherheit und Gerechtigkeit bei Behandlungsentscheidungen. Kosten-Nutzen-Analysen im Gesundheitssystem unter besonderer Berücksichtigung der Onkologie, *Der Onkologe,* 7, 660–668.

Glaeske, G. (2012). Das Dilemma zwischen Wirksamkeit nach AMG und patientenorientiertem Nutzen. *Deutsches Ärzteblatt,* 109, 115–116.

Glaeske, G., Augustin, M., Abholz, H., Banik, N., Brüggenjürgen, B., Hasford, J. ... Windeler, J. (2009). Epidemiologische Methoden für die Versorgungsforschung. *Gesundheitswesen (Bundesverband der Ärzte des Öffentlichen Gesundheitsdienstes),* 71, 685–693.

Glaeske, G., Höffken, K., Ludwig, W.-D., Schrappe, M., Weißbach, L. & Wille, E. (2010). *Sicherstellung einer effizienten Arzneimittelversorgung in der Onkologie.* Gutachten im Auftrag des Bundesministeriums für Gesundheit. Bremen.

Häussler, B., Gothe, H., Mangiapane, S., Glaeske, G., Pientka, L. & Felsenberg, D. (2006). Versorgung von Osteoporose-Patienten in Deutschland – Ergebnisse der BoneEVA-Studie. *Deutsches Ärzteblatt,* 103, A2542–A2548.

Hoffmann, F. & Glaeske, G. (2009). Versorgungsforschung: Interessenslagen und mangelnde Transparenz. *Monitor Versorgungsforschung,* 2, 20–21.

Holt, S., Schmiedl, S. & Thürmann, P.A. (2010). Potenziell inadäquate Medikation für ältere Menschen: Die PRISCUS-Liste. *Deutsches Ärzteblatt international,* 107, 543–551.

Kingdon, J.W. (2011). *Agendas, alternatives, and public policies* (2. Aufl.). London: Longman Publishing Group.

Pfaff, H. (2003). Versorgungsforschung – Begriffsbestimmung, Gegenstand und Aufgaben. In Pfaff, H., Schrappe, M., Lauterbach, K.W., Engelmann, U. & Halber, M. (Hrsg.). *Gesundheitsversorgung und Disease Management. Grundlagen und Anwendungen der Versorgungsforschung* (S. 13–24). Bern: Huber.

Pfaff, H., Abholz, H., Glaeske, G., Icks, A., Klinkhammer-Schalke, M., Nellessen-Martens, G. ... Stemmer, R. (2011a). Versorgungsforschung: Unverzichtbar bei Allokationsentscheidungen – eine Stellungnahme. *Deutsche Medizinische Wochenschrift,* 136, 2496–500.

Pfaff, H., Neugebauer, E.A.M., Glaeske, G. & Schrappe, M. (Hrsg.). (2011b). *Lehrbuch Versorgungsforschung: Systematik – Methodik – Anwendung.* Stuttgart: Schattauer.

Pfaff, H., Glaeske, G., Neugebauer, E.A.M. & Schrappe, M. (2009). Memorandum III: Methoden für die Versorgungsforschung (Teil 1). *Gesundheitswesen (Bundesverband der Ärzte des öffentlichen Gesundheitsdienstes),* 71, 505–510.

Sachverständigenrat für die Konzertierte Aktion im Gesundheitswesen (2002). *Gutachten 2000/2001. Bedarfsgerechtigkeit und Wirtschaftlichkeit. Band I: Zielbildung, Prävention, Nutzerorientierung und Partizipation.* Baden-Baden: Nomos.

Sachverständigenrat zur Begutachtung der Entwicklung im Gesundheitswesen (2009). *Gutachten 2009. Koordination und Integration – Gesundheitsversorgung in einer Gesellschaft des längeren Lebens. Kurzfassung.* Abgerufen von: http://www.svr-gesundheit.de/fileadmin/user_upload/Gutachten/2009/Kurzfassung-2009.pdf (26.2.2014).

Schrappe, M. & Scriba, P.C. (2006). Studien zur Versorgungsforschung. Eine Hilfe zur kritischen Rezeption [Health services research: Innovation transfer in clinical research]. *Zeitschrift für Ärztliche Fortbildung und Qualitätssicherung,* 100, 571–580.

Scriba, P.C. (2006). Versorgungsforschung aus Sicht von Sachverständigenrat und Bundesärztekammer. *Diabetologe,* 2, S9–S14.

34. Ethische Aspekte der Gesundheitskommunikation

Jan Schildmann, Irene Hirschberg und Jochen Vollmann

Der Beitrag gibt einen Überblick über das Verhältnis von Ethik und Gesundheitskommunikation. Nach einer Einführung zu verschiedenen Berührungspunkten der Disziplinen werden unterschiedliche ethische Konzepte der Aufklärung und Entscheidungsfindung in der Arzt-Patient-Beziehung und anschließend ausgewählte ethische Aspekte der öffentlichen Gesundheitskommunikation dargestellt. Den Abschluss bilden Strategien zur Verbesserung ethischer und kommunikativer Kompetenzen im Gesundheitswesen sowie ein kurzer Ausblick auf neue Entwicklungen und Herausforderungen am Beispiel der Neuen Medien.

Grundlagen

Gesundheitskommunikation als Bemühung, gesundheitsbezogene Maßnahmen auf verschiedenen Ebenen und durch unterschiedliche Strategien zu vermitteln, berührt in vielfältiger Weise ethische Aspekte. *Ethik* ist im Kontext dieses Beitrags als Reflexion über Werte oder Prinzipien zu verstehen, die Orientierung für richtiges oder falsches beziehungsweise gutes oder schlechtes Handeln bieten. Dagegen wird der Begriff Moral beziehungsweise moralisch für den Bereich der gelebten (nicht wissenschaftlich reflektierten) Sitten oder Werte verwendet.

Zunächst kann *Gesundheitskommunikation als soziale Praxis* aus ethisch-normativer Perspektive bewertet werden. So kann zum Beispiel gefragt werden, welche ethisch relevanten Konsequenzen bestimmte gesundheitsbezogene Informationen haben. Denkbar sind positive Effekte wie die Unterstützung von Bürgerinnen und Bürgern bezüglich gesundheitsbezogener Entscheidungen auf der Grundlage qualitativ hochwertiger Informationen über Diagnose, Therapie und Prognose. Es ist allerdings ebenfalls möglich, dass Gesundheitskommunikation Schaden nach sich zieht. Ein bekanntes Beispiel ist die Berichterstattung über einen Bericht der Kommission zur Medikamentensicherheit in Großbritannien zum erhöhten Risiko für Thromboembolien bei der Antibabypille der dritten Generation. So wurde das relative Risiko einer Verdopplung von Thromboembolien kommuniziert. Dies entspricht einem absoluten Risiko von zwei Fällen (statt wie bisher bekannt einem Fall) von Thromboembolien bei 7000 Frauen, die die entsprechende Pille einnahmen. In Folge der Berichterstattung konnte in Großbritannien eine deutliche Zunahme von Schwangerschaftsabbrüchen mit den entsprechenden Belastungen und negativen gesundheitlichen Folgen beobachtet werden (Gigerenzer & Gaissmaier, 2009).

In Ergänzung zur Bewertung von Nutzen und Schaden können weitere *ethische Kriterien zur Beurteilung von Gesundheitskommunikation* herangezogen werden. Beispiele sind der Respekt vor der Selbstbestimmung der Patientin oder des Patienten beziehungsweise der Bürgerin oder des Bürgers, Gerechtigkeit oder auch tugendethische Kriterien wie Wahrhaftigkeit, Gemeinwohlorientierung oder Einfühlsamkeit. Darauf basierend können ethisch begründete Anforderungen an Gesundheitskommunikation gestellt werden, zum Beispiel die Kommunikation von sachlich korrekten, vollständigen und nicht verzerrten Gesundheitsinformationen, die transparente Darstellung möglicher Interessenkonflikte von Akteuren oder Autoren von Gesundheitsinformationen sowie die Verhältnismäßigkeit von Zielen und Mitteln der Gesundheitskommunikation (Loss & Nagel, 2009).

Einen weiteren Berührungspunkt stellen *ethisch relevante Inhalte der Gesundheitskommunikation* dar. Auf der Ebene der interpersonellen

Kommunikation beinhaltet das Gespräch zwischen Patientin oder Patient und Ärztin oder Arzt viele Themen, die in Abhängigkeit von den Präferenzen und Werthaltungen der Gesprächspartner moralisch unterschiedlich bewertet werden können. Ein Beispiel ist der Austausch über Präferenzen und Werthaltungen am Lebensende im Rahmen des sogenannten *Advance Care Planning* (gesundheitliche Vorausplanung). Entscheidungen über die Grenzen medizinischer Maßnahmen in der letzten Lebensphase, Wünsche nach Beihilfe zum Suizid oder der in Deutschland verbotenen Tötung auf Verlangen sowie Vorausverfügungen zur postmortalen Spende von Organen (sog. Organspendeausweise) sind Beispiele für Inhalte einer gesundheitsbezogenen Wertekommunikation. Dabei ist zu berücksichtigen, dass in der Praxis die Gesundheitskommunikation nicht nur durch die Präferenzen und Werthaltungen von Patienten geprägt wird. Empirische Untersuchungen belegen, dass in der Arzt-Patient-Beziehung wenigstens implizit auch die Werthaltungen der behandelnden Ärzte relevant für die Entscheidungsfindung sind (Schildmann et al., 2013). Beispiele sind die fehlende oder selektive Information über Behandlungsoptionen, die vom behandelnden Arzt als nicht angemessen erachtet werden. Entsprechende Verzerrungen sind auch auf der Ebene der Massenkommunikation zu verzeichnen, zum Beispiel selektive beziehungsweise missverständliche Informationen mithilfe derer zur Teilnahme an Früherkennungsmaßnahmen wie dem Mammografie-Screening motiviert werden soll, obgleich die Evidenz für den Nutzen solcher Maßnahmen kontrovers beurteilt wird (Gigerenzer & Gaissmaier, 2009; Yaffe & Pritchard, 2014).

In Ergänzungen lassen sich weitere Anknüpfungspunkte von Ethik und Gesundheitskommunikation unter Berücksichtigung der verschiedenen Kommunikationsebenen sowie unterschiedlicher ethisch-normativer Konzepte beziehungsweise Theorien herausarbeiten. Beispiele, die hier nicht weiter ausgeführt werden können, sind *ethisch relevante Rahmenbedingungen* für Gesundheitskommunikation (z. B. Vergütung des ärztlichen Gesprächs mit Patienten im Vergleich zur Durchführung von technischen Prozeduren) oder auch *implizite normative Vorannahmen* im Arbeitsgebiet der Gesundheitskommunikation (z. B. der hohe Stellenwert, der dem Gut der Gesundheit zugeordnet wird).

Ethische Aspekte der Arzt-Patient-Kommunikation

Die ethischen und rechtlichen Rahmenbedingungen für die Arzt-Patient-Kommunikation haben sich in den letzten Dekaden deutlich verändert. Der Respekt vor dem Recht auf Selbstbestimmung prägt den normativen Handlungsrahmen für das Arzt-Patient-Gespräch. Das informierte Einverständnis (Informed Consent) bildet die Voraussetzung für das ärztliche Handeln (Faden & Beauchamp, 1986; Vollmann, 2000). Im 2013 in Kraft getretenen Gesetz zur Verbesserung der Rechte von Patientinnen und Patienten heißt es bezüglich der Aufklärungspflicht in § 630e:

> *(1) Der Behandelnde ist verpflichtet, den Patienten über sämtliche für die Einwilligung wesentlichen Umstände aufzuklären. Dazu gehören insbesondere Art, Umfang, Durchführung, zu erwartende Folgen und Risiken der Maßnahme sowie ihre Notwendigkeit, Dringlichkeit, Eignung und Erfolgsaussichten im Hinblick auf die Diagnose oder die Therapie. Bei der Aufklärung ist auch auf Alternativen zur Maßnahme hinzuweisen, wenn mehrere medizinisch gleichermaßen indizierte und übliche Methoden zu wesentlich unterschiedlichen Belastungen, Risiken oder Heilungschancen führen können.*

In Anlehnung an Emanuel und Emanuel (1992) können vier verschiedene Modelle der Aufklärung und Entscheidungsfindung in der Arzt-Patient-Beziehung beschrieben und vor den ethischen Prinzipien der *Autonomie* (Patientenselbstbestimmung) und der *Benefizienz* (Wohltun) voneinander abgegrenzt werden.

Paternalistische Entscheidungsfindung

Ziel der paternalistischen Entscheidungsfindung, auch hippokratisches Modell beziehungsweise priesterliches Modell genannt, ist eine Entscheidung, die das gesundheitliche Wohl der Patientinnen und Patienten bestmöglich fördert. Aufgabe der Ärztinnen und Ärzte ist eine entsprechende Therapieempfehlung, basierend auf den zur Verfügung stehenden Fachkenntnissen und der eigenen klinischen Expertise. Das Wohl des Patienten wird vom Arzt, im Sinne eines objektiv bestimmbaren Gutes, definiert. Die Rolle des Patienten ist verknüpft mit der Einhaltung gesundheitsförderlicher Verhaltensweisen, die den Erfolg der Behandlung unterstützen sollen. Das (ärztlich definierte) Wohl des Patienten hat Vorrang vor dem ethischen Prinzip der Patientenautonomie.

Informative Entscheidungsfindung

Ziel der Arzt-Patient-Interaktion ist die informierte Entscheidung der Patientinnen und Patienten auf Basis einer möglichst umfassenden Kenntnis über die zur Verfügung stehenden medizinischen Optionen und auf Basis ihrer persönlichen Wertvorstellungen. Das Modell wird auch als Vertragsmodell, Beratungsmodell, wissenschaftliches Modell oder Konsumentenmodell bezeichnet. Aufgabe der Ärztin oder des Arztes ist die Darlegung der für die Entscheidungsfindung relevanten Informationen. Der Patient soll vor dem Hintergrund der erhaltenen Informationen abwägen und über die medizinische Prozedur entscheiden. Die Präferenzen bezüglich gesundheitsbezogener Entscheidungen sind nach diesem Modell dem Patienten bekannt, konstant und individuell verschieden. Die Wertvorstellungen des Arztes sollen die Entscheidung nicht beeinflussen. Das ethische Prinzip der Autonomie ist der zentrale Wert und steht über der (ärztlichen) Vorstellung vom gesundheitlichen Wohl des Patienten.

Interpretative Entscheidungsfindung

Ziel der Arzt-Patient-Interaktion ist eine Entscheidung, die den Präferenzen des Patienten entspricht. Aufgabe der Ärztin oder des Arztes ist die Unterstützung der Patientin oder des Patienten bei der Identifikation ihrer oder seiner Wertvorstellungen. Diese sind nach diesem Modell nicht fix und dem Patienten nur teilweise bewusst. Demnach soll der Patient sich mithilfe des Arztes seiner Werthaltungen bewusst werden, um eine Entscheidung zu treffen, die seinen Präferenzen am ehesten entspricht. Im Verhältnis von Autonomie und Benefizienz steht Ersteres im Vordergrund. Der Arzt steht dem Patienten bei der Entscheidungssuche beratend zur Seite und setzt dessen Entscheidung um.

Deliberative Entscheidungsfindung

Ziel der Arzt-Patient-Interaktion ist eine Entscheidung, die sowohl persönliche Werthaltungen der Patientin oder des Patienten als auch gesundheitsbezogene, ärztlich definierte Werte berücksichtigt. Aufgabe der Ärztin oder des Arztes ist – nach Übermittlung der für die Entscheidungsfindung relevanten Informationen – der Diskurs mit dem Patienten: In dessen Verlauf sollen gesundheitsbezogene sowie andere vom Patienten eingebrachte Wertvorstellungen benannt und abgewogen werden. Der Arzt soll dem Patienten die gesundheitsrelevanten Werte darlegen, wobei er jegliche Form der Manipulation oder des Zwangs vermeiden muss. Im Verhältnis von Autonomie und Benefizienz wird dem Arzt die Rolle eines Freundes oder Lehrers zugestanden, der eigene Werthaltungen in den Prozess einbringt. Die Kontrolle über die Entscheidung wird aber dem Patienten zugeordnet.

Die skizzierten Modelle nach Emanuel und Emanuel (1992) zur Aufklärung und Entscheidungsfindung fokussieren auf ethisch relevante Abgrenzungskriterien der Patientenselbstbestimmung einerseits und dem gesundheitlichen Wohl andererseits. In Abgrenzung dazu zielt das seit den 1990er-Jahren vielfach befürwortete Modell der gemeinsamen beziehungsweise *partizipativen Entscheidungsfindung* (PEF) (*Shared Decision-Making*) weniger auf die normativ relevante Zuordnung von Verantwortung für die Entscheidung. Im Vordergrund steht vielmehr die Identifizierung von Prozessschritten zur kommunikativen Gestaltung einer Arzt-Patient-Beziehung (Rockenbauch & Schildmann, 2011). Aus medizinethischer Perspektive können die normativen Prämissen dieser Kommunikationsform als Kriterien für einen angemessenen Entscheidungsfindungsprozess rekonstruiert werden. Aufgrund der häufig fehlenden Klärung des Verhältnisses von PEF und Patientenselbstbestimmung beziehungsweise einer fehlenden Positionierung für den Fall einer fehlenden Einigung zwischen Arzt und Patient wird das Modell allerdings sowohl aus soziologischer (Quirk et al., 2012) als auch aus medizinethischer Perspektive (Anselm, 2003) kritisch bewertet. Das mit der evidenzbasierten Medizin verwandte Konzept der *evidenzbasierten Entscheidungsfindung* oder *Evidence-based Patient Choice* betont die wissenschaftliche Grundlage und bestverfügbare Evidenz für eine Entscheidungsfindung unter Berücksichtigung der Werte und Präferenzen der Patientin oder des Patienten (Elwyn & Edwards, 2001). So kommt evidenzbasierten Informationen auch bei werterelevanten Entscheidungen eine wichtige Bedeutung zu (Klemperer et al., 2010). Dies gilt für die interpersonelle Ebene der Arzt-Patient-Kommunikation sowie für die öffentliche Gesundheitskommunikation (siehe unten).

Wie bereits am Beispiel des Advance Care Planning angesprochen, besteht ein Berührungspunkt zwischen Ethik und Gesundheitskommunikation darin, dass in Gesprächen über gesundheitsbezogene Fragen häufig ethisch relevante Sachverhalte verhandelt werden. Dieser in der klinischen Praxis häufig mit professionell geschulten Vertretern unterschiedlicher Gesundheitsberufe gestaltete Prozess zeigt auch, dass ethische Aspekte der interpersonellen Gesundheitskommunikation nicht auf das in diesem Abschnitt vertiefte Beispiel des Arzt-Patient-Gesprächs begrenzt sind. Die Kommunikation zwischen Pflegenden und Patienten, und die Kommunikation mit beziehungsweise zwischen verschiedenen Ärztinnen und Ärzten oder auch unterschiedlichen Berufsgruppen im Behandlungsteam sind weitere Facetten für interpersonelle Gesundheitskommunikation, die einer ethischen Analyse unterzogen werden können.

Ethische Aspekte der öffentlichen Gesundheitskommunikation

Maßnahmen der öffentlichen Gesundheitskommunikation richten sich an die gesamte Bevölkerung oder einzelne Zielgruppen. Ein Fokus liegt dabei auf präventiven beziehungsweise gesundheitsförderlichen Maßnahmen, die beim (noch) gesunden Menschen ansetzen. Die ethische Reflexion über solche Public-Health-Maßnahmen ist Gegenstand der Public-Health-Ethik, dabei stellt gerade der Populationsbezug besondere Anforderungen an die ethische Analyse. Dies gilt unter anderem für die Bewertung von Nutzen und Schaden, da zum Beispiel ein potenzieller Nutzengewinn auf der überindividuellen Ebene mit einem Schaden für den Einzelnen einhergehen kann und die Bestimmung des Nutzens beziehungsweise Schadens methodisch sehr aufwendig ist (Marckmann & Strech, 2010).

Maßnahmen der öffentlichen Gesundheitskommunikation wie zum Beispiel *Entscheidungshilfen* oder *Gesundheitskampagnen* lassen sich als komplexe Interventionen verstehen. Sie können – wie andere Public-Health-Maßnahmen beziehungsweise -Handlungsfelder – auf ethisch relevante Aspekte untersucht werden. Kriterien für die ethische Bewertung sind unter anderem das Nutzen- und Schadenpotenzial, Respekt vor der Selbstbestimmung, Gerechtigkeit, Effizienz, Legitimität und Gemeinwohlorientierung. Darüber hinaus sind für die Entscheidungsfindung über Public-Health-Maßnahmen eine transparente Darstellung des Entscheidungsprozesses und konkurrierender Interessen (bzw. Interessenkonflikte) sowie Konsistenz, Partizipation und Offenheit für Revision und Regulierung zu beachten (siehe Marckmann & Strech, 2010).

Im Folgenden werden ethisch relevante Herausforderungen der öffentlichen Gesundheitskommunikation unter dem Gesichtspunkt der (1) Nutzen-Schaden-Abwägung, (2) der Kommunikation von Unsicherheiten und (3) der Handhabung von Interessenkonflikten thematisiert.

Nutzen-Schaden-Abwägungen im Kontext von Gesundheitskommunikation

Wichtiger Maßstab für die Einschätzung der Konsequenzen von Gesundheitskommunikations- beziehungsweise Public-Health-Maßnahmen sind die ethischen Prinzipien des Wohltuns, der Nutzenmaximierung und des Nicht-Schadens. Für die Bewertung des Nutzenpotenzials müssen die Interventionsziele (z. B. Früherkennung von Erkrankungen) bestimmt werden und die gesundheitliche Bedeutung (z. B. Senkung der Mortalität) sowie das Ausmaß des Nutzens betrachtet werden. Beim Schadenpotenzial sind sowohl die gesundheitlichen als auch sozialen Risiken der geplanten Maßnahme (z. B. falsch-positive Ergebnisse mit folgender Diagnostik und Therapie, Stigmatisierung durch Gesundheitskampagnen/-informationen) zu berücksichtigen. Des Weiteren sind negative Konsequenzen auf individueller sowie gesellschaftlicher Ebene zu bedenken. Die Bewertung von Nutzen- und Schadenpotenzial sollte auf Basis der zugrundeliegenden Evidenz inklusive Prüfung interner Validität (Studienlage) und externer Validität (Übertragbarkeit auf den jeweiligen Kontext) sowie der Glaubwürdigkeit des Nutzennachweises (mögliche Verzerrung durch z. B. selektives Publizieren) erfolgen. Die Bewertung der Qualität der wissenschaftlichen Beweislage schließt patientenrelevante Endpunkte wie Mortalität, Morbidität und Lebensqualität sowie Schaden und Nutzen für die Patientinnen und Patienten ein. Abgeleitet aus dem Respekt vor der Selbstbestimmung sind gesundheitsbezogene Kommunikationsmaßnahmen (ärztliche Aufklärung sowie öffentliche Gesundheitskommunikation) dahingehend zu bewerten, ob sie Patienten und Bürger in ihrer Gesundheitskompetenz stärken und in die Lage versetzen, individuelle Nutzen- und Schadenpotenziale und Entscheidungen abwägen zu können. (siehe Marckmann & Strech, 2010)

Die Nutzen-Schaden-Abwägungen sind auf wenigstens zwei Ebenen zu prüfen: einerseits unter Berücksichtigung von Zielen, Nutzen- und Schadenpotenzial etc. der Maßnahme als solcher, andererseits auf die ethisch relevanten Konsequenzen von Form und Inhalt der Intervention. Eine wichtige Anforderung in Bezug auf Letzteres ist eine angemessene, vollständige und verständliche Darstellung von Nutzen- und Schadenpotenzialen (z. B. bei Krebsfrüherkennung zu möglichen Schäden durch die diagnostische Maßnahme selbst, aber auch zur Möglichkeit von Überdiagnostik und Übertherapie). Dies umfasst – neben der Darstellung von Nutzen und Risiken und der Vermeidung einer Verzerrung, zum Beispiel durch einseitige Auswahl von relativer Risikoreduktion – die Verwendung von Formulierungen, die dem Patienten beziehungsweise Ratsuchenden eine angemessene Übertragung von Studiendaten beziehungsweise Daten eines Kollektivs auf die eigene Situation ermöglichen (Koch & Mühlhauser, 2008). Empirische Untersuchungen belegen, dass erhebliche Schwierigkeiten im Risikoverständnis nicht nur für Nutzer beziehungsweise Patienten oder Ratsuchende bestehen, sondern auch für behandelnde Ärzte beziehungsweise Therapeuten (Wegwarth & Gigerenzer, 2009). So stellen gesundheitsbezogene Informationen, die auf der bestmöglichen Evidenz beruhen und gleichzeitig in einer verständlichen Form vermittelt werden, eine essenzielle Voraussetzung für die individuelle Nutzen-Schaden-Abwägung und Entscheidung dar.

Evidenz und Unsicherheit in der öffentlichen Gesundheitskommunikation

Die Suche und Bewertung von Gesundheitsinformationen stellen die Nutzer aufgrund des großen Angebots und dessen heterogener Qualität vor eine schwierige Aufgabe. Für verantwortungsvolle Entscheidungen in Gesundheitsfragen – auf individueller Ebene ebenso wie für eine Patienten- beziehungsweise Bürgerbeteiligung – benötigen Bürger und Patienten «unverzerrte und verlässliche Informationen, die auf dem aktuellen medizinischen Wissensstand beruhen» (Klemperer et al., 2010, S. 64, I). Sogenannte *evidenzbasierte Gesundheits- oder Patienteninformationen* können die persönliche Beratung nicht ersetzen, aber das

Gesundheitswissen der Bürgerinnen und Bürger verbessern und sie darin befähigen, eigenständig oder

gemeinsam mit anderen Entscheidungen zu Gesundheitsfragen zu treffen, die ihren persönlichen Präferenzen, Wertvorstellungen und Lebenssituationen so weit wie möglich entsprechen (Klemperer et al., 2010, S. 64, l).

Die Anforderung einer verständlichen Darstellung von Nutzen und Schaden auf Basis der bestmöglichen Evidenz ist in der Praxis zum Teil nur eingeschränkt umsetzbar. Ein Grund ist der Mangel an solider wissenschaftlicher Evidenz zu manchen gesundheitsbezogenen Fragestellungen. Ethisch relevante Probleme im Kontext von Unsicherheiten in der öffentlichen Gesundheitskommunikation lassen sich am Beispiel des Pandemiemanagements während der H1N1-Influenza-Pandemie im Jahr 2009/2010 veranschaulichen. Neben der Unsicherheit und mangelnden Datenlage zu möglichen gesundheitlichen Auswirkungen der Pandemie auf die Bevölkerung wurden auch verfügbare Daten, zum Beispiel zur Verbreitung der Pandemie auf der Südhalbkugel, nicht angemessen diskutiert. So erscheint aus ethischer Perspektive problematisch, dass Bürgerinnen und Bürger nicht transparent über Wissen und Unsicherheiten sowie mögliche resultierende Entscheidungsoptionen informiert wurden (z. B. mit abwägender Darstellung beziehungsweise Abschätzung von Inzidenzen und Ausprägung der Grippe versus Risiken durch die Impfung und den jeweiligen Komplikationen), sondern ihnen vielmehr zu bestimmten Maßnahmen (Impfung) geraten wurde. Dazu kommt, dass vonseiten unterschiedlicher Institutionen und Akteure auf Bundes- und Landesebene sowie den Medien teils widersprüchliche Informationen über die zur Verfügung stehenden wissenschaftlichen Daten und deren Bewertung kommuniziert wurden (Feufel, Antes & Gigerenzer, 2010; Krause et al., 2010).

Auch bei evidenzbasierten Gesundheitsinformationen sind Unsicherheiten nicht zu vermeiden, wenn zum Beispiel der Evidenzgrad keine klare Aussage zur Bewertung einer medizinischen Maßnahme zulässt. Der Umgang mit Unsicherheit an sich, aber auch mit (durch Inhalte) geweckten Reaktionen wie Beunruhigung und Sorge stellt für schriftliche oder elektronisch vermittelte Informationen eine Herausforderung dar, da es hier keine Klärungsmöglichkeit durch spontane Nachfrage gibt. Bei der Darstellung des Evidenzgrades sollte der Unterschied zwischen einer nicht ausreichenden Evidenzlage zur Beurteilung und dem (relativ sicheren) Nachweis fehlender Evidenz einer Maßnahme deutlich werden. Die Einbeziehung von Nutzerinnen und Nutzern (z. B. bei der Entwicklung von Gesundheitsinformationen) unterstützt die Berücksichtigung von Verständnis, Erfahrungen und Bedürfnissen der Rezipienten (Nilsen et al., 2006; Loss & Nagel, 2009). In einem solchen Prozess können auch zum Beispiel unerwünschte beziehungsweise nicht beabsichtigte Wirkungen identifiziert sowie allgemeine Wirkungen und Reaktionsmuster ergründet werden, die von (potenziellen) Lesern durch die Informationen hervorgerufen werden. Dies kann für den Erstellungs- und Bewertungsprozess von evidenzbasierten Gesundheitsinformationen hilfreich sein (Hirschberg et al., 2013).

Gesundheitskommunikation und Interessenkonflikte

Transparenz über mögliche Interessenkonflikte ist auf allen Ebenen der Gesundheitskommunikation ein wichtiges ethisches Bewertungskriterium. Unter Interessenkonflikten werden Situationen verstanden, die mit dem Risiko verbunden sind, dass das professionelle Urteilsvermögen oder Handeln, das sich auf ein sogenanntes primäres Interesse richtet, durch sogenannte sekundäre Interessen unangemessen beeinflusst wird (Thompson, 2009). Unter *primären Interessen* werden in diesem Zusammenhang zum Beispiel die Förderung des Patientenwohls oder auch der Erkenntnisgewinn verstanden, während *sekundäre Interessen* beispielsweise das Streben nach beruflichem Weiterkommen oder finanziellem Gewinn umfassen. Interessenkonflikte sind sowohl für die hier ausgeführte Ebene der öffentlichen Gesundheitskommunikation als auch für die interpersonelle Ebene von Bedeutung. Nach der oben genannten Definition ist in Bezug auf Interessenkonflikte zu prüfen, ob sekundäre Interessen – zum Beispiel finanzielle

Interessen an der Verbreitung einer diagnostischen, therapeutischen oder präventiven Maßnahme – zu einer verzerrten Darstellung gesundheitsbezogener Informationen oder gar Empfehlung führen. Eine transparente Darstellung von Ausrichtungen, eigenen Zielen und Interessen sowie eine ausgewogene, ergebnisoffene Vermittlung von Pro- und Kontra-Argumenten und verschiedenen Wertvorstellungen, sind auch relevant für Gesundheitskampagnen, die von öffentlicher Seite initiiert beziehungsweise unterstützt werden. So wurde im Zusammenhang mit Kampagnen und Informationen zur Krebsfrüherkennung kritisiert, dass die implizite primäre Zielsetzung die Erhöhung der Teilnehmerzahl sei und nicht die Förderung informierter, selbstbestimmter Entscheidungen von Bürgerinnen und Bürgern (Steckelberg et al., 2011; Strech, 2014).

Einer vergleichbaren Kritik sind Kampagnen zur (postmortalen) Organspende und Förderung der Organspendebereitschaft ausgesetzt. Laut Transplantationsgesetz ist

> *(1) Ziel des Gesetzes [...], die Bereitschaft zur Organspende in Deutschland zu fördern. Hierzu soll jede Bürgerin und jeder Bürger regelmäßig im Leben in die Lage versetzt werden, sich mit der Frage seiner eigenen Spendebereitschaft ernsthaft zu befassen und aufgefordert werden, die jeweilige Erklärung auch zu dokumentieren. Um eine informierte und unabhängige Entscheidung jedes Einzelnen zu ermöglichen, sieht dieses Gesetz eine breite Aufklärung der Bevölkerung zu den Möglichkeiten der Organ- und Gewebespende vor (TPG §1 1).*

Die verschiedenen im Gesetz genannten Zielsetzungen können in der Praxis zu einer verzerrten öffentlichen Gesundheitskommunikation führen. Eine transparente und ergebnisoffene Information über die Organspende sollte nicht einseitig auf den sogenannten Organbedarf, also auf die Interessen der auf ein Organ wartenden Patientinnen und Patienten und der Transplantationsmedizin fokussieren. Eine ethisch angemessene Gesundheitskommunikation über Organspende muss die Perspektive potenzieller Spender, deren Informationsbedarf, Interessen und Befürchtungen berücksichtigen. Weiterhin müssen wissenschaftliche Kontroversen, zum Beispiel zum Hirntodkonzept oder zur gerechten Organverteilung, transparent gemacht und dürfen nicht bevormundend oder interessengeleitet ignoriert werden (Vollmann 2012a, 2012b, 2013; Richter et al., 2013). Empirische Untersuchungen zu Ansichten (z. B. Zweifel und Widerstände) in der Bevölkerung können wichtige Informationen für politische Entscheidungen sowie für Kampagnen über die Organspende liefern (Schweda, Wöhlke & Schicktanz, 2009).

Ausblick

Im Rahmen dieses Kapitels sollen einige Strategien, die eine ethisch reflektierte Gesundheitskommunikation fördern können, benannt und erläutert werden. Exemplarisch werden Lehr- und Fortbildungsmodule zur integrierten Vermittlung ethischer und kommunikativer Kompetenzen sowie ethische Beratungsangebote in der klinischen Praxis ausgeführt. Abschließend werden neue Herausforderungen für die Gesundheitskommunikation im Kontext der Neuen Medien skizziert.

Aus- und Fortbildungsmodule zur integrierten Vermittlung ethischer und kommunikativer Kompetenzen

Die Vermittlung von Kompetenzen in ärztlicher Gesprächsführung sowie ethische Grundlagen des ärztlichen Verhaltens sind Gegenstand der ärztlichen Approbationsordnung (§1 Abs. 1). Ein Vorteil einer integrierten Vermittlung ethischer und kommunikativer Kompetenzen liegt in der praxis- und problemorientierten Herangehensweise. Wie soll der Arzt vorgehen, wenn eine Patientin oder ein Patient eine medizinische Maßnahme ablehnt und unklar ist, ob sie oder er die Tragweite der Entscheidung hinsichtlich der eigenen Gesundheit versteht? Ein zweiter Grund für eine integrierte Vermittlung von ethischen und kommunikativen Kompetenzen in Aus- und Fortbildung liegt in der normativen Dimension von Gesundheitskommunikation. Die vorgestellten Modelle zur Entscheidungsfindung nach Emanuel und Emanuel (1992) machen deutlich, dass jede Vorgehensweise der Aufklärung und Entscheidungsfindung normativ aufgeladen ist. Ein fehlendes Bewusstsein für ethisch relevante Konflikte oder die Normativität von Gesprächsführung erschwert die professionelle Gestaltung der interpersonellen Gesundheitskommunikation erheblich.

Erfahrungsorientierte Aus- und Fortbildungsveranstaltungen, in denen neben der Vermittlung ethischer Konzepte auch eine problemorientierte Analyse ethisch relevanter Konflikte in konkreten Gesprächssituationen erfolgt, verbessern sowohl die Selbsteinschätzung der Kursteilnehmenden als auch das beobachtbare Verhalten in einer professionellen Gestaltung der Patientenaufklärung (Schildmann et al., 2011; Schildmann et al., 2012). Allerdings steht die Entwicklung, Umsetzung und Evaluation von theoretisch und empirisch fundierten Konzepten zur integrierten Vermittlung ethischer und kommunikativer Kompetenzen im Gesundheitswesen noch am Anfang. Dies gilt insbesondere für Aus- und Fortbildungsinterventionen, die neben den Kontakten zwischen Arzt und Patient auch Kontakte im interprofessionellen Behandlungsteam oder zwischen Ärzten und Angehörigen des Patienten berücksichtigen. Darüber hinaus ist zu bedenken, dass die Umsetzung ethischer und kommunikativer Kompetenzen in der Praxis von den Rahmenbedingungen abhängig ist. Angesichts einer notorisch schlechten Vergütung der sprechenden Medizin im Vergleich zu anderen Gesundheitsleistungen erscheint es fraglich, ob die Investitionen in eine Verbesserung individueller Kompetenzen ausreichend sind.

Ethische Beratung zur Unterstützung gesundheitsbezogener Entscheidungen

Konflikte in der klinischen Praxis haben häufig ethische und kommunikative Anteile. Eine typische Situation aus dem klinischen Alltag ist die Unzufriedenheit von Patientinnen und Patienten mit der ärztlichen Aufklärung und Gestaltung der Entscheidungsfindung. Ein Grund für die Unzufriedenheit kann sein, dass die Ärztin oder der Arzt nicht in der Lage war, die Kontexte verständlich zu erläutern und zum Beispiel viele Fachbegriffe verwendet hat. Kritisiert wird aber auch, dass die Wünsche des Patienten bei der Entscheidungsfindung nicht angemessen berücksichtigt wurden.

Für die Bearbeitung ethischer Konflikte in der klinischen Praxis stehen in vielen Krankenhäusern und anderen Einrichtungen des Gesundheitswesens klinische Ethikkomitees zur Verfügung. Ethikkomitees und andere Formen klinischer Ethikberatung wurden in Deutschland vor etwa 15 Jahren eingeführt, um ethische Konflikte bei der Betreuung eines Patienten zu identifizieren und in strukturierter Weise zu bearbeiten. Die Trennung von ethischer und kommunikativer Ebene in einer Konfliktsituation sowie das Aufzeigen von jeweils angemessenen Lösungsansätzen sind wesentliche Aufgaben klinischer Ethikberatung. Für die oben skizzierte Situation kann dies bedeuten, dass die Berücksichtigung der Patientenwünsche im Sinne des Respekts vor der Patientenselbstbestimmung herausgearbeitet wird. Für den Fall, dass die Ursachen des Konflikts eher auf der kommunikativen Ebene liegen, kann nach einer Klärung auch auf bestehende Fortbildungsmöglichkeiten zur Verbesserung einer patientenzentrierten Gesprächsführung verwiesen werden. Die professionelle Gestaltung der ethischen Beratung selbst erfordert schließlich ebenfalls ethische und kommunikative Kompetenzen. Neben philosophisch-ethischen Kompetenzen, die für die normative Analyse erforderlich sind, benötigen Ethikberater auch kommunikative Kompetenzen, um ethische Fallbesprechungen professionell moderieren zu können.

Neue Medien und Gesundheitskommunikation aus ethischer Perspektive

Durch die Entwicklungen im Bereich der Neuen Medien eröffnen sich neue Chancen für die Gesundheitskommunikation, aber auch Risiken für Betroffene und Professionelle. Beispiele für das Nutzenpotenzial – und gleichzeitig kritisch zu hinterfragen – sind Möglichkeiten der Beteiligung und des Austausches wie in Patientenforen (z. B. www.patientslikeme.com) oder in Arztbewertungsportalen. Ärztinnen und Ärzte sowie andere Gesundheitsanbieter wiederum können vom vereinfachten Austausch mit Kollegen sowie von interaktiven Fortbildungsangeboten profitieren. Empirische Untersuchungen belegen aber auch, dass das große und qualitativ heterogene Angebot von Gesundheitsinformationen im Internet die interpersonelle Arzt-Patient-Kommunikation beeinflusst (Dieterich, 2007; Stadtler, Brommel & Kettler, 2009). Neben Chancen durch neue Interaktionsformen sowie Informationsangebote stellen sich in der Gesundheitskommunikation mithilfe Neuer Medien allerdings auch Fragen der Grenzziehung oder Angemessenheit der Interaktion mit und zwischen Patienten sowie Gesundheitsanbietern. Die Identifizierung von Einzelpersonen auf der Grundlage öffentlich zugänglicher Darstellungen in sozialen Netzwerken, aber auch die in Inhalt und Form unangemessene Kommunikation gesundheitsbezogener Angaben vor dem Hintergrund der (vermeintlichen) Anonymität des Internets, können für die Beteiligten negative Konsequenzen haben. Wie bei vielen technischen Innovationen im Gesundheitswesen erfordert die Entwicklung der neuen Kommunikationsmöglichkeiten neben neuen technischen Fertigkeiten auch einen konstruktiven und kritischen Diskurs hinsichtlich eines angemessenen professionellen Umgangs (siehe Gholami-Kordkheili, Wild & Strech, 2013).

Literatur

Anselm, R. (2003). Partner oder Person. In F. Scheibler &H. Pfaff (Hrsg.), *Shared Decision-Making. Der Patient als Partner im medizinischen Entscheidungsprozess* (S. 26–33). Weinheim: Juventa.

Dieterich, A. (2007). Arzt-Patient-Beziehung im Wandel: Eigenverantwortlich, informiert, anspruchsvoll. *Deutsches Ärzteblatt,* 104, A-2489.

Elwyn, G. & Edwards, A. (2001). Evidence-based patient choice? In: A. Edwards & G. Elwyn (Hrsg.), *Evidence-based patient choice: Inevitable or impossible?* (S. 3–18). Oxford: Oxford University Press.

Emanuel, E. J. & Emanuel, L. L. (1992). Four models of the physician-patient relationship. *Journal of the American Medical Association,* 16, 2221–2226.

Faden, R. & Beauchamp, T. (Hrsg.). (1986). *A history and theory of informed consent.* Oxford: Oxford University Press.

Feufel, M. A., Antes, G. & Gigerenzer, G. (2010). Vom sicheren Umgang mit Unsicherheit: Was wir von der pandemischen Influenza (H1N1) 2009 lernen können. *Bundesgesundheitsblatt – Gesundheitsforschung – Gesundheitsschutz,* 53, 1283–1289.

Gigerenzer, G. & Gaissmaier, W. (2009). Warum wir verständliche Informationen brauchen. *Berliner Ärzte,* 46, *3.*

Gholami-Kordkheili, F., Wild, V. & Strech, D. (2013). The impact of social media on medical professionalism: A systematic qualitative review of challenges and opportunities. *Journal of Medical Internet Research,* 15, e184.

Hirschberg, I., Seidel, G., Strech, D., Bastian, H. & Dierks, M.-L. (2013). Evidence-based health information from the users' perspective – A qualitative analysis. *BMC Health Services Research,* 13, 405.

Klemperer, D., Lang, B., Koch, K., Bastian, H., Brunsmann, F., Burkhardt, M. … Steckelberg, A. Fachbereich Patienteninformation und Patientenbeteiligung/Deutsches Netzwerk für Evidenzbasierte Medizin (DNEbM) (2010): Gute Praxis Gesundheitsinformation. *Zeitschrift für Evidenz, Fortbildung und Qualität im Gesundheitswesen,* 104, 64–66.

Koch, K. & Mühlhauser, I. (2008). *Kriterien zur Erstellung von Patienteninformationen zu Krebsfrüherkennungsuntersuchungen.* Stellungnahme des Fachbereichs Patienteninformation des DNEbM e. V. 2008. Abgerufen von: http://www.ebm-netzwerk.de/pdf/stellungnahmen/dnebm-080630.pdf (11.03.2014).

Krause, G., Gilsdorf, A., Becker, J., Bradt, K., Dreweck, C., Gärtner, B. … Razum, O. (2010). Erster Erfahrungsaustausch zur H1N1-Pandemie in Deutschland 2009/2010. Bericht über einen Workshop am 22. und 23. März 2010 in Berlin. *Bundesgesundheitsblatt – Gesundheitsforschung – Gesundheitsschutz,* 53, 510–519.

Loss, J. & Nagel, E. (2009). Probleme und ethische Herausforderungen bei der bevölkerungsbezogenen Gesundheitskommunikation. *Bundesgesundheitsblatt – Gesundheitsforschung – Gesundheitsschutz,* 52, 502–511.

Marckmann, G. & Strech, D. (2010). Konzeptionelle Grundlagen einer Public Health Ethik. In D. Strech & G. Marckmann (Hrsg.), *Public Health Ethik* (Ethik im Gesundheitswesen, Band 1, S. 43–65). Münster: LIT Verlag.

Nilsen, E. S., Myrhaug, H. T., Johansen, M., Oliver, S. & Oxman, A. D. (2006). Methods of consumer involvement in developing healthcare policy and research, clinical practice guidelines and patient information material. *Cochrane Database of Systematic Reviews,* 3, CD004563.

Quirk, A., Chaplin, R., Lelliott, P. & Seale, C. (2012). How pressure is applied in shared decisions about antipsychotic medication: A conversation analytic study of psychiatric outpatient consultations. *Sociology of Health & Illness,* 34, 95–113.

Richter, T., Buhse, S., Kupfer, R., Gerlach, A., Mühlhauser, I. & Lenz, M. (2013). Entwicklung einer Entscheidungshilfe «Organspende nach dem Tod» – im Spannungsfeld zwischen Evidenz, Ungewissheit, Ängsten und ethisch-moralischen Wertvorstellungen. *Zeitschrift für Evidenz, Fortbildung und Qualität im Gesundheitswesen,* 107, 622–631.

Rockenbauch, K. & Schildmann, J. (2011). Partizipative Entscheidungsfindung (PEF): Eine systematische Übersichtsarbeit zu Begriffsverwendung und Konzeptionen. *Das Gesundheitswesen,* 73, 399–408.

Schildmann, J., Kupfer, S., Burchardi, N. & Vollmann, J. (2012). Teaching and evaluating breaking bad news: A pre-post evaluation study of a teaching intervention for medical students and a comparative analysis of different measurement instruments and raters. *Patient Education and Counseling,* 86, 210–214.

Schildmann, J., Schwarz, C., Schildmann, E., Klambeck, A., Ortwein, H. & Vollmann, J. (2011). «Wahrheit am Krankenbett»: Evaluation einer ärztlichen Fortbildung zur professionellen Aufklärung schwer kranker Patienten. *Deutsche Medizinische Wochenschrift,* 136, 757–761.

Schildmann, J., Tan, J., Salloch, S. & Vollmann, J. (2013). «Well, I think there is great variation ...»: A qualitative study of oncologists' experiences and views regarding medical criteria and other factors relevant to treatment decisions in advanced cancer. *Oncologist,* 18, 90–96.

Schweda, M., Wöhlke, S. & Schicktanz, S. (2009). Understanding public skepticism toward organ donation and its commercialization: The important role of reciprocity. *Transplantation Proceedings,* 41, 2509–2511.

Stadtler, M., Brommel, R. & Kettler, S. (2009). Dr. Google – geschätzter Kollege? Die Rolle des Internets in der Arzt-Patient-Interaktion. *Zeitschrift für Allgemeinmedizin,* 85, 254–259.

Steckelberg, A., Hulfenhaus, C., Haastert, B. & Mühlhauser, I. (2011). Effect of evidence based risk information on informed choice in colorectal cancer screening: Randomised controlled trial. *British Medical Journal,* 342, d3193.

Strech, D. (2014). Participation rate or informed choice? Rethinking the European key performance indicators for mammography screening. *Health Policy,* 114, 100–103.

Thompson, D.F. (2009). The challenge of conflict of interest in medicine. *Zeitschrift für Evidenz, Fortbildung und Qualität im Gesundheitswesen,* 103, 136–140.

Vollmann, J. (2000). *Aufklärung und Einwilligung in der Psychiatrie. Ein Beitrag zur Ethik in der Medizin.* Monographien aus dem Gesamtgebiete der Psychiatrie, Band 96. Darmstadt: Steinkopff.

Vollmann, J. (2012a). Ohne Vertrauen geht es nicht. Kein neues Gesetz, sondern nur eine neue Kultur der Solidarität kann dazu führen, dass es mehr Organspenden gibt. («Außenansicht»). *Süddeutsche Zeitung, 25.05.2012,* 2.

Vollmann, J. (2012b). Ethische Aspekte der Gesundheitskommunikation über die postmortale Organspende. In: Bundeszentrale für gesundheitliche Aufklärung (Hrsg), *Aufklärung zur Organ-und Gewebespende in Deutschland. Neue Wege in der Gesundheitskommunikation* (Reihe Forschung und Praxis der Gesundheitsförderung, Band 40, S. 108–113). Köln: Bundeszentrale für gesundheitliche Aufklärung.

Vollmann, J. (2013). Tote Helden. Die Transplantationsmedizin in der Vertrauenskrise. Sie hat sich selbst überhöht und grundlegende ethische Fragen nicht ausreichend beachtet. («Die Gegenwart») *Frankfurter Allgemeine Zeitung 27.05.2013,* 7.

Wegwarth, O & Gigerenzer, G. (2009). «Zu Risiken und Nebenwirkungen...» Wie informiert sind Ärzte und Patienten? In N. Klusen, A. Fließgarten & T. Nebling (Hrsg.), *Informiert und selbstbestimmt. Der mündige Bürger als mündiger Patient* (Beiträge zum Gesundheitsmanagement, Band 24, S. 123–128). Baden-Baden: Nomos.

Yaffe, M.J. & Pritchardt K.I. (2014). Overdiagnosing overdiagnosis. *The Oncologist,* 19, 103–106.

35. Gesundheitskommunikation als Beruf

Marina Böddeker, Christoph Dockweiler und Peter-Ernst Schnabel

Wie sich heute an der Masse unterschiedlichster Studiengängen zeigen lässt, die Gesundheit im Namen führen, hat das Gesundheits- als Ausbildungsthema in Deutschland seit den 1980er-Jahren Konjunktur. Ähnlich verhält es sich mit dem Themen- und Tätigkeitsgebiet Gesundheitskommunikation, für das erst seit der Jahrhundertwende an wenigen Universitäten, dafür aber an einer Vielzahl von Hochschulen vor allem mit den Schwerpunkten Medien, Marketing, Beratung, Prävention und Gesundheitsförderung ausgebildet wird. Im vorliegenden Beitrag wird anhand einer noch schmalen Datenbasis untersucht, was Gesundheitskommunikationsexperten tun, es wird beschrieben, wie und mit welchen Zielen sie ausgebildet werden und wie der Arbeitsmarkt reagiert hat, seit die ersten Absolventen ins Berufsleben starteten.

Einführung

Soziologen sprechen von einem Beruf, wenn es für bestimmte Tätigkeiten, die unter diesem Namen ausgeübt werden, einen gesellschaftlichen *Bedarf*, definierte *Funktionen*, geregelte *Ausbildungsgänge*, verbindliche *Karrierewege*, ein gestaffeltes Entlohnungssystem und wenn es Menschen gibt, die daran *interessiert*, dafür *begabt* sind und sich dazu *berufen* fühlen (Kurtz, 2001). Diese Definition hat sich zwar schon zur Zeit der klassischen Arbeitsgesellschaften des neunzehnten und zwanzigsten Jahrhunderts herausgebildet (Wingens & Sackmann, 2001), sie scheint sich aber heute noch als Ansatzpunkt zu eignen, um folgenden hier bearbeiteten Fragen nachzugehen: Handelt es sich bei der Gesundheitskommunikation, einem Themen- und Anwendungsfeld unter anderem der Gesundheitswissenschaften, für das im deutschsprachigen Raum erst seit kurzem ausgebildet wird, um einen Beruf (Schnabel, 2006)? Was müssen derart ausgebildete Gesundheitskommunikationsexperten können? Was kann der Arbeitsmarkt mit ihnen anfangen? Zuvor soll aber kurz geklärt werden, was geschieht, wenn Menschen über Gesundheit kommunizieren und was Gesundheitswissenschaften und -kommunikation miteinander zu tun haben.

Gesundheitskommunikation als Forschungsgegenstand und Anwendungsfeld der Gesundheitswissenschaften

Seit der Veröffentlichung der berühmten Definition der Weltgesundheitsorganisation (WHO) im Jahre 1946 sind wir daran gewöhnt, uns unter Gesundheit mehr vorzustellen als das bloße Fehlen von Krankheit oder Gebrechen. Mit dem Mut zur Vereinfachung und unter Bezugnahme auf diejenigen Erkenntnisse, die seitdem zu diesem Thema herausgearbeitet worden sind (u.a. Antonovsky, 1987, Franke, 2006; Faltermaier, 2003 Hurrelmann, 2006; van Spijk, 2011), können wir heute davon ausgehen, dass es sich bei Gesundheit im Unterschied zur Krankheit nicht nur um einen Zustand handelt. Vielmehr ist sie das *variable Produkt* eines mehr oder weniger gelingenden, am Ideal völligen körperlichen, seelischen und sozialen Wohlbefindens orientierten, *lebenslangen* Auseinandersetzungsprozesses des Menschen mit den Anforderungen, die er selbst an sich sowie die soziale und die materielle Umwelt an ihn stellen. Als solches fällt sie umso besser und nachhaltiger aus, je mehr es den Menschen auf der Grundlage ihrer biophysischen *Voraussetzungen* gelingt, durch reflektierende, lernende und schöpferische *Kommunikation* ein möglichst großes Potenzial an salutogenen (gesundheitsdienlichen) *Kompetenzen* auszubilden, diese im Austausch mit anderen auf ihre Wertigkeit hin zu überprüfen und allein oder in Zusammenarbeit mit anderen unter der Maßgabe durchzusetzen, dass dabei die Bedürfnisse *anderer* Menschen so wenig wie möglich beeinträchtigt werden. Sich die zur Verwirklichung von Gesundheit erforderlichen Fähigkeiten auf legale und ethisch vertretbare Weise aneignen zu können, ist ein *natürliches Recht,* welches jedem Menschen, unabhängig von seinem Geschlecht, seiner ethnischen Herkunft, seiner religiösen Überzeugung und der sozialen Lage, in der er sich befindet, zustehen sollte.

Motor dieses lebenslangen Aneignungsgeschehens von Gesundheitsfähigkeiten ist die Kommunikation mit anderen, für unser Aufwachsen in der Gesellschaft wichtigen Bezugspersonen und mit den verallgemeinerten Anderen (Mead, 1934/1973) in uns selbst. Wer heute kommuniziert, kann dies von *Angesicht zu Angesicht* tun. Dank neuester Kommunikationstechnik muss er seine Gegenüber dazu aber nicht einmal sehen und er kann mit anderen Menschen in Echtzeit kommunizieren, die in anderen Teilen der Welt leben. In ihrer Kommunikation tauschen Menschen *non-* und *averbale* (Zeichen, Gesten Mimik) und/oder *dialogische* Symbole (Schrift, Sprache) aus und lassen sich dabei durch bestimmte *Trägermedien,* traditionell durch Bücher, Lieder und Gedichte, heute eher auf elektronischem Wege (Telefon, Hörfunk, Film, Fernsehen, Internet) unterstützen. Um das (Ur-)Vertrauen zu rechtfertigen, mit dem wir uns diesen auf Verständigung und das Erlernen überlebenswichtiger Kompetenzen ausgerichteten Prozessen immer wieder aussetzen, muss Kommunikation bestimmte *Standards,* wie die der Authentizität, Redlichkeit, Sachangemessenheit und Richtigkeit erfüllen (Habermas, 1981). Tut sie dies nicht, weil die Kommunizierenden nicht gelernt haben, derart zu interagieren, oder wird sie gar eingesetzt, um andere zu täuschen, und entwickeln die Adressatinnen und Adressaten solcher Versuche keine Fähigkeiten, dies zu erkennen und sich dagegen zu wehren, kann dies bei systematischer Anwendung und Zumutung vor allem im Kindes- und Jugendalter zu ernsthaften Realitätsverarbeitungs- und Identitäts*störungen* (Krappmann, 1993; Watzlawick, Beavin & Jackson, 1996; Frindte, 2001) führen. Diese manifestieren sich meist erst im Erwachsenenalter als psychische oder psychosomatische *Erkrankungen.*

Alle Kommunikationsbemühungen und -erfahrungen, die darauf ausgerichtet sind, Kommunikationsstörungen zu verhindern, können in einem allgemeinen Sinne als Gesundheitskommunikation bezeichnet werden und stellen folglich mehr dar als das bloße Reden über Krankheit (Schnabel & Bödeker, 2012). Gesundheitskommunikation dieser allgemeinen Art umschreibt alle Akte der Persönlichkeitsentwicklung im *Lebenslauf,* die darauf ausgelegt sind, den Menschen zu einer eigenständigen, psychoemotional ausbalancierten, zur konstruktiven Auseinandersetzung mit den Herausforderungen des Lebens fähigen und gesunden *Persönlichkeit* heranzubilden. Gesundheitskommunikation in einem *etwas engeren* Sinne findet hauptsächlich im Austausch unter *Laien* statt und ist darauf gerichtet, den alltäglichen Umgang der Menschen mit mehr oder weniger gesunder Körperlichkeit zu erlernen und im Lebenslauf zu praktizieren. Hier bildet sich auch heraus und bewährt sich, was in der Literatur als (inter-)*subjektive* Vorstellungen von Gesundheit (Faltermaier, 1994; Flick, 1998) bezeichnet wird. Gesundheitskommunikation im *engsten* und konzentriertesten Sinne findet schließlich zwischen Patientinnen und Patienten und den von ihnen zwecks Behandlung oder einer anderen Art von Versorgung aufgesuchten *professionellen Dienstleistern* statt. Sie hat meistens mit der Bearbeitung akuter Krankheiten oder gesundheitlicher Probleme zu tun und ist heute, im Zeitalter der technisierten Massenmedizin, durch ein hohes Maß an Abhängigkeit, Sachdienlichkeit und wegen der dabei aufeinander treffenden Informations- und Kompetenzunterschiede durch *Scheiternsrisiken* gekennzeichnet (Schnabel, 2009), die gesundheitsgefährdend oder lebensgefährlich werden können.

Angesichts der Inhalte und Modalitäten der Ausbildung von Gesundheitskommunikationsfachleuten, die heute vor allem an Universitäten und Hochschulen stattfindet (Schnabel, 2006; Schnabel & Bödeker, 2012, S. 227 ff.), ist davon auszugehen, dass das Gros derer, die nach erfolgreichem Abschluss einen ausbildungsnahen Beruf ergriffen haben, auf der *Mikro-Ebene* der unmittelbaren Kommunikation zwischen Nachfragenden und Anbietenden von Versorgungsdienstleistungen tätig sind. Dabei geht es in Form von Beratung, Schulung, Aufklärungsmaßnahmen, Projekten und anderen Interventionsformen darum, Menschen für den Umgang mit Krankheit zu qualifizieren und für die Teilnahme an präventivmedizinischen, verhaltenspräventiven oder gesundheitsfördernden Maßnahmen zu motivieren (Matzick, 2008). Auf der *Meso-Ebene* der Laienkommunikation, die aufgrund ihrer besonderen Entstehungs- und Wirkungsgesetzmäßigkeiten von der professionellen Ebene analytisch unterschieden werden sollte, geht es um Erziehungs- und nicht intendierte Lern- beziehungsweise Sozialisationseffekte, für die andere Fachleute (Eltern, Erzieherinnen, Lehrende, Ausbildende usw.) zuständig sind. Aber auch in diesem Bereich werden – wenngleich weniger speziell ausgebildete – Gesundheitskommunikatorinnen und -kommunikatoren benötigt, welche diejenigen qualifizieren und unterstützen, die in Familien, Kindergärten, Schulen, Betrieben und anderen Settings unter schwierigen Bedingungen (Grossmann & Scala, 2001) auf krankheits- und gesundheitsbezogene Weise intervenieren. Neben den Akteuren in den oben erwähnten Settings gehören Gesundheits-, Sozial-, Wirtschafts- und Rechtspolitikerinnen und -politiker zu den wichtigsten Einflussnehmern auf der allgemeinsten oder *Makro-Ebene* der Gesundheitskommunikation. Auch sie haben nach Lage der Dinge (Bandelow, Eckert & Rüsenberg, 2009) eine fachlich beratende Begleitung durch speziell dafür ausgebildete Gesundheits- und Kommunikationsfachleute dringend nötig.

Berufsfelder und Professionalisierungschancen von Gesundheitskommunikationsfachleuten

Während Studiengänge wie beispielsweise Rechtswissenschaften, Medizin, Journalismus oder ein Lehramtsstudium durch anschließende Referendariate, Volontariate, eine Traineezeit oder eindeutig definierte Berufsperspektiven klare Berufswege vorzeichnen, haben Studierende mit Studiengängen im Bereich der Gesundheitskommunikation bis heute noch keinen eindeutigen Karriereweg vor sich. Das liegt daran, dass das Berufsbild und die Hochschulausbildung im Vergleich zu anderen Disziplinen noch relativ jung ist, sich demzufolge der Arbeitsmarkt erst langsam auf die Nachwuchskräfte einzustellen beginnt und sich deshalb Vorstellungen über Berufsfelder und Kompetenzprofile von Gesundheitskommunikationsfachleuten erst ansatzweise durchgesetzt haben (Schnabel & Bödeker, 2012). Die Frage nach der Akzeptanz durch den Arbeitsmarkt kann daher nur unter Vorbehalt beantwortet werden (Pundt & Lorenz, 2004). (Online-)Jobbörsen (u. a. www.academics.de, www.monster.de, www.stepstone.de) weisen aktuell kaum explizite Stellenangebote für Gesundheitskommunikationsexpertinnen oder -experten aus. Wenn solche Stellenangebote gemacht werden, stehen dann Betätigungsarten im Vordergrund, wie beispielsweise in den Bereichen Healthcare-PR und -Marketing, für die vielerorts noch unzureichend ausgebildet wird. Auch die Agentur für Arbeit (Griepentrog, 2013) verweist darauf, dass sich das Berufsfeld erst langsam entwickelt und es zurzeit noch dem einzelnen Studierenden überlassen bleibt, sich studienbegleitend ein eigenes Profil zu erarbeiten.

Berufliche Einsatzfelder und Tätigkeiten

Für Absolventinnen und Absolventen von Studiengängen wie dem Bielefelder Bachelorstudiengang Health Communication werden von der Agentur für Arbeit (Griepentrog, 2013) neben der Erhebung und Analyse von Gesundheitsdaten, Gesundheitsberatung und -förderung, Qualitätssicherung in der Krankenversorgung sowie Sozial- und Gesundheitsmanagement als potenzielle Tätigkeitsfelder benannt. Wird an das sechs- bis achtsemestrige Bachelor- ein mindestens viersemestriges Masterstudium an- und erfolgreich abgeschlossen – ein Angebot, das erfahrungsgemäß von jeder/jedem zweiten Studierenden wahrgenommen wird (Schnabel & Damm, 2008; Ulrich, Flöthmann & Kupske, 2009) – kann zudem eine wissenschaftliche Universitäts- oder Hochschulkarriere angestrebt werden. Darüber hinaus kommen nach Meinung der Arbeitsverwaltungsorgane und in Übereinstimmung mit den Studiengangsorganisatorinnen und -organisatoren auch fachübergreifende Berufstätigkeiten in der Erwachsenenbildung, in Personalmanagement und -entwicklung, in Sozialberatung und -arbeit, in der Verbands, Presse- und Öffentlichkeitsarbeit sowie die Arbeit in Zeitungs- und Fernsehredaktionen und im Gesundheitsmarketing infrage (Griepentrog, 2013), für die in der Regel aber zusätzliche Qualifikationen erforderlich sind.

Um zu überprüfen, ob beziehungsweise inwieweit diese Vorhersagen mit der *Wirklichkeit auf dem Arbeitsmarkt* übereinstimmen, und um etwas über die Gründe eventueller Diskrepanzen zu erfahren, bleibt angesichts der augenblicklich ungenügenden Datenlage nur die Möglichkeit, drei unterschiedliche Datenquellen miteinander in Beziehung zu setzen: (1) die Ambitionen der Studiengangsplaner und -realisatoren, (2) die Wahl der *Praktika* beziehungsweise Praxissemester, die angehende Gesundheitskommunikationsfachleute als Pflicht- und Wahlpflichtmodule studienbegleitend absolvieren, um sich auf die später anstehende Berufswahl vorzubereiten, und (3) *Verbleibuntersuchungen* nach abgeschlossenem Studium. Letztere können Auskunft darüber geben, in welchen Berufssparten die Studierenden unterkommen. Der Grad der Abweichung oder Übereinstimmung zwischen den Ergebnissen der drei Informationsquellen erlaubt es uns einzuschätzen, inwieweit die Intentionen der Ausbildungsanbietenden, an denen sich die Vorhersagen der Arbeitsagentur und die Erwartungen des Arbeitsmarktes in der Regel orientieren, mit den Karrierewünschen der Studierenden und deren tatsächlichen Berufskarrieren *übereinstimmen* und daraus angemessene ausbildungsplanerische *Konsequenzen* zu ziehen.

Was Gesundheitskommunikationsfachleute können sollten

Schnabel und Bödeker (2012, S. 227 ff.) weisen unter Bezugnahme auf mehr *internationale* als nationale Erfahrungen sechs berufliche Tätigkeitsfelder aus, die für akademisch ausgebildete Gesundheitskommunikationsfachleute infrage kommen. Zu jedem Tätigkeitsfeld weisen sie die benötigten Skills und kommunikativen Kompetenzen sowie das Wissen und das erforderliche Rollenselbstverständnis aus, um Profilorientierungen und Ausbildungsbedarfe zu empfehlen. Dabei wird deutlich, dass in allen ausgewiesenen Feldern die gleichen *Skills* – recherchieren, präsentieren, Projekte managen, mit dem Computer umgehen und im Team arbeiten können – gleich wichtig sind und in der Praxis nachgefragt werden.

- Im Berufsfeld *Gesundheitsberatung und -versorgung* zählen vor allem das pädagogisch-didaktische Wissen, die individuell-beratenden Kommunikationskompetenzen und ein Rollenselbstverständnis, demzufolge es als Hauptaufgabe betrachtet wird, bedürftige und gesundheitlich zu kurz gekommene Einzelindividuen zu motivieren.
- In der *Gesundheitsbildung und -aufklärung* sind medientechnisches Wissen, massenmediale Kommunikationskompetenzen und ein Rollenselbstverständnis gefragt, das sich darauf konzentriert, Individuen, aber auch Organisationen zum Lernen und Umlernen zu motivieren.
- Im Tätigkeitsfeld *Gesundheitsberichterstattung* und *-informatik* werden vorrangig epidemiologisches Wissen, massenmediale Kommunikationskompetenzen sowie ein Rollenverständnis empfohlen, das sich primär für die wissenschaftliche Erarbeitung von Hintergrundwissen und den Einsatz wissenschaftlicher Methoden zum Zwecke der Information von Individuen und Kollektiven interessiert.
- Für diejenigen Auszubildenden, die sich für das Berufsfeld *Gesundheitsmanagement* und *-consulting* entscheiden, halten die Autoren patho-salutogenetisches Wissen, die Fähigkeit, in systemischen Zusammenhängen kompetent zu

kommunizieren, für wichtig und sich in der Rolle von Gestaltungs- und Veränderungsexperten wohlzufühlen.

- Das Profil *Gesundheitstelematik* und *Telemedizin* setzt medientechnisches Wissen voraus, die Fähigkeit, in massenmedialen Zusammenhängen zu denken und zu interagieren und ein Rollenselbstverständnis, das sich zu fast gleich großen Teilen aus den Bereitschaften zusammensetzt, wissenschaftlich zu recherchieren und pädagogisch zu intervenieren.
- Wer sich entschließt, im Tätigkeitsfeld *Gesundheitsmarketing* und *Medien* beruflich aktiv zu werden, sollte nach Meinung von Schnabel und Bödeker (2012) patho-salutogenetisches Wissen, massenmediale Kommunikationskompetenzen und ein Rollenverständnis kombinieren, das seinen Schwerpunkt primär in der Aufklärung von Einzelpersonen erblickt, ohne dabei die wissenschaftliche Beobachtung und Absicherung von Hintergrundwissen außer Acht zu lassen.

Die aktuelle Situation auf dem *Stellenmarkt*, von dem man sich durch den Blick in die oben erwähnten Jobbörsen und Informationen der Arbeitsvermittlungsbehörden allerdings nur einen ungefähren Eindruck verschaffen kann, sieht gemessen daran etwas anders aus. Auch sie verlangen in der Regel ein abgeschlossenes Universitäts- oder Hochschul*studium*. Darüber hinaus sollen Bewerberinnen und Bewerber erste *Erfahrungen* vorweisen können und nach Möglichkeit bereits einschlägige Projekte eigenständig gemanagt haben. Die Bereitschaft, *Verantwortung* zu übernehmen, die neue Herausforderung nicht als Zwischenstation zu sehen, sondern gemeinsam mit der Organisation beziehungsweise dem Unternehmen erfolgreiche Gesundheitskommunikation zu gestalten, stehen hier ebenso im Vordergrund der von uns ausgewerteten Stellenausschreibungen wie Kontakt- und *Kommunikationsstärke* und eine ausgeprägt *Kundenorientierung*. Schon fast obligatorisch sind eine selbstständige, zuverlässige, strukturierte, kreative, konzeptionsstarke und ergebnisorientierte *Arbeitsweise*, hervorragende *MS-Office*-Kenntnisse, Stilsicherheit im Umgang mit der deutschen *Sprache* und die Fähigkeit zum journalistischen *Schreiben*. Zudem werden eine Affinität zu sozialen und digitalen *Medien* und ein *technisches* Verständnis verlangt. Oftmals ist auch das sichere Kommunizieren in einer *Fremdsprache* in Wort und Schrift eine Grundvoraussetzung für eine erfolgreiche Bewerbung. Als potenzielle Aufgaben werden unter anderem Projektmanagement und Umsetzung von PR- und Social Media-*Kampagnen* genannt. Dazu gehören das *Schreiben* und *Redigieren* von Pressemitteilungen oder von Artikeln und Interviews für Kundenmagazine und eine regelmäßige *Kontaktpflege* mit Kundinnen und Kunden sowie Journalistinnen und Journalisten. Um den Produktionsprozess von Print- und Onlinemedien kompetent begleiten und lenken zu können, wird in den Ausschreibungen ebenfalls häufig nach einer gewissen technischen und/oder journalistischen Affinität gefragt. Dieses zum Teil sehr spezifische Fachwissen kann allerdings nur über zusätzliche *Praktika* erworben werden, nicht aber über die meist theoretischen Inhalte, die innerhalb der Fachstudiengänge zur Gesundheitskommunikation vermittelt werden.

Berufsfeldorientierungen und Praktikumspräferenzen während des Studiums

Selbst wenn davon auszugehen ist, dass die Wahl studienbegleitender Praktika oder Praxissemester sehr stark von der jeweiligen Angebotssituation abhängt und nicht immer mit dem übereinstimmt, was Studierende nach Abschluss ihres Studiums tatsächlich tun, lässt sich am Beispiel der aktuell befragten Teilnehmer (n = 37) des Bielefelder Bachelorstudiengangs Health Communication, dem bislang einzigen dieses Namens und dieser Ausrichtung in Deutschland, ein relativ klares *Bild* ermitteln (siehe **Abbildung 35-1**), welches die Ergebnisse von Befragungen früherer Jahrgänge bestätigt. Auch wenn die Daten nur einen kleinen Einblick geben und nicht auf alle Typen von Praktika verallgemeinert werden können, verdeutlicht die Seminardokumentation, dass die Praktikantinnen und Praktikanten des Wintersemesters 2013/2014, welche sich für das Praxissemester und

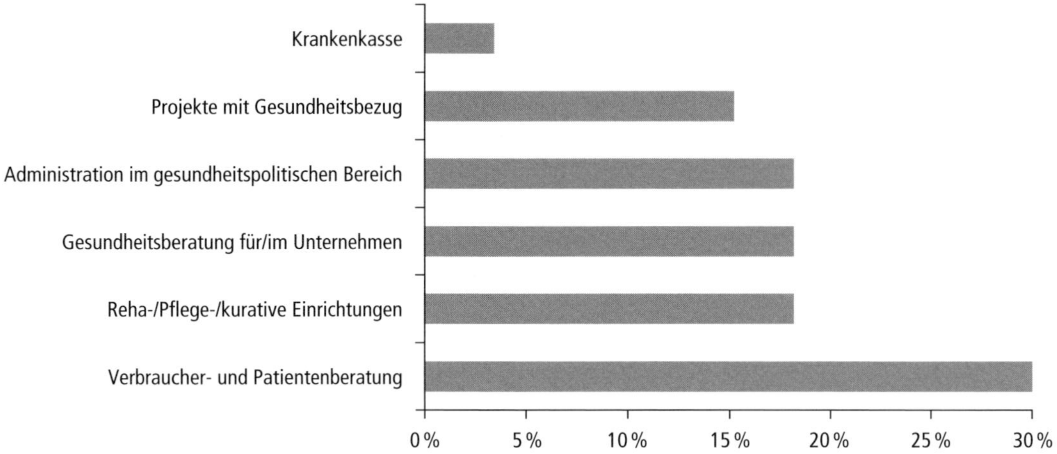

Abbildung 35-1: Praktikumsaktivitäten der Studierenden im fünften Bachelorstudiengang Health Communication an der Universität Bielefeld (eigene Darstellung)

gegen einzelne Projekte an der Universität entschieden haben, vor allem in der *Verbraucher-* und *Patientenberatung* (Health Counseling), erst in zweiter Linie in den Bereichen *Organisationsberatung* (Health Consulting), Gesundheits*administration*, einschließlich dem Management von Krankenkassen und in der Krankenversorgung (Behandlung, Pflege, Reha), und schließlich als Hilfskräfte in *Projekten* mit Gesundheitsbezug tätig.

Während sie dort arbeiteten, waren sie an der Abfassung von *Gutachten* beteiligt, kümmerten sich um den Aufbau und die Pflege von *Netzwerken* und übernahmen untergeordnete Aufgaben in *Projekten*. Ferner berichteten sie über die Betreuung und Überarbeitung von *Onlineangeboten* (Websites, Facebook usw.), die Kontaktpflege mit *Gesundheitsförderungsagenturen*, über die Mitarbeit an der Veranstaltung von *Workshops* und *Onlinekursen*, die Erstellung von *Gesundheitsförderungskonzepten* sowie die Mitwirkung an *Veranstaltungen* zum betrieblichen *Gesundheitsmanagement* und zur kommunalen *Gesundheitsförderung*. Schließlich gehörten die Vorbereitung von *Fachtagungen* und *Kongressen*, Aktivitäten in der *kommunalen* Gesundheitsförderung, die Evaluation von *Aktionswochen*, Engagements in der *Suchtprävention*, die Mitarbeit an der Planung und Durchführung von *Gesundheitsmarketing* und *-kampagnen*aktivitäten und die *Evaluation* von Projekten zum vielfältigen Aufgabenspektrum, welches die Studierenden im Praxissemester zu erfüllen hatten.

Um entsprechende Gelegenheiten nicht zu verpassen, nahmen viele von ihnen größere vorübergehende *Ortswechsel* in Kauf. So waren sie unter anderem in Berlin, Hamburg, Köln, Brüssel und sogar in Neuseeland tätig. Dies zeigt, dass aus Sicht der Studierenden und potenziellen Arbeitgeber auch internationale Organisationen für Absolventen berufsqualifizierender Studiengänge wie dem Bachelorstudium in Bielefeld relevant sein dürften. Insgesamt lässt sich aus den Praktikumsaktivitäten der dort Studierenden auf die *Vielseitigkeit* der Einsatzmöglichkeiten schließen, mit denen die Studierenden nach Abschluss ihres Studiums rechnen dürfen. Ferner wird deutlich, wie intensiv die sich während des Studiums bietenden Chancen von den Praktikantinnen und Praktikanten genutzt werden, in Ermangelung fest vorgegebener und in der Praxis bewährter Karrierewege eigene, speziell für sie passende *Berufsprofile* zu finden.

Eigeninitiative Profilbildung: Wer braucht mich? – Was kann und will ich anbieten?

Auch nach den Vorstellungen der Arbeitsagenturen sollen dem eigentlichen Berufsanbahnungsprozess Eigeninitiativen der Studierenden in Form von Eigenprofilanalysen sowie das Sammeln von Berufsideen und persönliche Erkundigungen auf dem Arbeitsmarkt vorangehen (Griepentrog, 2013).

In der *Eigenprofilanalyse* geht es vor allem um die Fragen der Selbstdefinition (Wer bin ich? Was bringe ich mit?) und nach den Interessen (Wo will ich hin? Was möchte ich tun?). Im Rahmen der Selbstfindung sollen vier Themenfelder abgearbeitet werden: (1) die *formale* Qualifikation (Schule, Studium, Aus- und Weiterbildungen), (2) die *Praxiserfahrungen* (Berufstätigkeiten, Jobs, Ehrenamt, Familienarbeit, Freizeitaktivitäten), (3) das *Individuelle* (Interessen, Fähigkeiten, Wünsche) und (4) das soziale *Netzwerk* (Familie, Partner, Bekannte, Freunde, Kollegen, Berater).

Diese Bestandteile bilden zusammen die Grundlagen für die Erstellung einer Eigenprofilanalyse, die auf die Identifikation von beruflichen *Zielen* und *potenziellen Arbeitsstellen* hinauslaufen soll. Unter Berücksichtigung dessen erfolgt dann eine *Erkundung* des Arbeitsmarktes (Griepentrog, 2013). Darauf aufbauend sollen *Vorentscheidungen* getroffen werden, bei denen nach Möglichkeit nicht nur die Ergebnisse von Internetrecherchen, sondern auch die eigenen Lebenserfahrungen, spezielle Praktikumserfahrungen sowie Vorortерkundungen bei potenziellen Arbeitgebenden eine Rolle spielen sollten.

Danach beginnt für diejenigen, die sich nicht durch die Aufnahme eines konsekutiven Masterstudiengangs weiter qualifizieren wollen, die *Realisierungsphase*. In ihr geht es darum, die aktuelle Arbeitsmarktsituation im Auge zu behalten und darauf vorbereitet zu sein, mehrere situationsangemessene Bewerbungsstrategien einsetzen zu können– von der Spontanbewerbung über das Reagieren auf Ausschreibungen bis hin zur Nutzung von Praktikumskontakten und bestehenden persönlichen Beziehungen.

Studienbegleitende Vorbereitung auf den Beruf – Ein Beispiel guter Praxis

Nicht wenige derjenigen Studiengänge, die im Zuge des Bolognaprozesses an öffentlichen und privaten Hochschulen entstanden, erwecken heute den Eindruck, am grünen Tisch und in der Absicht geplant zu sein, Altlasten zu verwalten und/oder Hochschulabteilungen vor der Schließung zu bewahren. Oft geraten dabei die Studierenden in die Rolle von *Versuchskaninchen* (Schnabel, 2008; Kälble, 2009). Wie die Bachelorstudiengänge im Gesundheitsbereich, die seit der Jahrhundertwende in großer Eile, mit hoher Belastung für die Studierenden und dem Versprechen der Berufsfeldqualifizierung eingerichtet wurden, schließen viele von ihnen zwar die Möglichkeit von studienbegleitenden Praxiserfahrungen nicht aus (Winter, 2011; Malter & Hotait, 2012). Diese Praxiserfahrungen werden aber nur selten als *obligatorisch* ausgewiesen und können einer meist zu knappen Personaldecke wegen weder hinreichend *betreut* noch inhaltlich *aufgearbeitet* werden. Von einer studienbegleitenden Vorbereitung auf das Berufsleben, wie sie von den Arbeitsagenturen offenbar erwartet wird und die den Interessen sowohl der Arbeitsuchenden als auch der Arbeitgeberinnen und -geber entgegenkäme, kann folglich nicht die Rede sein.

Demgegenüber wurde der studienbegleitenden Berufsorientierung und Berufsfeldsuche an der Fakultät für Gesundheitswissenschaften der Universität Bielefeld von Anfang an große Bedeutung beigemessen (Schnabel, 2006, 2008), sodass sie in dieser Hinsicht als Beispiel guter Praxis angesehen werden kann. Die Studierenden des Bachelorstudiengangs Health Communication wurden zur Ableistung von zwei kürzeren *Praktika* zwischen dem vierten und fünften beziehungsweise dem fünften und sechsten Semester verpflichtet und erhalten neuerdings auch die Möglichkeit, anstelle universitärer Praxisprojekte ein *Praktikumssemester* im In- oder Ausland zu absolvieren. Die Fakultät hat auch die Stelle eines/r speziellen *Praktikumsbeauftragte/n* eingerichtet, die/der mit der Organisation des Praktikumsbetriebs beauftragt ist. Außerdem hat sie eine Mitarbeiterin speziell dafür abgestellt, Studierende bei ihren Selbstfindungs- und beruflichen Orientierungsversuchen mit zahlreichen Dienstleitungen zu unterstützen. Sie verschafft ihnen die Möglichkeit, mit Gesundheitskommunikationsfachleuten im Beruf und potenziellen Arbeitgebern in Kontakt zu treten und theoretische Einblicke in optionale Berufs- und Beschäftigungsfelder zu erhalten. Absicht ist es, die eigenen berufspraktischen Kompetenzen vor dem Eintritt in das Berufsleben zu überprüfen und diese gegebenenfalls durch Selbststudium oder die Teilnahme an Lehrangeboten anderer Fakultäten zu ergänzen. Darüber hinaus gibt es zusätzliche Veranstaltungen wie Podiumsdiskussionen, Workshops in Zusammenarbeit mit erfahrenen Trainerinnen und Trainern sowie Vorträge, um den Austausch zwischen den aktuell Studierenden und den berufstätigen Absolventinnen und Absolventen zu fördern. Darüber hinaus wird auf eine Berufsorientierung mittels Medien gesetzt. Hier entstehen auf Initiative der Fakultät, angeleitet durch eine Medienfachkraft und unter Mitarbeit der Studierenden circa dreiminütige Jobporträts, die vor allem attraktive, aber nicht leicht zugängliche Einsatzfelder für Gesundheitskommunikationsfachleute veranschaulichen.

Übergänge vom Studium in den Erstberuf

Selbst zehn Jahre, nachdem der Bielefelder Studiengang, der als erster in Deutschland Gesundheitskommunikationsfachleute qualifizierte, seine Tore öffnete, muss davon ausgegangen werden, dass die Akteure auf dem Arbeitsmarkt noch relativ wenig darüber wissen, ob und wie diese eingesetzt werden können. Daher ist die Anbahnungsphase und die Beschaffenheit des ersten Kontaktes zwischen Arbeitgeberseite und Studiengangsabsolventinnen und -absolventen auch heute noch von besonderer Bedeutung. Hier entsteht nicht nur ein Teil des Vertrauens, das Arbeitgebende künftig aufbringen müssen, um Gesundheitskommunikationsfachleute mit Bachelorabschluss einzustellen. Auch für die Berufsanfängerinnen und Berufsanfänger werden an dieser (Naht-)Stelle wichtige Weichen für die weitere Karriereplanung gestellt.

Analysen des Instituts für Arbeits- und Berufsforschung (IAB) zeigen interessanterweise, dass die Berufsanbahnung für Absolventinnen und Absolventen fachübergreifend anders verlaufen, als es sich die Bundesagentur für Arbeit im Vertrauen auf die unter ihrer Verantwortung neu entwickelten Vermittlungstechniken und -strategien vorzustellen scheint (Dietz, Röttger & Szameitat, 2011). Offenbar sind es vor allem persönliche Kontakte und Beziehungen, die in zwei von drei Fällen zu Neuanstellungen führen. Das Verfügen über persönliche Beziehungen durch Familie, Freunde oder (ehemalige) Kolleginnen und Kollegen, berufsorientierte Onlinenetzwerke oder der Besuch von Tagungen und fachbezogenen Veranstaltungen können demnach für die erfolgreiche Stellensuche entscheidend sein. Darüber hinaus sind es Praktika, Messen und Recruitingveranstaltungen, die Arbeitgebende und -nehmende weit häufiger und längerfristig zusammenführen, als Stellenausschreibungen, Initiativbewerbungen oder das Wirken öffentlicher und privater Arbeitsvermittlungsagenturen.

Zu ähnlichen Ergebnissen hinsichtlich der Anbahnung von Berufskarrieren von Gesundheitskommunikationsfachleuten kam auch die Studie von Schnabel und Damm (2008), die bedauerlicherweise keine repräsentativen Befunde lieferte. Als bislang einzige vorliegende Untersuchung, in der auch die Arbeitgeberseite befragt wurde, förderte sie bedenkenswerte Unterschiede zutage. Während die Absolventinnen und Absolventen ihren Bewerbungserfolg auf Beziehungen, private Kontakte – vor allem auf solche zurückführten, die sie während berufsorientierender Praktika gemacht hatten – gaben die Arbeitgeberinnen und -geber an, primär durch Initiativbewerbungen, erst in zweiter Linie durch Praktikumskontakte und drittens durch Ausschreibungen auf die Bewerberinnen und Bewerber aufmerksam geworden zu sein. Letztere waren es auch, die mehrheitlich der Meinung waren, dass die Tatsache, sich durch ein Bachelorstudium qualifiziert zu haben, die Bewerbungssituation keinesfalls verschlechtere. Vielmehr könne sie sich sogar verbessern, weil solchermaßen Qualifizierte praxisnäher ausgebildet seien und als Arbeitskräfte einer niedrigeren Tarifgruppe angehörten als die Absolventen mit Diplom- oder Masterabschluss. Zu dieser insgesamt positiven Einschätzung mag allerdings beigetragen haben, dass sich von den nach dem Zufallsprinzip ausgewählten Arbeitgebern in Nordrhein-Westfalen vermehrt diejenigen an der Untersuchung beteiligten, die bereits positive Erfahrungen mit Bachelorstudierenden gemacht hatten.

Gesundheitskommunikationsfachleute auf dem Arbeitsmarkt

Im deutschsprachigen Raum liegen bisher noch wenige empirische Erkenntnisse über die Wege von Absolventinnen und Absolventen akademisch ausgebildeter Gesundheitskommunikationsfachleuten nach ihrem Studium vor. Hierzu trägt sicherlich bei, dass sich im Unterschied zum US-amerikanischen Arbeitsmarkt (HHS, 2000) noch keine eindeutige Berufsbezeichnung, geschweige denn eine eigene berufliche Identität für Gesundheitskommunikationsfachleute herausgebildet hat und dass es nicht ganz einfach ist, per Umfragen an die noch unzureichend informierten Akteure auf einem ungeklärten Arbeitsmarkt heranzutreten (Schnabel & Damm, 2008). Dennoch ist es ebenso bemerkenswert wie unerklärlich, dass diejenigen, die in diesem relativ neuen Segment Studiengänge anbieten, so wenig Interesse daran zeigen, aus den Arbeitsmarkterfahrungen ihrer Absolventinnen und Absolventen zu lernen. Dies ist bedauerlich, weil es aus Sicht *aller* Beteiligten äußerst inspirierend wäre, die Erfahrungsberichte verschiedener Ausbildungsstandorte und die Berufsfelderfahrungen universell oder speziell (Gesundheitsmedien/-journalismus, -marketing, -wirtschaft usw.) ausgebildeter Absolventinnen und Absolventen aus *Qualitätssicherungsgründen* miteinander zu vergleichen.

Die Datenlage

An der Bielefelder Fakultät für Gesundheitswissenschaften, deren Studiengang Health Communication nicht nur für die oben vorgestellten Berufsfelder, sondern zugleich auch für ein Masterstudium der Gesundheitswissenschaften qualifizieren soll, haben sich zwei Arbeitsgruppen in Verbleibstudien mit dem Schicksal der Absolventinnen und Absolventen beschäftigt. Eine frühe Untersuchung (Schnabel & Damm, 2008) betrachtete die *erste* Jahrgangskohorte, die nach sechs Semestern im Jahr 2004/2005 ihren Abschluss machte. Die zweite Untersuchung (2009) schloss *drei* Abschlussjahrgänge (2004/2005 bis 2007/2008) mit dreimal so vielen Probanden (n=158) ein. Beide Studien wurden in der Absicht durchgeführt, die Erfahrungen bei der Berufsanbahnung und während den ersten Jahren der Berufsausübung zu nutzen, um das inhaltliche wie berufsfeldorientierende Lehrangebot zu *optimieren*. Inzwischen konnten ihre Resultate durch die Ergebnisse einer Recherche der *Gleichstellungsbeauftragten* der Fakultät (Klärs, Gottschall & Harder, 2013) und eine kürzlich durchgeführte systematische Auswertung des *Absolventinnen-* und *Absolventenennetzwerks* der Fakultät für Gesundheitswissenschaften ergänzt werden. Das Onlinenetzwerk wurde im Oktober 2012 gegründet und bietet Absolventinnen und Absolventen aller gesundheitswissenschaftlichen Studiengänge eine Informations- und Diskussionsplattform für ausbildungs- und berufsbezogene Belange.

Erfahrungen und Tätigkeitsfelder aus Sicht von Absolventinnen und Absolventen

Unter Berücksichtigung aller Datensätze zeigt sich ein über die Abschlussjahrgänge (2004/2005 bis 2012/2013) hinweg *konstantes* Bild. Über 80 % der Studierenden des Studiengangs Health Communication sind Frauen. Ein überraschend hoher Anteil von annähernd 50 % hat vor dem Studium bereits eine *Ausbildung* absolviert. Sie waren insbesondere im Pflegebereich, als medizinische Fachangestellte, bei Krankenkassen als Versicherungsfachpersonal oder im Bereich der Physiotherapie tätig. Motivationen zum Studienbeginn werden insbesondere aus den frühen Studien deutlich. Dabei zeigt sich, dass gerade das Interesse an dem *neuen* Themenbereich für 54 % der Befragten ausschlaggebend für die Studienwahl war. Die Aussicht auf bessere Verdienstmöglichkeiten durch den akademischen Abschluss, die Vertiefung der beruflichen Erfahrung oder Empfehlungen durch Freunde stellten weniger wichtige Einflussfaktoren auf die Studienwahl dar. Über 93 % der Studierenden schlossen das Bachelorstudium Health Communication an der Universität Bielefeld in der *Regelstudienzeit* von sechs Semestern ab.

Die Tätigkeitsbereiche, in denen die Erstangestellten unmittelbar nach ihrem Studienabschluss arbeiteten, werden hier anhand der Ergebnisse der oben erwähnten zweiten, mehrere Kohorten umfassenden Bielefelder Verbleibstudie (Ulrich, Flöthmann & Kupske, 2009) exemplarisch dargestellt (siehe **Abbildung 35-2**). Sie unterscheiden sich von den Erkenntnissen der zeitlich früheren Einkohortenstudie und den Recherchen des Absolventinnen- und Absolventennetzwerkes nur unwesentlich.

Alle Befunde zeigen, dass die unterschiedlichen Berufsfelder, für die Gesundheitskommunikationsfachleute nach Überzeugung derer, die den Bielefelder Studiengang planen, ausgebildet werden sollen, und auf die man sie dort durch ein spezielles praxisorientierendes Programm vorzubereiten versucht, vom Arbeitsmarkt recht *gut* angenommen werden, wenngleich dies vermutlich stets mit der Stellenangebotslage variiert. Auffällig ist, dass hier der Bereich *Prävention* und *Gesundheitsförderung* die erste Stelle einnimmt, obwohl die dafür erforderlichen Kompetenzen in der notwendigen Breite und Tiefe erst im Masterstudiengang vermittelt werden. Hier schlägt offenbar die Hoffnung der Arbeitgebenden zu Buche, mit den niedriger bezahlten Bachelorabsolventinnen und -absolventen die gleichen Effekte erzielen zu können. Auf den Rängen zwei bis vier folgen dann mit Gesundheitsberatung, Gesundheitsmanagement und -marketing, Gesundheitskommunikation via Medien und Gesundheitssystemgestaltung diejenigen Tätigkeitsbereiche, auf die in der Bielefelder Ausbildung besonderer Wert gelegt wird. E-Health und Telemedizin sowie Bevölkerungsmedizin stellen mit einigem Abstand die Schlusslichter in diesem Ranking dar.

Die Teilnehmer der Mehrkohortenstudie (Ulrich, Flöthmann & Kupske, 2009) wurden außerdem gebeten, verschiedene Stationen ihres *Werdegangs* nach dem erfolgreichen Abschluss des Bachelorstudiums anzugeben und mit der aktuellen Situation zum Zeitpunkt der Befragung zu vergleichen. 51 % der befragten Absolventinnen und Absolventen schlossen unmittelbar an das grundständige Studium der Gesundheitskommunikation ein konsekutives Masterstudium an. 19 % derer, die antworteten, gelang der nahtlose Übergang vom Studium in eine Berufstätigkeit, darunter 7 % durch die Rückkehr in den vor dem Studium erlernten Beruf zu anderen Bedingungen. Weitere 26 % suchten nach dem Studium den Berufseinstieg, konnten diesen allerdings nicht unmittelbar nach ihrem Abschluss erreichen. Zum Zeitpunkt der Befragung waren dies nur noch 7 %. Gleiche Effekte zeigten sich in der ersten Verbleibstudie (Schnabel & Damm, 2008). Hier ergab eine Nachbefragung, die ein Jahr nach Abschluss der Hauptuntersuchung durchgeführt wurde, dass diejenigen, die sich noch sechs Monate nach ihrem Abschluss als Arbeitssuchende bezeichnet hatten (ein Fünftel der Stichprobe), nach weiteren sechs Monaten einen dauerhaften oder befristeten Arbeitsplatz gefunden hatten. Ähnlich lauteten die Ergebnisse der Recherche im Absolventinnen- und Absolventennetzwerk. Hier gab nur ein kleiner Prozentsatz (2 %) der Teilnehmenden an, länger als sechs Monate nach Abschluss des Studiums ohne Anstellung gewesen zu sein. Über die Gründe für die verlängerte Suche kann angesichts des erfreulich hohen Interesses der Arbeitgeber gegenwärtig nur spekuliert werden. Einiges spricht allerdings für die Vermutung, dass Bemühungen, die Arbeitgeberseite noch intensiver als bisher über Qualität und Breite des Kompetenzprofils und die Einsatzmöglichkeiten von Gesundheitskommunikationsfachleuten zu informieren, hier zu einer Besserung beitragen würden (Schnabel & Damm 2008; Ulrich, Flöthmann & Kupske, 2009).

Durch die Recherchen innerhalb des Absolventennetzwerks konnten auch zum ersten Mal die Wege nachvollzogen werden, die ehemals Studierende der Fakultät nach ihrem zweiten Studienabschluss (i. d. R. ein Masterstudium) in Kombination mit ihrem ersten Studium der Gesundheitskommunikation auf den Arbeitsmarkt

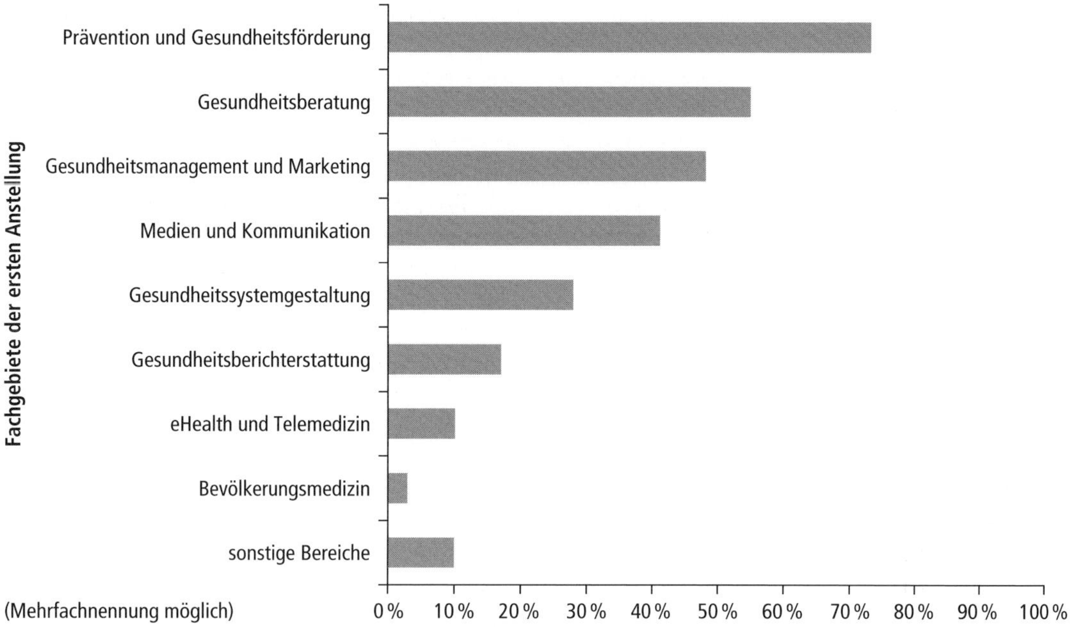

Abbildung 35-2: Aktuelle Tätigkeitsbereiche von Absolventinnen und Absolventen des Bachlor-Studiengangs Health Communication auf dem Arbeitsmarkt, n = 52 (Quelle: Ulrich, Flöthmann & Kupske, 2009)

genommen haben. Hier zeigt sich, welchen hohen Stellenwert die Zusatzqualifizierung auf Masterniveau für den Einstieg in eine wissenschaftliche Karriere besitzt. Über ein Fünftel der Absolventinnen und Absolventen arbeitet mittlerweile an unterschiedlichen Universitäten und Forschungsinstituten in der Gesundheitsforschung. Weitere 21 % gingen nach ihren Studienabschlüssen in den Bereich Gesundheitsmanagement und -marketing. Die Bereiche Prävention und Gesundheitsförderung und Gesundheitsberatung scheinen dagegen für die Berufstätigen mit Masterabschluss von etwas geringerer Bedeutung zu sein.

Die Sicht der Arbeitgeber auf Absolventinnen und Absolventen der Gesundheitskommunikation

Bei der ersten Bielefelder Verbleibstudie (Schnabel & Damm, 2008) wurden auch potenzielle Arbeitgeber und Arbeitgeberinnen einbezogen. Dabei standen nicht nur Fragen hinsichtlich der Einstellungsbereitschaft, sondern auch Meinungen über die zu dieser Zeit neu implementierten Bachelorstudiengänge an deutschen Universitäten und Fachhochschulen im Fokus. Diejenigen, die sich aus einer Zufallsstichprobe von insgesamt 400 angeschriebenen Unternehmen beteiligten (n = 80; Rücklaufquote 20 %), waren den Bereichen Krankenkassen, Beratungsagenturen, Gesundheitsämter, Einrichtungen der Kranken- und Gesundheitsversorgung, Marketing, Medien, Dachverbände und Parteien zuzuordnen.

Jeder zweite von ihnen räumte den Absolventinnen und Absolventen gute bis sehr gute Chancen auf dem Arbeitsmarkt ein. 60 % sahen gleiche Aufstiegschancen verglichen mit Absolventinnen und Absolventen von Diplom- oder Masterstudiengängen. Die Mehrheit der Befragten gab an, bei der Einstellung auf die persönliche Qualifizierung und das Kompetenzprofil zu achten und weniger auf den Status des Studiengangs. Sie schätzten das breite Einsatzspektrum und die Vielseitigkeit, die eine Qualifizierung im Bereich der Gesundheitskommunikation bietet. Sie hielten die Schwerpunktbereiche, für die der Bielefelder Studiengang ausbildet, generell für wichtig. Direkt darauf angesprochen gaben sie jedoch zu verstehen, dass sie sich speziell für die von ihnen abgedeckten Arbeitsmarktsegmente auch noch andere Prioritäten vorstellen könnten, zu denen man sie bisher allerdings noch nie um ihre Meinung gebeten habe.

Schlussbemerkungen

Die noch höchst unzureichenden Informationen, die gegenwärtig über das Schicksal von Gesundheitskommunikationsfachleuten sowohl mit Bachelor- als auch mit zusätzlicher Masterqualifikation auf dem Arbeitsmarkt vorliegen, zeigen einerseits, dass sie *gebraucht* und auch *eingesetzt* werden. Andererseits wird sich an ihrer Ausbildungssituation und hier vor allem an der *Kommunikation* zwischen ausbildendem Hochschulpersonal, Arbeitsvermittlungsagenturen, Arbeitgeberschaft und Studierenden noch einiges verändern müssen, bevor es dazu kommt, dass das, was sie tun, im Sinne der obigen Definition als Beruf bezeichnet werden kann, und sie sich als gefestigte Berufsgruppe im Arbeitsmarkt dauerhaft platzieren können. Aber selbst wenn das gelingt, ist die Wahrscheinlichkeit groß, dass der überwiegende Teil von ihnen wegen der dortigen Angebotsstrukturen und der Erwartungen, die man an sie richtet, mehr mit der Information und Beratung über den Umgang mit Krankheiten, der Krankheitsberichterstattung, der Krankheitsinformatik und Telemedizin sowie krankheitsbezogener Medienarbeit zu tun haben werden. Um *Gesundheitskommunikation* in ihren unterschiedlichen Anwendungsfacetten, die diesen Namen wirklich verdient, wird es nur in dem Maße gehen können, in dem man die Studierenden dazu ausbildet, der Gesundheit als Leitidee in den verschiedenen Segmenten des Arbeitsmarktes zum Durchbruch zu verhelfen und sich dabei gegen absehbare Widerstände durchzusetzen. Dass es inzwischen über 400 Studienangebote an öffentlichen und privaten Ausbildungseinrichtungen gibt, die Gesundheit in irgendeiner Weise thematisieren (Kälble, 2009), sieht auf den ersten Blick gut aus. Da es sich hierbei aber größtenteils um Hochschulen für angewandte Wissenschaften und nicht um Universitäten handelt, ist davon auszugehen, dass die *Grundlagenforschung* in diesem Bereich, die das Fach dringend nötig hätte, um sich im Wissenschaftsbetrieb zu etablieren, zu kurz kommen wird.

Literatur

Antonovsky, A. (1987). *Unravelling the mistery of health.* San Francisco: Jossey-Bass.

Bandelow, C., Eckert, F. & Rüsenberg, R. (Hrsg.). (2009). *Gesundheit 2030. Qualitätsorientierung im Fokus von Politik, Wirtschaft, Selbstverwaltung und Wissenschaft.* Wiesbaden: VS Verlag für Sozialwissenschaften.

Dietz, M., Röttger, C. & Szameitat, J. (2011). *Betriebliche Personalsuche und Stellenbesetzung. Neueinstellungen gelingen am besten über persönliche Kontakte.* IAB-Kurzbericht (26/2011). Institut für Arbeitsmarkt- und Berufsforschung. Abgerufen von: http://doku.iab.de/kurzber/2011/kb2611.pdf (7.11.2013).

Faltermaier, T. (1994). *Gesundheitsbewusstsein und Gesundheitshandeln. Über den Umgang mit Gesundheit im Alltag.* Weinheim: Beltz.

Faltermaier, T. (2003). Subjektive Theorien von Gesundheit und Krankheit. In M. Jerusalem & H. Weber (Hrsg.), *Psychologische Gesundheitsförderung* (S. 57–77). Göttingen: Hogrefe.

Flick, U. (1998). *Wann fühlen wir uns gesund? Subjektive Vorstellungen von Gesundheit und Krankheit.* Weinheim, München: Juventa.

Franke, A. (2006). *Modelle von Krankheit und Gesundheit.* Bern: Hans Huber

Frindte, W. (2001). *Einführung in die Kommunikationspsychologie.* Weinheim, Basel: Beltz.

Griepentrog, M. (2013, Oktober). *Tipps zur Stellensuche für Gesundheitswissenschaftler/-innen.* Vortrag an der Universität Bielefeld, Vortragsfolien.

Grossmann, R. & Scala, K. (2001). *Gesundheit durch Projekte fördern. Gesundheitsförderung durch Organisationsentwicklung und Projektmanagement.* Weinheim, München: Juventa

Habermas, J. (1981). *Theorie des kommunikativen Handelns.* Frankfurt a. M.: Suhrkamp.

(HHS) U.S. Department of Health & Human Services (2000). *Healthy People 2010.* Abgerufen von: http://www.healthypeople.gov/2010/document/html/volume1/11healthcom.htm (23.12.2013).

Hurrelmann, K. (2006). *Gesundheitssoziologie. Eine Einführung in sozialwissenschaftliche Theorien von Krankheitsprävention und Gesundheitsförderung.* Weinheim, München: Juventa.

Kälble, K. (2009). Neue Studiengänge im Gesundheitswesen. Zielgerichtete Entwicklung oder Experimentierfeld? *Gesundheit und Gesellschaft Wissenschaft,* 9, 15–22.

Klärs, G., Gottschall, S. & Harder, A. (2013). *Promovieren – Ja? Nein? Vielleicht? Karrierevorstellungen von Studierenden der Gesundheitswissenschaften aus Geschlechterperspektive* (Erhebung der Gleichstellungskommission). Bielefeld: hektographiertes Manuskript.

Krappmann, L. (1993). *Soziologische Dimensionen der Identität.* Stuttgart: Klett-Cotta.

Kurtz, T. (2001). *Aspekte des Berufs in der Moderne.* Opladen: Westdeutscher Verlag.

Malter, B. & Hotait, A. (Hrsg.) (2012). *Was bildet ihr uns ein? Eine Generation fordert die Bildungsrevolution.* Berlin: Vergangenheitsverlag.

Matzick, S. (2008). *Zukunftsaufgabe Gesundheitsberatung. Strategien für Gesundheitsberufe, Perspektiven für Patienten und Verbraucher.* Lage: Jacobs.

Mead, G. H. (1934/1973). *Geist Identität und Gesellschaft aus der Sicht des Sozialbehaviorismus.* Frankfurt a. M.: Suhrkamp.

Pundt, J. & Lorenz, H.-J. (2004). Professionalisierungserfahrungen und berufliche Perspektivem durch Public Health: Lohnt sich die postgraduale Qualifikation für die Studierenden? In M.-L. Dierks & F. Koppelin, (Hrsg.), *Public Health Ausbildungsprofile und Berufsperspektiven in Deutschland* (S. 110–131). Freiburg: Dt. Koordinierungsstelle für Gesundheitswissenschaften.

Schnabel, P.-E. (2006). Gesundheitskommunikation auf dem Weg zum Beruf? In J. Pundt (Hrsg.), *Professionalisierung im Gesundheitswesen* (S. 127–145). Bern: Huber.

Schnabel, P.-E. (2008). Gesundheit kommunizieren – eine Profession am Übergang vom Alltagshandeln zum Beruf. In E. Rásky (Hrsg.), *Gesundheitsprofi(l) für die Pflege* (S. 19–35). Wien: facultas.wuv.

Schnabel, P.-E. (2009). Kommunikation im Gesundheitswesen. In R. Roski (Hrsg.), *Zielgruppengerechte Gesundheitskommunikation* (S. 33–58). Wiesbaden: VS Verlag für Sozialwissenschaften.

Schnabel, P.-E. & Bödeker, M. (2012). *Gesundheitskommunikation. Mehr als das Reden über Krankheit.* Weinheim: Beltz Juventa.

Schnabel, P.-E. & Damm, O. (2008). Gesundheitskommunikation – ein Berufszweig findet seine Abnehmer. *Public Health Forum,* 16, 29–31.

Ulrich, R., Flöthmann, E.-J. & Kupske. Y. (2009). *Befragung der Absolventen des Studiengangs Bachelor of Science in Health Communication. Abschlussjahrgänge 2005–2008 (Ergebnisbericht).* Bielefeld: hektographiertes Manuskript.

van Spijk, P. (2011). *Was ist Gesundheit? Anthropologische Grundlagen der Medizin.* München: Karl Alber.

Watzlawick, P., Beavin, J. H. & Jackson, D. D. (1996). *Menschliche Kommunikation.* Bern: Huber.

Wingens, M. & Sackmann, R. (2001). *Bildung und Beruf. Bildung und berufskultureller Wandel in der Wissensgesellschaft.* Weinheim: Beltz Juventa.

Winter, M. (2011). Praxis des Studierens und Praxisbezug im Studium. Ausgewählte Befunde der Hochschulforschung zum «neuen» und «alten» Studieren. *Potsdamer Beiträge zur Hochschulforschung,* 44, 7–44.

Autorenverzeichnis

Martina Albrecht ist wissenschaftliche Mitarbeiterin in den Gesundheitswissenschaften der Universität Hamburg. Sie ist Mitglied in den Fachbereichen EbM im Studium, Zahnmedizin und Patienteninformation und -beteiligung des Deutschen Netzwerks Evidenzbasierte Medizin. Forschungsschwerpunkte: Evidenzbasierte Gesundheitsinformation und Risikokommunikation, Mundgesundheit.

Markus P. Anders, MPH, ist wissenschaftlicher Mitarbeiter bei der Arbeitsgemeinschaft Dermatologische Prävention e. V. in Hamburg. Sein beruflicher Hintergrund schließt eine Ausbildung zum Gesundheits- und Krankenpfleger sowie ein pflege-, kommunikations- und gesundheitswissenschaftliches Studium an der Fachhochschule und der Universität Bielefeld (Master of Public Health) ein. Forschungsschwerpunkte: primäre und sekundäre Prävention von Hautkrebs, Training von Health Professionals, Information der Bevölkerung, Alphabetisierung und Gesundheit.

Dr. Eva Baumann ist Akademische Oberrätin a. Z. an der Fakultät für Gesundheitswissenschaften der Universität Bielefeld, zuvor als Vertretungsprofessorin an der LMU München und der Universität Erfurt sowie als Akademische Rätin an der WWU Münster. Sie ist Sprecherin der Ad-hoc-Gruppe Gesundheitskommunikation in der DGPuK und seit Gründung im Netzwerk Medien und Gesundheitskommunikation engagiert. Forschungsschwerpunkte: Gesundheits- und Risikokommunikation, Rezeptions- und Wirkungsforschung.

Marina Böddeker, M. A. (Germanistik, Linguistik, Geschichtswissenschaften) arbeitet als Lehrkraft für besondere Aufgaben an der Fakultät für Gesundheitswissenschaften der Universität Bielefeld. Neben der wissenschaftlichen Tätigkeit (Schwerpunkte: Gesundheitskommunikation, Berufsorientierung, Prävention und Gesundheitsförderung) arbeitet sie als freie Journalistin für Hörfunk und Fernsehen beim Westdeutschen Rundfunk.

Prof. Dr. Heinz Bonfadelli ist Ordentlicher Professor für Publizistikwissenschaft am IPMZ – Institut für Publizistikwissenschaft und Medienforschung der Universität Zürich. Forschungsschwerpunkte: Nutzung und Wirkung von Medien, Kommunikationskampagnen, Wissenschafts-, Risiko-, Umwelt- und Gesundheitskommunikation, Medien und Migration.

Prof. Dr. Eckhard W. Breitbart setzt sich als zweiter Vorsitzender der Arbeitsgemeinschaft Dermatologische Prävention e. V. seit 1989 für die Hautkrebs-Prävention ein und unterstützte maßgeblich die Einführung des Hautkrebs-Screenings sowie die Einführung des Solariengesetzes und seiner Verordnung. Für diese Bemühungen erhielt er 2012 das Bundesverdienstkreuz. Als Dermatologe leitete er ab 1994 das Dermatologische Zentrum des Elbeklinikums in Buxtehude, deren ärztlicher Direktor er von 2003 bis 2012 war. Prof. Breitbart ist ein berufenes Mitglied der Strahlenschutzkommission des Bundesministeriums für Umwelt, Naturschutz, Bau und Reaktorsicherheit (BMUB), des Fachausschusses Krebsfrüherkennung der Deutschen Krebshilfe sowie des Nationalen Krebsplans des Bundesministeriums für Gesundheit.

Dr. Jens Bucksch ist wissenschaftlicher Mitarbeiter und Geschäftsführer des WHO Collaborating Centre for Child and Adolescent Health Promotion an der Universität Bielefeld, Fakultät für Gesundheitswissenschaften. Zuvor war er als wissenschaftlicher Mitarbeiter an verschiedenen gesundheits- und sportwissenschaftlichen Instituten in Forschung und Lehre tätig. Seine Forschungsschwerpunkte sind: verhaltensbezogene Epidemiologie der körperlichen Aktivität und des Sitzens, sozialökologische Präventionsansätze, Jugendgesundheitsforschung.

Dr. Anne-Linda Camerini ist Postdoc am Institute of Communication and Health, USI Lugano. Zuvor promovierte sie an derselben zum Thema

«Gesundheitskompetenz» mit Forschungsaufenthalt an der Florida International University, Miami. Forschungsschwerpunkte: Gesundheitskommunikation, Gesundheitskompetenz, Gesundheit und Medien im Kindes- und Jugendalter.

Dr. Jan Dieris-Hirche studierte Humanmedizin an der Justus-Liebig-Universität in Gießen, promovierte zum Thema «Psychosoziale Faktoren der Neurodermitis im Erwachsenenalter» und arbeitet als Arzt in Weiterbildung im Fachbereich der Psychosomatischen Medizin und Psychotherapie

Dr. Nicola Diviani ist Postdoc an der Amsterdam School of Communication Research/ASCoR, Universität von Amsterdam. Zuvor promovierte er am Institute of Communication and Health, USI Lugano, zum Thema «Gesundheitskompetenz» im Bereich Krebsprävention mit Forschungsaufenthalt an der Harvard School of Public Health, Boston. Forschungsschwerpunkte: Gesundheitskommunikation, Gesundheitskompetenz, (Gesundheits-) Informationssuche, Neue Medien.

Christoph Dockweiler, M.Sc., ist wissenschaftlicher Mitarbeiter der Fakultät für Gesundheitswissenschaften an der Universität Bielefeld (Arbeitsgruppe Epidemiologie & International Public Health) und Lehrkraft für besondere Aufgaben. Lehr- und Forschungsschwerpunkte: Informations- und Kommunikationstechnologien in der Gesundheitsversorgung, Gesundheitskommunikation in Neuen (sozialen) Medien und Telemedizin in klinischen und ambulanten Settings.

Prof. Dr. Nicola Döring ist Professorin für Medienpsychologie und Medienkonzeption an der Technischen Universität Ilmenau. Forschungsschwerpunkte: Online-, Mobil- und Mensch-Roboter-Kommunikation, Forschungsmethoden und Evaluation, Gender- und Sexualforschung.

Prof. Dr. Michael Ewers, MPH, hat einen Lehrstuhl für Gesundheitswissenschaften und ihre Didaktik und ist Direktor des Instituts für Gesundheits- und Pflegewissenschaft an der Charité-Universitätsmedizin Berlin. Zu seinen Arbeits- und Forschungsschwerpunkten zählen die Versorgung schwer Kranker und Sterbender (High-Tech Home Care, Palliative Care, End-of-Life Care), edukative und versorgungssteuernde Interventionen der Gesundheitsprofessionen (Patientenberatung, Case Managment etc.) sowie die gesundheitswissenschaftliche Bildungsforschung.

Ruth Festl, M. A., ist seit Oktober 2012 wissenschaftliche Mitarbeiterin im DFG-Projekt «Cybermobbing an Schulen» an der Universität Münster sowie Mitarbeiterin an der Universität Hohenheim. Von 2010 bis 2012 war sie als wissenschaftliche Mitarbeiterin im ERC-Projekt «The social fabric of virtual life» an der Universität Hohenheim tätig. Forschungsschwerpunkte: Kinder, Jugendliche und Medien, Computerspiele sowie Cybermobbing.

Dr. Emily Finne ist wissenschaftliche Mitarbeiterin in der Arbeitsgruppe Prävention und Gesundheitsförderung an der an der Universität Bielefeld, Fakultät für Gesundheitswissenschaften. Zuvor war sie am Institut für Public Health und Pflegeforschung der Universität Bremen tätig. Forschungsschwerpunkte: Gesundheitsverhalten, Kinder- und Jugendgesundheit, insbesondere Bewegungsverhalten, Mediennutzung und Übergewicht im Zusammenhang mit subjektivem Wohlbefinden.

Dr. Julia Fluck ist wissenschaftliche Mitarbeiterin am Zentrum für Empirische Pädagogische Forschung der Universität Koblenz-Landau. Forschungsschwerpunkte sind Gewalt an Schulen (insbesondere Bullying und Cyberbullying) und psychologische Diagnostik.

Dr. Hannah Früh ist Akademische Rätin a. Z. an der Universität Erfurt, Seminar für Medien und Kommunikationswissenschaft an der Philosophischen Fakultät. Zuvor war sie wissenschaftliche Mitarbeiterin am Institut für Kommunikationswissenschaft an der Ludwig-Maximilians-Universität München. Forschungsschwerpunkte: Risikokommunikation, Rezeptions- und Wirkungsforschung.

Prof. Dr. Wolfgang Gaissmaier hat seit 2014 die Professur für Sozialpsychologie und Entscheidungsforschung im Fachbereich Psychologie an der Universität Konstanz inne. Promotion 2007 (Freie Universität Berlin), Habilitation 2013 (Universität Heidelberg). Seine Forschungsschwerpunkte sind Entscheidungsfindung und Risikokommunikation, zu denen er beginnend mit seiner Doktorarbeit bis zu seiner Berufung am Max-Planck-Institut für Bildungsforschung gearbeitet hat, zuletzt als leitender Wissenschaftler des dortigen Harding Center für Risikokompetenz.

Dipl.-Psych. Martina Gamp ist wissenschaftliche Mitarbeiterin am Lehrstuhl für Psychologische Diagnostik und Gesundheitspsychologie an der Universität Konstanz, Fachbereich Psychologie. Sie ist Altstipendiatin der Konrad-Adenauer-Stiftung und als Gutachterin für die *Zeitschrift für Gesundheitspsychologie* und das *Journal Health, Risk and Society* tätig. Forschungsschwerpunkte: Gesundheitspsychologie, Risikowahrnehmung, Risikokommunikation.

Prof. Dr. Gerd Glaeske ist Pharmazeut und Professor für Arzneimittelversorgungsforschung am Zentrum für Sozialpolitik der Universität Bremen und Co-Leiter der Abteilung Gesundheitsökonomie, Gesundheitspolitik und Versorgungsforschung. Von 2003–2009 Mitglied im Sachverständigenrat zur Begutachtung der Entwicklung im Gesundheitswesen, Vorsitzender des wissenschaftlichen Beirats beim Bundesversicherungsamt zur Weiterentwicklung der Morbi-RSA 2007–2008, Mitglied im wissenschaftlichen Beirat der Bundeszentrale für gesundheitliche Aufklärung (BZgA). Forschungsschwerpunkt: Arzneimittelversorgungsforschung.

Lars Guenther, M. A., ist wissenschaftlicher Mitarbeiter am Institut für Kommunikationswissenschaft der Universität Jena, an der er in einem von der DFG gefördertem Projekt zum Thema «The coverage of (un)certainty: Science journalists' perceptions and reporting on scientific evidence» promoviert. Zudem arbeitete er als freier Journalist für diverse Medienunternehmen. Er interessiert sich besonders für Journalismus, Wissenschafts- und Gesundheitskommunikation.

Prof. Dr. Annegret Hannawa ist Senior Assistant Professor am Institut für Gesundheitskommunikation (ICH), Fakultät für Kommunikationswissenschaften, Universität Lugano (Schweiz). Zuvor war sie Assistant Professor am kommunikationswissenschaftlichen Kolleg der Wake Forest University in North Carolina (USA). Sie ist Mitbegründerin und Präsidentin der International Society for Communication Science & Medicine (ISCOME). Forschungsschwerpunkte: Zwischenmenschliche Kommunikationskompetenz, Gesundheitskommunikation, Patientensicherheit, Mitteilung medizinischer Behandlungsfehler.

Dr. Uwe Hartung ist Senior Researcher am Institut für Kommunikation und Gesundheit der Universität Lugano. Zuvor war er an der Johannes Gutenberg-Universität Mainz und am Institut für Demoskopie Allensbach tätig.

Jun.-Prof. Dr. Matthias R. Hastall ist Juniorprofessor im Bereich Sprache und Kommunikation an der TU Dortmund. Er ist Mitbegründer und Sprecher der DGPuK-Ad-hoc-Gruppe Gesundheitskommunikation. Forschungsschwerpunkte: Gesundheitskommunikation, narrative Persuasion, Rezeptions- und Wirkungsforschung, quantitative Methoden.

Prof. Stephan Herpertz ist Arzt für Psychosomatische Medizin und Psychotherapie und Arzt für Innere Medizin. Seine Forschungsschwerpunkte sind Essstörungen, psychische Aspekte der Gewichtsregulation und Psychodiabetologie. Er hat den Lehrstuhl für Psychosomatische Medizin und Psychotherapie am LWL-Universitätsklinikum der Ruhr-Universität Bochum.

Dr. Irene Hirschberg, MPH, arbeitet als wissenschaftliche Mitarbeiterin im Institut für Geschichte, Ethik und Philosophie der Medizin an der Medizinischen Hochschule Hannover und ist Mitglied im CELLS – Centre of Ethics and Law in the Life Sciences (Hannover). Sie studierte Medizin und Public Health. Nach einer klinisch-praktischen Phase absolvierte sie ein Volontariat in einem medizinischen Buchverlag und ist seit 2007 in den Bereichen Public-Health-Ethik, Klinische Ethik und Forschungsethik tätig. Forschungsschwerpunkte: Informierte Einwilligung, Forschungsethik der Biobankforschung und Public-Involvement-Aktivitäten.

Prof. Dr. Stefan Hoffmann ist Professor für Marketing an der Christian-Albrechts-Universität zu Kiel. Er hat an der Universität Mannheim Diplom-Psychologie studiert, wurde an der Technischen Universität Dresden promoviert und hat sich dort ebenfalls habilitiert. Seine Forschungsschwerpunkte: Gesundheitsmarketing, Konsumentenverhalten, Marketingkommunikation und Interkulturelles Marketing.

Prof. Dr. Klaus Hurrelmann ist Senior Professor of Public Health and education an der Hertie School of Governance in Berlin. Zuvor war er Professor an der Fakultät für Gesundheitswissenschaften und der Fakultät für Pädagogik der Universität Bielefeld und leitete den Sonderforschungsbereich Prävention und Intervention im Kindes- und Jugendalter. Forschungsschwerpunkte: Sozialisation, Bildung und Gesundheit.

Dr. Veronika Karnowski ist wissenschaftliche Mitarbeiterin am Institut für Kommunikationswissenschaft und Medienforschung der Ludwig-Maximilians-Universität München und Gründungsmitherausgeberin von *mobile media & communication* (SAGE) (mmc.sagepub.com). Forschungsschwerpunkte: Diffusionsforschung, Mobile Medien, Adoption und Aneignung neuer Medien, Webnavigation und -suche, empirische Methoden.

Astrid Kause, MSc, promoviert seit 2013 am Harding Center for Risk Literacy/Max-Planck-Institut für Bildungsforschung in Berlin. Ihre Forschungsinteressen sind die sozialen Mechanismen, die Verhalten in Situationen großer Unsicherheit bestimmen, wie etwa soziale Heuristiken. Ein besonderer Fokus liegt dabei auf dem Umfeld, in dem Entscheidungen getroffen werden, genauer, verschiedenen Aspekten von Unsicherheit im Umwelt- und Gesundheitsbereich. Sie schloss ihr Hochschulstudium der Psychologie 2012 ab.

Dr. Claudia Kiessling ist wissenschaftliche Mitarbeiterin am Institut für Didaktik und Ausbildungsforschung in der Medizin am Klinikum der Universität München. Zuvor war sie in den Studiendekanaten der Medizinischen Fakultät Basel und des Universitätsklinikums Hamburg-Eppendorf tätig. An der Charité-Universitätsklinikum-Berlin war sie Mitglied der Arbeitsgruppe Reformstudiengang Medizin und unter anderem für die Einbettung psychosozialer Inhalte in diesen Studiengangs zuständig. Sie ist Vorsitzende des Ausschusses «Kommunikative und soziale Kompetenzen» der Gesellschaft für Medizinische Ausbildung (GMA). Forschungsschwerpunkte: Kommunikative und soziale Kompetenzen im Medizinstudium, Evaluation von Studiengängen.

Dr. Claudia Lampert ist wissenschaftliche Referentin am Hans-Bredow-Institut für Medienforschung in Hamburg. Einer ihrer Forschungsschwerpunkte liegt im Bereich der Gesundheitskommunikation. Im Rahmen verschiedener Projekte beschäftigte sie sich mit dem Gesundheitsinformationsverhalten, dem Entertainment-Education-Ansatz sowie den Möglichkeiten und Grenzen der Gesundheitsförderung durch (Unterhaltungs-)medien. Darüber hinaus ist sie (Mit-)Begründerin des Netzwerkes Medien- und Gesundheitskommunikation (www.netzwerk-gesundheitskommunikation.de).

Dr. Robert Mai ist Postdoc an der Professur für Marketing an der Christian-Albrechts-Universität zu Kiel. Zuvor war er wissenschaftlicher Mitarbeiter am Lehrstuhl für Marketing der Technischen Universität Dresden, wo er auch promovierte. Forschungsschwerpunkte: Gesundheitsmarketing, Marketingkommunikation, Dienstleistungsmarketing und Internationales Marketing.

Prof. Dr. Axel Mühlbacher ist Professor für Gesundheitsökonomie und Medizinmanagement an der Hochschule Neubrandenburg, Institut Gesundheitsökonomie und Medizinmanagement (IGM). Seit 2012 ist er zudem Senior Research Fellow am Center for Health Policy & Inequalities Research des Duke Global Health Institute an der Duke University in den USA. Als Harkness Fellow in Health Care Policy and Practice arbeitete er im November 2010 am Duke Clinical Research Institute und der Fuqua School of Business an der Duke University in den USA. Zwischen 2009 und 2013 war Axel Mühlbacher Leiter der Pilotstudie zur «Conjoint Analyse» im Auftrag des Instituts für Wirtschaftlichkeit und Qualität im Gesundheitswesen (IQWiG).

Prof. Dr. Ingrid Mühlhauser ist Professorin für Gesundheitswissenschaften an der Universität Hamburg. Sie ist Fachärztin für Innere Medizin, Diabetologie und Endokrinologie. Sie ist Sprecherin des Fachbereichs Patienteninformation und -beteiligung des Deutschen Netzwerks Evidenzbasierte Medizin. Forschungsschwerpunkte: Evidenzbasierte Medizin.

Roman Prinz, MSc, ist Doktorand des Harding Center für Risikokompetenz im Bereich Adaptives Verhalten und Kognition am Max-Planck-Institut für Bildungsforschung. Er studierte kognitive Psychologie und Neurowissenschaften an der Universität Maastricht (BSc). Den MSc in Psychologie erlangte er 2012 an der Universität Leiden. In seiner Dissertation forscht Roman Prinz zu den emotionalen Parametern in Patient-Arzt-Beziehungen und wie diese unter anderem Vertrauen und Risikowahrnehmung beeinflussen.

Prof. Dr. Thorsten Quandt ist Professor für Kommunikationswissenschaft (mit einem Schwerpunkt auf Onlinekommunikation) am Institut für Kommunikationswissenschaft der Westfälischen Wilhelms-Universität Münster. Zuvor war er Inhaber des Lehrstuhls für Kommunikationswissenschaft, insbesondere interaktive Medien und Onlinekommunikation, an der Universität Hohenheim. Forschungsschwerpunkte: Onlinekommunikation, Digital Games, Journalismusforschung.

Dr. Doreen Reifegerste ist wissenschaftliche Mitarbeiterin an der Universität Jena, Institut für Kommunikationswissenschaft. Zuvor war sie wissenschaftliche Mitarbeiterin an der TU Dresden und als Marktforscherin für die AOK PLUS tätig. Sie ist Promovendin der Universität Erfurt und Redaktionsmitglied des Netzwerks Gesundheitskommunikation. Forschungsschwerpunkte: Gesundheitskommunikation, Evolutionspsychologie und Kommunikationscontrolling.

Prof. Dr. Britta Renner ist Professorin für Psychologische Diagnostik und Gesundheitspsychologie an der Universität Konstanz, Fachbereich Psychologie. Sie ist Fellow der Association of Psychological Science und war Präsidentin der European Health Psychology Society. Forschungsschwerpunkte: Gesundheitspsychologie, Risikowahrnehmung, Risikokommunikation und Motivation zum Gesundheitsverhalten, insbesondere des Ernährungsverhaltens.

Prof. Dr. Reinhold Roski ist Professor für Wirtschaftskommunikation an der Hochschule für Technik und Wirtschaft Berlin – HTW Berlin. Er ist Herausgeber von *Monitor Versorgungsforschung. Fachzeitschrift zu Realität, Qualität und Innovation der Gesundheitsversorgung.* Er engagiert sich in zahlreichen Projekten zum Thema Gesundheitskommunikation und ist Herausgeber und Autor zu diesem Themenbereich.

Dr. Constanze Rossmann ist Akademische Rätin a. Z. am Institut für Kommunikationswissenschaft und Medienforschung der Ludwig-Maximilians-Universität München und Mitarbeiterin im Münchner Zentrum für Gesundheitswissenschaften. Sie war Vertretungsprofessorin in Hannover und Mainz sowie Gastprofessorin an der Universität Zürich. Sie ist Mitbegründerin und Sprecherin der DGPuK-Ad-hoc-Gruppe Gesundheitskommunikation. Forschungsschwerpunkte: Gesundheits- und Risikokommunikation, Rezeptions- und Wirkungsforschung.

Fabia Rothenfluh, MSc, promoviert an der Universität Lugano. Ihre Dissertation erforscht die gesundheitliche Kompetenz, Informationssuche und Entscheidungsfindung im Alter. Zuvor hat sie an der London School of Economics den Master of Science in Social and Public Communication erworben. Forschungsinteressen: Gesundheitskommunikation, Gesundheitskompetenz und Informationssuche.

Prof. Dr. Georg Ruhrmann ist Professor und Inhaber des Lehrstuhls für Grundlagen der medialen Kommunikation und der Medienwirkung am Institut für Kommunikationswissenschaft der Universität Jena. Seit 2009 Leitung von Forschungsprojekten im DFG-SPP 1409 «Wissenschaft und Öffentlichkeit». Seit 2010 Kooperationen mit acatech und Leopoldina; seit 2011 Mitglied der Kommission für Risikoforschung und -wahrnehmung beim Bundesinstitut für Risikobewertung (BfR).

Prof. Dr. Doris Schaeffer, Dipl. Päd., ist seit 1997 Professorin an der Fakultät für Gesundheitswissenschaften der Universität Bielefeld sowie Direktorin des Instituts für Pflegewissenschaft an der Universität Bielefeld (IPW); Arbeitsschwerpunkte: Bewältigung chronischer Krankheit im Lebenslauf, patienten- und nutzerorientierte Versorgung, Patienteninformation, -beratung und -edukation, Gesundheitserhaltung und -versorgung im Alter, Mitglied in zahlreichen Expertengremien, unter anderem im Sachverständigenrat zur Begutachtung der Entwicklung im Gesundheitswesen (seit 2010).

Dr. Michael Scharkow ist wissenschaftlicher Mitarbeiter am Institut für Kommunikationswissenschaft der Universität Hohenheim sowie Senior Project Researcher an der WWU Münster. Zuvor war er wissenschaftlicher Mitarbeiter am Institut für Theorie und Praxis der Kommunikation an der Universität der Künste Berlin. Forschungsschwerpunkte: sozialwissenschaftliche Methoden (insb. Inhaltsanalyse) und Statistik, Mediennutzungs- und Onlineforschung.

Prof. Dr. Viviane Scherenberg, MPH, ist Dekanin für den Bereich Prävention und Gesundheitsförderung an der APOLLON Hochschule der Gesundheitswirtschaft in Bremen. Forschungsschwerpunkte: Nachhaltigkeitsmarketing, Gesundheitsmarketing, Präventions- und Gesundheits-Apps

Sebastian Scherr, M. A., ist wissenschaftlicher Mitarbeiter an der Ludwig-Maximilians-Universität München, Institut für Kommunikationswissenschaft und Medienforschung. Forschungsschwerpunkte: Medien und Depressionen, Medien und Suizide, Medieninhalte, Medienwirkungen, politische Kommunikation.

PD Dr. Jan Schildmann, M. A. ist Akademischer Rat a. Z. am Institut für Medizinische Ethik und Geschichte der Medizin der Ruhr-Universität Bochum. Abgeschlossene Studiengänge Humanmedizin und Medical Law & Ethics (King's College London). Habilitation in Geschichte, Theorie, Ethik der Medizin (2011) und Facharzt für Innere Medizin (2011). Forschungsschwerpunkte: Ethik und Kommunikation in der Arzt-Patient-Beziehung, Medizinethik am Lebensende, Norm und Empirie in der Medizinethik, Evaluation klinischer Ethikberatung.

Dr. Sebastian Schmidt-Kaehler ist Pädagoge und Gesundheitswissenschaftler; 2005 Promotion zum Thema «Gesundheitsberatung im Internet» und Tätigkeit als freiberuflicher Unternehmensberater; 2006 Projektleiter www.weisse-liste.de bei der Bertelsmann-Stiftung; Seit April 2011 Geschäftsführer der Unabhängigen Patientenberatung Deutschland – UPD gGmbH.

Prof. Dr. Peter-Ernst Schnabel war Professor an der Universität Bielefeld, wissenschaftlicher Mitarbeiter der Fakultät für Gesundheitswissenschaften (Arbeitsgruppe Prävention und Gesundheitsförderung) und Leiter der Studiengangs Health Communication. Forschungsschwerpunkte: Wissenschaftstheorie und -geschichte, Sozialisations-, Gesundheits- und Kommunikationsforschung sowie Theorie und Praxis vorbeugenden Versorgungshandelns.

Prof. Dr. Peter J. Schulz ist Professor für Kommunikationswissenschaft und Direktor des Instituts für Kommunikation und Gesundheit der Universität Lugano. Seine gegenwärtigen Forschungsschwerpunkte umfassen Gesundheitskompetenz und Patientenempowerment. Er ist Deputy Editor der Zeitschrift *Patient Education and Counseling* (Elsevier) sowie, gemeinsam mit Vish Viswanath, Harvard University, Herausgeber der «International Encyclopedia of Health Communication» (Wiley-Blackwell).

Dr. Nikolaus Schumacher ist CEO der Lifepatch GmbH, einem Anbieter von Tele Monitoring Lösungen. Neben dieser Beteiligung ist er an weiteren M-Health-Startups als Investor beteiligt. Vor seiner Tätigkeit war Dr. Schumacher Partner bei einer internationalen Unternehmensberatung und für den Bereich Pharma Health Care verantwortlich.

Dr. Uta Schwarz ist Dekanatsleiterin an der Fakultät für Wirtschaftswissenschaften der Technischen Universität Dresden. Ihre Promotion im Fach Betriebswirtschaftslehre mit dem Schwerpunkt Marketing hat Uta Schwarz ebenfalls an der TU Dresden abgeschlossen. Forschungsschwerpunkte: Gesundheitsmarketing und Gesundheitspsychologie, Werbewirkungsforschung, Onlinemarketing sowie Internationales Marketing.

Prof. Dr. Benno Signitzer war bis Ende 2012 Leiter der Abteilung Public Relations & Unternehmenskommunikation an der Universität Salzburg, Fachbereich Kommunikationswissenschaft.

Dr. Astrid Spatzier ist Postdoc an der Universität Salzburg, Fachbereich Kommunikationswissenschaft, Abteilung Public Relations & Unternehmenskommunikation. Forschungsschwerpunkte: Public Relations und Organisationskommunikation, Theorie gesättigte Praxis, Berufsfeldforschung und Gesundheitskommunikation.

Dr. Anke Steckelberg ist wissenschaftliche Mitarbeiterin in den Gesundheitswissenschaften der Universität Hamburg. Sie ist stellvertretende Sprecherin des Fachbereichs EbM im Studium sowie Mitglied im Fachbereich Patienteninformation und -beteiligung des Deutschen Netzwerks Evidenzbasierte Medizin. Forschungsschwerpunkte: Kritische Gesundheitsbildung und evidenzbasierte Gesundheitsinformation.

Toni Steinbüchel studierte Humanmedizin an der Universität Witten/Herdecke und ist als Arzt in Weiterbildung an der LWL-Klinik für Psychosomatische Medizin und Psychotherapie der Ruhr-Universität Bochum tätig.

Claudia Stelter, M. A., ist wissenschaftliche Mitarbeiterin am Zentrum für Empirische Pädagogische Forschung der Universität Koblenz-Landau. Arbeitsschwerpunkte sind Gewalt und Bullying an Schulen, Cyberbullying, Internetsicherheit und Onlineverhalten Jugendlicher sowie Projektmanagement in EU-geförderten Projekten.

Prof. Dr. Dr. Jochen Vollmann ist Direktor des Instituts für Medizinische Ethik und Geschichte der Medizin der Ruhr-Universität Bochum. Studium der Medizin und Philosophie, Facharzt für Psychiatrie und Psychotherapie, Habilitation für «Ethik in der Medizin». Zahlreiche akademische Preise und internationale Gastprofessuren. Koordinator des BMBF-Forschungsverbunds Personalisierte Medizin. Forschungsschwerpunkte: Ethische Probleme in der Psychiatrie, Aufklärung und Einwilligung, Kommunikation und Ethik, ethische Fragen am Lebensende, klinische Ethikberatung.

PD Dr. Bert te Wildt, Facharzt für Psychiatrie und Psychotherapie, leitet als Oberarzt die Ambulanz der LWL-Universitätsklinik für Psychosomatische Medizin und Psychotherapie an der Ruhr-Universität Bochum. Hier führt er die von ihm an der Medizinischen Hochschule Hannover begründete Mediensprechstunde für Menschen mit Internet- und Computerspielabhängigkeit fort. Er ist Mitbegründer des Fachverbands Medienabhängigkeit. Aktuelle Forschungsschwerpunkte: Klinische Implikationen von Medienabhängigkeit.

Dr. Odette Wegwarth ist leitende Mitarbeiterin des Harding Center für Risikokompetenz am Max-Planck-Institut für Bildungsforschung (Berlin). Sie studierte Psychologie an der Universität

Potsdam und erlangte den akademischen Grad des Doctor rerum naturalium 2007 an der Humboldt-Universität zu Berlin. Derzeit ergründet ihre Forschungsarbeit, welche statistischen Formate das Verständnis medizinischer Risikoinformationen fördern beziehungsweise limitieren. Die Erkenntnisse werden für Weiterbildungsmaßnahmen von Ärzten und die Gestaltung von Patientenbroschüren benutzt.

Dr. Axel Wiest, MPH, ist Chief Operating Officer R & D bei Merck Serono, einem global tätigen Biopharma-Unternehmen mit Schwerpunkt Onkologie, ZNS-Erkrankungen, Immunologie und Fertilität. Zuvor war er in leitenden Funktionen bei der Boehringer Ingelheim Biopharma GmbH und der Fresenius Biotech GmbH sowie als Projektmanager bei A.T. Kearney Management Consultants tätig. Nach der Ausbildung zum Mediziner und Promotion am Deutschen Krebsforschungszentrum in Heidelberg folgten Einsätze für die WHO sowie ein Master of Public Health Studium an der Johns Hopkins School of Public Health in Baltimore mit Schwerpunkt Health Policy and Management.

Prof. Dr. Holger Wormer ist Ordentlicher C4-Professor für Wissenschaftsjournalismus am Institut für Journalistik der Technischen Universität Dortmund. Zuvor war er Wissenschafts- und Medizinredakteur der *Süddeutschen Zeitung* in München. Er ist Mitbegründer und verantwortlicher Projektleiter von www.medien-doktor.de Forschungsschwerpunkte: Qualität und Ethik im Wissenschaftsjournalismus.

Sachregister

H

I

J

K

Q

R